AF277054

Tratado de Obstetricia

Sociedad Española de Ginecología y Obstetricia (SEGO)

Tratado de Obstetricia

3ª edición

Directores

Juan Mario Troyano Luque
Catedrático, Departamento de Obstetricia y Ginecología, Pediatría, Medicina Preventiva y Salud
Pública, Toxicología, Medicina Legal y Forense y Parasitología, Universidad de la Laguna,
Santa Cruz de Tenerife.
Director del Máster de Formación Permanente en Ginecología y Obstetricia de la SEGO.

María Jesús Cancelo Hidalgo
Jefa del Servicio de Ginecología y Obstetricia, Hospital Universitario de Guadalajara.
Profesora Titular, Departamento de Cirugía, Ciencias Médicas y Sociales, Facultad de Medicina
y Ciencias de la Salud, Universidad de Alcalá, Alcalá de Henares, Madrid.
Directora del Máster de Formación Permanente en Ginecología y Obstetricia de la SEGO.

Raquel Oliva Sánchez
Facultativa Especialista de Área, Unidad de Oncología Ginecológica, Servicio de Ginecología
y Obstetricia, Hospital Clínico Universitario Virgen de la Arrixaca, El Palmar, Murcia.
Profesora Asociada, Departamento de Cirugía, Pediatría, Obstetricia y Ginecología,
Facultad de Medicina, Universidad de Murcia.
Directora del Máster de Formación Permanente en Ginecología y Obstetricia de la SEGO.

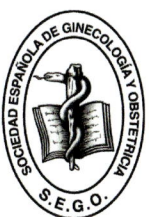

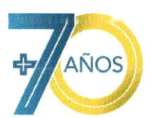

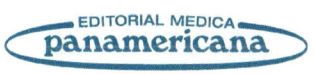

Desde 1953 formando Profesionales de la Salud

Buenos Aires - Bogotá - Madrid - México
www.medicapanamericana.com

1.ª edición, 2003
2.ª edición, 2013
3.ª edición, mayo 2025

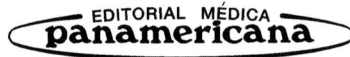

Visite nuestra página web:
http://www.medicapanamericana.com

ARGENTINA
Maipú, 1300, piso 3 (C1006ACT)
Ciudad Autónoma de Buenos Aires, Argentina
Tel.: (54-11) 5031-6919
e-mail: cinfo@medicapanamericana.com

COLOMBIA
Carrera 7a A. N.º 69-19 - Bogotá DC - Colombia
Tel.: (57-1) 235-4068
e-mail: infomp@medicapanamericana.com.co

ESPAÑA
Sauceda, 10 - 5ª planta - 28050 Madrid, España
Tel.: (34-91) 131-78-00 /
e-mail: info@medicapanamericana.es

MÉXICO
Av. Miguel de Cervantes Saavedra, n.º 233, piso 8, oficina 801
Col. Granada, Alcaldía Miguel Hidalgo
CP 11520 Ciudad de México, México
Tel.: (5255) 5250 0664
e-mail: infomp@medicapanamericana.com.mx

ISBN: 978-84-1106-230-5 (Versión impresa + Versión digital)
ISBN: 978-84-1106-231-2 (Versión digital)

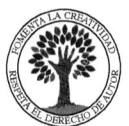
© 2025, EDITORIAL MÉDICA PANAMERICANA, S.A.
Sauceda, 10 - 5ª planta - 28050 Madrid - España
Depósito legal: M-5511-2025
Impreso en España

Coordinadores

Blanco Carnero, José Eliseo
Jefe de Sección, Unidad de Obstetricia, Servicio de Ginecología y Obstetricia, Hospital Clínico Universitario Virgen de la Arrixaca, El Palmar, Murcia.
Profesor Asociado, Área de Obstetricia y Ginecología, Departamento de Cirugía, Pediatría y Obstetricia y Ginecología, Facultad de Medicina, Universidad de Murcia.

González Mesa, Ernesto Santiago
Facultativo Especialista de Área, Servicio de Obstetricia y Ginecología, Hospital Regional Universitario de Málaga.
Profesor Titular, Área de Obstetricia y Ginecología, Departamento de Especialidades Quirúrgicas, Bioquímica e Inmunología, Facultad de Medicina, Universidad de Málaga.

Goya Canino, María del Mar
Facultativa Especialista de Área, Área de Medicina Materno-Fetal, Servicio de Ginecología y Obstetricia, Hospital Universitari Vall d'Hebron, Barcelona.
Profesora Asociada, Departamento de Pediatría, de Obstetricia y Ginecología, y de Medicina Preventiva y Salud Pública, Facultat de Medicina, Universitat Autònoma de Barcelona, Bellaterra, Barcelona.

Lubián López, Daniel María
Jefe del Servicio de Obstetricia y Ginecología, Hospital Quironsalud Campo de Gibraltar, Hospital Viamed Bahía de Cádiz, Hospital San Juan Grande de Jerez, Cádiz.
Profesor Titular, Departamento Materno-Infantil y Radiología, Facultad de Medicina, Universidad de Cádiz y Hospital Universitario de Jerez de la Frontera, Cádiz.

Lucio González, Laura Rebeca
Facultativa Especialista de Área, Área de Ginecología, Servicio de Ginecología y Obstetricia, Hospital Universitario Central de Asturias, Oviedo.

Núñez Cerrato, María Elena
Facultativa Especialista de Área, Unidad de Medicina Materno-Fetal, Servicio de Ginecología y Obstetricia, Hospital Clínico Universitario Virgen de la Arrixaca, El Palmar, Murcia.

Puig Marzal, Isabel
Facultativa Especialista de Área, Área de Obstetricia, Unidad de Medicina Materno-Fetal, Servicio de Ginecología y Obstetricia, Hospital Clínico Universitario Virgen de la Arrixaca, El Palmar, Murcia.
Colaboradora Docente, Departamento de Cirugía, Pediatría, Obstetricia y Ginecología, Facultad de Medicina, Universidad de Murcia.

San Frutos Llorente, Luis Manuel
Jefe del Servicio de Obstetricia y Ginecología, Hospital Universitario Santa Cristina, Madrid.
Profesor Colaborador, Departamento de Obstetricia y Ginecología, Facultad de Ciencias Biomédicas, Universidad Europea, Villaviciosa de Odón, Madrid.

Sánchez Iglesias, José Luis
Facultativo Especialista de Área, Área Materno-Infantil, Unidad de Ginecología Oncológica, Servicio de Ginecología y Obstetricia, Hospital Universitari Vall d'Hebron, Barcelona.
Profesor Asociado, Departamento de Pediatría, de Obstetricia y Ginecología, y de Medicina Preventiva y Salud Pública, Facultat de Medicina, Universitat Autònoma de Barcelona, Bellaterra, Barcelona.

Autores

Albi González, Manuel
Jefe del Departamento de Ginecología y Obstetricia, Hospitales Asistencia Pública Grupo Quironsalud, Madrid.
Profesor Asociado, Universidad Alfonso X El Sabio, Villanueva de la Cañada, Madrid.

Alcolea Santiago, José
Facultativo Especialista de Área, Unidad de Ginecología y Obstetricia, Hospital San Juan de Dios, Córdoba.

Antón Marazuela, Marina
Facultativa Especialista de Área, Servicio de Ginecología y Obstetricia, Unidad de Alto Riesgo, Hospital Universitario Ramón y Cajal, Madrid.
Colaboradora Docente, Facultad de Medicina y Ciencias de la Salud, Universidad de Alcalá, Alcalá de Henares, Madrid.

Barrera Coello, Laura
Facultativa Especialista de Área, Servicio de Ginecología y Obstetricia, Hospital Universitario de Guadalajara.
Profesora Asociada, Área de Ginecología, Departamento de Cirugía, Ciencias Médicas y Sociales, Facultad de Medicina y Ciencias de la Salud, Universidad de Alcalá, Alcalá de Henares, Madrid.

Barrientos Naz, Rafael
Facultativo Especialista de Área, Unidad de la Mujer, Servicio de Ginecología y Obstetricia, Hospital San Juan de Dios, Córdoba.
Profesor Colaborador, Departamento de Ginecología y Obstetricia, Facultad de Medicina, Universidad de Córdoba.

Batres Martínez, Laura
Facultativa Especialista de Área, Unidad de Medicina Materno-Fetal, Servicio de Ginecología y Obstetricia, Hospital Clínico Universitario Virgen de la Arrixaca, El Palmar, Murcia.

Blanco Carnero, José Eliseo
Jefe de Sección, Unidad de Obstetricia, Servicio de Ginecología y Obstetricia, Hospital Clínico Universitario Virgen de la Arrixaca, El Palmar, Murcia.
Profesor Asociado, Área de Obstetricia y Ginecología, Departamento de Cirugía, Pediatría y Obstetricia y Ginecología, Facultad de Medicina, Universidad de Murcia.

Blasco Alonso, Marta
Facultativa Especialista de Área, Unidad de Obstetricia, Servicio de Obstetricia y Ginecología, Hospital Regional Universitario de Málaga.
Colaboradora Honoraria, Área de Obstetricia y Ginecología, Departamento de Especialidades Quirúrgicas, Bioquímica e Inmunología, Facultad de Medicina, Universidad de Málaga.

Butrón Hinojo, Carmen Aisha
Facultativa Especialista de Área, Servicio de Ginecología y Obstetricia, Hospital Viamed Bahía de Cádiz, Cádiz.

Cabana Navia, Andrea
Facultativa Especialista de Área, Servicio de Ginecología y Obstetricia, Hospital General Universitario de Guadalajara.

Cabezas López, Elena
Facultativa Especialista de Área, Servicio de Ginecología y Obstetricia, Hospital Universitario Ramón y Cajal, Madrid.
Colaboradora Docente, Facultad de Medicina y Ciencias de la Salud, Universidad de Alcalá, Alcalá de Henares, Madrid.

Calles Sastre, Laura
Facultativa Especialista de Área, Servicio de Ginecología y Obstetricia, Hospital Universitario Puerta de Hierro, Majadahonda, Madrid.
Profesora Asociada, Departamento de Obstetricia y Ginecología, Facultad de Medicina, Universidad Autónoma de Madrid.

Carretero Lucena, Pilar
Jefa de Sección, Área de Obstetricia, Unidad de Medicina Fetal, Servicio de Ginecología y Obstetricia, Hospital Universitario Clínico San Cecilio, Granada.

Carrillo Badillo, María Paz
Responsable de la Unidad de Medicina Fetal, Servicio de Ginecología y Obstetricia, Hospital Universitario Virgen de las Nieves, Granada.

Casellas Caro, Manuel
Consultor Senior, Servicio de Obstetricia, Institut Universitari Dexeus, Barcelona

Casellas de Miguel, Alba
Médica Interna Residente, Servicio de Ginecología y Obstetricia, Hospital Universitari Vall d'Hebron, Barcelona.

Castillo Lara, María
Facultativa Especialista de Área, Servicio de Ginecología y Obstetricia, Hospital Universitario Puerto Real, Cádiz.
Colaboradora Docente, Departamento Materno-Infantil y Radiología, Facultad de Medicina, Universidad de Cádiz.

Castro Portillo, Laura
Facultativa Especialista de Área, Unidad de Gestión Clínica, Servicio de Ginecología y Obstetricia, Hospital Universitario Valme, Sevilla.

Cerrillos González, Lucas
Jefe de Sección de Obstetricia, Unidad de Medicina Materno-Fetal Genética y Reproducción, Hospital Universitario Virgen del Rocío, Sevilla.

Collada Sanz, Sara
Facultativa Especialista de Área, Servicio de Ginecología y Obstetricia, Hospital Virgen de la Luz, Cuenca.

Consuegra Garrido, Isabel María
Facultativa Especialista de Área, Servicio de Ginecología y Obstetricia, Hospital Santa Bárbara, Puertollano, Ciudad Real.
Colaboradora Docente, Área de Obstetricia y Ginecología, Facultad de Medicina, Universidad de Castilla La Mancha, Ciudad Real.

Crespo Criado, Marta
Facultativa Especialista de Área, Servicio de Ginecología y Obstetricia, Hospital Universitario de Guadalajara.
Colaboradora Docente, Área de Ginecología, Departamento de Ciencias de la Salud, Facultad de Medicina y Ciencias de la Salud, Universidad de Alcalá, Alcalá de Henares, Madrid.

Dalmau Artal, Marta
Médica Interna Residente, Servicio de Ginecología y Obstetricia, Hospital Universitari Vall d'Hebron, Barcelona.

De la Viuda García, Esther María
Facultativa Especialista de Área, Clínica Palacios y Gabinete Médico Velázquez, Madrid.

De Paco Matallana, Catalina
Facultativa Especialista de Área, Unidad de Medicina Materno-Fetal, Servicio de Ginecología y Obstetricia, Hospital Clínico Universitario Virgen de la Arrixaca, El Palmar, Murcia.
Profesora Asociada, Área de Ciencias de la Salud, Facultad de Medicina, Universidad de Murcia.

Del Valle Rubido, Cristina
Facultativa Especialista de Área, Servicio de Ginecología y Obstetricia, Hospital Universitario Ramón y Cajal, Madrid.
Profesora Asociada, Departamento de Cirugía, Ciencias Médicas y Sociales, Facultad de Medicina y Ciencias de la Salud, Universidad de Alcalá, Alcalá de Henares, Madrid.

Delgado Martínez, Ana
Facultativa Especialista de Área, Unidad de Obstetricia, Servicio de Ginecología y Obstetricia, Hospital Universitario Fundación Jiménez Díaz, Madrid.
Colaboradora Docente, Departamento de Ginecología y Obstetricia, Facultad de Medicina, Universidad Autónoma de Madrid.

Díaz Recasens, Joaquín
Consultor Jefe del Servicio de Ginecología y Obstetricia, Hospital Universitario Fundación Jiménez Díaz, Madrid.

Duro Gómez, Jorge
Facultativo Especialista de Área, Servicio de Ginecología y Obstetricia, Hospital San Juan de Dios, Córdoba.

Engels Calvo, Virginia
Facultativa Especialista de Área, Unidad de Reproducción Asistida, Servicio de Ginecología y Obstetricia, Hospital Universitario La Paz, Madrid.

Escalante Ariza, Daniela
Facultativa Especialista de Área, Unidad de Obstetricia, Servicio de Ginecología y Obstetricia, Hospital Universitario San Cecilio, Granada.

Fernández Alba, Juan Jesús
Jefe del Servicio de Ginecología y Obstetricia, Hospital Universitario Puerto Real, Cádiz.
Profesor Permanente Laboral, Departamento Materno-Infantil y Radiología, Facultad de Medicina, Universidad de Cádiz.

Gallego Pozuelo, Rosa María
Facultativa Especialista de Área, Servicio de Ginecología y Obstetricia, Hospital Clínico Universitario Virgen de la Arrixaca, El Palmar, Murcia.
Colaboradora Docente, Departamento de Cirugía, Pediatría, Obstetricia y Ginecología, Facultad de Medicina, Universidad de Murcia.

García Villayzán, José Enrique
Facultativo Especialista de Área, Unidad de Ginecología Oncológica, Servicio de Ginecología y Obstetricia, Hospital Universitario Fundación Jiménez Díaz, Madrid.
Colaborador Docente, Departamento de Ginecología y Obstetricia, Facultad de Medicina, Universidad Autónoma de Madrid.

Gómez Carrascosa, Inmaculada
Facultativa Especialista de Área, Área de Urgencias y Paritorio, Unidad de Obstetricia, Servicio de Ginecología y Obstetricia, Hospital Clínico Universitario Virgen de la Arrixaca, El Palmar, Murcia.

González Enríquez, Jesús María
Facultativo Especialista de Área, Servicio de Ginecología y Obstetricia, Hospital Vithas, Málaga.
Profesor Ayudante Doctor, Área de Obstetricia y Ginecología, Departamento de Especialidades Quirúrgicas, Bioquímica e Inmunología, Facultad de Medicina, Universidad de Málaga.

González Macías, María del Carmen
Facultativa Especialista de Área, Área de Obstetricia, Servicio de Ginecología y Obstetricia, Hospital Universitario Puerto Real, Cádiz.
Profesora Asociada, Área de Obstetricia y Ginecología, Departamento Materno-Infantil y Radiología, Facultad de Medicina, Universidad de Cádiz.

González Mesa, Ernesto Santiago
Facultativo Especialista de Área, Servicio de Obstetricia y Ginecología, Hospital Regional Universitario de Málaga.
Profesor Titular, Área de Obstetricia y Ginecología, Departamento de Especialidades Quirúrgicas, Bioquímica e Inmunología, Facultad de Medicina, Universidad de Málaga.

Goya Canino, María del Mar
Facultativa Especialista de Área, Área de Medicina Materno-Fetal, Servicio de Ginecología y Obstetricia, Hospital Universitari Vall d'Hebron, Barcelona.
Profesora Asociada, Departamento de Pediatría, de Obstetricia y Ginecología, y de Medicina Preventiva y Salud Pública, Facultat de Medicina, Universitat Autònoma de Barcelona, Bellaterra, Barcelona.

Hernando Garrido, Elena
Facultativa Especialista de Área, Servicio de Ginecología y Obstetricia, Clínica Universitaria de Navarra, Madrid.

Herrera Giménez, Javier
Facultativo Especialista de Área, Unidad de Medicina Materno-Fetal, Servicio de Ginecología y Obstetricia, Hospital Clínico Universitario Virgen de la Arrixaca, El Palmar, Murcia.

Herrero Gámiz, Sofía
Facultativa Especialista de Área, Servicio de Ginecología y Obstetricia, Hospital Universitario Puerta de Hierro, Majadahonda, Madrid.

Higueras Sanz, María Teresa
Coordinadora de la Unidad de Ecografía Obstétrica, Servicio de Ginecología y Obstetricia, Hospital Universitari Vall d'Hebron, Barcelona.
Profesora Asociada, Área de Obstetricia y Ginecología, Departamento de Pediatría, de Obstetricia y Ginecología, y de Medicina Preventiva y Salud Pública, Facultat de Medicina, Universitat Autònoma de Barcelona, Bellaterra, Barcelona.

León Molina, María
Facultativa Especialista de Área, Servicio de Ginecología y Obstetricia, Hospital General Universitario, Ciudad Real.
Profesora Asociada, Área de Ginecología y Obstetricia, Facultad de Medicina, Universidad de Castilla-La Mancha, Ciudad Real.

Llamas Sarriá, Micaela Ana
Médica Residente Interna, Servicio de Ginecología y Obstetricia, Hospital Clínico Universitario Virgen de la Arrixaca, El Palmar, Murcia.

Llurba Olivé, Elisa
Directora del Servicio de Ginecología y Obstetricia, Unidad de Insuficiencia Placentaria, Hospital de la Santa Creu i Sant Pau, Barcelona.
Profesora Titular, Área de Obstetricia y Ginecología, Departamento de Pediatría, de Obstetricia y Ginecología, y de Medicina Preventiva y Salud Pública, Facultat de Medicina, Universitat Autònoma de Barcelona, Bellaterra, Barcelona.

Lubián López, Daniel María
Jefe del Servicio de Obstetricia y Ginecología, Hospital Quironsalud Campo de Gibraltar, Hospital Viamed Bahía de Cádiz y Hospital San Juan Grande de Jerez, Cádiz.
Profesor Titular, Departamento Materno-Infantil y Radiología, Facultad de Medicina, Universidad de Cádiz y Hospital Universitario de Jerez de la Frontera, Cádiz.

Lubián Tejero, Marietta
Estudiante de Grado en Medicina y Cirugía.

Lucio González, Laura Rebeca
Facultativa Especialista de Área, Área de Ginecología, Servicio de Ginecología y Obstetricia, Hospital Universitario Central de Asturias, Oviedo.

Luna Arana, María
Facultativa Especialista de Área, Servicio de Ginecología y Obstetricia, Hospital Universitario Puerta de Hierro, Majadahonda, Madrid.

Machado Cano, María José
Facultativa Especialista de Área, Unidad de Gestión Clínica de Medicina Materno-Fetal, Genética y Reproducción, Servicio de Obstetricia, Hospital Universitario Virgen del Rocío, Sevilla.

Martín-Albo Prieto, María del Carmen
Facultativa Especialista de Área, Servicio de Ginecología y Obstetricia, Hospital General Universitario de Ciudad Real.

Martín Blanco, Carmen
Facultativa Especialista de Área, Servicio de Ginecología y Obstetricia, Hospital Universitario Ramón y Cajal, Madrid.
Colaboradora Docente, Área de Ginecología y Obstetricia, Facultad de Medicina y Ciencias de la Salud, Universidad de Alcalá, Alcalá de Henares, Madrid.

Mayas Flores, María de Altagracia
Facultativa Especialista de Área, Unidad de Medicina Materno-Fetal, Servicio de Ginecología y Obstetricia, Hospital Universitario Fundación Jiménez Díaz, Madrid.

Micó Romero, Yaiza
Facultativa Especialista de Área, Servicio de Ginecología y Obstetricia, Hospital Virgen del Castillo, Yecla, Murcia.

Molina Fernández-Bravo, María del Prado
Facultativa Especialista de Área, Unidad de Obstetricia, Servicio de Ginecología y Obstetricia, Hospital General Universitario de Ciudad Real.
Colaboradora Docente, Área de Obstetricia, Facultad de Medicina, Universidad de Castilla-La Mancha, Ciudad Real.

Monserrat Barbudo, Olga
Facultativa Especialista de Área, Servicio de Ginecología y Obstetricia, Unidad de la Mujer, Hospital San Juan de Dios, Córdoba.

Moreno Samos, María
Facultativa Especialista de Área, Unidad de Neonatología, Servicio de Pediatría, Hospital Regional Universitario Materno-Infantil de Málaga.

Muñoz Contreras, María
Facultativa Especialista de Área, Unidad de Medicina Materno-Fetal, Servicio de Ginecología y Obstetricia, Hospital Clínico Universitario Virgen de la Arrixaca, El Palmar, Murcia.

Navalón Bonal, Zaira
Facultativa Especialista de Área, Servicio de Ginecología y Obstetricia, Hospital General Universitario de Ciudad Real.
Profesora Asociada, Área de Obstetricia y Ginecología, Facultad de Medicina, Universidad de Castilla-La Mancha, Ciudad Real.

Neukirch, Maximilien
Facultativo Especialista de Área, Unidad de Obstetricia, Servicio de Ginecología y Obstetricia, Hospital Universitario Virgen de las Nieves, Granada.

Núñez Cerrato, María Elena
Facultativa Especialista de Área, Unidad de Medicina Materno-Fetal, Servicio de Ginecología y Obstetricia, Hospital Clínico Universitario Virgen de la Arrixaca, El Palmar, Murcia.

Ocón Hernández, Olga
Facultativa Especialista de Área, Unidad de Medicina Materno-Fetal, Servicio de Ginecología y Obstetricia, Hospital Universitario San Cecilio, Granada.

Oliva Sánchez, Raquel
Facultativa Especialista de Área, Unidad de Oncología Ginecológica, Servicio de Ginecología y Obstetricia, Hospital Clínico Universitario Virgen de la Arrixaca, El Palmar, Murcia.
Profesora Asociada, Departamento de Cirugía, Pediatría, Obstetricia y Ginecología, Facultad de Medicina, Universidad de Murcia.
Directora del Máster de Formación Permanente en Ginecología y Obstetricia de la SEGO.

Orozco Fernández, Rodrigo
Jefe del Servicio de Ginecología y Obstetricia, Hospital Quironsalud, Málaga.
Profesor Colaborador, Área de Ginecología, Facultad de Medicina, Universidad de Málaga.

Ostos Serna, Rosa María
Jefa de Servicio de Unidad de Gestión Clínica de Obstetricia y Ginecología, Hospital Universitario Valme, Sevilla.

Padilla Lara, Felipe
Facultativo Especialista de Área, Unidad de Suelo Pélvico, Servicio de Ginecología y Obstetricia, Hospital Clínico Universitario Virgen de la Arrixaca, El Palmar, Murcia.

Pardeiro Salvador, Natalia
Médica Interna Residente, Servicio de Ginecología y Obstetricia, Hospital Universitario Puerta de Hierro, Majadahonda, Madrid.

Pelayo Delgado, Irene María
Facultativa Especialista de Área, Servicio de Ginecología y Obstetricia, Hospital Ramón y Cajal, Madrid.
Profesora Asociada, Área de Ginecología, Facultad de Medicina y Ciencias de la Salud, Universidad de Alcalá, Alcalá de Henares, Madrid.

Pertegal Ruiz, Miriam
Facultativa Especialista de Área, Unidad de Medicina Materno-Fetal, Servicio de Ginecología y Obstetricia, Hospital Clínico Universitario Virgen de la Arrixaca, El Palmar, Murcia.
Profesora Asociada, Departamento de Cirugía, Pediatría, Obstetricia y Ginecología, Facultad de Medicina, Universidad de Murcia.

Pintado Vera, David
Facultativo Especialista de Área, Unidad de Reproducción Asistida, Servicio de Ginecología y Obstetricia, Clínica San Miguel, Pamplona.

Plaza Arranz, Javier
Jefe del Servicio de Ginecología y Obstetricia, Hospital Universitario Fundación Jiménez Díaz, Madrid.
Profesor Asociado, Departamento de Obstetricia y Ginecología, Facultad de Medicina, Universidad Autónoma de Madrid.

Puig Marzal, Isabel
Facultativa Especialista de Área, Área de Obstetricia, Unidad de Medicina Materno-Fetal, Servicio de Ginecología y Obstetricia, Hospital Clínico Universitario Virgen de la Arrixaca, El Palmar, Murcia.
Colaboradora Docente, Departamento de Cirugía, Pediatría, Obstetricia y Ginecología, Facultad de Medicina, Universidad de Murcia.

Ramírez Tortosa, César Luis
Facultativo Especialista de Área, Área de Patología Perinatal, Servicio de Anatomía Patológica, Hospital San Cecilio, Granada.
Profesor Asociado, Departamento de Anatomía Patológica, Facultad de Medicina, Universidad de Granada.

Ramos Triviño, Raquel
Facultativa Especialista de Área, Unidad de Ginecología Oncológica, Servicio de Ginecología y Obstetricia, Hospital Universitario de Guadalajara.
Profesora Asociada, Departamento de Ciencias Morfológicas y Cirugía, Facultad de Medicina y Ciencias de la Salud, Universidad de Alcalá, Alcalá de Henares, Madrid.

Ruiz Boluda, María Inmaculada
Medica Interna Residente, Servicio de Ginecología y Obstetricia, Hospital Clínico Universitario Virgen de la Arrixaca, El Palmar, Murcia.

Ruiz Ramos, Marta
Facultativa Especialista de Área, Unidad de Obstetricia, Servicio de Ginecología y Obstetricia, Hospital Universitario Fundación Jiménez Díaz, Madrid.
Colaboradora Docente, Departamento de Ginecología y Obstetricia, Facultad de Medicina, Universidad Autónoma de Madrid.

Salcedo Aragón, Estela
Psicóloga Clínica, Área de Perinatología, Servicio de Salud Mental, Hospital Universitario San Cecilio, Granada.

Salinas Amorós, Andrea
Facultativa Especialista de Área, Servicio de Ginecología y Obstetricia, Hospital Universitario de Torrevieja, Alicante.

San Frutos Llorente, Luis Manuel
Jefe del Servicio de Obstetricia y Ginecología, Hospital Universitario Santa Cristina, Madrid.
Profesor Colaborador, Departamento de Obstetricia y Ginecología, Facultad de Ciencias Biomédicas, Universidad Europea, Villaviciosa de Odón, Madrid.

Sánchez Martínez, Elena
Facultativa Especialista de Área, Servicio de Ginecología y Obstetricia, Hospital Universitario Reina Sofía, Murcia.

Sánchez Romero, Javier
Facultativo Especialista de Área, Área de Diagnóstico Prenatal, Unidad de Medicina Materno-Fetal, Servicio de Ginecología y Obstetricia, Hospital Clínico Universitario Virgen de la Arrixaca, El Palmar, Murcia.
Profesor Colaborador, Departamento de Cirugía, Pediatría, Obstetricia y Ginecología, Facultad de Medicina, Universidad de Murcia.

Sancho Saúco, Javier
Facultativo Especialista de Área, Servicio de Ginecología y Obstetricia, Hospital Universitario Ramón y Cajal, Madrid.
Profesor Asociado, Departamento de Obstetricia y Ginecología, Facultad de Medicina y Ciencias de la Salud, Universidad de Alcalá, Alcalá de Henares, Madrid.

Santolaya Braulio, Carlota
Facultativa Especialista de Área, Servicio de Medicina Oncológica, Cancer Survivorship Research Group, Instituto Gustave Roussy, Paris.

Senosiain Echarte, Raquel
Facultativa Especialista de Área, Unidad de Medicina Materno-Fetal, Servicio de Ginecología y Obstetricia, Hospital Universitario Fundación Jiménez Díaz, Madrid.

Trilla Solà, Cristina
Facultativa Especialista de Área, Área de Ecografía Obstétrica, Unidad de Diagnóstico Prenatal, Servicio de Ginecología y Obstetricia, Hospital de la Santa Creu i Sant Pau, Barcelona.
Profesora Asociada, Departamento de Pediatría, de Obstetricia y Ginecología, y de Medicina Preventiva y Salud Pública, Facultat de Medicina, Universitat Autònoma de Barcelona, Bellaterra, Barcelona.

Turégano Alarcón, Clara Isabel
Médica Interna Residente, Servicio de Ginecología y Obstetricia, Hospital Universitario Fundación Jiménez Díaz, Madrid.

Valenciano Rodríguez, María
Médica Interna Residente, Servicio de Ginecología y Obstetricia, Hospital Clínico Universitario Virgen de la Arrixaca, El Palmar, Murcia.

Valverde Pareja, Mercedes
Facultativa Especialista de Área, Unidad de Hospitalización Obstétrica, Servicio de Ginecología y Obstetricia, Hospital Universitario Virgen de las Nieves, Granada.

Vásquez Carlón, Danízar María
Facultativa Especialista de Área, Área de Fertilidad, Servicio de Obstetricia, Ginecología y Reproducción, Centro de Asistencia a la Reproducción Humana de Canarias, San Cristóbal de la Laguna, Santa Cruz de Tenerife.

Vendrell Aranda, Celia María
Facultativa Especialista de Área, Unidad de Obstetricia, Servicio de Ginecología y Obstetricia, Hospital General Universitario de Ciudad Real.

Yago Lisbona, Laura
Facultativa Especialista de Área, Servicio de Ginecología y Obstetricia, Hospital General Universitario de Guadalajara.
Profesora Asociada, Departamento de Cirugía, Ciencias Médicas y Sociales, Facultad de Medicina y Ciencias de la Salud, Universidad de Alcalá, Alcalá de Henares, Madrid.

Prólogo a la 3ª edición

La ginecología y obstetricia, como especialidad médica, se encuentra en constante evolución. Debe adaptarse a los avances científicos y tecnológicos que nos permiten ofrecer una atención cada vez más precisa y personalizada a las mujeres, todo ello modulado por los cambios sociales. En este contexto, la formación continua y la actualización de conocimientos se convierten en pilares fundamentales para garantizar una práctica clínica de excelencia.

La Sociedad Española de Ginecología y Obstetricia (SEGO) ha desempeñado, desde su fundación en 1874, un papel crucial en el fomento de la formación de sus asociados. A través de congresos, cursos, seminarios, documentos de consenso, guías de asistencia práctica, «píldoras», *webinars* y publicaciones especializadas, nuestra Sociedad ha sido y sigue siendo un faro que guía el desarrollo profesional de ginecólogos y obstetras en todas las etapas de su carrera. Este compromiso con la educación médica continuada no solo beneficia a los profesionales, sino que repercute directamente en la calidad de la atención que reciben las mujeres en todos los momentos de su vida.

En este sentido, la obra que tiene en sus manos es un testimonio más de este esfuerzo colectivo por elevar los estándares y el conocimiento de nuestra especialidad. Esta obra no habría sido posible sin la generosa contribución de numerosos autores que, con dedicación y altruismo, han volcado en estas páginas su gran experiencia y conocimientos. A todos ellos, nuestro más sincero agradecimiento por su inestimable aportación a la comunidad médica y, por extensión, a la salud de la mujer.

Mención especial merecen los coordinadores de esta obra, quienes han asumido la ardua tarea de dar coherencia y estructura a un compendio tan amplio y diverso de conocimientos. Su visión, experiencia y capacidad de síntesis han sido fundamentales para que este tratado se convierta en una herramienta de consulta indispensable para estudiantes, residentes y especialistas en ginecología y obstetricia.

No podemos concluir este prólogo sin dedicar unas palabras de profundo agradecimiento a las verdaderas protagonistas de nuestra labor: las mujeres. Son ellas quienes, con su confianza en nuestro trabajo, nos impulsan a mejorar día a día. La salud y el bienestar de la mujer en todas las etapas de su vida son el objetivo último que guía nuestra práctica clínica, nuestra investigación y nuestra docencia.

Este tratado aspira a ser un reflejo fiel de ese compromiso con la excelencia en la atención a la mujer. Desde la infancia hasta la senectud, pasando por el embarazo y el parto, la ginecología y obstetricia abarca un amplio espectro de situaciones vitales en las que nuestro papel como profesionales de la salud puede marcar una diferencia significativa.

En un mundo en constante cambio, donde los roles de género se redefinen y las expectativas de salud evolucionan, nuestra especialidad debe estar a la altura de los nuevos desafíos. La medicina personalizada, la atención centrada en la mujer y el respeto a la diversidad son conceptos que deben guiar nuestra práctica clínica y que encuentran su reflejo en las páginas de este tratado.

Invitamos a todos los lectores a sumergirse en esta obra con espíritu crítico y mente abierta. Que sea este libro no solo una fuente de conocimiento, sino también una inspiración para seguir investigando, aprendiendo y, sobre todo, para mantener viva la vocación de servicio que nos une a todos los profesionales de la ginecología y obstetricia.

Porque detrás de cada avance científico, de cada nueva técnica quirúrgica, de cada protocolo actualizado, está el rostro de una mujer cuya vida podemos mejorar. Ese es nuestro mayor estímulo y nuestra más alta responsabilidad.

Con la esperanza de que este tratado contribuya significativamente a la formación de los profesionales actuales y futuros, y con la certeza de que redundará en una mejor atención a la salud de la mujer, les invitamos a recorrer sus páginas y a hacer suyo el conocimiento que en ellas se ha volcado.

La salud y el bienestar de la mujer son nuestro norte. Que este tratado sea una brújula fiable en ese viaje que emprendemos juntos hacia una atención ginecológica y obstétrica de excelencia.

María Jesús Cancelo Hidalgo

Prólogo a la 1ª edición

Tengo el gran placer de presentar una de las obras más emblemáticas de la Sociedad Española de Ginecología y Obstetricia, el *Tratado de Ginecología y Obstetricia*. Esta obra consta de 223 capítulos y un CD con cinco anexos (Protocolos Asistenciales, Documentos de Consenso, Consentimientos Informados, Cartera de Servicios y los Indicadores de Calidad). Su edición, en dos tomos, con un total de 2.012 páginas, es una muestra de las dificultades superadas y de los contenidos de la misma. La obra, realizada por más de 350 especialistas (la práctica totalidad de los Catedráticos, Jefes de Servicio, Líderes científicos, etc.) hace que no haya hospital o centro representativo de España que no esté reflejado de alguna forma en el libro. Además, se ha invitado a más de 15 líderes de opinión latinoamericanos a que formen parte del grupo de autores, con el fin de que el libro tenga un mayor impacto y un valor añadido, especialmente para esa área.

La Ginecología y la Obstetricia han sufrido en los últimos años un importante cambio tanto doctrinal como técnico, de manera que se ha incorporado un gran número de nuevos aspectos en las distintas ramas de nuestra especialidad. La moderna Medicina se basa en la interacción de diversos profesionales con el objetivo de conseguir, como decía Short en su día, la máxima cantidad y la máxima calidad de vida. Con el advenimiento de una cada vez más sofisticada tecnología, se ha podido ir adentrando en esa «caja de Pandora» que constituía hasta hace poco el cuerpo científico, de manera que han llegado a asentarse conceptos como el del feto como un verdadero paciente, que la mujer posmenopáusica sea motivo de atención especial, o que el cáncer ginecológico deje de ser visto como una sumisión ante la enfermedad, para devenir un importante campo de estudio y terapia efectiva. Por lo tanto, los equipos terapéuticos se enfrentan a «pacientes« absolutamente distintas, con intereses y planteamientos diferentes, y con metodologías de estudio y estrategias terapéuticas y, asimismo, distintas. En este sentido, hemos visto cómo en muy poco tiempo se ha llegado a descubrir un número importante de patologías, que daban explicación a otras tantas situaciones anómalas, algunas de las cuales pueden ser manipulables y corregibles.

Es menester poner una especial atención en un hecho que entendemos muy significativo. Cuando se analiza la literatura actual, frecuentemente se halla una importante disparidad de criterios y de pautas ante situaciones parecidas. Nuestro trabajo en equipo ha hecho una labor de gran mérito que consiste en cotejar esas informaciones con nuestras propias experiencias y, a su vez, tamizarlas con los preceptos de la medicina de la evidencia, de forma que el análisis, las discusiones fisiopatológicas, las pautas y las guías de actuación sugeridas tienen el aval de la Institución, así como el marchamo de la Medicina de la evidencia, de manera que aquellas que no están bien testadas, no se aportan como elementos fundamentales. Así mismo, dentro de las distintas opciones, se ha escogido aquella que demuestre ser la más eficiente, amén de efectiva y eficaz. Esto tiene un especial interés cuando se habla de ciertas pruebas complementarias o de ciertas estrategias terapéuticas.

La forma en la que se ha desarrollado la obra, es la propia de un tratado, y ha querido tener por base el programa que constituye el marco de referencia de nuestra especialidad, añadiéndole aspectos diversos que van desde los históricos, epidemiológicos y economicistas, hasta los médico-legales. Este escenario, demasiado rígido y a veces muy ajeno a los principios elementales del quehacer médico, obliga a que las normas y preceptos técnicos queden perfectamente reflejados y existan los mecanismos adecuados de control a fin de preservar los intereses de todos (enfermo, proveedor y médico). Este escenario, además, ha impuesto una serie de requisitos imprescindibles, entre los que destaca el respeto al papel que cada uno tiene dentro de la acción médica. A fin de que el enfermo pueda confiar su decisión al facultativo elegido, este debe antes proporcionarle un nivel de conocimiento adecuado (tanto en términos de cantidad como de calidad), hecho no siempre fácil. En este sentido, las sociedades científicas tienen un papel enormemente relevante cuando, fruto de consensos entre profesionales, se establecen guías de actuación, en las que se estipulan distintas estrategias curativas, de manera que cada paciente pueda encontrar su mejor solución («traje a medida»). Esta herramienta, denominada habitualmente *Protocolos de Actuación* o *Protocolos Clínicos*, es el referente para que el profesional muestre al enfermo las distintas alternativas terapéuticas a su caso particular. Decir el referente no significa, ni mucho menos, la norma de obligado cumplimiento, dado que, en las circunstancias en que el profesional entienda, pueden no ser aplicables. El enfermo, dentro de su poco conocimiento médico, ha de ser informado para que pueda elegir entre alternativas. Esta acción, paradigma de la relación médico-paciente, es la base de lo que se entiende por Consentimiento Informado, acto de repercusión legal y de obligado cumplimiento según la Ley General de Sanidad. Pues bien, toda esa metodología se ha querido plasmar en los diversos capítulos del Tratado.

La obra se complementa con la edición de un CD que contiene toda una serie de informaciones relevantes entre las que quisiera destacar los Protocolos Asistenciales y de Procedimientos de nuestra Sociedad, muchos de ellos ya actualizados en los últimos tiempos. Ni qué decir tiene que estas guías de actuación implican toda una serie de tributos entre las que destacaríamos que no suplen en modo alguno al bagaje doctrinal que el responsable asistencial ha de poseer; es decir, no es un manual ni un libro de texto; es simplemente un libro de protocolos. En segundo lugar, hemos de destacar que se trata de unos protocolos para ser utilizados en centros de cualquier nivel. Por último, y concatenado con lo anterior, el personal que ha de utilizarlos (todo el equipo) ha de estar familiarizado con los elementos tratados. En este mismo sentido, debe remarcarse que el personal de soporte al equipo médico ha de utilizar estos protocolos como punto de referencia, pero no como verdaderas guías de actuación. Es más, de estos protocolos han de derivarse las actuaciones de enfermería a través de sus correspondientes protocolos. De ahí que, como resumen final, estos protocolos sean puntos de referencia para los profesionales, que, según cada caso, adecuarán de manera pertinente.

Además, se incluyen los Documentos de Consenso de la SEGO, verdaderos puntos de referencia ante multitud de circunstancias, y que han significado un gran bagaje científico para nuestra entidad. En el CD, se incluyen todos los editados hasta el momento; es decir, 24 documentos.

Por otro lado, se han incluido los Consentimientos Informados que, una vez revisados y ampliados, son la base que utilizarán una gran cantidad de profesionales. Cada uno de ellos ha sido concienzudamente discutido y avalado por las instancias judiciales pertinentes, lo cual les da un valor añadido muy importante.

Asimismo, en ese CD se incluyen también los indicadores de calidad de la Sociedad. Estos indicadores, fruto de la colaboración con la Fundación Avedis Donabedian, han representado una herramienta de incalculable valor para identificar zonas de mejora en los Servicios de Ginecología y Obstetricia.

Por último, se incluye además la Cartera de Servicios de la SEGO, elemento de gran valor para los planificadores asistenciales, dado que se define cada proceso, y se establece quién debe realizarlo, dónde, con qué y con qué resultado. Consideramos de gran valor esta aportación.

Por lo tanto, el CD es un complemento al Tratado que ha de constituir un elemento de utilidad alta y frecuente por parte de los especialistas en el ejercicio de su profesión.

Quisiera agradecer a todos los autores del Tratado el esfuerzo realizado para adecuarse a las normas editoriales, no sólo en los aspectos de extensión, sino también en los plazos de realización, así como su pulcra redacción de los distintos capítulos. Sin su maestría en el arte de la docencia y de la literatura médica, no habría podido redactarse esta obra. Asimismo, no tengo palabras de agradecimiento a los coordinadores de las distintas secciones del Tratado. Han hecho un esfuerzo denodado, armonizando la información y realizando funciones de ensamblaje entre autores tan diversos y a veces tan lejanos en el espacio.

Y a Editorial Panamericana, la esmerada edición del Tratado, haciendo gala de su profesionalidad, a la que ya nos tiene acostumbrados. El maquetado, la composición, así como la calidad de los elementos, son fuera de lo común. El esfuerzo editorial, el gran trabajo de coordinación y la pasión por las cosas bien hechas no han pasado desapercibidos, y el resultado ahí está. Una obra emblemática y de calidad envidiable.

Espero que guste a todos los profesionales, y, asimismo, deseamos que se transforme en la obra de consulta y herramienta de trabajo más utilizada por todos. Por la calidad de los autores y por el contenido de la misma, no cabe duda que será un referente de muchas escuelas y servicios, y, en todo caso, no habrá de faltar en ninguna de las bibliotecas de nuestros socios.

Luis Cabero Roura
Presidente de la SEGO

Prólogo a la 2ª edición

A la Sociedad Española de Ginecología y Obstetricia (SEGO), le corresponde, como a toda sociedad científica, analizar y difundir los últimos avances médicos y científicos e indicar sus aplicaciones clínicas, y debe hacerlo con un objetivo claro, que es el de ofrecer los medios para desarrollar la mejor asistencia posible en el cuidado de la salud de las mujeres y los fetos y, para ello, debe formar e informar a todos los médicos especialistas, de forma continuada, veraz y objetiva de todas estas aportaciones. En este sentido, entendemos que estos tratados son fundamentales.

La SEGO debe asumir la labor de liderazgo en la formación de todos los especialistas, entendiendo por liderazgo la actitud de guiar, de señalar un horizonte y un objetivo, de promover y suscitar ilusión y confianza. Entendemos que un liderazgo comporta tener ideas, doctrina y objetivos y, además, se debe comunicar con credibilidad y confianza, y esto es lo que se pretende con esta nueva edición del *Tratado de Ginecología, Obstetricia y Medicina de la Reproducción*.

Esta labor de liderazgo sólo es posible ejercerla con la colaboración, con el trabajo conjunto y coordinado de la mayoría de líderes de que disponemos en nuestra sociedad, cada uno en su campo, cada uno aportando los conocimientos y las bases científicas de los numerosos temas que constituyen nuestra especialidad. Esta suma de aportaciones –todas ellas de un nivel científico elevado, pero, al mismo tiempo, asequible, incluso, para el lector no especializado– hace posible que esta obra que estamos prologando sea conocida y valorada por todos nuestros socios.

La oportunidad de que esta suma de aportaciones constituya una obra única y coherente sólo es posible mediante una dirección y coordinación excepcional, y ésta corresponde al Prof. Ll. Cabero Roura, director ya de la primera edición. Su amplia experiencia en este campo así como su capacidad de trabajo y de convicción son imprescindibles para lograr cerrar una obra de este estilo, en donde se combinan, como hemos dicho, la selección de las evidencias científicas con los criterios personales y de las diferentes escuelas de nuestra especialidad que existen en España, sin perder en ningún momento una línea de coherencia y de consenso. Gracias, Lluis, por tu trabajo y, desde la SEGO, te emplazamos ya para que vayas preparando la tercera edición.

Felicitación y agradecimiento deben transmitirse también a todos los autores y coautores de todos y cada uno de los capítulos y, principalmente, a los diferentes coordinadores de las distintas partes del tratado. Es difícil hoy en día seleccionar, analizar, comparar y razonar las distintas aportaciones que se publican a diario y sacar de ellas todo el provecho posible, no para un caso determinado, sino para crear un cuerpo de doctrina que sirva para orientar una asistencia clínica de calidad. Gracias a todos a título personal y desde la SEGO, que es lo mismo que decir de todos y cada uno de los obstetras y ginecólogos no sólo de España, sino también de muchos países de habla hispánica.

Agradecimiento a la Editorial Médica Panamericana, con la cual venimos trabajando desde hace años, ya que conocemos el buen hacer en su trabajo y, además, nos consta el cariño con que trata las obras de nuestra Sociedad. Sabemos hoy en día la dificultad editorial existente para sacar adelante una obra de este estilo y, por ello, nuestro agradecimiento debe ser también mayor.

Gracias a todos.

José Mª Lailla Vicens
Presidente de la SEGO

Prefacio

La Sociedad Española de Ginecología y Obstetricia (SEGO) se complace en presentar el segundo volumen de esta nueva edición del *Tratado de Ginecología y Obstetricia*, dedicado íntegramente a la obstetricia. Esta obra, fruto de un exhaustivo trabajo de actualización y ampliación, refleja nuestro compromiso continuo con la excelencia en la atención materno-fetal y neonatal.

La decisión de dedicar un volumen completo a la obstetricia responde a la creciente complejidad y especialización de esta disciplina. Este tomo abarca desde los fundamentos fisiológicos del embarazo hasta los aspectos más avanzados de la medicina materno-fetal, ofreciendo una visión integral y actualizada de la atención obstétrica moderna. El riguroso trabajo de revisión y actualización, expuesto por todos los autores, refleja el alto nivel de estos y, gracias a ello, se muestra el progreso experimentado desde la publicación de la edición anterior. Estos avances han transformado significativamente el cuidado de la mujer embarazada y su hijo, así como la atención al parto en los últimos años.

El tratado analiza la evolución en el perfil de la embarazada y presta especial atención a las enfermedades relacionadas con la gestación y que se ven influenciadas por la edad, abordando afecciones médicas preexistentes en las cuales actualmente es posible la gestación. Se trata de inculcar una mayor consciencia y participación de las gestantes en su cuidado prenatal.

En los últimos años, hemos sido testigos de una transformación significativa en la atención a la embarazada y en la concepción del parto. El paradigma del «parto respetuoso» ha ganado un merecido protagonismo, promoviendo una atención centrada en la mujer que respeta sus decisiones y su autonomía. Sin embargo, este enfoque no ha sido en detrimento del rigor científico, sino que se ha integrado con un conocimiento cada vez más profundo de los mecanismos fisiológicos del embarazo y el parto.

Este volumen refleja esta dualidad, presentando los últimos avances en el manejo de embarazos de alto riesgo, técnicas de diagnóstico prenatal y terapia fetal, junto con estrategias para promover un parto natural y seguro. Se abordan en detalle las posibles complicaciones obstétricas y su manejo, desde las más comunes hasta las más complejas, proporcionando herramientas para la toma de decisiones clínicas basadas en la evidencia.

Queremos expresar nuestro más sincero agradecimiento a los coordinadores de este volumen, cuya experticia y dedicación han sido fundamentales para estructurar y supervisar esta obra. Asimismo, reconocemos la invaluable contribución de los numerosos autores, cada uno elegido por ser referente en su área específica, garantizando, así, un contenido de la más alta calidad y relevancia clínica.

Es imprescindible destacar la excelente labor de la Editorial Médica Panamericana. Su compromiso con la calidad y su atención al detalle han dado como resultado una obra no solo académicamente rigurosa, sino también visualmente atractiva y de fácil consulta.

Confiamos en que este volumen se convertirá en una herramienta indispensable para obstetras, residentes y estudiantes, contribuyendo a una práctica clínica de excelencia. Desde la SEGO, reafirmamos nuestro compromiso con la formación médica continua y con el avance científico, siempre en beneficio de la salud de las mujeres y sus hijos.

Los directores
Sociedad Española de Ginecología y Obstetricia (SEGO)

Abril 2025

Índice

SECCIÓN VIII. ASISTENCIA AL PUERPERIO NORMAL Y PATOLÓGICO — 455

Coordinador: J. Eliseo Blanco

SECCIÓN IX. PÉRDIDA GESTACIONAL — 503

Coordinador: E. S. González Mesa

SECCIÓN X. MISCELÁNEA — 541

Coordinador: D. M. Lubián López

Fisiología del embarazo

I

Gametogénesis, fecundación e implantación. Desarrollo del embrión y de los anejos ovulares en los primeros estadios de la gestación

1

D. Pintado Vera

OBJETIVOS

- Identificar las cuatro etapas de la *gametogénesis* y revisar las diferencias existentes entre la *espermiogénesis* y la *ovogénesis*.
- Conocer el papel que tienen los procesos de *foliculogénesis* y *espermiogénesis* en la maduración de los gametos.
- Exponer los pasos previos a la *fecundación* y destacar la importancia de los fenómenos que protegen al ovocito de la *poliespermia*.
- Describir las tres fases de la *implantación* embrionaria y definir el concepto de *ventana de implantación*.
- Entender el desarrollo embrionario a partir de las dos capas del disco germinativo: *epiblasto* e *hipoblasto*. Conocer la relación que guardan con el origen de los distintos tejidos embrionarios.
- Comentar los eventos más importantes durante la etapa de *gastrulación*.
- Enumerar cada uno de los *anejos ovulares* y definir los aspectos más importantes de sus funciones dentro del embarazo.

GAMETOGÉNESIS

La fisiología del desarrollo de los *gametos*, las células sexuales maduras con dotación haploide, es fundamental en el la medicina reproductiva. El conocimiento en este campo permite la continua evolución de las técnicas de reproducción asistida para seguir ayudando a muchas parejas a solucionar sus problemas de fertilidad.

Este proceso biológico está sometido a una estricta regulación e involucra una serie de transformaciones que conducen a la formación de dichas células. La secuencia de eventos comprende la multiplicación celular, la meiosis y la citodiferenciación, conduciendo a una reducción en el número de cromosomas y a una combinación única de información genética, que resulta fundamental para la variabilidad genética y la adaptación evolutiva.

La gametogénesis se divide en cuatro fases, siendo la primera de ellas común tanto en hombres como en mujeres.

Origen y migración de las células germinales hacia las gónadas

A los 24 días de vida embrionaria, ya se pueden encontrar los precursores de los gametos, denominados *células germinales primordiales* (CGP) o *gonocitos*. Se sitúan en el endodermo del saco vitelino cerca de la alantoides, aunque poco después, a los 30 días, emprenden un viaje migratorio desde el epitelio del intestino primitivo posterior a través del mesenterio dorsal para finalmente asentarse, alrededor de la 6ª semana de vida embrionaria, en las gónadas en desarrollo, denominadas *crestas gonadales*. Estas se componen de células mesenquimales recubiertas con células epiteliales celómicas, que conformarán los llamados *cordones sexuales*.

Las células germinales u ovogonias son englobadas por células epiteliales somáticas derivadas de las células mesenquimales para la formación de los folículos primordiales alrededor de las 16-18 semanas de vida fetal. Estos quedan muy cerca de la superficie del primordio gonadal (futura corteza ovárica).

Hacia la 6ª y 7ª semana, durante la etapa de formación de los cordones sexuales primitivos, la gónada permanece indiferenciada, siendo imposible diferenciar si el sexo es femenino o masculino.

En presencia gen *SRY (sex-determining region Y)* del cromosoma Y, los cordones sexuales primitivos continuarán desarrollándose en los testículos. Estos cordones penetrarán más profundamente en la gónada y formarán los túbulos seminíferos, donde tendrá lugar la espermatogénesis. En ausencia del cromosoma Y, los cordones sexuales primitivos se desintegrarán. En su lugar, una segunda ola de cordones sexuales, llamados *cordones sexuales corticales*, se formarán más cerca de la superficie de la gónada. Estos cordones se desarrollarán formando los folículos ováricos, donde cada uno contendrá un ovocito (**Figs. 1-1** y **1-2**).

> **!** Cuando se producen defectos de migración, las CGP pueden comenzar a diferenciarse en otras localizaciones dando lugar a teratomas, tumoraciones derivadas de cualquiera de las tres capas germinales. Dependiendo del grado de diferenciación, dichas tumoraciones se clasifican como benignas (maduras y diferenciadas) o malignas (inmaduras e indiferenciadas). En aquellas con tejidos completamente diferenciados, es posible encontrar estructuras como piel, pelo, cartílago, e incluso dientes.

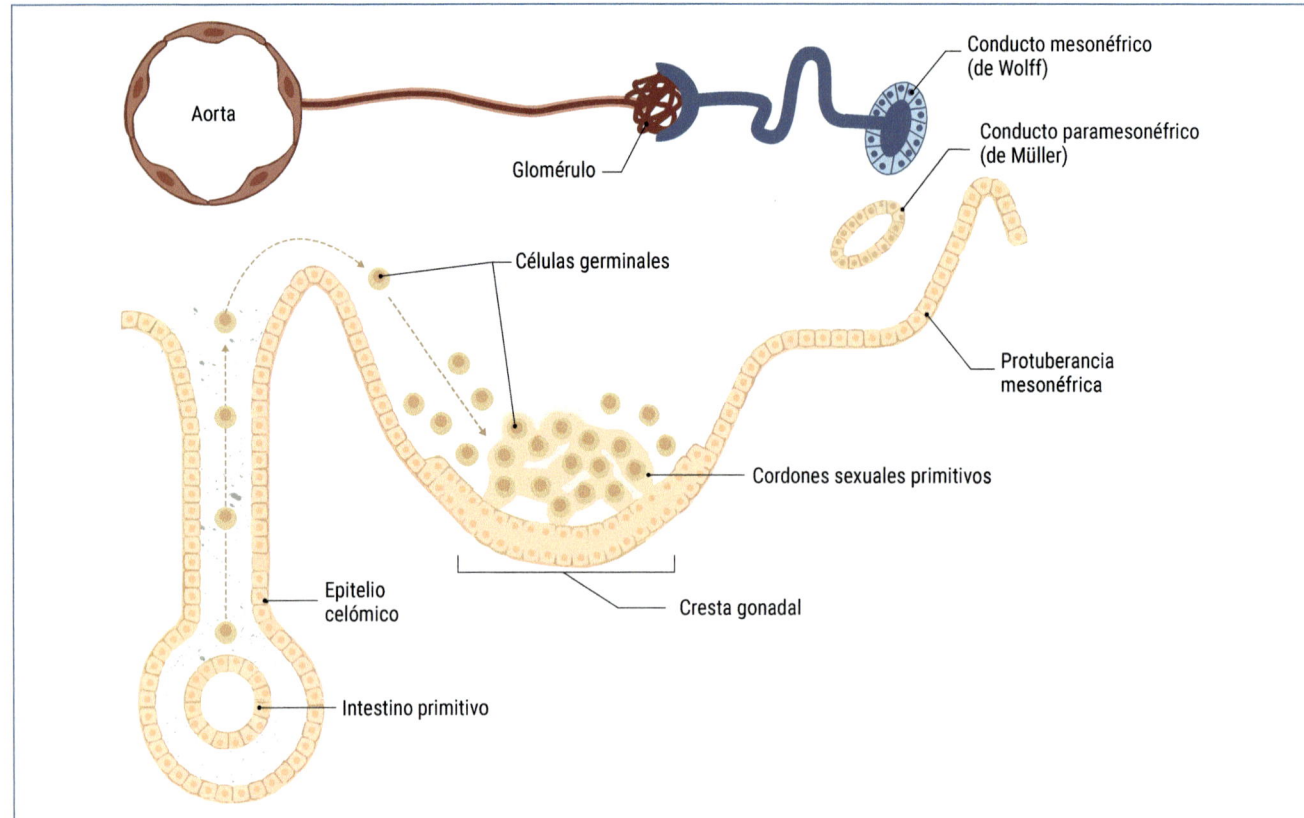

Figura 1-1. Origen y migración de las células germinales primordiales hacia la cresta gonadal.

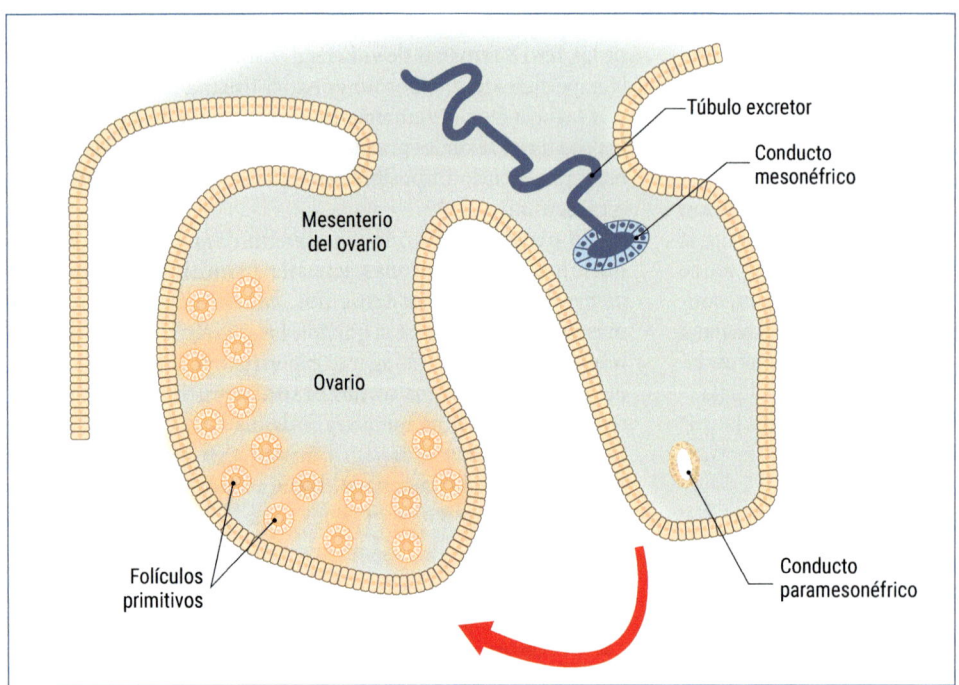

Figura 1-2. Disposición de los folículos primitivos en el primordio gonadal.

Multiplicación de células germinales mediante mitosis

Las CGP se multiplican mediante mitosis durante la migración al estroma de la cresta gonadal. Sin embargo, el patrón de proliferación mitótica no es el mismo en ambos sexos.

En las *mujeres*, las CGP experimentan una rápida y continua actividad mitótica que llega a su pico máximo entre las semanas 16 y 18 de gestación, cuando se alcanza un número cercano a los 6-7 millones de *ovogonias*. A continuación, las ovogonias cesan la actividad mitótica y van disminuyendo de manera irreversible a medida que inician el proceso de meiosis, agotándose llegado el período de la menopausia (**Fig. 1-3**).

En los hombres, una vez que las CGP se diferencian en espermatogonias durante el período fetal, se inicia un proceso activo de replicación mitótica. Aunque este proceso es más lento, se mantiene constante a lo largo de la vida. El objetivo de este proceso es aumentar el número de espermatogonias disponibles y mantener estable su población desde la pubertad. A lo largo del tiempo, algunas de estas espermatogonias evolucionan a espermatogonias de tipo B, células diploides (2n) que han duplicado su cantidad de ácido desoxirribonucleico (ADN) (2c). Estas células se preparan para iniciar la meiosis y avanzar su desarrollo hasta convertirse en la forma madura, el espermatozoide.

> ! • *Ovogonia* es el nombre que reciben las células germinales femeninas mitóticamente activas.
> • Los primeros signos de diferenciación ovárica se reflejan en la rápida multiplicación mitótica de las células germinales, que puede observarse alrededor de la semana 7 de vida embrionaria.
> • A diferencia de aves y anfibios, en la especie humana, no se generan ovocitos a partir del nacimiento.

Reducción del número de cromosomas y diversidad genética gracias a la meiosis

La meiosis es un mecanismo de división celular en dos pasos que se produce únicamente en las células germinales, dando lugar a la formación de células hijas con dotación haploide.

A diferencia de la espermatogénesis, que produce cuatro células haploides idénticas, la ovogénesis conduce a una división desigual que da como resultado un único ovocito, capaz de ser fecundado, y la generación de corpúsculos polares, pequeñas células que reciben el material genético excedente.

En un inicio, tanto las células germinales femeninas como las masculinas (ovocitos y espermatocitos primarios), replican su ADN para dar comienzo a la primera división meiótica, de forma que cada uno de los 46 cromosomas (2n) se duplican y quedan constituidos por dos cromátidas hermanas (4c), dos de cada cromosoma homólogo, dando lugar a una estructura llamada *bivalente* o *tétrada*.

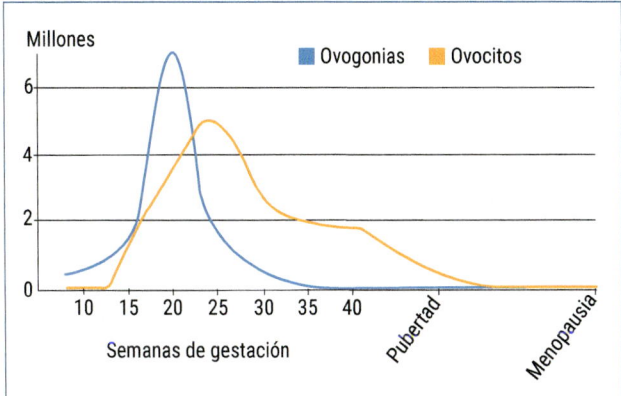

Figura 1-3. Evolución de la reserva ovárica a lo largo de la vida de la mujer.

No está claro si las señales que controlan la entrada en la meiosis provienen de las propias células germinales o de las células somáticas del mesonefros.

Ovogénesis

Durante la profase I, en la subetapa denominada *cigoteno*, se produce la sinapsis cromosómica mediante la cual los cromosomas homólogos se emparejan e intercambian segmentos de ADN. Para ello, se alinean perfectamente gen por gen. La excepción es la combinación de los cromosomas X-Y que, aunque no son cromosomas homólogos, se emparejan y realizan una forma limitada de recombinación a través de las regiones seudoautosómicas, situadas en los extremos de dichos cromosomas. Dichas regiones contienen los mismos genes tanto en el cromosoma X como en el Y.

En la siguiente subetapa de la profase I, el paquiteno, tiene lugar el denominado *entrecruzamiento* o *crossing-over*, donde se produce un intercambio de segmentos de ADN entre los cromosomas homólogos apareados, hecho que resulta crucial para mantener la diversidad genética. Se estima que cada par de cromosomas homólogos sufre entre uno y tres entrecruzamientos, aunque puede variar dependiendo del tamaño del cromosoma. A mayor tamaño, mayor probabilidad de tener más entrecruzamientos. Estos tienden a ocurrir con mayor frecuencia entre genes que se encuentran a mayor distancia entre sí. Se debe a un fenómeno llamado *interferencia de recombinación*, que garantiza una distribución uniforme de los entrecruzamientos a lo largo de los cromosomas. Con ello se asegura una correcta segregación de los cromosomas durante la anafase I de la meiosis.

Las publicaciones científicas evidencian una tasa de recombinación superior en mujeres en comparación con hombres. Este fenómeno podría encontrar su explicación en las diferencias fundamentales que caracterizan el proceso meiótico de cada género. En el ámbito femenino, la meiosis culmina en la formación de un único óvulo a partir de cada célula progenitora; por el contrario, en la parte masculina, este proceso da lugar a la producción de cuatro espermatozoides.

En la mujer, la ovogonia comienza su transformación en ovocito primario en el ovario a las 11-12 semanas de vida fetal, con el inicio de la meiosis y su subsiguiente bloqueo en el diploteno de la profase I alrededor de la semana 20. Permanecerá en este estado de bloqueo hasta el momento de la ovulación durante la vida reproductiva adulta (**Fig. 1-4**).

La capacidad de un ovocito para completar la meiosis se denomina *competencia meiótica*. Esta se adquiere durante el desarrollo folicular en el ovario. A medida que los folículos crecen, bajo la influencia de la hormona foliculoestimulante, se producen una serie de cambios bioquímicos y moleculares en el ovocito y en las células de la granulosa que lo rodean. Estos cambios, que incluyen la proliferación de las células de la granulosa, la producción de estradiol y la expresión de receptores de hormona luteinizante, permitirán la reanudación de la meiosis en respuesta al pico ovulatorio de dicha hormona.

Cuando se produce el pico de hormona luteinizante, que suele ser aproximadamente en la mitad del ciclo menstrual de la mujer, el ovocito primario, bloqueado en la profase I de la meiosis, completa esta etapa y avanza hasta la metafase II.

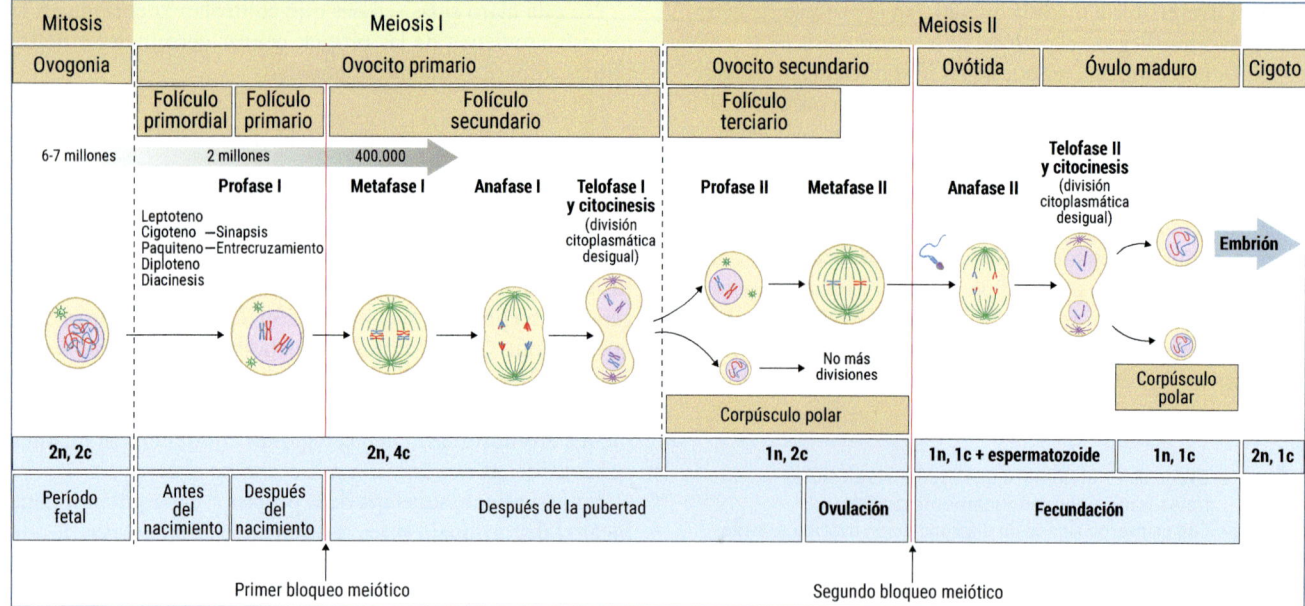

Figura 1-4. Fases de la ovogénesis.
c: cantidad de ácido desoxirribonucleico; n: número haploide de cromosomas.

Este proceso genera un corpúsculo polar, que recibe muy poco citoplasma, y el ovocito secundario, que es la célula que se libera durante la ovulación y que tiene la posibilidad de ser fecundada.

El ovocito secundario liberado queda en un estado de suspensión, bloqueado en la metafase II de la meiosis, a la espera de ser fecundado por un espermatozoide. Si esto sucede, el ovocito secundario reanuda y completa la meiosis II, generando un segundo corpúsculo polar y una ovótida, que es la célula femenina haploide lista para la fecundación (v. **Fig. 1-4**).

> **!** Si el ovocito secundario no es fecundado en un tiempo determinado tras la ovulación (generalmente dentro de las 24 primeras horas), degenerará y será eliminado.

Espermatogénesis

En el varón, la meiosis durante la espermatogénesis tiene algunas diferencias con respecto a la ovogénesis, en particular, en cuanto a su resultado y su momento de ocurrencia. Como se ha visto anteriormente, en la espermatogénesis, cada ciclo de meiosis da lugar a cuatro espermatozoides funcionales. Además, es un proceso continuo que ocurre a lo largo de la vida adulta de un individuo masculino, mientras que la ovogénesis tiene etapas que comienzan incluso antes del nacimiento de la mujer y se detiene temporalmente en la profase I hasta la llegada de la pubertad.

La espermatogénesis tiene lugar en el lumen de los túbulos seminíferos e implica la diferenciación de una célula madre primitiva, conocida como espermatogonia (2n), en una espermátida (n). La meiosis I, también denominada *división reductora*, da comienzo cuando las espermatogonias de tipo B pierden el contacto con la membrana basal y, tras duplicar su

ADN, dan lugar a los espermatocitos primarios (2n, 4c). Tras la primera división meiótica, cada célula hija contiene uno de los cromosomas del par homólogo, denominándose ahora espermatocitos secundarios (n, 2c). A partir de aquí, durante la meiosis II, las cromátidas se separan en el centrómero para producir espermátidas redondas tempranas haploides (n, c) (**Fig. 1-5**).

Es importante recordar que, durante estas fases meióticas, se lleva a cabo el emparejamiento de cromosomas, el entrecruzamiento y el intercambio genético, los cuales contribuyen a la formación de un nuevo genoma.

> **!**
> - La *no disyunción* es un error producido en el momento de la separación de los cromosomas homólogos o cromátidas hermanas, que puede derivar en alteraciones cromosómicas numéricas donde las células hijas están dotadas con un número anormal de cromosomas, ya sea un exceso (n + 1), denominadas *trisomías*, o una carencia (n-1), llamadas *monosomías*. Ejemplo de ello son las aneuploidias más prevalentes en la población: la trisomía 21 (síndrome de Down), la trisomía 18 (síndrome de Edwards) o la trisomía 13 (síndrome de Patau).
> - Otros errores que pueden ocurrir durante la meiosis incluyen alteraciones cromosómicas *estructurales* como la translocación, la deleción, la inversión o la duplicación (v. **Fig. 1-5**).

La meiosis en humanos contribuye a la variabilidad genética de varias maneras:

- **Separación de cromosomas homólogos**: durante la meiosis I, los cromosomas procedentes de ambos progenitores se separan de manera aleatoria. Cada una de las células hijas resultantes recibe una mezcla al azar de cromosomas maternos y paternos.

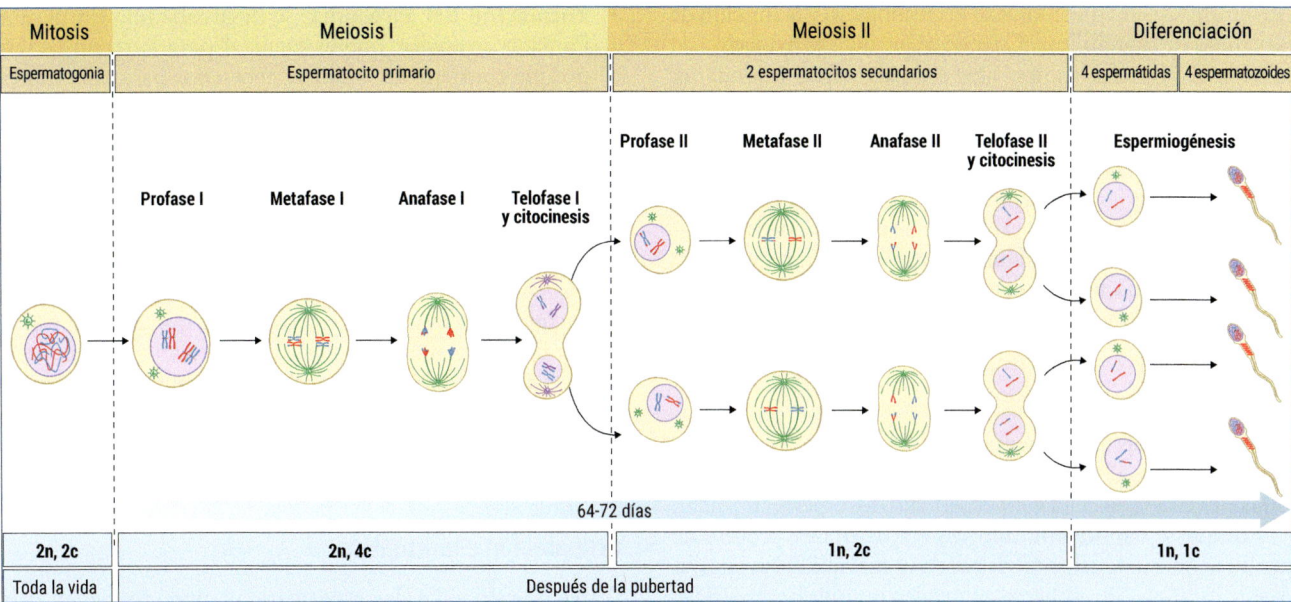

Figura 1-5. Fases de la espermatogénesis.
c: cantidad de ácido desoxirribonucleico; n: número haploide de cromosomas.

- **Entrecruzamiento** o **recombinación genética**: durante la profase I de la meiosis, los cromosomas homólogos pueden intercambiar segmentos de ADN en un proceso conocido como *entrecruzamiento* o *recombinación genética*. Esto da como resultado cromosomas con combinaciones genéticas nuevas y únicas.
- **Fusión aleatoria de gametos**: durante la fecundación, un espermatozoide se fusiona con un óvulo de manera aleatoria. Dado que cada espermatozoide y cada óvulo tienen combinaciones genéticas únicas debido a la meiosis, la fusión aleatoria de estos gametos da lugar a una gran diversidad genética en la descendencia.
- **Mutaciones**: aunque no son un proceso directo de la meiosis, las mutaciones pueden ocurrir durante la replicación del ADN antes de la meiosis. Estas mutaciones pueden ser transmitidas a la descendencia, aportando heterogeneidad genética.

Maduración funcional y estructural de los gametos: citodiferenciación

A continuación, se explica cómo se produce la maduración funcional y estructural de los gametos.

Foliculogénesis

La unidad compuesta por el ovocito y las células circundantes se denomina *folículo*. Existe una comunicación bidireccional entre ambas estructuras a través de uniones comunicantes *(gap junctions)*, lo que facilita el intercambio de moléculas esenciales como iones, metabolitos, factores paracrinos y segundos mensajeros, que ayudarán al crecimiento y desarrollo de ambos tipos de células.

Durante las primeras etapas del desarrollo embrionario, las *ovogonias*, precursoras del ovocito, aún no poseen este revestimiento celular. Con el inicio de la meiosis, se marca el comienzo del desarrollo folicular, donde el ovocito primario se envuelve en células del ovario, generando así el folículo primordial.

Tras la activación folicular, el ovocito primario inicia su crecimiento, mientras que las células de la granulosa circundantes proliferan para formar una monocapa de células cúbicas. Es ahora cuando se habla de folículo primario. En este punto, el ovocito se halla en su primer bloqueo meiótico, condición regulada por el factor inhibidor de maduración del ovocito, que es producido por las células de la granulosa. Se cree que para ello se ayuda del monofosfato de adenosina cíclico, aumentando los niveles de este. La capacidad del ovocito para reanudar y completar la meiosis está correlacionada con el tamaño del folículo en el que se encuentra. Generalmente, los folículos que alcanzan un tamaño mayor de 10 mm son los que demuestran la capacidad de reanudar la meiosis (folículos dominantes). A medida que el ovocito crece, se desencadena una disminución en los niveles de monofosfato de adenosina cíclico y un aumento de los niveles del factor promotor de maduración en el ovocito, alcanzando eventualmente un umbral que otorga al ovocito la competencia meiótica necesaria para su maduración.

Al continuar su desarrollo, el folículo primario se transforma en folículo secundario. En este estadio, las células de la granulosa se organizan en múltiples capas y se forman pequeñas cavidades llenas de líquido, conocidas como *vesículas*. El ovocito, aún en contacto con las células de la granulosa, sigue creciendo y madurando.

La etapa final del desarrollo folicular es el folículo terciario, también conocido como *folículo De Graaf*. En este estadio, las vesículas se fusionan para formar un gran espacio lleno de líquido llamado *antro*. El ovocito, ahora rodeado por una masa de células de la granulosa conocida como *cúmulo oóforo*, se desplaza hacia el borde del antro.

A lo largo de este proceso, las células de la granulosa generan hormonas esteroideas, como los estrógenos, fundamentales para la función reproductiva femenina. Paralelamente, el ovocito emite factores que moldean el crecimiento y la función de las células de la granulosa. Cuando se produce la ovulación, el folículo De Graaf se rompe, liberando al ovocito secundario, que es recogido por las trompas de Falopio. En esta fase, el ovocito se encuentra en un segundo bloqueo meiótico, aguardando la fecundación para reanudar y completar la meiosis.

Comprender las complejidades de estas etapas y la comunicación bidireccional entre el ovocito y las células de la granulosa es esencial, ya que cualquier perturbación en este proceso puede llevar a condiciones patológicas, incluyendo infertilidad y síndrome de ovario poliquístico (**Fig. 1-6**).

Espermiogénesis

Las espermátidas experimentan una serie de cambios morfológicos durante un proceso conocido como *espermiogénesis*, para convertirse en células especializadas, los espermatozoides.

Aunque se han identificado seis etapas en este proceso de maduración, su descripción detallada va más allá del propósito de este capítulo. Sin embargo, se pueden resumir las fases clave del proceso de la siguiente manera:

* **Condensación del núcleo**: el ADN se compacta en la espermátida y se reorganiza para formar un núcleo pequeño y denso.

* **Formación del acrosoma**: se desarrolla una estructura llamada *acrosoma*, que es esencial para la fecundación porque contiene las enzimas necesarias para penetrar el óvulo.
* **Desarrollo del flagelo**: el flagelo, que es esencial para la movilidad del espermatozoide, se forma a partir del centríolo distal de la espermátida.

FECUNDACIÓN

La fecundación es un proceso complejo que implica varios pasos. El espermatozoide debe pasar a través del cuello uterino, el útero y luego viajar hasta las trompas de Falopio, donde se encuentra el óvulo. Estos obstáculos incluyen la barrera del moco cervical, las contracciones uterinas y las células de la capa externa del óvulo.

Preparación espermática

Antes de este viaje, las espermátidas maduras tienen que pasar con éxito por una serie de cambios, de lo contrario, no tendrán capacidad fecundante. Se distinguen tres fases (maduración, capacitación y reacción acrosómica), la primera de ellas tendrá lugar en el aparato genital masculino, y las dos últimas, en el femenino.

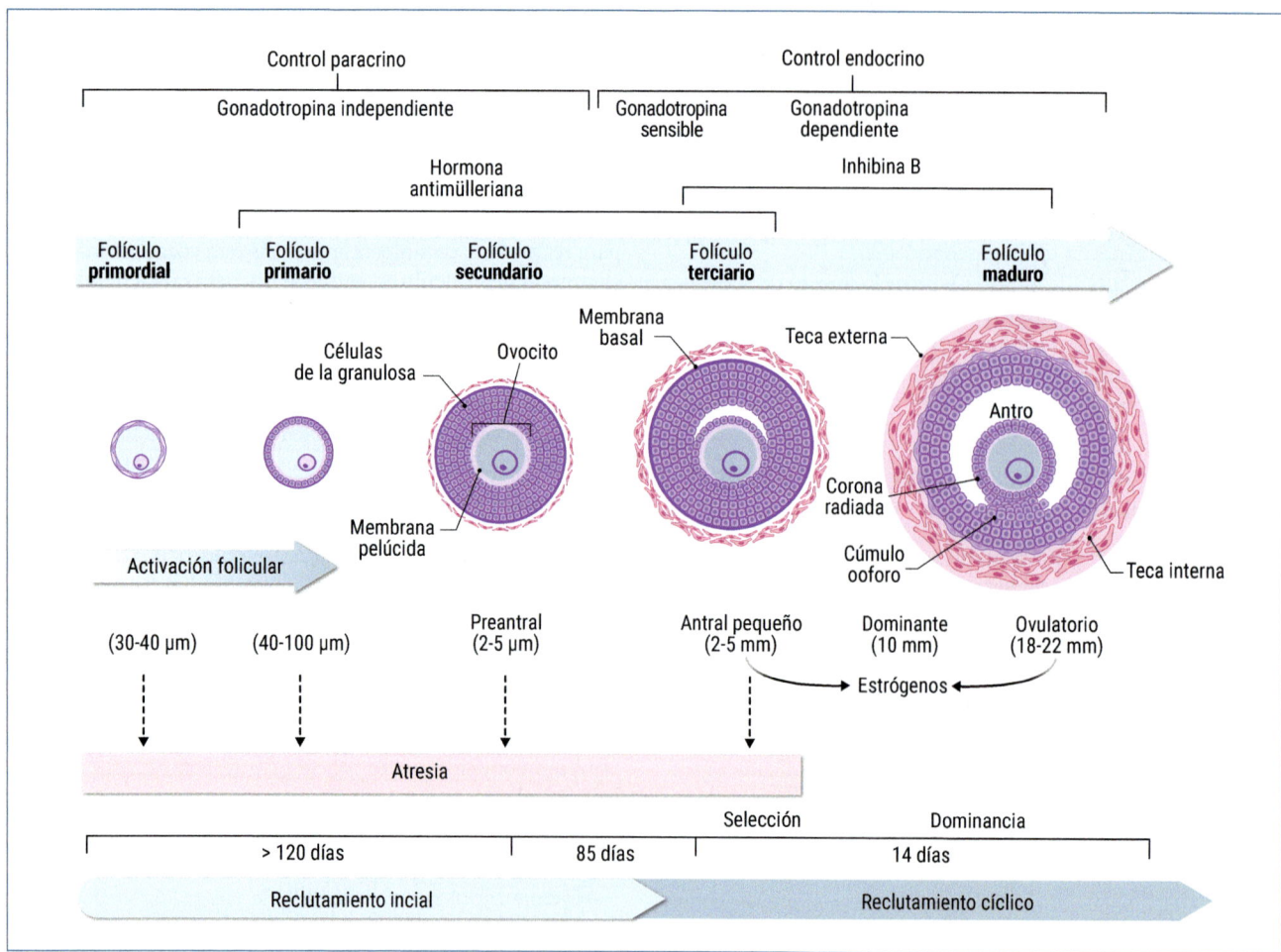

Figura 1-6. Foliculogénesis.

Maduración

En esta última etapa de la espermatogénesis las espermátidas se liberan de las células de Sertoli para desembocar en el lumen del túbulo seminífero. Desde el testículo y todavía inmóviles, las espermátidas maduras son transportadas al epidídimo mediante corrientes de líquido producido en los túbulos seminíferos. Ya en el epidídimo, y bajo la influencia de una adecuada estimulación mediada por andrógenos, terminan su maduración adquiriendo una cubierta glicoproteica y experimentando modificaciones en su membrana, convirtiéndose en células libres llamadas *espermatozoides* (**Fig. 1-7**).

Los espermatozoides, una vez eyaculados, son transportados al aparato genital femenino a través del plasma seminal, formando así un fluido: el semen. Dicho plasma seminal proviene en su mayor parte de las vesículas seminales (80-85 %) y de la próstata (15-20 %). Además, contiene fundamentalmente prostaglandinas y fructosa, que dotan a los espermatozoides de una fuente de energía y de un medio que facilita su movimiento autónomo.

Capacitación

Si se colocasen espermatozoides maduros, procedentes de una eyaculación, junto con óvulos en un medio de cultivo *in vitro*, es probable que no se produjera la fecundación, o al menos se retrasaría varias horas. Esto se debe a que los espermatozoides necesitan pasar por un proceso conocido como *capacitación* para adquirir la capacidad de fecundar un óvulo.

La capacitación ocurre en el aparato reproductor femenino, donde los espermatozoides se unen temporalmente al epitelio de la porción ístmica de la trompa de Falopio. Durante este proceso, se produce la eliminación de gran parte del revestimiento de glicoproteínas que adquirieron durante su paso por el epidídimo y tras el contacto con el plasma seminal. Además, la membrana del espermatozoide sufre cambios que reducen su estabilidad y aumentan su capacidad de fusionarse con el óvulo. También involucra un aumento en el calcio intracelular libre.

Tras la capacitación, los espermatozoides sufren un período de hiperactividad, durante el cual se separan del epitelio tubárico y nadan hacia el óvulo. Solo los espermatozoides que han pasado por la capacitación parecen ser capaces de responder a estímulos químicos o térmicos, lo que les ayuda a encontrar y fecundar el óvulo.

Reacción acrosómica

Cuando un espermatozoide llega a la zona pelúcida del ovocito, se producen una serie de eventos bioquímicos conocidos colectivamente como la reacción acrosómica. Esta es una importante transformación morfológica y funcional del espermatozoide, que le permite penetrar en la zona pelúcida y alcanzar el ovocito para la fertilización. Durante la reacción acrosómica, el acrosoma, una estructura en la cabeza del espermatozoide que contiene enzimas, se rompe y las libera, lo que ayuda al espermatozoide a atravesar esta barrera.

Penetración de la corona radiada

El proceso de fecundación se inicia cuando los espermatozoides comienzan la tarea de penetrar la corona radiada, una capa protectora que rodea al óvulo. Solo aquellos espermatozoides que logran navegar hasta la porción ampular de la trompa de Falopio y se encuentran cerca del óvulo tienen el desafío de atravesar esta densa capa de células y matriz intercelular, rica en ácido hialurónico. Para superar este obstáculo, los espermatozoides se valen tanto de los movimientos impulsados por su flagelo como de las enzimas que residen en el acrosoma de su cabeza, especialmente la hialuronidasa. Se estima que de todos los espermatozoides eyaculados, tan solo un par de cientos logran llegar hasta este punto.

Fijación y penetración de la zona pelúcida

Una vez que atraviesan la corona radiada, los espermatozoides, se adhieren firmemente a la zona pelúcida del óvulo mediante la membrana plasmática de su cabeza. Este anclaje se facilita por una molécula conocida como *ZP3*, que se une específicamente a los receptores en la superficie del espermatozoide. La molécula ZP3 puede variar entre especies, lo que puede explicar por qué los espermatozoides de una especie generalmente no pueden fecundar un óvulo de otra especie.

La unión del espermatozoide a la zona pelúcida desencadena la reacción acrosómica, un proceso en el cual la membrana acrosómica se fusiona con la membrana plasmática y libera enzimas almacenadas en el acrosoma. Esto ayuda al espermatozoide a penetrar la zona pelúcida. Este proceso es impulsado por un aumento en los niveles de calcio intracelular y un cambio en el pH.

Solo después de que esta reacción esté completa, el espermatozoide puede penetrar adecuadamente la zona pelúcida. La penetración de la zona pelúcida se logra mediante la propulsión mecánica del espermatozoide y la acción de las enzimas acrosómicas, siendo la más relevante la *acrosina*.

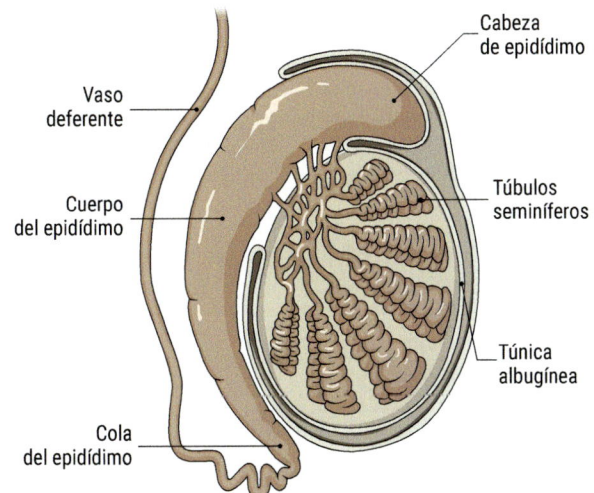

Vaso deferente

Cuerpo del epidídimo

Cola del epidídimo

Cabeza de epidídimo

Túbulos seminíferos

Túnica albugínea

Figura 1-7. Testículo.

> ❗ Es importante que la reacción acrosómica ocurra en el momento y el lugar adecuados, es decir, cerca del ovocito. Una vez que un espermatozoide ha completado la reacción acrosómica, tiene un tiempo limitado para fecundar el óvulo.

Fijación y fusión del espermatozoide y el ovocito

Después de penetrar la zona pelúcida, el espermatozoide se sitúa tangencialmente en la superficie del ovocito, en el espacio perivitelino, donde las microvellosidades de la superficie del ovocito envuelven la cabeza del espermatozoide. Luego siguen dos eventos secuenciales: primero, la fijación del espermatozoide al ovocito; y, segundo, la fusión espermatozoide-ovocito. Cabe destacar que solo los espermatozoides capacitados que han pasado por una reacción acrosómica son capaces de unirse y fusionarse.

La fijación ocurre entre la membrana superficial del ovocito (oolema) y la membrana superficial del espermatozoide. Esta unión involucra una interacción entre una molécula similar a la integrina en el ovocito y una molécula llamada *ADAM* (abreviatura de desintegrina y metaloproteinasa) en el espermatozoide. Hay varios miembros de la familia de las integrinas expresados en la superficie del ovocito, pero aún no se sabe cuáles participan en la unión con el espermatozoide. En el espermatozoide, se han detectado tres ADAM llamados *fertilina alfa, fertilina beta* y *ciritestina*, que parecen estar correguladas e involucradas en la unión espermatozoide-de-ovocito.

Las integrinas forman parte de un complejo multiproteico en el oolema, esencial para que la fusión siga a la unión. Dos moléculas clave en este proceso son Izumo1 y Juno: Izumo1 es una proteína presente en la superficie del espermatozoide; y Juno es una proteína en la superficie del óvulo. La interacción de estas dos proteínas es fundamental para la fusión del espermatozoide y el óvulo. Además, se han identificado otras dos moléculas importantes para la fusión exitosa entre el óvulo y el espermatozoide: CD9, una proteína presente en la membrana del óvulo, y una clase de proteínas llamadas *proteínas ancladas a GPI* (glicosilfosfatidilinositol), también presentes en la membrana.

Se requiere calcio para el proceso de fusión, y su acción puede ser mediada por la calmodulina, ya que los antagonistas de esta molécula pueden bloquear la fusión espermatozoide-de-ovocito. Una vez ocurrida la fusión, el espermatozoide deja de moverse drásticamente, y su núcleo, junto con partes variables de la pieza media y el contenido de la cola, pasa al ooplasma.

Activación metabólica del ovocito

Un suceso crucial que se desencadena inmediatamente después de la penetración del espermatozoide en el óvulo es la llamada *activación metabólica del óvulo*. Este fenómeno da paso a una cadena de respuestas metabólicas, incluyendo una elevación en la concentración de calcio intracelular y un incremento en la producción de ATP (trifosfato de adenosina), necesario para las subsiguientes divisiones celulares.

Esta activación es el punto de inflexión que permite al óvulo reanudar su ciclo celular, completando así su segunda división meiótica. Además, este proceso tiene un papel esencial en el bloqueo de la poliespermia.

Bloqueo de poliespermia

Los mecanismos diseñados para prevenir la poliespermia, el fenómeno en el que un óvulo es fecundado por más de un espermatozoide, pueden ser categorizados de acuerdo con la velocidad a la que ocurren. Estos incluyen:

- **Bloqueo rápido**: después de que el espermatozoide se fusione con el óvulo, la membrana de este último se despolariza rápidamente, cambiando su voltaje (V) de -70 mV a $+10$ mV. Esto provoca una alteración en los receptores de espermatozoides presentes en la membrana del óvulo, causando su inactivación.
- **Bloqueo lento**: mecanismo que comienza con la entrada de iones de calcio en el interior del óvulo. Esta afluencia de iones de calcio desencadena la fusión de pequeñas vesículas, conocidas como *gránulos corticales*, con la membrana del óvulo.

Cuando los gránulos corticales se fusionan con la membrana, liberan su contenido enzimático al espacio que rodea al óvulo, conocido como *espacio perivitelino*. Estas enzimas luego interactúan con la zona pelúcida, una matriz externa que rodea al óvulo, provocando la inhibición de los receptores ZP3, los cuales permiten la unión del espermatozoide al óvulo.

Este proceso también provoca un cambio en la estructura de la zona pelúcida, la cual se endurece en un evento conocido como la *reacción de la zona* o *reacción cortical*. El endurecimiento de la zona pelúcida impide que más espermatozoides puedan penetrar en el óvulo, garantizando que solo un espermatozoide pueda fecundarlo.

> ❗ Si los mecanismos de bloqueo de la poliespermia fallan, pueden ocurrir condiciones como la triploidia o poliploidia androgenética. Un ejemplo de esta situación se observa en las molas parciales. En estos escenarios, se produce una fecundación anómala en la que un óvulo normal de la madre, que contiene 23 cromosomas, es fecundado por dos espermatozoides, cada uno con 23 cromosomas. Esto se denomina *dispermia*, y determina una configuración cromosómica atípica, dando lugar a una formación con 69 cromosomas, es decir, triploidia.

Puede decirse que ha habido fecundación cuando al microscopio pueden verse:

- 2 pronúcleos en el citoplasma.
- 2 corpúsculos polares.
- Restos del flagelo en el ooplasma.

Estos pronúcleos aparecen de 6 a 8 horas después de la entrada del espermatozoide y persisten de 10 a 12 horas (**Fig. 1-8**).

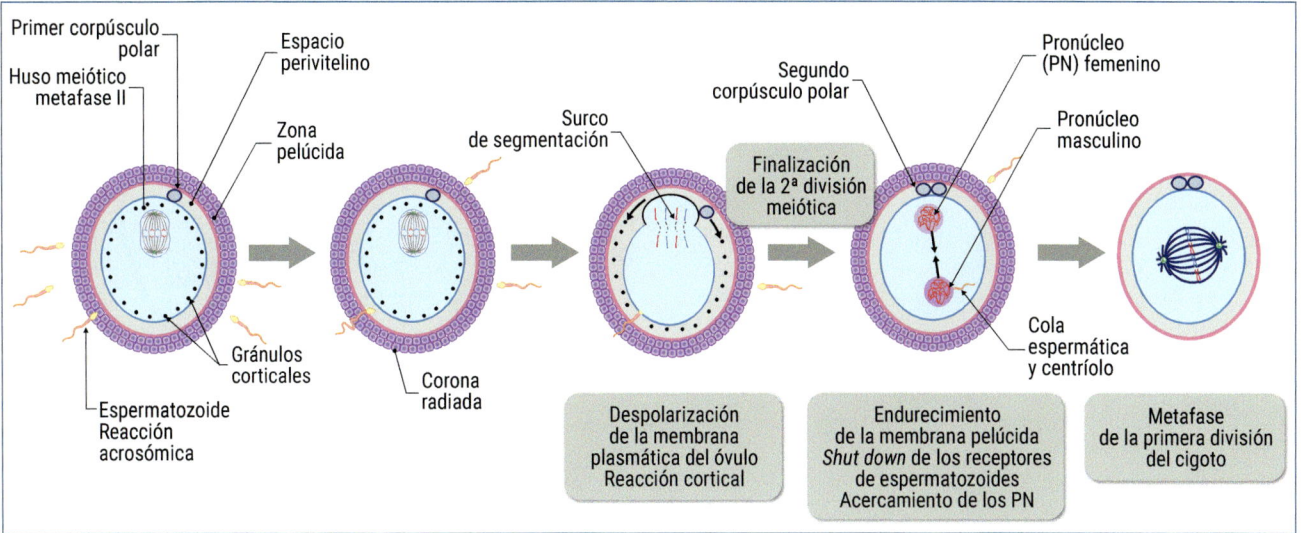

Figura 1-8. Fecundación.

> ! Con la fusión de los pronúcleos de ambos gametos, proceso denominado *singamia*, los dos juegos haploides de cromosomas se organizan con rapidez alrededor de un huso mitótico, preparándose para la división mitótica de esta nueva célula llamada *cigoto*.

SEGMENTACIÓN DEL EMBRIÓN PREIMPLANTATORIO

Tras la fecundación, el cigoto, situado en la región ampular de la trompa, afronta un reto considerable. Debe alertar a la madre de su existencia y transformar su fisiología y anatomía para albergar un embarazo normal. Esto no tendrá lugar sin una implantación y placentación exitosas.

Antes de implantarse de manera definitiva en el útero, el embrión temprano pasa por una fase de segmentación durante su viaje desde la trompa de Falopio hasta la cavidad endometrial, un proceso que ocurre a lo largo de 6 a 9 días.

Durante estas primeras etapas embrionarias, el desarrollo depende casi exclusivamente del citoplasma materno, lo que significa que cualquier alteración en la maduración del óvulo puede interrumpir el desarrollo inicial. Aproximadamente 24 horas después de la fecundación, el cigoto comienza a dividirse mediante mitosis. Al principio, se divide para formar dos células, luego cuatro, luego ocho y así sucesivamente. Estas células, denominadas *blastómeras*, disminuyen progresivamente su tamaño, lo que permite mantener el tamaño embrionario constante.

Tras la tercera segmentación, tiene lugar el proceso de compactación, durante el cual las blastómeras maximizan sus contactos intercelulares, conformando una esfera densa de células.

En las siguientes 24 horas, las células del embrión compactado vuelven a dividirse para formar una *mórula*, que está compuesta por unas 16 células. Las células más periféricas darán lugar a la masa celular externa (*trofoblasto*), que originará la placenta, y las más centrales constituirán la masa celular interna, que será el tejido embrionario como tal.

A medida que el embrión continúa desarrollándose, su capacidad para sintetizar proteínas y ácido ribonucleico aumenta y comienza a responder a varios factores de creci-miento. Estos actúan como reguladores autocrinos y paracrinos, desempeñando un papel esencial en la modulación del desarrollo embrionario temprano.

El embrión se desplaza por la porción ístmica en aproximadamente 8 horas, entrando en la cavidad uterina gracias a la acción de la progesterona, que facilita esta transición al relajar la unión uterotubárica. Una vez que la mórula penetra en la cavidad uterina, el líquido comienza a infiltrarse a través de la zona pelúcida, ocupando los espacios intercelulares de la masa celular interna.

Eventualmente, estos espacios se unen y forman una cavidad única conocida como *blastocele*. Esta cavidad es fundamental para el crecimiento y la expansión del embrión, al tiempo que facilita el intercambio de nutrientes y desechos metabólicos entre las células embrionarias. Es en esta etapa cuando el embrión recibe el nombre de *blastocisto*.

Hay que puntualizar que el embrión no comienza a liberarse de su membrana exterior, la zona pelúcida, hasta el 6º día de desarrollo. Este proceso es facilitado por enzimas secretadas por algunas células trofoblásticas, creando un orificio por el que el embrión logra su eclosión (**Fig. 1-9**).

Implantación

Este proceso, que comienza aproximadamente una semana después de la fecundación, implica la integración física y biológica del embrión con el endometrio materno, y es fundamental para el establecimiento exitoso del embarazo. Para formar la placenta, es necesario que el embrión se adhiera a la pared uterina e invada el epitelio endometrial. Este proceso tiene como finalidad establecer una conexión con el sistema circulatorio de la madre. De manera más habitual, este fenómeno ocurre en la pared posterior fúndica del útero.

> ! Hasta que se completa la conexión, el embrión se desarrolla y subsiste gracias a las secreciones uterinas, de las cuales extrae los sustratos metabólicos y el oxígeno necesarios para su crecimiento.

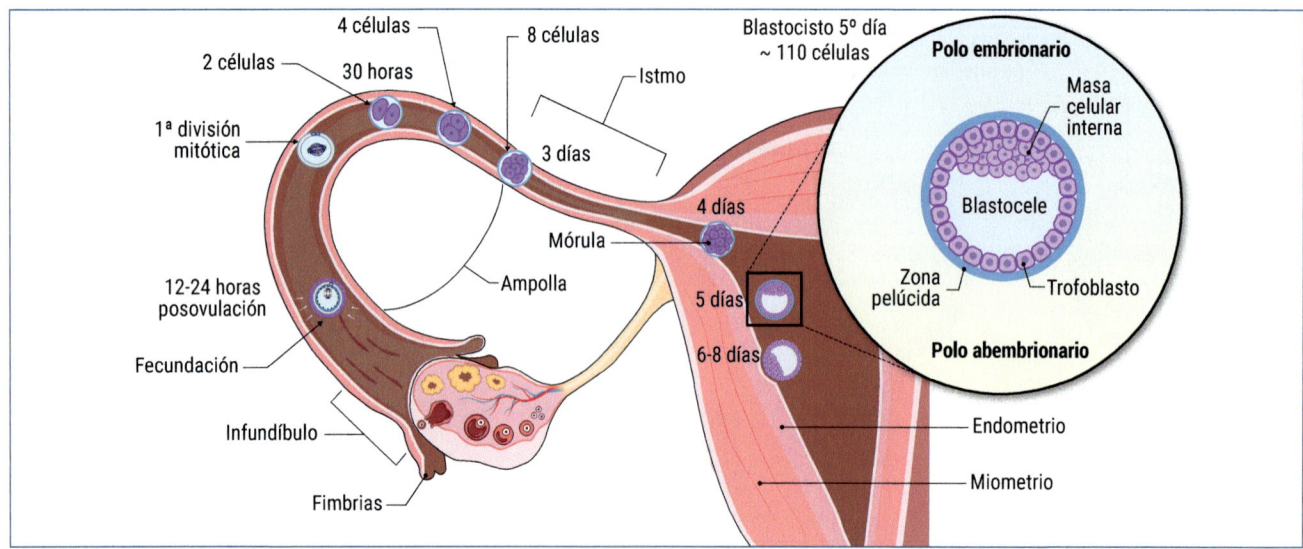

Figura 1-9. Segmentación y formación del blastocisto durante la fase de preimplantación.

La implantación requiere una compleja secuencia de eventos moleculares y celulares que involucran tanto al embrión en desarrollo como al endometrio receptivo. En el ámbito del embrión, el blastocisto debe salir de su cubierta de zona pelúcida, un proceso conocido como *eclosión*, y desarrollar adecuadamente su trofoblasto, que posteriormente se diferenciará en el citotrofoblasto y sincitiotrofoblasto, estructuras esenciales para la formación de la placenta y para la interacción con el tejido materno.

> **!** Hay que remarcar el papel crucial que desempeña la membrana pelúcida hasta este punto, dado que, al carecer de antígenos de histocompatibilidad, actúa como una barrera inmunitaria. Esto protege al embrión de un posible rechazo inmunitario por parte de la madre durante su viaje hasta el lugar de implantación.

Paralelamente, el endometrio materno debe entrar en fase receptora, una condición temporal conocida como la ventana de implantación, que permitirá la adhesión y consiguiente invasión del blastocisto. Esto se produce entre los días 20 y 24 del ciclo menstrual, o sea, de 6 a 10 días después de la ovulación. Todo esto es regulado por una serie de moléculas de señalización, como las citocinas, los factores de crecimiento y las hormonas, que juntas coordinan las diferentes etapas del proceso.

Fases

Se pueden distinguir tres etapas en el proceso de implantación: aposición, adhesión o anidación, e invasión o penetración.

Aposición

Durante esta etapa, el blastocisto se alinea con el endometrio y se orienta para que la masa celular interna entre en contacto directo con unas proyecciones citoplasmáticas de las células epiteliales endometriales denominadas *pinópodos*. Esto desencadena interacciones específicas que involucran a moléculas de adhesión tanto del trofoblasto como del endometrio, como selectinas, cadherinas y mucinas.

Al mismo tiempo, se produce un intercambio de señales químicas entre ambos que incluyen integrinas, el factor inhibidor de la leucemia (LIF), citocinas y factores de crecimiento. En el caso de las integrinas, destaca la elevada expresión de la subunidad β3 durante la ventana de implantación. De igual manera, los niveles de LIF aumentan significativamente en el endometrio. Estas señales preparan a ambas partes para las siguientes etapas de la implantación. Cabe señalar que, en este momento, el embrión no está firmemente unido al endometrio y puede desplazarse ligeramente (**Fig. 1-10**).

Adhesión o anidación

Pocas horas después de la aposición, se produce un fenómeno interesante en el tejido estromal que rodea al blastocisto. Este tejido experimenta un aumento en su permeabilidad vascular, que, a su vez, conduce a la aparición de un edema.

Simultáneamente, se observa un crecimiento progresivo de los capilares y cambios notables en la matriz intercelular y en las células estromales, que se llenan de glucógeno y lípidos.

Este conjunto de transformaciones se conoce como reacción decidual. Es esencial para generar un ambiente favorable a la implantación del embrión, creando un estado de inmunotolerancia local que lo protege de una potencial respuesta inmunitaria de la madre. Dicha transformación está muy influenciada por el LIF.

> **!** Los problemas de producción o señalización de LIF pueden contribuir a la infertilidad. Se ha observado que algunas mujeres con esterilidad de origen desconocido o con fallos de implantación tienen niveles más bajos de LIF en el endometrio.

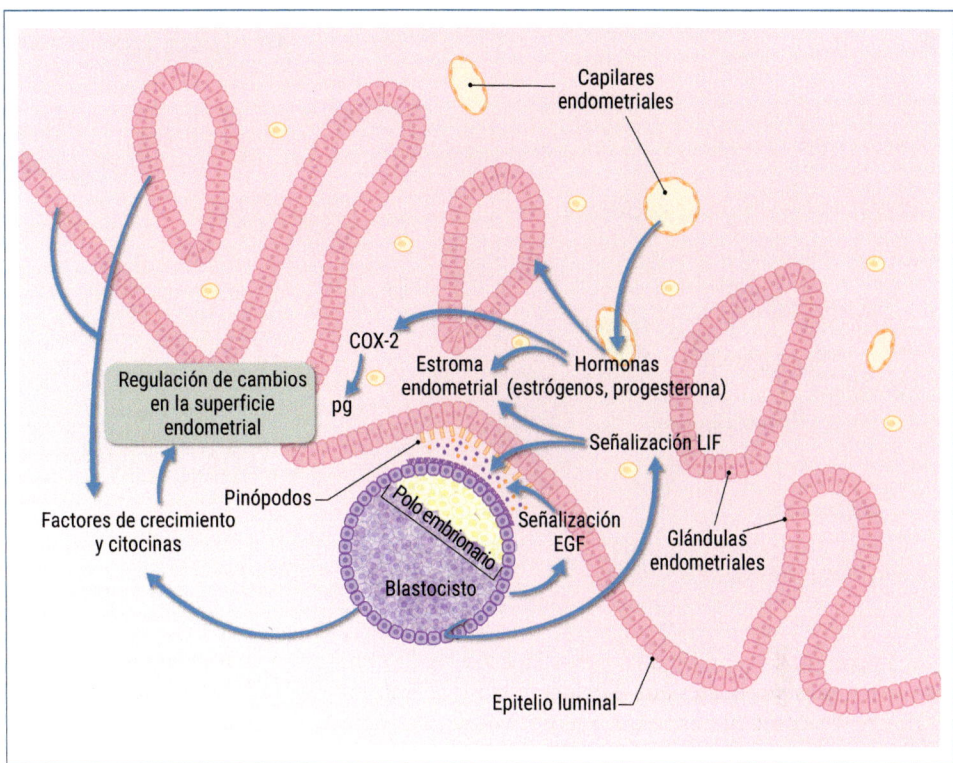

Figura 1-10. Implantación: fase de aposición. COX: ciclooxigenasa; EGF: factor de crecimiento epidérmico; LIF: factor inhibidor de la leucemia; pg: prostaglandinas.

Invasión o penetración

Tras la adhesión inicial, la capa epitelial que se encuentra debajo del blastocisto comienza a erosionarse en cuestión de horas. Las protrusiones del trofoblasto parecen deslizarse entre las células epiteliales adyacentes logrando su aislamiento y, posteriormente, disolución y digestión. Algunas células del trofoblasto se fusionan para conformar un sincitio, conocido como *sincitiotrofoblasto*, que adquiere capacidad invasiva. Para ello, se ayuda de la síntesis de enzimas proteolíticas, como las colagenasas, las serina-proteasas y las metaloproteasas, que rompen la membrana basal del epitelio. El resto de células trofoblásticas mantienen su forma celular, denominándose *citotrofoblasto*, que actúan como el reservorio para la producción de más células trofoblásticas, proceso estimulado por el factor de crecimiento epidérmico.

Durante la invasión embrionaria, se desencadena la degradación del tejido de las glándulas uterinas y el tejido decidual cercano al trofoblasto del embrión. Este proceso genera la liberación de sustancias metabólicas fundamentales, que son aprovechadas por el embrión en crecimiento como un componente esencial de la nutrición histiotrófica. Las glándulas uterinas próximas al lugar de implantación tienen un papel destacado en este soporte, liberando sus secreciones durante al menos las primeras 10 semanas de gestación humana. Así se proporciona un ambiente rico en nutrientes para el tejido trofoblástico.

La profundidad de invasión del embrión en los tejidos maternos puede variar considerablemente en ciertos estados patológicos. El grado de invasión del embrión se ve afectado por la respuesta decidual. En algunas especies, gran parte del tejido materno conserva su integridad, mientras que en otras, como es el caso de los humanos, los vasos sanguíneos maternos son progresivamente erosionados, hasta el punto

en que las células trofoblásticas quedan sumergidas en sangre materna, dando lugar a las denominadas *lagunas trofoblásticas* (**Fig. 1-11**).

Con la formación e infiltración de la decidua, se completa la implantación. Este hecho señala el comienzo del desarrollo placentario, configurando un conjunto de circulaciones cercanas y dando inicio al traspaso de nutrientes a través de la sangre, también conocido como intercambio hemotrófico.

Ventana de implantación

Como se ha indicado anteriormente, el endometrio debe entrar en una fase receptora, abriendo lo que en medicina reproductiva se denomina *ventana de implantación*. Se estima que, en la mayor parte de las gestaciones evolutivas, la implantación ocurre entre 8 y 10 días después de la ovulación. Hasta ese momento, se habla de un endometrio prerreceptivo, donde la superficie del endometrio presenta características que dificultan la unión del blastocisto, como largas microvellosidades apicales, un espeso glicocálix y una alta carga superficial.

> **!** La transición a la receptividad implica dos tipos de cambios estructurales significativos:
>
> - Aparición de protuberancias apicales llamadas *pinópodos*.
> - Pérdida de carga superficial negativa, acortamiento de las microvellosidades y adelgazamiento de la capa de mucina (disminución de MUC1).

Si la fase receptiva no culmina en la unión de un embrión, se entra en una fase refractaria. Tanto en la fase previa a la

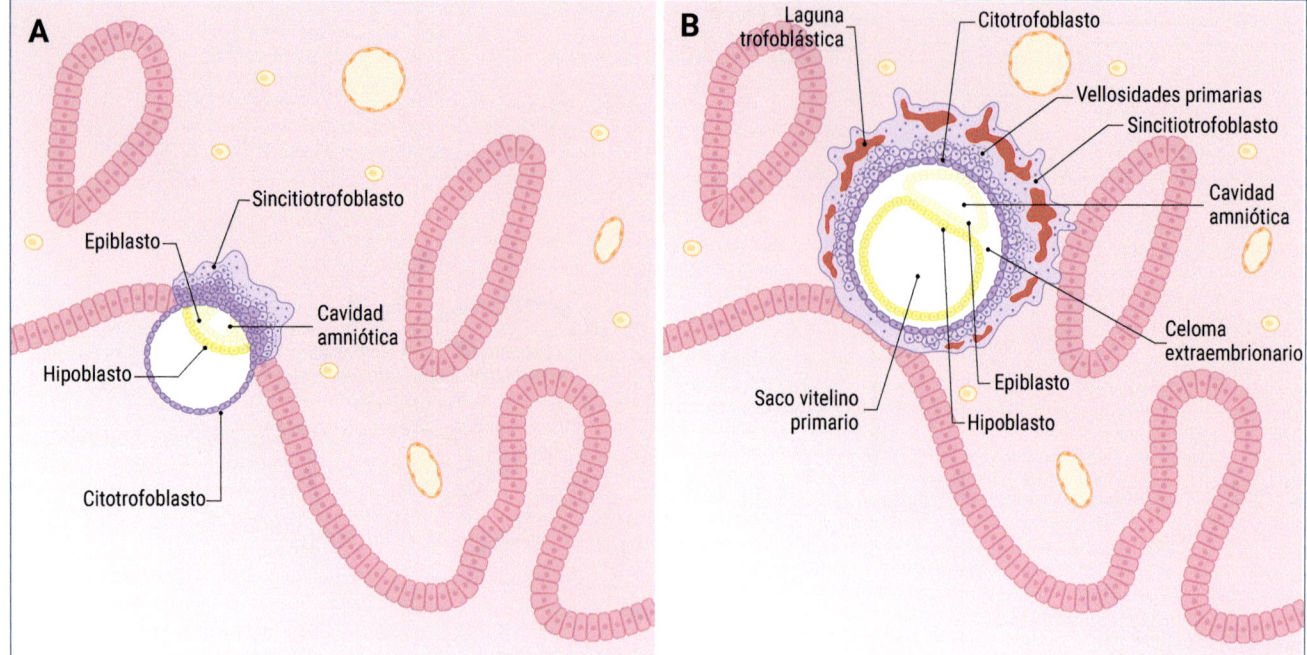

Figura 1-11. Implantación. **A)** Día 6. **B)** Día 10.

receptividad como en la refractaria, el útero rechaza la unión de un blastocisto y puede ser tóxico para cualquier embrión que salga del oviducto demasiado pronto o llegue demasiado tarde. Por ello, para que el embrión sobreviva, su desarrollo temprano y transporte deben coordinarse con la cambiante receptividad del útero, una coordinación mediada por las hormonas esteroideas.

Es crucial el predominio de la progesterona para que el útero y el blastocisto implantado interactúen de manera efectiva. Los cambios en las propiedades de la superficie epitelial están impulsados por esta, aunque la liberación de secreciones uterinas específicas y los cambios en la receptividad epitelial parecen requerir también la superposición de estrógenos durante la fase lútea.

Los receptores de ambas hormonas son expresados por las células luminales, glandulares y estromales del endometrio. Los estrógenos actúan sobre las células epiteliales del útero de dos maneras: estimulan la liberación de una secreción epitelial glandular cuya composición incluye a las citocinas, lo que, a su vez, estimula la activación del blastocisto, y hacen que las células epiteliales luminales sean sensibles a una señal del blastocisto, de modo que puedan unirse al trofoblasto y transmitir la presencia del blastocisto a las células estromales subyacentes.

Aunque cada vez se saben más detalles, aún existen muchos aspectos de la implantación embrionaria que no se comprenden del todo, lo que convierte a este campo en un área atractiva para la investigación en biología reproductiva (**Tabla 1-1**).

Mecanismos de tolerancia inmunitaria

El sistema inmunitario materno no está completamente suprimido de cara a la implantación, ya que aún debe proteger a la madre y al embrión de las infecciones. Sin embargo, hay una adaptación específica para prevenir el rechazo del embrión, genéticamente distinto a la madre. Este estado inmunomodulado se logra a través de varios mecanismos, incluyendo la expresión de antígenos no clásicos del complejo mayor de histocompatibilidad (MHC), la inducción de linfocitos T reguladores, la modulación del microambiente inmunitario uterino y la intervención de moléculas inmunomoduladoras como la prostaglandina E_2 (PGE_2):

- **MHC no clásico**: el trofoblasto extraplacentario expresa antígenos MHC de clase I no clásicos (antígenos leucocitarios humanos [HLA] G, HLA-E y HLA-C), que interfieren en la actividad citotóxica de las células asesinas naturales (NK, *natural killer*) y los linfocitos T citotóxicos.
- **Linfocitos T reguladores**: tienen una función crucial en la prevención del rechazo inmunitario del embrión. Aumentan en número durante el embarazo y pueden reconocer antígenos específicos en esta etapa. Además, las células trofoblásticas producen una enzima (indolamina 2,3-dioxigenasa) que degrada el triptófano, un aminoácido esencial para el crecimiento y la proliferación de los linfocitos T, inhibiendo su actividad.
- **Microambiente inmunitario uterino**: el útero se considera un sitio inmunoprivilegiado. Esto es en parte debido a las células dendríticas uterinas, que tienen una capacidad reducida para estimular los linfocitos T, y los macrófagos uterinos, con una capacidad reducida para producir citocinas inflamatorias. Las células del trofoblasto también producen citocinas antiinflamatorias como la interleucina 10 y el factor de crecimiento transformante beta, que ayudan a suprimir la respuesta inmunitaria materna.

Tabla 1-1. Factores asociados a la implantación y el mantenimiento de la gestación temprana

Factor	Ejemplos	Función
Hormonas	• 17β-estradiol • Progesterona • Gonadotropina coriónica humana	• Promover la proliferación y diferenciación de las células epiteliales y estromales del endometrio • Soporte del cuerpo lúteo para mantener la liberación de progesterona
Cambios en el epitelio luminal del endometrio	• Pinópodos • Alteraciones en las moléculas de adhesión y expresión de mucina	• Facilitar la captura y fijación del blastocisto • Promover la diferenciación e invasión del trofoblasto
Citocinas y factores de crecimiento	• Factor inhibidor de la leucemia • Factor de crecimiento epidérmico unido a heparina • Factor de crecimiento de hepatocitos • Interleucina • Factor de crecimiento endotelial vascular	• Facilitar la señalización entre el blastocisto y el útero • Regular la producción de prostaglandinas endometriales • Promover la invasión, proliferación y diferenciación del endometrio • Regular la permeabilidad vascular y la remodelación del endometrio
Factores inmunitarios	• Interleucina 10 • Regulador del complemento (Crry) • Antígenos leucocitarios humanos G	• Inmunosupresión • Prevención del reconocimiento inmunitario y rechazo del feto semialogénico • Degradación del triptófano, esencial para la acción de los macrófagos
Proteinasas, inhibidores y moléculas de adhesión trofoblásticos	• Matriz de metaloproteinasas-factor inhibidor de metaloproteinasas • Catepsina B y L • Cadherinas • Integrinas	• Regulación de la invasión del trofoblasto • Facilitar la imitación vascular del trofoblasto
Otros factores	• Ciclooxigenasa 2 • Tensión de oxígeno	• Regulación de la producción de prostaglandinas • Regulación del equilibrio entre la proliferación y diferenciación del trofoblasto

Crry: proteína y relacionada con el receptor 1 del complemento (*complement receptor 1-related protein y*).
Adaptada de: Norwitz ER, Schust DJ, Fisher SJ. Implantation and the survival of early pregnancy. N Engl J Med. 2001;345:1400-8.

• **PGE2**: como se mencionó anteriormente, la PGE2 puede activar los linfocitos T reguladores, suprimir las células NK e inhibir la producción de citocinas proinflamatorias.

DESARROLLO PRECOZ DEL EMBRIÓN Y DE LOS ANEJOS OVULARES

Desde un inicio, en estado de cigoto, el embrión se convertirá en un organismo multicelular con sistemas de órganos funcionales. Para ello, necesitará estructuras que lo ayudarán en su desarrollo, conocidas como *anejos ovulares*.

Los anejos ovulares, que incluyen el saco vitelino, el amnios, el corion, el alantoides y la placenta, son esenciales para un desarrollo normal del embrión (**Fig. 1-12**).

Disco germinativo bilaminar

En las primeras dos semanas después de la fecundación, el embrión pasa por varios cambios importantes. Antes de que se implante en el endometrio, se producen transformaciones en su estructura interna.

Este cambio involucra la formación de dos capas de células: una capa superior llamada *epiblasto* y una capa inferior llamada *hipoblasto*, que también se conoce como *endodermo primitivo*. Estas células se comportan de manera diferente y se adhieren de distintas formas, lo que determina la organización del hipoblasto en una capa delgada por debajo del epiblasto.

! Las células de estas capas también expresan diferentes factores. Por ejemplo, las células del epiblasto producen algo llamado *factor de transcripción Nanog*, crucial para mantener la pluripotencialidad de las células madre embrionarias, mientras que las del hipoblasto producen Gata 6, importante para el desarrollo temprano del embrión.

Existe un pequeño grupo de células dentro del hipoblasto, llamado *endodermo visceral anterior*, que tienen la capacidad de enviar señales químicas que afectan a la capa del epiblasto que está justo encima. Estas señales inhiben una molécula llamada *nodal* en la región del epiblasto superior, permitiendo que nodal se exprese en la parte posterior del epiblasto. Esto establece una direccionalidad anteroposterior en el embrión, determinante para el desarrollo de algunas estructuras, como el tubo neural, el sistema nervioso central y el patrón de segmentación del embrión.

Al mismo tiempo, se forma un pequeño espacio en el embrioblasto, que está lleno de líquido y que, gracias a los amnioblastos, se irá separando del epiblasto para formar el amnios, que recubrirá toda la cavidad amniótica.

Después de aproximadamente nueve días de la fecundación, las células del hipoblasto se expanden para revestir la superficie interna del citotrofoblasto, formando una capa continua de tejido llamado *endodermo parietal*.

Este endodermo parietal luego forma una pequeña bolsa llamada *saco vitelino primario*, que sufrirá posteriores

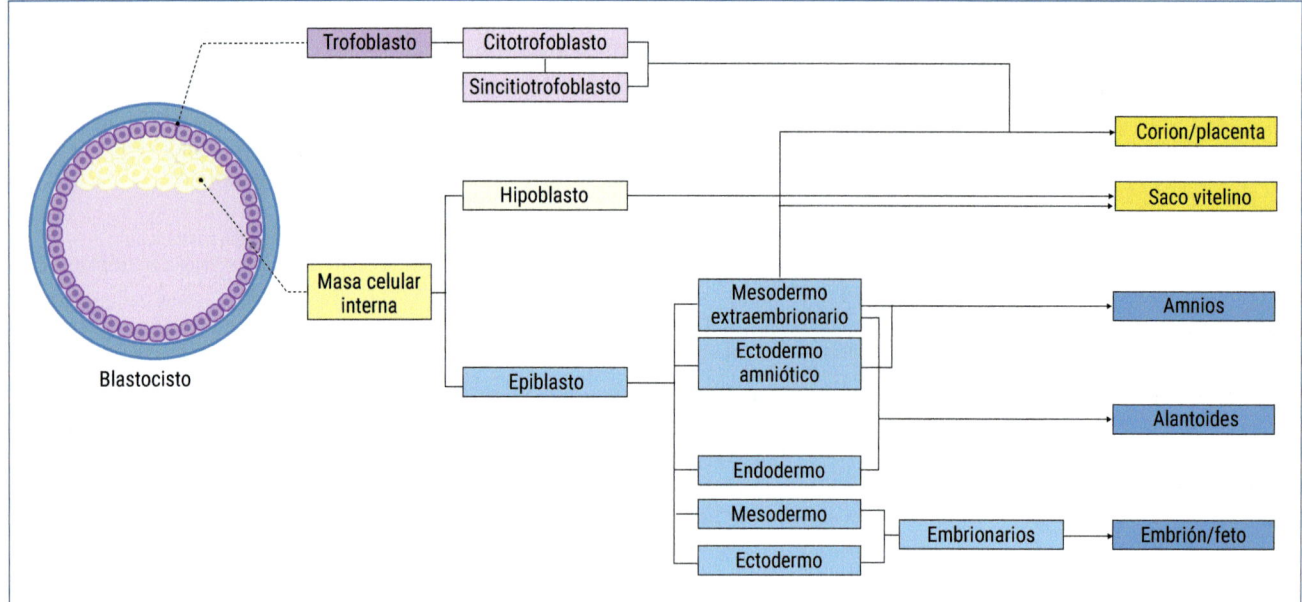

Figura 1-12. Derivados del blastocisto.

cambios para formar un segundo saco, llamado *saco vitelino secundario*.

Alrededor de 12 días después de la fecundación, aparece un nuevo tejido, el mesodermo extraembrionario. Este tejido proporciona soporte a la cavidad amniótica, al saco vitelino y a las vellosidades coriónicas, y también ayuda a suministrar oxígeno y nutrientes a los diferentes tejidos del embrión a través de vasos sanguíneos (**Fig. 1-13**).

Disco germinativo trilaminar. Gastrulación

Al comienzo de la 3ª semana, el embrión entra en una etapa crucial conocida como *gastrulación*, un proceso que, aunque tiene algunas diferencias entre las aves y los mamíferos, en los humanos sigue un patrón similar al de las aves. Este período da lugar a la formación de tres capas embrionarias a partir del epiblasto, llamadas ectodermo, mesodermo y endodermo. Estas capas son esenciales, porque son la base de todos los tejidos y órganos en el cuerpo.

La gastrulación comienza con la formación de una estructura llamada *línea primitiva* en el epiblasto. La línea primitiva es una condensación de células a lo largo de la línea media de dicha capa, en la región posterior del embrión. Es la responsable de establecer la simetría bilateral y los ejes del cuerpo en el embrión en desarrollo. Las células del epiblasto migran hacia esta línea primitiva, entran en la fosita primitiva y luego se mueven hacia abajo y hacia afuera, cambiando su morfología para formar las tres capas germinales del embrión. Esta transformación implica la pérdida de sus características de células epiteliales para adquirir una morfología mesenquimal, más móvil.

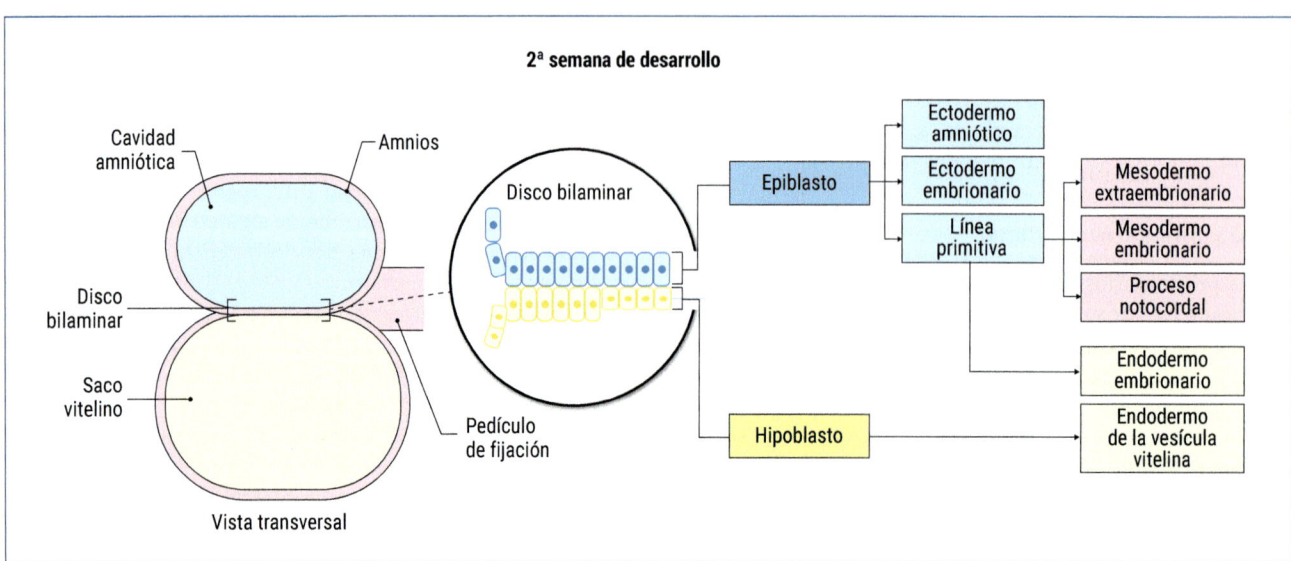

Figura 1-13. Disco bilaminar.

Simultáneamente con la gastrulación, las células del epiblasto comienzan a producir ácido hialurónico. Este compuesto se introduce en el espacio entre el epiblasto y el hipoblasto, creando una especie de matriz que facilita la migración celular. El proceso permite a las células migratorias del epiblasto formar una nueva capa de células, el mesodermo embrionario, que se sitúa entre el epiblasto y el hipoblasto.

Finalmente, al término de la gastrulación, las capas celulares adquieren sus nombres definitivos basados en su destino en el organismo. El epiblasto original, de donde provienen todas las células migratorias, se convierte en ectodermo. Esta capa dará lugar a estructuras como la piel y el sistema nervioso. Por otro lado, aquellas células que han desplazado al hipoblasto se conocen ahora como *endodermo* embrionario, y formarán partes de varios órganos internos, como el hígado y los pulmones, mientras que aquellas que se sitúan entre el epiblasto y el endodermo constituyen el mesodermo (**Fig. 1-14**).

> ❗ El proceso de gastrulación establece los cimientos para la formación de todos los tejidos y órganos del cuerpo humano.

En paralelo a este proceso, se produce la regresión de la línea primitiva comenzando desde su extremo cefálico y avanzando hacia el extremo caudal. Esto facilita la distribución de las células epiblásticas a lo largo del embrión en un patrón específico.

Dichas células migratorias forman un agrupamiento cilíndrico de células conocido como *proceso notocordal*. Estas células se expanden y fusionan temporalmente con el endodermo embrionario, formando un canal neuroentérico transitorio.

Finalmente, las células del proceso notocordal se separan del endodermo y dan lugar a la notocorda definitiva, estructura tubular maciza de células que se sitúa en el eje medio del embrión, entre el ectodermo y el endodermo, y que formará el esqueleto axial del embrión. Su presencia es uno de los criterios que definen a un organismo como cordado, y tiene un papel crucial como soporte longitudinal inicial del cuerpo, así como para la señalización celular y la inducción de otros tejidos durante su desarrollo. Ejemplos de ello son la formación

del tubo neural, que dará lugar al sistema nervioso central del embrión y la formación de los discos vertebrales (**Fig. 1-15**).

El período de embriogénesis, en el cual se forman la mayoría de los órganos y tejidos, concluye generalmente en la semana 10 de gestación. A partir de este momento se produce la transición al período fetal, donde se producirá el crecimiento y la maduración de todas las estructuras.

Anejos ovulares

En el desarrollo embrionario humano, la interacción con la madre es vital. El embrión depende de ella para obtener nutrientes y oxígeno, así como para eliminar los desechos. Esto es posible gracias a la placenta y las membranas extraembrionarias, que actúan como interfaz entre la madre y el embrión.

> ❗ La placenta y el *corion* se derivan del trofoblasto, mientras que otros tejidos extraembrionarios se originan de la masa celular interna, como es el caso del amnios, que proporciona protección al embrión, y el alantoides, que ayuda a eliminar los desechos.

El mesodermo extraembrionario forma el cordón umbilical y proporciona soporte a las membranas extraembrionarias y los vasos sanguíneos que las irrigan. El saco vitelino, que deriva del endodermo, ha perdido la función nutricional en los humanos. Sin embargo, sigue siendo una estructura crucial durante las primeras etapas embrionarias, debido a su papel fundamental en la formación del sistema circulatorio temprano y en la generación de células germinales.

Amnios

La cavidad amniótica, originada de la masa celular interna del embrión durante la fase de implantación, crece y rodea el cuerpo del embrión, formando una bolsa llena de líquido. Esta bolsa, la membrana amniótica, permite que el embrión se mantenga suspendido en un ambiente líquido durante todo el embarazo, proporcionando protección contra lesio-

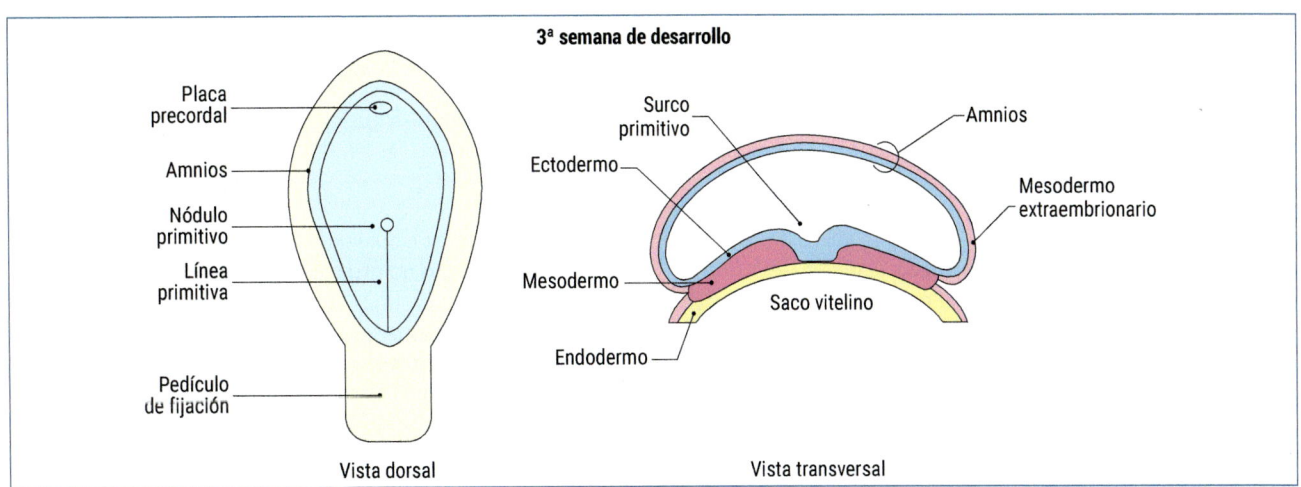

Figura 1-14. Disco trilaminar. Gastrulación.

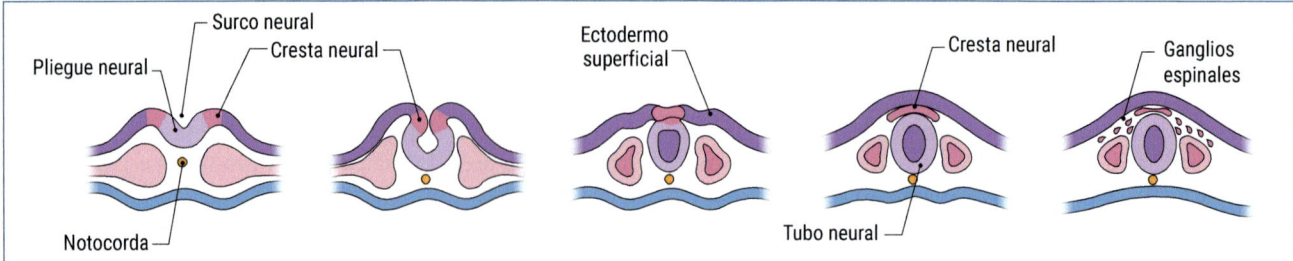

Figura 1-15. Formación del tubo neural.

nes mecánicas, facilitando el crecimiento y los movimientos normales del feto.

La membrana amniótica, que es una capa única de células ectodérmicas extraembrionarias recubierta por una capa no vascularizada de mesodermo extraembrionario, se expande progresivamente a medida que se desarrolla el feto. Aproximadamente a las 33-34 semanas de gestación, la cavidad amniótica alcanza un máximo de casi 1 L de líquido.

El líquido amniótico, que se considera un trasudado diluido del plasma materno, tiene un origen y una dinámica de intercambio complejos. Su producción tiene dos fases: hasta las 20 primeras semanas de gestación, la composición del líquido amniótico es muy similar a la de los líquidos fetales; posteriormente, durante la segunda mitad del embarazo, incluyen la orina fetal, la filtración de los vasos sanguíneos maternos cercanos al corion liso y, posiblemente, la filtración de los vasos fetales en el cordón umbilical y en la placa coriónica.

Alantoides

Es una estructura embrionaria que tiene un papel bastante reducido en humanos. Se origina como una pequeña evaginación del saco vitelino en el extremo caudal del embrión (intestino posterior) y se encuentra revestido por endodermo.

Este cordón de células endodérmicas queda incorporado en el cordón umbilical. Los vasos sanguíneos que se diferencian de la pared mesodérmica del alantoides conforman la vena y las arterias umbilicales que irrigan la placenta.

En etapas posteriores, la porción proximal, denominada uraco, presentará continuidad con la vejiga urinaria en formación.

 Tras el nacimiento, se convertirá en una estructura vestigial fibrosa, el ligamento umbilical medio, que se extiende desde el ápice de la vejiga urinaria hasta el ombligo.

Saco vitelino

Esta estructura, también denominada *vesícula umbilical* o *vitelina*, tiene un papel nutricional que se limita a la 2ª y 3ª semana, hasta que se establece la circulación uteroplacentaria. No obstante, el saco vitelino adopta otras funciones cruciales para el embrión.

En su formación inicial, el endodermo del saco vitelino se incorpora al embrión como el intestino primordial, y está revestido externamente por un mesodermo extraembrionario altamente vascularizado.

 La vesícula vitelina puede ser reconocida mediante examen ecográfico desde la quinta semana de embarazo hasta finales del 1er trimestre.

Durante la 3ª semana de desarrollo, las células germinales primordiales comienzan a aparecer en el revestimiento del saco vitelino, originándose en el mesodermo extraembrionario, cerca de la base del alantoides. Posteriormente, estas células migran hacia la pared intestinal y hacia el mesenterio dorsal, en dirección a las gónadas, donde evolucionan en espermatogonias en los hombres y ovogonias en las mujeres.

Simultáneamente, agrupaciones de células mesodérmicas extraembrionarias en la pared del saco vitelino se organizan en islotes sanguíneos, con muchas células diferenciándose en células sanguíneas primitivas. Esta hematopoyesis extraembrionaria continúa en el saco vitelino hasta alrededor de la 6ª semana de gestación, momento en el cual la formación de elementos sanguíneos se traslada a localizaciones intraembrionarias, principalmente, al hígado.

A medida que el intestino tubular se forma, el área de unión del tallo vitelino se adelgaza cada vez más, perdiendo contacto con el intestino alrededor de la 6ª semana. En aproximadamente el 2 % de los adultos, persisten remanentes del conducto onfalomesentérico en forma de un cordón fibroso o una evaginación del intestino delgado, conocida como divertículo de Meckel.

Aunque el saco vitelino puede persistir durante la mayor parte de la gestación, no se sabe si desempeña funciones específicas durante el período fetal. Algunas partes proximales de los vasos sanguíneos del saco vitelino persisten como vasos que irrigan la región del intestino medio.

Placenta

Durante las primeras etapas de la implantación del embrión, los tejidos trofoblásticos no presentan características morfológicas definidas. Al final de la 2ª semana, se forman proyecciones citotrofoblásticas llamadas *vellosidades primarias*, que luego comienzan a ramificarse.

A principios de la 3ª semana, el mesénquima crece en estas vellosidades, formando un núcleo de tejido mesenquimal que proviene de la placa coriónica, transformándolas en vellosidades coriónicas secundarias. Algunas células mesenquimales del polo embrionario pronto se diferencian en capilares y células sanguíneas, haciendo visibles vasos fetales en ellas, dando lugar a las vellosidades coriónicas terciarias. Además, se forman las columnas celulares citotrofoblásticas que van a expandirse en tres direcciones para formar una cubierta extravellosa que engloba por fuera el sincitiotrofoblasto, y que irá rodeando gradualmente al saco coriónico para unirlo al endometrio.

En este punto, se pueden diferenciar dos tipos de vellosidades: las vellosidades de anclaje, que son aquellas que dan soporte a la placenta, y que van desde la placa coriónica hasta la cubierta citototrofoblástica; y las vellosidades flotantes, que están inmersas en un constante flujo de sangre materna renovada y gozan de mayor movilidad, lo que facilita una mayor absorción.

Los capilares en las vellosidades coriónicas se fusionan para formar redes arteriocapilares, que pronto se conectan con el corazón embrionario a través de los vasos que se diferencian en el mesénquima del corion y el tallo de conexión. La sangre embrionaria comienza a fluir lentamente a través de los capilares de estas vellosidades a finales de la 3ª semana.

> **!**
> - El espacio intervelloso es el lugar donde se lleva a cabo el intercambio de sustancias entre la sangre de la madre y la del embrión. El oxígeno y los nutrientes de la sangre materna pasan a dicho espacio a través de las paredes de las vellosidades, llegando a la sangre del embrión, mientras que el dióxido de carbono y los productos de desecho difunden a la inversa desde la sangre en los capilares fetales hacia la sangre materna.
> - Las vellosidades, al no lograr su desarrollo completo hacia las vellosidades terciarias, pueden experimentar una degeneración que desemboca en formaciones quísticas. Estas pueden presentar diversos grados de proliferación del tejido trofoblástico y adquirir una apariencia semejante a un racimo de uvas. Además, son responsables de la producción de niveles muy elevados de gonadotropina coriónica humana. A este fenómeno se le conoce como *mola hidatidiforme*.

Corion

Durante las primeras etapas de la formación de la placenta, las arterias espirales uterinas están bloqueadas por tapones citotrofoblásticos. Esto evita que la sangre materna rica en oxígeno fluya hacia el espacio intervelloso, creando así un ambiente hipóxico en el polo embrionario. Este ambiente bajo en oxígeno estimula la proliferación de las células del citotrofoblasto, favoreciendo así el desarrollo del corion frondoso, que constituye el componente fetal de la placenta y se asocia íntimamente a la decidua basal, el componente materno de la placenta y la única de las tres deciduas que formará parte de ella.

Por el contrario, en el polo abembrionario, no se produce el mismo bloqueo transitorio de las arterias espirales. Esto permite la entrada de sangre materna que desencadena un ambiente más rico en oxígeno. El aumento de la concentración de oxígeno da lugar a la producción de radicales libres, lo que genera un estado de estrés oxidativo. Esto inhibe la proliferación de las células del citotrofoblasto, dando lugar a una región menos ramificada del corion, conocida como *corion liso*, que se encuentra en estrecha relación con la decidua capsular.

Biomarcadores del embarazo

Existen una serie de sustancias que se pueden medir en sangre materna y que proporcionan una información valiosa sobre el desarrollo del feto. Estas incluyen hormonas y proteínas producidas por el feto, la placenta o la madre, y sus niveles pueden variar a lo largo del embarazo. Pueden ayudar a detectar condiciones como defectos del tubo neural y anomalías cromosómicas.

En la **tabla 1-2**, se proporciona información sobre varios biomarcadores del embarazo, incluyendo dónde se producen, cuándo alcanzan su pico máximo, tanto en sangre materna como en líquido amniótico, cuándo se pueden detectar en sangre materna y qué valores se consideran anormales.

Estos biomarcadores se emplean a menudo en combinación con otros parámetros para calcular el riesgo relativo de ciertos trastornos, y no proporcionan un diagnóstico definitivo por sí solos.

Tabla 1-2. Biomarcadores detectables en sangre materna durante el embarazo					
Biomarcador	Origen	Detectable en sangre materna	Pico máximo en sangre materna	Pico máximo en líquido amniótico	Valores anormales
AFP	Saco vitelino Hígado fetal	Semana 12	Semana 30-32	Semana 13	↑: DTN, defectos en la pared abdominal ↓: T21, T18
hCG	Trofoblasto	Semana 1-2	Semana 8-11	Semana 10-12	↑: T21, gestación múltiple, embarazo molar, FIV ↓: aborto espontáneo, embarazo ectópico
PAPP-A	Trofoblasto	Semana 4-5	Semana 8-10	No detectable	↑: DG ↓: T21, T18, RCIU, preeclampsia, fumadoras
uE3	Placenta y feto	Semana 9	Semana 35-36	Semana 35-36	↓: T21, T18, deficiencia de esteroides placentarios
Inhibina A	Placenta	Semana 6-7	Semana 30-32	No detectable	↑: T21, T18, preeclampsia
hPL	Placenta	Semana 3-6	Semana 36-38	No detectable	↑: DG ↓: RCIU, preeclampsia

AFP: alfafetoproteína; DG: diabetes gestacional; DTN: defectos del tubo neural; FIV: gestación por fecundación *in vitro*; hCG: gonadotropina coriónica humana; hPL: hormona lactógena placentaria humana; LA: líquido amniótico; PAPP-A: proteína plasmática A asociada al embarazo; RCIU: retraso de crecimiento intrauterino; SM: sangre materna; T18: trisomía 18; T21: trisomía 21; uE3: estriol no conjugado (*unconjugated estriol*).

PUNTOS CLAVE

- Desarrollo y migración de las células germinales: el texto describe cómo las CGP, precursoras de los gametos, migran desde el endodermo del saco vitelino hasta las gónadas en desarrollo durante las primeras semanas de vida embrionaria. La presencia del gen *SRY* del cromosoma Y determina si los cordones sexuales primitivos se desarrollarán en testículos o, en su ausencia, se desintegrarán para formar los folículos ováricos. Si hay defectos en esta migración, las CGP pueden comenzar a diferenciarse en otras localizaciones, generando tumores llamados *teratomas*.

- Proceso de meiosis y su importancia en la variabilidad genética: la meiosis es una división celular especial que ocurre en las células germinales, produciendo células hijas con dotación haploide, lo que significa que tienen la mitad de los cromosomas de las células parentales. En la meiosis, cada uno de los 46 cromosomas se duplica, lo que permite una variación genética a través del intercambio de segmentos entre cromosomas homólogos. En las mujeres, la meiosis da como resultado un único ovocito, mientras que en los hombres, produce cuatro células haploides idénticas. Este proceso es crucial para la variabilidad genética y la adaptación evolutiva.

- Procesos de foliculogénesis y espermiogénesis: el texto describe la formación y desarrollo de los óvulos y espermatozoides, esencial para la reproducción humana. La foliculogénesis es el proceso de desarrollo del folículo ovárico, que incluye la comunicación bidireccional entre el ovocito y las células circundantes. Este proceso culmina en la formación del folículo De Graaf, que libera un ovocito durante la ovulación. En cuanto a la espermiogénesis, el texto describe el proceso mediante el cual las espermátidas experimentan cambios morfológicos para convertirse en espermatozoides. Este proceso incluye la condensación del núcleo, la formación del acrosoma y el desarrollo del flagelo. Estos procesos son cruciales para la fecundación y cualquier alteración puede conducir a condiciones patológicas como la infertilidad.

- La fecundación es un proceso complejo que implica la preparación espermática en tres fases: maduración, capacitación y reacción acrosómica, y luego la penetración del espermatozoide en el óvulo a través de la corona radiada y la zona pelúcida. Esta serie de eventos culmina con la activación metabólica del óvulo y el bloqueo de la poliespermia, que asegura la fecundación por un solo espermatozoide.

- Tras la fecundación, el embrión pasa por una fase de segmentación durante su viaje desde la trompa de Falopio hasta el útero. Este proceso de división celular forma blastómeras que se compactan, luego forman una mórula, y finalmente un blastocisto, que tiene una masa celular externa que se convertirá en placenta y una masa interna que formará el tejido embrionario. Aproximadamente en el 6° día de desarrollo, el embrión comienza a liberarse de su membrana exterior, la zona pelúcida, preparándose para la implantación en el útero.

- La implantación, que ocurre aproximadamente una semana después de la fecundación, es esencial para el establecimiento exitoso del embarazo e involucra la integración del embrión con el endometrio materno. Este proceso complejo consta de tres etapas principales: aposición, adhesión o anidación, e invasión o penetración, cada una de las cuales incluye una serie de interacciones moleculares y celulares cruciales. Durante esta secuencia, el embrión sale de su cubierta de zona pelúcida y desarrolla su trofoblasto, mientras que el endometrio materno entra en una ventana de implantación receptiva. Este proceso culmina con la formación e infiltración de la decidua, dando inicio al desarrollo placentario y al intercambio de nutrientes a través de la sangre.

- El embrión, en las primeras dos semanas después de la fecundación, forma un disco germinativo bilaminar compuesto por dos capas de células, el epiblasto y el hipoblasto. Estas capas participan en la organización del embrión, el establecimiento de su dirección de desarrollo y la formación de la cavidad amniótica y el saco vitelino. Alrededor del día 12, surge un nuevo tejido, el mesodermo extraembrionario, que proporciona soporte y nutrientes a los tejidos del embrión.

- Durante la gastrulación, en la 3ª semana tras la fecundación, se forman tres capas cruciales para el desarrollo del embrión: ectodermo, mesodermo y endodermo. Este proceso se inicia con la formación de la línea primitiva en el epiblasto, estableciendo la simetría del embrión. Las células del epiblasto migran y forman las tres capas germinales. Simultáneamente, estas células producen ácido hialurónico para facilitar su migración. Finalmente, la línea primitiva regresa, permitiendo la formación de la notocorda, crucial para el soporte del cuerpo y la inducción de otros tejidos.

BIBLIOGRAFÍA

Aghajanova L, Altmäe S, Bjuresten K, Hovatta O, Landgren BM, Stavreus-Evers A. Disturbances in the LIF pathway in the endometrium among women with unexplained infertility. Fertil Steril. 2009;91(6):2602-10.

Baker TG. A quantitative and cytological study of germ cells in human ovaries. Proc R Soc Lond B Biol Sci. 1963;158:417-33.

Bianchi E, Doe B, Goulding D, Wright GJ. Juno is the egg Izumo receptor and is essential for mammalian fertilization. Nature. 2014;508(7497):483-7.

Bianchi E, Wright GJ. Sperm meets egg: the genetics of mammalian fertilization. Annu Rev Genet. 2016;50:93-111.

Bullejos M, Koopman P. Germ cells enter meiosis in a rostro-caudal wave during development of the mouse ovary. Mol Reprod Dev. 2004;68(4):422-8.

Coop G, Przeworski M. An evolutionary view of human recombination. Nat Rev Genet. 2007;8(1):23-34.

De Kretser DM, Loveland KL, Meinhardt A, Simorangkir D, Wreford N. Spermatogenesis. Hum Reprod. 1998;13 Suppl 1:1-8.

Desai N, Ludgin J, Sharma RK, Anirudh RK, Agarwal A. Female and male gametogenesis. En: Falcone TH, Hurd WW (eds.). Clinical reproductive medicine and surgery: a practical guide. Nueva York: Springer; 2013. p. 43.

Erlebacher A. Immunology of the maternal-fetal interface. Annu Rev Immunol. 2013;31:387-411.

Gardner AJ, Evans JP. Mammalian membrane block to polyspermy: new insights into how mammalian eggs prevent fertilisation by multiple sperm. Reprod Fertil Dev. 2006;18(1-2):53-61.

Gardner AJ, Williams CJ, Evans JP. Establishment of the mammalian membrane block to polyspermy: evidence for calcium-dependent and -independent regulation. Reproduction. 2007;133(2):383-93.

Hassold T, Hunt P. To err (meiotically) is human: the genesis of human aneuploidy. Nat Rev Genet. 2001;2(4):280-91.

Kim E, Yamashita M, Kimura M, Honda A, Kashiwabara S, Baba T. Sperm penetration through cumulus mass and zona pellucida. Int J Dev Biol. 2008;52(5-6):677-82.

Kong A, Gudbjartsson DF, Sainz J, Jonsdottir GM, Gudjonsson SA, Richardson B, et al. A high-resolution recombination map of the human genome. Nat Genet. 2002;31(3):241-7.

Liu L, Kong N, Xia G, Zhang M. Molecular control of oocyte meiotic arrest and resumption. Reprod Fertil Dev. 2013;25(3):463-71.

Mamsen LS, Brøchner CB, Byskov AG, Møllgard K. The migration and loss of human primordial germ stem cells from the hind gut epithelium towards the gonadal ridge. Int J Dev Biol. 2012;56(10-12):771-8.

McGee EA, Hsueh AJ. Initial and cyclic recruitment of ovarian follicles. Endocr Rev. 2000;21(2):200-14.

Norwitz ER, Schust DJ, Fisher SJ. Implantation and the survival of early pregnancy. N Engl J Med. 2001;345(19):1400-8.

Sinclair AH, Berta P, Palmer MS, Hawkins JR, Griffiths BL, Smith MJ, et al. A gene from the human sex-determining region encodes a protein with homology to a conserved DNA-binding motif. Nature. 1990;346(6281):240-4.

Sullivan R, Mieusset R. The human epididymis: its function in sperm maturation. Hum Reprod Update. 2016;22(5):574-87.

Swanson WJ, Vacquier VD. The rapid evolution of reproductive proteins. Nat Rev Genet. 2002;3(2):137-44.

Wilcox AJ, Baird DD, Weinberg CR. Time of implantation of the conceptus and loss of pregnancy. N Engl J Med. 1999;340(23):1796-9.

Wood JR, Ho CKM, Nelson-Degrave VL, McAllister JM, Strauss JF 3rd. The molecular signature of polycystic ovary syndrome (PCOS) theca cells defined by gene expression profiling. J Reprod Immunol. 2004;63(1):51-60.

Anatomía e histología de la placenta

2

M. Valverde Pareja y C. L. Ramírez Tortosa

OBJETIVOS

- Reconocer histológicamente las diferentes partes de la placenta.
- Identificar los diferentes tipos de vellosidades.
- Relacionar los hallazgos morfológicos con las necesidades funcionales placentarias.
- Conocer las funciones principales de la placenta.
- Aprender el mecanismo de traspaso placentario de sustancias.
- Analizar los distintos mecanismos-procesos implicados en la inmunidad hacia el feto.
- Saber la composición y características del líquido amniótico y sus funciones.

CONCEPTOS GENERALES

La placenta es un órgano de origen fetomaterno que va cambiando morfológicamente a lo largo de la gestación, con la finalidad de adaptarse a las necesidades variadas y crecientes del embrión/feto en desarrollo dentro del útero materno, pasando de tener escasos milímetros y pocos gramos de peso al inicio de la gestación hasta alcanzar un diámetro a término entre 15 y 25 cm, con un grosor de hasta 3 cm y un peso variable de 500-600 g.

Son variadas las funciones atribuibles a la placenta, pero destacan las siguientes: respiratoria, con el intercambio gaseoso; digestiva, por el paso de nutrientes desde la circulación materna; renal, eliminando sustancias tóxicas del torrente circulatorio fetal; hepática, gracias al catabolismo y resíntesis de proteínas; y endocrina (más adelante se analizan las funciones en profundidad).

Todas estas funciones se realizan a nivel de la membrana vasculosincitial/membrana placentaria, siendo el sincitiotrofoblasto la estructura histológica y funcional más relevante para la mayoría de las funciones anteriormente descritas.

La adaptación del tejido placentario a los continuos cambios y necesidades del producto de la concepción en crecimiento hace de este un órgano complejo en cuanto a su histología. Son marcadas las modificaciones morfológicas que ocurren a lo largo de la gestación, no estableciéndose una estructura macroscópicamente reconocible como placenta hasta el segundo mes, desde donde se partirá para el reconocimiento y estudio de las diferentes partes que la constituyen. No obstante, se harán algunas consideraciones al desarrollo placentario de los primeros meses en el siguiente apartado.

EL TROFOBLASTO

Desde la formación morular, aproximadamente al tercer día posconcepción, ya se identifica una capa de células periférica denominada *trofoblasto*. Será esta capa celular, junto con la formación del mesodermo somático extraembrionario por parte de las células del saco vitelino, la responsable del desarrollo de la parte fetal de la placenta. De estas primeras células, denominadas *células madre trofoblásticas* (CMT) o *células de Langhans*, se derivarán el resto de células trofoblásticas. Las CMT se caracterizan por tener un núcleo central grande con heterocromatina, citoplasma granular basófilo, forma cuboidea/poliédrica, bordes bien definidos y alta capacidad proliferativa y de diferenciación.

A partir de estas CMT, se diferencian dos tipos de trofoblasto (**Fig. 2-1**): el trofoblasto vellositario y el trofoblasto extravellositario (TEV). El primero se abordará cuando se hable de la unidad funcional placentaria: la vellosidad coriónica. Se denomina TEV (designado también como «trofoblasto intermedio», término en desuso) a toda célula trofoblástica que no forma parte de la vellosidad coriónica. Son variados los estímulos que actúan sobre la CMT para inducir su diferenciación hacia un tipo u otro de trofoblasto, pero destacan el contacto con la sangre materna para el vellositario y con la matriz extracelular circundante para el extravellositario.

Morfológicamente, las células del TEV se caracterizan por ser poligonales, de núcleo central grande, único, doble o múltiple, hipercromático y de moderado a intenso pleomorfismo junto a un citoplasma anfófilo y bordes definidos que se disponen de forma aislada o en agregados. Estas células suelen estar rodeadas de matriz fibrinoide.

Las células del TEV se localizan en el plato coriónico, membranas fetales, islotes celulares, columnas de fijación vellositaria, disco basal/materno/decidua y revestimiento de los vasos uteroplacentarios, mostrando diferentes fenotipos según su localización. Hasta su posterior diferenciación, todas las células del TEV muestran un fenotipo proliferativo (alta expresión de Ki-67).

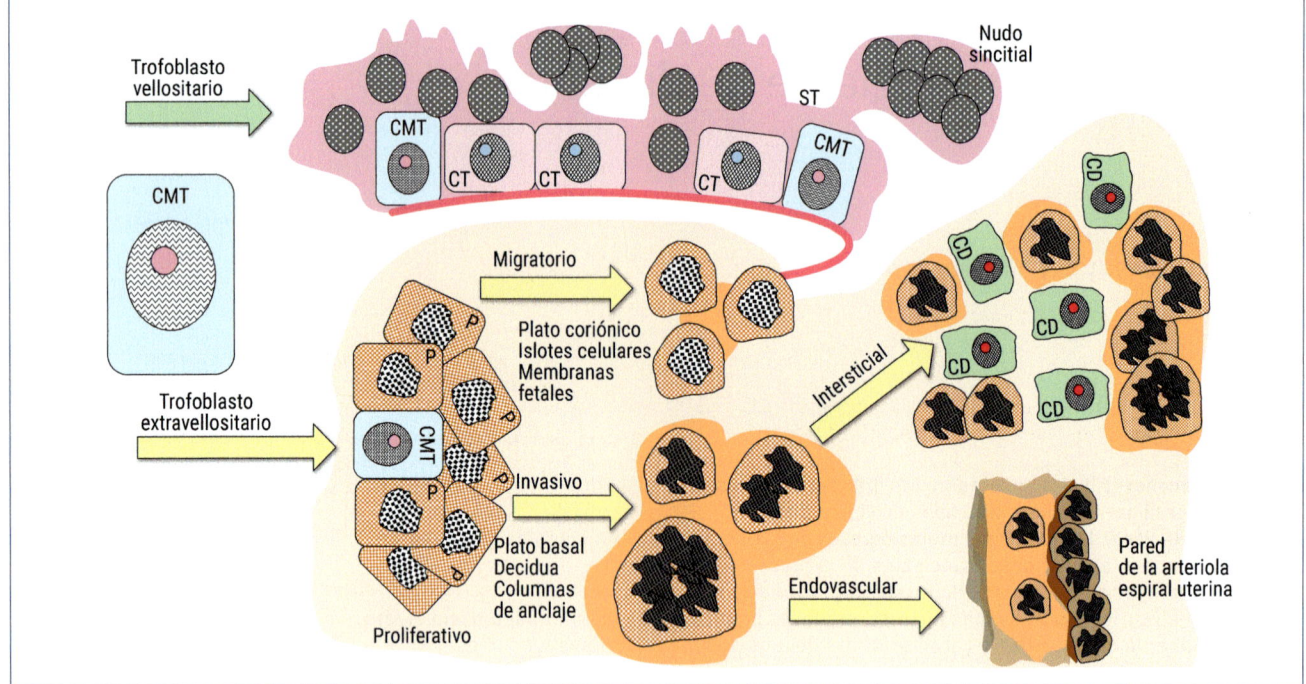

Figura 2-1. Representación esquemática de la diferenciación del trofoblasto placentario.
CD: célula estromal materna decidualizada; CMT: célula madre trofoblástica; CT: citotrofoblasto; ST: sincitiotrofoblasto; P: trofoblasto extravellositario proliferativo.

Las células del plato coriónico, de las membranas fetales y los islotes celulares, se diferencian hacia un fenotipo «migratorio», mientras que el resto lo hace hacia un fenotipo «invasivo». De nuevo, esta diferenciación es dependiente del microambiente que rodea a la célula del TEV. Dentro del fenotipo invasivo se distingue: la forma intersticial, identificada en el disco basal y las columnas de anclaje vellositario y caracterizada por su capacidad apolar de síntesis de matriz extracelular; y la endovascular que corresponde al TEV que infiltra la pared muscular de la porción distal de las arteriolas espirales uterinas con sustitución de esta por material fibronoide extracelular, para posteriormente tapizar el endotelio vascular con la adquisición de un fenotipo mixto (trofoblástico-endotelial).

Estos cambios arteriolares, denominados *conversión fisiológica de la pared arteriolar uterina*, son los responsables de la dilatación arteriolar, la rigidez de su pared y la pérdida de la capacidad contráctil a estímulos maternos.

 Dependiendo de su ubicación, el trofoblasto se denomina *vellositario* y *extravellositario*. Ambos proceden de las mismas células madre trofoblásticas. El TEV, además, se diferencia en migratorio e invasivo. Este último es el que se encuentra en el plato basal y participa en la remodelación de las arterias espirales uterinas.

LA UNIDAD FUNCIONAL PLACENTARIA: LA VELLOSIDAD CORIÓNICA

Si bien todos los componentes placentarios contribuyen al normal funcionamiento de la placenta, se considera como su elemento más relevante la vellosidad coriónica, siendo el lugar donde

se produce, entre otras funciones, el intercambio de nutrientes y de gases entre la sangre materna y la fetal. Este intercambio se realiza a través de la denominada *membrana placentaria vasculosincitial*. Debido a que los requerimientos energéticos aumentan considerablemente en el tercer trimestre, es en dicho período donde se produce su mayor y óptimo desarrollo.

La membrana vasculosincitial

Se denomina *membrana vasculosincitial* al espacio comprendido entre el área intervellositaria y el capilar fetal de la vellosidad.

Como se verá en los distintos tipos de vellosidades, este espacio se va acortando a medida que madura la vellosidad para mejorar la difusión de gases y el intercambio de sustancias. Los componentes que la conforman son los siguientes (**Fig. 2-2**):

• El espacio intervellositario.
• El trofoblasto vellositario, constituido por una capa externa denominada *sincitiotrofoblasto* y otra interna: *citotrofoblasto*.
• La membrana basal trofoblástica.
• El estroma intravellositario.
• El capilar fetal con su membrana basal y revestimiento interno de células endoteliales.

El sincitiotrofoblasto es la capa más externa de la membrana que contacta directamente con la sangre materna. No es una sucesión de células independientes, sino una membrana única que reviste a todas las vellosidades y las caras internas del plato coriónico y el disco materno/basal. Por ello, muestra abundantes

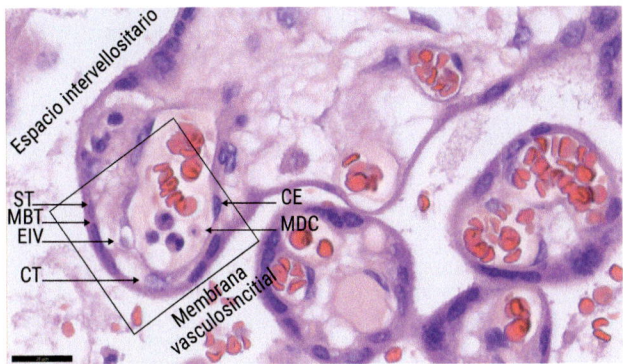

Figura 2-2. Membrana vasculosincitial. Foto microscópica de una vellosidad coriónica del tercer trimestre, teñida con hematoxilina-eosina (80×). Obsérvese la escasa distancia desde la luz capilar al espacio extravellositario.
CE: célula endotelial; CT: citotrofoblasto; EIV: estroma intravellositario; MBT: membrana basal trofoblástica; MDC: membrana basal capilar; ST: sincitiotrofoblasto.

núcleos pequeños hipercromáticos, sin capacidad de división, a modo de una gran célula gigante multinucleada. A medida que avanza la gestación, sufre pérdidas multifocales de su integridad, y se restituyen mediante depósitos fibrinoides. Es frecuente observar agregados nucleares que, en la primera mitad de la gestación, representan yemas vellositarias y que, a partir de la segunda, se denominan *nudos sincitiales* (v. **Fig. 2-1**), correspondiendo a imágenes producidas por el corte tangencial histológico.

Aunque se pueden considerar «técnicamente» como un artefacto, son un claro indicador de madurez vellositaria y su incremento o descenso en número informa sobre posibles alteraciones en la perfusión uterofetoplacentaria.

Subyacente a esta capa existe otra de células denominadas *citotrofoblásticas* que, si bien al principio de la gestación se distribuyen de forma uniforme y continua, a medida que madura la placenta se va haciendo más discontinua. Se caracterizan por tener un núcleo grande con heterocromatina, citoplasma granular más o menos eosinófilo, forma cuboidea/poliédrica y bordes bien definidos. Estas células alternan con otras denominadas *células madre trofoblásticas* (CMT) de gran capacidad proliferativa (v. **Fig. 2-1**). Todo este trofoblasto vellositario se asienta sobre una membrana basal.

Entre esta membrana basal y la capilar, se dispone un estroma que muestra tanto matriz extracelular como elementos celulares, que varían en tipo y cantidad según el momento de desarrollo de la vellosidad. Finalmente, la capa de células endoteliales del capilar fetal constituye el último obstáculo para permitir el trasiego de sustancias.

 La unidad fundamental de intercambio de gases y nutrientes entre el feto y la madre es la membrana vasculosincitial. Esta se irá haciendo más efectiva a medida que evolucione la gestación, aproximándose la luz capilar al espacio intervelloso.

Tipos de vellosidades

Tras la formación de las vellosidades primarias como proyecciones de citotrofoblasto revestidas de sincitiotrofoblasto

sobre el día 13 posterior a la concepción, se produce la invasión de su eje por el mesodermo coriónico al comienzo de la tercera semana, conformándose así las vellosidades secundarias. Durante la misma semana y a lo largo de la cuarta, se inicia el desarrollo de la vascularización (yemas capilares mesodérmicas) de esta, formándose las primitivas vellosidades terciarias, que constituyen el primer sistema de anclaje entre el plato coriónico y el plato basal, a modo de un rudimentario andamiaje de sostén.

 Los principales objetivos que acompañan el desarrollo vellositario son: disminuir el grosor de la membrana vasculosincitial; aumentar la superficie de contacto maternofetal; y desarrollar una extensa red de capilares fetales vellositarios. Estas finalidades justifican los cambios morfológicos en las vellosidades que se van encontrando a lo largo del desarrollo placentario durante la gestación (**Tabla 2-1**).

Estos son los diferentes tipos de vellosidades que se pueden encontrar a lo largo de la maduración placentaria durante la gestación:

- Vellosidad mesenquimal.
- Vellosidad intermedia inmadura.
- Vellosidad troncal.
- Vellosidad intermedia madura.
- Vellosidad terminal.

Vellosidad mesenquimal

Se forman hasta la sexta semana de gestación por la protrusión desde una vellosidad terciaria primitiva y, a partir de esta, por la proliferación focal de sincitiotrofoblasto (yema sincitial), la posterior proliferación del citotrofoblasto (yema trofoblástica), el crecimiento estromal (yema vellositaria) y, finalmente, la creación de nuevos capilares fetales (vellosidad mesenquimal). De este tipo de vellosidad pueden formarse nuevas yemas trofoblásticas y también madurar tanto a vellosidad intermedia inmadura (primer y segundo trimestre) como a vellosidad intermedia madura (tercer trimestre).

Esta vellosidad muestra una gruesa capa trofoblástica en superficie y un estroma laxo con presencia de células estromales indiferenciadas, que darán lugar a los mio/fibroblastos, y de escasos macrófagos, que de un origen inicialmente mesodérmico posteriormente proceden de su síntesis en la médula ósea fetal, siendo conocidos como *células de Hofbauer*.

Al ser las más precoces en desarrollarse son las responsables del intercambio fetomaterno en los primeros momentos del desarrollo.

 De las vellosidades mesenquimales se originan tanto las vellosidades intermedias inmaduras como las maduras. El hecho de que maduren a una u otra forma dependerá del momento de la gestación: primero y segundo trimestres: intermedias inmaduras; tercer trimestre: intermedias maduras.

Tabla 2-1. Principales características de las vellosidades coriónicas en sus diferentes estadios evolutivos

Tipo de vellosidad	Inicio	Máxima presencia	% Volumen a término	Características histológicas		
				Trofoblasto	Estroma	Vasos
Mesenquimal	5 s	8 s	< 1 %	Máximo grosor trofoblástico en capas de ST y CT íntegras	Laxo, células estromales indiferenciadas y pocas, y células de Hofbauer	Escasos en número y poco formados
Intermedia inmadura	8 s	14-20 s	< 5 %	Mantiene ambas capas trofoblásticas	Fibroblastos con finas prolongaciones citoplasmáticas (seudocanales) y aumento de las células de Hofbauer	Mejor conformación vascular con presencia de más capilares en las zonas centrales de su estroma
Troncal	8-12 s	A término	20-25 %	Progresiva disminución de la capa del CT y pérdida parcial del ST con presencia de depósitos fibrinoides y cálcicos. Formación de nudos sincitiales	Progresivamente más colagénico disminuyendo tanto los fibroblastos como las células de Hofbauer. Función de anclaje	Con el incremento de su tamaño, muestran mayor número de vasos con presencia de una arteriola y vena centrales
Intermedia madura	3 T	3 T	25 %		Incremento de la colagenización, presencia de miofibroblastos, desaparición de las células de Hofbauer	Proliferación vascular con presencia de arteriolas, vénulas y numerosos capilares de distribución periférica. Ocupan < 50 % de la superficie
Terminal	3 T	A término	40-50 %			Ocupan > 50 % de la superficie estromal. Membrana vasculosincitial bien conformada

CT: citotrofoblasto; s: semana; ST: sincitiotrofoblasto; T: trimestre.

Vellosidad intermedia inmadura

Se forma por la progresión, durante el primer y segundo trimestre, de la vellosidad mesenquimal, aumentando su tamaño y manteniendo la doble capa trofoblástica. Los cambios más significativos ocurren en el estroma donde proliferan fibroblastos de finas prolongaciones citoplasmáticas, mostrando una imagen de «seudocanales» junto a un incremento de las células de Hofbauer. Los capilares fetales se van conformando apreciándose más claramente en el centro del estroma (**Fig. 2-3**).

Vellosidad troncal

Son las vellosidades de anclaje a los discos placentarios, sin participación activa en el resto de funciones placentarias, y proceden de la evolución de las vellosidades intermedias inmaduras y las vellosidades terciarias primitivas.

Se caracterizan por mostrar una progresiva colagenización central del estroma, disminución de la celularidad estromal, presencia de ocasionales mastocitos y mayor proliferación vascular con arteriolas o pequeñas arterias según el tamaño vellositario, manteniendo una trama capilar periférica. La

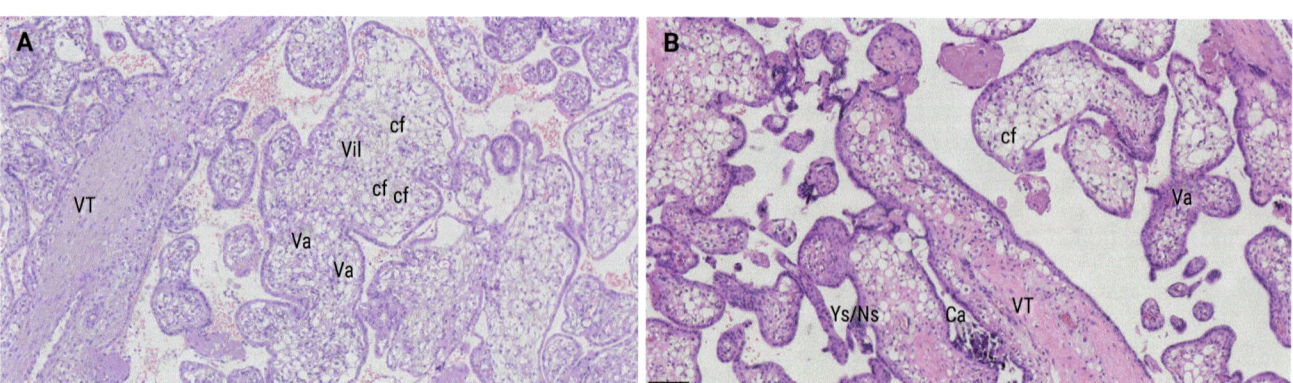

Figura 2-3. Vellosidades intermedias inmaduras y vellosidad troncal. Foto microscópica teñida con hematoxilina-eosina (10×).
Ca: depósitos cálcicos groseros; cf: seudocanales producidos por las prolongaciones citoplásmicas de los fibroblastos; Va: vaso; Vil: vellosidades intermedias inmaduras; VT: vellosidad troncal; Ys/Ns: yemas sincitiales o nudos sincitiales, dependiendo del trimestre de gestación.

capa citotrofoblástica empieza a desaparecer y, con el incremento de la edad gestacional, parte del sincitiotrofoblasto se va perdiendo y sustituyendo por depósitos fibrinoides acelulares y de sales de calcio (calcificaciones groseras) (v. **Fig. 2-3**).

Vellosidad intermedia madura

Proceden de las vellosidades mesenquimales y se desarrollan solo en el tercer trimestre. Son más alargadas y muestran una marcada disminución de las células del citotrofoblasto, junto a una capa del sincitiotrofoblasto que muestra zonas de pérdida con depósito de material fibrinoide y áreas de aglomeración nuclear (efecto de corte) denominadas *nudos sincitiales*, cuya presencia se incrementa con la edad gestacional, llegando a observarse hasta casi en un 30 % de las vellosidades del tercer trimestre.

El estroma vellositario muestra una moderada colagenización, con una disminución clara de los macrófagos, presencia de miofibroblastos y marcado incremento de los vasos fetales: arteriolas, vénulas y sobre todo capilares, muchos en localización periférica, pero que no llegan a ocupar más del 50 % de la superficie estromal (**Fig. 2-4**).

Vellosidad terminal

Corresponde a las ramificaciones finales del árbol vellositario, se disponen a modo de racimos sobre la vellosidad intermedia madura y se forman por la proliferación y retorcimiento de los capilares fetales de estas (v. **Fig. 2-4**).

> **!** La vellosidad terminal muestra un menor tamaño estromal, con un incremento de la superficie vascular superior al 50 %, lo que conforma una membrana vasculosincitial óptima para el intercambio maternofetal en la etapa de mayor demanda del producto de la concepción. Son las vellosidades predominantes en el tercer trimestre.

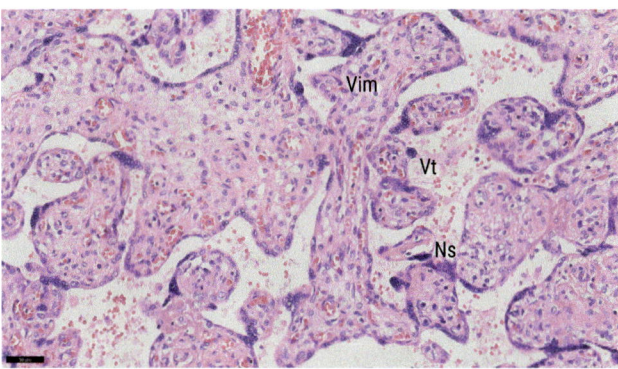

Figura 2-4. Vellosidades intermedias maduras y vellosidad terminales. Foto microscópica teñida con hematoxilina eosina (20×). Las vellosidades intermedias son más largas y esbeltas, con una proliferación capilar que no alcanza el 50 % del estroma vellositario. Las terminales son más pequeñas, muestran numerosos nudos sincitiales y la superficie capilar supera el 50% del estroma. Ns: nudos sincitiales; Vim: vellosidades intermedias inmaduras; VT: vellosidades terminales.

FISIOLOGÍA DE LA UNIDAD FETOPLACENTARIA

La unidad fetoplacentaria es un término utilizado para describir la relación funcional entre el feto y la placenta durante el embarazo. Esta unidad es fundamental para el desarrollo y crecimiento adecuado del feto, ya que es responsable de proporcionar nutrientes, oxígeno y eliminar productos de desecho del feto, así como de regular la producción de hormonas que influyen en el embarazo y el desarrollo fetal.

> **!** La función principal de la unidad fetoplacentaria es servir de intermediario entre la madre y el feto. Se pueden diferenciar cuatro funciones elementales: barrera, transferencia, respiración y síntesis endocrina.

Función de barrera

El intercambio entre la sangre materna y fetal ocurre a través de las vellosidades coriónicas. La pared de estas vellosidades tiene un grosor variable en función de la edad gestacional de la paciente. Así, en el primer trimestre, esta barrera placentaria está formada por: sincitiotrofoblasto, citotrofoblasto, tejido conjuntivo y endotelio de los vasos de las vellosidades.

Cuando avanza el embarazo, se van produciendo algunos cambios: el citotrofoblasto disminuye de forma progresiva hasta que desaparece cuando llega el término de la gestación, el sincitio aparece como nudos sincitiales, el tejido conectivo (trofoblasto) se densifica y los vasos de las vellosidades se van externalizando.

En la gestación a término, esta barrera queda reducida al trofoblasto y el endotelio del capilar fetal, y entre ellos, la membrana basal. Así, gracias a esto, se permite separar las circulaciones sanguíneas maternas y fetales, controlar la transferencia placentaria y evitar el paso libre de las moléculas.

Función de transferencia placentaria

Se pasa oxígeno y sustancias nutritivas desde la madre hacia el feto, y dióxido de carbono y productos metabólicos del feto a la madre.

El intercambio viene determinado por:

- Características de la membrana de intercambio; modifica su grosor de forma fisiológica a medida que avanza la gestación, también aumenta su longitud y por ello la superficie de transferencia.
- Presión hidrostática y presión osmótica. Las diferencias de presión aseguran el intercambio a un lado y otro de la membrana y la dirección de dicho intercambio.
- Flujo sanguíneo placentario fetal y materno.
- Concentración de sustancias en el lado materno y fetal.
- Metabolismo placentario; influye en la cantidad y en la calidad de las sustancias que llegan al feto.

Los mecanismos de transporte a través de la placenta son:

- **Difusión simple:** es el mecanismo usado por el agua, los gases y muchos electrólitos. Se basa en las leyes fisicoquímicas que igualan la concentración y el potencial químico a ambos lados de la membrana de transferencia. La placenta humana tiene una permeabilidad muy baja a los ácidos grasos, estos la atraviesan por mecanismo de difusión en proporción inversa al tamaño de su molécula, desde la circulación materna a la fetal. La placenta tiene, además, actividad lipoproteinlipasa, que produce un estado intermedio de esterificación de los ácidos grasos a triglicéridos y fosfolípidos, y facilita su paso hacia el feto.

- **Difusión facilitada**: la usan la glucosa y los lactatos. Se suele asociar a un mecanismo de difusión simple, pero aumenta el coeficiente de difusión de la sustancia y, por ello, las tasas de transferencia son mayores y puede existir competitividad entre productos de estructura química similar. La glucosa pasa de la circulación materna a la fetal, donde tiene menor concentración, a favor del gradiente, pero el metabolismo fetoplacentario favorece este paso a la circulación fetal.
- **Transporte activo**: es el mecanismo que siguen las *vitaminas hidrosolubles* (vitamina C, tiamina, piridoxina, vitamina B_{12} y riboflavina), los aminoácidos y algunos cationes como el yodo, el hierro, el fósforo y el cobre. Es una trasferencia a contracorriente, por tanto, precisa gasto energético y sustancias transportadoras. Los aminoácidos pasan por un transporte activo de la madre a la placenta, que tiene mayor afinidad para la captación de estos que el hígado materno. Una vez en la placenta, estos aminoácidos pasarán por difusión al feto a favor del gradiente, ya que el feto tiene una tasa de recambio de proteínas totales y aminoácidos mayor que los tejidos maternos.
- **Pinocitosis**: es el mecanismo usado por moléculas de gran tamaño, como pueden ser los fosfolípidos y las lipoproteínas. Así, las inmunoglobulinas G (IgG) pasan desde la madre al feto; también pueden pasar los anticuerpos formados por la madre Rh negativa frente a los hematíes Rh positivos del feto.
- **Paso directo de elementos corpusculares** por solución de continuidad de la membrana placentaria. Pueden existir fisuras en la membrana placentaria que posibiliten el paso de elementos moleculares, como los hematíes. Estas fisuras pueden producirse en situaciones patológicas, como placenta previa o desprendimiento de placenta, pero también en partos normales.

Función respiratoria

Es el primer pulmón fetal, aunque con menor capacidad. El oxígeno y el dióxido de carbono atraviesan la barrera placentaria por mecanismos de difusión simple.

La presión de oxígeno de la sangre de los espacios intervellosos es mayor que la de los capilares vellositarios, por lo que se produce un gradiente de presión parcial de oxígeno. A medida que el oxígeno disuelto en plasma pasa desde el lado materno al fetal, la hemoglobina capta dicho gas, al tiempo que libera anhídrido carbónico, para así mantener la diferencia de presiones de uno y otro gas. En el lado fetal, la presión parcial de anhídrido carbónico es mayor que la que existe en la placenta, y en esta, a su vez, superior a la del lado materno.

La sangre fetal tiene características diferentes a la materna que favorecen la captación de oxígeno. La presión hidrostá-tica fetal (hemoglobina de 17 g/dL) es mayor que la presión hidrostática de la madre (hemoglobina de 11 g/dL). Además, la hemoglobina fetal tiene mayor afinidad para captar el oxígeno que la hemoglobina materna. Esto hace que, con presiones parciales de oxígeno iguales, la saturación de oxígeno en la hemoglobina fetal sea mayor.

La presión parcial de dióxido de carbono (pCO_2), el valor del pH y la temperatura influyen sobre la afinidad de la hemoglobina por el oxígeno. Cuando hay un aumento de la pCO_2, con el consiguiente descenso del valor de pH, se produce un desplazamiento hacia la derecha de la curva de disociación del oxígeno, en estas circunstancias, se necesita una presión parcial de oxígeno (pO_2) mayor para conseguir la misma saturación de oxígeno de la hemoglobina que cuando el pH es normal. En estos casos, para aumentar el valor del pH, se produce una disminución de la oxihemoglobina, por cesión de oxígeno, que es ácida, y un aumento de la hemoglobina reducida, que es neutra. La disminución de la pCO_2 desplaza la curva de disociación del oxígeno hacia la izquierda, respecto a los casos en los que el pH es normal.

La sangre materna transfiere oxígeno a la sangre fetal, al tiempo que el feto elimina anhídrido carbónico y otros metabolitos hacia la madre, lo que origina en la sangre del lado materno una caída transitoria del pH que, a su vez, produce una liberación de oxígeno por parte de la hemoglobina materna para captar el anhídrido carbónico que le llega desde el lado fetal, y así mantener elevada la pO_2 en el lado materno. Por tanto, el paso de dióxido de carbono desde el lado fetal al lado materno, favorece la transferencia de oxígeno al feto (*efecto Bohr*).

En el lado fetal, a medida que se eliminan metabolitos ácidos, hay una elevación del pH y un desplazamiento de la curva de disociación de oxígeno hacia la izquierda, mientras que, como ya se ha citado, en la sangre del lado materno, hay una desviación de dicha curva hacia la derecha. La velocidad de paso de oxígeno desde la madre hacia el feto está íntimamente asociada a la mayor o menor separación entre las dos curvas de disociación de oxígeno; es el denominado *doble efecto Bohr*, que es característico de la placenta.

El anhídrido carbónico pasa 20 veces más rápidamente a través de la membrana placentaria que el oxígeno y lo hace en su forma gaseosa (*efecto Haldene*), así se asegura la transferencia placentaria del anhídrido carbónico.

Función endocrina

La placenta sintetiza proteínas específicas del embarazo, algunas de las cuales son hormonas que tienen un papel importante en la evolución del embarazo y en el mantenimiento de la homeostasis materna. En algunos casos, estas hormonas tienen alguna similitud con las hormonas hipofisarias, tanto en su actividad biológica como en su estructura química.

La evolución normal del embarazo depende, en gran medida, de los niveles absolutos y relativos de las hormonas esteroideas placentarias, que actúan sobre el aparato reproductor materno y los sistemas metabólicos. Se sabe que los esteroides placentarios llegan al feto, donde se metabolizan y se conjugan; se desconoce en el momento actual su papel en el desarrollo y bienestar fetal.

A continuación, se explican algunas de las sustancias secretadas por la placenta.

Gonodotropina coriónica humana

La gonodotropina coriónica humana (hCG) es una hormona que fue descrita por primera vez en 1972 por Aschleim y Zondek en la orina de una gestante. Es una hormona glucopolipeptídica, con un peso molecular de 39.000 Dalton (Da) y dos subunidades distintas, alfa y beta con unión no covalente. La subunidad alfa tiene 92 aminoácidos, un peso molecular de 16.000 Da y una estructura química parecida a la de la hormona luteinizante hipofisaria humana, a la hormona estimulante de la glándula tiroides y a la hormona foliculoestimulante. La subunidad beta tiene un peso molecular de 23.000 Da, y es la responsable de las propiedades biológicas de la hormona, tiene cierta similitud con la hormona luteinizante, ya que 97 de sus 145 aminoácidos son iguales.

La hCG se sintetiza en los ribosomas del sincitiotrofoblasto. Se empieza a detectar en sangre materna en el noveno día tras la ovulación, y su producción va en aumento de forma progresiva para llegar aproximadamente a 100.000 UI/mL al final del primer trimestre. En el segundo trimestre, disminuyen los niveles.

En la orina de las gestantes, se encuentran las subunidades alfa y beta, junto con la hCG completa.

Su principal acción es el mantenimiento del cuerpo lúteo en las primeras semanas del embarazo. La síntesis progresiva de hCG asegura la producción de progesterona por el cuerpo amarillo hasta que la placenta comienza a sintetizarla.

También se ha visto que induce la síntesis de esteroides en la unidad fetoplacentaria, estimula en el feto la secreción testicular de testosterona y, aunque su papel en el desarrollo ovárico es menor, algunos autores refieren una acción similar a la hormona foliculoestimulante.

Polliotti *et al.*, en 2002, hablan de un efecto antivirus de inmunodeficiencia humana en la hCG que parece que contribuye a limitar la transmisión de la infección por dicho virus desde la madre al feto.

Lactógeno placentario

El lactógeno placentario humano (hPL) es una hormona polipeptídica de una sola cadena, con un peso molecular de 22.308 Da. Tiene 191 aminoácidos, con dos puentes disulfuro intramoleculares. Se sintetiza en el sincitiotrofoblasto y, por inmunofluorescencia, se detecta entre los días 12 y 18 después de la ovulación. El nivel de hPL va en aumento desde la quinta semana de gestación hasta la 34-36, donde alcanza una meseta. Su estructura química está estrechamente relacionada con la hormona de crecimiento hipofisaria, con un 85 % de aminoácidos idénticos y con las de la prolactina humana y ovina.

Esta hormona se degrada rápidamente por vía renal y desaparece rápido de la circulación sanguínea. Su acción principal es asegurar un suministro constante de glucosa al feto. Así, en caso de hipoglucemia o cetonemia por ayunas o hambre, estimulan la producción de hPL. Cuando se secreta, produce una lipólisis en la madre que da lugar a un aumento de ácidos grasos libres, que se usarán como sustrato energético y, además, disminuye la sensibilidad a la acción de la insulina, dando lugar a un aumento de la secreción pancreática de esta. Por otro lado, restringe el uso de proteínas de la madre y así favorece la transferencia pancreática de aminoácidos al feto.

Corticotropina coriónica humana, corticotropina placentaria u hormona adrenocorticotropa placentaria

Se sintetiza como parte de una molécula precursora que contiene beta-lipoproteína, endorfinas y alfa-hormona estimulante de melanocitos/melatocito estimulante. En el suero de la gestante, hay niveles altos de cortisol libre. No se regula por retroalimentación con la cantidad de glucocorticoides.

Parece que la hormona adrenocorticotropa (ACTH) placentaria, junto con la hormona liberadora de corticotropina (CRH), aumentan la actividad de las glándulas suprarrenales de la madre, y aseguran así la disponibilidad de los elementos básicos necesarios para la esteroidogénesis placentaria.

Tirotropina coriónica humana

La tirotropina coriónica humana se aisló por primera vez en 1965, por Henner, en extractos de placenta humana. Tiene actividad tirotrópica, con composición glucoproteica y un peso molecular de 28.000 Da. No se sabe su papel fisiológico exacto. En la placenta, hay escasa concentración de esta hormona, por lo que se piensa que no debe de tener un papel importante.

Hormona liberadora de corticotropina

Tiene una estructura química similar a la CRH hipotalámica. Se sintetiza en el trofoblasto, en las membranas fetales y en la decidua. Su producción se inhibe por la concentración de progesterona y los glucocorticoides; al contrario de lo que ocurre en el hipotálamo, la estimulan. El cortisol fetal compite con los receptores placentarios de glucocorticoides con la progesterona y produce un aumento de la CRH. Además, la activina y la interleucina estimulan su liberación, y la inhibina y el óxido nítrico la inhiben. Los niveles más altos de esta hormona se detectan en el momento del parto, coincidiendo con el mayor tamaño de las glándulas suprarrenales del feto. También se produce un incremento en casos de preeclampsia, parto pretérmino, hipoxia fetal y crecimiento intrauterino retardado.

> **!** La CRH estimula la secreción de prostaglandinas en la placenta y en las membranas fetales, así se cree que está relacionado con el inicio del trabajo de parto.

Hormona liberadora de gonadotropinas

Se ha encontrado la hormona liberadora de gonadotropinas (GnRH) en las células del citotrofoblasto, pero no en el sincitiotrofoblasto. Esta hormona regula la producción de hCG por la placenta, así explica que la concentración de GnRH sea más elevada en etapas precoces de la gestación.

Hormona de crecimiento placentario, hormona liberadora de la hormona del crecimiento y somatostatina

Los niveles de hormona de crecimiento placentario aumentan progresivamente a lo largo de la gestación, como ocurre con el factor de crecimiento insulinoide de tipo 1. La hormona de crecimiento placentario es diferente a la procedente de la hipófisis y sustituye a esta en la circulación materna a partir de las 15-20 semanas de gestación. Su función es estimular la glucogénesis y la lipólisis materna para favorecer el crecimiento fetal, así disminuye la glucemia materna. En la placenta, hay hormonas liberadoras de la hormona del crecimiento, pero se desconoce su función, y respecto a la somatostatina, se sabe que sus niveles disminuyen a lo largo de la gestación, encontrándose en la placenta y las membranas.

Leptina

Es una hormona que está derivada de los adipocitos, y su función es disminuir el apetito y el peso corporal a través de su receptor hipotalámico. En la placenta, es secretada en el trofoblasto y, en determinados casos patológicos, aumenta, como en la preeclampsia grave, así parece que la hipoxia grave, la diabetes de tipo I y el coriocarcinoma participan en dicho aumento. En las madres con preeclampsia y crecimiento intrauterino retardado, se ha detectado un aumento de esta hormona en plasma, en relación con las madres de gestaciones con adecuado control de crecimiento fetal.

Actualmente se conoce que esta hormona participa en la función inmunitaria y regula el crecimiento de los huesos y el metabolismo de la glucosa al aumentar la sensibilidad a la insulina; así, probablemente en el feto participe en su crecimiento y desarrollo.

Relaxina

Es un péptido similar a la insulina y es estructuralmente parecida al factor de crecimiento. Se produce en la decidua, en la placenta y en el cuerpo amarillo. En los dos primeros, expresa los genes *H1* y *H2*, y en el cuerpo lúteo, los *H2* y *H3*. Su función, junto a la progesterona, es relajar la fibra muscular uterina. También se cree que la producción de relaxina y factores similares en la placenta y las membranas pueden tener una función paracrina o autocrina en la regulación de la rotura de la matriz extracelular durante el puerperio.

Inhibina

La principal inhibina presente en la circulación de la embarazada es la inhibina A; esta se sintetiza en la placenta con niveles máximos en la octava semana de gestación, y luego se estabiliza. En el tercer trimestre, vuelven a elevarse, alcanzando al término valores cien veces superiores a los encontrados durante el ciclo menstrual. La activina A inhibe la síntesis de inhibina por el trofoblasto y estimula su producción,

la GnRH, la hCG, las prostaglandinas placentarias y los factores de crecimiento. La inhibina y activina a lo largo de la gestación regulan la síntesis de GnRH, hCG y esteroides por las células del trofoblasto.

La inhibina B se sintetiza en el amnios y parece que interviene en la síntesis de prostaglandinas en dicha membrana.

La inhibina junto con los estrógenos son los responsables de la supresión de las gonadotropinas hipofisarias durante la gestación.

INMUNOLOGÍA DE LA GESTACIÓN

Desde los inicios de la inmunología, uno de los grandes interrogantes que esta ciencia plantea es: ¿por qué el embrión no es rechazado inmunitariamente por la madre? Así, se han realizado múltiples estudios para resolver este enigma, puesto que el conocimiento de los mecanismos que llevan al no rechazo maternofetal permitiría entender mejor la fisiología del embarazo y resolver problemas como la infertilidad, la preeclampsia, el aborto recurrente, el parto pretérmino o el retraso de crecimiento intrauterino. Así, el sistema inmunitario materno desempeña un papel crucial para inducir una respuesta de tolerancia hacia el aloinjerto fetal; en este proceso participan una serie de factores, muchos de los cuales son interdependientes y, concatenados, constituyen una red para evitar el rechazo embrionario.

Dentro de los factores que regulan el sistema inmunitario materno durante el embarazo, existen algunos que desempeñan un papel fundamental para generar una respuesta tolerogénica. Dentro de ellos se detallarán: la acción de hormonas sexuales femeninas (estrógenos y progesterona), la producción de citocinas, la generación de anticuerpos, la acción de proteínas inmunomoduladoras inducidas por progesterona, el papel del antígeno leucocitario humano G (HLA-G), la actividad de ciertas células inmunocompetentes, como los linfocitos T reguladores (Treg), las células asesinas naturales (NK, *natural killer*) y las células dendríticas; el efecto de la apoptosis y la actividad de los macrófagos, el metabolismo del triptófano y el transporte de hierro por parte del embrión, los mecanismos inhibitorios del complemento y la expresión de anexinas.

Acción de las hormonas sexuales femeninas sobre el sistema inmunitario

El sistema endocrino y el sistema inmunitario están estrechamente vinculados, y las hormonas esteroideas y las citocinas actúan como mediadores en sus interacciones mutuas. Las células inmunitarias y las células endocrinas pueden sintetizar y expresar receptores para citocinas y hormonas y, a su vez, dichas moléculas pueden estimular y suprimir la actividad de esas células.

En situación de normalidad, en las mujeres, los estrógenos y la progesterona favorecen la predominancia de la respuesta inmunitaria humoral, lo cual es beneficioso para la gestación. Por el contrario, la testosterona del hombre hace que predomine la respuesta inmunitaria celular.

Los estrógenos estimulan la producción de anticuerpos, alteran la actividad de los linfocitos T periféricos, aumentando los linfocitos Treg, reducen el número y la actividad de células

NK, aumentan el número y la actividad de granulocitos y macrófagos, reducen la estimulación osteoclástica mediante la disminución de interleucina 1 (IL-1) y el factor de necrosis tumoral alfa (TNF-α), disminuyen la presentación antigénica por parte de las células dendríticas y aumentan los citocinas de tipo linfocito T colaborador de tipo 2 (Th2, *T-cell helper* 2).

La progesterona inhibe la activación y proliferación linfocitaria, aumenta la apoptosis de linfocitos T y B, inhibe la generación y la actividad de linfocitos T asesinos, inhibe la producción de anticuerpos, favorece la supervivencia de injertos y reduce las citocinas de tipo Th1. Además, induce la producción del factor bloqueante inducido por progesterona (PIBF), la proteína endometrial asociada a progesterona 14 (PP14), también denominada glicodelina A y galectina A (galectina 1 [Gal-1]), todos los cuales actúan como factores inmunomoduladores.

 El aumento de los niveles de los esteroides sexuales durante la gestación favorece el no rechazo maternofetal, al inhibir la acción de células citotóxicas y aumentar la producción de citocinas antiinflamatorias, inclinando la balanza hacia una respuesta tolerogénica.

Citocinas

En 1993, Wegmann *et al.* crearon la «hipótesis inmunotrófica» en la que se postula que, durante la gestación, el equilibrio fisiológico entre las citocinas Th1/Th2 es cambiado hacia la actividad Th2. Así, la actividad Th1 es incompatible con un embarazo viable.

Una de las principales células productoras de citocinas son los linfocitos T CD4 o colaboradores (*helper*). A partir de un precursor Th0, se pueden distinguir dos subpoblaciones llamadas Th1 y linfocitos Th2. Los linfocitos T CD4 Th1 producen principalmente las IL-1, IL-2, IL-12, IL-15, IL-18, interferón gamma (INF-γ) y TNF-α; mientras que los Th2 son fuente de IL-4, IL-5, IL-6, IL-10, IL-13 y el factor estimulante de colonias granulocítico-macrofágicas.

En condiciones normales, estas citocinas están en equilibrio, pero, dependiendo del tipo de estímulo, se promoverá una u otra respuesta. Ambos grupos de citocinas son inhibitorias entre sí. Por ejemplo, las Th1 inhibirán, mediante la liberación de INF-γ la vía Th2, y estos linfocitos Th2, mediante la liberación de IL-10, pueden inhibir la vía de los Th1 (**Fig. 2-5**).

 Las hormonas femeninas aumentan la respuesta de citocinas de tipo Th2 y disminuyen la de citocinas de tipo Th1.

Durante el embarazo, una fuente adicional de citocinas Th1 y Th2 son el epitelio y el tejido conectivo decidual, el citotrofoblasto y el sincitiotrofoblasto, el corion, el amnios y las células de Hofbauer. Estas citocinas participan en la inducción de la tolerancia maternofetal, regulan la inmunidad local contra agentes infecciosos, modulan la producción hormonal placentaria y el remodelado del tejido endometrial durante la invasión trofoblástica.

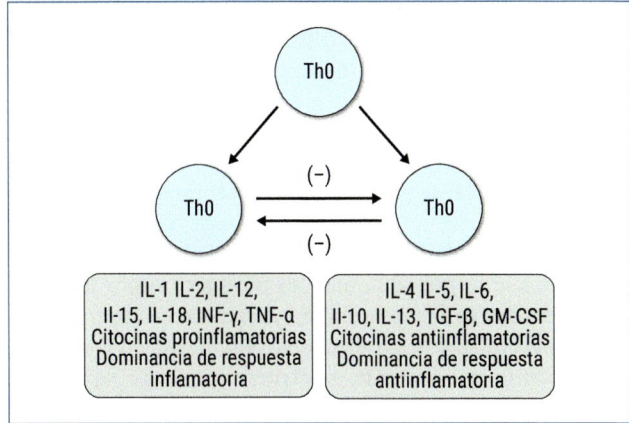

Figura 2-5. Células y citocinas Th1 y Th2.
GM-CSF: factor estimulante de colonias granulocítico-macrofágicas; IL: interleucina; INF: interferón; TGF: factor de crecimiento transformante; Th: linfocito T colaborador (*T-cell helper*); TNF: factor de necrosis tumoral.

La IL-12 actúa como citocina pivotante en la inducción hacia Th1, y su ausencia en el endometrio periimplantatorio impediría la diferenciación de linfocitos Th0 hacia linfocitos Th1. Además, la presencia de IL-4 favorecería la diferenciación de linfocitos Th0 hacia linfocitos Th2, anulando la respuesta citotóxica, y esto podría ser perpetuado por la presencia de IL-6 e IL-10.

! Se ha observado que, en mujeres con abortos recurrentes, a nivel endometrial, hay un aumento de IL-12, lo cual actuaría como estímulo para la diferenciación de linfocitos Th0 hacia Th1. También en mujeres gestantes con historia previa de aborto recurrente, se observó un aumento de los niveles séricos de INF-γ, en comparación con mujeres con embarazos normales.

Barañao *et al.*, en 1992, demostraron que los embriones humanos producían IL-1, y que aquellos embriones con una producción deficiente de esta citocina no implantaban. Simultáneamente, el grupo de Polan y Simón presentaban sus hallazgos en cuanto a la expresión de receptores de IL-1 tipo I en el endometrio secretor. Posteriormente, otros grupos demostraron que, en los blastocistos humanos, existen todos los componentes del sistema IL-1.

Se piensa que el sistema de la IL-1 permite una comunicación entre el blastocisto con el endometrio uterino en una manera paracrina, aumentando la receptividad endometrial mientras que el blastocisto todavía está en el camino hacia el útero. En el ratón, se ha observado que la unión de IL-1 beta al IL-1 receptor tipo I es esencial para la implantación, habiéndose demostrado que el bloqueo del receptor con el IL-1ra es suficiente para impedir la implantación. Además, en el endometrio humano, se ha detectado un aumento en la expresión de los IL-1r tipo I y presencia de ácido ribonucleico mensajero (ARNm) de IL-1b en la fase lútea media.

Otra citocina fundamental para la implantación embrionaria es el *factor inhibitorio de leucemias* (LIF). Se trata de una citocina proinflamatoria que regula la proliferación y diferenciación *in vitro* de células de los linajes transgénicos; el LIF también tiene un importante papel en el proceso de la implantación. Durante el período preimplantacional, el LIF es expresado por el endometrio y el blastocisto. Particularmente en el endometrio, las concentraciones más altas de LIF se producen en la ventana de implantación.

La expresión de LIF coincide con los niveles elevados de estrógenos, y se puede inducir su producción por la administración de estrógenos exógenos. Además, en el primer trimestre del embarazo, se detecta ARNm de LIF en la decidua y la placenta, no obstante, la expresión es más baja que la del endometrio secretor, lo cual sugiere que la expresión de LIF no es dependiente de hormonas durante el embarazo. El blastocisto expresa el receptor para el LIF (LIF-R). Aunque no se conoce la función exacta del LIF-R embrionario, se presume que el LIF media señales entre las células inmunocompetentes de la decidua y el trofoblasto. El blastocisto también produce LIF, de tal modo que ejercería un control sobre el endometrio materno.

La predominancia de las citocinas Th1 en el momento de la implantación favorecería la presentación de los antígenos paternos a la actividad de las células NK y las células asesinas activadas por linfocinas, lo que evitaría la penetración trofoblástica excesiva.

Una de las patologías de la gestación donde se observan alteraciones en la respuesta inmunitaria es en la preeclampsia. La preeclampsia es una complicación de la gestación cuyo origen sería una placenta con implantación poco profunda, que se torna hipóxica, produciendo una reacción inmunitaria caracterizada por la secreción aumentada de mediadores de la inflamación desde la placenta y que actúan sobre el endotelio vascular. Esta placentación deficiente se debería a la incapacidad del citotrofoblasto para adquirir un fenotipo invasivo y la remodelación de las arterias espirales. Uno de los principales problemas de la preeclampsia es una desviación hacia un perfil de citocinas Th1. En la preeclampsia, se hallaron altas concentraciones de INF-γ y el factor de crecimiento transformante beta (TGF-β), las cuales retardarían la migración de citotrofoblastos.

Posteriormente se han identificado los linfocitos Th17, los cuales secretan otra citocina altamente proinflamatoria, como es la IL-17. Esta promueve el reclutamiento de leucocitos neutrófilos en infecciones agudas o en heridas y la producción del factor estimulante de colonias granulocítico-macrofágicas, IL-6 y TNF-α, las cuales sustentan a los linfocitos Th17. Estas citocinas también activan a células epiteliales, endoteliales, estromales y fibroblastos que, a su vez, producen más mediadores, como IL-1, IL-6, TNF-α, sintetasa inducible de óxido nítrico, metaloproteinasas y quimiocinas que inducen inflamación.

Se ha observado que la proporción de células Th17 en la sangre periférica y en la decidua de mujeres con abortos de repetición de origen desconocido es significativamente mayor que en gestantes sin esos antecedentes, en el primer trimestre. Además, se ha encontrado una relación inversa entre los Th17 y los Treg de sangre periférica y decidua en pacientes abor-

tadoras. Las pacientes con abortos recurrentes presentaron también un aumento de IL-17 e IL-23 en sangre periférica y decidua.

 Se cree que las células Th17 pueden jugar un papel importante en el rechazo de antígenos embrionarios y, por lo tanto, pueden ser perjudiciales para el mantenimiento del embarazo.

Anticuerpos

Durante el embarazo, la predominancia de la respuesta Th2/Th3/Tr1 resulta en un aumento de la respuesta inmunitaria tolerogénica. Se favorece la producción de anticuerpos y, en particular, para el mantenimiento del embarazo viable, resulta importante el mayor título de anticuerpos bloqueantes o asimétricos. Estos anticuerpos se denominan así porque tienen un grupo glicosilado en uno de los fragmentos F (ab) de la molécula de IgG. Debido a esto, el fragmento F (ab) no puede unir grandes ligandos y así el anticuerpo se une de manera monovalente al antígeno y solo lo bloquea. Estos anticuerpos estarían protegiendo al embrión del ataque materno.

Proteínas inmunomoduladoras

A continuación, se detallan las proteínas inmunomoduladoras.

Proteína endometrial asociada a progesterona 14 o glicodelina A

Es la glicoproteína más abundante del útero. Se produce en las células del tejido glandular del endometrio, del ovario, la mama, la médula ósea y las vesículas seminales. Su producción se incrementa a partir del período preimplantacional, y alcanza su pico máximo en el primer trimestre.

Su función es impedir el reconocimiento y la unión del ovocito con el espermatozoide, por lo tanto, si se produjera un pico de esta proteína cercano a la ovulación, se impediría la fecundación. También impide el reconocimiento del antígeno por parte de las células inmunocompetentes. Produce inhibición de la proliferación de linfocitos, la producción de citocinas Th1, la actividad de los linfocitos T citotóxicos y de las células NK.

Factor bloqueante inducido por progesterona

Se produce por los linfocitos de las mujeres embarazadas, en los cuales aumenta la expresión del receptor para progesterona. *In vitro*, se sabe que el factor bloqueante inducido por progesterona (PIBF) tiene la capacidad de incrementar la producción de citocinas Th2 (IL-3, IL-4, IL-10) y bloquear la secreción de IL-12 por los linfocitos periféricos de mujeres embarazadas. Además, inhibe la fosfolipasa A2 y, por lo tanto, inhibe la síntesis de prostaglandinas y leucotrienos, disminuyendo la producción de IL-12, que es una citocina capaz de activar a las Th1 y aumentar la actividad de las células NK, así favorece la producción de las citocinas Th2.

Druckmann y Druckmann, en 2005, propusieron un mecanismo de regulación inmunitaria durante la gestación. Según este mecanismo, niveles altos de progesterona inducen la producción de PIBF con la generación de citocinas Th2 que favorecen el embarazo, mientras que concentraciones bajas de progesterona no garantizan la producción de PIBF y se producirían citocinas Th1 que llevarían al aborto.

Galectinas

Son lectinas del tipo S. Se unen a los glicanos de la superficie celular. Entre las galectinas, está la Gal-1 que juega un papel fundamental como inmunomoduladora, puesto que actúa por distintos mecanismos: regula la proliferación y supervivencia de linfocitos T efectores, favorece el recambio leucocitario, bloquea la secreción de citocinas proinflamatorias Th1 y aumenta las citocinas Th2. Se ha visto que Gal-1 aparece en el endometrio en fase secretora y en tejido decidual.

El estradiol y la progesterona aumentan la producción de Gal-1 y esta induce la producción de progesterona.

Antígenos leucocitarios humanos-G

Los antígenos HLA-G son moléculas no clásicas dentro de los antígenos del complejo mayor de histocompatibilidad de clase I. Inicialmente se describieron como unos HLA diferentes, los cuales se expresaban selectivamente en la interfase maternofetal (en las células del citotrofoblasto), observándose además que estas moléculas se unían a los receptores inhibitorios de las células naturales asesinas uterinas (uNK), contribuyendo así a la tolerancia maternoembrionaria.

Los HLA-G se caracterizan por un polimorfismo mínimo (nueve alelos), por una distribución restringida a ciertos tejidos, y por sus características biológicas que llevan a la tolerancia inmunitaria. Existen siete isoformas: cuatro de membrana (HLA-G1 a G4) y tres formas solubles (de G5 a G7), todas se producen por la unión alternativa del transcripto primario de HLA-G. También existen otras formas solubles llamadas *shed* HLA-G (sHLA-G) que se pueden generar por proteólisis de los HLA-G de membrana.

Se ha encontrado una evidencia fuerte sobre el papel en la inmunosupresión maternofetal de los HLA-G. Así son capaces de inhibir la actividad citotóxica de células NK y linfocitos T, inhiben la proliferación de estas células de receptores inhibitorios con transcripciones tipo Ig-2 (ILT-2, *Ig-like transcripts-2*), e inducen su apoptosis vía CD8, inducen células NK y linfocitos T supresores y células presentadoras de antígenos (CPA) tolerogénicas. También aumentan la expresión de receptores inhibitorios en NK, linfocitos T y CPA, inhiben la presentación antigénica por la CPA vía el receptor inhibitorio ILT-4, favorecen la producción de citocinas Th2 por los linfocitos T e inducen linfocitos Tr1 (productores de IL-10).

La IL-10 es esencial para la supresión de las células citotóxicas por parte de las Tr1, y también para que estas Tr1 puedan diferenciarse. Existe una subpoblación de CD, las CD-10, que se caracterizan por expresar grandes cantidades de HLA-G, receptores ILT-4 y por producir IL-10.

Se ha comprobado que estas CD-10 pueden producir Tr1 aloespecíficos a través de una vía ILT-4/HLA-G dependiente de IL-10. Además, se ha demostrado que la IL-10, el LIF, el TGF-β, así como los estrógenos y la progesterona, aumentan la expresión de estos antígenos.

Finalmente, el papel de HLA-G como molécula tolerogénica dominante en la tolerancia maternofetal está sustentado por la asociación entre la expresión disminuida de HLA-G y los trastornos del embarazo, como abortos espontáneos y preeclampsia recurrentes.

Se demostró que la expresión de las moléculas de sHLA-G por parte del embrión era fundamental para la implantación, y se ha propuesto a los HLA-G como moléculas de señalización implicadas en el desarrollo embrionario.

Células inmunocompetentes

A continuación, se detallan las células inmunocompetentes.

Linfocitos T reguladores (Treg)

La respuesta inmunitaria del embarazo se explica por el sistema Th1/Th2/Th3/Tr1. Los linfocitos Th3 (que producen TGF-β) y los linfocitos Tr1 (que producen IL-10) desempeñan un papel muy importante en la regulación del sistema inmunitario. La mayoría de los linfocitos Treg (CD4+CD25+) que se encuentran en sangre se producen en el timo, y a estas células se las conoce como linfocitos Treg «naturales». También existen otros linfocitos Treg que se originan en tejidos periféricos. Los que mejor se conocen son los linfocitos Treg «inducibles» (Tr1) y las Th3.

Los Tr1 se diferencian a partir de CD4+CD25- tras la presentación del antígeno por células dendríticas inmaduras en presencia de citocinas, como la IL-10. Se localizan en tejidos inflamados y realizan su función supresora de una forma no dependiente del antígeno, a través de citocinas supresoras, como IL-10 y TGF-β, mientras que las Treg se sitúan en los órganos linfoides periféricos y parecen actuar de forma antígeno específica a través de señales dependientes del contacto celular y de la secreción de IL.

Los linfocitos Th3 son células productoras de TGF-β con un funcionamiento muy similar al de las Tr1. Se las ha descrito en las placas de Peyer y los ganglios mesentéricos, y se las considera como las causantes de los mecanismos de tolerancia oral.

En las mujeres embarazadas, se ha visto que los linfocitos Treg se hallan aumentados en sangre, tejido decidual y ganglios linfáticos del útero. Por el contrario, mujeres con disminución de linfocitos Treg en sangre periférica tuvieron abortos espontáneos.

Concentraciones fisiológicas de estradiol presentes en el embarazo promueven la proliferación de linfocitos Treg.

Células asesinas naturales

Constituyen entre el *5 y el 15 %* de los linfocitos circulantes, y se ubican preferentemente en el bazo, los pulmones, el tracto gastrointestinal, el hígado y la decidua uterina. En concreto, las células uNK son los leucocitos más abundantes del endometrio durante el período preimplantacional y en la fase temprana de la gestación en mamíferos.

Las células NK se clasifican en cuanto a su expresión de los marcadores de superficie CD16 y CD56. Las células uNK difieren de las NK de sangre periférica por presentar una alta expresión del marcador CD56 y una nula expresión del CD16 (CD16-CD56^brillante). Son grandes linfocitos granulados y secretan citocinas proangiogénicas que regulan el desarrollo placentario y el establecimiento del embarazo. La disminución de uNK se ha asociado a abortos recurrentes, donde también se ha observado un aumento de las células NK CD16-CD-56^disminuido y una disminución de NK CD16-CD56^brillante en fase secretora.

Las células NK humanas también se diferencian en poblaciones con distintos patrones de secreción de citocinas análogamente a lo observado en linfocitos Th. Las células NK inmaduras o NK2 producen IL-5 e IL-13. En presencia de IL-4, las NK2 se diferencian en NK0 y producen citocinas tipo 1 y tipo 2 (IL-13 e INF-δ). Finalmente maduran a células NK1 que producen INF-δ y son totalmente citotóxicas. También se han descrito NK3 que producen TGF-β y NKr1 que producen IL-10.

En sangre periférica de mujeres no embarazadas, las principales poblaciones de células NK son NK1 productoras de INF-δ. En mujeres con embarazo temprano, aumentan significativamente las células NKr1 productoras de IL-10, y estas células se hallan significativamente disminuidas en casos de aborto espontáneo.

En decidua, se hallaron principalmente células NK3 productoras de TGF-β y muy escasas NK1. Además, en abortos espontáneos, las NK3 estaban disminuidas con respecto a lo observado en embarazos normales.

Por otra parte, tanto en decidua como en sangre periférica, se observaron raramente células NK2 productoras de IL-4, IL-5 e IL-13. Estos datos apoyan la hipótesis de NK1/NK2/NK3/NKr1. Así, tanto las NKr1 en sangre periférica como las NK3 en decidua pueden desempeñar funciones importantes en el mantenimiento del embarazo por la regulación de la función inmunitaria materna.

 La progesterona es capaz de inducir apoptosis e inhibir la producción de INF-δ en las NK que expresan receptores para dicha hormona.

Células dendríticas

Son células presentadoras de antígenos que responden a señales recibidas de microambiente tisular. En el tejido epitelial y el tejido conjuntivo de las mucosas, las células dendríticas pueden adquirir fenotipos únicos que son necesarios para la regulación de las funciones inmunitarias locales específicas, como son la tolerancia a los antígenos presentes en los alimentos, tolerancia a los antígenos respiratorios y protección contra organismos patógenos (**Fig. 2-6**).

Los fenotipos de las células dendríticas dependerán del tipo de citocinas y los mediadores antiinflamatorios producidos por las células epiteliales y presentes en su entorno,

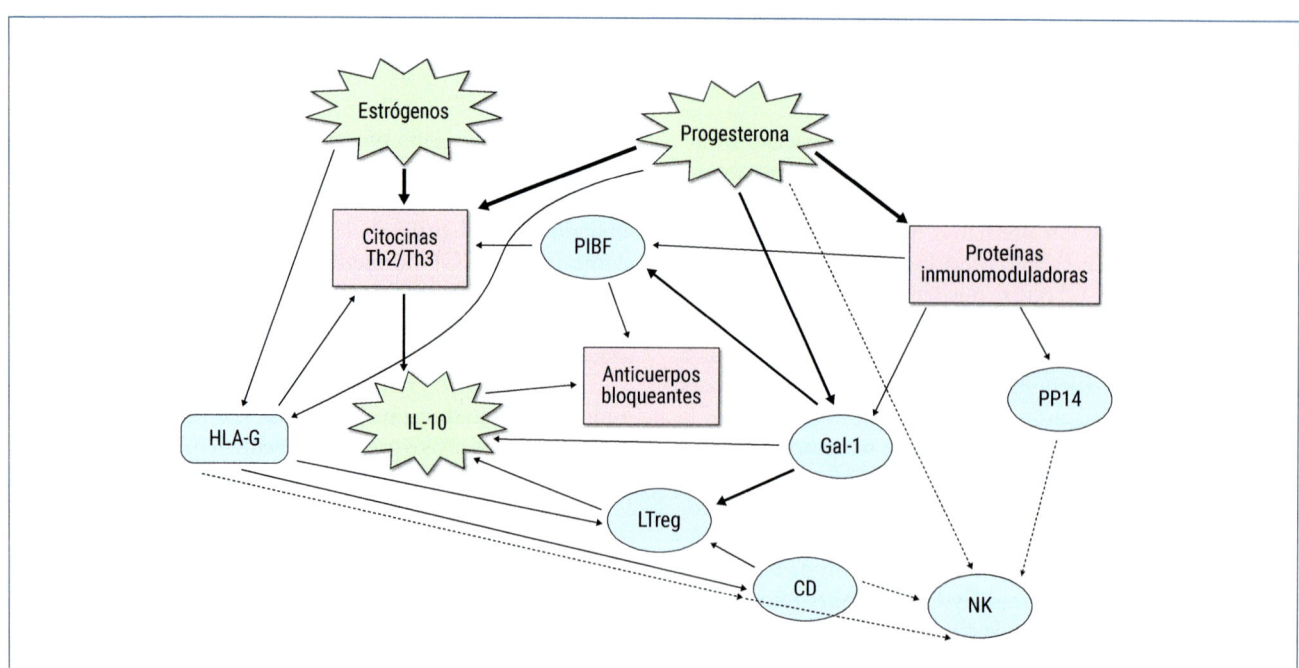

Figura 2-6. Interregulación de distintos factores que favorecen la respuesta tolerogénica de la madre hacia el embrión.
CD: células dendríticas; Gal-1: galectina 1; HLA-G: antígeno leucocitario humano G; IL: interleucina; Th: linfocito T colaborador (*T-cell helper*); LTreg: linfocitos T reguladores; NK: (células) asesinas naturales (*natural killer*); PIBF: factor bloqueante inducido por progesterona; PP14: proteína endometrial asociada a progesterona 14.

tanto en condiciones fisiológicas como en respuesta a las señales microbianas. Se ha propuesto que las células dendríticas de la decidua serían los guardianes del sistema inmunitario de la mucosa uterina e inducirían tolerancia bajo condiciones fisiológicas normales. Las células dendríticas pueden también responder a los estímulos inflamatorios para permitir la activación de los linfocitos T y producir una respuesta inmunitaria protectora cuando sea necesario.

Blois *et al.*, en 2007, proponen un modelo hipotético de cómo las células dendríticas regulan la respuesta inmunitaria hacia el embrión. Según esto, en el embarazo normal, los estímulos tolerogénicos dados por los trofoblastos, la progesterona, la prostaglandinas E_2, la vitamina D y las células del ambiente (células dendríticas y macrófagos), promueven la activación parcial de las células dendríticas residentes.

Esto da lugar a la producción de citocinas antiinflamatorias como la IL-10, que promueven la inducción de tolerancia materna por mecanismos como la producción de citocinas Th2/Th3 (protectoras del embarazo) y la generación de Treg (que aumentan la supresión del sistema inmunitario).

Cuando hay un problema en la gestación, se produce una infiltración masiva de células NK en la interfase maternofetal y aumenta la producción de INF-δ. Esto unido al aumento de macrófagos productores de TNF-α estimularía la activación de las células dendríticas y la producción de citocinas inflamatorias (sobre todo IL-12). La presentación de antígenos por las células dendríticas induciría la producción de citocinas Th1 por los linfocitos, lo que a su vez resultaría en un aumento de la apoptosis de linfocitos trofoblásticos, causando un aborto.

> **!** Se han descrito algunos factores que regulan la respuesta inmunitaria materna durante la gestación. Las hormonas sexuales femeninas favorecen el aumento de las citocinas Th2/Th3 que, a su vez, producen un aumento de la respuesta humoral, redundando en un aumento de anticuerpos bloqueantes. Simultáneamente, el embrión expresa antígenos HLA-G, que desencadenan una respuesta Th2/Th3. El aumento de progesterona induce además la producción de proteínas inmunomoduladoras y la inhibición de las células NK. Células inmunocompetentes como los linfocitos Treg, las células dendríticas y las uNK favorecen la generación de la tolerancia maternofetal.

Apoptosis y macrófagos

Otro mecanismo por el cual el trofoblasto puede escaparse al ataque de las células inmunitarias maternas es mediante la expresión de ligandos de inducción de apoptosis, como es el ligando del FAS (FAS-L = CD95-L) observado en placentas humanas, en el sincitiotrofoblasto y en el citotrofoblasto velloso y no velloso. Este FAS-L se une a la molécula FAS (CD-95) expresada por los leucocitos deciduales maternos e induciría su apoptosis. También la inducción a la apoptosis de las células maternas puede producirse mediante la unión del ligando inductor de apoptosis relacionado con TNF (TRAIL), expre-

sado en la placenta, con su receptor expresado en leucocitos maternos. Así, la inducción de la apoptosis mediada por FAS y FAS ligando (FAS-L-FAS) y TRAIL y TRAIL ligando (TRAIL-L-TRAIL) también favorecería la supervivencia embrionaria frente al ataque inmunitario materno. Además, durante la implantación embrionaria, la invasión trofoblástica desencadena un aumento de la apoptosis de las células endometriales.

En todos los tejidos, las células apoptóticas son eliminadas principalmente por la fagocitosis llevada a cabo por los macrófagos. En el endometrio, hay macrófagos durante todo el ciclo menstrual, pero aumentan en la etapa premenstrual, y en decidua son alrededor del 20-30 % de los leucocitos presentes. Estas células actúan en la inmunidad no específica y producen diversas citocinas y prostaglandinas que bloquearían la actividad citotóxica de los linfocitos T y de las células NK.

> La presencia de células apoptóticas durante la activación de los macrófagos aumenta la secreción de citocinas antiinflamatorias e inmunorreguladoras como la IL-10, y disminuye la secreción de citocinas proinflamatorias como TNF-α.

Así se postula que, durante el embarazo normal, la implantación del embrión genera una cierta cantidad de células apoptóticas en la zona del endometrio. La eliminación de estas células apoptóticas promueve, en los macrófagos, la producción de citocinas antiinflamatorias e inmunosupresoras (como la IL-10) y de factores de crecimiento (como el TGF-β), los cuales pueden favorecer la supervivencia del trofoblasto induciendo la expresión de factores antiapoptóticos y manteniendo la tolerancia inmunitaria.

En embarazos complicados con una implantación defectuosa del embrión, se produciría un aumento significativo en el número de células endometriales apoptóticas. Esta apoptosis aumentada puede recargar la capacidad eliminatoria de los macrófagos y promover la producción de citocinas proinflamatorias que favorecen la muerte del trofoblasto. Por ejemplo, este entorno puede dar lugar a un aumento de la apoptosis del trofoblasto mediada por FAS y a un ataque inmunitario materno.

Metabolismo del triptófano y transporte de hierro

La indolamina-dioxigenasa es una enzima que cataboliza el triptófano. Esta enzima es producida por el trofoblasto y se ha visto que resulta esencial para el éxito de la gestación en ratones. Se postula que la indolamina dioxigenasa puede actuar catabolizando el triptófano en la placenta, y la disminución o ausencia de este aminoácido implica la pérdida de la actividad de linfocitos T, protegiendo al embrión del ataque citotóxico materno.

Además, el trofoblasto expresa receptores de transferrina para el transporte del hierro hasta el embrión desde el plasma sanguíneo materno. El receptor de transferrina actúa secuestrando el hierro de los espacios intervellosos, de esto se produce una restricción de hierro para los linfocitos maternos, que de este modo disminuyen su proliferación y actividad.

Factores inhibitorios del complemento

Uno de los primeros mecanismos que se activan en la respuesta inmunitaria inespecífica para matar a las células extrañas o cancerosas consiste en la activación del sistema del complemento. El sistema del complemento está formado por una serie de alrededor de 18 proteínas plasmáticas y de al menos 10 proteínas de membrana. La activación de estas proteínas se produce a través de una cascada de reacciones proteolíticas que da por resultado la formación de un complejo multiproteico llamado *complejo de ataque a membrana* (CAM). El CAM crea un «agujero» en la célula, que entonces muere rápidamente.

Por ello, el reconocimiento de antígenos paternos en la superficie del trofoblasto podría activar la cascada del complemento, dando por resultado la muerte de células embrionarias. Sin embargo, la cascada de reacciones que daría lugar al CAM se encuentra detenida, a diferentes niveles, por la expresión de tres proteínas de membrana de los linfocitos trofoblásticos, que se hallan dentro de los conocidos como inhibidores del complemento. Una de ellas actúa bloqueando los puntos de enlace entre el complemento y los anticuerpos. Esta es la proteína cofactor de membrana (PCM = CD46), que es cofactor de proteólisis de C3b (y en menor medida de C4b). Otra es el factor acelerador de decaimiento (FAD = CD55), que acelera la disociación de las convertasas en C3 y, por último, la protectina (CD59), que bloquea la unión de C8 a C9, actuando como inhibidor del CAM. Estas moléculas tienen efectos sistémicos.

La PCM, el FAD y la CD59, en la placenta, pueden reducir la capacidad del complemento de matar a los linfocitos trofoblásticos portadores de los antígenos paternos.

Anexinas

Son un grupo de proteínas que actúan como reguladoras e inhibidoras de la coagulación. Su acción es calciodependiente y se unen a fosfolípidos cargados negativamente, haciéndolos inaccesibles a los factores de coagulación. En la placenta, la anexina II se ha encontrado que inhibe la linfoproliferación y la secreción de IgG e IgM maternas, protegiendo al embrión.

La anexina V o proteína anticoagulante de placenta, *in vitro*, inhibe el complejo protrombinasa. Esta anexina V sería necesaria para mantener la integridad placentaria, ya que al competir con los fosfolípidos, regula la coagulación en la interfase maternofetal.

FISIOLOGÍA DEL LÍQUIDO AMNIÓTICO Y SU UTILIDAD CLÍNICA

El líquido amniótico es un dializado de suero materno y fetal cuya composición va variando a lo largo del embarazo (**Tabla 2-2**).

Tabla 2-2. Características físicas del líquido amniótico

pH	7,13 antes de la semana 32 y 7,08 a partir de la semana 32
Presión osmótica	6,072 atm
Turbidez	Aumenta con la edad gestacional
Presión parcial, gases	pO$_2$: 4-43 mmHg pCO$_2$: 38-50 mmHg

pCO$_2$: presión parcial de dióxido de carbono; pO$_2$: presión parcial de oxígeno.

El líquido amniótico permite un desarrollo normal del sistema musculoesquelético, ya que permite el movimiento libre en la cavidad uterina, también favorece el desarrollo de los pulmones fetales y el sistema respiratorio, facilita la deglución fetal, indispensable para el desarrollo adecuado del sistema gastrointestinal, además protege al feto contra traumatismos y agresiones externas, previene la compresión del cordón umbilical y tiene propiedades bacteriostáticas.

El volumen del líquido amniótico va aumentando a lo largo de la gestación de tal forma que a las 10 semanas hay unos 30 mL de líquido, a las 16 semanas aumenta a unos 200 mL, alcanzando los 800 mL en la mitad del tercer trimestre, para alcanzar en un feto a término normal unos 2.800 mL de líquido y otros 400 mL aproximadamente que contiene la placenta. El 98 % de su composición es agua.

Al inicio de la gestación, la cavidad amniótica está llena de un líquido de composición similar a la del líquido extracelular. Durante la primera mitad del embarazo, hay transferencia de agua y otras moléculas pequeñas a través del amnios (flujo transmembranoso), mediante los vasos fetales en la superficie placentaria (flujo intramembranoso) y a través de la piel fetal. La producción de orina fetal comienza entre las 8 y 11 semanas, pero no se convierte en un componente fundamental del líquido amniótico hasta el segundo trimestre. El transporte de agua a través de la piel fetal continúa hasta que se produce la queratinización entre las 22 y 25 semanas.

A medida que avanza la gestación hay cuatro vías para la regulación del líquido amniótico:

- **Micción fetal:** fuente principal de líquido amniótico en la segunda mitad del embarazo. Al término del embarazo, la producción de orina fetal puede ser mayor de 1 L al día, así el volumen del líquido amniótico recircula todos los días. La cantidad de orina suele ser el 30 % del peso fetal.
- **Transferencia intramembranosa:** esta orina es hipotónica, tiene una menor osmolaridad que el plasma materno y fetal. Esto favorece la transferencia de líquido a través y hacia los vasos fetales de la superficie placentaria y, por tanto, hacia el feto. Esta transferencia alcanza los 400 mL/ día.
- **Aparato respiratorio:** se producen unos 350 mL de líquido pulmonar cada día en el embarazo más avanzado, y aproximadamente la mitad de este se deglute inmediatamente.
- **Deglución fetal:** es el principal mecanismo de absorción de líquido, con un promedio entre 500 y 1.000 mL por día;

constituyendo entre el 20-25 % del peso fetal. Así cuando hay algún trastorno en este mecanismo por alteración del sistema nervioso central u obstrucción del tubo digestivo, puede causar polihidramnios importante.

Composición del líquido amniótico

El líquido amniótico se compone de:

- Agua: 98-99 %.
- Solutos: 1-2 %, por partes iguales inorgánicos y orgánicos:
  - Inorgánicos: contiene cinc, cobre, hierro y magnesio.
  - Orgánicos:
    - *Proteínas*: concentración de un 20-25 % menor que el plasma materno, y va disminuyendo con la edad gestacional. Proceden del plasma materno y alcanzan el líquido amniótico por pinocitosis. Hay una relación inversa entre el peso fetal y la concentración proteica del líquido amniótico. Electroféticamente son similares a las maternas; 60 % albuminas, 40 % globulinas, de las que un 6,8 % son alfa-1, un 6,5 % alfa-2, un 16 % beta y un 10,7 % gamma. La alfafetoproteína producida en el hígado fetal va aumentando su concentración hasta la semana 14 y luego disminuye, salvo en determinadas situaciones patológicas, como los defectos del tubo neural.
    - *Aminoácidos*: su concentración en el líquido amniótico es un 50-75 % menor que en el plasma materno, disminuyen con la edad gestacional. Se transfieren por transporte activo. Se puede identificar: celuloplasmina, transferrina, IgG, IgA, IgM, siendo las dos primeras de origen materno, y la última puede aparecer en caso de infecciones intraútero.
    - Componentes nitrogenados no proteicos: *urea, ácido úrico, creatinina*, se deben al origen urinario del feto, y su concentración aumenta con la edad gestacional.
    - *Lípidos*: su concentración varía con la edad gestacional. Al término de la gestación se encuentran en torno a los 13,61 mg, siendo los lípidos polares el 69,5 % de estos. Los fosfolípidos aumentan su concentración con la edad gestacional, en relación con la maduración pulmonar (surfactante).
    - *Carbohidratos*: glucosa, cuya concentración es menor que en plasma (a término 20 mg/dL), sacarosa, arabinosa, fructosa, lactosa.
    - *Vitaminas*: vitamina B_1 y C en similar concentración al plasma materno.
    - *Enzimas*: su significado clínico es incierto. Aparecen la oxitocinasa no placentaria o cistinoaminopeptidasa, cuyo origen es el tubo digestivo fetal y aumenta su concentración en el líquido amniótico meconial; la acetilcolinesterasa, relacionada con defectos del tubo neural, la fosfatasa alcalina, cuya concentración aumenta con la edad gestacional o en situaciones patológicas como la preeclampsia; y la amilasa, que aumenta a partir de la semana 36 en relación con la madurez fetal.
    - *Hormonas*: corticoides, andrógenos, progesterona, gonadotropina coriónica, lactógeno placentario, renina, prostaglandinas, oxitocina. Las de origen

proteico no atraviesan la placenta ni el amnios. Los esteroides pueden eliminarse por la orina fetal.
  - Células: en el líquido amniótico, aparecen células cuya procedencia es el amnios, las mucosas y la piel fetal. A las 14 semanas, prácticamente no presenta células en el líquido amniótico, entre la semana 14 y la 32, hay una escasa celularidad y, a partir de las 37 semanas, se incrementa mucho su presencia. La mayoría proceden de la piel fetal.

 El líquido amniótico es una fuente de células madre no embrionarias con capacidad de diferenciación a varios tejidos, estableciendo un potencial disponible para terapia celular.

Valoración del líquido amniótico

El volumen del líquido amniótico depende de la edad gestacional. A lo largo del tiempo, se han realizado distintos estudios para valorar el volumen del líquido amniótico. Así, Brace y Wolf (1989) revisaron 12 estudios realizados en la década de 1960, en los que se valoró el volumen de líquido amniótico, y se observó que el volumen se incrementa durante la gestación, encontrando un valor similar entre la semana 22 y 39, en torno a 750 mL. Magann *et al.* (1997) usaron mediciones por dilución de pigmento y concluyen que el líquido amniótico continúa en aumento en relación con la edad gestacional. Así, el volumen promedio es de 400 mL entre las semanas 22 y 30, alcanza su máximo en la semana 36 e irá disminuyendo en torno a un 8 % por cada semana a partir de la semana 40.

Para cuantificar el líquido amniótico, se usa la ecografía, ya que aunque el estándar de oro sería la dilución, al tratarse de una técnica invasiva, no tiene mucha utilidad clínica. Dentro de la medición ecográfica, hay distintos índices ecográficos que pueden usarse:

- **Índice de líquido amniótico** (ILA): su medición resulta de realizar la medida del diámetro vertical más profundo en cada uno de los cuatro cuadrantes del abdomen materno, colocando el transductor perpendicular al mismo, se miden campos libres de partes fetales o asas de cordón umbilical. El resultado es la suma de estas cuatro medidas. El ILA se correlaciona con el volumen real, alcanza su máximo en la semana 34-36 para luego ir disminuyendo. Esta medida está inversamente relacionada con resultados perinatales desfavorables. Se introdujo en 1987 por Phelan *et al.* Y se definía como oligoamnios cuando el ILA era menor o igual a 5 cm.
- **Medida vertical del bolsillo de líquido amniótico mayor:** se coloca el transductor perpendicular al abdomen materno y paralelo al eje longitudinal de la gestante, y se identifica el saco vertical de líquido más grande. La medida normal es entre 2 y 8 cm, de tal forma que menos de 2 cm es oligoamnios, y más de 8, polihidramnios.
- **Medida de dos diámetros de un bolsillo de líquido amniótico:** su cálculo sería la multiplicación de las dimensiones vertical y horizontal del bolsillo de líquido amniótico más profundo. En este caso, de 0 a 15 cm^2 es oligoamnios, de 15,1 a 50 cm^2 es normal, y más de 50 cm^2 corresponde

al polihidramnios. Según algunos autores, esta medida tiene mayor sensibilidad para el diagnóstico del oligoamnios que el ILA o la medida del bolsillo mayor.

Además, hay que tener en cuenta distintos factores que afectan al ILA, como son:

- **Variabilidad interobservador e intraobservador**: según la mayoría de los estudios, en torno al 10 %.
- **Presión del transductor**: si se presiona mucho se disminuyen las medidas y si se aplica una presión muy baja se aumentan las medidas.
- **Movimientos fetales**: algunos movimientos fetales producen creación u obliteración de bolsillos de líquido amniótico. Sin embargo, esto no debería ser considerado clínicamente, ya que la modificación se produce en los cuatro cuadrantes y la medida final puede no tener un cambio significativo.
- **Presentación fetal**: Brost *et al.* (1999) realizaron un estudio donde se midió la diferencia en la determinación de ILA en gestantes que se sometían a una versión cefálica externa, antes y después del éxito de dicho procedimiento. Obtuvieron un incremento medio de 3,2 cm, y se observó que las partes pequeñas en el fondo uterino incrementarían la probabilidad de tener una medida mayor. Sin embargo, se necesitarían estudios con ILA bajo para comprobar si esta afirmación tiene implicaciones clínicas.
- **Estimulación vibroacústica**: se ha visto que la estimulación vibroacústica produce la estimulación de la deglución fetal y, por ello, puede resultar en una disminución del volumen de líquido amniótico.
- **Realización de ecografía Doppler color**: permite excluir zonas con asas de cordón umbilical. Esto se ha visto que reduce un 20 % el ILA, debido a la sobreestimación de zonas con asas de cordón. Sin embargo, usando esta técnica, se produce un incremento de hasta un 20 % del número de falsos diagnósticos de oligoamnios en pacientes con un volumen cuantificado de líquido amniótico normal.

Valoración de la madurez pulmonar a través del líquido amniótico

A través del estudio del líquido amniótico, se pueden encontrar elementos indicadores de la presencia de surfactante y relacionar esto con la madurez pulmonar fetal.

El surfactante está compuesto principalmente por fosfolípidos (80-90 %), también proteínas (10 %) y una pequeña cantidad de lípidos neutros. Dentro de los fosfolípidos, el principal es la fosfatidilcolina, que se encuentra saturada en un 50-60 % con dos ácidos grasos de 16 carbonos (ácido palmítico) esterificados en su molécula. También se encuentran el fosfatidilglicerol, entre otros.

Se han caracterizado cuatro proteínas específicas del surfactante:

- Proteína de surfactante A: en su forma madura, se organiza en trímeros y estos, a su vez, en grupos de seis, constituyendo una molécula en forma de roseta. Así es una macromolécula formada por 18 moléculas de proteína de

surfactante A. Esta molécula participa en la organización de la mielina tubular. Dicha mielina se describe como una matriz formada por fosfolípidos y proteínas que ayuda en el mantenimiento de la monocapa lipídica, actuando bajo la misma en un reservorio del surfactante. También participa en la regulación del metabolismo del surfactante, aumentado la reabsorción de fosfolípidos e inhibiendo su secreción por los neumocitos tipo II.
- Proteína del surfactante B: es un componente esencial del surfactante, de tal forma que su ausencia o inactivación produce grandes trastornos en la función respiratoria del recién nacido.
- Proteína del surfactante C: es pequeña e hidrófoba. Es necesaria para mejorar la extensión de los fosfolípidos del surfactante en los espacios aéreos.
- Proteína del surfactante D: es hidrófila y participa junto con la proteína A en la defensa contra patógenos inhalados.

Desde los primeros estudios en 1971 para predecir la madurez pulmonar fetal a través de un conjunto de pruebas bioquímicas o biofísicas, se intenta determinar esta madurez con la detección de alguno de los componentes del surfactante liberados al líquido amniótico por el pulmón fetal. La muestra de líquido amniótico se obtendrá mediante una amniocentesis o del fondo de saco vaginal en caso de rotura prematura de membranas.

A continuación, se detallan algunas pruebas de maduración pulmonar fetal.

Relación lecitina-esfingomielina

Fue la primera prueba empleada para determinar la madurez pulmonar antenatal y es el método más usado en la actualidad, manteniéndose como referencia para la comparación con otras técnicas. Este examen se basa en una cantidad constante de esfingomielina en comparación con un aumento progresivo de lecitina (fosfatidilcolina) en líquido amniótico a medida que avanza la gestación.

La esfingomielina de líquido amniótico no está relacionada con la madurez pulmonar y presenta un leve descenso a partir de la semana 32. La lecitina procede en su mayoría del pulmón fetal, inicia su ascenso desde las 22-24 semanas.

Así la relación lecitina-esfingomielina es menor de 0,5 antes de la 24 semana, se eleva a 1,0 a las 32 semanas, a las 35 semanas se duplica (2,0). Cuando la relación es igual o mayor a 2,0, la proporción de recién nacidos que desarrollan membrana hialina se estima en menos del 5%. Así varios estudios correlacionan este valor de 2,0 como indicador de madurez pulmonar fetal. En casos de diabetes mellitus mal controlada se afecta esta proporción y el punto de corte optimo será mayor a 3,0.

Fosfatidilglicerol

Se trata de un fosfolípido que marca el inicio de madurez pulmonar más avanzada, así cuando aparece esta sustancia en el líquido amniótico, menos del 1 % de los recién nacidos desarrollaran membrana hialina, pero el 83 % de los que no lo tienen pueden desarrollar la enfermedad. Este método, a diferencia del anterior, no se altera con la presencia de meconio o sangre en líquido amniótico. Ni tampoco en casos de diabetes mellitus mal controlada.

Prueba de Clements

Se describió por Clements en *1972*, y se trata de una forma rápida (menos de 30 minutos) para determinar la madurez pulmonar fetal. Se basa en que una cantidad suficiente de surfactante en líquido amniótico genera una capa de burbujas estable en la interfase aire-líquido, cuando se agita en presencia de etanol. Si el anillo de burbujas resultante se mantiene más de 15 minutos, el riesgo de inmadurez pulmonar es bajo. Se usa por su simplicidad y bajo coste, pero tiene una importante tasa de falsos negativos, así, en caso de resultado negativo, se debe recurrir a otro método que aporte especificidad como la relación lecitina-esfingomielina.

Prueba de polarización por fluorescencia

Con esta prueba se cuantifica la relación surfactante-albúmina gracias a los cambios en la polarización eléctrica del complejo surfactante-albúmina. Esta técnica se correlaciona muy bien con el cociente lecitina/esfingomielina, y tiene una tasa de falsos negativos baja, está automatizada y estima directamente la cantidad de surfactante, por tanto, puede ser más útil y fácil de realizar.

Determinación de cuerpos lamelares

Los cuerpos lamelares son acumulaciones de surfactante liberadas por los alvéolos al líquido amniótico, producidas por los neumocitos tipo II. Su tamaño es similar a las plaquetas y se pueden cuantificar con contadores hematológicos.

Se puede contaminar su recuento con sangre materna. Se relaciona de forma adecuada con el cociente lecitina/esfingomielina en gestaciones normales y en diabéticas. Técnicamente es fácil y rápido y, por ello, será muy útil en lugares sin laboratorio para la cuantificación de fosfolípidos. Un valor superior a 30.000/mL es indicativo de madurez pulmonar, y recuentos inferiores a 10.000/mL tienen un alto riesgo de distrés respiratorio.

Uso de la medida de líquido amniótico como marcador de bienestar fetal

La valoración del volumen de líquido amniótico constituye un parámetro del perfil biofísico descrito en 1980 por Manning, y aún hoy se usa, con alguna modificación. El volumen de líquido amniótico se describe como normal cuando hay un bolsillo igual o mayor de 2 cm; si el bolsillo es igual o mayor de 1, se da un punto; y si es menor de 1 cm, se dan 0 puntos. Según este autor, una disminución del volumen del líquido amniótico suponía un marcador de hipoxia crónica.

Hoy día es uno de los marcadores que se usa para valorar las gestaciones pasada la semana 40.

La observación del líquido amniótico disminuido se ha relacionado con un resultado perinatal adverso. Un ILA inferior a 5 (oligoamnios) se ha relacionado con un incremento en la tasa de mortalidad, cesárea por riesgo de pérdida de bienestar fetal, presencia de meconio, disminución de la prueba de Apgar y retraso del crecimiento intrauterino. En caso de valores limítrofes o *borderline* (entre 5 y 10), se debe controlar a la paciente de forma más estricta, ya que se ha visto que estas desarrollarán oligoamnios en menos de una semana.

Hay autores que relacionan la disminución del líquido amniótico con una situación de hipoxia fetal, donde se produce una redistribución sanguínea del feto en favor del cerebro y el corazón y, al disminuir el flujo a los riñones, se reduce la producción de orina fetal. Otros autores lo relacionan con una disminución de crecimiento fetal por una reducción de la función placentaria temprana. Es por ello por lo que debe ser motivo de control antenatal.

 PUNTOS CLAVE

- La placenta es un órgano fetomaterno que va modificando su morfología en función de las necesidades cambiantes del embrión-feto.
- Existe un trofoblasto vellositario y otro extravellositario, ambos derivados de la misma célula madre trofoblástica, pero con funciones claramente diferenciadas. El TEV invasivo tipo «endovascular» contribuye notoriamente a la conversión fisiológica de las arterias espirales uterinas que son clave para garantizar una adecuada perfusión uteroplacentaria fetal.
- La unidad de intercambio gaseoso y de nutrientes esencial para el crecimiento fetal se denomina *membrana vasculosincitial*, donde participa de forma primordial el trofoblasto vellositario (en especial el sincitiotrofoblasto), y se encuentra en su modalidad funcional más óptima en las vellosidades terminales del tercer trimestre.
- Las vellosidades coriales cambian de morfología, tamaño y cantidad a lo largo de la gestación.
- La placenta constituye el primer pulmón fetal, el oxígeno y el dióxido de carbono atraviesan la placenta por difusión simple.

- Gracias a la función endocrina de la placenta, se producen proteínas específicas, algunas similares a hormonas hipofisarias o hipotalámicas, que tienen una importante actuación en el desarrollo fetal a lo largo del embarazo.
- El equilibrio entre las sustancias proinflamatorias y antiinflamatorias favorece el desarrollo adecuado de la gestación.
- Los esteroides sexuales inhiben la acción de las células citotóxicas y aumentan la producción de citocinas antiinflamatorias, por lo tanto, favorecen el no rechazo maternofetal.
- El líquido amniótico es un dializado de suero materno y fetal cuya composición va modificándose a lo largo de la gestación. Su composición principal (98 %) es agua.
- El líquido amniótico favorece el desarrollo de los pulmones fetales, facilita la deglución fetal, es indispensable para el desarrollo del sistema gastrointestinal, hace una función protectora del feto de agresiones externas y tiene propiedades bacteriostáticas.

BIBLIOGRAFÍA

Baergen RN. Manual of pathology of the human placenta. 2 ª ed. Nueva York: Springer; 2011.

Barañao RI. Inmunología del embarazo. Invest Clin. 2011;52(2):175-94.

Cunningham F, Levero KJ, Bloom SL, Spong CY, Doshe JS, Hoffman BL, et al. (eds.). Líquido amniótico. En: Williams: Obstetricia. 24ª ed. Madrid: McGrawHill; 2015. p. 231-9.

García Vigil JL, García Álvarez C. Fisiología, funciones y alteraciones del líquido amniótico. 2016.

Kraus FT, Redline RW, Gersell DJ, Nelson M, Dicke JM. Placental pathology. En: West King T (ed.). Atlas of nontumor pathology. Washington: ARP/AFIP; 2004. Vol. 3; p. 331 .

Sadler TW. Embriología Médica. 14ª ed. Barcelona: Wolters Kluwer; 2019.

Taylor R, Badell M. Endocrinologia del embarazo. En: Gardner D, Shoback D (eds.). Greenspan: Endocrinologia básica y clínica. 9ª ed. Madrid: McGraw Hill; 2012.

Wilson SM, Olver RE, Walters DV. Developmental regulation of luminal lung fluid and electrolyte transport. Respir Physiol Neurobiol. 2007;159(3): 247-55.

Modificaciones maternas en la gestación

3

L. Batres Martínez, I. Gómez Carrascosa y J. E. Blanco Carnero

 OBJETIVOS

- Conocer las adaptaciones de la anatomía, fisiología y el metabolismo maternos para conseguir que un embarazo finalice con éxito.
- Describir los cambios en los diferentes sistemas que tienen lugar en un embarazo normal.
- Interpretar los hallazgos de las pruebas relacionadas con parámetros cardiovasculares, respiratorios, renales y endocrinológicos relacionados con el embarazo.
- Aplicar los conocimientos de la sintomatología normal de un embarazo en el manejo de problemas clínicos de las gestantes.
- Discriminar la sintomatología fisiológica de una gestación con patología que es susceptible de estudios adicionales.

INTRODUCCIÓN

Durante la gestación, se producen una serie de modificaciones anatómicas y fisiológicas importantes en el organismo de una mujer como mecanismo de adaptación al embarazo y al parto. Estos cambios ocurren desde el comienzo del embarazo, debido a acciones hormonales y bioquímicas, y revierten casi por completo tras el parto, hasta alcanzar una situación similar a la previa al embarazo.

MODIFICACIONES EN EL APARATO GENITAL Y MAMAS

A continuación, se explican las principales modificaciones que se producen en el aparato genital femenino y mamas.

Útero

En la gestación, el útero tiene como objetivo contener el producto de la misma hasta el momento del parto. Es el órgano que más se va a ver modificado.

Peso y volumen

El útero de la mujer no gestante tiene un peso de aproximadamente 70 g y una cavidad con un volumen de 10 mL. Durante el embarazo, el útero aumenta su tamaño para poder albergar feto, la placenta y el líquido amniótico, alcanzando un volumen a término de 5 L y un peso de 1.000 g aproximadamente.

Tamaño

El útero va aumentando su tamaño gradualmente para adaptarse al contenido, más lentamente los primeros meses y de forma más rápida en la segunda mitad del embarazo. Tiene inicialmente un tamaño desde el fondo uterino hasta el cérvix de 8 cm, y va aumentando hasta ser de aproximadamente 35 cm. Este aumento se produce en dos fases, una en la cual el útero aumenta su masa y su tamaño paralelamente a su contenido, y otra de distensión, en la que las paredes se vuelven más elásticas y finas, permitiendo así su adaptación al crecimiento fetal.

Al comienzo del embarazo, la pared uterina tiene un grosor de 2-2,5 cm, y va adelgazando de forma progresiva hasta llegar a 1,5 cm al final de la gestación, de la misma forma que la consistencia se hace más blanda y elástica.

Forma

El útero no gestante tiene una forma de pera invertida, aplanado en sentido anteroposterior, que se mantiene durante las primeras semanas, hasta que en torno a las 12 semanas adquiere una forma más esférica. Posteriormente va aumentando su tamaño en una dirección más longitudinal que transversal, hasta alcanzar una forma ovoidea.

Posición

El útero permanece en el interior de la pelvis hasta aproximadamente la semana 12 de gestación. Es a partir de ese momento cuando ya la sobrepasa, en torno a la semana 20 alcanza el ombligo y va expandiéndose por la cavidad abdominal, desplazando las asas intestinales, hasta llegar casi al hígado y a la parrilla costal al término del embarazo.

! Conforme crece el útero, va desplazándose hacia el lado derecho, en una dextrorrotación debida a la presencia del sigma en la fosa ilíaca izquierda. Esta posición y su relación con la vía urinaria derecha hace más frecuentes los problemas renales en el lado derecho.

Estructura de la pared uterina

Los cambios en la estructura de la pared uterina permiten una adaptación al aumento del volumen intrauterino sin producir una hiperdistensión ni aumentar su presión interna. Esto es debido principalmente al efecto que produce la progesterona sobre las fibras musculares lisas que permite su relajación y, así, una distensión adecuada de la pared uterina.

La pared uterina está constituida en un 30-40 % por músculo, y el resto por componentes del tejido conjuntivo. Ambos componentes proliferan a lo largo de la gestación, aunque no lo hacen de forma homogénea, ya que el cuerpo uterino aumenta más su proporción de tejido muscular, y la zona del istmo y el cérvix aumenta más la proporción de tejido conjuntivo.

El aumento de la musculatura uterina durante el embarazo se debe, en las primeras semanas de embarazo, a una hiperplasia de las células musculares, aunque de una forma más limitada que la hipertrofia que se produce a partir de la semana 12, en la cual las células musculares pueden aumentar hasta 10 veces en longitud y hasta cinco veces en grosor. La fibra muscular pasa de un tamaño de entre 50 y 90 micras de largo y 2,5-4 micras de ancho, a 500-800 micras de largo por 5-10 micras de ancho a final del embarazo.

La estructura de la pared uterina se caracteriza por una disposición en espiral de las fibras musculares del miometrio que se entrelazan en forma de rejilla. Las fibras del fondo uterino se disponen de una forma más vertical, entrelazándose entre ellas en ángulo recto, mientras que en la parte más distal del útero se disponen de una forma más horizontal, con un ángulo de cruzamiento más obtuso.

Esta disposición de los haces musculares tiene importancia, ya que a la hora de aumentar su volumen, lo hace desenroscando sus espiras, de la misma forma que el cérvix es capaz de dilatar durante el parto desespiralizando los haces musculares, que se encuentran más horizontalizados a ese nivel.

! Las fibras musculares se ven perforadas en múltiples direcciones por vasos sanguíneos. Esta disposición permite, especialmente en el momento del puerperio, que la contracción de las fibras provoque una constricción de los vasos sanguíneos, actuando como ligaduras, conocidas como *ligaduras vivientes de Pinard*.

Contractilidad

El útero mantiene una actividad contráctil durante toda la gestación, aunque no es hasta el final del embarazo que consigue una dilatación cervical. Las contracciones que se producen durante el embarazo, y que suelen iniciarse a partir del primer trimestre, son de baja intensidad, indolo-

ras e irregulares, y se conocen como *contracciones de Braxton-Hicks*.

Vascularización

El flujo uterino procede en su mayor parte de la arteria uterina, y se ve aumentado de 20 a 40 veces durante el embarazo, hasta que al final de la gestación representa un 20 % del gasto cardíaco, frente al 1-2 % previo a la gestación.

Segmento uterino inferior

El istmo uterino, es decir, la zona situada entre el cuerpo y el cuello del útero, sufre cambios a lo largo del embarazo, especialmente en los últimos 3 meses, y se transforma en el segmento uterino inferior. Este segmento presenta una capa muscular mucho más débil que el resto del útero, en la que predominan fibras musculares oblicuas que se continúan con el cérvix.

El reblandecimiento del segmento uterino inferior al comienzo del embarazo es un signo precoz de embarazo, conocido como *signo de Hegar*.

El límite entre el cuerpo uterino, que es la capa más muscular y activa, y el segmento uterino inferior, más fibroso, se conoce con el nombre de *anillo de Bandl* o de *Schroeder*.

Otro signo propio de la gestación es el *signo de Piskacek*, que consiste en un aumento asimétrico del útero en las primeras semanas de gestación.

Cuello uterino

El cuello uterino tiene como objetivo aislar la cavidad uterina y su contenido del tracto genital inferior durante el embarazo, hasta el momento del parto, momento en que se dilatará para permitir la salida del feto y la placenta.

Está delimitado por dos orificios, el orificio cervical interno y el orificio cervical externo. En las nulíparas, el orificio cervical externo adquiere una forma puntiforme, y permanece cerrado hasta el momento del parto, mientras que en las multíparas se presenta como una hendidura transversal y puede ser permeable ya en las últimas semanas de gestación.

Está constituido sobre todo por tejido conectivo rico en colágeno y vasos sanguíneos, con una proporción de tan solo un 10 % de tejido muscular.

El cuello uterino experimenta cambios desde las primeras semanas de gestación, con el objetivo de conseguir aumentar su plasticidad y laxitud. Se produce un aumento de la vascularización y edematización del cuello, así como una hipertrofia e hiperplasia del tejido glandular, que concede al cuello una coloración violácea.

! La hipertrofia de las glándulas endocervicales favorece la producción de una secreción más espesa que ocluye el canal cervical, conocida como *tapón mucoso*, una secreción rica en inmunoglobulinas y citocinas, y que actúa como barrera inmunitaria para proteger el contenido uterino de infecciones vaginales.

Esta hipertrofia glandular también produce una eversión de la mucosa endocervical, que condiciona un cérvix con un aspecto clínico y colposcópico muy típico en la mujer gestante, más llamativo en las nulíparas, pero que puede resultar difícil de interpretar. Por este motivo, tanto la citología como la colposcopia pierden fiabilidad durante la gestación.

El cuello uterino recupera su forma normal y permite un estudio fiable pasadas 4-6 semanas del parto, o antes en caso de cesárea.

Vagina

Durante el embarazo, la vagina aumenta su elasticidad, el tejido conjuntivo se vuelve más laxo y se incrementa el grosor de la mucosa y de las fibras musculares. Esto tiene como objetivo conseguir la distensión necesaria para el paso fetal a través de la vagina durante el parto. También aumenta la vascularización en las paredes vaginales, ocasionando una coloración violácea característica, conocida como *signo de Chadwick*.

Las secreciones cervicales y vaginales se vuelven más blanquecinas y espesas. Los altos niveles de estrógenos estimulan la síntesis y el depósito de glucógeno en las células epiteliales, el cual se metaboliza a ácido láctico por los bacilos de Döderlein y acidifica el pH (entre 3,5 y 4), lo que le confiere una mayor protección frente a las infecciones bacterianas. Por el contrario, este ambiente parece favorecer las infecciones por hongos.

Vulva

De la misma forma que en la vagina, la vulva experimenta un aumento de su vascularización que le proporciona una coloración violácea. También es frecuente la aparición de edema y varices conforme avanza la gestación.

Ovarios y trompas

Los ovarios aumentan su tamaño y su vascularización durante la gestación. Se produce el cese de la ovulación y se suspende la maduración de folículos nuevos a causa de la inhibición hipofisaria por los altos niveles de estrógenos y progesterona.

 Se desarrolla el cuerpo lúteo, que se encarga del mantenimiento de la gestación a través de la producción de progesterona, hasta la semana 8 aproximadamente. A partir de ese momento, la producción de progesterona pasa a formar parte de la placenta.

Se encargan de la producción de las hormonas que son fundamentales para el embarazo:

- **Inhibina**: es producida por el cuerpo lúteo. Actúa en el ámbito hipofisario inhibiendo la producción de gonadotropinas (hormona foliculoestimulante y hormona luteinizante), lo que impide que se desencadene la ovulación.
- **Progesterona**: es producida por el cuerpo lúteo hasta aproximadamente la semana 8-10 de gestación, y es imprescindible para el mantenimiento del embarazo. A partir de ese momento, la producción de progesterona pasa a formar parte de la placenta, y va aumentando a lo largo de toda la gestación.
- **Relaxina**: es una hormona producida por el cuerpo lúteo, por la decidua y por la placenta, que favorece la relajación uterina y la distensión de las fibras musculares.

En las trompas, se produce un aplanamiento del epitelio y una hipertrofia de su musculatura. El istmo se ocluye de forma precoz por un tapón mucoso y aísla la cavidad uterina de la cavidad abdominal.

Mamas

Las mamas comienzan a prepararse para la lactancia desde el comienzo del embarazo, gracias al estímulo de estrógenos y progesterona, y principalmente a la acción de la prolactina, que aumenta sus niveles con el objetivo de desencadenar la lactogénesis. El lactógeno placentario también contribuye al desarrollo y maduración de la mama durante el embarazo.

Las mamas experimentan un aumento de volumen, de vascularización y de peso, con la consecuente aparición de estrías por sobredistensión de la piel. Es característico el aumento de la vascularización superficial, que se transparenta a través de la piel, conocida como *red venosa de Haller*.

El pezón y la aréola aumentan de tamaño y presentan gran hipersensibilidad. Conforme avanza la gestación, van mostrando una hiperpigmentación más intensa y pueden presentar un área de pigmentación alrededor de la aréola primaria, que se conoce como *aréola secundaria de Dubois*. También se produce la aparición en la aréola de múltiples papilas de pequeño tamaño, que se corresponden con glándulas sebáceas hipertróficas, y se conocen como *tubérculos de Montgomery*.

La prolactina prepara a la mama para la lactancia y es muy importante para su mantenimiento posterior. Sus niveles aumentan durante el embarazo hasta cifras de 200-400 ng/mL debido a la acción de los estrógenos, pero la progesterona mantiene inhibida su acción durante la gestación reduciendo su unión al receptor y antagonizando sus efectos.

La fase de preparación para la lactancia se considera la primera fase de la lactogénesis. En el posparto, el descenso de la progesterona produce una elevación de la prolactina e inicia la segunda fase de la lactogénesis.

El estímulo táctil de los receptores areolares permite a su vez la estimulación del eje hipotálamo-hipófisis posterior para la liberación de oxitocina, que estimula las células mioepiteliales mamarias para conseguir la expulsión de la leche.

El producto inicial de la lactogénesis se denomina *calostro* y combina elementos nutricionales con inmunidad pasiva hacia el feto.

 Este calostro puede ser secretado por la mama desde la mitad del embarazo hasta las primeras 30 horas tras el parto. Posteriormente, el producto de la lactancia disminuye la cantidad de proteínas e inmunoglobulinas, para acabar dando lugar a la leche madura, compuesta de grasas y proteínas, en una solución de lactosa.

MODIFICACIONES CUTÁNEAS

La piel y otras estructuras relacionadas, como cabello, uñas y mucosas, sufren importantes cambios a lo largo del embarazo y el puerperio, y son debidas a cambios en el ambiente hormonal y a alteraciones metabólicas y vasculares.

La hiperpigmentación cutánea aparece hasta en un 90 % de las mujeres embarazadas. Es de intensidad variable, y mayor en mujeres morenas y en épocas soleadas. Es más frecuente en zonas que de por sí son más pigmentadas, como la línea alba abdominal (que pasa a llamarse línea *nigra*, y puede extenderse desde la sínfisis púbica hasta el xifoides), el ombligo, la vulva, la aréola mamaria y los pezones, entre otros. También puede aparecer con frecuencia en la cara, principalmente en la mejilla, la frente, la nariz y el labio superior, lo que se conoce como *cloasma* o *melasma gravídico*. Estas áreas hiperpigmentadas tienden a desaparecer casi por completo después del parto, si bien es cierto que en algunas zonas no termina de resolverse.

Se cree, aunque no se sabe con seguridad, que esta hiperpigmentación se debe a una elevación de la hormona estimulante de melanocitos, que se ve favorecida por la acción de la progesterona y de los estrógenos. No obstante, los niveles de hormona estimulante de melanocitos no se encuentran elevados al inicio de la gestación y, en ocasiones, estos cambios pueden apreciarse ya desde el principio.

Especialmente al final de la gestación, la piel adelgaza y disminuye la densidad de las fibras elásticas en la dermis, que por efecto mecánico de la distensión se desgarran y se estiran, lo que produce la aparición de estrías cutáneas en un 70 % de mujeres a partir del 6º o el 7º mes de gestación. Aparecen principalmente en las zonas de mayor distensión, como el abdomen, las mamas y la zona glútea. Suelen ser inicialmente rojizas y se vuelven blanquecinas con el tiempo. Estas estrías tienden a mejorar tras el parto, aunque no es infrecuente que algunas persistan para el resto de la vida. Se han realizado numerosos estudios sobre prevención y tratamiento de estrías, pero no se ha encontrado ningún método que permita prevenir su aparición o que disminuya las que ya han aparecido.

También pueden aparecer arañas vasculares, causadas por la situación de hiperestrogenismo, que produce una dilatación y proliferación de los vasos superficiales. Suelen aparecer en la cara, los brazos, las piernas, el cuello o la zona del escote, y desaparecen en torno a los 3 meses posparto. En ocasiones, pueden llegar a ser muy extensas en las palmas de las manos y dar lugar a un eritema palmar. El eritema palmar puede aparecer de forma difusa o localizado en la eminencia tenar y/o hipotenar, y desaparece tras el parto.

Otros cambios que ocurren en la piel durante el embarazo son la *cutis marmorata*, un área azulada y moteada que aparece en las piernas con la exposición al frío, y la púrpura secundaria a la inestabilidad capilar con extravasación de eritrocitos.

Es frecuente al final del embarazo la aparición de prurito, que puede o no ir asociado a exantemas urticariformes. Causan mucha molestia en la gestante, y afectan a todo el cuerpo, especialmente al abdomen, al tronco y a las mamas.

Durante el embarazo, puede producirse un aumento de la densidad capilar, volviéndose el pelo más grueso y abundante, debido a un enlentecimiento en las etapas de crecimiento del pelo y a una prolongación de la fase anágena. Sin embargo, tras el parto, se produce un efluvio telógeno, con una gran proporción de folículos que entran simultáneamente en fase telógena, y que supone una caída importante del pelo, pero que tiende a resolverse unos meses después del parto.

En algunas mujeres, también se produce un aumento del vello (hirsutismo), con más frecuencia en la cara, pero también puede aparecer en brazos, piernas, espalda y región suprapúbica. Se produce debido al aumento de los niveles de andrógenos ováricos y placentarios.

El aumento del flujo sanguíneo cutáneo sirve para eliminar el calor generado a causa del aumento del metabolismo, lo que condiciona un aumento fisiológico progresivo de la sudoración (hiperhidrosis) y ayuda a regular la temperatura corporal.

Las uñas crecen más rápidamente durante la gestación, aunque se vuelven distróficas, con surcos transversales, hiperqueratosis subungueal y onicólisis distal. Además la superficie se vuelve blanda y quebradiza.

La presencia de tatuajes o *piercings* puede verse afectada por la gestación. Los tatuajes en la zona del abdomen o de las mamas pueden llegar a distorsionarse debido al aumento del tamaño o bien a incisiones quirúrgicas. También los tatuajes en la región lumbar podrían llegar a contraindicar la anestesia epidural, ya que, teóricamente, el transporte de pigmentos a este espacio epidural podría aumentar el riesgo de tumores epidérmicos y de aracnoiditis.

En cuanto a los *piercings*, pueden producir complicaciones tipo dolor, hemorragia, hematomas, rechazos, desgarros cutáneos, infecciones locales, etc., en función de su localización. Deben retirarse durante la gestación, ya que podrían llegar a interferir en procesos como la intubación, la cesárea o el parto vaginal, además de que pueden conducir la corriente eléctrica en caso de utilizar el electrobisturí en la cesárea.

MODIFICACIONES EN EL APARATO CARDIOVASCULAR

Durante la gestación, el corazón experimenta una serie de cambios anatómicos y funcionales que son compatibles con una vida normal, y que tienen como objetivo maximizar el suministro de oxígeno tanto a la madre como al feto.

Cambios anatómicos

El aumento del tamaño uterino eleva el diafragma y desplaza el corazón hacia arriba y un 15 % hacia la izquierda, lo que supone un giro longitudinal sobre su eje. De esta forma, se visualiza radiológicamente un aumento de la silueta cardíaca, pudiendo dar una falsa imagen de cardiomegalia que realmente no se corresponde con un aumento real de la relación cardiotorácica. El ápex cardíaco se ve desplazado y se dirige hacia el cuarto espacio intercostal.

Estas modificaciones en la posición y el tamaño del corazón se evidencian clínicamente al verse desplazados los focos de auscultación cardíaca, y con la presencia de un soplo sistólico funcional y un refuerzo del segundo ruido pulmonar. También pueden ocurrir taquicardias y extrasístoles, auriculares o ventriculares, que son transitorias en las gestantes. En cuanto al electrocardiograma, el embarazo normal no induce cambios característicos, más allá de la ligera desviación del eje a la izquierda por la modificación de la posición cardíaca.

Aunque discutido, parece que en el embarazo se produce una hipertrofia del músculo cardíaco con un aumento del peso, el tamaño y el volumen total del corazón.

Cambios funcionales

Durante el embarazo, se producen importantes cambios funcionales adaptativos en el corazón. Estos cambios suponen una sobrecarga circulatoria, que no conlleva ningún riesgo en una mujer sana, pero que podrían empeorar la patología de base de mujeres cardiópatas.

Volemia

Desde las primeras semanas de gestación, se produce un aumento del volumen sanguíneo, hasta alcanzar su máximo entre la semana 28 y 34. Aumenta en torno a un 40 % con respecto al valor previo al embarazo, lo que supone un aumento de entre 1.500 y 1.700 mL. Desde ese momento, el nivel se mantiene estable hasta el momento del parto.

El incremento del volumen sanguíneo tiene como objetivo aumentar la red vascular del útero y desarrollar la circulación placentaria y fetal. Estos cambios facilitan el traspaso de nutrientes al feto en desarrollo y protegen a la madre de una pérdida sanguínea excesiva durante el parto.

El aumento de volemia es también una respuesta compensatoria, necesaria para conseguir un «relleno vascular», debido a la vasodilatación sistémica creada por la unidad uteroplacentaria, que es un circuito de baja resistencia, y de esta forma se previene la hipotensión.

Frecuencia cardíaca

La frecuencia cardíaca en reposo aumenta durante la gestación unos 15-20 latidos por minuto (lpm), alcanzando su máximo en torno a la semana 30. Posteriormente tiende a mantenerse estable, o con un ligero descenso hasta el parto. En el posparto inicial, ya suele recuperar los valores pregestacionales.

Es un parámetro poco valorable que tiende a alterarse con facilidad, por lo que solo debe tenerse en consideración en caso de cambios muy notables. En general, se considera normal una taquicardia sinusal de hasta 100 lpm. Una frecuencia cardíaca superior a 115 lpm debería ser estudiada.

Presión arterial y resistencia vascular sistémica

La presión arterial es el producto del gasto cardíaco por la resistencia vascular sistémica (RVS). La presión arterial suele descender en la primera mitad del embarazo, especialmente la presión arterial diastólica, pudiendo llegar a causar episodios de hipotensión con cambios bruscos de posición o incluso en circunstancias normales. Tiende a elevarse en el tercer trimestre de la gestación hasta valores similares a los pregestacionales. Esta caída inicial de la presión arterial a pesar de la elevación del gasto cardíaco se debe a una reducción de la resistencia vascular sistémica hasta aproximadamente la mitad del embarazo. No se conoce con exactitud el motivo de este descenso, pero parece deberse a una vasodilatación producida por el óxido nítrico y a una atenuación de la respuesta vascular a vasoconstrictores como la angiotensina II y la noradrenalina.

Gasto cardíaco

El gasto cardíaco aumenta un 30-50 % durante el embarazo, lo que supone un aumento de 4,5 a 6,5 L/min. Es el producto del volumen sistólico y la frecuencia cardíaca, y ambos parámetros se encuentran aumentados durante el embarazo, contribuyendo al aumento global del gasto cardíaco. Este aumenta desde el inicio de la gestación, llegando a su punto máximo aproximadamente en las semanas 28-32, y luego disminuyendo ligeramente durante las últimas semanas.

La mayor parte del aumento del gasto cardíaco se dirige a la placenta, las mamas y el útero. El porcentaje de gasto cardíaco que llega a los riñones, al cerebro y a las arterias coronarias no varía, aunque la cantidad de flujo sanguíneo en términos absolutos sí aumenta. El flujo sanguíneo hepático absoluto se mantiene constante, aunque disminuye su fracción de gasto cardíaco. En gestaciones gemelares, el aumento del gasto cardíaco es un 15-20 % mayor que en las gestaciones únicas.

El incremento del gasto cardíaco no es constante, y puede variar según la posición materna: con la mujer en posición supina, el útero gestante con el embarazo avanzado comprime de forma casi constante la vena cava inferior, y con ello, el retorno venoso de la parte inferior del cuerpo. Esto conlleva un descenso del llenado cardíaco y, en consecuencia, del gasto cardíaco. También la posición de bipedestación supone una reducción de este gasto por descenso del volumen sistólico secundario a una disminución del llenado cardíaco. Por el contrario, el volumen minuto se ve aumentado en decúbito lateral y en posición de cuclillas.

El gasto cardíaco aumenta aún más durante el trabajo de parto, de forma que cada contracción uterina supone una «autotransfusión» de 300-500 mL de sangre que retorna a la circulación sistémica. Aumenta aproximadamente un 34 % en cada contracción y un 12 % entre contracciones, de la misma forma que el consumo de oxígeno y la presión arterial.

Presión venosa

La presión venosa en las extremidades superiores no se ve modificada, no obstante, en las extremidades inferiores aumenta progresivamente. Este aumento de presión venosa, junto con la obstrucción de la vena cava inferior, conduce al desarrollo de edemas, varices y aumenta el riesgo de trombosis venosa profunda.

Son frecuentes la aparición de varices en miembros inferiores, en la vulva y en la zona anorrectal, especialmente en el tercer trimestre de gestación. Esto se debe a varias causas: al incremento del volumen sanguíneo y la presión venosa en los vasos femorales y pélvicos por la compresión uterina, los cambios hormonales que contribuyen a la relajación de las paredes de los vasos sanguíneos, y la predisposición genética a desarrollar varices.

El aumento de la presión venosa, unido a un descenso de la presión oncótica o coloidosmótica del plasma, tiene también como resultado un traslado del líquido al compartimento extravascular, que causa edema hasta en un 80 % de gestantes.

! La volemia, la frecuencia cardíaca y el gasto cardíaco aumentan desde el comienzo de gestación hasta alcanzar su máximo en torno a la semana 30 aproximadamente. A partir de ese momento, tienden a mantenerse estables o descender ligeramente hasta el parto. Por el contrario, la presión arterial suele descender en la primera mitad del embarazo, para posteriormente elevarse hasta valores similares a los pregestacionales. El descenso de la presión arterial se debe a un descenso de la resistencia vascular sistémica desde el comienzo de la gestación.

MODIFICACIONES HEMATOLÓGICAS

El gran incremento de volemia que se produce durante la gestación no se acompaña de un aumento paralelo del volumen globular, aunque la masa de eritrocitos también aumenta de forma constante durante toda la gestación.

! Esta desproporción entre el incremento del volumen plasmático y el volumen globular se evidencia en un descenso fisiológico del hematócrito y de la hemoglobina, considerándose normales valores hasta un 35 % y hasta 11 g/dL, respectivamente. Esto se conoce como anemia fisiológica de la gestación, y modifica estos valores considerados como normales en la gestación. Estos cambios se evidencian desde el comienzo de la gestación, con un pico máximo de hemodilución en las semanas 24-26.

Existe también modificación en otras líneas celulares. Durante la gestación, se evidencia un aumento en los valores de leucocitos, considerándose normales valores entre 6.000 y 12.000-15.000/μL durante la gestación, y en el puerperio, suele situarse entre 15.000 y 20.000/μL. Este aumento parece ser secundario al aumento de los neutrófilos (entre 9.000 y 15.000), mientras que existe una ligera tendencia a la linfopenia. Los eosinófilos, basófilos y monocitos se mantienen constantes.

Las plaquetas tienden a descender conforme el embarazo avanza, aunque suelen mantenerse dentro de los valores normales. Hasta en un 8 % de casos, puede ocurrir lo que se conoce como *trombopenia gestacional*, donde raramente los valores descienden de 100.000 plaquetas/μL. A pesar de esta disminución del recuento de plaquetas, se produce un aumento de la agregación plaquetaria, por lo que la función plaquetaria aumenta para mantener la hemostasia.

La velocidad de sedimentación globular también se encuentra elevada, debido al aumento de los niveles plasmáticos de globulinas y fibrinógeno, por lo que no debe emplearse como marcador inflamatorio durante la gestación.

! Durante la gestación, se producen cambios en la hemostasia que tienen como objetivo generar un estado de hipercoagulabilidad, con aumento de factores procoagulantes, una disminución de los inhibidores naturales de la coagulación y una reducción de la actividad fibrinolítica, que resulta beneficioso para el proceso de parto, y especialmente para el momento del alumbramiento. Como consecuencia, se ve aumentado entre cinco y seis veces el riesgo de complicaciones tromboembólicas.

Se produce un incremento de factores procoagulantes como el factor I (fibrinógeno), el VII, el VIII, el IX y el X y el factor de Von Willebrand. Los factores II, V y XII no se modifican o aumentan ligeramente, mientras que el XI y el XIII descienden ligeramente.

De entre los factores anticoagulantes, se produce un descenso fisiológico de la proteína S hasta niveles propios de una persona con un déficit de esta proteína, mientras que los niveles de antitrombina III y proteína C permanecen estables durante la gestación.

La fibrinólisis se ve reducida, debido a que hay un aumento de los niveles de inhibidores de la actividad fibrinolítica, como el inhibidor de la fibrinólisis activado por trombina, el inhibidor del activador de plasminógeno 1 y el 2, y hay una reducción en la concentración del activador circulante del plasminógeno.

Las pruebas de coagulación no se ven prácticamente afectadas durante la gestación, salvo un ligero descenso del tiempo de protrombina, el tiempo parcial de tromboplastina activada y el tiempo de trombina, aunque permanecen dentro de los valores normales.

Se ha descrito que durante la gestación se produce un estado de coagulación intravascular de bajo grado, con un aumento de los productos derivados de la degradación de la trombina, como el dímero D de fibrina, los monómeros de fibrina y los fibrinopéptidos A y B.

Sistema inmunitario

Un embarazo con éxito depende de la tolerancia materna y de la inmunorreactividad a los antígenos paternos. La tolerancia materna parece estar relacionada con el desarrollo de varios mecanismos específicos que protegen al feto de la respuesta inmunitaria citotóxica materna. El embarazo no es un estado de inmunodeficiencia, pero sí tiene alterada la función inmunitaria.

El principal cambio observado es una modulación de la respuesta inmunitaria, con un desplazamiento de la respuesta celular a favor de la respuesta humoral o inmunidad mediada por anticuerpos. Los linfocitos T *helper* (colaboradores) de tipo 1 y las células *natural killer* (asesinas naturales) disminuyen, mientras que los linfocitos T *helper* 2 aumentan. No obstante, a pesar de este aumento de la inmunidad mediada por anticuerpos, los niveles de inmunoglobulina A, G y M disminuyen durante el embarazo.

MODIFICACIONES EN EL SISTEMA RESPIRATORIO

A continuación, se detallan las modificaciones que se producen en el sistema respiratorio durante la gestación.

Caja torácica

Desde el comienzo del embarazo, la relajación de los ligamentos torácicos por causa hormonal provoca cambios en la caja torácica, como el aumento del ángulo subcostal desde 68° hasta 103° y el aumento de un mínimo de 2 cm del diámetro torácico. El aumento progresivo del útero también va a influir elevando el diafragma hasta 4 cm por encima de su posición habitual. Estos cambios van a resultar en el llamado *tórax en tonel*.

Vías respiratorias altas

La mucosa de las vías respiratorias altas (fosas nasales, faringe, laringe y tráquea), se vuelve edematosa y congestiva, produce una hipersecreción de moco, por lo que aumenta la incidencia de congestión nasal, rinitis y taponamiento de oídos. También aumenta su vascularización y se encuentra más friable, motivo por el cual son muy típicos los cuadros de epistaxis.

Función respiratoria

Todos los cambios en la función respiratoria tienen el objetivo de aumentar la capacidad de difusión del aire al alvéolo. Hay un aumento en la vascularización pulmonar y una disminución en las resistencias. Se ve facilitado el paso de oxígeno a la circulación fetal desde la sangre materna y el retorno del dióxido de carbono.

La capacidad vital es la suma del volumen de reserva inspiratorio más el volumen de reserva espiratorio más el volumen corriente, que es el aire movilizado en una respiración normal.

El volumen corriente aumenta durante la gestación en aproximadamente un 40 %, de 500 a 700 mL. La capacidad residual funcional, que es el volumen de aire que queda en el pulmón tras una espiración normal, se corresponde a la suma del volumen residual, es decir, el que queda tras una espiración forzada, más el volumen de reserva espiratorio.

En la embarazada, a causa de la elevación del diafragma, la capacidad residual funcional disminuye aproximadamente un 20 %, a expensas de una disminución de ambos, del volumen espiratorio de reserva y del volumen residual. La pérdida de reserva espiratoria es compensada por un aumento de la capacidad inspiratoria, por lo que la capacidad vital no se ve prácticamente modificada y la capacidad pulmonar total solo presenta un ligero descenso. El volumen espiratorio forzado en

1 minuto no se ve afectado, lo que indica que la función de las vías respiratorias se mantiene estable (**Fig. 3-1** y **Tabla 3-1**).

La ventilación minuto es el producto del volumen corriente por la frecuencia respiratoria. En el embarazo, se produce un aumento de aproximadamente un 40-50 % de la ventilación minuto en reposo a expensas de un aumento en el volumen corriente, ya que la frecuencia respiratoria no se modifica, permanece en 14-15 respiraciones por minuto. Este aumento en la ventilación minuto parece deberse al aumento en los niveles de progesterona durante el embarazo, que estimula el centro respiratorio y produce una hiperventilación fisiológica de la gestación.

El aumento en la ventilación produce un aumento en la captación y el consumo de oxígeno. La presión arterial de oxígeno se eleva a valores superiores a 100 mmHg (106-108 mmHg), con el objetivo de proporcionar una mayor oferta de oxígeno. El consumo de oxígeno materno se sitúa entre un 20 y un 40 % por encima de los valores preges-

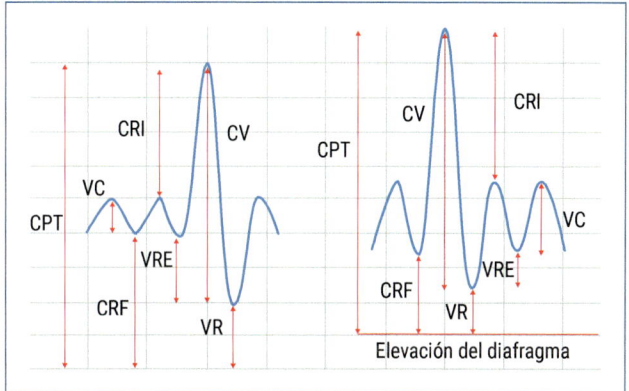

Figura 3-1. Volúmenes pulmonares.
CPT: capacidad pulmonar total; CRF: capacidad residual funcional; CRI: capacidad de reserva inspiratoria; CV: capacidad vital; VC: volumen corriente; VR: volumen respiratorio; VRE: volumen de reserva espiratorio; VRI: volumen de reserva inspiratorio.

Tabla 3-1. Capacidades y volúmenes pulmonares durante el embarazo		
Medición	**Definición**	**Cambio durante el embarazo**
Frecuencia respiratoria	Número de respiraciones por minuto	Sin cambios
Capacidad vital (CV)	Máximo volumen de aire que puede ser espirado de forma forzada tras una inspiración máxima (CI + VRE)	Sin cambios
Capacidad inspiratoria (CI)	Máximo volumen de aire que puede ser inspirado desde una espiración normal (VC + VRI)	Aumentado un 5-10 %
Volumen corriente (VC)	Volumen de aire inspirado y espirado con una respiración normal	Aumentado un 30-40 %
Volumen de reserva inspiratorio (VRI)	Máximo volumen de aire que puede ser inspirado al final de una inspiración normal	Sin cambios
Capacidad residual funcional (CRF)	Volumen de aire contenido en los pulmones al final de una espiración normal (VRE + VR)	Disminuido un 20 %
Volumen de reserva espiratorio (VRE)	Máximo volumen de aire que puede ser espirado desde el final de una espiración normal	Disminuido un 15-20 %
Volumen residual	Volumen de aire en los pulmones tras una espiración máxima	Disminuido un 20-25 %
Capacidad pulmonar total	Volumen total de aire en los pulmones tras una inspiración máxima (CV + VR)	Disminuido un 5 %

tacionales, y es imprescindible para cubrir las necesidades de oxígeno del feto y la placenta, y también el aumento de las necesidades de los órganos maternos. Este aumento en las necesidades de oxígeno, sumado a una disminución de la capacidad residual funcional, supone una disminución de las reservas maternas de oxígeno, que la hace especialmente susceptible a la hipoxia.

 El resultado de la hiperventilación produce un descenso de la presión arterial de dióxido de carbono ($PaCO_2$) a niveles de 27 a 32 mmHg. Esta alcalosis respiratoria se acompaña de una excreción renal compensadora de bicarbonatos (HCO_3) hasta valores entre 18 y 21 mEq/L para que el pH vuelva a la normalidad con ligera alcalosis (entre 7,40-7,45).

La disnea es un síntoma que puede aparecer en un embarazo normal. Suele surgir desde el comienzo de la gestación, por lo que no solo puede atribuirse a la presión que ejerce el útero grávido sobre el diafragma, si bien es cierto que puede empeorarlo. Se ha considerado como una de las causas la hiperventilación inducida por la progesterona. No obstante, pese a considerarse un síntoma que puede ser fisiológico de la gestación, deben descartarse otras causas potencialmente graves.

MODIFICACIONES EN EL SISTEMA NEFROUROLÓGICO

A continuación, se detallan las modificaciones que se producen en el sistema nefrourológico en el proceso de la gestación.

Cambios anatómicos

Durante la gestación, los riñones aumentan su tamaño entre 1 y 1,5 cm, y su volumen puede aumentar en torno a un 30 %, debido a un incremento del volumen vascular e intersticial, sin evidencia de cambios histológicos ni en el número de nefronas.

Hasta en un 50 % de mujeres, se produce una dilatación de los uréteres y de las pelvis renales, que comienza en las primeras semanas de gestación, hasta ser más evidente en el tercer trimestre.

Ocurre principalmente en el lado derecho, por efecto mecánico del útero, que tiende a rotar hacia este lado, produciendo una mayor compresión del uréter derecho, y también por la acción de la progesterona como relajante del músculo liso, que justifica el inicio tan precoz de estos cambios. Suele resolverse a las 6-12 semanas posparto. Esta dilatación de la vía urinaria causa una estasis urinaria que puede servir como reservorio para bacterias, lo que aumenta el riesgo de pielonefritis en el embarazo.

! La dilatación renal que puede producirse durante la gestación normal ocurre con más frecuencia en el lado derecho, por efecto mecánico del útero, que tiende a rotar hacia este lado produciendo una mayor compresión del uréter derecho, y también por la acción de la progesterona como relajante del músculo liso, que justifica el inicio tan precoz de estos cambios

El efecto de la progesterona también produce una relajación de la pared vesical, que permite un incremento de su capacidad, no obstante, se ve disminuido conforme el útero aumenta de tamaño, ya que la desplaza y la aplana. Esta relajación vesical provoca que la válvula vesicoureteral se vuelva incompetente, y que, acompañada de un aumento de la presión intravesical y de un descenso de la presión ureteral, provoque reflujo vesicoureteral, lo cual también favorece la aparición de infecciones. La mucosa vesical también sufre cambios y se vuelve edematosa e hiperémica.

Estos cambios en el ámbito vesical provocan clínica de aumento de la frecuencia miccional de más de siete veces al día, urgencia miccional e incontinencia urinaria. También es muy habitual la nicturia, con dos o más micciones por la noche, que parece atribuirse a la movilización nocturna del edema que aparece en la gestación.

El embarazo y el parto pueden causar cierto traumatismo sobre la vejiga y la uretra, causando una disminución de la sensibilidad vesical y atonía del músculo detrusor, con el consecuente aumento del volumen residual, sobredistensión vesical y retención urinaria, síntomas comunes en los primeros días tras el parto. Estos síntomas suelen ser leves y transitorios.

Cambios funcionales

Los cambios hemodinámicos que se producen en el embarazo, en el ámbito renal, tienen como consecuencia un aumento del flujo plasmático renal y de la tasa de filtración glomerular (TFG). Ambos se evidencian desde el principio del embarazo, y mientras que el flujo plasmático renal desciende ligeramente en el tercer trimestre, la TFG permanece estable, en torno a un 50 % superior a valores pregestacionales, hasta el final de la gestación.

 El aumento fisiológico en la TFG resulta en un descenso en la concentración sérica de creatinina también desde el comienzo de la gestación. Por este motivo, una creatinina sérica de 0,75 mg/dL o mayor, aunque se considera normal en la población no gestante, podría reflejar un daño renal en la mujer gestante.

El aumento del flujo plasmático renal y de la TFG durante el embarazo son inducidos por una vasodilatación renal generalizada que conlleva una disminución de la resistencia arteriolar preglomerular y posglomerular. Esto se debe al descenso en la respuesta vascular a vasopresores como la angiotensina 2, la norepinefrina y la hormona antidiurética (ADH), y a la acción de la relaxina, que aumenta la producción de óxido nítrico y endotelina. Estos cambios condicionan que esta situación de hiperfiltración no se acompañe de un aumento de la presión glomerular, lo que podría llegar a ocasionar daño renal.

Los cambios en la hemodinámica renal ocasionan cambios en los valores de laboratorio:

- **Sodio (hiponatremia)**: el aumento en la TFG produce un aumento importante del filtrado de sodio, pero este se ve compensado por un aumento en la resorción tubular de sodio. En el embarazo, se consigue acumular hasta 900 mEq de sodio. A pesar de este aumento neto del sodio, existe un descenso en su concentración en plasma a 4-5 mEq/L por debajo de los valores normales, proporcional al descenso en la osmolalidad plasmática en el embarazo normal a 270 mOsm/kg (los valores previos se sitúan entre 275 y 290).

- **Potasio**: a pesar de los niveles elevados de aldosterona, por lo que podría esperarse que se produjera un aumento de la excreción urinaria de potasio, las mujeres embarazadas retienen unos 350 mmol de potasio.
- **Proteinuria**: la excreción de proteínas a través de la orina aumenta durante el embarazo, desde niveles en mujeres no embarazadas de 100 mg/día a aproximadamente 150-200 mg/día en el tercer trimestre, considerándose patológica una excreción de proteínas superior a 300 mg/día. La excreción de proteínas es aún mayor en gestaciones gemelares no complicadas, lo que puede llevar a una confusión diagnóstica durante un estudio de preeclampsia en este tipo de mujeres por considerar los valores superiores a 300 como anormales. Este aumento de proteínas en orina parece deberse al propio aumento en la TFG, al aumento en el tamaño del poro de la membrana glomerular, al aumento en el transporte de proteínas a través de la barrera de filtración glomerular y a la reducción de la reabsorción tubular de proteínas filtradas.
- **Glucosuria**: aparece en aproximadamente un 50 % de gestantes, debido a un descenso de la reabsorción tubular proximal de glucosa. Por este motivo, no es útil para la detección de diabetes.
- **Aminoaciduria**: se produce un descenso en la reabsorción tubular de amnioácidos.
- **Excreción de HCO₃**: a consecuencia de la hiperventilación fisiológica del embarazo, se produce un estado de alcalosis respiratoria, que es compensado con la excreción renal de HCO_3, que pasa de niveles de 26 a 22 mmol/L.
- **Hipouricemia**: los niveles de ácido úrico descienden hasta mitad del embarazo, a partir de donde vuelven a elevarse hasta ser similares a los pregestacionales. Esto se debe a un aumento en la reabsorción tubular de urato.

MODIFICACIONES EN EL SISTEMA DIGESTIVO

Se abordan a continuación las modificaciones que se producen en el sistema digestivo en la etapa de la gestación.

Boca

Los cambios hormonales también afectan a la orofaringe, concretamente a las encías, mientras que los dientes y la lengua no se ven afectados. Parece que la producción de saliva no se ve modificada y, sin embargo, es frecuente en algunas mujeres la sialorrea o ptialismo. Parece que esta pérdida excesiva de saliva representa en realidad una dificultad de las gestantes con náuseas de tragar la saliva producida en cantidad normal, y no un aumento de producción de la misma.

Las mujeres embarazadas parecen ser más susceptibles de desarrollar caries, y un 40 % de mujeres pueden sufrir enfermedad periodontal.

Las encías se vuelven hiperémicas y sufren una tumefacción importante, lo que implica una mayor fragilidad y tendencia al sangrado. Esto produce gingivitis gravídica, que ocasiona frecuentes hemorragias gingivales durante todo el embarazo.

El épulis gestacional, granuloma gravídico o granuloma piogénico, es un tumor vascular benigno que tiende a localizarse en la encía (en la papila interdental), aunque también aparece en la mucosa oral, el labio o la lengua. Es una lesión exofítica, de superficie muy friable que sangra fácilmente al roce, blanda, con base pediculada, y que tiene un crecimiento de días o semanas. Es una lesión que aparece a consecuencia de la irritación local y suele desaparecer en el posparto, sin necesidad de intervención.

Estómago

Es característica la presencia de reflujo gastroesofágico con síntomas de dispepsia y regurgitación, que va haciéndose más intensa conforme avanza la gestación. Esto es debido a que el crecimiento del útero desplaza el estómago hacia arriba, aumenta su presión intraluminal y esto, sumado a un tono esofágico disminuido, favorece la apertura del cardias, que tiene como consecuencia la sintomatología descrita. También varía la composición de los jugos gástricos, con una producción de pepsina y ácido clorhídrico más reducida al comienzo, pero que va aumentando hacia el final del embarazo, lo que justifica también el empeoramiento de estos síntomas.

Intestino

El aumento de la presión intraabdominal junto a la acción de la progesterona, que relaja la musculatura del tubo digestivo, disminuyen la motilidad del intestino delgado y grueso, y enlentecen el tránsito, causando el estreñimiento tan frecuente en la gestante. Esta condición también se ve agravada por otras causas, como la toma de hierro, que es frecuente en la gestante, o la disminución de la actividad física, que puede ocurrir porque lo requiera alguna complicación propia de la gestación.

Vesícula biliar

La vesícula biliar se encuentra más atónica y distendida, también a consecuencia de que la progesterona reduce su motilidad, y causa un vaciamiento más lento de la bilis, con aumento del volumen residual tras la contracción. Se produce un cambio en la concentración de colesterol de la bilis que favorece la formación de cálculos biliares.

Hígado

El hígado no modifica su tamaño durante el embarazo. Se ve desplazado hacia la caja torácica, debido al crecimiento uterino que hace que el diafragma ascienda hasta 4 cm. Esto dificulta la palpación del hígado y convierte en un signo patológico el hecho de que este sea palpable.

Los niveles de albúmina y las proteínas totales en sangre disminuyen desde el comienzo del embarazo a consecuencia de la hemodilución.

> ❗ La fosfatasa alcalina aumenta hasta cuatro veces en el tercer trimestre, mientras que los niveles de bilirrubina, transaminasa glutámico oxalacética (GOT), transaminasa glutámico pirúvica (GPT), gamma-glutamiltransferasa (GGT) y lactato-deshidrogenasa (LDH), no se ven modificados. El colesterol total y los triglicéridos también aumentan sus niveles de forma fisiológica.

La concentración de muchas de las proteínas producidas por el hígado aumenta, como el fibrinógeno, la ceruloplasmina, la transferrina y las proteínas de unión a corticoesteroides. El colesterol total y los triglicéridos aumentan sus niveles de forma fisiológica y no precisan tratamiento. La amilasa pancreática no varía sus niveles o presenta un ligero aumento.

Náuseas y vómitos

Las náuseas y los vómitos aparecen hasta en un 70 % de embarazos, en la mayor parte de los casos, desde la semana 4-8 hasta aproximadamente la semana 16, aunque en algunas ocasiones pueden mantenerse durante todo el embarazo.

A pesar de que supone una afectación importante en la calidad de vida de la gestante, no tiene apenas repercusión en cuanto a pérdida de peso, alteraciones hidroelectrolíticas o aparición de cetonemia.

No se conoce bien la causa de esta sintomatología, se han descrito como posibles causas la relajación del músculo liso del estómago por elevación de estrógenos y progesterona o los niveles elevados de gonadotropina coriónica humana (hCG), pero no se conoce con certeza.

Hemorroides

Las hemorroides aparecen sobre todo en el último trimestre de gestación o en el posparto inmediato. Se producen a consecuencia del aumento de la presión venosa local en la zona anal, y en un 30-40 % de las embarazadas son sintomáticas, con clínica de prurito, malestar y/o sangrado, síntomas que empeoran si se asocian a estreñimiento.

MODIFICACIONES EN EL SISTEMA ENDOCRINO

A continuación, se detallan las modificaciones que se producen en el sistema endocrino en la gestación.

Hipófisis

La hipófisis aumenta su tamaño en aproximadamente un 135 %, fundamentalmente a expensas de una hipertrofia e hiperplasia de las células productoras de prolactina de la adenohipófisis. La prolactina aumenta mucho su concentración durante la gestación, con el objetivo de preparar la glándula mamaria para la futura lactancia.

La hormona foliculoestimulante y la hormona luteinizante, sin embargo, presentan niveles bajos, debido a un mecanismo de retroalimentación negativa por la marcada elevación de los estrógenos y la progesterona, a un aumento en los niveles de prolactina, que también interfiere en su producción, y por la acción competitiva con la hCG.

La hormona de crecimiento pasa de ser secretada por la hipófisis, a secretarse por la placenta a partir de la semana 8 de gestación, teniendo como resultado un aumento en su concentración sérica.

La ADH mantiene su producción a pesar de la reducción de la osmolaridad plasmática. También la oxitocina se eleva progresivamente, especialmente, al término del embarazo y en el parto.

Tiroides

Los niveles de tiroxina y triyodotironina total aumentan desde el comienzo del embarazo hasta alcanzar su pico máximo en torno a la semana 20 de gestación, y desde ese momento, se mantienen estables hasta el final de la gestación. Este incremento se ve compensado por el aumento correspondiente de las proteínas fijadoras de tiroxina (globulina transportadora de tiroxina [TBG]), por lo que no se ve incrementado su efecto biológico, ya que son las fracciones libres de tiroxina y triyodotironina las que determinan la función tiroidea, y estas se mantienen estables.

La hCG presenta una similitud estructural con la hormona tiroestimulante (TSH), por lo que actúa como agonista sobre la glándula tiroides. El aumento de sus niveles durante el primer trimestre produce un aumento transitorio de los valores de tiroxina libre e inhibe ligeramente la producción hipofisaria de TSH. Desde el final del primer trimestre y durante el resto de la gestación, la TSH mantiene estables sus niveles.

A pesar de estos cambios, el tamaño de la glándula tiroides permanece estable durante el embarazo o con un ligero aumento, siempre y cuando se mantenga una ingesta correcta de yodo.

Glándulas suprarrenales

Las glándulas suprarrenales mantienen un tamaño estable durante la gestación, a excepción de la zona fasciculada productora de glucocorticoides, que aumenta ligeramente de tamaño.

El aumento de la producción hepática de transcortina o globulina de fijación a corticosteroides, por acción de los estrógenos, provoca un incremento en los niveles de cortisol total en sangre. No obstante, también se encuentran elevados los niveles de cortisol libre, que parecen ser secundarios a una producción tanto hipotalámica como placentaria de la hormona liberadora de corticotropina, que estimula a su vez la producción hipofisaria de adrenocorticotropina y aumenta la producción suprarrenal de cortisol libre. A pesar de esta situación de hipercortisolismo fisiológico, hay poca evidencia clínica de sus efectos, a excepción del aumento de peso, la aparición de estrías y la situación de hiperglucemia.

La producción de aldosterona también aumenta de forma secundaria a la activación del eje renina-angiotensina-aldosterona, debido a la disminución de las resistencias vasculares periféricas. Esto contrarresta el efecto natriurético de la progesterona y del péptido natriurético atrial.

Durante la gestación, se produce una disminución de la concentración de sulfato de deshidroepiandrosterona y un aumento en los niveles de testosterona y androstenodiona.

Páncreas

El páncreas sufre una hipertrofia y una hiperplasia de los islotes de las células beta para poder responder a la mayor demanda de insulina en la gestación.

MODIFICACIONES EN EL METABOLISMO Y EN LOS MINERALES

La mujer gestante debe realizar cambios en el metabolismo de los nutrientes, con el objetivo de aumentar la disponibilidad de los mismos para que puedan llegar al feto a través de la circulación placentaria y reservar otra parte para las necesidades maternas, que presenta un gasto energético basal mayor de lo habitual.

Hacia el final del tercer trimestre, el índice metabólico basal aumenta entre un 10 y un 20 % con respecto al estado previo a la gestación, entre 200 y 300 kcal adicionales al día. Hay un 10 % adicional en caso de embarazos gemelares.

Aumento de peso

Se considera normal un aumento de peso que no sea inferior al 10 % ni superior al 20 % del habitual.

 Durante la gestación, se produce un aumento del peso medio de las mujeres en torno a 10-12 kg.

Este aumento de peso se debe principalmente al aumento del tamaño del útero y su contenido, a las mamas y al aumento del volumen de sangre y extracelular. Una pequeña proporción se debe también a un aumento del agua celular y de los depósitos de grasa y proteínas, que se acumulan como reservas maternas.

Al comienzo del embarazo el aumento de peso se debe principalmente a los cambios en el organismo materno, mientras que conforme avanza el embarazo, son los productos de la concepción los que tienen una mayor contribución.

La ganancia de peso debe ser menor cuanto mayor es el índice de masa corporal previo a la gestación (**Tabla 3-2**).

Metabolismo del agua y electrólitos

El incremento del agua corporal total se sitúa entre 6,5 y 8,5 L al final de la gestación. Supone una de las adaptaciones fisiológicas más importantes, y es necesario para el crecimiento del feto, la placenta, el líquido amniótico, el útero, las mamas y la expansión de la volemia.

Al final del embarazo, el líquido acumulado entre feto, placenta y líquido amniótico alcanza los 3,5 L, además de los 3 L que acumula el volumen sanguíneo, el líquido extracelular, las mamas y el útero.

Esta sobrecarga de volumen es el resultado de una retención activa de agua y sodio secundaria a cambios de la osmorregulación y del sistema renina-angiotensina. El aumento del

Tabla 3-2. Relación de pesos acumulados (g) a lo largo de la gestación

	Semanas			
	10	**20**	**30**	**40**
Feto	5	300	1.500	3.400
Placenta	20	170	300	650
Líquido amniótico	30	350	750	800
Útero y mamas	150	500	950	1.100
Sangre	100	600	1.300	1.450
Resto de órganos maternos	310	2.100	3.200	4.600
Total	615	4.020	8.000	12.000

Adaptada de: Hytten FE. Weight gain in pregnancy. En: Hytten FE, Chamberlain G (eds.). Clinical physiology in obstetrics. 2ª ed. Oxford: Blackwell; 1991. p. 173.

contenido de agua corporal se ve reflejado en la ganancia de peso materno y contribuye a la hemodilución, la anemia fisiológica y la elevación del gasto cardíaco materno.

Osmorregulación

El metabolismo del agua está controlado por la ADH, también conocida como arginina-vasopresina, y la sed. Durante la gestación, se modifican los umbrales osmóticos de secreción de ADH y del centro de la sed, que producen un aumento del agua corporal total y disminuyen la osmolalidad plasmática de 8 a 10 mOsm/kg, y la concentración de sodio en 3-4 mmol/L.

Sistema renina-angiotensina-aldosterona

En un embarazo normal, se producen aumentos marcados en todos los componentes de este sistema, a pesar del aumento del volumen sanguíneo y del líquido extracelular, y parece ser una respuesta compensadora a la disminución de la resistencia vascular sistémica. La actividad de la renina es 5-10 veces superior a los niveles en la mujer no gestante. El consecuente aumento de la producción de aldosterona es el factor clave en el aumento de la reabsorción de sodio y en la prevención de la pérdida de sodio.

Una manifestación muy frecuente de esta acumulación de líquido es la aparición de edemas en miembros inferiores, y se produce por un aumento de la presión venosa secundaria a la compresión uterina sobre la vena cava.

Esta retención de líquido será eliminada en los primeros días tras el parto a través de un aumento de diuresis y de una hipersudoración. En los primeros 10 días, debe haberse conseguido el equilibrio adecuado en el intercambio de agua en el organismo de la mujer.

 La sobrecarga de volumen que ocurre durante la gestación es el resultado de una retención activa de agua y sodio secundaria a cambios de la osmorregulación, con modificaciones en la secreción de ADH y del centro de la sed, y de la activación del eje renina-angiotensina.

Metabolismo de hidratos de carbono

La mayor parte de la energía que precisa el feto para su crecimiento procede de la glucosa, por lo que los cambios que se producen en su metabolismo van dirigidos a aumentar su disponibilidad en la sangre materna.

> **!** En la gestación, existe una disminución en la utilización periférica de la glucosa secundaria a un aumento de la resistencia a la insulina, lo que tiene como respuesta un aumento de su producción pancreática. Esto refleja un estado diabetógeno de resistencia a la insulina inducido por el embarazo, que asegura el suministro de glucosa posprandial al feto. El embarazo determina, por tanto, una situación de hipoglucemia leve en ayunas, hiperglucemia posprandial e hiperinsulinemia.

Para atender al aumento de la demanda de insulina, parece que los estrógenos son los encargados de la estimulación pancreática, produciendo una hipertrofia e hiperplasia de las células β productoras de insulina de los islotes pancreáticos maternos.

La sensibilidad a la insulina en el embarazo normal es entre el 45 y el 70 % menos que en las mujeres no embarazadas. No se conoce con exactitud la causa de este cambio en la sensibilidad, pero se cree que puedan tener influencia el aumento en los niveles de estrógenos y progesterona. También el lactógeno placentario, que se ve aumentado en el embarazo, aumenta la lipólisis y liberación de ácidos grasos libres, para disminuir el consumo materno de glucosa.

La glucosa es capaz de atravesar la placenta a través de un mecanismo de difusión facilitada que es independiente de energía y que es mediado por transportadores de glucosa. A diferencia de lo que ocurre en el adulto, en el que la homeostasis de la glucosa depende de varios procesos y gradientes, en el feto, la disposición de glucemia depende única y exclusivamente de la concentración sérica materna de glucosa y de su transferencia placentaria.

Metabolismo de lípidos

Durante la gestación, se ve aumentada la disponibilidad de los lípidos y los ácidos grasos libres, con el objetivo de utilizarlos como fuente energética y reducir el consumo de hidratos de carbono por parte de la madre y que puedan ser utilizados por el feto, de forma que se garantiza su consumo de glucosa. Sin embargo, aunque los lípidos que cruzan la placenta son menos importantes cuantitativamente, también participan en el desarrollo fetal, especialmente en la formación del sistema nervioso.

Las primeras etapas del embarazo son fundamentalmente anabólicas, lo que significa que los estrógenos, la progesterona y la insulina favorecen la formación de depósitos grasos y una ganancia neta de peso, inhibiendo por tanto la lipólisis. Esto ocurre gracias al incremento en la actividad de la enzima lipoproteína-lipasa, de modo que los triglicéridos de las lipoproteínas plasmáticas son hidrolizados, y los productos de esta hidrólisis (ácidos grasos libres), captados por el tejido adiposo materno para su almacenamiento, lo que se conoce como *lipogénesis*.

Sin embargo, en la segunda mitad de la gestación, el metabolismo lipídico se transforma en catabólico y la acción del lactógeno placentario principalmente, junto a un aumento en la resistencia a la insulina (¿es la resistencia la que favorece la liberación de ácidos grasos o son los ácidos grasos libres los que aumentan la resistencia a la insulina?), favorecen la lipólisis e hidrólisis de los depósitos grasos, lo que se traduce en un aumento de los ácidos grasos y el glicerol circulantes. Las grasas movilizadas se utilizan como fuente de energía materna, y se reserva la glucosa y los aminoácidos como aporte para esta etapa de máximo crecimiento fetal. Estos cambios contribuyen a la hiperlipidemia observada en las gestantes normales al final del embarazo.

Los cambios en el metabolismo alteran las concentraciones circulantes de triglicéridos, ácidos grasos, colesterol y fosfolípidos, con un descenso en sus niveles en las primeras semanas de gestación, y un posterior aumento progresivo hasta el término de la gestación. Únicamente el colesterol de lipoproteínas de alta densidad se eleva desde las primeras semanas y se mantiene hasta el término, aumentando sus niveles en un 30 % aproximadamente. La fracción de lipoproteínas de baja densidad, la que más se eleva, un 50 %, y los niveles de triglicéridos llegan a cifras 2-4 veces superiores a las habituales al final del embarazo.

>
> - Las primeras etapas de la gestación son anabólicas, por lo que se inhibe la lipólisis y se favorece la lipogénesis, con el objetivo de aumentar las reservas de ácidos grasos.
> - La segunda mitad del embarazo es fundamentalmente catabólica, se favorece la lipólisis y la liberación de ácidos grasos para que sean utilizados como fuente de energía materna.

Metabolismo de proteínas

Para el correcto desarrollo y crecimiento fetal, así como para el desarrollo de ciertos órganos maternos, principalmente el útero, es necesaria una elevada síntesis de proteínas y una suficiente disponibilidad de aminoácidos.

Los cambios en el metabolismo de las proteínas van ocurriendo gradualmente durante la gestación, con el objetivo de lograr el máximo potencial de crecimiento fetal en el tercer trimestre, y esto lo realiza con la conservación del nitrógeno en este período.

Las demandas fetales en la primera mitad de la gestación son pequeñas y los requerimientos predominantes son los de los tejidos maternos. Es en la segunda mitad donde aumentan las necesidades fetales de proteínas maternas.

La placenta es capaz de transportar aminoácidos de forma activa, y mantiene concentraciones más altas en la circulación fetal que en la circulación materna. No se ha podido demostrar que la madre acumule reservas proteicas en la primera mitad de la gestación para poder ponerlas a disposición fetal más tarde cuando las necesite.

La urea es el producto final de la destrucción de las proteínas, y el embarazo se ha asociado a una disminución de sus niveles plasmáticos, de su síntesis y de su excreción urinaria, lo que evidencia una reducción en la excreción urinaria de nitrógeno.

En la gestación, hay un balance nitrogenado positivo, al término del embarazo, la unidad fetoplacentaria contiene un total de 500 mg de proteínas.

La secreción de insulina también participa en la síntesis proteica, facilitando el paso de aminoácidos al interior de las células.

Calcio

El desarrollo del esqueleto fetal requiere de aproximadamente 30 g de calcio, que va acumulando a lo largo de la gestación, aunque el 80 % de este lo acumula en el tercer trimestre.

El traspaso placentario de calcio es un proceso activo que permite mantener concentraciones fetales mayores que las maternas. El feto presenta, por tanto, una hipercalcemia relativa con respecto a la madre, que inhibe la actividad de la hormona paratiroidea y estimula la de la calcitonina fetal, lo que genera un ambiente muy adecuado para la mineralización del esqueleto fetal.

La concentración de calcio total en sangre materna desciende de forma fisiológica, por aumento del consumo fetal, por hemodilución y debido a la reducción en los niveles de albúmina. Esta disminución afecta a la fracción de calcio unida a proteínas, sin embargo, el calcio libre ionizado (que no se encuentra unido a proteínas) no varía.

La placenta aumenta la producción de 1,25-hidroxivitamina D, que incrementa la absorción intestinal de calcio para que pueda ser transferida al feto.

Estos cambios en la madre, a pesar de que alteran el balance entre la formación y la reabsorción del hueso, no causan una desmineralización ósea materna, aunque sí se requieren que el consumo de calcio sea suficiente para prevenir la deficiencia excesiva en la madre. Se aconseja en la gestación aumentar el consumo de calcio a 1.200 mg/día.

Hierro

El embarazo precisa un aumento en las necesidades de hierro de hasta 1.000 mg, de los cuales 500 mg son necesarios para aumentar la masa de eritrocitos, 300 mg para la utilización fetal y placentaria y 200 mg para compensar las pérdidas de hierro diarias de la madre.

Por tanto, la madre necesita absorber 3,5 mg al día de hierro, aunque no es una absorción homogénea a lo largo de la gestación, sino que es al final cuando requiere una absorción mayor y alcanza los 6 mg/día.

El feto recibe este hierro mediante transporte activo a través de la placenta, especialmente en el último trimestre, y se mantiene a pesar de que exista un déficit de hierro materno. La disponibilidad fetal de hierro se ve favorecida gracias a que aumenta considerablemente la capacidad de absorción intestinal de hierro y al aumento en los niveles de transferrina, que se encargan de la fijación y el transporte de hierro.

Este aumento de la demanda de hierro precisa un aumento de su consumo en la dieta, no obstante, esto no suele ser suficiente, y la gran mayoría de mujeres no tiene depósitos de hierro lo suficientemente grandes para atender las demandas de la gestación, por lo que la gran cantidad de hierro que se transfiere al feto va a provocar un descenso del hierro sérico y la ferritina.

Por tanto, el embarazo precisa de suplementos exógenos que eviten el desarrollo de anemia ferropénica en la madre, especialmente en el último trimestre del embarazo. La dosis recomendada es de 30 mg de hierro elemental al día, a partir de la semana 20-28 de gestación.

También se produce un aumento de la síntesis de eritropoyetina, lo que ocasiona una hiperplasia de la médula ósea y un aumento del recuento de reticulocitos

Yodo

Se recomienda una ingesta adecuada de yodo durante la gestación para contrarrestar el aumento de las necesidades fetales y las pérdidas urinarias maternas. Una deficiencia de yodo podría dar lugar a la aparición de cretinismo fetal. A pesar de esto, el consumo de yodo en España es menor de lo recomendado, por lo que se recomienda suplementar con 200 µg de yodo al día desde antes de la gestación, durante la gestación y durante el período de lactancia.

Fósforo

Se encuentra prácticamente en su totalidad unido al calcio en los huesos y, por ello, los cambios que acontecen durante la gestación son casi idénticos a los del calcio. El fósforo inorgánico en el suero desciende hasta la semana 30, pero luego asciende y alcanza valores semejantes a los de la mujer no embarazada.

Magnesio

En el cuerpo, se acumulan entre 20 y 28 g de magnesio que se distribuyen entre el tejido óseo, los músculos y el tejido blando, y en el líquido extracelular. Los niveles de magnesio van disminuyendo a lo largo del embarazo, hasta ser mínimos en el tercer trimestre, cuando la incorporación fetal es máxima.

Las recomendaciones diarias durante el embarazo son de 320 mg/día, asumiendo una absorción del 50 %.

MODIFICACIONES MÚSCULOESQUELÉTICAS

El aumento del peso del útero materno modifica el centro de gravedad a las extremidades inferiores y condiciona una lordosis progresiva, al mismo tiempo que una flexión de la columna dorsal y un movimiento hacia abajo de los hombros. Este cambio postural es causa de dolor lumbar hasta en 2/3 de las mujeres gestantes.

Los músculos abdominales sufren un estiramiento, debilidad y separación, que también influye en la postura, ejerciendo más tensión sobre los músculos paraespinales.

Se produce una relajación y un aumento de movilidad de las articulaciones pélvicas, sacroilíacas, sacrococcígea y púbica, como preparación al paso fetal durante el parto. Esto puede ser causa de dolor pélvico durante el embarazo. Estos cambios articulares parecen ser debidos a la acción de la relaxina, aunque esto no ha sido totalmente demostrado.

MODIFICACIONES EN EL SISTEMA NERVIOSO CENTRAL

Se han descrito síntomas de falta de atención, pérdida de concentración y de memoria durante la gestación, aunque esto no ha sido muy estudiado. Sí parece haberse visto una disminución de memoria durante el tercer trimestre de gestación, no asociada a otras condiciones, como ansiedad, depresión, privación de sueño o cambios físicos, pero que es transitorio y desaparece tras el parto.

La retención hídrica también puede ser causa de cefaleas o de síndrome del túnel carpiano, que aparece con mayor frecuencia en mujeres embarazadas.

PUNTOS CLAVE

- El flujo uterino al final de la gestación representa un 20 % del gasto cardíaco, frente al 1-2 % previo a la gestación.
- El cuerpo lúteo se encarga del mantenimiento de la gestación a través de la producción de progesterona, hasta la semana 8 aproximadamente. A partir de ese momento, la producción de progesterona pasa a formar parte de la placenta.
- La prolactina es la hormona más importante involucrada en el proceso de lactogénesis.
- La volemia, la frecuencia cardíaca y el gasto cardíaco aumentan desde el comienzo de la gestación hasta alcanzar su máximo en torno a la semana 30 aproximadamente. A partir de ese momento, tienden a mantenerse estables o descender ligeramente hasta el parto.
- La presión arterial suele descender en la primera mitad del embarazo, para posteriormente elevarse hasta valores similares a los pregestacionales. El descenso de la presión arterial se debe a un descenso de la resistencia vascular sistémica desde el comienzo de la gestación.
- La anemia fisiológica de la gestación considera como normales valores hasta un 35 % de hematócrito y hasta 11 g/dL de hemoglobina.
- Durante la gestación, se producen cambios en la hemostasia que tienen como objetivo generar un estado de hipercoagulabilidad, con aumento de factores procoagulantes, una disminución de los inhibidores naturales de la coagulación y una reducción de la actividad fibrinolítica, que resulta beneficioso para el proceso de parto, y especialmente para el momento del alumbramiento. Como consecuencia, se ve aumentado entre cinco y seis veces el riesgo de complicaciones tromboembólicas.
- La hiperventilación que ocurre en la gestación produce un descenso de $PaCO_2$ a niveles de 27 a 32 mmHg. Esta alcalosis respiratoria se acompaña de una excreción renal compensadora de HCO_3 hasta valores entre 18 y 21 mEq/L, para que el pH vuelva a la normalidad con ligera alcalosis (entre 7,40-7,45).
- La fosfatasa alcalina aumenta hasta cuatro veces en el tercer trimestre, mientras que los niveles de bilirrubina, GOT, GPT, GGT y LDH permanecen estables. El colesterol total y los triglicéridos también aumentan sus niveles de forma fisiológica.
- La hCG presenta una similitud estructural con la TSH, por lo que actúa como agonista sobre la glándula tiroides y su aumento en el primer trimestre produce un aumento de los valores de tiroxina libre y una inhibición de la producción de TSH.
- El aumento de peso medio durante un embarazo normal se encuentra entre 10 y 12 kg.
- La sobrecarga de volumen que ocurre durante la gestación es el resultado de una retención activa de agua y sodio secundaria a cambios de la osmorregulación, con modificaciones en la secreción de ADH y del centro de la sed, y de la activación del eje renina-angiotensina.
- En la gestación, existe una disminución en la utilización periférica de la glucosa secundaria a un aumento de la resistencia a la insulina, lo que tiene como respuesta un aumento de su producción pancreática, por lo que el embarazo determina una situación de hipoglucemia leve en ayunas, hiperglucemia posprandial e hiperinsulinemia.
- Las primeras etapas de la gestación son anabólicas, por lo que se inhibe la lipólisis y se favorece la lipogénesis, con el objetivo de aumentar las reservas de ácidos grasos. La segunda mitad del embarazo es fundamentalmente catabólica, se favorece la lipólisis y la liberación de ácidos grasos para que sean utilizados como fuente de energía materna.
- El aumento del peso del útero materno modifica el centro de gravedad a las extremidades inferiores y condiciona una lordosis progresiva, una flexión de la columna dorsal y un movimiento hacia abajo de los hombros.

BIBLIOGRAFÍA

Bauer KA. Maternal adaptations to pregnancy: hematologic changes. UpToDate 2024 [consulta el 6 de septiembre de 2024]. Disponible en: https://www.uptodate.com.

Bermas B. Maternal adaptations to pregnancy: musculoskeletal changes and pain. UpToDate 2024 [consulta el 6 de septiembre de 2024]. Disponible en: https://www.uptodate.com

Bianco A. Maternal adaptations to pregnancy: gastrointestinal tract. UpToDate 2024 [consulta el 6 de septiembre de 2024]. Disponible en: https://www.uptodate.com

Cardiopatías y embarazo. Protocolos SEGO. Prog Obstet Ginecol. 2007;50(11): 654-74.

Carroza MA, Cordón Scharfhausen J, Troyano J, Bajo JM. Duración del embarazo. Modificaciones en los órganos genitales y en las mamas. Molestias comunes en el embarazo normal. En: Bajo Arenas JM, Melchor Marcos JC, Mercé LT (eds.). Fundamentos de obstetricia (SEGO). Madrid: Grupo ENE; 2007. p. 171-82.

Committee Opinion No. 569: oral health care during pregnancy and through the lifespan. Obstet Gynecol. 2013;122(2 Pt 1):417-22.

Fisiología materna. En: Gabbe SG, Niebyl JR, Sympson JL, Landon MB, Galan HL, Jauniaux ERM, et al. Obstetricia: embarazos normales y de riesgo. 7ª ed. Barcelona: Elsevier Health Sciences; 2019. p. 41-64.

Gersh B. Maternal adaptations to pregnancy: cardiovascular and hemodynamic changes. UpToDate 2024 [consulta el 6 de septiembre de 2024]. Disponible en: https://www.uptodate.com

González Gi OM, Herranz A, Couceiro E. Metabolismo en el embarazo. Modificaciones endocrinas. Sistema nervioso y modificaciones psíquicas. En: Bajo Arenas JM, Melchor Marcos JC, Mercé LT (eds.).Fundamentos de obstetricia (SEGO). Madrid: Grupo ENE; 2007. p. 191-202.

Hacker NF, Gambone JC, Hobel CJ. Maternal physiologic and inmunologic adaptation to pregnancy. En: Hacker NF, Gambone JC, Hobel CJ (eds.). Hacker & Moore's essentials of obstetrics and gynecology. 6ª ed. Filadelfia: Elsevier Health Sciences Division; 2015. p. 61-75.

Huarte M, De la Cal C, Mozo de Rosales F. Adaptaciones maternas al embarazo. En: Bajo Arenas JM, Melchor Marcos JC, Mercé LT (eds.). Fundamentos de obstetricia (SEGO). Madrid: Grupo ENE; 2007. p. 183-90.

Maternal physiology. En: Cunningham F, Leveno K, Bloom S, Hauth, Rouse D, Spong C. Williams obstetrics. 23ª ed. Nueva York: McGraw-Hill; 2014. p. 107-29.

Modificaciones fisiológicas de la mujer durante el embarazo. En: González Merlo J, Lailla Vicens JM, Fabre González E, González Bosquet E. Obstetricia. 5ª ed. Barcelona: Elsevier; 2006. p. 79-90.

Physiology changes in pregnancy. En: Symonds IA, Arulkumaran S. Essential obstetrics and gynecology. 6ª ed. Filadelfia: Elsevier; 2019. p. 22-40.

Pijuan Domènech A, Gatzoulis MA. Pregnancy and heart disease. Rev Esp Cardiol. 2006;59(9):971-84.

Pomeranz MK. Maternal adaptations to pregnancy: skin and related structures. UpToDate 2023 [consulta el 6 de septiembre de 2024]. Disponible en: https://www.uptodate.com

Thadhani R. Maternal adaptations to pregnancy: renal and urinary tract physiology. UpToDate 2024 [consulta el 6 de septiembre de 2024]. Disponible en: https://www.uptodate.com

Weinberger S. Maternal adaptations to pregnancy: dyspnea and other physiologic respiratory changes. UpToDate 2024 [consulta el 6 de septiembre de 2024]. Disponible en: https://www.uptodate.com

Control de la gestación

Consulta preconcepcional y control prenatal del embarazo normal

4

L. R. Lucio González

OBJETIVOS

- Conocer y manejar las indicaciones de la asistencia a la consulta preconcepcional.
- Aprender la anamnesis y las distintas pruebas complementarias que se deben llevar a cabo en la consulta preconcepcional.
- Averiguar las distintas recomendaciones higiénico-dietéticas en función de las características de la futura gestante y conocer la suplementación farmacológica.
- Reconocer y etiquetar los distintos factores de riesgo de cara al seguimiento y los controles del embarazo.
- Discernir las recomendaciones que se deben establecer en función de los distintos hallazgos, en cuanto al estado preconcepcional con respecto al futuro embarazo, así como el pronóstico para la futura madre.
- Definir la gestación de bajo riesgo.
- Establecer el mejor momento para la captación de la embarazada en casos de gestaciones normales.
- Entender la programación de los primeros controles y establecer el ámbito de actuación en las distintas áreas de salud por parte de los distintos profesionales.
- Valorar las pruebas pertinentes que se deben realizar en cada etapa de la gestación.
- Ajustar las pruebas del último trimestre del embarazo según su evolución.
- Saber orientar, si es necesario, el control de final de gestación según los hallazgos en cada etapa.

CONSULTA PRECONCEPCIONAL

La atención médica previa a la concepción tiene como objetivo mejorar e incluso optimizar las condiciones sociales y médicas maternas y paternas antes de la concepción para aumentar la probabilidad de un resultado favorable durante el parto. Dado que la salud de la mujer antes del embarazo es crucial para su salud durante el embarazo, la atención durante el período previo a la concepción se considera parte de la asistencia prenatal.

Introducción

A pesar de que la mitad de los embarazos son planificados, solo el 10 % de las parejas que planean concebir participan voluntariamente en programas de atención preconcepcional. Sin embargo, hasta el 70 % de las mujeres que intentan concebir están interesadas en saber más sobre el embarazo. Aunque puede aumentar la carga asistencial, el análisis de costo-beneficio de la atención previa a la concepción es favorable. Además, se ha demostrado que la implementación de programas de atención médica previa a la concepción mejora los resultados perinatales.

La atención previa a la concepción es beneficiosa para las mujeres que buscan asesoramiento antes de intentar concebir, así como para aquellas con factores de riesgo. Dado que se calcula que la mitad de los embarazos no son planificados,

los profesionales de la salud que brindan atención médica a las mujeres durante sus años reproductivos deben considerar la posibilidad de un embarazo y aprovechar todas las oportunidades para promover la salud y educar a las mujeres que planifican un embarazo en hábitos saludables.

El asesoramiento sobre el embarazo es un aspecto esencial para mejorar los resultados maternos y fetales, y los ginecólogos-obstetras tienen una gran oportunidad de lograr este objetivo. Este asesoramiento, que tiene lugar durante la visita de la paciente para hablar de la posibilidad de un futuro embarazo, permite a los médicos aconsejar a las pacientes sobre estilos de vida saludables y sobre cómo minimizar los riesgos para la salud. El objetivo del asesoramiento es optimizar la salud de la mujer, el feto y el neonato, y ha de proporcionarse educación sobre el embarazo saludable y los factores de riesgo modificables.

Deben realizarse evaluaciones de la inmunidad, revisiones de la vacunación y otros exámenes y pruebas, según proceda. Es preciso proporcionar asesoramiento previo al embarazo a todas las mujeres que deseen iniciar un embarazo, independientemente de su orientación sexual, identidad de género o sexo biológico.

La identificación adecuada y la mitigación de los factores de riesgo pueden ayudar a reducir las complicaciones del embarazo, mientras que el cribado genético permite a las parejas tomar decisiones informadas sobre la planificación familiar.

El tratamiento óptimo de las enfermedades preexistentes es esencial durante el período previo al embarazo para reducir las probabilidades de complicaciones relacionadas con el mismo. Además, hay que tener en cuenta el contexto social para identificar formas de ayudar a mejorar la utilización de la atención prenatal, incluida la comprensión de las barreras a las que pueden enfrentarse las pacientes a la hora de acceder a la atención sanitaria.

Actuación en la consulta preconcepcional

El asesoramiento previo al embarazo ha de comenzar con una exploración de las intenciones de embarazo de la paciente. Esto debe hacerse en cada encuentro con mujeres no embarazadas. El asesoramiento tiene que brindarse independientemente de si la paciente está utilizando métodos anticonceptivos o si está planificando un embarazo.

Dado que el estado de salud y los factores de riesgo pueden cambiar con el tiempo, el asesoramiento debe realizarse varias veces durante la vida reproductiva de la mujer, para aumentar la oportunidad de educación y mejorar los resultados reproductivos y del embarazo.

Los endocrinólogos reproductivos pueden ofrecer más educación a las pacientes infértiles antes de derivarlas, lo que agiliza la educación de las pacientes. El acceso al asesoramiento y a los servicios recomendados antes del embarazo debe estar respaldado, cubierto y disponible como componente fundamental de la atención sanitaria de la mujer.

La planificación familiar es un componente crucial del asesoramiento previo al embarazo. Aproximadamente el 45 % de los embarazos en Estados Unidos no son deseados, y los embarazos no deseados aumentan el riesgo de complicaciones. Aconsejar a las pacientes sobre los intervalos óptimos entre embarazos puede ser útil para reducir futuras complicaciones. Es preciso aconsejar a las mujeres que eviten intervalos entre embarazos inferiores a 6 meses e informar sobre los riesgos y beneficios de repetir el embarazo antes de los 18 meses.

> **!** El asesoramiento sobre anticoncepción debe guiarse por los criterios médicos de elegibilidad para el uso de anticonceptivos y las recomendaciones de práctica seleccionada para el uso de anticonceptivos de las distintas sociedades científicas, como la Sociedad Española de Contracepción (SEC), la Sociedad Española de Ginecología y Obstetricia (SEGO) o la Federación Internacional de Ginecología y Obstetricia (FIGO), que pueden utilizarse para facilitar un asesoramiento sobre anticoncepción basado en la evidencia que satisfaga las necesidades de planificación familiar y el espaciamiento de embarazos de cada paciente.

Las mujeres infértiles que planean utilizar tecnología de reproducción asistida para quedar embarazadas pueden beneficiarse de un intervalo entre embarazos menor de 18 meses pero mayor de 6 meses. La evaluación y el tratamiento deben iniciarse rápidamente en el caso de una mujer menor de 35 años que desee un embarazo y no tenga un factor de riesgo claramente identificable de infertilidad, pero que no se haya quedado embarazada tras 12 meses de relaciones sexuales sin

protección. La evaluación debe realizarla un profesional sanitario con la formación y experiencia adecuadas. Las pacientes pueden preguntar por los kits de predicción de la ovulación o las aplicaciones electrónicas para la fertilidad, pero la utilidad de estas herramientas es limitada.

Las enfermedades crónicas, como la diabetes, la hipertensión, las enfermedades psiquiátricas y las enfermedades tiroideas, han de tratarse de forma óptima antes del embarazo, ya que pueden influir en los resultados del embarazo. Puede ser necesaria la derivación a un especialista en medicina maternofetal, y el cribado de la enfermedad tiroidea subclínica puede ser apropiado para pacientes con factores de riesgo (**Tabla 4-1**).

Anamnesis

La consulta previa a la concepción debe adaptarse a las características individuales de la mujer y su pareja, su historial reproductivo y sus antecedentes. Los datos a reseñar dentro de los antecedentes se encuentran detallados en la **tabla 4-2**.

La atención preconcepcional se basa en tres componentes: la evaluación del riesgo preconcepcional, las acciones educativas y de promoción de la salud, y la suplementación farmacológica.

Durante la evaluación del riesgo preconcepcional, la anamnesis y la exploración son necesarias para todas las mujeres.

> **!** Es importante realizar un examen general y ginecológico completo, que incluya una exploración mamaria y genital.

Hay tener en cuenta que la mayoría de las pacientes que acuden a las consultas de preconcepción no padecen ninguna patología. Por lo tanto, solo deben realizarse a todas las pacientes las pruebas de laboratorio que se recomienden basándose en los antecedentes, y los demás exámenes deben reservarse para las pacientes de riesgo o con mayor prevalencia de determinadas enfermedades. Sin embargo, la consulta preconcepcional es un buen momento para aprovechar «la puesta al día» en el cribado de cáncer de cuello de útero, ya sea con citología, cultivo del virus del papiloma humano (VPH) o ambos (cotest).

Pruebas de laboratorio

A continuación, se detallan las pruebas de laboratorio que se hacen en esta consulta.

Anemia

La revisión de los índices eritrocitarios, como el volumen corpuscular medio inferior a 80 fL, puede servir como prueba básica de detección de hemoglobinopatías, indicando si la paciente es portadora o no.

Diabetes pregestacional

En mujeres con diabetes pregestacional, la prueba de hemoglobina glicosilada (A_{1C}) puede ayudar a monitorizar el control de la glucosa. Mantener un buen control de la glucosa (A_{1C} inferior al 6,5 %) en las primeras fases del embarazo puede redu-

Tabla 4-1. Patologías que con más frecuencia afectan al embarazo

Enfermedad	Riesgos asociados	Tratamiento	Objetivos
Diabetes pregestacional	Anomalías congénitas y complicaciones durante el embarazo	Se debe hacer hincapié en la importancia del control euglucémico antes y durante el embarazo. El control óptimo del peso también debe discutirse en el contexto del control de los niveles de azúcar en la sangre. Se debe considerar la prueba de vasculopatía subyacente con examen de retina, prueba de proteína en orina de 24 horas y electrocardiografía. *Screening* (cribado) de la función tiroidea	$HbA_{1c} < 6,5\%$ para reducir el riesgo de anomalías congénitas
Hipertensión crónica	Preeclampsia y restricción del crecimiento intrauterino	Se debe realizar una evaluación del riesgo teratogénico de los medicamentos para la hipertensión. Los inhibidores de la enzima convertidora de angiotensina y los bloqueadores de los receptores de angiotensina están contraindicados en el embarazo	–
Hipotiroidismo no tratado	Aborto espontáneo, preeclampsia, parto pretérmino, desprendimiento de placenta y muerte fetal	Debe ser considerado un *screening* basado en factores de riesgo más que un *screening* universal en pacientes que planean un embarazo	El tratamiento del hipotiroidismo en el embarazo debe basarse en yodurias poblacionales tal y como ya se esta haciendo en determinadas poblaciones, p. ej. en España
Cirugía bariátrica	Suele haber un período de pérdida rápida de peso en los primeros 12-24 meses postoperatorios. Durante este período, el embarazo es menos deseable, debido a los posibles efectos en el crecimiento fetal	El asesoramiento anticonceptivo durante el período postoperatorio es importante, porque el riesgo de fracaso de los anticonceptivos orales, en pacientes que se someten a cirugía bariátrica con un componente con malabsorción, aumenta	–
Trastornos del comportamiento	Vínculo infantil materno deteriorado, riesgo de autolesión materna o negligencia. Los antidepresivos y los medicamentos antipsicóticos aumentan la anovulación y disminuyen la fecundabilidad	Las mujeres con depresión o ansiedad establecidas deben recibir asesoramiento sobre los riesgos de estas afecciones en el embarazo y los riesgos y beneficios del tratamiento. El riesgo de recaída por trastorno bipolar es mayor en el embarazo, por lo que las mujeres con esta afección deben establecer una estrategia para controlar la recaída mientras planifican un embarazo	–
VIH	Transmisión vertical	Las mujeres con VIH deben recibir asesoramiento antes del embarazo, incluida una discusión de intervenciones para reducir la transmisión vertical, métodos para optimizar la salud a largo plazo y los pocos efectos potenciales de los medicamentos antirretrovirales en el feto. La terapia antirretroviral debe iniciarse antes del embarazo y continuarse durante este. Las parejas serodiscordantes deben recibir información sobre el riesgo de transmisión sexual y perinatal y sobre métodos más seguros para lograr el embarazo. Las mujeres con mayor riesgo de contraer la infección por el VIH (p. ej., una mujer no infectada con el VIH con una pareja sexual masculina que se sabe que está infectada con el VIH) deben ser consideradas candidatas para la profilaxis previa a la exposición. El uso de la profilaxis oral diaria previa a la exposición durante el embarazo y la lactancia para mujeres sin VIH con parejas infectadas por el VIH ha tenido un estudio limitado; sin embargo, la combinación de medicamentos de tenofovir y emtricitabina se usa comúnmente durante el embarazo y tiene una seguridad tranquilizadora	La carga viral debe ser indetectable, el manejo del embarazo se debe planificar en conjunto con un especialista en VIH
Trombofilia	TVP o preeclampsia durante el embarazo	Considerar tromboprofilaxis durante la gestación, dependiendo del tipo de trombofilia y la afectación	–
Malos antecedentes obstétricos	Recurrencia en futuros embarazos	Asesoramiento y consejo del riesgo de recurrencia	–

HbA_{1c}: hemoglobina glucosilada; TVP: trombosis venosa profunda; VIH: virus de inmunodeficiencia humana.

Tabla 4-2. Antecedentes a recabar sobre embarazos previos

Antecedentes obstétricos (información para cada embarazo)
Fecha de parto
Edad gestacional en el momento del parto
Lugar del parto
Sexo del bebé
Peso al nacer y percentil para la edad gestacional
Modo de parto (vaginal, cesárea, asistida-vaginal)
Tipo de analgesia y anestesia
Duración del trabajo de parto
Resultado (nacidos vivos, muerte fetal)
Detalles (p. ej., tipo de incisión de histerotomía, fórceps, ventosa, etcétera)
Complicaciones (por ejemplo, parto prematuro, preeclampsia, diabetes gestacional, previa, desprendimiento, colestasis)
Historia ginecológica
Edad en la menarquia
Fecha del último período menstrual
Fecha del período menstrual anterior
Duración y frecuencia del ciclo
Tipo de anticoncepción
Infecciones de transmisión sexual
Cirugía o trastornos ginecológicos (p. ej., cirugía cervical, uterina u ovárica; endometriosis, fibromas, anomalías uterinas)
Aborto
Interrupción del embarazo
Embarazo ectópico

cir el riesgo de aborto espontáneo y de anomalías congénitas, pero puede llevar algún tiempo conseguirlo.

La identificación de factores de riesgo de diabetes tipo 2 puede ayudar a seleccionar grupos específicos para el cribado. El cribado primario de la diabetes tipo 2 consiste en una prueba de glucosa plasmática en ayunas, A_{1C} o ambas. Se desaconsejará la gestación en los casos en que:

- Los niveles de hemoglobina A_{1C} sean superiores a la media + 7 de desviación estándar.
- Exista nefropatía grave (creatinina plasmática > 2 mg/dL o proteinuria > 3 g/24 horas y/o hipertensión arterial [HTA] de difícil control), cardiopatía isquémica, retinopatía proliferativa grave con mal pronóstico visual, neuropatía autonómica grave.
- HTA: se debe estudiar el estado general de las pacientes con HTA crónica, así como informar de los riesgos de la gestación y modificar su medicación antihipertensiva si fuese necesario.

Tuberculosis

Las pruebas de tuberculosis latente en poblaciones de alto riesgo son cruciales para evitar exponer al feto a tratamiento durante el embarazo si fuera necesario. Para detectar la infección tuberculosa latente, se puede utilizar una prueba cutánea de la tuberculina o un ensayo de liberación de interferón gamma, como la prueba QuantiFERON®.

Las personas con riesgo de nueva infección o de progresión de tuberculosis latente a tuberculosis activa debido a afecciones subyacentes deben someterse a pruebas de detección de la infección tuberculosa latente y recibir tratamiento. La realización de pruebas para detectar la infección tuberculosa latente implica la decisión de tratar si los resultados de las pruebas son positivos.

Metabolopatías

Si se sospecha o se conoce la existencia de fenilcetonuria materna, es importante medir los niveles séricos de fenilalanina. La restricción dietética de fenilalanina antes y durante el embarazo puede prevenir la embriopatía por fenilalanina. La declaración de desarrollo de consenso de los Institutos Nacionales de Salud (NIH) recomienda reducir los niveles de fenilalanina en plasma a menos de 6 mg/dL (360 μmol/L) al menos 3 meses antes de la concepción y mantenerlos entre 2 y 6 mg/dL (120 y 360 μmol/L) durante el embarazo.

Tóxicos ambientales

Cada vez hay más pruebas de que los contaminantes ambientales, los teratógenos en el lugar de trabajo y los alteradores endocrinos, están relacionados con riesgos para la reproducción y el embarazo.

Las exposiciones pueden producirse tanto en el hogar, por ejemplo, con plásticos que contienen bisfenol-A, pesticidas, pintura con plomo y amianto, como en el trabajo. Ciertos sectores laborales, como la agricultura (pesticidas), la industria manufacturera (disolventes orgánicos y metales pesados), la limpieza en seco (disolventes) y la sanidad (productos biológicos y radiaciones), presentan un mayor riesgo de exposición a sustancias potencialmente peligrosas durante el embarazo.

Una exposición de alto riesgo al plomo o un aumento del nivel de plomo puede ser perjudicial tanto para la madre como para el feto, por lo que puede ser necesario realizar pruebas del nivel de plomo. El programa de Epidemiología y Vigilancia del Plomo en la Sangre de Adultos (ABLES) del Instituto Nacional de Seguridad y Salud en el Trabajo (NIOSH)/Centros para el Control y la Prevención de Enfermedades (CDC, Centers for Disease Control and Prevention) define un nivel elevado de plomo en sangre para adultos como mayor o igual a 5 μg/dL.

Enfermedades infecciosas

Es conveniente la realización de pruebas de detección de gonorrea, clamidia, sífilis hepatitis B y C y otras infecciones de transmisión sexual de acuerdo con las directrices estándar. Dependiendo de la enfermedad, las infecciones no tratadas pueden causar subfertilidad/infertilidad, así como infecciones congénitas y complicaciones médicas y del embarazo.

El cribado de la toxoplasmosis es discutible, la SEGO y las sociedades nacionales de Estados Unidos, Canadá y el Reino Unido desaconsejan el cribado universal rutinario durante el embarazo. Sin embargo, un título de referencia antes del embarazo puede ser útil si el cribado se realiza en pacientes con exposición ocupacional, gatos domésticos o hábitos alimentarios de alto riesgo.

Las pacientes con un título negativo de toxoplasmosis deben evitar cambiar la arena del gato, comer carne poco cocinada, utilizar guantes cuando trabajen en el jardín y lavar con frecuencia los alimentos, las manos y las zonas de preparación de alimentos.

Hay que documentar la inmunidad a la rubéola o la falta de inmunidad, si no se ha realizado previamente. Las pruebas de inmunidad consisten en pruebas de laboratorio de inmunidad a la rubéola, confirmación de laboratorio de la enfermedad, documentación de vacunación con al menos una dosis de vacuna viva que contenga el virus de la rubéola a una edad ≥ 12 meses. La infección por rubéola durante el embarazo puede tener efectos adversos graves en el feto y puede prevenirse mediante la inmunización previa al embarazo (la inmunización con una vacuna viva no puede realizarse durante el embarazo).

Es preciso documentar la inmunidad a la varicela o la falta de inmunidad, si no se ha realizado previamente. Las pruebas de inmunidad consisten en el diagnóstico clínico de varicela o la verificación de antecedentes de enfermedad, vacunación documentada o pruebas de laboratorio de inmunidad. La infección por varicela durante el embarazo puede tener efectos adversos graves en el feto y en la embarazada, y puede prevenirse mediante la inmunización previa al embarazo (no puede realizarse la inmunización con una vacuna viva durante el embarazo).

Se realizarán pruebas de detección de la enfermedad de Chagas en mujeres en edad reproductiva que hayan nacido o vivido en una región de América del Sur o Central con enfermedad de Chagas endémica.

Las personas con enfermedad de Chagas, a menudo, desconocen su infección y su gravedad potencial, incluidas las complicaciones cardiovasculares y gastrointestinales maternas, la transmisión al feto y la hidropesía fetal. El diagnóstico y el tratamiento antes del embarazo pueden mejorar los resultados maternos y prevenir la transmisión de madre a hijo. Por estas razones, un grupo de trabajo de expertos recomienda ahora el cribado de la enfermedad de Chagas en mujeres en edad reproductiva que hayan nacido o vivido en estas áreas endémicas. Lo ideal es realizar el cribado antes del embarazo, ya que los fármacos antitrepanosómicos están contraindicados durante el mismo.

Los documentos consultados no recomiendan la realización de serología del virus Zika en embarazadas asintomáticas procedentes de una zona de riesgo.

El protocolo de la enfermedad por virus Zika de la Red Nacional de Vigilancia Epidemiológica (RENAVE), de julio de 2019, indica que, en el manejo de la mujer embarazada procedente de zonas con transmisión autóctona del virus Zika, debe seguirse el protocolo de actuación para los especialistas en ginecología y obstetricia en relación a la detección de las posibles complicaciones asociadas a la infección por virus Zika durante el embarazo, realizado entre la SEGO y el Ministerio de Sanidad Español.

En dicho protocolo, se indica que «en el caso de gestantes asintomáticas procedentes de zonas con transmisión por virus Zika, y en ausencia de microcefalia o calcificaciones intracraneales fetales (descartadas por ecografía u otros procedimientos diagnósticos de imagen) no estaría indicado descartar la presencia de infección».

La actualización del Programa de Actividades de Prevención y Promoción de la Salud (PAPPS) de 2020 no hace mención al cribado serológico del virus Zika en mujeres embarazadas asintomáticas.

Fuera de España, el sumario de evidencia de UpToDate, actualizado en enero de 2022, basándose en las recomendaciones realizadas por los CDC, señala que, durante la visita prenatal inicial, se debe evaluar verbalmente a las mujeres embarazadas para detectar una posible exposición al virus Zika antes y durante el embarazo.

Las mujeres embarazadas asintomáticas con una posible exposición limitada (es decir, reciente pero no continua) al virus Zika no requieren pruebas de laboratorio de rutina. A medida que disminuye la prevalencia de la infección por virus Zika, aumenta la probabilidad de falsos positivos en las pruebas de laboratorio y el subsiguiente uso de intervenciones innecesarias.

Por último, la Organización Mundial de la Salud (OMS) tampoco recomienda la realización de serología del virus Zika en embarazadas asintomáticas.

Enfermedades hereditarias

El cribado de portadores genéticos de enfermedades hereditarias puede basarse en la historia clínica de la paciente o del posible padre biológico o en antecedentes familiares de enfermedad hereditaria, origen étnico o petición de la paciente.

Lo ideal es que el cribado de portadores se realice antes del embarazo, ya que puede llevar un tiempo considerable realizar la prueba y, si procede, realizar la prueba a la pareja y organizar el asesoramiento genético. Esta información permite a las personas que planean un embarazo tomar decisiones reproductivas informadas sobre la adopción, el embarazo con portadora gestacional, el uso de semen de donante, la fecundación *in vitro* con pruebas genéticas preimplantacionales, la prevención del embarazo y el diagnóstico prenatal.

Hipertensión arterial

En las pacientes con hipertensión crónica, esta debe controlarse antes de la concepción. El tratamiento se inicia en un umbral de presión arterial de 140/90 mmHg, utilizando el menor número de medicamentos a la dosis eficaz más baja, para mantener la presión arterial por debajo de estos valores.

Ciertos agentes, como los inhibidores de la enzima conversora de la angiotensina y los antagonista del receptor de la angiotensina, deben evitarse durante el embarazo, ya que su uso, en cualquier fase de este, se asocia a efectos adversos sobre el feto. Se debe aconsejar a las pacientes que estén tomando alguno de estos agentes que cambien a agentes cuya seguridad en el embarazo esté establecida.

Abortos previos

En el caso de antecedentes de abortos previos, estaría indicado el estudio del síndrome antifosfolípido (SAF): se solicitarán anticuerpos anticardiolipina, inmunoglobulina (Ig) G y/o IgM, anticuerpos anti-β_2-glicoproteína I IgG y/o IgM y anticoagulante lúpico. Se considerará positivo si se obtienen títulos moderados o elevados en dos determinaciones separadas al menos 12 semanas. Ante un SAF confirmado, está indicado el tratamiento con ácido acetilsalicílico (75-100 mg/día) y heparina de bajo peso molecular a dosis profilácticas desde el inicio de la gestación.

El estudio de trombofilias hereditarias no está indicado. La mutación del factor V de Leiden y la mutación G20210A del gen de la protrombina está asociada a pérdidas gestacionales del segundo trimestre, pero no a abortos de repetición, por lo que no está indicado su estudio en aborto recurrente.

En la glucemia/hemoglobina glucosilada, no se considera indicada la determinación de glucemia basal en el contexto de estudio de abortos de repetición; sin embargo, sí estaría recomendado en caso de evaluación preconcepcional en cualquier mujer con deseo gestacional.

En lo que se refiere al estudio de la función tiroidea, como el anterior, el estudio de la hormona tiroestimulante (TSH) se considera parte del estudio preconcepcional. En caso de un valor superior a 2,5 mUI/mL, se solicitarán anticuerpos antiperoxidasa; y en caso de resultar positivos, se recomendará tratamiento con levotiroxina.

En cuanto a la prolactina, el vínculo con abortos de repetición es bajo. Se debe considerar solo si existe sospecha clínica de disfunción ovulatoria, ya que la normalización con un agonista de la dopamina puede mejorar los resultados en abortos de repetición.

Acciones adicionales

Junto con las afecciones mencionadas, es importante que la paciente estabilice otros procesos orgánicos antes de concebir, como los relacionados con el corazón y los músculos, la enfermedad tromboembólica y la trombosis, el asma, la enfermedad del tejido conjuntivo y los trastornos psiquiátricos.

La evaluación de los antecedentes reproductivos de la paciente puede ayudar a prevenir y abordar determinados factores de riesgo asociados al embarazo.

Se recomienda recopilar información sobre los antecedentes de parto prematuro de la paciente.

Si la paciente ha sufrido un mortinato intrauterino, es importante informarla sobre el riesgo de recurrencia, completar una investigación exhaustiva de las causas y aconsejarle que modifique los hábitos de riesgo, como el consumo de tabaco.

En cuanto a los **factores sociales**, en la asistencia preconcepcional, se debe obtener la historia social y la información sobre los hábitos y el estilo de vida de la mujer para poder identificar comportamientos, exposiciones ambientales y laborales de riesgo, situaciones socioeconómicas desfavorables o sospecha de violencia de género que puedan condicionar el resultado de la gestación.

Acciones educativas y promotoras de la salud

Hay que potenciar un estilo de vida saludable. Las acciones educativas y promotoras de la salud durante la asistencia preconcepcional pueden ser muy eficaces, ya que la mujer y su entorno están más motivados. La información que se proporcione a la pareja sobre estos temas debe ser sencilla. El lenguaje ha de ser claro y directo, diferenciando lo fundamental de lo secundario.

Dieta y suplementos

En cuanto a la dieta y los suplementos, se desarrollan a continuación una serie de recomendaciones.

Vitaminas, suplementos. Se debe aconsejar a todas las mujeres que planeen un embarazo o puedan quedarse embarazadas que tomen suplementos de ácido fólico para reducir el riesgo de tener un bebé con un defecto del tubo neural, y posiblemente otras anomalías congénitas, incluso hay estudios que avalan la prevención del desprendimiento de placenta normalmente inserta.

El tubo neural se cierra entre 24 y 26 días después de la concepción, por lo que la administración de suplementos de ácido fólico tras el diagnóstico del embarazo suele ser demasiado tarde para reducir el riesgo de defectos del tubo neural. El método más conveniente de suplementación con ácido fólico es la ingesta diaria de un multivitamínico que contenga entre 400 y 800 µg de ácido fólico.

> **!** La administración de suplementos de ácido fólico tras el diagnóstico del embarazo suele ser demasiado tarde para reducir el riesgo de defectos del tubo neural. El método más conveniente de suplementación con ácido fólico es la ingesta diaria de un multivitamínico que contenga entre 400 y 800 µg de ácido fólico.

Recientemente la Sociedad de Obstetricia y Ginecología de Canadá ha recomendado utilizar diferentes estrategias en la prevención primaria de los defectos del tubo neural, así como malformaciones congénitas, en función de las características de cada mujer.

En la mujer sin factores de riesgo de tener un hijo con defectos del tubo neural, que planifica su embarazo y que cumple correctamente las prescripciones médicas, se recomienda una dieta con alimentos ricos en folatos y la suplementación diaria con un preparado multivitamínico con acido fólico (0,4-1 mg), desde al menos 2 o 3 meses antes de la concepción y a lo largo de todo el embarazo y el período posparto (de 4 a 6 semanas o mientras se mantenga la lactancia natural).

En la mujer con factores de riesgo de tener un hijo con defectos del tubo neural, como epilepsia, diabetes mellitus insulinodependiente, obesidad (índice de masa corporal > 35 kg/m²) o antecedentes familiares de defectos del tubo neural, se recomienda aumentar la ingesta de alimentos ricos en folatos y la suplementación diaria con un preparado multivitamínico con ácido fólico (5 mg) desde al menos 3 meses antes de la concepción, y continuar hasta la semana 10-12 posconcepción. Se administrará desde este momento hasta el término del embarazo y durante el período posparto de 4 a 6 semanas o mientras se mantenga la lactancia natural. La suplementación debe ser con un preparado multivitamínico con ácido fólico (0,4-1 mg).

En la mujer que no planifica su embarazo, que cumple de forma irregular las prescripciones médicas, que realiza una alimentación irregular y expuesta al tabaco, alcohol u otras drogas, se debe proporcionar consejo sobre la importancia de la prevención de los defectos congénitos con la suplementación con multivitaminas con ácido fólico.

En esta situación, se debe utilizar la estrategia de la suplementación con un preparado multivitamínico con dosis altas de ácido fólico (5 mg) para lograr niveles más adecuados de folatos intraeritrocitarios cuando el consumo del ácido fólico es irregular. La suplementación con 5 mg de ácido fólico no enmascara la deficiencia de vitamina B_{12}, y no es necesario realizar estudios de laboratorio especiales para su identificación antes de iniciar el tratamiento.

En España no se recomienda el suplemento de vitamina D durante la gestación. No obstante, datos de estudios observacionales revelan que niveles séricos maternos bajos de vitamina D se asocian a un mayor riesgo de resultados adversos del embarazo, entre ellos, un mayor riesgo de preeclampsia y de parto prematuro.

Una guía de práctica clínica australiana sobre suplementación de vitaminas y minerales en el embarazo plantea que, entre las mujeres con mayor riesgo de deficiencia de vitamina D, se incluyen: aquellas con exposición reducida a la luz solar (como las mujeres que usan velo); aquellas que usan protector solar regularmente; mujeres de piel oscura; madres de bebés con raquitismo; y mujeres con un índice de masa corporal > 30.

En estas circunstancias, se debería considerar la determinación de los niveles séricos de vitamina D y administrar suplementos en caso necesario. Como recomendación basada en el consenso, proponen:

- En mujeres embarazadas o planificando con un nivel de vitamina D por debajo de 50 nmol/L:
  - Ante niveles de 30-49 nmol/L, comenzar con 1.000 UI (25 μg)/día.
  - En mujeres embarazadas con niveles < 30 nmol/L, comenzar con 2.000 UI (50 μg)/día.
  - Hay que repetir la determinación del nivel de vitamina D a las 28 semanas de gestación.
- Las mujeres embarazadas o que lo están planificando con un nivel de vitamina D superior a 50 nmol/L deberían tomar 400 UI de vitamina D al día como parte de un preparado multivitamínico.

Por otro lado, una actualización reciente del National Institute for Health and Care Excellence (NICE) recomienda la suplementación de vitamina D a todas las mujeres planificando o embarazadas con una dosis diaria de 10 μg/día, 400 UI.

Es necesario obtener más evidencia que permita delimitar el verdadero papel del consumo de polivitamínicos en la asistencia sanitaria preconcepcional.

Deben suspenderse las megavitaminas, los suplementos dietéticos no esenciales y los preparados de hierbas, dado que en general no se ha evaluado el riesgo para el feto de dichas sustancias. Las megadosis de vitamina A tomadas durante los primeros meses del embarazo se han asociado a anomalías congénitas. Hay que evitar los preparados multivitamínicos que contengan más de 5.000 UI de vitamina A (mayor riesgo de teratogénesis con > 10.000 UI/día).

Muchas vitaminas prenatales no contienen yodo. Se ha aconsejado a las mujeres que planean un embarazo que complementen su dieta con un suplemento multivitamínico oral diario que contenga de 150 a 250 μg de yodo en forma de yoduro potásico, aunque no hay pruebas suficientes de los beneficios y perjuicios de la suplementación rutinaria con yodo. Son alternativas el uso de sal yodada (contiene 95 μg de yodo por un cuarto de cucharadita) y el consumo de marisco y pescado naturalmente rico en yodo.

Dieta saludable. Una dieta saludable suele ser la misma tanto si la persona está planeando un embarazo como si no, con algunas excepciones. La modificación de factores poco saludables, como la obesidad, debe ser un objetivo a cumplir antes de llegar a un embarazo, dados los múltiples factores de riesgo asociados a esta condición.

Probablemente debería evitarse un consumo elevado de cafeína. Los expertos sugieren que las mujeres que estén intentando concebir (o que estén embarazadas) limiten el consumo de cafeína a menos de 200 a 300 mg al día.

Por supuesto, el abandono del tabaco y el alcohol es primordial en cualquier mujer que esté pensando en un embarazo, incluso antes de la planificación del mismo.

Pescado. También hay que regular la cantidad y el tipo de pescado que se consume, y deben evitarse ciertos tipos de pescado durante el embarazo y el período previo a la concepción, debido a la preocupación por los posibles efectos teratogénicos de las toxinas ambientales, en particular el mercurio.

Solo debe consumirse pescado cocinado. No hay pruebas claras de que los suplementos de ácidos grasos poliinsaturados de cadena larga n-3 (también conocidos como omega-3: ácido docosahexaenoico y ácido eicosapentaenoico) durante el embarazo mejoren el neurodesarrollo de la descendencia u otros resultados.

CONTROL Y SEGUIMIENTO DEL EMBARAZO NORMAL

La atención prenatal comprende tres elementos esenciales: evaluación de riesgos, promoción y educación sanitaria, e intervención terapéutica, que son cruciales para prevenir y tratar a tiempo las complicaciones maternas y fetales. En todo el mundo, las complicaciones del embarazo y el parto son la principal causa de morbilidad y mortalidad en las mujeres en edad reproductiva.

El control gestacional en mujeres con gestación normal o bajo-medio riesgo se lleva a cabo usualmente desde dos ámbitos de salud: la atención primaria (médicos de atención primaria y matronas) y la atención hospitalaria (obstetras) (Tabla 4-3).

Tabla 4-3. Acciones a realizar en cada una de las visitas de control del embarazo en atención hospitalaria

Acción	Primera visita (si no hay previa en captación	Segunda visita	Tercera visita	Cuarta visita y sucesivas
Historia clínica	Sí	Sí	Sí	Sí
Exploración física	Sí	Sí	Sí	Sí
Citología	Si no es realizada en 3 años previos (prueba de VPH según el protocolo)	–	–	
Peso y tensión arterial	Sí	Sí	Sí	Sí
Altura uterina	-	Sí	Sí	Sí
Movimientos fetales	-	Sí	Sí	Sí
Maniobras de Leopold	-	Sí	Sí	Sí
Analítica	Hemograma, glucemia, TSH, grupo ABO, Rh, Coombs (anticuerpos irregulares), serologías	Hemograma, Coombs (anticuerpos irregulares)	Hemograma, coagulación, serologías	Revisión y solicitud de lo pertinente
Orina	Cultivo y proteinuria	Proteinuria	Proteinuria	Proteinuria
Cribado de *Streptococcus agalactiae*	–	–	Sí	–
Cribado de diabetes	Si hay factores de riesgo	Sí	Si hay factores de riesgo	–
Ecografía	11 + 0 - 13 + 6 semanas	19 + 0 - 21 + 6 semanas	35 + 0 - 36 + 6 semanas	Valoración de perfil biofísico modificado
Monitorización de la FCF	–	–	–	Inicio entorno a la semana 40

FCF: frecuencia cardíaca fetal; TSH: hormona tiroestimulante; VPH: virus del papiloma humano.

Introducción

El objetivo primordial de los cuidados prenatales es garantizar el nacimiento de un recién nacido sano, reduciendo al mismo tiempo los riesgos para la madre. Esto implica diversos elementos, como estimar con precisión la edad gestacional, identificar los embarazos con mayor riesgo de complicaciones maternas o fetales, evaluar periódicamente la salud de la madre y el feto, anticipar posibles problemas e intervenir si es posible, promoción de la salud, educación, apoyo y toma de decisiones compartida, y reconocer el impacto de los factores sociales y estructurales en los resultados del embarazo.

Además, las embarazadas que han tenido experiencias positivas han destacado factores específicos que son cruciales para un embarazo satisfactorio. Estos factores incluyen mantener la normalidad física, social y cultural, tener un embarazo saludable con una intervención adecuada si es necesario, experimentar un proceso de parto y alumbramiento positivo, y lograr una experiencia de maternidad positiva mediante la mejora de la autoestima, la competencia y la autonomía.

El control se iniciará con la derivación de la paciente tras la confirmación con la prueba de embarazo positiva desde el médico de atención primaria a la consulta de la matrona de atención primaria, o la solicitud de la propia paciente. Durante la visita en atención primaria, pueden solicitar pruebas complementarias iniciales para contar con resultados en la primera visita.

Las pacientes con gestación considerada de alto riesgo se derivarán al hospital de tercer nivel para el seguimiento y la potencial atención al parto.

La clasificación del riesgo gestacional se realiza al inicio de la gestación y de manera continua durante el embarazo.

El seguimiento se realizará por parte del especialista en la consulta, con intervención de la matrona en visitas intercaladas, todo según los protocolos de cada centro o área sanitaria (v. **Tabla 4-3**).

Control gestacional

El control gestacional es un proceso que tiene varias etapas, y a cada una de ellas le corresponde una actuación concreta en la consulta.

Captación desde atención primaria

Tras la confirmación con la prueba de embarazo positiva, la paciente solicitará cita con su médico de atención primaria para su derivación a la consulta de la matrona del área. Siempre será posible que la propia gestante solicite ella misma la cita. El médico de atención primaria aportará cierta información y solicitará pruebas complementarias:

- **Fecha de última regla (FUR)**: útil para programar la primera visita hospitalaria.

- **Antecedentes personales**: valoración inicial de gestación de bajo, medio y alto riesgo.
- **Hemograma**.
- **Coagulación**.
- **Bioquímica** con glucosa basal, urea, creatinina, sodio, potasio, pruebas de función hepática (alanina-transaminasa, aspartato-transaminasa, gamma-glutamiltransferasa, bilirrubina, fosfatasa alcalina).
- **Perfil tiroideo**: TSH y tiroxina.
- **Grupo sanguíneo**, Rh y anticuerpos irregulares (Coombs indirecto).
- **Serologías**: sífilis, rubéola, virus de inmunodeficiencia humana (VIH), hepatitis B (antígeno de superficie del virus de la de la hepatitis B [VHB]), varicela. Solicitar prueba del virus Zika y/o Chagas en mujeres de riesgo (procedentes de áreas endémicas).
  Toxoplasmosis, citomegalovirus: el cribado no cumple criterios para considerarlo eficaz. Medidas preventivas.
  Virus de la hepatitis C (VHC): el cribado no cumple criterios para considerarlo eficaz. Realizar en la visita preconcepcional, debido a la alta efectividad del tratamiento fuera del embarazo, disminuyendo la transmisión perinatal.
- **Sistemático y sedimento** de orina y urinocultivo.
- **Prueba de O'Sullivan**: si hay factores de riesgo (obesidad, edad > 35 años, antecedentes de diabetes gestacional previa, etcétera).

La paciente o el médico de atención primaria solicitarán la primera consulta de la matrona en la semana 8-10.

Primera visita: captación en la consulta de la matrona

Se realizará preferentemente en las 8-10 semanas de gestación.

Historia clínica (personal, familiar y anamnesis)

Se tomará nota de:

- Antecedentes personales/familiares, de la pareja, medicación previa, hábitos tóxicos y estado vacunal.
- Edad de los progenitores.
- Antecedentes de enfermedades genéticas, malformaciones congénitas o retraso mental.
- Antecedentes familiares de enfermedades psiquiátricas o abuso de sustancias.

Tras identificar un posible riesgo de transmisión de enfermedad genética, es indispensable su estudio y caracterización para proporcionar asesoramiento y valorar opciones reproductivas. Hay ciertas indicaciones para derivar a la consulta de genética médica, como enfermedades genéticas o cromosómicas, anomalías congénitas y/o retraso mental, tanto en hijos previos como en la gestante, su pareja o familiares.

Antecedentes médicos

Tanto en la consulta preconcepcional como en la primera visita de la gestación, en una mujer con patología médica, hay que valorar los riesgos potenciales que la enfermedad tiene para la madre y el feto y los asociados al tratamiento. Es necesario situar a la mujer en las mejores condiciones de salud antes de iniciar la gestación, seleccionar el momento adecuado para la concepción e informarla de los riesgos existentes en situaciones o patologías individualizadas desde el inicio.

Las enfermedades crónicas pueden beneficiarse de la consulta preconcepcional, ya que estas pueden agravarse con el embarazo (hipertensión pulmonar, trastornos tromboembólicos, insuficiencia renal grave, etc.), producir resultados perinatales adversos (diabetes mellitus no controlada, HTA crónica, fenilcetonuria (microcefalia, retraso mental), hipertiroidismo (tirotoxicosis fetal), enfermedades autoinmunitarias, epilepsia, enfermedades psiquiátricas, etcétera).

Antecedentes ginecoobstétricos

En los antecedentes obstétricos, es importante conocer la evolución de embarazos previos y los resultados, la historia de abortos espontáneos, las muertes perinatales, los defectos congénitos en recién nacidos vivos, los nacidos con lesión residual.

En los antecedentes ginecológicos, hay que saber las alteraciones del ciclo menstrual, la patología ginecológica, las cirugías previas, la última revisión con citología cervicovaginal, la historia de técnicas de reproducción asistida, las prácticas sexuales de riesgo y las enfermedades de transmisión sexual.

Otros antecedentes

Es preciso realizar una valoración:

- Psicosocial: factores medioambientales, historia social, estilo de vida y factores de riesgo (tabaquismo, alcoholismo, drogas ilegales, tóxicos en el hogar o trabajo, teratógenos o estrés profesional).
- Del ejercicio físico que realiza, la nutrición y el ambiente en el hogar (violencia de género, economía, apoyo familiar y social, etcétera).
- De antecedentes de viajes o estancias en el extranjero.

Exploración física

En la exploración física, se debe anotar: peso, talla, índice de masa corporal y tensión arterial.

Hay que realizar una exploración genital y, si fuese necesario, mamaria.

Se debe hacer un cribado de cáncer de cérvix. En mujeres que no han seguido recomendaciones de cribado previamente:

- Edad < 25 años: no es necesario.
- Edad de 25 a 29 años: citología de triple toma (si hay alteración, añadir la prueba de VPH a posteriori).
- Edad ≥ 30 años: citología de triple toma y prueba de VPH (seguir recomendaciones del protocolo de la Asociación Española de Patología Cervical y Colposcopia [AEPCC] de prevención de cáncer de cuello uterino).

Durante esta visita, se realizará:

- Valoración de la analítica solicitada por el médico de atención primaria.
- Solicitud de pruebas complementarias:
  - Analítica de cribado combinado de primer trimestre (9-10 semanas de gestación) y, si es necesario, completar la analítica solicitada por el médico de atención primaria.
  - Ecografía transvaginal: viabilidad, número de sacos/embriones, situación.
    Únicamente si esta visita se realiza con el obstetra. Se datará la gestación con la medida de la longitud craneocaudal (CRL, *crown-rump length*) del embrión siempre que sea > 10 mm (7 semanas).
- Firma de consentimientos informados para la realización de ecografías durante el embarazo, cribado combinado de primer trimestre y ecografía morfológica de la semana 20.

Es fundamental realizar una ecografía durante el primer trimestre para determinar la edad gestacional, sobre todo cuando una paciente tiene períodos irregulares, no está segura de la fecha de su último ciclo menstrual, concibe mientras toma las píldoras anticonceptivas orales o si el tamaño uterino no coincide con las fechas menstruales (**Tabla 4-4**).

Cuando se realiza de forma rutinaria antes de la semana 20 de gestación, el examen ecográfico precoz proporciona una estimación más precisa de la edad gestacional que basarse en las fechas menstruales. Esto ha dado lugar a reducciones significativas en la frecuencia de inducción del parto en embarazos postérmino y de tocólisis en caso de sospecha de parto prematuro. Además, una estimación más precisa de la fecha prevista del parto puede reducir el número de partos por cesárea planificados antes de las 39 semanas de gestación causados por un diagnóstico erróneo de la edad gestacional.

En caso de no existir actividad cardíaca, se valorará en función del resto de marcadores ecográficos.

Se objetivará el estado del resto de componentes ovulares y se evaluarán los anejos y una posible patología uterina.

> **!** Es indispensable una ecografía precoz en el embarazo. Cuando se realiza de forma rutinaria antes de la semana 20 de gestación, el examen ecográfico precoz proporciona una estimación más precisa de la edad gestacional que basarse en las fechas menstruales. Esto ha dado lugar a reducciones significativas en la frecuencia de inducción del parto en embarazos postérmino y de tocólisis en caso de sospecha de parto prematuro.

Tabla 4-4. Ecografías en el control del embarazo normal

Primera ecografía	11 + 0 a 13 + 6	Exploración ecográfica del primer trimestre de la gestación
Segunda ecografía	19 a 21 + 5	Exploración ecográfica del segundo trimestre de la gestación
Tercera ecografía	34 + 0 a 36 + 6	Exploración ecográfica del tercer trimestre de la gestación

Por otra parte, se ofrecerá educación sanitaria:

- Información sobre el seguimiento del embarazo y las visitas sucesivas, exploraciones a realizar y pruebas complementarias.
- Explicación de motivos de alarma y de consulta.
- Recomendaciones sobre alimentación y hábitos saludables, normas higiénicas, ejercicio físico, abandono del tabaco, alcohol y otras drogas, disminuir la cafeína y los excitantes.
- Preguntar sobre hábitos dietéticos (no suplementar yodo si la dieta es adecuada de lácteos y sal yodada). Suplementar con ácido fólico si no lo estaba tomando (v. apartado *Consulta preconcepcional*); si es vegana, ovolactovegetariana o vegetariana, suplementar con vitamina B_{12}.
- Asesoramiento sobre la actividad sexual, fármacos en el embarazo (evitar automedicación), exposición a radiaciones y tóxicos.
- Recomendación de vacuna antigripal durante la temporada.
- Salud mental, depresión, ansiedad, abuso de sustancias, violencia de género, etcétera.

Segunda visita: 11 + 0 – 13 + 6 semanas de gestación

Esta visita se realizará siempre con el obstetra. Se realizará la ecografía de primer trimestre y se calculará el riesgo de cromosomopatías mediante cribado combinado de primer trimestre, instaurado en todo el territorio español, informando a la paciente del resultado (confirmar la firma de consentimiento informado en la primera visita). En algunas comunidades, se difiere el resultado del cribado a otra visita intermedia.

Se comprobarán los resultados de la analítica del primer trimestre de nuevo, aunque ya hayan sido revisados en la visita previa.

Se realizará:

- Anamnesis: signos y síntomas (náuseas y vómitos, mareos), hábitos.
- Exploración física: peso y tensión arterial.
- Ecografía con objetivos establecidos por los protocolos de la SEGO y avalados por la Fetal Medicine Fundation (FMF). Modificar la FUR por ecografía si fuese necesario (diferencia con la CRL ≥ 5 días respecto a la amenorrea).
- Cálculo de riesgo de aneuploidias e información (informe escrito):
  - Riesgo bajo.
  - Riesgo intermedio: ofrecer la prueba prenatal no invasiva (TPNI).
  - Riesgo alto: ofrecer TPNI o técnica invasiva según el resultado.
- Existen calculadoras para determinar la fecha estimada del parto y la edad gestacional a partir de la fecha de la última menstruación. Una datación precisa es crucial para la gestión del embarazo, especialmente en lo que respecta a la programación de las intervenciones y el seguimiento del crecimiento fetal. La estimación ecográfica de la cronología exacta antes de las 20 semanas de gestación es deseable en todos los embarazos.
- Actualizar el riesgo gestacional.

Se solicitará una *cita* para consulta y ecografía de segundo trimestre (ecografía morfológica, 19-21 semanas de gestación).

Tercera visita: 19-21 + 5 semanas de gestación

Esta visita se realizará con el obstetra, para la realización de la ecografía morfológica o su valoración, si esta se ha realizado en una unidad de ecografía prenatal. La ecografía morfológica o del segundo trimestre se realizará con los objetivos establecidos por los protocolos de la SEGO y avalados por la FMF.

Se comprobarán los resultados de la analítica solicitada en la visita anterior si fuese preciso y se realizará:

- Ecografía transvaginal: valoración de longitud cervical y posición placentaria.
- Ecografía abdominal morfológica de segundo trimestre y riesgo de preeclampsia si esto estuviera contemplado en los algoritmos del servicio (índice de pulsatilidad de arterias uterinas). Información.
- Actualizar la historia clínica, anamnesis y valoración de riesgo gestacional.
- Exploración física: peso, tensión arterial.
- Información sobre los cambios fisiológicos durante el embarazo y las molestias relacionadas, signos de alarma.
- Revaluación de riesgo gestacional.
- Solicitud de pruebas complementarias (24-28 semanas de gestación):
  - Prueba de O'Sullivan. Si es patológica, se citará de forma precoz para solicitar la curva de glucemia.
  - Hemograma.
  - Prueba de Coombs en pacientes Rh negativo, y en caso de que el test sea negativo, inmunización en la semana 28.
  - Serologías del segundo trimestre (sífilis, VIH, VHB, VHC).

Se informará sobre la posibilidad de incluir a la paciente en grupos de preparación al parto con la matrona.

Se recomendará la toma de tensión arterial ambulatoria.

Se solicitará cita para consulta en semana 28-29.

Cuarta visita: 28-29 semanas de gestación

Esta visita podrá realizarse con la matrona de atención primaria, se comprobarán los resultados de la analítica solicitada en la visita anterior, vistos previamente por el facultativo solicitante. Además se debe:

- Actualizar la historia clínica.
- Realizar una exploración física: peso, tensión arterial.
- Auscultación de la frecuencia cardíaca fetal, estática fetal, altura uterina.
- Información sobre la administración de gammaglobulina anti-D si lo precisa (28-30 semanas de gestación).
- Vacuna de tosferina (27-32 semanas de gestación) y gripe si coincidiera con la campaña de vacunación.
- Recordar los signos de alarma, masaje perineal (a partir de 32 semanas de gestación), información sobre lactancia materna, recordar las clases de preparación al parto.
- Actualizar el riesgo gestacional.

- Solicitud de consulta en el servicio de anestesia para la valoración del preparto y el electrocardiograma.
- Recomendar la toma de tensión arterial ambulatoria.

Se solicitará una cita para consulta y ecografía de tercer trimestre con el obstetra.

Quinta visita: 35-36 semanas de gestación

Esta visita podrá realizarse únicamente con el obstetra, aprovechando para realizar la ecografía del tercer trimestre, o con la matrona de atención primaria, separando la visita con el obstetra. Se comprobarán los resultados de la analítica solicitada en la visita anterior si procede.

Se realizará la ecografía del tercer trimestre (visita con obstetra) con los objetivos establecidos por los protocolos de la SEGO y avalados por la FMF. Además, se debe:

- Actualizar la historia clínica y el riesgo gestacional.
- Exploración física: peso, tensión arterial.
- Ecografía abdominal: estática fetal, bolsa mayor de líquido amniótico, estimación de peso fetal (biometría) y el resto de objetivos establecidos en el protocolo de la SEGO. Valorar pruebas complementarias según el percentil (curva de glucemia si hay sospecha de feto macrosómico, ecografía Doppler fetal si hay sospecha de crecimiento intrauterino restringido como bajo peso al nacer).
- Se interrogará sobre la vacunación de la tosferina y gammaglobulina anti-D (si la hubiese precisado).
- Toma de muestra de exudado vaginorrectal (35-37 semanas de gestación): cultivo y detección de estreptococo de grupo B según el protocolo de la SEGO.
- Informar sobre signos y síntomas de pródromos de parto o inicio de parto, rotura prematura de membranas, etcétera.
- En gestantes con fetos en presentación podálica, en función de los protocolos de cada centro y si esto estuviese contemplado, programar una visita sobre la semana 35-37 para la valoración de versión cefálica externa, valoración de parto vaginal en podálica o programación de cesárea electiva.
- Solicitud de serologías del tercer trimestre (sífilis, VIH, VHB).
- Recomendar la toma de tensión arterial ambulatoria.

Se programará una cita para monitorización fetal y consulta en la semana 40.

Sexta visita: 39-40 semanas de gestación

La paciente acudirá a primera hora de la mañana para realizar una monitorización fetal mediante una prueba no estresante y, posteriormente, se valorará el registro en la consulta de tocología. Se realizará la toma de tensión arterial durante la monitorización. Además se debe:

- Actualizar la historia clínica y la valoración del riesgo.
- Tacto vaginal: con el objetivo de determinar las condiciones obstétricas. No es recomendado de forma sistemática, se realizará tras el consentimiento verbal de la paciente. Se ofrecerá la maniobra de Hamilton o despegamiento

de membranas, que se realizará con consentimiento de la paciente.

- Ecografía abdominal: estática fetal, líquido amniótico, placenta.
- Recordar los signos y síntomas de parto, los motivos de consulta.
- Proponer el fin de gestación:
  - ≥ 40 años.
  - Índice de masa corporal ≥ 30.
- Informar del manejo de la gestación a partir de la semana 40 y las opciones.

Si la paciente fuese candidata a cesárea electiva, se entregaría el consentimiento informado para su firma y la inclusión en la historia clínica y su programación.

Se programará una *cita* para monitorización fetal y consulta en función de los protocolos del centro.

Séptima visita y sucesivas: a partir de las 40 semanas de gestación

A partir de la semana 40, se programará la monitorización fetal y la consulta con el obstetra en función de los protocolos, explicando a la paciente el seguimiento y las opciones de finalización.

La paciente acudirá a primera hora de la mañana para realizar la monitorización fetal mediante una prueba no estresante y, posteriormente, se valorará el registro en la consulta. Se tomará la tensión arterial durante la monitorización. Y además se realizará:

- Tacto vaginal: con el objetivo de determinar las condiciones obstétricas. Se practicará tras el consentimiento verbal de la paciente. Se ofrecerá la maniobra de Hamilton o despegamiento de membranas, que se realizará con el consentimiento de la paciente.
- Ecografía abdominal: estática fetal, líquido amniótico, placenta.

Cada vez hay más protocolos que defienden ofrecer la finalización electiva si la paciente lo desea a partir de la semana 39 y explicar que la fecha máxima para finalizar la gestación será a las 41 + 6 semanas, valorando los riesgos individuales y el registro cardiotocográfico.

En el caso de alcanzar la semana 41 + 6 como máximo, y siempre dependiendo de las guías de cada centro, en función de sus protocolos, sin haber iniciado el parto, se indicará el ingreso para finalizar la gestación, programando una inducción del parto con o sin maduración cervical previa, según las condiciones obstétricas.

PUNTOS CLAVE

- Las mujeres en edad reproductiva deben crear un plan para su salud reproductiva.
- Como parte de la atención sanitaria habitual, se les ha de preguntar sobre sus planes de embarazo y ofrecerles métodos anticonceptivos que se ajusten a sus necesidades. También se les debe informar sobre los problemas de fertilidad y embarazo que son más frecuentes con la edad.
- Los objetivos de la atención preconcepcional son: identificar los riesgos potenciales para la madre, el feto y el embarazo; educar a las personas sobre estos riesgos y las opciones para reducirlos y controlarlos; y proporcionar intervenciones para promover resultados óptimos para la madre, el feto y el embarazo.
- Un historial preconcepcional es útil para identificar los riesgos potenciales para la persona y su embarazo. Esto incluye la revisión de enfermedades crónicas, medicamentos conocidos por ser teratogénicos, historia reproductiva, condiciones genéticas y antecedentes familiares, consumo de sustancias, enfermedades infecciosas y vacunas, nutrición, ingesta de ácido fólico, control de peso, peligros y toxinas ambientales, planificación familiar y preocupaciones sociales y de salud mental.
- La evaluación médica debe identificar el uso de medicamentos teratogénicos y considerar alternativas que sean más seguras para el individuo o el feto.
- Las pruebas de laboratorio han de considerarse de forma selectiva en los grupos de alto riesgo, y las intervenciones básicas previas a la concepción incluyen la administración de suplementos de ácido fólico, el control glucémico para la diabetes, el control de los niveles de fenilalanina para la fenilcetonuria, la abstinencia de alcohol y drogas, la reducción de la obesidad, los cambios en la medicación para evi-

tar teratógenos, la evitación de teratógenos ambientales, la optimización de las enfermedades, las vacunas actualizadas y los cambios de comportamiento para reducir el riesgo de infecciones.
- Para las personas con antecedentes positivos de trastornos hereditarios, se recomienda la derivación a un especialista en asesoramiento genético.
- Eficacia: la atención prenatal confiere algunos beneficios para la salud, aunque la forma en que lo hace y los tipos y magnitud de estos beneficios parecen ser complejos y multifactoriales. El objetivo primordial de los cuidados prenatales es garantizar el nacimiento de un recién nacido sano, reduciendo al mismo tiempo los riesgos para la madre. Esto implica diversos elementos, como estimar con precisión la edad gestacional, identificar los embarazos con mayor riesgo de complicaciones maternas o fetales, evaluar periódicamente la salud de la madre y el feto, anticipar posibles problemas e intervenir si es posible, proporcionar promoción de la salud, educación, apoyo y toma de decisiones compartida, y reconocer el impacto de los factores sociales y estructurales en los resultados del embarazo.
- Objetivos: el principal objetivo de la atención prenatal es ayudar a garantizar el nacimiento de un recién nacido sano, minimizando al mismo tiempo el riesgo materno. Para ello, es necesario identificar a las personas con mayor riesgo de complicaciones médicas u obstétricas, anticiparse a los problemas e intervenir (si es posible) para prevenir o minimizar la morbilidad, así como promover la salud, la educación, el apoyo y la toma de decisiones compartida.
- Esto se consigue, en parte, realizando un historial médico, obstétrico, psicosocial y familiar exhaustivo, estableciendo una fecha estimada exacta del parto y realizando las prue-

(Continúa)

PUNTOS CLAVE *(cont.)*

bas de laboratorio adecuadas. Para ello, pueden ser útiles los formularios (v. apartado *Componentes de la visita prenatal inicial*).

- Cronograma: la atención prenatal debe iniciarse en el primer trimestre, idealmente a las 10 semanas de gestación. Realizándose las visitas en función de los algoritmos del centro y de la evolución del embarazo.
- Profesionales que prestan la atención: la atención prenatal suele ser prestada a pacientes individuales por matronas, ginecólogos-obstetras o médicos de familia. La derivación a un especialista en medicina maternofetal es adecuada para pacientes con enfermedades crónicas, aquellas que han sufrido complicaciones en el embarazo en el pasado y pacientes que presentan complicaciones durante el embarazo actual.
- Uso de la ecografía: el examen ecográfico precoz rutinario (antes de las 20 semanas de gestación) proporciona una mejor estimación de la edad gestacional que las fechas menstruales, lo que se traduce en una menor frecuencia de inducción del parto para el embarazo postérmino y el uso de tocólisis para la sospecha de parto pretérmino. El examen ecográfico precoz puede conducir a una detección más temprana de malformaciones fetales clínicamente insospechadas y de embarazo múltiple.
- Historia y exploración física: una historia clínica y exploración física minuciosas incluyen la historia obstétrica pasada, la revisión de la medicación, y la detección de consumo de sustancias, depresión y ansiedad, y abuso o agresión.
- Pruebas de laboratorio estándar: se realizan las siguientes pruebas a todas las embarazadas en la visita prenatal inicial (v. apartado *Pruebas de laboratorio*):

  - Prueba de tipo detección del grupo sanguíneo y anticuerpos de glóbulos rojos.
  - Hematócrito/hemoglobina y volumen corpuscular medio.
  - Documentación de inmunidad frente a la rubéola y la varicela.
  - Evaluación cualitativa de proteínas en orina.
  - Evaluación de bacteriuria asintomática. Urocultivo.
  - Cribado de diabetes gestacional (al inicio si hay factores de riesgo).
  - Cribado de cáncer de cuello de útero según las directrices estándar.
  - Pruebas de sífilis y antígeno de la hepatitis B.
  - Prueba del VIH.
  - Cribado de aneuploidias: a todas las embarazadas se les ofrece un cribado de aneuploidias antes de las 20 semanas de gestación, independientemente de la edad materna.
- Visitas sucesivas: se comprobarán los resultados de la analítica solicitada en la visita anterior si procede; en cada visita, se revaluarán los factores de riesgo de la gestación. Las visitas se sucederán con la matrona de atención primaria y/o el obstetra, sobre todo en el caso de las ecografías obstétricas de control.
- Últimas visitas: se ajustarán los controles con monitorización al avance de la cronología del embarazo, los factores de riesgo y el consenso con la paciente. Se ajustará el control de final de gestación a la fecha que determine el protocolo del servicio, siempre con las recomendaciones de las sociedades científicas sobre la gestación cronológicamente prolongada.

BIBLIOGRAFÍA

ACOG Committee Opinion No. 755: Well-woman visit. Obstet Gynecol. 2018;132(4):e181-6.

ACOG Committee Opinion No. 762: prepregnancy counseling. Obstet Gynecol. 2019;133(1):e78-89.

Banco de Preguntas Preevid. ¿Se debe dar suplementos de calcio y vitamina D a todas las embarazadas? Murciasalud. 2018 [consultado el 7 de septiembre de 2024]. Disponible en: http://www.murciasalud.es/preevid/22173

Documentos de Consenso SEGO: consulta preconcepcional. SEGO; 2011 [consultado el 7 de septiembre de 2024]. Disponible en: http://www.SEGO.es

Grupo de trabajo de la Guía de práctica clínica de atención en el embarazo y puerperio. Guía de practica clínica de atención en el embarazo y puerperio. Guías de práctica clínica en el SNS. Madrid: Ministerio de Sanidad, Servicios Sociales e Igualdad; 2015 [consultado el 7 de septiembre de 2024]. Disponible en: https://www.sanidad.gob.es/organizacion/sns/planCalidadSNS/pdf/Guia_practica_AEP.pdf.

Johnson K, Posner SF, Biermann J, Cordero JF, Atrash HK, Parker CS, et al. CDC/ATSDR Preconception Care Work Group; Select Panel on Preconception Care. Recommendations to improve preconception health and health care--United States. A report of the CDC/ATSDR Preconception Care Work Group and the Select Panel on Preconception Care. MMWR Recomm Rep. 2006;55(RR-6):1-23.

Lockwood CJ, Magriples U. Prenatal care: initial assessment. UpToDate 2024 [consulta el 6 de septiembre de 2024]. Disponible en: https://www.uptodate.com

Mazza D, Chapman A, Michie S. Barriers to the implementation of preconception care guidelines as perceived by general practitioners: a qualitative study. BMC Health Serv Res. 2013;13:36.

Moos MK, Dunlop AL, Jack BW, Nelson L, Coonrod DV, Long R, et al. Healthier women, healthier reproductive outcomes: recommendations for the routine care of all women of reproductive age. Am J Obstet Gynecol. 2008;199(6 Suppl 2):S280-9.

Mwase-Musicha L, Chipeta MG, Stephenson J, Hall JA. How do women prepare for pregnancy in a low-income setting? Prevalence and associated factors. PLoS One. 2022;17(3):e0263877.

Prevención de la infección perinatal por estreptococo del grupo B. Recomendaciones españolas revisadas. Sociedad Española de Ginecología y Obstetricia (SEGO); 2012 [consultado el 7 de septiembre de 2024]. Disponible en: http://www.SEGO.es

Protocolo: Control gestacional en gestaciones de medio y bajo riesgo. Barcelona: Hospital Clínic, Hospital Sant Joan de Déu, Universitat de Barcelona.

Protocolo: Control prenatal del embarazo normal. Sociedad Española de Ginecología y Obstetricia (SEGO); 2017 [consultado el 7 de septiembre de 2024]. Disponible en: http://www.SEGO.es

Sackey JA, MD, Blazey-Martin D. The preconception office visit. UpToDate 2024 [consulta el 7 de septiembre de 2024]. Disponible en: https://www.uptodate.com

Sánchez Borrego R, Martínez Pérez O. Guía práctica en anticoncepción oral basada en la evidencia. Emisa; 2003 [consultado el 7 de septiembre de 2024]. Disponible en: https://hosting.sec.es/descargas/AH_2003_GuiaPracticaAnticOral.pdf

Diagnóstico prenatal ecográfico

5

M. E. Núñez Cerrato, A. Salinas Amorós, E. Sánchez Martínez y Y. Micó Romero

OBJETIVOS

- Conocer la sistemática de la exploración ecográfica en cada uno de los trimestres de gestación.
- Identificar los objetivos de la ecografía de cada trimestre de gestación.
- Conocer los requisitos necesarios del equipo ultrasonográfico para poder realizar una exploración óptima.
- Reconocer la importancia de la evaluación morfológica precoz en el 1er trimestre de gestación.
- Percibir las limitaciones que pueden plantearse al realizar una ecografía para adecuar el manejo y el seguimiento.
- Recordar la sistemática de una buena exploración ecográfica para poder ponerla en práctica en los centros de trabajo.
- Interpretar los marcadores o hallazgos sospechosos de patología.

SISTEMÁTICA DE LA EXPLORACIÓN ECOGRÁFICA DURANTE LA GESTACIÓN

A continuación, se detalla la sistemática de la exploración ecográfica en cada uno de los trimestres de gestación.

Ecografía del primer trimestre

La ecografía del 1er trimestre se realiza entre las semanas 11+ 0 y 14+ 0.

Objetivos de la exploración

Los objetivos de la ecografía del 1er trimestre son: confirmar la viabilidad y el número de fetos, diagnóstico de la corionicidad en caso de gestaciones múltiples, datación de la gestación en función de la longitud céfalo-nalga o la longitud craneocaudal del embrión, realizar tanto el *screening* (cribado) de las principales cromosomopatías como el de preeclampsia precoz y, por último y no menos importante, el despistaje de anomalías estructurales mayores.

Este capítulo está dedicado a comprender la sistemática de la exploración ecográfica y, por tanto, en describir paso a paso cómo realizar la ecografía morfológica en el 1er trimestre de gestación. La realización del estudio anatómico fetal ha sido el objetivo fundamental de la ecografía del 2º trimestre, hasta hace relativamente poco tiempo, por parte de grandes sociedades científicas, como el American College of Obstetricians and Gynecologists (ACOG) de los Estados Unidos o el National Health Service (NHS) del Reino Unido.

En 2018, cobra especial interés el adelantar el estudio morfológico al 1er trimestre, ya que esto permitirá mejorar la calidad de la exploración y aumentar la tasa de detección de anomalías congénitas de forma precoz.

Entender el concepto de la inversión de la pirámide de Nicolaides (*turning the pyramid of prenatal care*) (**Fig. 5-1**) ayudará a comprender que cada vez tiene más importancia esta primera exploración, ya que muchas de las complicaciones que pueden ocurrir durante la gestación son potencialmente detectables en estas semanas. Son requisitos importantes la mejora de los equipos, el entrenamiento de los especialistas, favorecer la investigación en este campo, así como la estandarización de protocolos actualizados.

Aun así, será necesario realizar el estudio morfológico en el 2º y 3er trimestre, para maximizar la detección de anomalías a lo largo de la gestación. Así, la International Society of Ultrasound in Obstetrics and Gynecology (ISUOG), en 2023

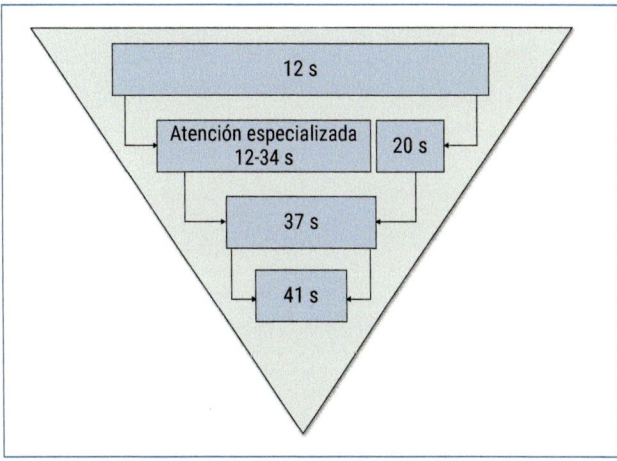

Figura 5-1. Pirámide de Nicolaides.

publica su actualización de la guía de práctica clínica de la exploración ecográfica fetal del 1er trimestre.

 La ecografía del 1er trimestre realizada por un experto que cumpla un protocolo estandarizado tendrá el potencial de diagnosticar muchas de las anomalías fetales no cromosómicas.

Vía de exploración

Existe cierta controversia con respecto a la vía de elección. La más utilizada en nuestro medio es la vía transabdominal, ya que presenta *a priori* ventajas como la comodidad de la paciente frente a la vía transvaginal (VTV), el tiempo empleado y la limitación de no disponer de sonda vaginal en todos los equipos. De hecho, en algunos países, la VTV se considera un procedimiento invasivo que requiere consentimiento por escrito. Por otra parte, según estudios de investigación, la VTV permite completar la exploración en un 15-20 % de los casos que inicialmente se realizaron vía transabdominal, ya que se puede obtener mejor visualización de las estructuras anatómicas, sobre todo, en aquellos casos en los que la vía transabdominal está limitada (obesidad, malposición fetal, útero en retroversión, miomas, etcétera).

Parece prudente concluir que la combinación de ambas vías permitirá obtener los mejores resultados. Para ello, es importante realizar un buen aprendizaje y entrenamiento de ambas vías de exploración.

Otras consideraciones a tener en cuenta

Debido al creciente interés que va adquiriendo esta exploración y al nivel de complejidad, parece que el tiempo óptimo para completar la exploración será entre 20 y 30 minutos.

El equipo con el que se trabaja debe cumplir unos criterios de calidad y tecnología adecuados para la exploración. Si esto no se cumple, debe constar por escrito, ya que disminuirá la tasa de detección, de hecho, conviene documentar las razones por las que no puede realizarse una exploración óptima por este u otros motivos que se mencionan a lo largo del capítulo (**Tabla 5-1**).

Tabla 5-1. Criterios de calidad y tecnología del equipo de ultrasonidos
Requisitos del equipo ultrasonográfico
• Ultrasonido en tiempo real, en escala de grises y dos dimensiones, color y ecografía Doppler espectral
• Transductor transabdominal
• Transductor transvaginal
• Modo M
• Controlador de ajustes de salida de la potencia acústica
• *Zoom* y capacidad para congelar imágenes
• *Calipers* (calibradores) electrónicos
• Impresora o capacidad para guardar imágenes

Con respecto a la persona que realiza la exploración, conviene tener una formación especializada adecuada para lograr los mejores resultados, es decir, idealmente, debe haber completado un entrenamiento en ecografía dirigida al diagnóstico prenatal, participar en actividades de formación continuada y en controles de calidad establecidos por el centro de trabajo.

En España, no se exige un certificado específico de capacitación, ya que no existe como tal. La Sociedad Española de Ginecología y Obstetricia (SEGO) otorga un diploma de niveles (información disponible en la página web de la SEGO, considerado como un reconocimiento de excelencia profesional, pero no supone una acreditación oficial. La Fetal Medicine Foundation (FMF), además, pone a disposición de los profesionales un sistema de entrenamiento y auditoría que incluye la obtención de un certificado de competencia (información disponible en: https://www.fetalmedicine.org/education/11-13-weeks-scan).

Por último, es importante que quede documentada la exploración en un informe en función del protocolo de cada centro, al que la paciente tenga acceso.

Sistemática de la exploración en la ecografía del primer trimestre

En esta exploración, las medidas más importantes y utilizadas para realizar el cribado de cromosomopatías serán la longitud craneocaudal, la translucencia nucal, la frecuencia cardíaca y los marcadores secundarios (v. **Cap. 7** Cribado prenatal de cromosomopatías). Además, hay que cambiar el concepto de que la exploración anatómica se realiza en el 2º trimestre e incluir en los protocolos su realización en el 1er trimestre con el mismo objetivo diagnóstico. Existen, claro está, limitaciones debido al tamaño y la edad gestacional, por lo que no se pretende sustituir la exploración detallada del 2º trimestre, sino complementarla de una forma precoz.

Dado que en el **capítulo 7** Cribado prenatal de cromosomopatías explica con detalle el cribado prenatal de cromosomopatías, en este capítulo se asentarán los conceptos de una correcta exploración morfológica en el 1er trimestre.

Evaluación de la anatomía fetal

Las principales guías (la de la ISUOG, la de la SEGO y la del ACOG) sostienen que la detección de anomalías morfológicas de forma precoz será posible si la visualización de la estructura anatómica está incluida en el protocolo de rutina y, además, si se le dedica un tiempo adecuado a dicha evaluación.

Es importante entender que las semanas de gestación tienen un papel importante, siendo mejor la evaluación anatómica a mayor edad gestacional (mejor en la semana 13 que en la 11), inversamente a lo que ocurre con el *screening* de cromosomopatías.

En un primer tiempo, se recomienda realizar un barrido del feto completo en los tres planos:

- Axial o transversal (**Fig. 5-2**).
- Sagital (**Fig. 5-3**).
- Coronal (**Fig. 5-4**).

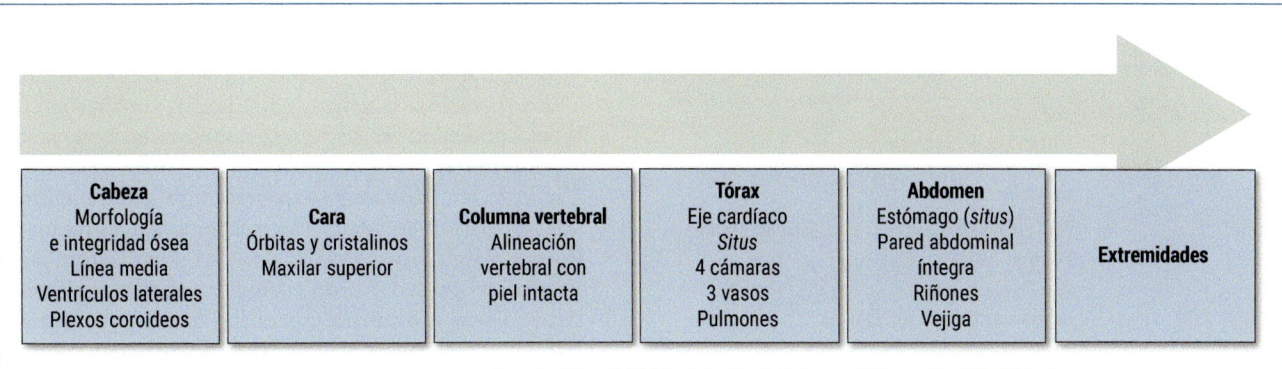

Figura 5-2. Evaluación en el plano axial o transversal.

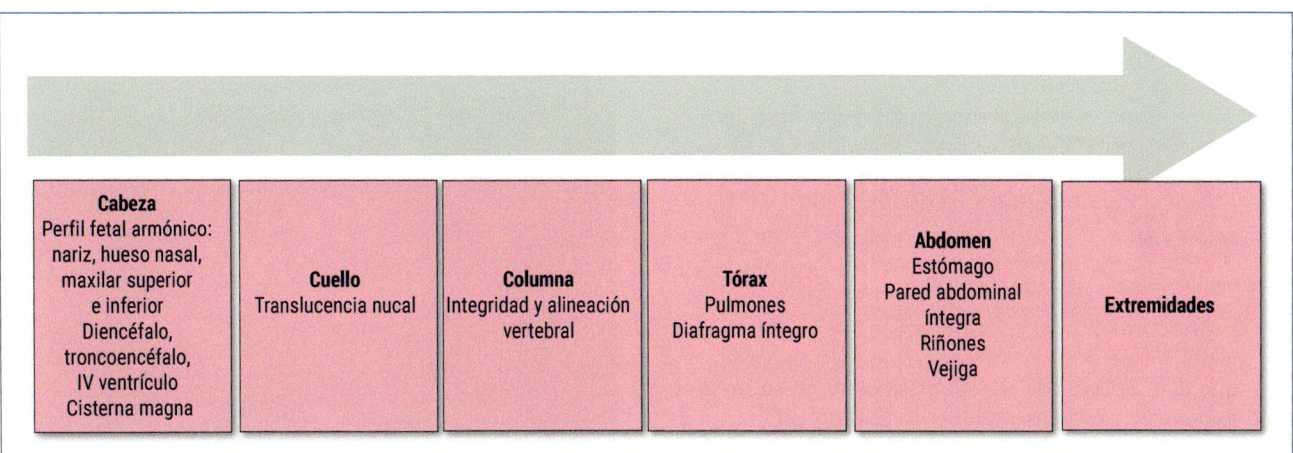

Figura 5-3. Evaluación en el plano sagital.

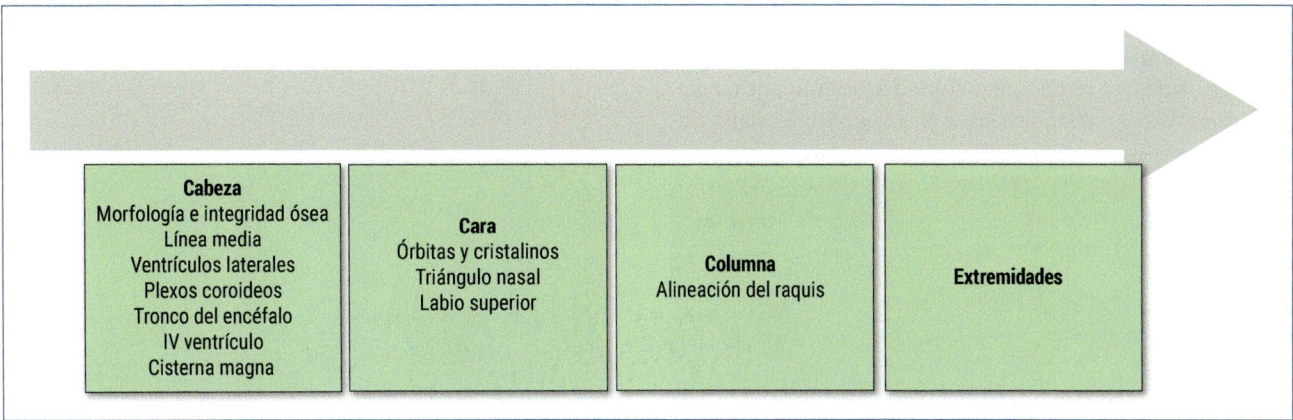

Figura 5-4. Evaluación en el plano coronal.

A continuación, se verán cuáles son las estructuras anatómicas que se deben identificar sistemáticamente en una exploración ecográfica de rutina (**Tabla 5-2**). Además, acrania, encefalocele, holoprosencefalia alobar, megavejiga (≥ 7 mm), onfalocele y gastrosquisis se clasificarán como «de reconocimiento imprescindible», es decir, las que se deben identificar siempre en esta exploración ecográfica:

- **Cabeza**:
  - Osificación de los huesos craneales en planos axiales y coronales (a partir de la semana 11).

- Morfología de la cabeza ovalada. Descartar distorsión, disrupción, defectos óseos (acrania, encefalocele).
- Cisura interhemisférica completa y sin interrupciones, que separa los dos hemisferios simétricos. *Ventrículos laterales* grandes y ocupados por los *plexos coroideos* (PCo) en sus dos tercios posteriores.
- **Planos axiales**:
  - Corte transventricular (**Fig. 5-5**): el corte más alto. Se visualizan los ventrículos laterales bien delimitados por una línea ecogénica y rellenos de los PCo homogéneos

Tabla 5-2. Resumen de la exploración ecográfica del primer trimestre. Puntos clave

Exploración morfológica del primer trimestre	
Cabeza	Morfología e integridad ósea. Ventrículos laterales, plexos coroideos. Marcadores de espina bífida abierta
Cara	Perfil, hueso nasal, órbitas, cristalinos. Maxilar superior. Labio superior
Cuello	Translucencia nucal. Despistaje de masas-colecciones líquidas
Tórax	Pulmones simétricos. Integridad del diafragma
Corazón	Frecuencia cardíaca. *Situs*. Eje y tamaño. Cuatro cámaras, tractos de salida, tres vasos
Contenido abdominal	Estómago, riñones y vejiga
Pared abdominal	Inserción del cordón umbilical. Integridad de la pared
Columna	Alineación e integridad vertebral. Integridad de la piel
Extremidades	Tres segmentos de las cuatro extremidades. Integridad, alineación y movilidad
Cordón umbilical	Inserción y número de vasos
Placenta	Ecoestructura y despistaje de placenta adherente

que dan aspecto «de alas de mariposa». En su interior, existe una cantidad variable de líquido cefalorraquídeo (LCR). Se puede visualizar una línea muy fina externa a los ventrículos laterales, que corresponde con el córtex cerebral, muy delgado en estas semanas y que se puede apreciar mejor en la parte anterior.

– Corte transtalámico (**Fig. 5-6**): inferior y paralelo al transventricular. Las estructuras a identificar son las siguientes: el tercer ventrículo, de localización media, que separa los tálamos (descarta la holoprosencefalia alo-

bar); los PCo; las astas posteriores de los ventrículos laterales; el acueducto de Silvio y los pedúnculos cerebrales.

– Corte transcerebelar (**Fig. 5-7**): axial y ligeramente oblicuo. A partir de la semana 13, se podría visualizar el cerebelo, pudiendo ver sus hemisferios ligeramente separados por la cisterna magna, que tiene una morfología triangular o de reloj de arena, ya que el vermis no ha finalizado su formación en esta edad gestacional tan temprana.

• **Plano sagital/parasagital** (**Fig. 5-8**): valorar la morfología normal del cráneo. En un corte parasagital, se evaluarán cuatro líneas ecogénicas y paralelas que determinan tres estructuras (espacios hipoecogénicos) que corresponden a: tronco del encéfalo, IV ventrículo y cisterna magna. La *ratio* entre la medición del tronco del encéfalo/tronco del encéfalo-hueso occipital resulta útil para el cribado de

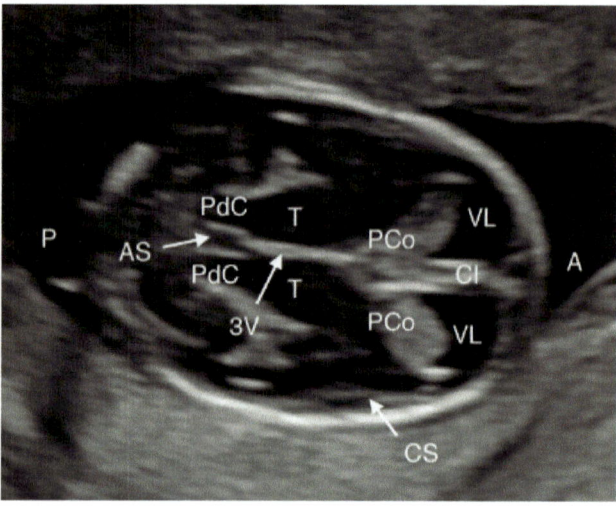

Figura 5-6. Corte transtalámico.
3V: tercer ventrículo; A: anterior; AS: acueducto de Silvio; CI: cisura interhemisférica; P: posterior; PCo: plexo coroideo; PdC: pedúnculo cerebral; T: tálamo; VL: ventrículo lateral.

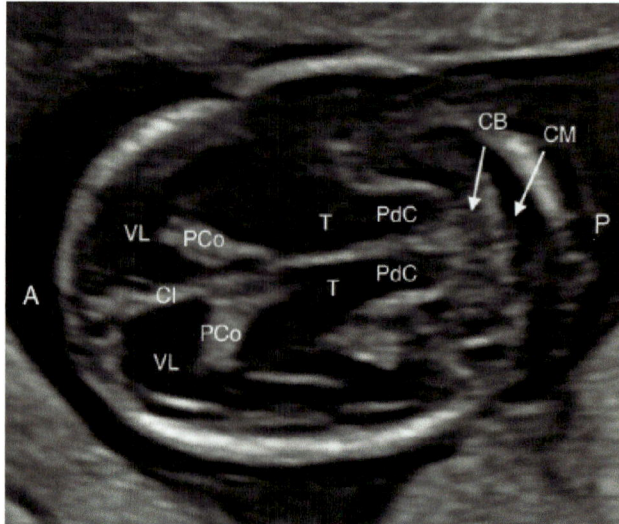

Figura 5-7. Corte transcerebelar.
A: anterior; CB: Cerebelo; CI: cisura interhemisférica; CM: cisterna magna; P: posterior; PCo: plexo coroideo; PdC: pedúnculo cerebral; T: tálamo; VL: ventrículo lateral.

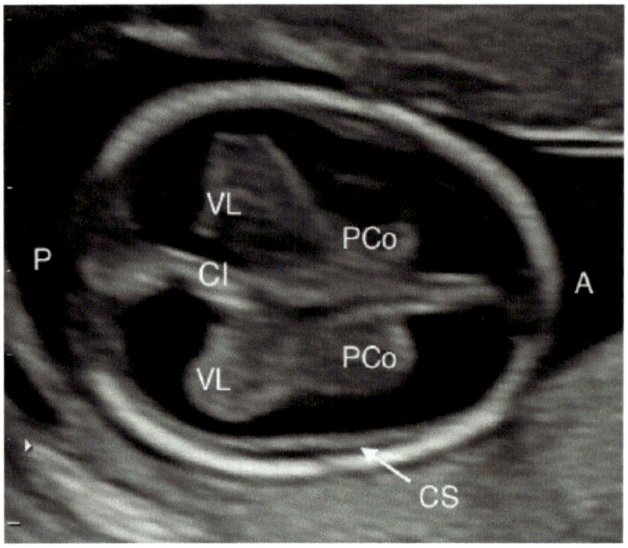

Figura 5-5. Corte transventricular.
A: anterior; CI: cisura interhemisférica; CS: cisura de Silvio; P: posterior; PCo: plexo coroideo; VL: ventrículo lateral.

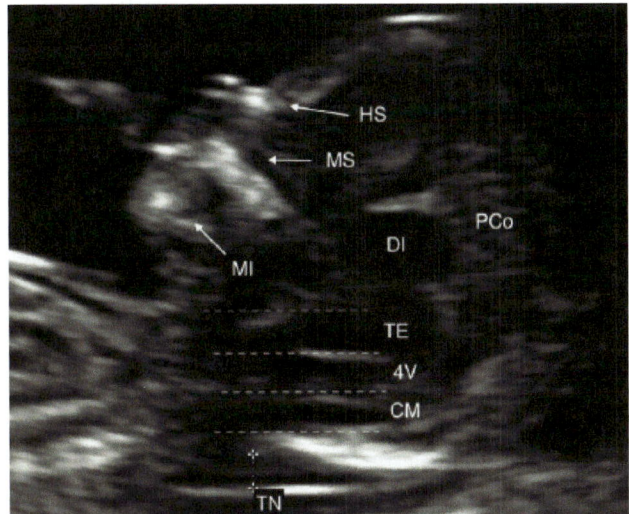

Figura 5-8. Corte sagital medio de la cabeza.
4V: cuarto ventrículo; CB: cerebelo; CI: cisura interhemisférica; CM: cisterna magna; DI: diencéfalo; HS: hueso nasal; MI: maxilar inferior; MS: maxilar superior; PCo: plexo coroideo; TE: tronco del encéfalo.

espina bífida abierta. Otras estructuras que se identifican en este corte son los PCo y el diencéfalo, estructura caudal y adyacente a los PCo. La medición de la *ratio* se realizará desde el borde posterior de la primera línea (*on*) hasta el punto medio de la segunda línea, y desde este hasta el borde interno del hueso occipital.
- **Plano coronal**: no aporta más información, se puede utilizar para complementar la identificación de las estructuras mencionadas previamente.
- **Cara**:
  - Perfil fetal normal (alineación de nariz, boca y barbilla) incluyendo la valoración del *hueso nasal* para descartar probóscide, el *maxilar superior* y la mandíbula (micrognatia) en el mismo corte utilizado para la translucencia nucal (sagital medio) (v. **Fig. 5-8**).
  - En los cortes axial o coronal, se puede identificar el tamaño y la simetría de las órbitas con los *cristalinos* en su interior y la distancia interorbitaria (**Fig. 5-9**). En este plano y realizando un barrido en dirección anterior, se puede valorar la integridad del triángulo retronasal y del labio superior (**Fig. 5-10**).
- **Cuello**: evaluación correcta de la *translucencia nucal* y despistaje de *masas* o colecciones líquidas (higroma quístico), siendo esencial el plano sagital y complementarios los otros dos planos.
- **Tórax**:
  - Simetría de los pulmones: su ecogenicidad es homogénea y no deben visualizarse masas sólidas o quísticas, ni derrames. Visualización simultánea del corte de cuatro cámaras del corazón en el plano axial.
  - Integridad del diafragma en el plano sagital, visualizando en el abdomen el estómago y el hígado.
- **Corazón**: el examen de corazón consiste en realizar un barrido en el plano axial comenzando en el abdomen y en dirección craneal hasta el mediastino. Es posible conseguir una visualización adecuada en casi el 100 % de los

casos con la combinación de la vía transabdominal y transvaginal. Los planos sagital y coronal resultan complejos, aunque se pueden utilizar para completar la exploración.
- Frecuencia cardíaca regular, entre 120 y 160 latidos por minuto.
- *Situs solitus*: se visualiza el corazón en el hemitórax izquierdo, siendo este el mismo lado en el que está localizado el estómago en el abdomen.
- Eje cardíaco y tamaño (**Fig. 5-11**), siendo esta evaluación suficiente de forma subjetiva. Se medirán si existe sospecha de anomalía cardíaca.
- Corte de cuatro cámaras, visualizando los dos ventrículos, las dos aurículas y la *cruz cordis* (**Fig. 5-12**). Las válvulas auriculoventriculares son de tamaño similar, y su movimiento es sincrónico.

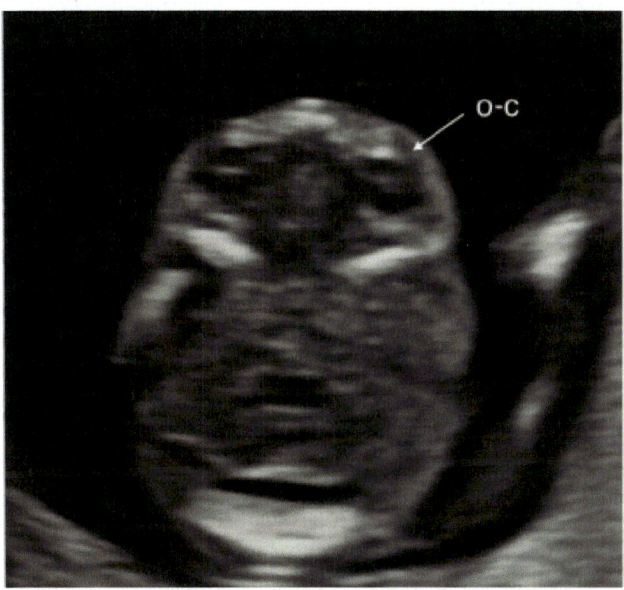

Figura 5-9. Corte axial.
O-C: órbita-cristalino.

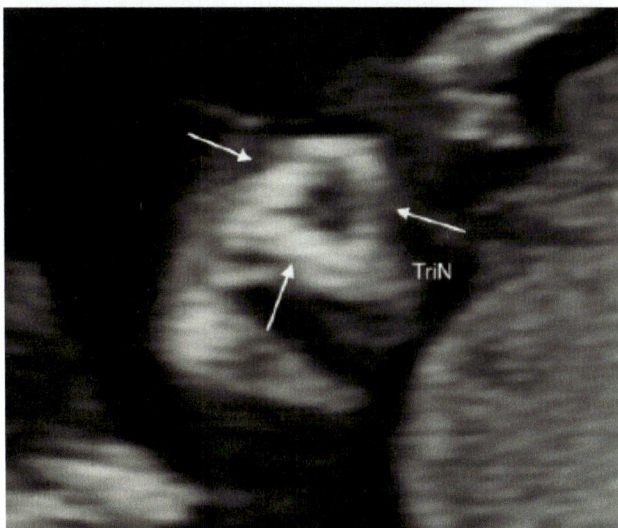

Figura 5-10. Corte coronal.
Las flechas señalan esta estructura representando su integridad.
TriN: triángulo retronasal.

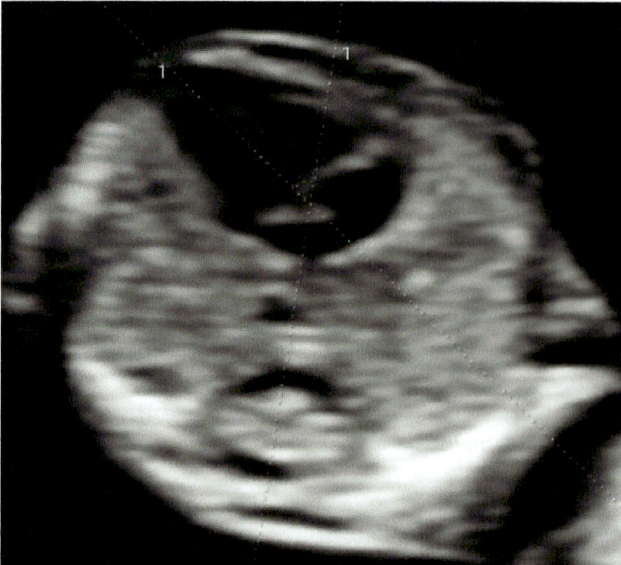

Figura 5-11. Corte de cuatro cámaras: eje cardíaco y tamaño.

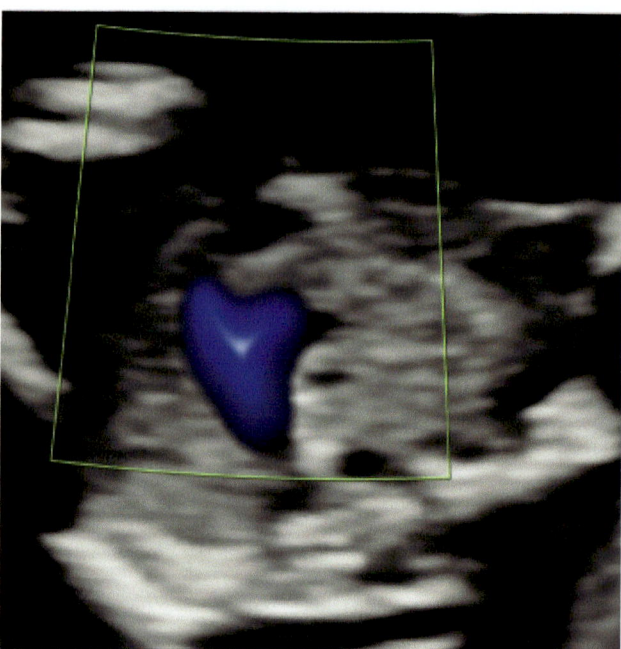

Figura 5-13. Corte de tres vasos: «signo de la V» aplicando ecografía Doppler color.

– Tractos de salida de la aorta y de la pulmonar, esto es, el corte de los tres vasos, para demostrar que los tractos de salida son cruzados (**Fig. 5-13**). A veces no es posible visualizar la tráquea a esta edad gestacional.
– Es de gran utilidad la ecografía Doppler color para identificar estas estructuras (llenado ventricular y signo de la «V» en el corte de tres vasos), evaluar la dirección del flujo y realizar el despistaje de regurgitación o anomalías valvulares.
• **Contenido abdominal:**
– Visualizar el estómago como una estructura hipoecoica situada en el lado izquierdo del abdomen, en el plano axial.

– La vejiga fetal debe ser visible a esta edad gestacional localizada en la zona central en el abdomen inferior. Es una estructura redondeada llena de líquido hipoecoico. Se realizará el despistaje de extrofia vesical y megavejiga (≥ 7 mm).
– Los riñones se visualizan a partir de la semana 12 como dos estructuras de ecogenicidad leve y centro hipoecogénico (pelvis renal), en la zona paravertebral, en forma de frijol en un plano coronal (**Fig. 5-14**). La ecografía Doppler color puede ser útil para identificar las arterias renales.
– Apariencia y ecogenicidad intestinal, sin poder identificar con claridad el intestino delgado y grueso.
• **Pared abdominal:**
– La inserción normal del cordón umbilical hay que comprobarla a partir de la semana 12 (**Fig. 5-15**), ya que

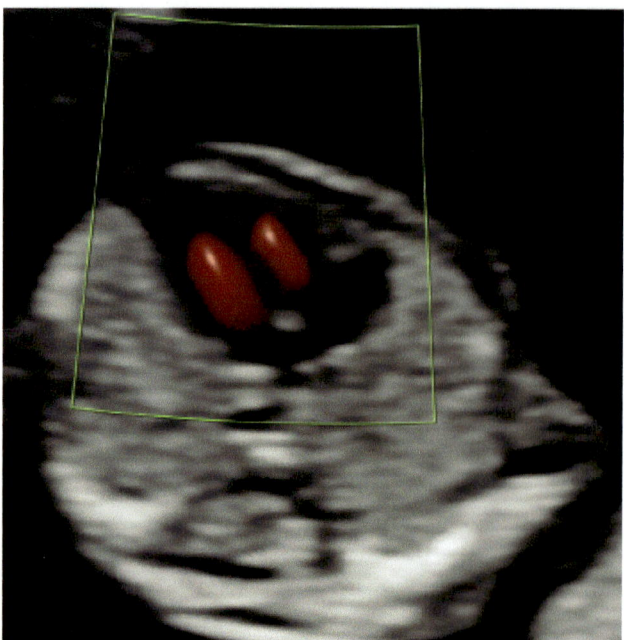

Figura 5-12. Corte de cuatro cámaras: llenado ventricular aplicando ecografía Doppler color.

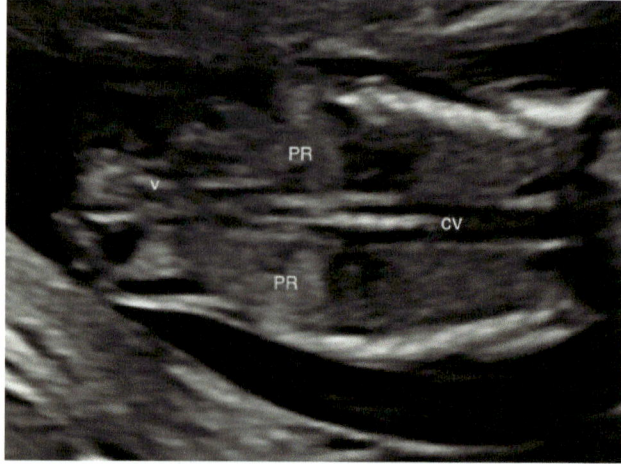

Figura 5-14. Corte coronal.
CV: columna vertebral; PR: pelvis renal; V: vejiga.

previamente, por el proceso fisiológico de migración del intestino, se puede objetivar la hernia umbilical fisiológica.
– Descartar defectos de pared abdominal: onfalocele y gastrosquisis.

• **Columna vertebral**:
– La alineación vertebral normal se puede visualizar de forma adecuada a partir de la semana 12. Se recomienda realizar su comprobación en los tres planos. Para comprobar su integridad se recomienda completar la exploración VTV, con especial interés en aquellos casos en los que existen antecedentes de defectos del tubo neural.
– El plano sagital es óptimo para valorar la integridad de la piel que recubre el dorso fetal (**Fig. 5-16**), sobre todo en la región lumbosacra (localización más frecuente de los defectos congénitos).

• **Extremidades**:
– Integridad, alineación y movilidad de los tres segmentos de las cuatro extremidades mediante la combinación de los tres planos.
– Comprobar la presencia de cada hueso de las extremidades superiores (húmero, cúbito y radio) e inferiores (fémur, tibia y peroné). Se recomienda ver al menos una mano abierta y la orientación de manos y pies con respecto al eje del miembro (**Figs. 5-17** y **5-18**).

• **Cordón umbilical**:
– Inserción fetal y placentaria: despistaje de patologías, como inserción velamentosa o *vasa previa*.
– Número de vasos: dos arterias y una vena en un plano axial con ecografía Doppler color en la zona vesical.
– La patología más frecuente es la arteria umbilical única (1 %). En estos casos, se descartará la presencia de anomalías u otros marcadores. Ante un hallazgo aislado, únicamente requiere control de crecimiento fetal.

• **Placenta**:
– Ecoestructura y ubicación, evitando utilizar términos como localización previa en edades tan tempranas, para no alarmar a la paciente.
– Despistaje de placenta adherente (acreta, increta, percreta) en pacientes con antecedentes de cicatriz uterina previa.
– Líquido amniótico: la patología es rara a esta edad gestacional, y la evaluación es subjetiva. Puede estar relacionada con rotura prematura de membranas, alteraciones cromosómicas o malformaciones fetales, y se asocia a mal pronóstico.

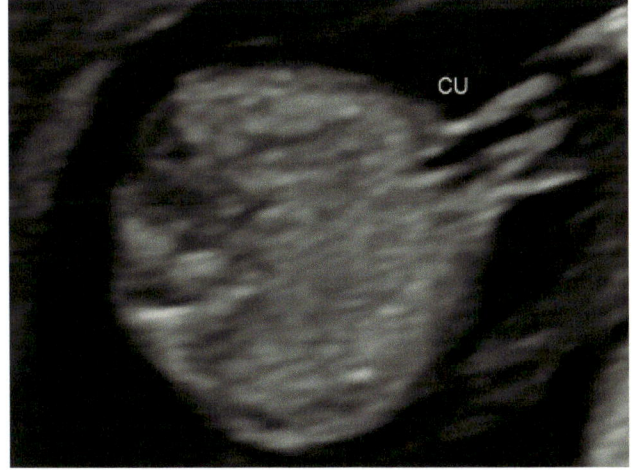

Figura 5-15. Corte axial. CU: cordón umbilical.

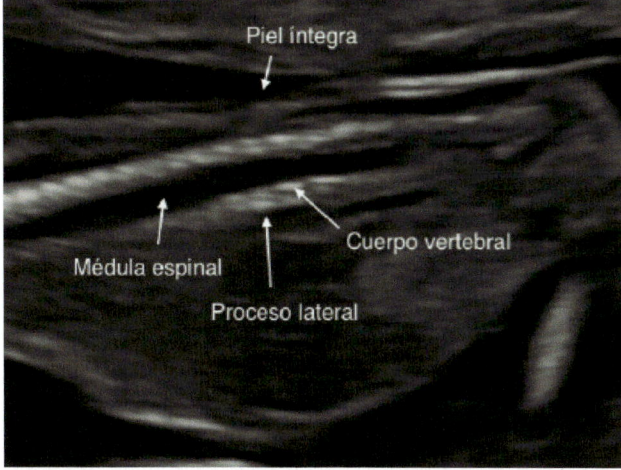

Figura 5-16. Corte sagital medio: se visualiza la alineación vertebral y la piel íntegra.

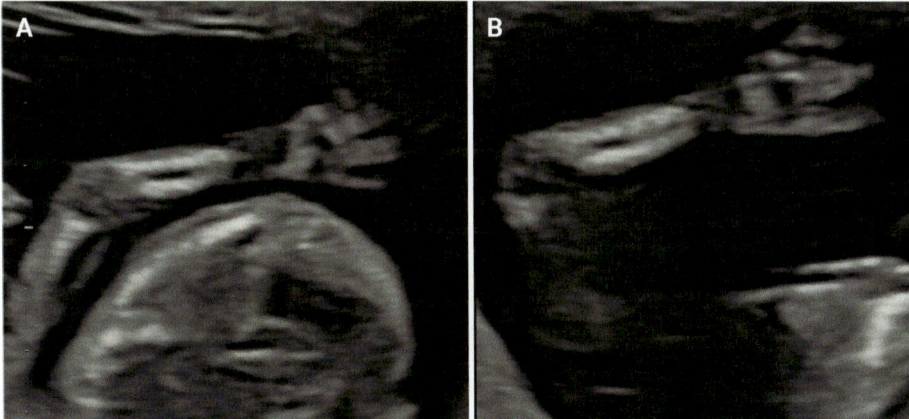

Figura 5-17. Corte coronal de las extremidades superiores: se visualizan los tres segmentos. **A)** Extremidad superior izquierda. **B)** Extremidad superior derecha.

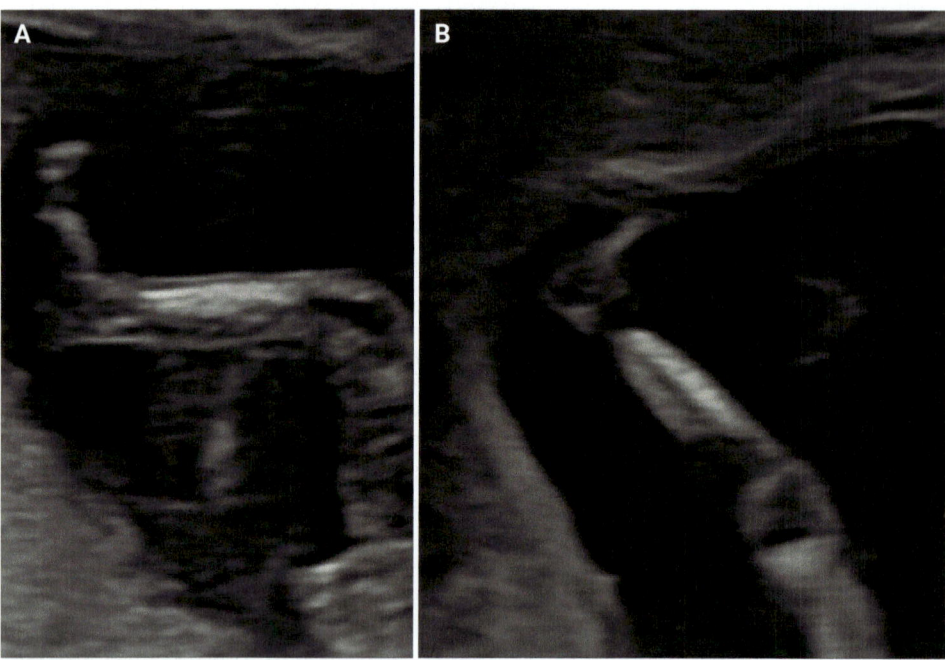

Figura 5-18. Corte sagital de las extremidades inferiores. **A)** Extremidad inferior izquierda. **B)** Extremidad inferior derecha.

Ecografía del segundo trimestre

El objetivo principal de esta exploración es la evaluación del desarrollo morfológico fetal para realizar el despistaje de anomalías estructurales. Esta ecografía se realiza entre las semanas 18 y 22 de gestación.

Vía de exploración

La vía de elección es la abdominal. Se utilizará la VTV para realizar el cribado de parto pretérmino (medida de la longitud cervical). También se utilizará esta vía para complementar la exploración de ciertas partes de la anatomía fetal, tal y como aparece en las guías de práctica clínica de las sociedades científicas.

Otras consideraciones a tener en cuenta

Las guías nacionales e internacionales concluyen que esta exploración debe ofrecerse a toda la población, ya que la prevalencia de anomalías morfológicas mayores es del 1,6-3,5 % de todas las gestaciones y, en muchos casos, son fetos sin factores de riesgo identificables. Antes de comenzar, es importante aconsejar sobre los beneficios y las limitaciones de la exploración ecográfica. Las consideraciones sobre el equipo a utilizar, quién debe realizar esta exploración y los detalles del informe de la exploración son similares a las expuestas en el apartado anterior sobre la ecografía del 1er trimestre.

Sistemática de la exploración en la ecografía del segundo trimestre

Antes de comenzar la exploración, en primer lugar, es necesario realizar una buena historia clínica dirigida. Se considera, a efectos prácticos, que todos los fetos son susceptibles de ser de alto riesgo de malformación, ya que, en la mayoría de

los afectados, no se identifican factores de riesgo. En caso de sospecha de anomalía morfológica, se abre un nuevo proceso, y este debe incluir un diagnóstico de certeza. Para esto, puede ser necesario realizar pruebas complementarias.

En todo momento se debe proporcionar información completa a los padres, adaptada a su capacidad de entendimiento y de forma empática. Se recomienda ofrecer apoyo psicológico. En muchos casos, el enfoque será multidisciplinar, incluyendo genetistas y especialistas de otras áreas. Se debe informar en la medida de lo posible sobre el pronóstico y las opciones que se plantean a partir del diagnóstico de certeza, para que los padres tengan una mayor capacidad para decidir sobre el futuro de la gestación.

Por último, hay que remarcar que un examen protocolizado y sistemático ayudará a mejorar la tasa de detección de anomalías. Si no fuera posible revisar todas las estructuras, conviene completar el examen en una nueva sesión. En caso de factores limitantes que dificulten la transmisión de los ultrasonidos (obesidad, cicatrices, tumoraciones, etc.), se informará a la paciente y se reflejará por escrito en el informe, no siendo adecuado recomendar más exploraciones, con el único objetivo de mejorar la transmisión si el factor limitante no es modificable. El tiempo recomendado para su realización es de 20 a 30 minutos, máxime si se utiliza además la VTV.

Evaluación de la anatomía fetal

Para realizar una correcta evaluación de la anatomía fetal, hay que hacer una completa valoración.

Sistema nervioso central

Las estructuras esenciales para valorarlo se recogen en la tabla 5-3. En la exploración básica, se evalúan los planos axiales. En caso de factores de riesgo conocidos o sospecha de

Tabla 5-3. Exploración básica del sistema nervioso central. Puntos clave	
• Cráneo	Forma. Integridad. Densidad. Tamaño
• Cerebro	Estructuras intracraneales. Simetría. Línea media. Solo planos axiales
• Transventricular	Astas frontales ventrículos laterales (VL). Plexos coroideos. Astas posteriores VL. *Cavum septum pellucidum* (CSP). Cisura parietooccipital
• Transtalámico	Astas frontales VL. CSP. Tálamos. *Gyrus* hipocámpico
• Transcerebelar	Cerebelo. Cisterna magna. Cisura de Silvio
• Columna vertebral	Integridad y alineación vertebral. Piel intacta. Plano axial, coronal y sagital

patología, se realizará una exploración avanzada por personal especializado (v. **Cap. 22** Ecocardiografía fetal. Neurosonografía fetal. Principales indicaciones de cirugía fetal) mediante los planos coronales y sagitales:

- **Cráneo**:
  - Forma: ovalada. Las alteraciones de su morfología harán sospechar sobre posibles patologías (cráneo «en limón»-espina bífida abierta, «en fresa»- trisomía 18, «en hoja de trébol»-displasia tanatofórica tipo II, craneosinostosis).
  - Integridad: contorno únicamente interrumpido por las suturas que son sonoluscentes. En caso de patología, el contenido cerebral sale a través del defecto (encefalocele), frecuentemente occipital o frontal.
  - Densidad ósea: línea continua hiperecogénica (mineralización normal) que no se deforma al hacer presión.
  - Tamaño: biometrías establecidas: diámetro biparietal (DBP) y perímetro cefálico. La *ratio* DBP/perímetro cefálico corresponde al índice cefálico, siendo normal entre el 75 y el 85 %.
- **Cerebro**:
  - Plano transventricular:
    - *Línea media*: cisura interhemisférica únicamente interrumpida por los complejos anterior (*cavum del septum pellucidum* [CSP]) y posterior del cerebro. Separa los hemisferios cerebrales. La visualización del hemisferio cerebral proximal a la sonda es difícil de visualizar. Sin embargo, muchas lesiones cerebrales producen asimetría o distorsión de la línea media. La holoprosencefalia es un defecto de la división del prosencéfalo y se asocia a otras anomalías de la línea media de la cara (diplopia y labio leporino entre otras).
    - *CSP*: cavidad rellena de líquido entre dos membranas (*septum pellucidum*) que interrumpe la línea media en la región anterior del cerebro. Es visible a partir de la semana 16 y siempre entre las semanas 18 y 37. Forma parte del complejo anterior: cisura interhemisférica, surco calloso, parte del *genu* del cuerpo calloso, el CSP y, lateralmente a este, las astas anteriores de los ventrículos laterales. La morfología «en gota de agua» de los ventrículos laterales dilatados, junto con

la ausencia de CSP, son signos indirectos de agenesia de cuerpo calloso. El CSP será patológico en holoprosencefalia, agenesia de cuerpo calloso, hidrocefalia grave o displasia septoóptica.
- *Ventrículos laterales*: forman parte del sistema ventricular del cerebro (lleno de LCR), situados a lo largo de ambos hemisferios cerebrales. Las astas anteriores (frontales) tienen forma de coma y una pared bien definida hiperecoica con relleno hipoecoico (LCR). Están separados medialmente por el CSP. Las astas posteriores (occipitales) forman parte del complejo posterior. El atrio presenta el *glomus* del plexo coroideo (estructura hiperecogénica), que llena casi toda la cavidad (el resto se llena de LCR). Es necesario medir de forma sistemática las astas posteriores, tomando como referencia la cisura parietooccipital, perpendicular a la cavidad ventricular, de borde interno a borde interno de sus paredes. Se considera normal si es < 10 mm. La ventriculomegalia unilateral o bilateral es un marcador de múltiples anomalías del desarrollo cerebral y, por tanto, es necesario realizar una neurosonografía detallada. Es la anomalía que más frecuentemente se encuentra en el sistema nervioso central.
- *Cisura parietooccipital*: aparece en la semana 20 y debe verse en la 23.
  - Plano transtalámico: paralelo e inferior al transventricular. Se visualizan las astas frontales de los ventrículos laterales, el CSP, los *tálamos* y el *gyrus* del hipocampo. No agrega información adicional a los otros dos planos. Se utiliza para realizar la biometría cefálica, aunque esta puede realizarse en el corte transventricular.
  - Plano transcerebelar: se obtiene en un corte inferior y con una inclinación posterior del transductor. De anterior a posterior, se pueden evaluar:
    - Las astas frontales de los ventrículos laterales.
    - El CSP.
    - Los tálamos.
    - El cerebelo: estructura en forma de mariposa. Consta de los hemisferios cerebelosos de morfología redondeada unidos en el centro por el vermis cerebeloso, que es ligeramente más pequeño y ecogénico. En este plano, se mide el diámetro transverso del cerebelo. El vermis cerebeloso completa su desarrollo en la semana 20.
    - La cisterna magna: espacio lleno de líquido posterior al cerebelo. Contiene finos tabiques que son estructuras normales (no confundir con quistes o patología vascular). Su medida es estable a partir de la segunda mitad de la gestación, entre 2 y 10 mm. Se mide entre el borde posterior del vermis y el borde interno del hueso occipital.
    - El hueso occipital.
  - Entre las anomalías de la fosa posterior más relevantes se incluyen:
    - Malformación de Dandy-Walker: comunicación del IV ventrículo con la cisterna magna debido a la age-

nesia de vermis cerebeloso. El pronóstico general es malo.

- Megacisterna magna: > 10 mm. Suele ser aislada, y el pronóstico, en general, bueno.
- Quiste de Blake: debido a la imperforación de los agujeros de Luschka y Magendie. Se aprecia una imagen «en reloj de arena» en la fosa posterior. El pronóstico es bueno.

- **Columna vertebral**: su exploración debe realizarse con la combinación de los tres planos:
  - Plano sagital: para valorar la integridad de la piel, en un plano longitudinal medio, sin presionar mucho con el transductor, para que exista cierta lámina de líquido amniótico entre la pared uterina y la espalda. Las vértebras forman dos líneas paralelas que convergen en la zona caudal en el sacro. La línea anterior corresponde a los cuerpos vertebrales y la más posterior a los procesos laterales. Entre las dos líneas, se visualiza la médula hipoecogénica y el cono medular entre los cuerpos lumbares L2-L3.
  - Plano coronal: en el tórax se aprecian las costillas y la última se corresponde con la última vértebra torácica, T12. Se visualiza la columna como tres líneas paralelas: cuerpos vertebrales (línea central) y arcos vertebrales (líneas laterales). Es importante valorar la región del sacro desplazando e inclinando el transductor si el hueso ilíaco impide la visualización.
  - Plano axial: barrido de toda la columna para confirmar la normalidad del cuerpo y el canal vertebral en el centro (tres puntos en forma de «O»).
  - La espina bífida es una alteración en la que existe un defecto de cierre del tubo neural. Puede ser cerrada (cubierta por piel, más difícil de identificar, mejor pronóstico) o abierta (herniación de meninges, médula o raíces nerviosas).
  - Otras malformaciones del sistema nervioso central menos frecuentes son las lesiones hipóxico-isquémicas, las lesiones hemorrágicas (traumatismos, infecciones), quísticas (quistes interhemisféricos, aracnoideos, periventriculares) y las malformaciones vasculares (aneurisma de la vena de Galeno).

- **Cara**: se deben evaluar las órbitas, la nariz, el hueso nasal, los orificios nasales, la integridad de labio superior y el perfil. Para ello, es útil la combinación de los tres planos:
  - Plano axial: permite evaluar el tamaño, la forma y simetría de las órbitas y la presencia de los cristalinos en su interior. El cristalino se visualiza como un aro de borde bien definido y anecoico en su interior. La distancia interorbitaria se estima de forma subjetiva y se medirá en caso de sospechar una patología (hipotelorismo, hipertelorismo, microftalmia, anoftalmia). Desplazando el transductor hacia abajo, se puede visualizar la nariz, el paladar, el maxilar superior y la mandíbula.
  - Plano coronal: útil para visualizar la punta de la nariz, el labio superior (descartar una fisura palatina), el labio inferior y el mentón (**Fig. 5-19**). Completa la información del plano axial.

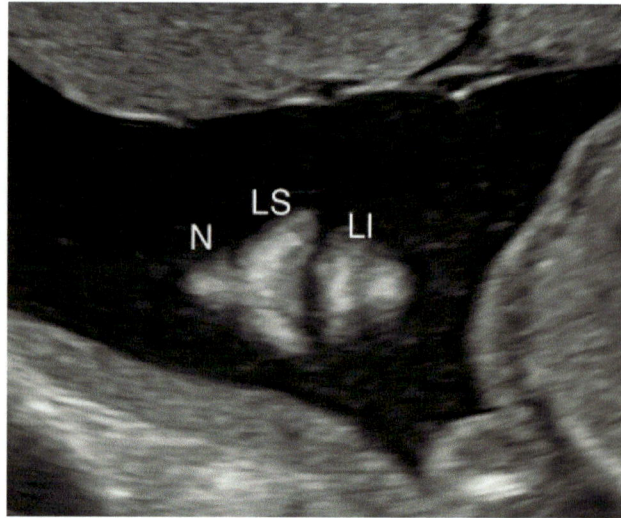

Figura 5-19. Corte coronal de la cara.
LI: Labio inferior; LS: labio superior; N: punta de la nariz.

- Plano sagital: para valorar el perfil fetal: morfología y desarrollo del hueso frontal, el puente y el hueso nasal. Además, la correcta alineación de la nariz-boca-barbilla y el maxilar (descartar micrognatia).
- **Cuello**: se debe confirmar la normalidad de la unión cervicooccipital y descartar masas o colecciones líquidas. El plano axial transcerebelar es útil para medir el pliegue nucal (marcador de riesgo de aneuploidia > 6 mm). El plano sagital es útil para el despistaje de masas en la cara anterior (bocio) o posterolateral (teratoma, higroma, linfangioma).
- **Tórax**: tiene una forma regular y se continúa suavemente con el abdomen fetal:
  - Costillas: curvatura y tamaño normal.
  - Interfase diafragmática: línea hipoecogénica que separa el contenido torácico del abdominal (**Fig. 5-20**). Su comprobación requiere ver la ubicación normal del estómago y el hígado.
  - Pulmones: ecogenicidad homogénea, simétricos sin desplazamiento mediastínico ni masas o derrames.
  - En caso de sospecha de patología (hipoplasia), se puede calcular la *ratio* del perímetro torácico/perímetro abdominal < 0,79.
  - Corazón (requiere mención aparte, se verá más a delante).

En cuanto a las malformaciones torácicas más comunes, habrá que descartar la malformación adenomatosa quística (lesión caracterizada por un crecimiento excesivo de los bronquios terminales y alvéolos, dando lugar a una tumoración multiquística, con aporte vascular normal de la arteria pulmonar), hernia diafragmática, derrame pleural o secuestro pulmonar (tumoración aislada del árbol traqueobronquial perfundida por un vaso sistémico aberrante).

- **Corazón**: la exploración cardíaca básica de cribado consiste en la realización de cinco cortes axiales, desde el abdomen superior hasta el mediastino, basculando el transductor en sentido cefálico fetal. Esto permite detectar cardiopatías con-

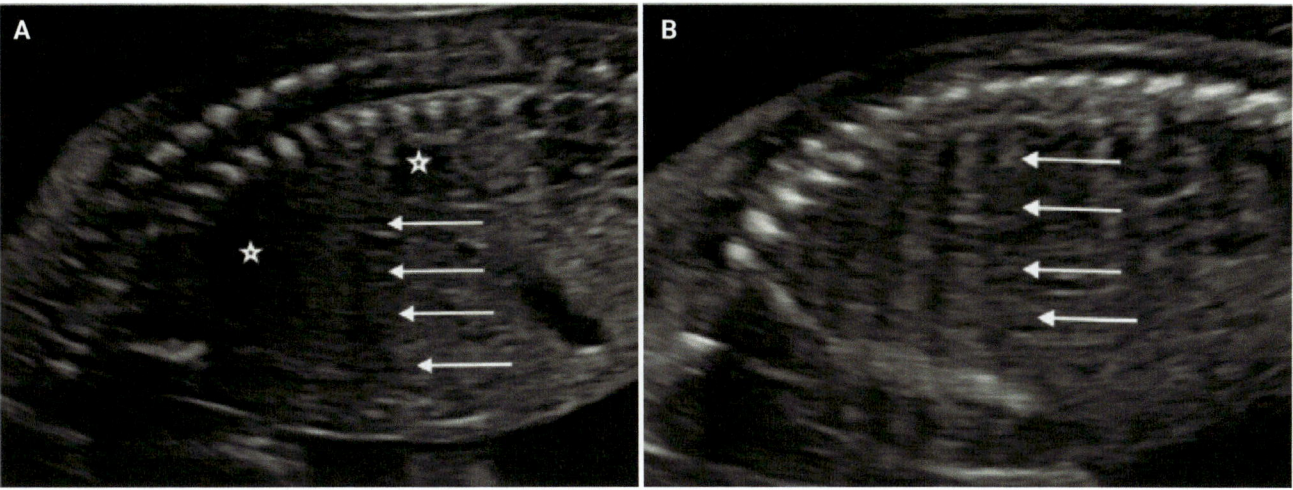

Figura 5-20. Cortes parasagitales. **A)** Corte parasagital izquierdo. Interfase diafragmática (flechas), corazón (estrella a la izquierda) y estómago (estrella a la derecha). **B)** Corte parasagital derecho. Interfase diafragmática (flechas) que separa los pulmones del contenido abdominal.

génitas en un 80-90 % de las ocasiones. Resultan las anomalías congénitas más frecuentes. Los cortes axiales son:

– Corte de abdomen superior:
  ■ *Situs* visceral (**Fig. 5-21**): el estómago, a la izquierda del feto, siendo el mismo lado que el ápex cardíaco (*situs solitus*).
  ■ Aorta paravertebral a la izquierda y posterior.
  ■ Vena cava inferior a la derecha y anterior.
  ■ Vena umbilical, región anterior del abdomen y medial.
  ■ Principales cardiopatías detectables en este corte: heterotaxia y *situs inversus*.

– Corte de «cuatro cámaras»: se evalúa en dos proyecciones: la primera, en apical o basal con el haz de ultrasonidos paralelo al tabique interventricular (TIV); y la segunda, en subcostal o lateral (óptima para visualizar el TIV), con el haz de ultrasonidos perpendicular al TIV. Como regla para tener un corte adecuado, es importante visualizar una única costilla de cada lado y el ápex cardíaco. Hay que tener en cuenta:
  ■ Posición: hemitórax izquierdo (levocardia) y ápex cardíaco orientado hacia la izquierda a 45° ± 20° (levoápex).
  ■ Tamaño: ⅓ del área torácica.
  ■ Frecuencia cardíaca regular (120-160 lpm).
  ■ Cámaras auriculares y ventriculares simétricas.
  ■ Foramen oval (⅓ del septo auricular) que aletea hacia la aurícula izquierda.
  ■ Entrada de al menos dos venas pulmonares en la aurícula izquierda.
  ■ Cruz cardíaca íntegra: convergencia de la parte más inferior del septo interauricular, la más superior del TIV y la inserción de las válvulas auriculoventriculares.
  ■ Apertura y cierre adecuado de las válvulas auriculoventriculares.
  ■ Ventrículo derecho más anterior (cerca del esternón) y de superficie interna más trabeculada.
  ■ Banda moderadora en el ventrículo derecho.

  ■ Valva septal de la válvula tricúspide más apical que la válvula mitral. Esta distancia es de aproximadamente 2 mm en la semana 20.
  ■ Ventrículo izquierdo más posterior (cercano a la columna vertebral) con ápex más liso.
  ■ Tabique interventricular íntegro: consta de una porción muscular (⅔ apicales) y una porción membranosa (⅓ proximal).
  ■ Puede visualizarse una fina lámina de líquido pericárdico fisiológico (≤ 2 mm medido en sístole ventricular, y que no sobrepase el nivel de las válvulas auriculoventriculares).
  ■ Principales cardiopatías detectables en este corte: cardiomegalia, heterotaxia, desplazamiento cardíaco por anomalías extracardíacas (tumoraciones, hernias), asimetría de cámaras, defectos del septo ventricular, comunicación interventricular, canal atrioventricular común).

– Corte del tracto de salida del ventrículo izquierdo:
  ■ Salida de la aorta desde el ventrículo izquierdo. Su dirección de salida es de izquierda a derecha. Se continúa por delante con el TIV (continuidad septoaórtica) y por detrás con la válvula mitral (continuidad mitroaórtica) y se cruza con la arteria pulmonar.
  ■ Valorar la apertura y el cierre de la válvula aórtica.
  ■ Evaluar el calibre del anillo aórtico y de la aorta ascendente.
  ■ Principales cardiopatías detectables en este corte: cardiopatías conotruncales y la patología de la válvula aórtica.

– Corte del tracto de salida del ventrículo derecho:
  ■ La arteria pulmonar sale anterior y perpendicular a la aorta ascendente, desde el ventrículo derecho. La dirección es de derecha a izquierda, cruzando a la aorta por encima.
  ■ Comprobar la bifurcación de la arteria pulmonar y la prolongación del tronco con el conducto arterioso.
  ■ Apertura y cierre de la válvula pulmonar.
  ■ Valorar el calibre del anillo y del tronco pulmonar.

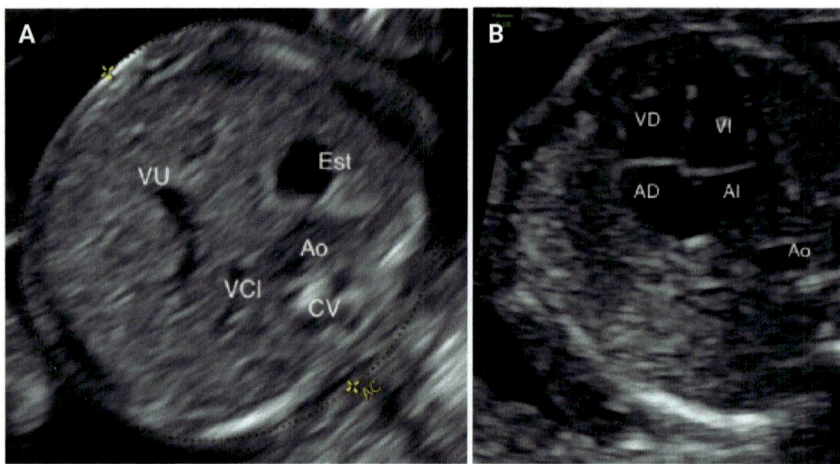

Figura 5-21. Cortes axiales. **A)** Abdomen. **B)** Corte de cuatro cámaras. AD: aurícula derecha; AI: aurícula izquierda; Ao: aorta; CV: columna vertebral; Est: estómago; VCI: vena cava inferior; VD: ventrículo derecho; VI: ventrículo izquierdo; VU: vena umbilical.

- Principales cardiopatías detectables en este corte: cardiopatías conotruncales y patología de la válvula pulmonar.
  - Corte de tres vasos-tráquea:
    - De izquierda a derecha: arteria pulmonar, aorta y vena cava superior. La tráquea se visualiza como un pequeño espacio anecoico por delante del cuerpo vertebral, a la derecha de la aorta y posterior a la vena cava superior.
    - El calibre disminuye ligeramente de izquierda a derecha.
    - La aorta pasa a la izquierda de la tráquea formando una «V» con el conducto arterioso.
    - Los grandes vasos están separados del esternón por el timo.
    - Comprobar la ausencia de vasos adicionales a la izquierda de la arteria pulmonar.
    - Patologías detectables en este corte: anomalías del número de vasos, anomalías de posición (transposición de grandes vasos, doble salida del ventrículo derecho) y anomalías de tamaño (coartación de aorta [CoAo], interrupción del arco aórtico). La utilización de la ecografía Doppler color es importante en este estudio para identificar mejor las diferentes estructuras y realizar el despistaje de estenosis/atresias o insuficiencias valvulares. Se recomienda realizar una serie de ajustes: reducir la caja de color a la estructura a estudiar, el ángulo de insonación debe ser próximo a 0°, ajustar la ganancia y la escala de velocidad según el flujo a evaluar.
- **Abdomen**: el barrido con cortes axiales es muy útil para su estudio. Se deben realizar los cortes coronales y sagitales para completar la exploración:
  - Redefinir el *situs* visceral, localizando el estómago en el cuadrante superior izquierdo.
  - Identificar la correcta inserción del cordón umbilical, sin defectos.
  - La vesícula biliar aparece como una estructura econegativa a la derecha y por debajo de la porción intrahepática de la vena umbilical.
  - La evaluación del hígado y del bazo es subjetiva.
  - La ecogenicidad del intestino delgado y grueso es levemente hiperecogénica y el diámetro varía con la edad

gestacional. La hiperrefringencia intestinal se considera un marcador de trisomía 21 y puede estar presente ante determinadas infecciones fetales (citomegalovirus, parvovirus, toxoplasma y otros).
- Deben visualizarse los dos riñones y la vejiga. En un corte axial (**Fig. 5-22**) con la columna a las 12 horarias, se pueden evaluar de forma óptima las pelvis renales y medir en caso de sospecha de dilatación del tracto urinario (nomenclatura recomendada para abordar la posible patología de este sistema). El punto de corte es cambiante con la edad gestacional: en el 2º trimestre, debe ser menor de 4 mm y en el 3er trimestre debe ser menor de 7 mm. La morfología y la estructura de ambos riñones se evalúa mediante la combinación de los tres planos.
- Identificación de las dos arterias umbilicales rodeando la vejiga con ecografía Doppler.

En la **tabla 5-4**, se hace referencia a los puntos de corte de la medida de las pelvis renales en el 2º trimestre en ausencia de otros hallazgos asociados y el pronóstico *a priori*.

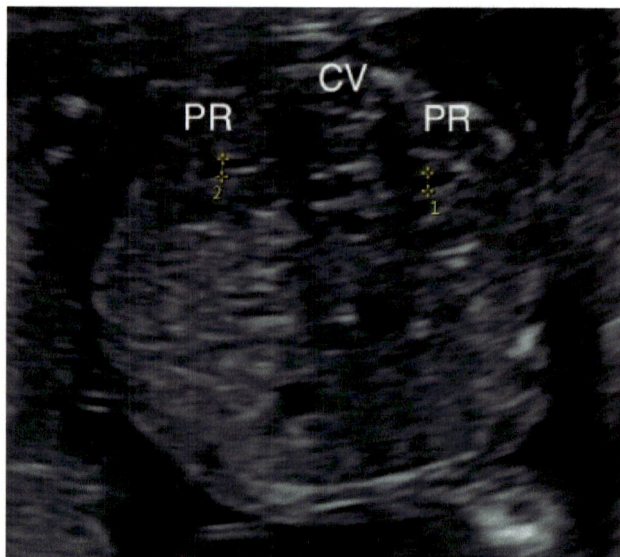

Figura 5-22. Corte axial abdominal. CV: columna vertebral; PR: pelvis renal.

Tabla 5-4. Pronóstico *a priori* en función de los puntos de corte de las pelvis renales en el segundo trimestre en ausencia de otros hallazgos asociados

Pelvis renales (2º trimestre)	Normal en 3er trimestre (%)	Normal en ecografía posnatal (%)	Necesidad de cirugía (%)	Alteración de la función renal (%)
< 7	83	90	0	0
7-10	62	8	8	2,6
> 10	20	15	55	20

Son ejemplos de patología en este ámbito: atresia esofágica (solo el 10-20 % se diagnostican de forma prenatal), atresia duodenal («signo de la doble burbuja») y la obstrucción intestinal (dilatación de asas), peritonitis meconial (calcificaciones peritoneales, ascitis), quistes abdominales o tumores, enfermedad renal poliquística, displasia renal multiquística y obstrucción urinaria baja.

- **Extremidades**:
  - Integridad y adecuada alineación de los tres segmentos de ambas extremidades superiores e inferiores. No es obligatorio contar los dedos de las manos y los pies, aunque si es posible, aporta más información.
  - Es necesario ver una mano abierta y valorar los movimientos de flexoextensión de las extremidades y la movilidad global del feto.
- **Genitales**: debe observarse la apariencia normal independientemente de la decisión de los padres sobre si desean conocer o no el sexo fetal, para descartar posibles anomalías.
- **Placenta**:
  - Evaluar de forma sistemática su apariencia, localización, forma y ecoestructura.
  - Observar la inserción del cordón umbilical en la placenta.
  - Despistaje de placenta adherente en mujeres con factores de riesgo.
- **Líquido amniótico**: evaluación subjetiva. Se realizará una biometría si se sospecha una alteración en la cantidad. En este caso, se recomienda utilizar la medida de la columna máxima vertical de líquido, libre de partes fetales y cordón, siendo normal entre 2-8 cm.
- **Biometría fetal**: útil para datar la gestación en caso de no disponer de una ecografía del 1er trimestre, aunque el margen de error será algo mayor que en el 1er trimestre. Se obtienen las siguientes medidas:
  - DBP y perímetro cefálico en un corte transtalámico o transventricular. Para medir el DBP los *calipers* (calibradores) se colocan en función de las tablas de referencia utilizadas: desde fuera (borde externo del parietal anterior) hacia dentro (borde interno del parietal posterior), o desde fuera hacia fuera, dibujando una línea perpendicular a la línea media del cerebro. El perímetro cefálico se mide desde el DBP y rodeando el cráneo.
  - Circunferencia abdominal en un corte transverso del abdomen fetal en el que se objetivan el estómago y la

vena umbilical en la zona del seno portal. Los *calipers* se colocan alrededor de la superficie más externa.
  - Longitud del fémur, medida que se obtiene colocando los *calipers* en los extremos de las diáfisis osificadas.
- **Longitud cervical**: sigue siendo controvertida su inclusión en la sistemática de esta exploración. Parece prudente ofrecer la medición de la longitud cervical rutinaria a las gestantes de alto riesgo de parto pretérmino. El punto de corte para considerar un cérvix corto con estas semanas es ≤ 25 mm para la mayoría de las sociedades científicas.

Marcadores de cromosomopatías en el segundo trimestre

Existe controversia sobre la aplicación de marcadores del 2º trimestre en una población ya cribada en el 1er trimestre. La razón de probabilidad de cada marcador es diferente. Los marcadores más sensibles para trisomía 21 son: la arteria subclavia derecha aberrante (ARSA), ausencia-hipoplasia de hueso nasal, ventriculomegalia y pliegue nucal aumentado (> 7 mm). Otros marcadores, aunque con menor sensibilidad diagnóstica, serían el intestino hiperrefringente, el foco ecogénico intracardíaco, el fémur corto y la hidronefrosis. Su evaluación será opcional y se desaconseja utilizar marcadores aislados para reajustar el riesgo. Esto quiere decir que, en caso de utilizar este método, es necesario evaluar todos los marcadores y calcular el riesgo mediante la aplicación conjunta de los índices de probabilidad positivos y negativos de cada marcador para establecer el nuevo riesgo. Los quistes de PCo no forman parte de los marcadores utilizados para reajustar el riesgo de trisomía 21 (se correlaciona su presencia con la trisomía 18). Cuando son aislados en ausencia de anomalías, no modifican el riesgo, deben ser considerados como variante de la normalidad y no precisan seguimiento.

Ecografía del tercer trimestre

La realización de esta ecografía, ya estandarizada en España desde hace años, es todavía objeto de controversia, ya que no se ofrece de forma sistemática en muchos países europeos. De hecho, sociedades científicas como el National Institute for Health and Care Excellence (NICE) o el ACOG no recomiendan de forma explícita realizar una ecografía tras la semana 24 de forma sistemática, ni tampoco hay acuerdo sobre su contenido. La SEGO deja claros los objetivos que justifican la realización de esta exploración ecográfica, y son los siguientes:

- Evaluación del crecimiento fetal:
  - Cribado del feto pequeño para edad gestacional.
  - Cribado del feto grande para edad gestacional.
- Datación de la gestación.
- Detección de anomalías fetales.
- Evaluación del líquido amniótico, la placenta y el cordón.
- Determinar la estática fetal.

El diagnóstico de patología en el 3er trimestre permite realizar un buen asesoramiento a los padres para que tengan oportunidad de prepararse de cara al parto y a los cuidados posnatales. Además, permite adecuar un buen manejo prenatal, elegir el lugar, momento y vía del parto con una atención especializada, si así se requiere. Por último, permite facilitar la opción de interrupción legal de embarazo tardío en los casos en los que los padres lo soliciten, de acuerdo con la Ley 2/2010 de salud sexual y reproductiva y de la interrupción voluntaria del embarazo, en su título II, capítulo I, artículo 15c. Resulta fundamental en estos casos ofrecer un buen asesoramiento mediante información clara y adecuada al grado sociocultural, así como apoyar la decisión de los padres libremente tomada.

Dado que en esta obra existen apartados específicos sobre la patología relacionada con el crecimiento fetal, así como la patología de los anejos ovulares, en este apartado, se exponen los aspectos morfológicos a destacar en la exploración anatómica del 3er trimestre.

Con respecto a la edad gestacional para la ecografía del 3er trimestre, se sabe que se consigue un mayor rendimiento en la tasa de detección de problemas en el crecimiento fetal entre las semanas 35 y 37, pero considerando que esta ecografía adquiere un concepto más amplio, de cara a realizar un buen despistaje de anomalías estructurales, la ventana entre las semanas 32 y 34 permite una mejor visualización de las estructuras anatómicas y, por tanto, una mayor tasa de detección de la patología de aparición tardía o no diagnosticada.

> ❗ La ecografía del 3er trimestre incrementa la tasa de detección de las anomalías estructurales en aproximadamente un 10-15 %.

La mayoría de estas anomalías podrían incluirse en dos grupos:

- Anomalías de expresividad tardía: aquellas que pudiendo estar presentes en el 1er o 2º trimestre son sutiles o evolutivas, por lo que no son potencialmente detectables hasta etapas tardías. Entre ellas, se incluyen determinadas patologías del sistema nervioso central (desarrollo cortical, vasculares, tumores, etc.), cardiopatías (estenosis de aorta o pulmonar, CoAo, cardiopatías funcionales), intestinales (atresias, peritonitis meconial), displasias esqueléticas no letales (acondroplasia), nefrourológicas, (patología obstructiva de la vía urinaria, displasias renales, etc.), quistes abdominales (quistes de ovario, etcétera).
- Anomalías adquiridas: depende de a qué edad gestacional se origina la situación de riesgo de lesión fetal, esto es, lesiones de origen infeccioso, hipóxico-isquémico, hemorrágico, disruptivo, traumático, tóxicos, drogas o fármacos.

Sistemática de la exploración en la ecografía del tercer trimestre

La sistemática es la misma que la expuesta para la exploración ecográfica del 2º trimestre (v. apartado *Exploración anatómica*), teniendo presentes las anomalías ya mencionadas para realizar un despistaje más dirigido. En esta exploración, existirán limitaciones para obtener los cortes con buena calidad, pero, a diferencia del 2º trimestre, no es preceptivo reprogramar la ecografía si han sido correctamente evaluados previamente.

Evaluación de la anatomía fetal

Para realizar una correcta evaluación de la anatomía fetal, hay que hacer las siguientes valoraciones:

- **Cabeza:** barrido axial evaluando las estructuras descritas en el 2º trimestre en los tres planos básicos: transventricular, transtalámico y transcerebelar. Existen hallazgos sugestivos de posible patología por los que realizar una exploración más detallada: cierre de las suturas, alteración de la morfología del cráneo (síndromes que cursan con craneosinostosis, como el de Apert, el de Pfeiffer, el de Crouzon o el de Carpenter), perímetro cefálico límite (microcefalia, circunferencia cefálica [CC] < 3 desviaciones estándar o macrocefalia, CC > 2 desviaciones estándar). Además, se debe tener en cuenta el desarrollo cortical (no evaluado previamente) mediante el estudio de la morfología de la cisura de Silvio («T» profunda a nivel medio), de los surcos de la convexidad y de la cisura parietooccipital. Es importante observar la ecogenicidad del parénquima cerebral para el despistaje de tumores, infecciones, hemorragias, etcétera.
- **Cara:** su exploración se centra en el análisis del barrido a lo largo de los tres planos: axial, coronal y sagital. Con frecuencia, existen limitaciones para su evaluación que pueden imposibilitar el estudio.
- **Cuello:** descartar la presencia de masas o colecciones líquidas: teratomas, higromas, linfangiomas, bocio.
- **Columna vertebral:** el plano óptimo es el sagital longitudinal con dorso anterior.
- **Tórax:** barrido seccional en sentido axial y sagital. Descartar alteraciones de la morfología, hernia diafragmática o masas pulmonares.
- **Corazón:** idealmente la exploración debería incluir los cinco planos de Yagel. La visualización cardíaca con estas semanas está limitada por la sombra acústica que generan las vértebras, el esternón y la parrilla costal. La utilización de ecografía Doppler color es especialmente útil en estos casos, para identificar las estructuras de difícil visualización:
  - Facilita la detección de una comunicación interventricular al aplicarlo en un plano lateral o subcostal de cuatro cámaras.
  - Permite confirmar la presencia de estenosis/atresias o insuficiencias valvulares. La velocidad de las válvulas auriculoventriculares se mantiene constante a lo largo del embarazo (30-60 cm/s). La velocidad de las válvulas semilunares alcanza los 100 cm/s entre las 34 y 36 semanas.
  - En el corte de tres vasos-tráquea, se sospecha una patología ante la presencia de flujo turbulento en el conducto arterioso (descartar restricción asociada a antiinflamatorios no esteroideos), flujo retrógrado en el conducto arterioso (cardiopatía congénita dependiente del conducto arterioso), flujo retrógrado en el istmo aórtico (dominancia de cavidades derechas en el ventrículo derecho/ventrículo izquierdo y/o plano de la aorta hace sospechar una CoAo).

- Abdomen: valoración de las siguientes estructuras: *situs* visceral (situación del estómago), hígado, bazo, vesícula biliar, intestino delgado (diámetro < 7 mm, localización central), intestino grueso (estructura periférica tubular hipoecogénica con indentaciones «en rueda dentada»-haustras), riñones. Descartar quistes intraabdominales, dilatación intestinal (obstrucción), agenesia o hipoplasia renal, riñón «en herradura», doble sistema pielocalicial, poliquistosis renal, displasias o tumores, dilatación del tracto urinario (pelvis renal ≥ 7 mm en el 3er trimestre), dilatación ureteral, megavejiga por valvas uretrales incompletas, etcétera.
- Genitales: descartar alteraciones de la morfología de los genitales externos (hipospadias, micropene, ambigüedad genital) e internos (masas quísticas: hidrocolpos, hematocolpos, quiste de ovario).
- Extremidades: en función de la estática fetal, existirán limitaciones para confirmar la normalidad en la orientación. Se recomienda descartar posiciones anormales o movimientos restringidos. Un fémur corto en el 2o y 3er trimestre requiere una investigación adicional (diagnóstico diferencial entre anomalía cromosómica, talla baja o crecimiento intrauterino retardado por insuficiencia placentaria).
- Anejos: evaluación del polo inferior de la placenta, su relación con el orificio cervical interno y excluir vasos previos. Si existe sospecha de patología, se completará el estudio ecográfico vía transvaginal. Las anomalías placentarias se asocian a un incremento de la morbilidad materna y fetal. Las anomalías del líquido amniótico se asocian a un mayor riesgo de resultados adversos. Ante la sospecha de un líquido amniótico aumentado, se recomienda la medición del índice de líquido amniótico y ante un líquido amniótico disminuido, la medición de la máxima columna vertical.
- Estática fetal: su determinación en el 3er trimestre reduce las tasas de morbimortalidad perinatal en fetos en podálica, de cesáreas urgentes o de partos vaginales no programados asociados a más complicaciones. Esto facilita la toma de decisiones de forma más personalizada.

PUNTOS CLAVE

- La exploración anatómica estandarizada y sistemática en cada uno de los tres trimestres de la gestación es fundamental para realizar el despistaje de malformaciones.
- La realización de un estudio anatómico en el 1er trimestre entre las semanas 11 + 0 y 13 + 6 cobra especial interés en los últimos años, y esto ha contribuido a mejorar la calidad de la exploración y aumentar la tasa de detección de anomalías congénitas de forma precoz.
- La combinación de la vía transabdominal y la VTV para realizar la exploración ecográfica en el 1er trimestre permite obtener los mejores resultados.
- Los profesionales que realizan la exploración ecográfica deben tener una formación especializada adecuada para lograr los mejores resultados, idealmente basado en un entrenamiento en diagnóstico prenatal, realización de actividades de formación continuada y aprobación de controles de calidad.
- La exploración morfológica en el 1er trimestre hace que esta evaluación se alargue, pues requiere un tiempo extra para valorar todas las estructuras anatómicas.
- El objetivo de la ecografía del 2o trimestre es la evaluación del desarrollo morfológico fetal; la vía de elección es la abdominal y debe ofrecerse a toda la población.
- En todas las evaluaciones, es necesario proporcionar información completa y adaptada a la capacidad de entendimiento de la paciente y su pareja.
- La exploración estandarizada en el 3er trimestre es todavía objeto de controversia en muchos países. La SEGO deja claros los objetivos que justifican su realización.
- La exploración morfológica en el 3er trimestre incrementa la tasa de detección de anomalías estructurales en aproximadamente un 10-15 %.

BIBLIOGRAFÍA

Buskmiller C, Fishel Bartal M, Bonilla M, Denham C, Nguyen R, Sibai B, et al. First trimester anatomy ultrasound for patients with obesity: a randomized controlled trial. Am J Obstet Gynecol MFM. 2023;5(11):101143.

Carmen Prodan N, Hoopmann M, Jonaityte G, Oliver Kagan K. How to do a second trimester anomaly scan. Arch Gynecol Obstet. 2023;307(4):1285-90.

De Roo R, Voskamp BJ, Kleinrouweler CE, Mol BW, Pajkrt E, Bouts AHM. Determination of threshold value for follow-up of isolated antenatal hydronephrosis detected in the second trimester. J Pediatr Urol. 2017; (6):13594-601.

Drukker L, Bradburn E, Rodriguez GB, Roberts NW, Impey L, Papageorghiou AT. How often do we identify fetal abnormalities during routine third-trimester ultrasound? A systematic review and meta-analysis. BJOG. 2021;128(2):259-69.

Drukker L, Cavallaro A, Salim I, Ioannou C, Impey L, Papageorghiou AT. How often do we incidentally find a fetal abnormality at the routine third-trimester growth scan? A population-based study. Am J Obstet Gynecol. 2020;223(6):919.e1-13.

García-Rodríguez R, García-Delgado R, Romero-Requejo A, Medina-Castellano M, García-Hernández JA, González-Martín JM, et al. First-trimester cystic posterior fossa: reference ranges, associated findings, and pregnancy outcomes. J Matern Fetal Neonatal Med. 2021;34(6):933-42.

Gil MM, Molina FS, Rodríguez-Fernández M, Delgado JL, Carrillo MP, Jani J, et al. New approach for estimating risk of miscarriage after chorionic villus sampling. Ultrasound Obstet Gynecol. 2020;56(5):656-63.

Iliescu D, Tudorache S, Comanescu A, Antsaklis P, Cotarcea S, Novac L, et al. Improved detection rate of structural abnormalities in the first trimester using an extended examination protocol. Ultrasound Obstet Gynecol. 2013;42(3):300-9.

International Society of Ultrasound in Obstetrics and Gynecology; Bilardo CM, Chaoui R, Hyett JA, Kagan KO, Karim JN, et al. ISUOG Practice Guidelines (updated): performance of 11-14-week ultrasound scan. Ultrasound Obstet Gynecol. 2023;61(1):127-43.

Karim JN, Bradburn E, Roberts N, Papageorghiou AT; ACCEPTS study. First-trimester ultrasound detection of fetal heart anomalies: systematic review and meta-analysis. Ultrasound Obstet Gynecol. 2022;59(1): 11-25.

Khalil A, Nicolaides KH. Fetal heart defects: potential and pitfalls of first-trimester detection. Semin Fetal Neonatal Med. 2013;18(5):251-60.

Minnella GP, Crupano FM, Syngelaki A, Zidere V, Akolekar R, Nicolaides KH. Diagnosis of major heart defects by routine first-trimester ultrasound examination: association with increased nuchal translucency, tricuspid regurgitation and abnormal flow in ductus venosus. Ultrasound Obstet Gynecol. 2020;55(5):637-44.

Nicolaides KH. Turning the pyramid of prenatal care. Fetal Diagn Ther. 2011;29(3):183-96.

Prasad S, Di Fabrizio C, Eltaweel N, Kalafat E, Khalil A. First-trimester choroid-plexus-to-lateral-ventricle disproportion and prediction of subsequent ventriculomegaly. Ultrasound Obstet Gynecol. 2023;62(2):234-40.

Pruthi V, Abbasi N, Thakur V, Shinar S, O'Connor A, Silver R, et al. Performance of comprehensive first trimester fetal anatomy assessment. Prenat Diagn. 2023;43(7):881-8.

Salomon LJ, Alfirevic Z, Berghella V, Bilardo CM, Chalouhi GE, Da Silva Costa F, et al. ISUOG Practice Guidelines (updated): performance of the routine mid-trimester fetal ultrasound scan. Ultrasound Obstet Gynecol. 2022;59(6):840-56.

Salomon LJ, Alfirevic Z, Da Silva Costa F, Deter RL, Figueras F, Ghi T, et al. ISUOG Practice Guidelines: ultrasound assessment of fetal biometry and growth. Ultrasound Obstet Gynecol. 2019;53(6):715-23.

Sociedad Española de Ginecología y Obstetricia. Exploración ecográfica del III trimestre. Prog Obstet Ginecol. 2021;64:28-69.

Sociedad Española de Ginecología y Obstetricia. Guía de la exploración ecográfica del I trimestre. Prog Obstet Ginecol. 2022;65:240-90.

Sociedad Española de Ginecología y Obstetricia. Guía sistemática de la exploración ecográfica del segundo trimestre. Prog Obstet Ginecol. 2020;63:99-122.

Syngelaki A, Hammami A, Bower S, Zidere V, Akolekar R, Nicolaides KH. Diagnosis of fetal non-chromosomal abnormalities on routine ultrasound examination at 11-13 weeks' gestation. Ultrasound Obstet Gynecol. 2019;54(4):468-76.

Weatherborn M, McGuinness B, Ogamba MI, Leung K, Leftwich HK. Optimal timing of the second trimester fetal ultrasound in the obese gravida. J Matern Fetal Neonatal Med. 2022;35(14):2703-7.

Embarazo en situaciones especiales

6

L. R. Lucio González

 OBJETIVOS

- Identificar la incidencia y los problemas sociales que acarrea el embarazo en la adolescencia.
- Poder establecer las actuaciones determinadas para el seguimiento del embarazo adolescente.
- Conocer las recomendaciones principales en cuanto a cuidados en la embarazada adolescente.
- Saber acompañar en la prevención del embarazo no deseado y en la decisión con respecto al embarazo actual.
- Definir el embarazo en la adolescencia.
- Conocer las particularidades en cuanto a los cuidados en el embarazo en estas jóvenes.
- Determinar los cuidados finales en cuanto a la finalización de gestación y pormenores del posparto en adolescentes.
- Especificar qué se considera embarazo en edad materna avanzada.
- Valorar los riesgos asociados al embarazo en edad avanzada.
- Asociar los problemas específicos de este tipo de embarazo a cada etapa del parto.
- Crear habilidades para manejar las complicaciones de los embarazos en el contexto de edad materna avanzada y su prevención.
- Reconocer las particularidades en el posparto de las puérperas con edad avanzada.

EMBARAZO EN LA ADOLESCENCIA

El embarazo en la adolescencia es un fenómeno mundial con causas claramente conocidas y graves consecuencias sanitarias, sociales y económicas. En el ámbito mundial, la tasa de natalidad en adolescentes ha disminuido, pero las tasas de cambio han sido desiguales entre las regiones. También hay enormes variaciones en los países y dentro de ellos.

El embarazo en la adolescencia tiende a ser mayor en personas con menos educación o de bajo estatus económico. Además, el progreso en la reducción de los primeros nacimientos de madres adolescentes es más lento en estos y otros grupos vulnerables, lo que conduce a una creciente desigualdad. El matrimonio infantil y el abuso sexual de niñas ponen a estas últimas en mayor riesgo de embarazo, a menudo no deseado. En muchos lugares, los obstáculos para obtener y usar anticonceptivos impiden que las adolescentes eviten embarazos no deseados.

Cada vez se presta más atención a mejorar el acceso de las adolescentes embarazadas y con hijos a una atención materna de calidad. La Organización Mundial de la Salud (OMS) colabora con sus países asociados para promover la atención prestada al embarazo en la adolescencia, crear una base empírica para la acción, elaborar instrumentos de apoyo a las políticas y los programas, crear capacidad y apoyar a los países para que aborden eficazmente el embarazo en la adolescencia.

Datos y cifras

En el caso del embarazo en la adolescencia, es interesante conocer los siguientes datos:

- Se calcula que en 2019 las adolescentes de entre 15 y 19 años de los países de ingreso medio bajo tenían 21 millones de embarazos al año, de los cuales aproximadamente el 50 % eran no deseados.
- Se calcula que en 2016 se produjeron 21 millones de embarazos en mujeres adolescentes de 15 a 19 años en las regiones en desarrollo, de los que se estima que 12 millones dieron lugar a nacimientos.
- Los datos sobre partos entre niñas de 10 a 14 años no están disponibles de manera exacta; los escasos datos disponibles de Angola, Bangladesh, Mozambique y Nigeria apuntan a que las tasas de natalidad en este grupo de edad superaron los 10 nacimientos por cada 1.000 niñas en 2020.
- Según los datos de 2019, el 55 % de los embarazos no deseados entre las adolescentes de 15 a 19 años terminan en abortos, que a menudo no son seguros en los países de ingreso medio-bajo.
- Las madres adolescentes (de 10 a 19 años) tienen mayor riesgo de eclampsia, endometritis puerperal e infecciones sistémicas que las mujeres de 20 a 24 años, y los bebés de madres adolescentes tienen un mayor riesgo de padecer bajo peso al nacer, nacimiento prematuro y afección neonatal grave.

- La prevención del embarazo entre las adolescentes y la mortalidad y morbilidad relacionadas con el embarazo son fundamentales para lograr resultados positivos en la salud a lo largo de la vida, y son imprescindibles para alcanzar los objetivos de desarrollo sostenible (ODS) relacionados con la salud materna y neonatal.

Según datos anuales del Instituto Nacional de Estadística, en los últimos años, entre el 10 y el 12 % de todas las interrupciones voluntarias del embarazo en España han correspondido a menores de 20 años.

Contexto en el que se producen los embarazos en la adolescencia

Los estudios de factores de riesgo y protección relacionados con el embarazo en la adolescencia en los países de ingreso medio-bajo indican que los niveles tienden a ser más altos entre aquellos con menos educación o de bajo nivel económico. El progreso en la reducción de primeros nacimientos en adolescentes ha sido particularmente lento entre estos grupos vulnerables, lo que ha llevado a una creciente desigualdad.

Hay varios factores que influyen en el número de embarazos y nacimientos en la adolescencia:

- En primer lugar, en muchas sociedades, las niñas se ven presionadas a casarse y tener hijos. En 2021, el número estimado de novias infantiles en el mundo fue de 650 millones: el matrimonio infantil aumenta el riesgo de embarazo entre las niñas, porque suelen tener una autonomía limitada para influir en la toma de decisiones sobre el retraso de la maternidad y el uso de anticonceptivos.
- En segundo lugar, en muchos lugares, las niñas eligen quedarse embarazadas porque sus perspectivas educativas y laborales son escasas. A menudo, en tales sociedades, se valora la maternidad (dentro o fuera del matrimonio o la unión), y el matrimonio o la unión y la procreación pueden ser la mejor de las escasas opciones disponibles para las adolescentes.

En muchos lugares, los adolescentes no tienen fácil acceso a métodos anticonceptivos. Incluso cuando pueden obtenerlos, pueden carecer de los medios o los recursos para pagarlos, así como el conocimiento sobre dónde obtenerlos y cómo usarlos correctamente. Cuando intentan obtener anticonceptivos, puede que sean estigmatizados. Además, a menudo corren un mayor riesgo de suspender su uso, debido a los efectos secundarios y a las circunstancias cambiantes de la vida y las intenciones reproductivas.

Las leyes y políticas restrictivas relativas al suministro de anticonceptivos basadas en la edad o el estado civil constituyen un obstáculo importante para el suministro y la aceptación de los anticonceptivos entre los adolescentes. A menudo, esto se combina con los prejuicios o la falta de voluntad del personal de salud para reconocer las necesidades de salud sexual de los adolescentes.

El abuso sexual infantil aumenta el riesgo de embarazos no deseados. Un informe de la OMS de 2020 estima que 120 millones de niñas menores de 20 años han experimentado alguna forma de contacto sexual forzado. Este abuso está profundamente arraigado en la desigualdad de género; afecta más a las niñas que a los niños, aunque muchos niños también se ven afectados. Según las estimaciones, en 2020 al menos 1 de cada 8 niños del mundo había sufrido abusos sexuales antes de cumplir los 18 años, y 1 de cada 20 niñas de 15 a 19 años había experimentado relaciones sexuales forzadas durante su vida.

En el informe de la OMS sobre las estimaciones para 2018 relativas a la violencia contra las mujeres (*Violence against women: Prevalence estimates 2018*), se señala que, «según las estimaciones, las adolescentes de 15 a 19 años (24 %) ya han sido objeto de violencia física o sexual por parte de su pareja al menos una vez en su vida, y el 16 % de las adolescentes y mujeres jóvenes de 15 a 24 años han sido objeto de esta violencia en los últimos 12 meses.

La prevención del embarazo y la maternidad en la adolescencia, así como el matrimonio infantil, forma parte de la agenda de los ODS con indicadores específicos, incluidos los indicadores 3.7.2: «Tasa de natalidad en adolescentes (de 10 a 14 años; de 15 a 19 años) por cada 1.000 mujeres en ese grupo de edad», y 5.3.1: «Proporción de mujeres de entre 20 y 24 años que estaban casadas antes de cumplir los 18 años».

> ! Las estrategias e intervenciones relacionadas con el embarazo en la adolescencia se han centrado en la prevención del embarazo. Sin embargo, cada vez se presta más atención a mejorar el acceso de las adolescentes embarazadas y con hijos a una atención materna de calidad.

Los datos disponibles sobre el acceso muestran resultados desiguales. El acceso a una atención de calidad depende del contexto geográfico y de la posición social de los adolescentes. Incluso cuando el acceso no está limitado, las adolescentes parecen recibir atención clínica y de apoyo interpersonal de menor calidad que las mujeres adultas.

Seguimiento del embarazo en la adolescencia

El seguimiento del embarazo en la adolescencia plantea diversos problemas que afectan tanto a la madre como al feto y al entorno social. En muchos casos, el embarazo en la adolescencia surge de una relación inestable y casual, lo que suele llevar a la separación de la pareja y a la maternidad en solitario con todas las implicaciones que esto conlleva.

Uno de los principales problemas es la interrupción prematura de los estudios, lo que limita las posibilidades de la madre de completar su educación y de conseguir una adecuada inserción laboral en el futuro. Además, la falta de preparación para la crianza de los hijos puede generar mayores dificultades socioeconómicas y aumentar el riesgo de patologías infantiles.

En cuanto a la edad de la madre adolescente, se ha observado que cuanto más cerca está su embarazo de la edad de la menarquia, mayor es la probabilidad de complicaciones para su salud y la del feto. Esto se debe en parte a la competencia por los nutrientes entre la madre y el feto, y a la inmadurez de las estructuras pélvicas y reproductivas. La pelvis ósea crece a un ritmo menor que la estatura, lo que puede dar lugar a alteraciones en la presentación y posición del feto y a mayores dificultades durante el parto.

> **!** Es importante tener en cuenta que las adolescentes son un grupo heterogéneo (**Tabla 6-1**), y que su madurez afectiva y psicológica, sus condiciones de vida y otros factores pueden influir en el embarazo y en su evolución. En definitiva, el seguimiento del embarazo en la adolescencia requiere una atención específica y un enfoque multidisciplinar para minimizar los riesgos y garantizar la salud y el bienestar tanto de la madre como del feto.

En cuanto a la lactancia materna, las adolescentes muestran una menor dedicación al tiempo de las tomas y una más rápida introducción de fórmulas de lactancia mixta.

Es fundamental que los profesionales comprendan la importancia de considerar la edad de las adolescentes y brindarles una atención adecuada en cuanto a consentimiento y confidencialidad. Si no se hace así, se pueden crear barreras que impiden una atención justa y equitativa.

Si hay factores sociales complejos presentes en el tratamiento, la atención debe centrarse en la adolescente. Es esencial establecer una buena comunicación entre los profesionales y la joven y asegurarse de que los tratamientos y procedimientos se basen en la medicina basada en la evidencia. Además, es importante proporcionar información escrita que sea accesible a todas las adolescentes, incluyendo aquellas con necesidades especiales.

Se recomienda el uso del enfoque de riesgo como una metodología efectiva para adaptar los recursos y requisitos organizativos y administrativos a las necesidades de salud y bienestar de las adolescentes. Según este enfoque, se deben fomentar los factores protectores e identificar los factores de riesgo, que son aquellos que ponen en peligro la ausencia de factores protectores.

El grado de educación es un factor importante en términos de riesgo reproductivo y riesgo perinatal. Aunque la edad ya no es considerada un factor de riesgo por sí sola, factores como la contención social, el control perinatal y el estado nutricional pueden influir en el riesgo perinatal. Es importante recordar que el embarazo en la adolescencia no siempre es un problema, y cuando no lo es, es esencial mantener una perspectiva fresca y evitar abordar la situación como una «situación especial» para evitar posibles efectos yatrogénicos.

Consulta

El diagnóstico de embarazo en adolescentes puede darse en diferentes consultas médicas, y es importante que los profesionales de la salud realicen una evaluación integral y brinden asesoramiento a las jóvenes. Es común que las adolescentes omitan mencionar su retraso menstrual, por lo que es importante hacer preguntas específicas para detectar un posible embarazo.

Para abordar adecuadamente esta situación, se requiere la participación de un equipo multidisciplinario que incluya a: obstetras, psicólogos, asistentes sociales, comadronas, enfermeras educadoras, pediatras y médicos de familia, y que tenga habilidades para establecer empatía con la adolescente y manejar situaciones complicadas. Los profesionales deben mantenerse actualizados y trabajar en equipo para brindar una atención de calidad.

La realización de una cuidadosa historia clínica es la primera condición necesaria que permite evaluar la situación de la adolescente. Es preciso realizar una detallada evaluación de la adolescente, de su madurez, los posibles factores de riesgo y antecedentes médicos y psicológicos, así como conocer su entorno familiar y socioeconómico, para entender su situación en caso de un embarazo accidental.

> **!** Las complicaciones obstétricas más frecuentes son: anemia, trastornos hipertensivos, parto prematuro y recién nacidos de bajo peso.

Se han asociado varios resultados perinatales adversos a los embarazos de adolescentes, en concreto, preeclampsia, parto prematuro, bebés con bajo peso al nacer y un aumento de los mortinatos, las muertes intraparto y los abortos espontáneos. Un estudio informa de un riesgo más de cuatro veces mayor de mortinatos intraparto en las adolescentes más jóvenes (< 15 años) y un 50 % mayor en las adolescentes de 15 a 19 años en comparación con las mujeres de 20 a 24 años. El mayor riesgo de malos resultados perinatales se produce en los embarazos que tienen lugar en madres más jóvenes.

Es importante anticipar que la primera visita de una adolescente embarazada puede llevar más tiempo que la de una mujer adulta. En algunos casos, puede ser necesaria una segunda visita para abordar los aspectos que puedan haber quedado pendientes (ver secciones centradas en la adolescente y evaluación de la adolescente embarazada). Si se necesita una segunda visita, se

Tabla 6-1. Fases de la adolescencia

Temprana	10-13 años	• Cambios corporales • Pérdida de influencia de la familia (padres) • Acercamiento a amistades del sexo contrario • Inseguridad en la apreciación corporal y sus cambios
Media	14-16 años	• Edad de comienzo de relaciones sexuales • Gran preocupación de la apariencia física • Alto confrontamiento con progenitores/educadores
Tardía	17-19 años	• Maduración en cuanto a actitud, valores y anhelos • Menor repercusión en los cambios físicos • Relaciones en un ámbito de edad adulta

programará en un intervalo de tiempo corto (7-15 días) para abordar los aspectos que requieren más atención.

Para el seguimiento del embarazo adolescente sin complicaciones, se seguirá el mismo calendario de citas recomendado en el protocolo de control prenatal del embarazo normal. Se animará a la adolescente a que consulte siempre que tenga alguna inquietud, incluso sin cita previa.

Este plan de seguimiento para el embarazo adolescente se basa en el control prenatal para embarazos normales, pero se enfoca en las características únicas del embarazo adolescente y hace hincapié en aspectos específicos y novedosos.

Es importante que las medidas de atención sanitaria para el embarazo adolescente se centren en prevenir las complicaciones obstétricas más comunes en este grupo de edad, como la anemia, los trastornos hipertensivos del embarazo (que tienen una relación inversa con la edad), el crecimiento fetal restringido y el parto pretérmino.

Pruebas adicionales

Las pruebas a realizar en caso de embarazo son:

- **Recuento sanguíneo completo**, análisis de ferritina y estudio de hemoglobina. En caso de sospecha de deficiencia de hierro debido a malos hábitos alimenticios o historial de pérdida de sangre por menstruaciones excesivas (> 80 mL/mes), se deben solicitar niveles de ferritina junto con un recuento sanguíneo completo. Las mujeres de origen subsahariano, de Oriente Medio y de la India pueden tener anemia falciforme. Mientras que en las mujeres del sudeste asiático, la variante HbE no patológica, en homocigotos, puede provocar anemia.
- **Examen de anticuerpos contra *Trypanosoma cruzi*:** se solicita en mujeres de países endémicos de América Latina.

- **Prueba de O'Sullivan**: la Asociación Americana de Diabetes (ADA) considera innecesaria su realización en mujeres menores de 25 años con un índice de masa corporal (IMC) normal, sin antecedentes familiares de diabetes de primer grado y que no pertenecen a grupos étnicos/raciales con una alta prevalencia de diabetes. Sin embargo, se recomienda el cribado universal en algunas poblaciones, como las multiculturales, en las que el cribado por esos factores de riesgo solo excluiría a una pequeña proporción de mujeres. En nuestro país, la Sociedad Española de Ginecología y Obstetricia (SEGO), siguiendo las recomendaciones del Grupo Español para el Estudio de la Diabetes y el Embarazo (GEDE), considera que se debe realizar el cribado de la diabetes gestacional en todas las mujeres embarazadas.
- **Detección de infecciones de transmisión sexual** (ITS): muchos de los factores de riesgo implicados en la aparición de embarazo adolescente también están relacionados con contraer ITS. Por lo tanto, aunque no se recomienda el cribado rutinario de ciertas ITS en la población general de embarazadas, se aconseja el cribado de *Neisseria gonorrhoeae* y *Chlamydia trachomatis* en adolescentes y en ciertos subgrupos de embarazo adolescente. Cualquier información adicional proporcionada por la anamnesis alertará al médico para realizar estas y otras pruebas específicas de ITS y para proporcionar a la mujer las precauciones necesarias para la prevención y el control de las ITS.
- **Estreptococo del grupo B**: se realizará un cribado sistemático a todas las mujeres embarazadas entre las semanas 35 y 37 de gestación, y se repetirá el cultivo si han pasado 5 semanas desde que se realizó y no ha ocurrido el parto (**Tabla 6-2**).

El resto de controles del embarazo y el manejo del parto se ajustará a las guías clínicas del control del embarazo normal, siempre que no existan otros factores de riesgo.

Tabla 6-2. Pruebas adicionales en el embarazo de madre adolescente	
Pruebas adicionales	**Indicaciones**
Recuento sanguíneo completo, análisis de ferritina y estudio de hemoglobina	• Sospecha de deficiencia de hierro debido a malos hábitos alimenticios o historial de pérdida de sangre por menstruaciones excesivas (> 80 mL/mes) • Mujeres de origen subsahariano, de Oriente Medio y de la India pueden tener anemia falciforme • En mujeres del sudeste asiático, la variante HbE no patológica, en homocigotos, puede provocar anemia
Examen de anticuerpos contra *Trypanosoma cruzi*	• Solicitado en mujeres de países endémicos de América Latina
Prueba de O'Sullivan	• No se considera necesaria su realización en mujeres menores de 25 años con un índice de masa corporal normal, sin antecedentes familiares de diabetes de primer grado y que no pertenecen a grupos étnicos/raciales con una alta prevalencia de diabetes • Se recomienda el cribado universal en algunas poblaciones, como las multiculturales, en las que el cribado por esos factores de riesgo solo excluiría a una pequeña proporción de mujeres • En España, se considera que se debe realizar el cribado de la diabetes gestacional en todas las mujeres embarazadas
Detección de infecciones de transmisión sexual	• Se recomienda el cribado de *Neisseria gonorrhoeae* y *Chlamydia trachomatis* en adolescentes y en ciertos subgrupos de EA • Cualquier información adicional proporcionada por la anamnesis alertará al médico para realizar estas y otras pruebas específicas de infección de transmisión sexual y para proporcionar a la mujer las precauciones necesarias para la prevención y el control de dichas infecciones
Estreptococo del grupo B	• Se realizará un cribado sistemático a todas las mujeres embarazadas entre las semanas 35 y 37 de gestación, y se repetirá el cultivo si han pasado 5 semanas desde que se realizó y no ha ocurrido el parto

EA: embarazo adolescente; Hbe: hemoglobina E.

Según la evidencia científica actual, no existe una única «mejor» vía de parto para un embarazo adolescente. La elección de la vía de parto debe basarse en la evaluación individual de cada caso y en consideración de factores médicos y obstétricos específicos.

En general, la vía de parto vaginal es preferible siempre que no existan contraindicaciones médicas. El parto vaginal puede tener beneficios para la madre adolescente, como una recuperación más rápida y menos complicaciones postoperatorias en comparación con una cesárea.

La indicación de cesárea se hará de la misma manera que para el resto de embarazos.

En última instancia, la decisión sobre la vía de parto debe ser tomada en conjunto por la madre adolescente, el equipo médico y obstétrico, teniendo en cuenta el bienestar y la seguridad de ambos. Es importante que se proporcione a la madre adolescente información adecuada y se le brinde apoyo emocional durante todo el proceso para ayudarla a tomar una decisión informada y confiar en el plan de parto seleccionado.

Lactancia materna

La lactancia materna es una de las mejores opciones para alimentar a un recién nacido, y esto es especialmente cierto para las madres adolescentes. La lactancia materna puede proporcionar una serie de beneficios importantes tanto para la madre como para el bebé.

En el caso de las madres adolescentes, la lactancia materna puede ser especialmente beneficiosa. La leche materna es rica en nutrientes y anticuerpos que pueden ayudar a proteger al bebé contra enfermedades y mejorar su sistema inmunitario. Además, puede ayudar a establecer un vínculo emocional cercano entre la madre y el bebé.

Pero también hay beneficios para la madre adolescente. La lactancia materna puede ayudar a reducir el riesgo de enfermedades como la diabetes tipo 2 y la depresión posparto. También puede ayudar a la madre a perder peso después del parto y a reducir el riesgo de desarrollar cáncer de mama en el futuro.

La lactancia materna también puede ser una excelente opción para las madres adolescentes que no tienen acceso a una buena alimentación o que tienen dificultades para comprar fórmula infantil.

Control posparto y prevención

En todo momento, se trabajará en equipo con pediatras, enfermeras y médicos de familia. Se programarán dos visitas posparto: la primera, preferiblemente en el domicilio, lo antes posible después del parto con la matrona y la segunda, con el médico, a las seis semanas posparto. Estas visitas se pueden programar con antelación.

Consejos nutricionales y hábitos de vida saludables

La nutrición durante el embarazo adolescente es crucial, debido a que, por lo general, estas mujeres tienen un peso menor que las de mayor edad. Por tanto, es importante eva-luar su estado nutricional a través del cálculo del IMC. Sin embargo, las adolescentes suelen tener dificultades para mantener una nutrición adecuada y su dieta suele ser deficiente en micronutrientes esenciales, como el hierro, los folatos, el cinc y el calcio.

Por otro lado, es importante informar a las mujeres sobre la importancia de mantener niveles adecuados de vitamina D durante el embarazo y la lactancia materna, ya sea a través de la exposición a la luz solar o mediante un suplemento diario.

En general, se suele recomendar la prescripción de suplementos de hierro y calcio para asegurar los requerimientos nutricionales durante el embarazo. Además, es importante evaluar hábitos tóxicos, como el consumo de alcohol, tabaco y drogas prescritas o recreativas. Si se detecta el consumo de sustancias, se debe evitar culpar a las mujeres y ofrecer recursos de la comunidad para su cuidado.

El consejo para abandonar el tabaco debe ser considerado como una intervención importante para fumadoras embarazadas, y se debe informar a la pareja y al entorno familiar sobre los riesgos asociados a estos hábitos. Por último, es crucial evitar beber alcohol durante todo el embarazo.

Vacunas

La vacunación en adolescentes embarazadas es un tema de gran importancia en la atención médica durante el embarazo. Las vacunas recomendadas en este grupo de población son aquellas que previenen enfermedades que pueden ser perjudiciales para la salud tanto de la madre como del feto.

Una de las vacunas más importantes para las adolescentes embarazadas es la vacuna contra la gripe. La influenza puede tener complicaciones graves durante el embarazo, como neumonía, hospitalización e incluso la muerte. Además, la vacuna contra la gripe protege al recién nacido después del parto, ya que los bebés no pueden recibir la vacuna hasta los 6 meses de edad.

Otra vacuna importante para las adolescentes embarazadas es la vacuna Tdap, que protege contra el tétanos, la difteria y la tosferina. La tosferina puede ser especialmente peligrosa para los bebés, por lo que la vacunación durante el embarazo es esencial para proteger al recién nacido.

Es importante destacar que estas vacunas son seguras durante el embarazo y no han sido asociadas a efectos negativos en el feto. De hecho, la vacunación durante el embarazo puede proporcionar inmunidad a largo plazo para el bebé, lo que ayuda a protegerlo de enfermedades graves durante los primeros meses de vida.

Es importante que las adolescentes embarazadas hablen con su médico sobre las vacunas recomendadas durante el embarazo y sigan el plan de vacunación recomendado. Además, es fundamental que reciban todas las vacunas necesarias antes de quedar embarazadas, para asegurar la protección adecuada tanto para la madre como para el feto. La vacunación es una parte relevante del cuidado prenatal y puede ayudar a asegurar un embarazo saludable y un recién nacido sano.

> ! Hay que prestar atención a mujeres procedentes de otros países que pueden haber observado pautas diversas a las recomendadas en este medio o no haber sido vacunadas frente a algunas enfermedades que, si se contraen en el embarazo, pueden dar lugar a transmisión vertical y desencadenar enfermedades congénitas; o que pueden ser portadoras de enfermedades infecciosas por venir de zonas de alta prevalencia.

Prevención de embarazo

Debe prevenirse una segunda gestación, pues se producen en un 20 % de casos. Una nula o ineficaz conducta anticonceptiva o la dificultad en un correcto cumplimiento entre otras circunstancias pueden llevar a un nuevo embarazo. La comparación entre adolescentes que ya han estado embarazadas y las que no lo han estado muestra que aquellas son peores usuarias de anticonceptivos, debido a la persistencia de los factores de riesgo.

Las estrategias de prevención de nuevas gestaciones se han de implementar tratando de incidir desde distintas perspectivas. En primer lugar, en el ámbito cotidiano, generando promotores de salud entre pares, valorando la perspectiva individual, buscando un adecuado clima grupal, acompañando a la familia y proporcionando educación formal e informal. En segundo lugar, realizando un seguimiento posparto pertinaz.

> ! Conviene elegir anticonceptivos que sean lo más eficaces posible, con especial atención en los de larga duración, teniendo muy en cuenta los deseos, la personalidad y las realidades actuales de la adolescente.

Debe alertarse a las madres adolescentes acerca de la ausencia de protección frente al embarazo de la lactancia materna si no se cumplen los requisitos necesarios (lactancia a demanda, amenorrea durante los primeros 6 meses), sobre todo teniendo en cuenta que en los países desarrollados las tetadas nocturnas tienden a espaciarse muy pronto por encima de las 3 o 4 horas. Pueden constituir buenas alternativas los anticonceptivos hormonales de gestágeno solo, en caso de lactancia, y los dispositivos intrauterinos, si no hay factores de riesgo para enfermedades de transmisión sexual.

Interrupción voluntaria del embarazo

Si la adolescente no tiene deseo de descendencia y opta por la interrupción voluntaria del embarazo, se le debe procurar el asesoramiento adecuado, garantizando su derecho al aborto, según la ley y en un marco ético que garantice el respeto a su dignidad, privacidad y confidencialidad; su derecho a una información completa veraz y adecuada; a su autonomía y a su libertad de conciencia y expresión.

En España, la Ley Orgánica 2/2010, de 3 de marzo, de salud sexual y reproductiva y de la interrupción voluntaria del embarazo, otorga el marco legal para que una gestación pueda interrumpirse por voluntad propia. Según consta en el título preliminar, el objetivo de la ley es garantizar los derechos fundamentales en el ámbito de la salud sexual y reproductiva, con actuaciones en información y educación sexual, mejorando el acceso universal a los servicios y a métodos seguros y eficaces. Se regula el acceso a la interrupción voluntaria del embarazo (IVE) a petición de la mujer en un plazo de 14 semanas y ante riesgo para la vida o salud de la mujer o por graves anomalías del feto en un plazo de 22 semanas.

Es necesario el consentimiento de la adolescente para interrumpir su gestación, de modo que no se puede realizar una IVE sin su consentimiento.

El consentimiento para la IVE de las jóvenes de 16 y 17 años les corresponde en exclusiva a ellas, aunque deberá ser informado al menos uno de sus representantes legales (salvo causas excepcionales que están tipificadas en la ley).

El acceso a los servicios médicos para la solicitud de IVE ha de estar exento de barreras, procurando una franja horaria exclusiva y suficiente para ella, debiendo ser atendida en un marco adecuado por profesionales que han de estar capacitados y ser sensibles. La decisión de IVE es importante, y además se toma en condiciones de conflicto, teniendo que elaborar una pérdida y en un breve espacio de tiempo. Un buen acompañamiento en esta situación favorece que la mujer (sola o en pareja) comprenda mejor lo que le pasa, sea más receptiva a la información que necesita y pueda con ello tomar una decisión libre, de acuerdo con lo que establece la ley.

Tras realizar el asesoramiento, se debe solicitar la determinación del grupo sanguíneo y Rh, dando las recomendaciones oportunas en caso de Rh negativo.

Hay que realizar una exploración con pruebas complementarias en caso de sospecha de enfermedad de transmisión sexual, para indicar un tratamiento adecuado que pueda prevenir complicaciones secundarias al procedimiento quirúrgico, a veces clínicamente inadvertidas, que pueden tener efecto sobre la fertilidad posterior.

En casos de violencia sexual, podría llegar a contemplarse una prueba genética para determinar la paternidad, a través del ácido desoxirribonucleico (ADN) del feto, a demanda de la embarazada, si ello determinase su decisión de abortar.

La adolescente que solicita asesoramiento para una IVE tiene derecho de recibir un informe de derivación, y los profesionales que la atienden, la obligación de facilitárselo.

Cuando se decide un aborto con un buen soporte afectivo y se puede elaborar, la decisión en sí será menos traumática. Los expertos coinciden en señalar que, en el caso del embarazo adolescente, esa decisión puede producir menos trastornos que proseguir una gestación no deseada o realizar una entrega en adopción.

Debe concertarse siempre una entrevista tras la IVE que posibilite el seguimiento para una elección anticonceptiva más eficaz, tratando de evitar conductas repetitivas.

Política social

El embarazo en adolescentes resulta caro y gravoso, personal y socialmente a corto, medio y largo plazo. Es la expresión habitual de un fracaso propiciado por toda la sociedad y, por eso, sin excepción, toda la sociedad debe implicarse en su resolución. La OMS propone:

- Desarrollar intervenciones y políticas que fortalezcan la capacidad de las familias y de las comunidades para proteger a los adolescentes y sostener su desarrollo saludable.
- Aumentar la capacidad de los responsables políticos y de los profesionales para llevar a cabo actividades que mejoren los factores de protección.
- Apoyar los esfuerzos para medir la ejecución y la eficacia de las intervenciones.
- Apoyar intervenciones y políticas de apoyo que proporcionen los servicios sociales básicos, como el acceso a una educación de calidad, servicios de salud y asesoramiento para todos los adolescentes.

Solo la constitución de una sólida red sociosanitaria, con una potente base educativa, puede mejorar la atención y el futuro de las madres y padres adolescentes y la prevención de este tipo de embarazos. Las sociedades científicas han de colaborar en la elaboración de programas sociales novedosos que integren aspectos educativos y sanitarios.

EMBARAZO EN EDAD AVANZADA

La edad materna avanzada describe los últimos años de la vida reproductiva de una mujer en los que aumenta el riesgo de tener un feto con una anomalía cromosómica y otros resultados adversos del embarazo en comparación con las mujeres de cohortes de menor edad. El número de embarazos de mujeres en edad materna avanzada sigue aumentando en Estados Unidos, especialmente entre las mujeres de 40 años o más (Martin *et al.*, 2016).

En los últimos 10 años, los embarazos en edad avanzada han aumentado en España. Según los datos del Instituto Nacional de Estadística (INE) de España, en 2020 se registraron un total de 10.174 nacimientos de madres de 40 años o más, lo que representa el 2,2 % del total de nacimientos en España (**Fig. 6-1**).

Además, la tasa de fecundidad en mujeres de 40 años o más ha aumentado significativamente, pasando de 3,8 hijos por cada 1.000 mujeres en 2010 a 5,4 hijos por cada 1.000 mujeres en 2019.

No existe un consenso universal sobre lo que define la edad materna avanzada.

Históricamente, se clasificaba a las mujeres embarazadas como de edad materna avanzada a partir de los 35 años, cuando el riesgo de un feto aneuploide, en particular la trisomía 21 (síndrome de Down), superaba la tasa de pérdidas de la amniocentesis citada tradicionalmente.

En algunos aspectos, este punto temporal representa un vestigio de una era pasada y crea un límite un tanto artificial; sin embargo, es prudente reconocer las implicaciones relacionadas con el embarazo del aumento de la edad materna. Existe un descenso bien establecido de la fertilidad y un aumento de las complicaciones relacionadas con el embarazo a partir de la cuarta década (Balasch y Gratacos, 2012; Schwartz y Mayaux, 1982).

El estudio *Factores de Riesgo y Resultados Terapéuticos Asociados con el Embarazo en Pacientes de Edad Avanzada* (FASTER) analizó los riesgos asociados al embarazo en relación con la edad materna. Se examinaron tres grupos de edad: mujeres

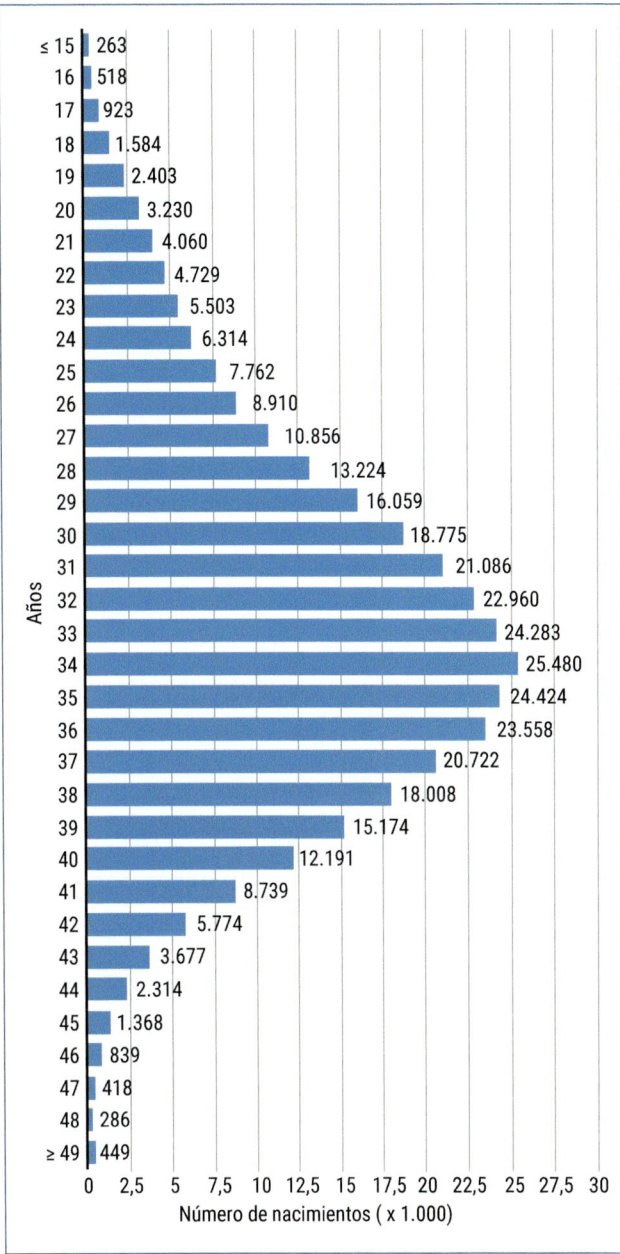

Figura 6-1. Nacimientos en España en 2021 según la edad materna. Tomado de: Instituto Nacional de Estadística. Statista; 2022.

menores de 20 años, mujeres entre 20 y 35 años, y mujeres mayores de 35 años.

Los resultados del estudio revelaron que las mujeres menores de 20 años presentaban un mayor riesgo de parto prematuro y bajo peso al nacer en comparación con los otros grupos. Estos hallazgos sugieren la necesidad de una atención prenatal especializada y una detección temprana de factores de riesgo en este grupo de edad.

Por otro lado, las mujeres mayores de 35 años mostraron una mayor incidencia de complicaciones, como hipertensión y diabetes gestacional, en comparación con las mujeres más jóvenes. Además, se observó que las mujeres mayores de 40 años tenían un mayor riesgo de anomalías cromosómicas en el feto, como el síndrome de Down.

Estas conclusiones destacan la importancia de una atención prenatal personalizada, adaptada a la edad materna, y de la toma de decisiones informadas sobre el momento adecuado para concebir. Asimismo, resaltan la necesidad de informar a las mujeres sobre los riesgos potenciales asociados al embarazo en diferentes etapas de la vida y de proporcionarles el apoyo y los recursos necesarios para un embarazo saludable.

Curiosamente, la edad paterna avanzada no parece tener un impacto significativo en la viabilidad genética de la descendencia hasta más allá de los 40 años, y el efecto en otros resultados obstétricos parece mínimo después de ajustar por la edad materna (Jung *et al.*, 2003; Nybo Andersen y Urhoj, 2017).

La edad materna avanzada suele ser una fuente de ansiedad para la mujer, su pareja e incluso su médico, y la frase «gravidez avanzada» puede provocar una ofensa absoluta. Los estudios cualitativos demuestran que las mujeres asocian el embarazo a una edad materna avanzada como de «alto riesgo».

Implicaciones clínicas

La edad media de las mujeres embarazadas sigue aumentando en el mundo desarrollado.

Aunque la mayoría de las mujeres de edad materna avanzada experimentan un embarazo y un parto saludables y se benefician de los cuidados prestados por matronas, enfermeras profesionales, especialistas en enfermería clínica y enfermeras perinatales, su riesgo de complicaciones es elevado en comparación con las mujeres más jóvenes.

La atención preconcepcional se recomienda a todas las mujeres en edad reproductiva, con un beneficio añadido para las mayores de 40 años.

> **!** Las mujeres de edad materna avanzada tienen un mayor riesgo de aneuploidia fetal; es necesario un asesoramiento adecuado previo a la concepción o al inicio del embarazo sobre las pruebas de cribado y diagnóstico disponibles para que estas mujeres puedan tomar decisiones con conocimiento de causa.

La mayor incidencia de comorbilidad médica aumenta los riesgos reproductivos para las mujeres de edad materna avanzada, lo que subraya la importancia de la atención colaborativa antes del embarazo y en los períodos de anteparto y periparto.

A partir de la cuarta década, existe un descenso bien establecido de la fertilidad y un aumento de las complicaciones relacionadas con el embarazo.

Aunque las complicaciones de la maternidad aumentan a medida que la mujer envejece, el embarazo sigue siendo un proceso fisiológico, no patológico.

Se ha producido un cambio notable hacia el embarazo a edades maternas más avanzadas, sobre todo en los países ricos en recursos. Por ejemplo, en Estados Unidos, las tasas de embarazo han disminuido en las pacientes menores de 30 años y han aumentado en las pacientes de 30 años o más entre 1990 y 2015.

En un momento en el que las pacientes retrasan la maternidad, la disponibilidad de tecnologías de reproducción asistida para pacientes mayores ha permitido a las pacientes ampliar sus opciones reproductivas. En Estados Unidos, se produjeron 840 nacimientos de pacientes de edades ≥ 50 años en 2017, un aumento con respecto a los 677 nacimientos de 2013.

Riesgo de pérdida del embarazo

El riesgo de pérdida del embarazo asociado al avance de la edad materna está bien reconocido. Estudios poblacionales han descrito tasas de pérdida de embarazos de hasta el 40 % en pacientes de 35 a 44 años y de entre el 60 y el 65 % en pacientes de más de 45 años. Además, el mayor riesgo de pérdida del embarazo se extiende más allá del primer trimestre. En un estudio británico de 76.000 embarazos únicos con feto vivo, las tasas de pérdida del embarazo después de 11 semanas de gestación fueron del 1,2 % en pacientes menores de 35 años, del 1,6 % en pacientes de 35 a 39 años, y del 2,7 % en pacientes de 40 años o más.

Cuestiones específicas de la atención prenatal

Además de las evaluaciones prenatales rutinarias, habrá que tomar una serie de medidas cuando la gestante se encuentra en el grupo de edad materna avanzada.

Primer y segundo trimestre

Las siguientes sugerencias se aplican a pacientes ≥ 35 años de edad en la fecha estimada del parto.

La edad y la obesidad son factores de riesgo para el desarrollo de diabetes mellitus tipo 2, así como de diabetes gestacional. Dado que la diabetes tipo 2 puede no haber sido reconocida periconcepcionalmente, es razonable realizar un cribado de la diabetes gestacional en grávidas obesas de mayor edad en el primer trimestre, así como más adelante en el embarazo.

Debe revisarse el riesgo de aneuploidia fetal en función de la edad materna (**Tabla 6-3**). La mayoría de los datos se refieren al riesgo de trisomía 21 o al riesgo compuesto de cualquier aneuploidia, pero también se dispone de algunos datos sobre la prevalencia de trisomías 13 y 18 en función de la edad materna en pacientes de 16 a 45 años.

Las pruebas de aneuploidia fetal pueden ser invasivas o no invasivas. Las pruebas invasivas, que implican la amniocentesis y el muestreo de vellosidades coriónicas para obtener células fetales/placentarias, son diagnósticas. Las pruebas no invasivas de sangre materna (para niveles de analitos específicos o ADN libre de células), con o sin ecografía, son pruebas de cribado y requieren pruebas de seguimiento de las pacientes con resultados positivos.

En pacientes de edad materna avanzada, el cribado prenatal no invasivo para medir el ADN libre de células en sangre materna se está convirtiendo en la prueba preferida, porque tiene tanto una mayor sensibilidad como una menor tasa de falsos positivos que el cribado analítico/ultrasonográfico y es más seguro que las pruebas diagnósticas invasivas. Las pruebas de cribado del síndrome de Down tienen tanto mayores

Tabla 6-3. Cuidados prenatales en el embarazo durante la adolescencia

Pruebas complementarias y recomendaciones derivadas de ellas
Hemograma completo, ferritina y estudio de hemoglobinas
Determinación de anticuerpos frente a *Trypanosoma cruzi* en mujeres procedentes de países endémicos de América Latina
Prueba de O'Sullivan para el cribado de la diabetes gestacional en todas las gestantes
Detección de infecciones de transmisión sexual, especialmente en adolescentes
Estreptococo del grupo B: cribado sistemático a todas las embarazadas entre la semana 35 y 37 de gestación
Lactancia materna y control posparto
Apoyo a la lactancia materna durante el embarazo y el posparto (grado de recomendación B)
Programación de dos visitas de puerperio: una con la comadrona o más inmediata posible al parto, y otra médica, a las 6 semanas posparto
Control y seguimiento del estado físico y emocional de la madre durante el posparto
Resolución de dudas y molestias habituales en cualquier puérpera
Refuerzo de la lactancia materna y recomendación de ejercicios para la recuperación del suelo pélvico
Planificación de la fertilidad posterior y vacunación adecuada, si procede

tasas de detección como mayores tasas de falsos positivos en pacientes de más edad que en pacientes más jóvenes, debido a la mayor prevalencia del síndrome de Down en la descendencia de pacientes de más edad.

Dado el mayor riesgo de anomalías fetales congénitas en pacientes de edad avanzada, es razonable realizar un examen ecográfico detallado en el segundo trimestre, para evaluar la presencia de anomalías estructurales significativas (en particular defectos cardíacos), y actualmente se recomienda como parte rutinaria de la atención prenatal en todas las pacientes embarazadas (**Fig. 6-2**).

> **!** Los eventos que ocurren con mayor frecuencia en grávidas de edad avanzada incluyen: enfermedad hipertensiva y preeclampsia, placenta previa, diabetes gestacional y desprendimiento. Se educa a las pacientes sobre estas afecciones, así como sobre las implicaciones del parto prematuro, que puede ser necesario en el tratamiento de algunas de estas complicaciones.

Para las pacientes > 35 años de edad y al menos otro factor de riesgo moderado (p. ej., nuliparidad, IMC > 30 kg/m², antecedentes familiares de preeclampsia en la madre o una hermana, raza negra), se recomiendan dosis bajas de ácido acetilsalicílico para la prevención de la preeclampsia. Esto es coherente con las directrices del Grupo de Trabajo de Servicios Preventivos de Estados Unidos (USPSTF, United States Preventive Services Task Force) y del Colegio Americano de Obstetras y Ginecólogos (ACOG), y se discute con más detalle por separado.

Las anomalías cardíacas parecen aumentar con la edad materna, independientemente de la aneuploidia

El riesgo de tener un hijo con una anomalía congénita puede aumentar con el incremento de la edad materna, tanto por el aumento de aneuploidias como por el riesgo de anomalías no cromosómicas

El Estudio Nacional de Prevención de Defectos de Nacimiento (NBDPS) de Estados Unidos encontró que las mujeres mayores de 40 años presentaban un mayor riesgo de varios tipos de defectos cardíacos, atresia esofágica, hipospadias y craneosinostosis, en comparación con mujeres de 25 a 29 años

En el ensayo de Factores de Riesgo y Resultados Terapéuticos Asociados con el Embarazo en Pacientes de Edad Avanzada (FASTER), se encontró que las tasas de anomalías congénitas mayores para la descendencia de mujeres con una edad < 35, de 35 a 39 y ≥ 40 años, fueron del 1,7, 2,8 y 2,9 %, respectivamente

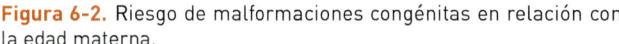

Figura 6-2. Riesgo de malformaciones congénitas en relación con la edad materna.

El riesgo de la paciente de un resultado adverso, incluyendo parto prematuro/bajo peso al nacer, restricción del crecimiento intrauterino y mortinato, debe evaluarse considerando no solo su edad, sino también la presencia o ausencia de factores de riesgo concomitantes, como hipertensión, diabetes, obesidad, bajo nivel socioeconómico, raza negra y embarazo previo complicado con restricción del crecimiento o parto prematuro.

Tercer trimestre

Dado que no existen ensayos aleatorizados de gran tamaño que hayan examinado la eficacia de las pruebas anteparto rutinarias en pacientes de 35 años o más, sigue sin haber consenso sobre el manejo del embarazo tardío en estas pacientes. Una estrategia consiste en estratificar a las pacientes en función de sus factores de riesgo, como la edad y la paridad, y tener en cuenta otros factores que podrían influir en el riesgo, como la obesidad y la raza.

En las pacientes embarazadas de 35 años o más, se realizará una ecografía entre las semanas 36 y 37 de gestación, para evaluar el crecimiento fetal y el volumen de líquido amniótico. Algunos centros realizan esta ecografía antes (p. ej., entre las semanas 32 y 36) en pacientes seleccionadas (p. ej., mayores de 40 años, IMC > 30 kg/m²). A continuación, será conveniente realizar, en función de los protocolos de cada centro, pruebas preparto dos veces por semana (alternando entre una prueba sin estrés y un perfil biofísico), y se pide a las pacientes que controlen diariamente los movimientos fetales (recuento de patadas) hasta el parto. Se hace hincapié en la importancia de los movimientos fetales como signo de bienestar fetal y se anima a todas las pacientes a que informen de la disminución de los movimientos fetales de forma oportuna.

Un estudio de cohortes retrospectivo de más de 4.400 pacientes informó que, al seguir un protocolo para pacientes embarazadas ≥ 35 años, que incluía pruebas semanales de perfil biofísico a partir de las 36 semanas de gestación e inducción del parto a las 41 semanas de gestación, el riesgo de mortinato ≥ 36 semanas de gestación era el mismo entre las pacientes de edad materna avanzada y las de edad materna no avanzada. Para las pacientes de 35 años o más que tienen factores de riesgo adicionales, como primiparidad u obesidad o que son negras, generalmente se comienza con las pruebas de una manera que sea conveniente para la paciente, alternando pruebas no estresantes con ecografías semanales a las 36 semanas.

El riesgo de mortinato frente al parto aumenta con el incremento de la edad materna, de forma que las pacientes ≥ 40 años tienen el mismo riesgo de mortinato a las 39 semanas de gestación que las pacientes de 20-30 años a las 41 semanas de gestación.

Además de la edad avanzada, la paridad también influye en el riesgo de mortinato, ya que las pacientes primíparas tienen un mayor riesgo a cada edad gestacional en comparación con las multíparas.

Un estudio poblacional que incluyó más de 5 millones de nacimientos informó de que el riesgo de mortinato después de 37 semanas de gestación en pacientes primíparas y multíparas menores de 35 años era de 1/270 y 1/775, respectivamente; para pacientes de 35 a 39 años, era de 1/156 y 1/502, respectivamente; y para pacientes de 40 años o más, era de 1/116 y 1/304, respectivamente.

En este estudio, las pacientes negras presentaban un mayor riesgo de mortinato a las 37 semanas de gestación o más en todas las edades maternas. Las pacientes negras de 40 años o más eran el grupo de mayor riesgo, con un aumento de 2,45 veces en el riesgo de mortinato a las 37 semanas o más en comparación con las pacientes blancas menores de 35 años (grupo de menor riesgo). Por lo tanto, las pacientes mayores a término y sus proveedores deben sopesar los beneficios de seguir embarazadas y esperar el parto espontáneo frente al riesgo de mortinato.

En un estudio nacional de cohortes de más de 829.000 nacimientos entre 2000 y 2012, el riesgo de mortinato después de 37 semanas de gestación disminuyó a medida que aumentó la frecuencia de inducción del parto.

Una revisión retrospectiva de la base de datos de más de 700.000 partos entre las semanas 37 y 43 de gestación en Escocia, entre 1985 y 1996, registró la probabilidad acumulada más baja de muerte perinatal a las 38 semanas de gestación.

Un ensayo en el que se comparó la inducción del parto con la conducta expectante en pacientes de 35 años o más no mostró diferencias significativas en el riesgo de cesárea ni en los resultados neonatales, como peso al nacer < 2.500 g, puntuación de Apgar de 4 a 7, pH arterial en sangre del cordón umbilical < 7,00 o ingreso en la unidad de cuidados intensivos neonatales. Cabe destacar que el estudio no tenía la potencia suficiente para evaluar el riesgo de mortalidad perinatal.

> **!** Parece prudente estar a favor del parto en la semana 39 de gestación para las pacientes de 35 años o más, debido al mayor riesgo de mortinatalidad más allá de esta edad gestacional, la disminución de las opciones reproductivas para las pacientes de este grupo de edad y el bajo riesgo de morbimortalidad neonatal a esta edad gestacional.

La conclusión es estar más a favor de la inducción a las 39 semanas de gestación para pacientes ≥ 35 años y primíparas, ≥ 39 años de edad, de raza negra, o que tienen factores de riesgo adicionales de mortinatalidad como la obesidad. Dicho esto, se discuten tanto las opciones de inducción como de vigilancia continua con estas pacientes y se respeta la preferencia de la paciente en cuanto al momento y el tipo de intervención.

Las pacientes que rechazan la inducción se tratan con pruebas dos veces por semana y recuentos diarios de patadas hasta que se alcanza el parto espontáneo, las pruebas no tranquilizadoras o las 41 semanas de gestación (cuando se suele recomendar la inducción para la gestación tardía). Para pacientes ≥ 40 años, generalmente se desaconseja el manejo expectante (con vigilancia) más allá de las 40 semanas de gestación.

Inducción del parto

Aunque la inducción del parto parece reducir el riesgo de mortinatalidad, se ha planteado la preocupación de que el uso creciente de la inducción aumente las tasas de parto por cesárea, que tiene sus propios riesgos. Sin embargo, los datos no apoyan tales aumentos en todas las pacientes o en pacientes de edad materna avanzada.

En un metanálisis de cuatro estudios que incluían a más de 2.500 pacientes en los que se comparaba la inducción del parto frente a la conducta expectante a término en pacientes ≥ 35 años de edad, no hubo diferencias estadísticamente significativas en las tasas de partos por cesárea entre los grupos de inducción y de conducta expectante.

En un ensayo en el que se asignó aleatoriamente a más de 600 pacientes ≥ 35 años de edad a la inducción del parto entre las semanas 39 + 0 y 39 + 6 de gestación o a la conducta expectante, las tasas de parto por cesárea y parto vaginal quirúrgico fueron similares entre los dos grupos. Tampoco hubo diferencias en las tasas de resultados adversos maternos o neonatales. No se produjeron muertes maternas ni neonatales en ninguno de los dos grupos.

Posparto

Durante el embarazo, las mujeres de edad avanzada pueden estar en mayor riesgo de desarrollar ciertas complicaciones, como la diabetes gestacional, la hipertensión y la preeclampsia. Estas condiciones pueden tener un impacto negativo en la salud de la madre y del bebé, y es por eso por lo que la vigilancia posparto estrecha es crucial para garantizar que se identifiquen y manejen adecuadamente.

Despúes del parto, las madres de edad avanzada deben recibir una atención especializada para asegurar que su recuperación sea adecuada. Es importante el seguimiento regular con su médico de atención primaria y/o con los especialistas correspondientes, para monitorizar la presión arterial, el azúcar en la sangre y otros factores de riesgo que pueden surgir después del parto.

La diabetes gestacional, por ejemplo, puede persistir después del parto y requerir un tratamiento a largo plazo. Es preciso el cribado posparto de las alteraciones glucémicas. La hipertensión y la preeclampsia también pueden continuar o agravarse después del parto y pueden aumentar el riesgo de enfermedades cardiovasculares en el futuro.

Es importante que las madres de edad avanzada se comuniquen con su médico y reciban atención especializada durante el período posparto. Un seguimiento cercano y la detección temprana de cualquier problema pueden ayudar a prevenir complicaciones graves en el futuro.

Lactancia materna

La lactancia materna en edad avanzada puede proporcionar múltiples beneficios tanto para la madre como para el bebé. En primer lugar, la leche materna contiene una combinación única de nutrientes, proteínas y grasas que son esenciales para el crecimiento y desarrollo adecuados del bebé. Además, la leche materna también contiene anticuerpos y otros compuestos que ayudan a fortalecer el sistema inmunitario del bebé y a protegerlo contra enfermedades y infecciones.

Por otro lado, la lactancia materna también puede tener beneficios para la madre. Los estudios han demostrado que la lactancia materna puede reducir el riesgo de ciertos tipos de cáncer, como el de mama y el de ovario. Además, también puede ayudar a las mujeres a recuperarse más rápidamente después del parto y a reducir el riesgo de depresión posparto.

En resumen, la lactancia materna en edad avanzada puede ser una opción saludable y beneficiosa tanto para la madre como para el bebé.

PUNTOS CLAVE

- El embarazo en la adolescencia es un fenómeno mundial con causas claramente conocidas y graves consecuencias sanitarias, sociales y económicas. En el ámbito mundial, la tasa de natalidad en adolescentes ha disminuido, pero las tasas de cambio han sido desiguales entre las regiones.
- Las complicaciones obstétricas más frecuentes son: anemia, trastornos hipertensivos, parto prematuro y recién nacidos de bajo peso. Se han asociado varios resultados perinatales adversos a los embarazos de adolescentes, en concreto, preeclampsia, parto prematuro, bebés con bajo peso al nacer y un aumento de los mortinatos, las muertes intraparto y los abortos espontáneos.
- Para abordar adecuadamente esta situación, se requiere la participación de un equipo multidisciplinario que incluya a obstetras, psicólogos, asistentes sociales, comadronas, enfermeras educadoras, pediatras y médicos de familia, y que tenga habilidades para establecer empatía con la adolescente y manejar situaciones complicadas. Los profesionales han de mantenerse actualizados y trabajar en equipo para brindar una atención de calidad.
- Para el seguimiento del embarazo adolescente sin complicaciones, se seguirá el mismo calendario de citas recomendado en el protocolo de control prenatal del embarazo normal. Se animará a la adolescente a que consulte siempre que tenga alguna inquietud, incluso sin cita previa. Este plan de seguimiento para el embarazo adolescente se basa en el control prenatal para embarazos normales, pero se enfoca en las características únicas del embarazo adolescente y hace hincapié en aspectos específicos y novedosos.
- Se realizarán pruebas adicionales. Las pruebas incluyen recuento sanguíneo completo, análisis de ferritina y estudio de hemoglobina para detectar deficiencia de hierro, examen de anticuerpos contra *Trypanosoma cruzi* en mujeres de países endémicos de América Latina, prueba de O'Sullivan para detectar la diabetes gestacional, detección de ITS y el cribado de estreptococo del grupo B. Se distinguirán los grupos de mujeres que pueden estar en mayor riesgo y las recomendaciones para realizar estas pruebas en cada caso.

- Se destaca la importancia de la lactancia materna y el control médico durante el posparto, así como la evaluación nutricional y la promoción de hábitos saludables, como la ingesta adecuada de vitaminas y minerales, la abstención de consumo de alcohol, tabaco y drogas, y la vacunación recomendada para prevenir enfermedades que puedan afectar a la madre y al feto. También se hace hincapié en la importancia de prestar atención a mujeres procedentes de otros países que pueden requerir atención médica específica.
- También se ha de informar y acompañar en la toma de decisiones en cuanto a la interrupción del embarazo y la prevención de embarazos futuros no deseados.
- La edad materna avanzada se considera generalmente como la edad materna ⩾ 35 años, y se basa en la convergencia del riesgo de síndrome de Down fetal y el riesgo de amniocentesis para evaluar el síndrome de Down. A veces, se utilizan otras definiciones (p. ej., edad ⩾ 40 años).
- La edad materna muy avanzada se considera generalmente como edad materna ⩾ 45 años o ⩾ 50 años, dependiendo del estudio.
- Es prudente reconocer las implicaciones relacionadas con el embarazo del aumento de la edad materna. Existe un descenso bien establecido de la fertilidad y un aumento de las complicaciones relacionadas con el embarazo a partir de la cuarta década.
- Las complicaciones del embarazo que se producen con mayor frecuencia en las grávidas de edad avanzada incluyen: embarazo ectópico, aborto espontáneo, anomalías cromosómicas fetales, algunas anomalías congénitas, placenta previa, diabetes gestacional, preeclampsia y parto por cesárea. Estas complicaciones pueden, a su vez, provocar un parto prematuro. También existe un mayor riesgo de mortalidad perinatal.
- Control en el primer y segundo trimestre: la prueba de aneuploidia fetal, para pacientes embarazadas ⩾ 35 años de edad en la fecha estimada del parto, se sugiere ofrecer un diagnóstico prenatal o detección de aneuploidia y un examen ecográfico detallado en el segundo trimestre

(Continúa)

PUNTOS CLAVE *(cont.)*

(de 18 a 20 semanas de gestación), para buscar anomalías estructurales significativas (particularmente defectos cardíacos); profilaxis con ácido acetilsalicílico, para pacientes > 35 años de edad y al menos otro factor de riesgo moderado (p. ej., nuliparidad, IMC > 30 kg/m², antecedentes familiares de preeclampsia en una madre o hermana, raza negra), se recomiendan dosis bajas de ácido acetilsalicílico para la prevención de la preeclampsia.

- Manejo en el tercer trimestre: pruebas fetales y tiempo del parto. En las pruebas fetales, conviene realizar una ecografía entre las semanas 36 y 37 de gestación, para evaluar el crecimiento fetal y el volumen de líquido amniótico. A continuación, se realizan pruebas preparto dos veces por semana y se pide a las pacientes que controlen diariamente los movimientos fetales (recuento de patadas) hasta el parto. En pacientes seleccionadas (p. ej., mayores de 40 años, IMC > 30 kg/m²), pueden realizarse pruebas más tempranas (de 32 a 36 semanas). En cuanto al tiempo del parto, en pacientes embarazadas ⩾ 40 años de edad se recomienda la inducción del parto a las 39 semanas de gestación. También se discute la alternativa de la vigilancia fetal y materna estrecha y continua y respetar las preferencias de la paciente en cuanto al momento y el tipo de intervención. Sin embargo, en general se desaconseja el manejo expectante con vigilancia estrecha más allá de las 40 semanas de gestación.

BIBLIOGRAFÍA

Bacak SJ, Callaghan WM, Dietz PM, Crouse C. Pregnancy-associated hospitalizations in the United States, 1999-2000. Am J Obstet Gynecol. 2005;192(2):592-7.

Centers for Disease Control and Prevention (CDC). Notice to readers. Revised ACIP recommendations for avoiding pregnancy after receiving a rubella-containing vaccine. MMWR Morb Mortal Wkly Rep. 2001;50(49): 1117.

Centers for Disease Control and Prevention (CDC). Prepregnancy contraceptive use among teens with unintended pregnancies resulting in live births - Pregnancy Risk Assessment Monitoring System (PRAMS), 2004-2008. MMWR Morb Mortal Wkly Rep. 2012;61(2):25-9.

Cleary-Goldman J, Malone FD, Vidaver J, Ball RH, Nyberg DA, Comstock CH, et al.; FASTER Consortium. Impact of maternal age on obstetric outcome. Obstet Gynecol. 2005;105(5 Pt 1):983-90.

Committee on Adolescence. American Academy of Pediatrics. Counseling the adolescent about pregnancy options. Pediatrics. 1998;101(5):938-40.

Delegación del Gobierno para el Plan Nacional sobre Drogas. Informe de la Encuesta estatal sobre uso de drogas en estudiantes de enseñanzas secundarias (ESTUDES), 1994-2008. Madrid: Ministerio de Sanidad; 2008. p. 43.

Delgado M, Zamora F, Barrios L, Cámara N. Pautas anticonceptivas y maternidad adolescente en España. Consejo Superior de Investigaciones Científicas. Madrid: Fundación Española de Contracepción; 2011.

Douglas Wilson R; GENETICS COMMITTEE. Genetic considerations for a woman's pre-conception evaluation. J Obstet Gynaecol Can. 2011; 33(1):57-64.

Equipo Daphne. 3a Encuesta Bayer Schering Pharma: Sexualidad y Anticoncepción en la Juventud Española. Daphne y Bayer Schering Pharma; 2009.

Fitzpatrick KE, Tuffnell D, Kurinczuk JJ, Knight M. Pregnancy at very advanced maternal age: a UK population-based cohort study. BJOG. 2017; 124(7):1097-106.

Fretts RC. Management of pregnancy in patients of advanced age. UpToDate 2022 [consultado el 7 de septiembre de 2024]. Disponible en: https://www.uptodate.com

Hamilton BE, Martin JA, Osterman MJ, Curtin SC, Matthews TJ. Births: final data for 2014. Natl Vital Stat Rep. 2015;64(12):1-64.

Haslinger C, Stoiber B, Capanna F, Schäffer MK, Zimmermann R, Schäffer L. Postponed pregnancies and risks of very advanced maternal age. Swiss Med Wkly. 2016;146:w14330.

Heras Pérez B, Gobernado Tejedor J, Mora Cepeda P, Almaraz Gómez A. La edad materna como factor de riesgo obstétrico. Resultados perinatales en gestantes de edad avanzada. Progr Obstetr Ginecolog. 2011;54(11): 575-80.

Jefatura del Estado. Ley Orgánica 2/2010, de 3 de marzo, de salud sexual y reproductiva y de la interrupción voluntaria del embarazo. BOE. 2010;55.

Khalil A, Syngelaki A, Maiz N, Zinevich Y, Nicolaides KH. Maternal age and adverse pregnancy outcome: a cohort study. Ultrasound Obstet Gynecol. 2013;42(6):634-43.

Lanik AD. Preconception counseling. Prim Care. 2012;39(1):1-16.

Martin JA, Hamilton BE, Osterman MJK, Driscoll AK, Drake P. Births: final data for 2017. Natl Vital Stat Rep. 2018;67(8):1-50.

Mathews TJ, Hamilton BE. Mean age of mother, 1970-2000. Natl Vital Stat Rep. 2002;51(1):1-13.

National Collaborating Centre for Women's and Children's Health (UK). Antenatal care: routine care for the healthy pregnant woman. Londres: RCOG Press; 2008.

National Institute for Health and Clinical Excellence (NICE). Pregnancy and complex social factors: a model for service provision for pregnant women with complex social factors (CG110) [Internet]. Londres: Royal College of Obstetricians and Gynaecologists; 2010 [consultado el 24 de septiembre de 2024]. pp. 454. Disponible en: https://www.nice.org.uk/guidance/cg110

Nybo Andersen AM, Wohlfahrt J, Christens P, Olsen J, Melbye M. Maternal age and fetal loss: population based register linkage study. BMJ. 2000; 320(7251):1708-12.

Pettit KE, Hull AD, Korty L, Jones MC, Pretorius DH. Noninvasive prenatal testing: a replacement for chorionic villus sampling and amniocentesis for advanced maternal age? Obstet Gynecol. 2014;123:165S-6S.

Pierre F, Bertrand J. Mémento obstétrique. 2ª ed. París: Maloine; 2003. p. 609.

PNUD. Informe sobre Desarrollo Humano 2011. Sostenibilidad y equidad: Un mejor futuro para todos. [Internet]. Nueva York: Programa de las Naciones Unidas para el Desarrollo [consultado el 24 de septiembre de 2024]. p. 201. Disponible en: https://www.undp.org/es/publications/informe-sobre-desarrollo-humano-2011

Savva GM, Walker K, Morris JK. The maternal age-specific live birth prevalence of trisomies 13 and 18 compared to trisomy 21 (Down syndrome). Prenat Diagn. 2010;30(1):57-64.

Sociedad Española de Ginecología y Obstetricia. Guía de asistencia práctica de la SEGO. Seguimiento del embarazo en la adolescencia. Madrid: SEGO; 2013 [consultado el 7 de septiembre de 2024]. Disponible en: https://sego.es

Sociedad Española de Ginecología y Obstetricia. ProSEGO. Control prenatal del embarazo normal. Prog Obstet Ginecol. 2018;61(5):510-27.

Solomon CG, Willett WC, Carey VJ, Rich-Edwards J, Hunter DJ, Colditz GA, et al. A prospective study of pregravid determinants of gestational diabetes mellitus. JAMA. 1997;278(13):1078-83.

Waldenström U, Cnattingius S, Vixner L, Norman M. Advanced maternal age increases the risk of very preterm birth, irrespective of parity: a population-based register study. BJOG. 2017;124(8):1235-44.

Walfisch A, Koren G. Preconception counseling: rational, practice and challenges. Minerva Ginecol. 2011;63(5):411-9.

World Health Organization (WHO). Adolescent pregnancy. Ginebra: Department of Making Pregnancy Safer. MPS Notes; 2008.

World Health Organization. Broadening the horizon: balancing protection and risk for adolescents. Ginebra: Department of Child and Adolescent Health and Development Family and Community Health; 2011.

Primer trimestre de gestación

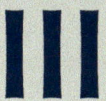

Cribado prenatal de cromosomopatías

7

J. Díaz Recasens, J. Plaza Arranz, A. Delgado Martínez, C. I. Turégano Alarcón y M. Ruiz Ramos

OBJETIVOS

- Conocer las diferentes técnicas disponibles para realizar un diagnóstico prenatal.
- Comprender las indicaciones, el uso y las aplicaciones de las pruebas invasivas y no invasivas, así como sus contraindicaciones, metodologías y posibles complicaciones.
- Saber establecer una hoja de ruta individualizada para cada paciente.
- Integrar la información disponible para poder ofrecer a la mujer las herramientas necesarias para una toma de decisiones consensuada.
- Valorar la aplicación de los diferentes exámenes genéticos, así como la interpretación de los resultados, a la hora de establecer el manejo adecuado en cada caso.

INTRODUCCIÓN

El cribado prenatal de cromosomopatías se define como la estimación del riesgo de anomalías cromosómicas.

Las cromosomopatías suponen un 8,88 % del total de defectos congénitos, y de ellas, un 81,49 % corresponden a la trisomía 21, seguida en frecuencia por la trisomía 18 (síndrome de Edwards) y la trisomía 13 (síndrome de Patau).

Las trisomías guardan una relación directamente proporcional con la edad materna e inversamente proporcional con la edad gestacional.

Las triploidias y el síndrome de Turner presentan una prevalencia independiente de la edad materna, e inversamente proporcional a la edad gestacional.

El antecedente de hijo previo afecto de trisomía supone un incremento del riesgo del 0,75 %.

El cribado prenatal ha evolucionado progresivamente. En la década de 1970, en que se aplicaban criterios epidemiológicos como los antecedentes personales y familiares, era la edad materna el principal marcador. En la década de 1980, se incorporaron los marcadores bioquímicos asociados a marcadores ecográficos en el segundo trimestre. Y en los años 90, se desplazó el cribado al primer trimestre y se incorporó la medición de la translucencia nucal y el cribado combinado de primer trimestre.

CRIBADO COMBINADO DE CROMOSOMOPATÍAS EN EL PRIMER TRIMESTRE

El cribado combinado del primer trimestre es el método de elección para la estimación del riesgo de trisomía 21, 13 y 18, realizándose de forma universal a todas las gestantes que inician el control gestacional antes de la semana 13 + 6.

Presenta una tasa de detección del 90 % para la trisomía 21 y del 95 % para la trisomía 18 y 13, con una tasa de falsos positivos del 4-5 %.

La estimación del riesgo consiste en la modificación al alza o la baja del riesgo *a priori* que presenta toda gestante, inherente a la edad materna, al introducir la desviación encontrada en los parámetros ecográficos, bioquímicos y demográficos individuales.

Parámetros bioquímicos

Se realiza una analítica hormonal entre la semana 9 + 0 y 13 + 6, idealmente entre la semana 8 + 0 y 11 + 0, con determinación de los niveles de la fracción β libre de la gonadotropina coriónica humana y de la proteína placentaria A asociada al embarazo, ambos expresados en múltiplos de la mediana en función de la edad gestacional ecográfica.

Parámetros ecográficos

Se realiza una ecografía de alta resolución entre la semana 11 + 0 y 13 + 6, preferiblemente en la semana 12, con longitud craneocaudal (CRL, *crown-rump length*) del embrión comprendida entre 45 y 84 mm, con el objetivo de:

- Datar la gestación.
- Establecer el número de fetos y su viabilidad, así como determinar su corionicidad y amnionicidad.
- Evaluar la presencia de marcadores ecográficos de cromosomopatías: translucencia nucal, hueso nasal y ductus venoso.
- Cribado de anomalías estructurales fetales.
- Cribado de preeclampsia.
- Revisión de útero y anejos.

Translucencia nucal

La translucencia nucal corresponde a la colección líquida situada en la nuca del feto, entre la piel y el tejido blando subcutáneo, identificándose ecográficamente como un espacio econegativo. Se trata del marcador ecográfico más sensible y específico de cromosomopatías.

Su medición se debe realizar en un feto de CRL entre 45 y 84 mm, en un corte sagital medio en el que se amplíe la cabeza y el tórax fetal de modo que ocupe el 75 % de la pantalla. Se debe medir colocando los *calipers* (calibradores) *in to in*, tomándose la mayor de tres medidas consecutivas.

La medición de una translucencia nucal aumentada (mayor al percentil 95 para la longitud cefalocaudal) permite una tasa de detección del 70 % de las aneuploidías.

Alrededor de un 4 % de fetos euploides presentan una translucencia nucal aumentada y asocian un mayor riesgo de muerte fetal, anomalías estructurales mayores y otros síndromes genéticos como las rasopatías, así como el síndrome de transfusión fetofetal en el contexto de gestación monocónica.

Marcadores secundarios

Los marcadores secundarios se han incorporado a la exploración ecográfica del primer trimestre con el objetivo de mejorar la detección de los defectos cromosómicos y estructurales.

Hueso nasal

El hueso nasal se debe valorar de forma cualitativa en el mismo corte para la medición de la translucencia nucal, visualizándose en la nariz fetal tres líneas correspondientes a la piel, el hueso nasal (más ecogénico que la piel que lo recubre) y la punta nasal.

La presencia de hueso nasal reduce hasta en un 30 % la presencia de aneuploidías, mientras que la ausencia de hueso nasal en presencia de translucencia nucal aumentada permite una tasa de detección de cromosomopatías del 95 %.

El hueso nasal está ausente en el 60-70 % de fetos con trisomía 21, el 50 % de fetos con trisomía 18 y el 30 % de fetos con trisomía 13.

En fetos cromosómicamente normales, la incidencia de ausencia de hueso nasal es menor del 1 % en la población caucásica y del 10 % en la población afrocaribeña, siendo su detección más probable a menor edad gestacional.

Ductus venoso

El ductus venoso comunica la vena umbilical con la vena cava inferior, permitiendo un paso preferencial de sangre oxigenada a la circulación coronaria y cerebral a través del foramen oval.

Para la valoración del ductus venoso, se debe obtener un corte sagital medio de un feto con CRL entre 45 y 84 mm, con la ventana de ecografía Doppler color visualizando la vena umbilical, el corazón y el ductus venoso (zona de *aliaising* o de flujo turbulento) y ventana de Doppler pulsado de 0,5-1 mm, filtros de pared bajos y estudio con 3-5 ondas, velocidad alta de 2-3 cm/s.

La onda del ductus venoso tiene una morfología trifásica en la que se distingue la onda S (sístole ventricular), la onda D (diástole ventricular) y la onda A (contracción auricular). Se considera patológica la visualización de la onda A reversa.

Entre la semana 11 y antes de la semana 14, el flujo anormal del ductus venoso se observa en el 5 % de los fetos cromosómicamente normales y en aproximadamente el 80 % de los fetos con trisomía 21. La presencia de onda A retrógrada en el ductus venoso y translucencia nucal mayor del percentil 95 se asocia hasta en un 80 % a cardiopatías.

Regurgitación tricuspídea

La regurgitación de sangre a la aurícula derecha desde el ventrículo derecho durante la sístole ventricular se considera un marcador secundario de aneuploidías y cardiopatías.

Su valoración debe realizarse en un feto de CRL entre 45 y 84 mm, en reposo, en un corte de cuatro cámaras apical, con la ventana de ecografía Doppler pulsado de 3 mm a través de la válvula tricúspide, con un ángulo de insonación menor de 30° y alta velocidad de barrido (2-3 cm/s), filtros de pared bajos e incluyendo 3-5 ondas (pico sistólico mayor de 60 cm/s).

Se ha descrito la presencia de regurgitación tricuspídea en el 65-67 % de fetos afectos de trisomía 21 y el 33-53 % de fetos afectos de trisomía 18/13, frente a un 4,4-8,5 % de fetos euploides, así como en un 32,9 % de fetos con cardiopatía frente a un 1,3 % de fetos sin cardiopatía.

Parámetros demográficos

Los parámetros demográficos son: el peso, la etnia, la diabetes mellitus insulinodependiente, la gestación tras las técnicas de reproducción asistida con óvulos propios o de donante y el tabaquismo.

Interpretación del resultado

El resultado de cribado combinado de primer trimestre se expresa en forma de quebrado.

 Se considera de alto riesgo un resultado superior a 1/250, el cual indica la realización de una prueba invasiva o una prueba prenatal no invasiva.

CRIBADO COMBINADO DEL PRIMER TRIMESTRE EN GESTACIONES MÚLTIPLES

Los parámetros analíticos, ecográficos y demográficos serán recogidos de igual modo que en las gestaciones únicas.

En función del tipo de gestación:

- Gestación bicoriónica: se calculará una estimación del riesgo para cada gemelo según su CRL y la translucencia nucal, tras aplicar los factores correctores correspondientes a los marcadores bioquímicos.
- Gestación monocoriónica: se calculará una estimación única de riesgo, empleando el CRL del feto mayor y la mayor de las translucencias nucales.
- Gestación gemelar en la que se visualiza un gemelo evanescente, o si el CRL indica que la muerte se produjo en

menos de 4 semanas de la edad gestacional real, o si tiene una CRL mayor o igual a 4-6 mm: no está indicado realizar el cribado combinado de primer trimestre, y se debe calcular el riesgo únicamente con edad materna y translucencia nucal, pudiendo resultar útiles los marcadores secundarios.

- Gestación de orden superior a dos: únicamente se utilizarán los marcadores ecográficos (translucencia nucal) y edad materna.

Cribado del segundo trimestre

En caso de inicio tardío del control gestacional, a partir de la semana 14 de gestación, no se podrá realizar el cribado combinado del primer trimestre y se realizará el cribado del segundo trimestre. Se trata de un método de segunda elección, pues presenta una tasa de detección del 75 %, inferior a la del primer trimestre.

Se consideran marcadores ecográficos de aneuploidia en el segundo trimestre: el pliegue nucal superior al percentil 95, higroma quístico, ventriculomegalia, quiste de plexos coroideos, hiperecogenicidad intestinal, pielectasias renales, crecimiento intrauterino restringido.

Se debe realizar una estimación del riesgo en el segundo trimestre mediante el empleo de variables demográficas y marcadores ecográficos, ofreciéndose una prueba invasiva o una prueba prenatal no invasiva en función del resultado y de la edad materna.

TÉCNICAS INVASIVAS

A pesar de los avances en el diagnóstico prenatal no invasivo y que la tendencia, no solo en esta área, sino en medicina en general, sea reducir en la medida de lo posible el diagnóstico intervencionista, la extracción de muestras fetales continúa siendo imprescindible, ya que en algunos casos no se dispone de otras alternativas.

> ❗ Las técnicas invasivas de diagnóstico prenatal no están exentas de riesgos, y suponen un aumento de la morbilidad y la mortalidad prenatal.

Es imprescindible que, previamente a su realización, se informe a la paciente, tanto oralmente como por escrito, a través del consentimiento informado, del objetivo de la intervención, de las complicaciones potenciales y de las alternativas diagnósticas, así como de los estudios posteriores y de sus limitaciones de cara a establecer un diagnóstico.

> ❗ • La ecografía previa al procedimiento es imprescindible, no solo para comprobar la viabilidad y la estática fetal, la localización de la placenta o la columna máxima de líquido, sino para establecer el punto de punción adecuado en la amniocentesis y la vía de abordaje de la biopsia coriónica (abdominal o vaginal).
> • En caso de una gestante Rh negativa, se debe administrar gammaglobulina anti-Rh 300 μg antes de que pasen 72 horas del procedimiento invasivo.
> • Se debe confirmar la viabilidad fetal y la ausencia de complicaciones hemorrágicas tras la realización del procedimiento invasivo.

En caso de una gestante en tratamiento con heparina, se recomienda la suspensión de la misma 12 o 24 horas previas al procedimiento, en función de si la dosis es profiláctica o terapéutica respectivamente.

Amniocentesis

La amniocentesis consiste en la extracción de una muestra de líquido amniótico a través de la punción transabdominal de la gestante.

> El momento óptimo para realizar este procedimiento es en el segundo trimestre, a partir de la semana 15 de gestación.

Técnicamente es posible a partir de la semana 11, no obstante, la ausencia de la fusión completa entre la membrana amniótica y el corion hace que la amniocentesis precoz se haya relacionado con un aumento de la tasa de pérdida de fetal, así como de las complicaciones asociadas a la propia técnica, de manera que se debe evitar. La amniocentesis tardía, por el contrario, se ha relacionado con menor morbimortalidad fetal y materna.

Indicaciones

Las principales indicaciones son:

- Progenitor afecto de enfermedad genética o portador de reordenamiento cromosómico.
- Riesgo alto en el cribado del primer trimestre o confirmación tras riesgo positivo en la prueba de ácido desoxirribonucleico (fetal) libre circulante (ADNlc).
- Riesgo alto en cribado de segundo trimestre.
- Confirmación de diagnóstico preimplantacional.
- Antecedente de anomalía cromosómica en gestación previa.
- Confirmación de resultado de biopsia coriónica en casos de sospecha de mosaicismo placentario.
- Hallazgos ecográficos:
  - Translucencia nucal mayor de percentil 99 o 3,5 mm.
  - Malformación fetal.
  - Discordancia de gemelos mayor de una semana.
  - Anomalía discordante en gestación gemelar monocoriónica biamniótica.
  - Feto con crecimiento intrauterino retardado (CIR) grave y precoz.

Procedimiento

Se recomienda la presencia de un operador que maneje el transductor y la aguja, así como un asistente encargado de la aspiración del líquido amniótico.

Se colocará a la gestante en decúbito supino y, con el transductor perpendicular al abdomen materno, se localizará la zona de punción. En la pantalla del ecógrafo, debe visualizarse desde la piel del abdomen materno hasta el *pool* de líquido amniótico, por tanto, se ha de evitar la ampliación de la imagen con el *zoom*, sino disminuyendo la profundidad de la imagen. Se tiene que evitar la vía transplacentaria en la medida de lo posible, especialmente si la gestante es portadora de hepatitis B, hepatitis C o virus de la inmunodeficiencia humana (VIH). Si no fuera posible crear una ventana adecuada, se debe escoger la porción placentaria más delgada y asegurar que se está alejado de la inserción del cordón umbilical con la ayuda del modo color.

La totalidad del procedimiento debe realizarse bajo control ecográfico con visualización continua de la aguja. La aguja debe introducirse a 45° del plano complementario, de modo que la aguja y la sonda ecográfica incidan en un plano de 90°, y entrar a unos 3 cm de distancia de la sonda. Previamente a la punción uterina, que puede resultar dolorosa, se debe confirmar la posición de la aguja, pues posteriormente puede ser dificultosa su rectificación. La entrada en la cavidad amniótica debe realizarse con un movimiento decidido, para evitar la imagen «en tienda de campaña», que puede favorecer la rotura prematura de las membranas y la imposibilidad para la extracción de líquido.

En gestaciones gemelares, se realiza la punción de cada gemelo, pudiéndose plantear una única punción en gemelos monocoriónicos biamnióticos no discordantes.

Complicaciones

Las principales complicaciones derivadas de la amniocentesis son: la rotura prematura de membranas, el daño fetal directo o indirecto, la pérdida fetal y la corioamnionitis. Hay que tener en cuenta las siguientes observaciones:

- La incidencia de la rotura del amnios debida a la intervención aumenta del 0,4 al 1,7 %, siendo 0,4 % la probabilidad de que ocurra en gestantes que no se han sometido a la intervención. La pérdida de líquido amniótico suele ser pequeña y autolimitarse a 1 semana. La restauración del volumen de líquido amniótico suele ocurrir de media en 3 semanas. En caso de rotura prematura de membranas tras la amniocentesis, el pronóstico es bueno; en un estudio donde la compararon con la rotura prematura de membranas espontánea, la supervivencia en semanas de edad gestacional fue mayor en el primer caso (34,2 frente a 21,6 semanas), así como la supervivencia perinatal (91 % frente a 9 %). En estos casos y dado el buen pronóstico, suele ser de elección realizar un manejo conservador con monitorización del líquido amniótico, del bienestar fetal y de signos maternos de infección.
- El daño fetal directo es excepcional cuando el procedimiento se realiza ecoguiado. Se han descrito casos aislados de exanguinación fetal, punciones cutáneas, oculares o intracraneales.
- El daño fetal indirecto se ha relacionado con malformaciones osteoarticulares (pie equinovaro o displasia congénita de cadera, con una incidencia del 0,76 % frente al 0,56 % en los grupos de control) y distrés respiratorio del recién nacido en un 1,2 % frente a un 0,45 %. La compresión fetal derivada de la reducción de volumen de líquido amniótico, en amniocentesis precoz, así como la rotura del amnios y la pérdida crónica de líquido apoyan la hipótesis

de malformaciones derivadas de una postura fetal forzada, así como del subdesarrollo pulmonar del feto.
- La transmisión vertical de enfermedades maternas, como virus hepatótropos, citomegalovirus, toxoplasmosis o VIH, se ha descrito en múltiples estudios. La evidencia es baja, pero la incidencia parece ser directamente proporcional a la carga vírica materna o cobrar más importancia en aquellos casos en los que la punción ha sido transplacentaria.
- Fallo en el cultivo de la muestra: tiene una incidencia del 0,1 %, que aumenta en las amniocentesis tardías debido a la menor cantidad de amniocitos y al aumento de células descamativas en la muestra.
- Pérdida fetal: el American College of Obstetricians and Gynecologists (ACOG) establece la incidencia en torno al 0,1-0,3 %, teniendo en cuenta variables de calidad como la experiencia del médico y el uso de ecografía durante la punción. La heterogeneidad de los estudios en relación con la pérdida fetal es amplia, debido a la cantidad de variables que pueden funcionar como sesgo, principalmente patología materna o fetal concomitante. La mayor parte de las pérdidas tienen lugar en las primeras 4 semanas tras la amniocentesis, no obstante, la edad gestacional a partir de la cual es posible establecer una correlación entre la pérdida y la amniocentesis también es uno de los puntos de discrepancia entre estudios. Los principales factores que parecen ser determinantes en este evento son: la experiencia del médico, el número de punciones encadenadas, la presencia de malformaciones fetales, la amenaza de aborto en el momento de la punción o antecedentes maternos de abortos de repetición o el índice de masa corporal materno.

Biopsia coriónica

La biopsia coriónica consiste en la extracción de una muestra de tejido placentario. Su obtención se puede realizar de forma más precoz que la amniocentesis, a partir de la semana 10 de gestación; por lo tanto, resultados más tempranos permiten adelantar el proceso de la toma de decisiones.

En contraposición, se trata de un procedimiento menos seguro en el segundo trimestre. Antes de la semana 10, el riesgo de aborto espontáneo y de malformaciones osteoesqueléticas consecuencia de la intervención es considerablemente mayor, de manera que está contraindicado.

Existe una contraindicación relativa en caso de aloinmunización materna, debido a que el riesgo de sangrado feto-materno es alto.

Indicaciones

Las principales indicaciones son:

- Progenitor afecto de enfermedad genética o portador de reordenamiento cromosómico.
- Riesgo alto en el cribado del primer trimestre o confirmación tras riesgo positivo en la prueba de ADNlc.
- Riesgo alto en el cribado del segundo trimestre.
- Antecedente de anomalía cromosómica en gestación previa.

- Confirmación de diagnóstico preimplantacional.
- Hallazgos ecográficos:
  – Translucencia nucal mayor del percenitl 99 o 3,5 mm.
  – Malformación fetal.
  – Discordancia de gemelos mayor de una semana.
  – Anomalía discordante en la gestación gemelar monocoriónica biamniótica.
  – Feto con CIR grave y precoz.

Procedimiento

La muestra se puede obtener vía transabdominal o vía transvaginal. Emplear una u otra depende del operador, de la dificultad técnica y de la localización de la placenta. La vía abdominal se ha relacionado con una menor tasa de pérdida gestacional, menor riesgo de sangrado, menor número de punciones necesarias para obtener la muestra y menor riesgo de contaminación de la misma con células maternas. Las distintas vías se eligen según sean los casos:

- La vía transabdominal es de elección en localizaciones placentarias fúndicas o anteriores. Con la paciente en decúbito supino y una vez localizada la placenta, se procederá a realizar una asepsia de la piel.
- La vía transvaginal es de elección en localizaciones placentarias posteriores o en úteros en retroversoflexión. Una vez colocada la paciente en posición ginecológica o de litotomía, previa asepsia con clorhexidina al 0,5 % (acuosa) de los genitales externos y de la vagina, se introduce el espéculo exponiendo el cérvix. Se recomienda que la mujer se encuentre con la vejiga llena, de manera que se reduzca la flexión anterior del útero sobre el cérvix.

Para la realización de una biopsia coriónica, se requiere la presencia de un ecografista que guíe al operador durante todo el procedimiento. Se recomienda obtener la muestra lo más próxima posible a la placa coriónica (cara fetal del corion). Una vez extraída la muestra, se debe evaluar macroscópicamente para confirmar que la calidad y la cantidad sean las adecuadas.

Complicaciones

Las principales complicaciones a tener en cuenta son:

- Las tasas de pérdida gestacional son similares a las de la amniocentesis en el abordaje transabdominal y ligeramente más elevadas en el abordaje transcervical. Edades gestacionales tempranas, el número de punciones o la experiencia del operador, son factores predictivos de pérdida fetal. Es importante tener en cuenta que, dado que la biopsia coriónica se realiza a edades gestacionales más tempranas que la amniocentesis, existe un sesgo a la hora de asumir que los abortos espontáneos que tienen lugar en esas 4-5 semanas de diferencia se asuman como consecuencia de la intervención.
- La discrepancia entre el genotipado de la placenta y el feto recibe el nombre de mosaicismo confinado a la placenta. Tiene una incidencia de entre el 1 y el 2 % en las muestras de biopsia coriónica, que se confirma en el feto en un 11-13 %.
- Malformaciones osteoarticulares: la agenesia de extremidades o la hipogenesia mandibular se relacionan con biopsias coriónicas tempranas, previas a la semana 9.
- El *spotting* (goteo intermenstrual) vaginal aparece en un tercio de las pacientes. El sangrado persistente es más frecuente cuando el abordaje es transcervical que cuando es abdominal (7-10 % frente a menos del 6 %).
- La rotura de las membranas es poco frecuente.

Prueba prenatal no invasiva

Gracias al descubrimiento, por parte de Dennins Lo, de la presencia de ADN fetal en sangre materna, el cribado de aneuploidias ha experimentado un gran avance.

Son numerosos los servicios de obstetricia que han incorporado la realización de esta prueba, tras un cribado del primer trimestre positivo y previo a la valoración de realización de técnicas obstétricas invasivas.

 Una pequeña porción del ADNlc en el plasma materno es de origen fetal, concretamente trofoblástico, por lo que su estudio permite detectar las anomalías cromosómicas más frecuentes.

Se denomina *fracción fetal* a la proporción de ADN fetal respecto al total de ADN libre en la circulación materna, expresado en porcentaje. La fracción fetal se relaciona de forma directamente proporcional con la edad gestacional, e inversamente proporcional con el índice de masa corporal materno. También se puede ver influida por la presencia de una cromosomopatía: la trisomía 13, la trisomía 18, la monosomía X y la triploidia, se asocian a menor fracción fetal, mientras que en caso de fetos afectos de trisomía 21, puede asociarse fracción fetal alta.

Habitualmente se estudian las tres trisomías autosómicas viables (trisomía 21, trisomía 18 y trisomía 13) y las aneuploidias sexuales (cromosomas X e Y), aunque también se puede ampliar a las trisomías de otros cromosomas y algunas microdeleciones seleccionadas. El estudio del ADN extraído del plasma materno se realiza mediante técnicas de secuenciación masiva, tras la cual se hace un exhaustivo análisis estadístico que permite determinar un riesgo más preciso de que el feto pueda ser portador de una alteración cromosómica.

La extracción de sangre se puede realizar a partir de la semana 10 de gestación.

Las indicaciones de estudio de ADNlc son:

- Riesgo muy alto (1/1-1/10): como alternativa a la prueba invasiva en caso de ser rechazada por la gestante.
- Riesgo alto (1/11-1/250): como alternativa a la prueba invasiva, en ausencia de anomalías ecográficas asociadas.
- Riesgo intermedio (1/250-1/1.000): en ausencia de anomalías ecográficas asociadas.
- Antecedente de un hijo previo afecto de aneuploidia.

> ! El estudio del ADNlc se trata de una prueba de cribado, por lo que en caso de resultado de alto riesgo de trisomía, requiere confirmación mediante técnica invasiva (biopsia coriónica o amniocentesis).

Ello es debido a que, puesto que se trata de ADN de origen trofoblástico, existe la posibilidad de detectar un mosaicismo confinado a la placenta. Son numerosos los estudios que establecen cuál es la mejor técnica invasiva en función de la alteración cromosómica para la que se ha establecido el riesgo. Así, por ejemplo, si se detecta un riesgo elevado de trisomía 18, ante la ausencia de marcadores ecográficos, la técnica a realizar será la amniocentesis de cara a descartar/confirmar la presencia de un mosaico fetal.

En ocasiones, no es posible obtener un resultado. Ello se debe en un 50 % de los casos a la extracción de una muestra inadecuada de sangre materna, y en el 50 % restante a una fracción fetal baja. En estos casos, se puede optar por extraer una segunda muestra o realizar una prueba invasiva.

TÉCNICAS CITOGENÉTICAS EN EL DIAGNÓSTICO PRENATAL

Las anomalías genéticas y cromosómicas se clasifican en:

- Anomalías monogénicas: enfermedades causadas por variantes genéticas patogénicas (mutaciones) o cambios en la estructura de un único gen que da lugar a una proteína alterada o a su ausencia. Las enfermedades monogénicas se dividen en función de su patrón de herencia en:
  - Autonómicas dominantes.
  - Autonómicas recesivas.
  - Ligadas al cromosoma X.
- Anomalías cromosómicas:
  - Numéricas: euploidias (triploidias, tetraploidias) o aneuploidias (trisomías, monosomías).
  - Estructurales: deleciones, duplicaciones, translocaciones, inversiones, etcétera.
- Síndromes de microdeleción y microduplicación: también llamados *anomalías submicroscópicas*, porque no se ven en el cariotipo, o variaciones en el número de copias (CNV). Son anomalías genéticas que involucran fragmentos genómicos de 10 kilobases (kb) y 10 megabases (Mb). Estos síndromes clínicos están causados por una deleción o duplicación que involucra diversos genes, siendo las más frecuentes el síndrome de DiGeorge (del 22q11.2), de Williams (del 7q11.23) o de Prader-Willi (del 15q11-13), y un número creciente de síndromes de microdeleción y microduplicación que se están describiendo en la actualidad.

La necesidad de realizar un estudio genético sobre el feto vendrá determinada por alguna de las siguientes indicaciones:

- Resultado positivo de una prueba de cribado: ADNlc o índice de riesgo combinado.
- Anomalía o malformación en el feto detectada en una ecografía de rutina.

- Progenitor portador de una enfermedad genética susceptible de diagnóstico prenatal.

Las técnicas genéticas empleadas en el diagnóstico prenatal se pueden clasificar en:

- Rápidas: con resultados en un plazo de 48-72 horas: hibridación *in situ* fluorescente, reacción en cadena de la polimerasa cuantitativa fluorescente (QF-PCR), *array* (chip de ADN) de hibridación genómica comparada.
- Lentas: con resultados entre 10 días y 3 semanas: cariotipo, técnicas de secuenciación del exoma.

Es imprescindible que la pareja reciba un consejo genético correcto por parte de personal con experiencia en diagnóstico prenatal, que se debe realizar antes de la prueba y orientado a explicar las pruebas que hay que realizar, sus limitaciones, los falsos negativos y positivos, así como limitar y establecer el grado de información que la pareja desea conocer, y explicar la posibilidad de encontrar hallazgos con implicación en la propia pareja y/o descendencia o de significado clínico dudoso. De igual modo, deben recibir un asesoramiento tras la prueba orientado a explicar los resultados obtenidos, así como sus implicaciones, tanto para el feto de la gestación en curso, como para la propia pareja o los familiares de primer grado.

Existen varias técnicas de diagnóstico genético prenatal y cada prueba proporciona una información específica diferente. En cada caso, se deberá escoger una prueba específica, basándose en la sospecha diagnóstica, la aceptación de la gestante en función de su riesgo individual y de sus preferencias.

Cariotipo

El cariotipo es la técnica clásica, que consiste en la visualización y el estudio del número y la estructura de los cromosomas en metafase que, tras un tratamiento mediante tripsina y la tinción mediante colorante de Giemsa, proporciona un patrón de bandas claras y oscuras que se conoce como *bandeo G*.

Se puede realizar a partir de linfocitos, amniocitos y células trofoblásticas (mesenquimatosas), y en todo caso requiere un proceso de cultivo celular (largo de 10-15 días o corto de 3-7 días).

El cariotipo permite la identificación de todas las anomalías numéricas (incluyendo las aneuploidias autonómicas y sexuales), y las anomalías estructurales con un segmento involucrado superior a los 5-10 Mb (incluyendo las translaciones equilibradas, translaciones desequilibradas, deleciones, duplicaciones, inversiones e inserciones).

Los grandes inconvenientes de esta técnica son el tiempo requerido hasta completar el cultivo (lo que no permite un diagnóstico rápido) y la imposibilidad de diagnosticar aquellas anomalías estructurales inferiores a 5 Mb (microdeleciones y microduplicaciones). Es importante saber que, en los casos de cultivo celular corto, la sensibilidad del cariotipo disminuye y aumenta los fallos de cultivo y la detección de mosaicismos confinados a la placenta.

Todos los informes deben indicar el origen de las células analizadas, el tipo de bandeo empleado, el número de células analizadas y la sensibilidad del estudio, que en el caso de los estudios prenatales se sitúa en torno a 5-10 Mb.

Para poder emitir un informe, se deben analizar al menos 20 células, pues si existe un mosaicismo, el porcentaje de líneas celulares afectadas estará en función del número de células estudiadas: 20 células, 14 % para un intervalo de confianza (IC) del 95 % y 21 % para un IC del 99 %; si el número de células estudiadas es de 50, el mosaicismo afectará al 6 % con IC del 95 % y al 9 % con IC del 99 %.

El informe ha de indicar el número de cromosomas en las células y el patrón de los cromosomas sexuales, y si existe alguna anomalía, deberá describirse de acuerdo a los estándares internacionales de nomenclatura (Nomenclatura del Sistema Internacional de Citogenética Humana [ISCN, International System for Human Cytogenetics Nomenclature]) y las implicaciones clínicas de la anomalía detectada. Actualmente se considera la técnica de referencia (estándar de oro) y se realiza siempre en paralelo con otras técnicas de diagnóstico rápido.

Reacción en cadena de la polimerasa cuantitativa fluorescente

La QF-PCR cuantifica el número de cromosomas 13, 18, 21, X e Y mediante el estudio de varias secuencias de ADN polimórficas denominadas *repeticiones cortas en tándem* (STR, *short tandem repeats*) o marcadores microsatélites, localizados en cada uno de los cinco cromosomas estudiados. El objetivo de la QF-PCR es el diagnóstico rápido de las aneuplodias más comunes, que son las que implican estos cinco cromosomas (trisomía 13, trisomía 18, trisomía 21 y las aneuplodias sexuales). También es capaz de detectar triploidias y algunas tetraploidias.

Si el estudio se completa con una muestra de los progenitores, se minimiza la posibilidad de falsos negativos por contaminación materna.

La QF-PCR es capaz de detectar si la no disyunción causante de una trisomía es de origen meiótico y por tanto presente en el cigoto (presencia de tres alelos en relación 1:1:1 para al menos uno de los marcadores estudiados) o probablemente mitótico y, por tanto, poscigótico (presencia de dos alelos diferentes en relación 2:1 para todos los marcadores estudiados).

El estudio con QF-PCR de los progenitores permite conocer el origen parental de las triploidias, así como del cromosoma en exceso en una trisomía o, en su defecto, en la monosomía X. En el caso de una gestación múltiple, la QF-PCR es capaz de detectar la cigosidad de los gemelos, ya que el patrón de ampliación STR de todos los marcadores de gemelos monocigóticos será idéntico.

La gran ventaja de la QF-PCR es la rapidez, pues permite emitir un diagnóstico en 24-48 horas con volúmenes de muestra pequeños y una tasa muy baja de fallo en el procedimiento, pero su uso está limitado al estudio de cinco cromosomas y no permite la detección de mosaicismos de bajo grado (< 20%) ni de monosomías, a excepción de las sexuales.

Hoy en día, se considera la técnica de primera elección en los casos de sospecha de aneuploidia ante una técnica de cribado positiva (ADNlc o índice de riesgo combinado). Aunque no requiere confirmación mediante otra técnica, no se utiliza habitualmente de forma aislada.

Después de un resultado normal de la QF-PCR, es aconsejable realizar o bien un *microarray* o bien un cariotipo convencional, ya que existe un riesgo residual del 0,05 % de un fenotipo desfavorable tras una QF-PCR normal en casos de bajo riesgo de aneuploidia.

Fluorescencia por hibridación *in situ*

Es una técnica de citogenética que permite el recuento y la localización de segmentos grandes de ADN empleando sondas específicas complementarias, que se fijan de forma unívoca a las regiones que se desean estudiar. Estas sondas tienen fijado un fluorocromo, lo que permite su identificación mediante microscopia.

Permite el estudio de células en interfase y en metafase, lo que posibilita la realización de un estudio directo y rápido sin necesidad de cultivo, y permite la detección de aneuploidias, translocaciones, microdeleciones (estudio del 22q o CATH 22) y microduplicaciones, siempre y cuando se cuente con la sonda específica.

Microarray

Se trata de una técnica rápida de diagnóstico citogenético, que permite detectar las pérdidas y ganancias de material genético con una sensibilidad de entre 60 kb y 1 Mb. Permite identificar tanto aneuplodias como cambios submicroscópicos que no se detectarían mediante un cariotipo convencional. Cualquier muestra con suficiente ADN es válida para el *microarray*, como las vellosidades coriónicas, el líquido amniótico, la sangre u otro tejido o fluido fetal.

Existen diferentes técnicas en cuanto a los *arrays* de dosis empleados en diagnóstico prenatal:

- *Array*-hibridación genómica comparada: se realiza la hibridación de una muestra problema frente a un control y, mediante el empleo de fluorescencia, se compara la dosis de cada una de ellas, lo que permite detectar pérdidas o ganancias de material genético.
- *Array*-polimorfismo de nucleótido simple: se basa en el empleo de polimorfismos de nucleótido único, y compara la intensidad de hibridación de una muestra frente a un control, lo que no solo permite obtener información cuantitativa del genoma, sino que además se puede determinar la homocigosidad o heterocigosidad.

Las principales ventajas de los *arrays* son: la posibilidad de realizar el análisis sobre cualquier muestra sin necesidad de cultivo, lo que permite una respuesta en 2-4 días; y que permite el diagnóstico de microdeleciones y microduplicaciones. En caso de malformación ecográfica, permite detectar un 6-8 % adicional de anomalías por encima del cariotipo. El principal inconveniente es que no detecta translocaciones, inversiones equilibradas ni triploidias; además, el coste es muy superior al del cariotipo o al de la QF PCR .

Por otro lado, los resultados se clasifican en:

- CNV benignas: son ganancias o pérdidas de material genético sin repercusión clínica.

- CNV patológicas: ganancias o pérdidas de material que explican las anomalías o la clínica del paciente.
- CNV de significado incierto: variaciones en el número de copias cuya expresión clínica no se puede establecer, al no estar descritos en las bases de datos genéticas.
- CNV inesperadas: aquellas variaciones en el número de copias que provocarán un cuadro clínico diferente al que se está tratando de explicar y cuyo diagnóstico se produce de manera casual.

Las indicaciones actuales de los *arrays* son:

- Malformación fetal mayor: la presencia de malformaciones aumenta la detección de CNV patológicas hasta el 9 % frente al cariotipo y está condicionado por el número de malformaciones (múltiple o aislada) y el órgano afectado (sistema nervioso central, 3-16 %; cardíacas, 2,5-12 %; osteomusculares, 0-13 %; genitourinarias, 6-25 %). Actualmente, en cualquier feto que sea sometido a un estudio invasivo cuya indicación sea una anomalía estructural, es recomendable realizar un estudio mediante *array*.
- CIR grave y precoz.
- Translucencia nucal > percentil 99: proporciona CNV patológicas en el 5 % de los casos. Existen autores que incluso establecen un incremento del 5 % en el diagnóstico de anomalías subcromosómicas en la población con CIR elevado y translucencia nucal > 3 mm, que no serían detectadas con las estrategias actuales de cribado.
- Detección de inversiones o translocaciones *de novo* en el cariotipo fetal.
- Antecedentes familiares o gestaciones previas de reordenamiento cromosómico.

- Muerte fetal anteparto: se han documentado anomalías entre el 6 y el 13 % de las muertes fetales anteparto.
- Cualquier indicación de técnica invasiva para asegurar la máxima capacidad diagnóstica.

Diagnóstico de enfermedades monogénicas: secuenciación

Son técnicas de diagnóstico molecular encaminadas al diagnóstico de las mutaciones genéticas. Siempre se deben realizar de forma dirigida, basándose en los hallazgos clínicos, cuando han fracasado las técnicas de citogenética, o bien de forma directa, ante antecedentes familiares de enfermedades monogénicas.

Actualmente, se puede secuenciar y analizar un único gen de forma dirigida (síndrome de Noonan), un grupo de genes o panel de genes relacionados con una enfermedad (paneles de lisencefalia, paneles para leucodistrofias, paneles para displasias esqueléticas), estudio o secuenciación del exoma clínico (solo estudia genes codificantes, 1-2 % del genoma que contiene el 85 % de las mutaciones), o bien secuenciación de todo el genoma.

En diagnóstico prenatal, no se emplea actualmente la secuenciación de todo el genoma, y se realizan estudios dirigidos sobre uno o varios genes en función de los hallazgos, así como en aquellos casos de malformaciones recurrentes o múltiples en los que no se han encontrado hallazgos en los *arrays* ni en el cariotipo. Es imprescindible contar con el asesoramiento de un genetista con amplia experiencia en diagnóstico prenatal, que será quien debe dirigir el estudio e informar adecuadamente a los progenitores.

PUNTOS CLAVE

- El cribado prenatal de cromosomopatías se define como la estimación del riesgo de anomalías cromosómicas en base a parámetros analíticos, ecográficos y epidemiológicos, como los antecedentes personales y familiares.
- El cribado combinado del primer trimestre es el método de elección en nuestro medio para la estimación del riesgo de trisomía 21, 13 y 18, realizándose de forma universal a todas las gestantes que inician el control gestacional antes de la semana 13 + 6. Para su cálculo, se emplean:
  - Analítica sanguínea idealmente entre la semana 8 + 0 y 11 + 0, con determinación de los niveles de fracción β libre de la gonadotropina coriónica humana y de la proteína placentaria A asociada al embarazo.
  - Ecografía obstétrica de alta resolución entre la semana 11 + 0 y 13 + 6, preferiblemente en la semana 12, con una CRL comprendida entre 45 y 84 mm. En ella se evalúa la presencia de marcadores ecográficos de cromosomopatías, siendo la translucencia nucal el marcador más sensible y específico de cromosomopatías.
  - Parámetros demográficos: peso, etnia, diabetes mellitus insulinodependiente, gestación tras técnicas de reproducción asistida con óvulos propios o de donante, tabaquismo.

- El resultado del cribado combinado de primer trimestre se expresa en forma de quebrado. Se considera de alto riesgo un resultado superior a 1/250, el cual indica la realización de prueba invasiva o prueba prenatal no invasiva.
- Las técnicas invasivas de diagnóstico prenatal no están exentas de riesgos, y suponen un aumento de la morbilidad y la mortalidad prenatal.
- El momento óptimo para realizar la amniocentesis es en el segundo trimestre, a partir de la semana 15 de gestación. Las principales complicaciones son la rotura prematura de membranas, el daño fetal directo o indirecto, la pérdida fetal y la corioamnionitis.
- La biopsia coriónica se puede realizar de forma más precoz que la amniocentesis, a partir de la semana 10 de gestación, siendo menos segura en el segundo trimestre. Las complicaciones asociadas incluyen la pérdida gestacional, sangrado e infección, siendo menos frecuente la rotura prematura de membranas.
- La prueba prenatal no invasiva o prueba de ADN libre en sangre materna se trata de una prueba de cribado, por lo que en caso de resultado de alto riesgo de trisomía requiere confirmación mediante técnica invasiva (biopsia coriónica o amniocentesis).

(Continúa)

PUNTOS CLAVE *(cont.)*

- Las técnicas genéticas empleadas en el diagnóstico prenatal son:
  - Cariotipo: visualización y estudio del número y la estructura de los cromosomas en metafase que, tras un tratamiento mediante tripsina y la tinción mediante colorante de Giemsa, proporciona un patrón de bandas claras y oscuras que se conoce como *bandeo G*. Permite la identificación de todas las anomalías numéricas (incluyendo las aneuploidias autonómicas y sexuales), y las anomalías estructurales con un segmento involucrado superior a las 5-10 Mb (incluyendo las translaciones equilibradas, translaciones desequilibradas, deleciones, duplicaciones, inversiones e inserciones).
  - QF-PCR: cuantifica el número de cromosomas 13, 18, 21, X e Y mediante el estudio de varias secuencias de ADN polimórficas denominadas STR o marcadores microsatélites, localizados en cada uno de los cinco cromosomas estudiados. El objetivo de la QF-PCR es el diagnóstico rápido de las aneuplodias más comunes, que son las que implican estos cinco cromosomas (trisomía 13, trisomía 18, trisomía 21 y las aneuplodias sexuales). También es capaz de detectar triploidias y algunas tetraploidias.
  - Fluorescencia por hibridación *in situ*: es una técnica de citogenética que permite el recuento y la localización de segmentos grandes de ADN empleando sondas específicas complementarias, que se fijan de forma unívoca a las regiones que se desean estudiar. Permite la detección de aneuploidias, translocaciones, microdeleciones y microduplicaciones, siempre y cuando se cuente con la sonda específica.
  - *Microarray*: técnica rápida de diagnóstico citogenético, que permite detectar las pérdidas y ganancias de material genético con una sensibilidad de entre 60 kb y 1 Mb. Permite identificar tanto aneuplodias como cambios submicroscópicos que no se detectarían mediante cariotipo convencional.

BIBLIOGRAFÍA

Alfirevic Z, Navaratnam K, Mujezinovic F. Amniocentesis and chorionic villus sampling for prenatal diagnosis. Cochrane Database Syst Rev. 2017;9: CD003252.

Álvaro Navidad M, Rodríguez de Alba M, Plaza Arranz J. Técnicas invasivas y estudio genético en obstetricia. En: Pelayo I. Experto en Ecografía Obstétrica. Madrid: Editorial Médica Panamericana.

American College of Obstetricians and Gynecologists' Committee on Practice Bulletins—Obstetrics; Committee on Genetics; Society for Maternal-Fetal Medicine. Screening for fetal chromosomal abnormalities: ACOG Practice Bulletin, Number 226. Obstet Gynecol. 2020;136(4):e48-69.

Borrelli A, Celia Badenas, Rodríguez/Reverga L, Soler A, Jodar M, Oriola J. Protocolo: Estudios genéticos en muestras fetales. Hospital Clínic, Hospital Sant Joan de Déu, Universitat de Barcelona. 2021 [consultado el 10 de septiembre de 2024]. Disponible en: https://fetalmedicinebarcelona.org/protocolos/protocolo-estudios-geneticos-en-muestras-fetales/

Ghi T, Sotiriadis A, Calda P, Da Silva Costa F, Raine-Fenning N, Alfirevic Z, et al. International Society of Ultrasound in Obstetrics and Gynecology (ISUOG). ISUOG Practice Guidelines: invasive procedures for prenatal diagnosis in obstetrics. Ultrasound Obstet Gynecol. 2016;48(2):256-68.

Leigh D, Cram DS, Rechitsky S, Handyside A, Wells D, Munne S, et al. PGDIS position statement on the transfer of mosaic embryos 2021. Reprod Biomed Online. 2022;45(1):19-25.

Practice Bulletin No. 162: Prenatal diagnostic testing for genetic disorders. Obstet Gynecol. 2016;127(5):e108-22.

Sociedad Española de Ginecología y Obstetricia (SEGO). Guía de la exploración ecográfica del primer trimestre. Guía de Asistencia Práctica de la Sección de Ecografía Obstétrico-Ginecológica de la SEGO. Prog Obstet Ginecol. 2022;65:240-90.

Sociedad Española de Ginecología y Obstetricia (SEGO). Técnicas invasivas en diagnóstico prenatal 2022. Prog Obstet Ginecol. 2023;66:77-115.

Embarazo ectópico

8

D. M. Vásquez Carlón

OBJETIVOS

- Adquirir las herramientas necesarias para el adecuado diagnóstico, abordaje y tratamiento del embarazo ectópico.
- Definir los conceptos asociados a la gestación ectópica.
- Comprender la etiopatogenia del embarazo ectópico.
- Identificar los factores de riesgo para desarrollar un embarazo ectópico.
- Diferenciar los tipos de embarazo ectópico.
- Conocer el algoritmo de diagnóstico del embarazo ectópico en la gestación inicial.
- Desarrollar habilidades ecográficas para la detección precoz del embarazo ectópico.
- Optimizar el abordaje del embarazo ectópico.
- Dominar los tipos de tratamientos del embarazo ectópico, así como sus ventajas e inconvenientes.
- Ayudar a gestionar la información al paciente para la adecuada toma de decisiones.

DEFINICIÓN DE EMBARAZO ECTÓPICO

El embarazo ectópico se define como la implantación del ovocito fecundado fuera de la cavidad uterina o del endometrio. Según la Real Academia Española, la palabra *ectópico* proviene de «ectopia», «que se produce fuera del lugar propio». La palabra viene del griego y está formada del prefijo *ek-* (eclipse), *-topos* (lugar) y el sufijo *-ia* (cualidad), por lo que parece derivar de un adjetivo griego, *ektóttoç*, que significa desplazado de lugar, fuera de su sitio (**Fig. 8-1**).

DATOS EPIDEMIOLÓGICOS

Se considera que el embarazo ectópico se presenta en 1 de cada 50-80 gestaciones. En los años 70, la prevalencia del embarazo ectópico era de alrededor de un 0,5 %, observándose un aumento hasta la actualidad, ubicándose entre el 1 y el 2 % de los embarazos, manteniendo en los últimos años cierta estabilidad. Se considera que este aumento es secundario a la mejora de las técnicas diagnósticas y al aumento de los factores de riesgo asociados.

En España, en la primera década de los 2000, se notó también un incremento en su incidencia, sin embargo, según datos estadísticos de 2011 a 2019 (Statista), a partir de 2016, se aprecia un descenso, quizás secundario al avance de las técnicas de reproducción asistida cn cuanto a evolución y transferencia embrionaria se refiere, llevando a blastocisto los embriones (día +5) y transfiriendo en la mayoría de los casos solo un embrión.

Se considera que entre un 6 y un 16 % de las pacientes que consultan urgencias de ginecología por sangrado en el primer trimestre y/o dolor pélvico presentan un embarazo ectópico. El pronóstico de gestaciones evolutivas posterior a un embarazo ectópico es menor, sobre todo en primigestas mayores de 30 años.

El embarazo ectópico sigue siendo la primera causa de muerte relacionada con la gestación en el primer trimestre, con una incidencia desde un 5 hasta un 15 % en países desarrollados, siendo 10 veces mayor que por parto vaginal y 50 veces mayor que por aborto inducido. Recientemente se han reportado tasas de mortalidad por embarazo ectópico entre un 0 y 1,3 %, debida principalmente a hemorragia por el retraso en el diagnóstico.

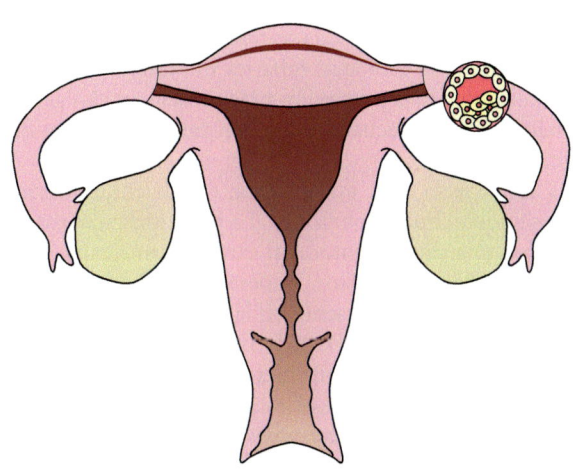

Figura 8-1. Embarazo ectópico.

El embarazo ectópico:

- Se presenta en 1 de cada 50-80 gestaciones.
- Corresponde al 1-2 % de los embarazos.
- El 98 % se implantan en la trompa de Falopio.
- Es responsable del 80 % de muertes maternas en el primer trimestre.

ANATOMÍA Y FISIOLOGÍA DE LAS TROMPAS DE FALOPIO

Las trompas de Falopio son estructuras que derivan de los conductos de Müller, nacen en la parte proximal del ligamento ancho, en la zona de los cuernos uterinos, y terminan sobre la parte medial de los ovarios, tienen un trayecto horizontal y anteroposterior hasta el Douglas, midiendo entre 6 y 15 cm de longitud.

Su vascularización viene dada por las arterias uterinas, que irrigan la parte media, y las arterias ováricas que irrigan la parte lateral. De su drenaje venoso que discurre paralelamente a las arterias, a través de la vena ovárica que se comunica con la arteria ovárica, recibe los estrógenos y la progesterona que se producen en los ovarios, permitiendo una regulación hormonal durante el ciclo menstrual. El efecto de los estrógenos conlleva que su microvascularización presente cambios desde la fase proliferativa hasta la secretora, hasta volver a su estado basal durante la menstruación. El drenaje linfático lo hace a través del mesosálpinx, finalizando en los ganglios paraaórticos.

Las trompas están inervadas por el sistema simpático y parasimpático. El sistema simpático interviene en su contractilidad, se compone de nervios preganglionares que proceden de T12 a L3, mediante fibras adrenérgicas (receptores alfa-adrenérgicos y beta-adrenérgicos) que estimulan o inhiben la actividad contráctil miosalpingometrial, dependiendo de la fase del ciclo menstrual. El sistema parasimpático interviene en la vasodilatación.

Las trompas se dividen en cuatro segmentos anatómicos: el intersticio, el istmo, la ampolla y el pabellón o infundíbulo. En general está constituida por tres capas, la serosa, la muscular y la mucosa, cada segmento tiene una composición histológica y celular que varía, permitiendo la adaptación a las diferentes funciones de estos. La mucosa, las fibras musculares y la vascularización parecen estar bajo control hormonal, lo cual determina la actividad tubárica durante el ciclo menstrual, permitiendo la progresión y fecundación de los gametos y, finalmente, la adecuada implantación del embrión en la cavidad uterina.

La serosa es la capa más externa, envolviendo la trompa con una doble capa de peritoneo. La parte muscular está formada por una capa longitudinal externa y una capa interna circular predominante, con importante actividad contráctil rítmica intrínseca presente en la totalidad de la trompa. La capa mucosa es la capa más interna, también llamada *endosálpinx*, se forma de pliegues longitudinales de epitelio seudoestratificado y por células ciliadas y células secretoras, células no ciliadas y células basales.

La contractilidad tubárica varía así durante el ciclo menstrual, en estado basal durante la menstruación, las ondas se propagan hacia el útero, evitando el reflujo sanguíneo tubárico. A partir del día 12, el sentido de la actividad contráctil cambia hacia la unión ampuloístmica, llevando el ovocito a una parte de la trompa y el espermatozoide a otro lado, hacia el lugar de fecundación. Durante la ovulación, se considera que podría existir una tonicidad ístmica que bloquease al ovocito en la unión ístmica. Tras la ovulación, la actividad contráctil se coordina en la zona de la unión ampuloístmica para conducir al embrión hacia el útero, con una actividad en el día 18 de la mitad proximal de la trompa totalmente dirigida hacia el útero, el tono ístmico disminuye y permite la propulsión del embrión hacia el endometrio.

Esto ocurre gracias a la acción hormonal de estrógenos y progesterona que regulan la actividad muscular por influencia en la respuesta de las neuronas adrenérgicas. Los estrógenos influyen en la contracción tubárica y la progesterona en la relajación, por la acción que tienen sobre los receptores alfa-adrenérgicos y beta-adrenérgicos, respectivamente.

Los receptores de los esteroides son numerosos en la fase folicular y disminuyen significativamente en la fase lútea, teniendo una distribución desigual en el trayecto tubárico. Esta diferencia es más acentuada durante los ciclos ovulatorios comparándola con los ciclos influidos por los anticonceptivos orales, dato a tener en cuenta en cuanto a la etiopatogenia del embarazo ectópico.

Los estrógenos también actúan sobre los cilios, estimulando la ciliogénesis y la progesterona, provoca la desciliación y bloquea la ciliogénesis, esto hace que, en el período menstrual, los cilios se encuentran caídos, y en la fase folicular, rectos y fuertes. La progesterona produce un rápido aumento de la frecuencia de batido de los cilios. Asimismo, se observa que el grosor de la mucosa tubárica varía durante el ciclo menstrual, siendo menor en la menstruación y aumentando progresivamente con la actividad folicular, perdiendo grosor en la fase lútea.

ETIOPATOGENIA

Las trompas de Falopio permiten el transporte activo (captación y progresión) de los gametos, facilitando la fecundación y la progresión del embrión hasta la cavidad uterina previamente a su implantación en el endometrio. Su función está regulada por hormonas (estrógenos y progesterona), factores de crecimiento y citocinas circulantes, que actúan sobre la zona muscular y la mucosa, así como en la vascularización tubárica y en las células ciliadas del endosálpinx.

A ciencia cierta, se desconoce con exactitud la causa del embarazo ectópico, aceptándose su multicausalidad. Por lo tanto, toda entidad que altere la función tubárica puede producir infertilidad por impedimento de la progresión de los gametos y la fecundación, así como, si ocurre la fecundación, es posible que el embrión no progrese adecuadamente y se produzca un embarazo ectópico. Cambios en el microambiente tubárico envían señales que conllevan la implantación más temprana y fuera de lugar, alterando la contractilidad del músculo liso y afectando a la movilidad y coordinación de los cilios de las trompas.

FACTORES DE RIESGO

De las pacientes que presentan un embarazo ectópico alrededor de un 25-50 % presentan algún factor de riesgo. En general, son factores asociados a la alteración del funcionamiento o de la estructura anatómica de las trompas de Falopio, influyendo en su adecuada movilidad y la captación de los gametos y del embrión previamente a su implantación. Los factores no son independientes los unos de los otros, encontrándose diferencias entre las poblaciones. Es importante identificar a aquellas pacientes con factores de riesgo para facilitar un diagnóstico más temprano y preciso (**Tabla 8-1**).

Los factores de riesgo del embarazo ectópico se pueden clasificar según la alteración que se produce.

Factores tubáricos

Son todos aquellos factores que alteran la anatomía y función de las trompas de Falopio, entre ellos las causas infecciosas, quirúrgicas y congénitas:

- Antecedente de embarazo ectópico: se ha descrito un 12,5 % de probabilidad de presentar un segundo embarazo ectópico tras un primer episodio, y hasta un 76,5 % después de dos embarazos ectópicos, se considera debido al daño y la alteración anatómica causada por el ectópico previo. Las pacientes con embarazo ectópico previo deben realizarse la primera ecografía sobre la semana 6, para confirmar el embarazo intrauterino de forma precoz.
- Cirugía abdominopélvica previa: se ha descrito que un 37,8 % de las pacientes con gestación ectópica tenían una cirugía previa, considerándose en algunas revisiones como

el factor de riesgo más importante, entre ellas, la cesárea, responsable de su incremento en las últimas décadas (21 % de los partos en el ámbito mundial), en su mayoría de las gestaciones ectópicas en cicatrices de la cesárea. Las alteraciones anatómico-estructurales secundarias a cirugías pélvicas pueden modificar el trayecto tubárico, produciendo adherencias y obstrucción. También se pueden producir alteraciones tubáricas secundarias a cirugía reparadora de las propias trompas (multiplica el riesgo de embarazo ectópico por 5), la repermeabilización tubárica, así como la esterilización quirúrgica definitiva (riesgo relativo de 10,9) y la ligadura tubárica bilateral con oclusión incompleta de la trompa, son factores de riesgo para un embarazo ectópico. El fallo de una ligadura tubárica bilateral aumenta el riesgo de embarazo ectópico, sobre todo cuando se ha realizado por coagulación. En este grupo, también se incluyen las adherencias producto de cirugías abdominopélvicas.
- Antecedente de enfermedad pélvica inflamatoria, hidrosálpinx: las infecciones pélvicas afectan a la numeración y la actividad ciliar, los procesos inflamatorios secundarios y adherencias pueden producir deformidad y obstrucción del trayecto tubárico y alterar la motilidad y la captación del ovocito. Los gérmenes mayormente implicados son: *Chlamydia trachomatis* (infección de transmisión sexual más común diagnosticada en el ámbito mundial), *Neisseria gonorrhoeae, Escherichia coli, Mycoplasma, Bacteroides ureolyticus* y especies de *Mobiluncus*. *N. gonorrhoeae* y *C. trachomatis* (multiplica el riesgo 3,9 veces) producen daños tubáricos extensos e irreversibles, *E. coli*, en cambio, produce alteraciones reversibles a las 8 semanas.
- Discinesia ciliar primaria: se han descrito múltiples afectaciones genéticas implicadas en esta patología, en la que se observa un debilitamiento de la movilidad de los cilios, secundaria a la disfunción de la dineína.

Factores hormonales

Los principales factores de riesgo hormonales son:

- Empleo de técnicas de reproducción asistida, con una incidencia de un 2,1 a un 9,4 % de los casos de técnicas como fecundación *in vitro* (FIV) y transferencia embrionaria frente al 2 % en gestaciones espontáneas. Se ha asociado al uso de gestágenos y al de clomifeno por interferencia en la adecuada movilidad de las trompas. El tratamiento con inductores de la ovulación aumenta cuatro veces el riesgo de embarazo ectópico, por el aumento de la movilidad por la alta carga de estrógenos y la liberación múltiple de ovocitos. Otros factores de riesgo específicos asociados a las técnicas de reproducción asistida son: un mayor número de embriones transferidos, transferencia en fresco en lugar de transferencias de embriones congelados y transferencia embrionaria en el día +3 en lugar de transferencias de embriones en el día +5 (blastocisto).
- Empleo de métodos anticonceptivos, como el dispositivo intrauterino (0,8-10 %) y anticonceptivos orales. El riesgo es mayor con los de levonorgestrel, anticonceptivos con

Tabla 8-1. Factores de riesgo de embarazo ectópico

Tipo de factores de riesgo	Factor de riesgo	OR
Tubáricos	Antecedente de embarazo ectópico	8,3
	Cirugía abdominopélvica (cirugía tubárica)/ligadura tubárica bilateral	0,9-3,8/21
	Antecedente de enfermedad pélvica inflamatoria	2,5-3,7
	Patología tubárica documentada	3,8-21
Hormonales	Técnicas de reproducción asistida	2-1,6
	Métodos anticonceptivos/uso de dispositivo intrauterino	2,9/4,2-45
Ovulares	Esterilidad	2,5-21
	Abortos anteriores	3
Otros factores	Edad materna (mayor de 35/40 años)	2,9
	Hábito tabáquico (anterior/actual)	1,5/1,7-3,9
	Inicio de actividad sexual, número de parejas sexuales	1,6/2,1
	Malformaciones uterinas y exposición al dietilestilbestrol	5,6

OR: razón de posibilidades (*odds ratio*).

solo progestágenos y la anticoncepción de emergencia, porque enlentecen el tránsito tubárico. El 53 % de las gestaciones en pacientes portadoras de un dispositivo intrauterino son embarazos ectópicos.

Factores ovulares

Los principales factores de riesgo ovulares son:

- Esterilidad: mayor riesgo cuanto mayor es el tiempo de esterilidad.
- Abortos anteriores: algunos estudios han mostrado que el antecedente de aborto es el principal factor de riesgo para embarazo ectópico. Se ha reportado hasta un 30 % de aneuploidias en embarazos ectópicos, relacionando las alteraciones cromosómicas en el embrión con su inadecuada implantación.
- Endometriosis: la respuesta local inmunitaria e inflamatoria pélvica crónica secundaria a la endometriosis puede tener un efecto mecánico-obstructivo, pero también inhibitorio de la captación del ovocito y la movilidad ciliar, sin embargo, la evidencia resulta controvertida.

Otros factores de riesgo

Por otra parte, es preciso destacar otros factores de riesgo del embarazo ectópico:

- Edad materna: es un factor de riesgo independiente (una mujer mayor de 35 años tiene ocho veces más riesgo de embarazo ectópico), y se ha asociado a la mayor probabilidad de acumulación de exposición a factores de riesgo, así como al aumento de alteraciones cromosómicas embrionarias (cerca del 15 %) y a cambios en la función tubárica.
- Tabaquismo: está demostrado que el tabaco afecta al número y a la movilidad de las células ciliadas y a la captación del ovocito, a veces de forma irreversible. El riesgo aumenta cuanto mayor es el número de cigarrillos diarios.
- Edad de inicio de la actividad sexual: el inicio de relaciones sexuales antes de los 18 años y el número de parejas sexuales incrementa el riesgo (1,6 veces), está relacionado con una mayor exposición a procesos infecciosos.
- Variantes anatómicas en el sistema reproductor femenino, malformaciones uterinas.
- Exposición al dietilestilbestrol. El dietilestilbestrol es un estrógeno no esteroideo sintético, usado en los Estados Unidos hasta 1971 y en Europa hasta 1978, para prevenir el aborto, el parto prematuro y otras complicaciones del embarazo. Se demostró que su uso durante el embarazo estaba asociado a anomalías del aparato reproductor en la descendencia, motivo por el cual fue retirado. Se ha estimado que el 25 % de los fetos femeninos que han estado expuestos *in utero* al dietilestilbestrol durante el primer trimestre han desarrollado posteriormente anomalías del aparato genital, incluyendo adenosis vaginal, malformaciones cervicales, septo vaginal, anomalías de la cavidad uterina, o anomalías de las trompas de Falopio, provocando los consecuentes problemas de fertilidad, con incremento de partos prematuros, abortos espontáneos y embarazos

ectópicos. También se ha asociado a un riesgo levemente más alto, pero significativo, de desarrollar cáncer de mama y alteraciones depresivas. En hombres expuestos *in utero*, se han descrito anomalías del aparato urogenital.

TIPOS DE EMBARAZO ECTÓPICO SEGÚN SU LOCALIZACIÓN

Los embarazos ectópicos se pueden clasificar también según su localización.

La mayoría de los embarazos ectópicos se implantan en la trompa de Falopio (98 %), sin embargo, existen otras localizaciones a tomar en cuenta, como son: el ovario (0,15 %), el cérvix (0,15 %) y el abdomen (1,4 %). Estas localizaciones, que se consideran raras, suelen estar asociadas al uso de técnicas de reproducción asistida (llegan a alcanzar hasta el 7 %). Otra forma de embarazo ectópico es el que se implanta en la cicatriz de la cesárea, su incidencia es de 1:1.800 embarazos, y el aumento de su incidencia se ha asociado al aumento de las tasas de cesárea, corresponde al 6,1 % de los embarazos ectópicos en mujeres con una cesárea previa (**Fig. 8-2**).

Dentro de la trompa, el embarazo ectópico se localiza con mayor frecuencia en la zona proximal en la ampolla (80 %), pudiendo también implantarse en el istmo (12 %), en el cuerno uterino, también llamado *intersticial* (2,2 %), o en las fimbrias (*infundibular*) en la zona más distal (6 %).

Los embarazos ectópicos de localizaciones raras, como el cervical, el ovárico y el intersticial, tienen una elevada morbimortalidad por la posibilidad de hemorragia masiva.

Los ectópicos de localización abdominal son extremadamente raros, pueden ser secundarios a la implantación primaria del embrión en el abdomen o secundarios al aborto tubárico o la implantación posterior a la rotura de la trompa.

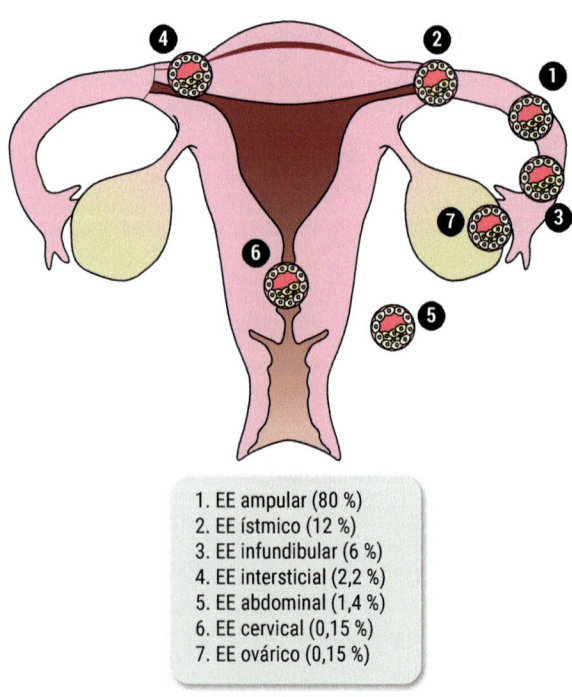

1. EE ampular (80 %)
2. EE ístmico (12 %)
3. EE infundibular (6 %)
4. EE intersticial (2,2 %)
5. EE abdominal (1,4 %)
6. EE cervical (0,15 %)
7. EE ovárico (0,15 %)

Figura 8-2. Localización y frecuencia del embarazo ectópico. EE: embarazo ectópico.

El embrión se implanta y continúa su desarrollo en los órganos del abdomen y la pelvis. Por lo general, se adhiere a estructuras ginecológicas, pero se han descrito también implantaciones en el hígado, el bazo y el intestino.

Cuando coincide que un embrión se implanta en el lugar adecuado y otro se implanta fuera de la cavidad endometrial, se denomina embarazo heterotópico. Es una entidad de difícil manejo, con una incidencia del 1-3 %, y está asociado a técnicas de reproducción asistida, con una incidencia de 1/100 embarazos con FIV (tras la transferencia de más de un embrión) y 1/7.000 embarazos tras la inducción de la ovulación (**Fig. 8-3**).

DIAGNÓSTICO DEL EMBARAZO ECTÓPICO

El diagnóstico temprano de la gestación ectópica es de vital importancia por su impacto en la morbimortalidad materna, y se basa en la historia clínica y la exploración, el seguimiento estrecho de niveles de gonadotropina coriónica humana fracción beta (β-hCG) y la ecografía transvaginal de alta resolución. Anteriormente se basaba en los síntomas de dolor abdominal y sangrado vaginal, por lo que se solían detectar ya con complicaciones secundarias a la rotura del ectópico, como hemoperitoneo y *shock* hipovolémico, siendo muy limitado su diagnóstico precoz. Se ha estimado que hasta un 65 % de las pacientes debutaban con dichas complicaciones, y que entre un 70 y un 100 % de los embarazos ectópicos estaban rotos en el momento del diagnóstico.

Con el perfeccionamiento y difusión de las técnicas diagnósticas, como la determinación seriada de los niveles séricos de β-hCG (recomendación B) y la ecografía transvaginal, las complicaciones asociadas al embarazo ectópico hoy en día son menos comunes y se diagnostican de forma temprana. Sin embargo, a pesar del desarrollo tecnológico, se estima que la mitad de las pacientes con diagnóstico de embarazo ectópico no se diagnostican en la primera visita.

Historia clínica y exploración

Una exhaustiva historia clínica es importante para el adecuado diagnóstico de cualquier entidad. El diagnóstico del embarazo ectópico es difícil, debido a que los síntomas pueden ser inespecíficos y se puede confundir con otras entidades, como abortos tempranos, apendicitis, cólico nefrítico o salpingitis, entre otras. Tener en cuenta los factores de riesgo asociados puede orientar el diagnóstico, y su complejidad dependerá también del tipo de embarazo ectópico.

Presentación clínica

La mayoría de los casos se presentan en pacientes jóvenes, entre los 21 y 35 años, lo que se atribuye a que son las edades con las mayores tasas de fertilidad y en las que se suelen usar métodos anticonceptivos, como anticonceptivos orales o dispositivos intrauterinos.

Síntomas

Los síntomas de sospecha de un embarazo ectópico son: sangrado vaginal y dolor abdominal inferior asociado a amenorrea secundaria, considerada como la tríada de su diagnóstico, presente aproximadamente en un 50 % de los casos (**Fig. 8-4**). Sin embargo, estos síntomas también pueden estar asociados a una gestación normoevolutiva o a un aborto precoz. Se ha descrito incluso que un 9 % de las pacientes cursan asintomáticas y se resuelven en su mayoría como abortos espontáneos.

> La tríada del embarazo ectópico es: sangrado vaginal, dolor pélvico y amenorrea secundaria.

Las manifestaciones clínicas son secundarias a la invasión por el trofoblasto de la zona de implantación del embrión, por lo tanto, dependerá de la localización, el grado de invasión y el tiempo de evolución del embarazo. Durante la invasión/implantación, ocurre una invasión vascular que genera hemorragia, altera la anatomía de la trompa o del lugar de implantación y, al llegar a la serosa, genera dolor. La dilatación de la trompa puede llevar a su rotura, a un aborto tubárico o a hemorragia en la zona de implantación. El sangrado vaginal ocurre por desprendimiento del endometrio decidual.

El dolor en el embarazo ectópico suele ser pélvico, lateralizado, persistente y de aparición brusca, se presenta en el 90-100 % de los casos, y el sangrado vaginal suele ser escaso, intermitente y oscuro, pudiéndose confundir con sangrado de implantación o amenaza de aborto.

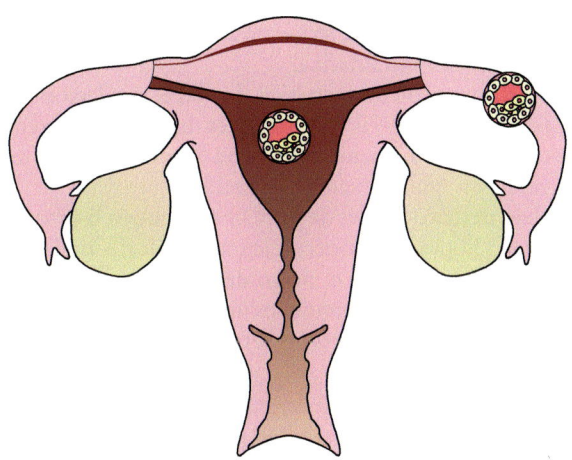

Figura 8-3. Embarazo heterotópico.

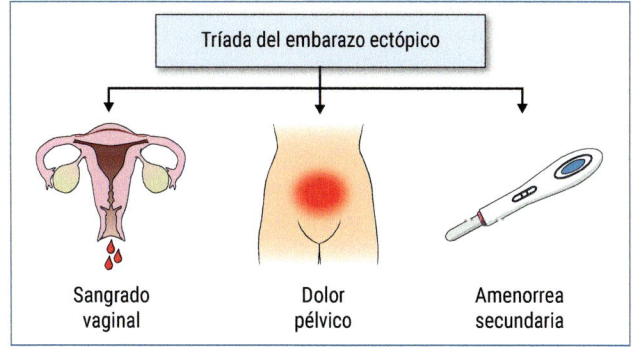

Tríada del embarazo ectópico

Sangrado vaginal — Dolor pélvico — Amenorrea secundaria

Figura 8-4. Tríada del embarazo ectópico.

Otras manifestaciones del embarazo ectópico, aunque menos frecuentes, pueden ser: el síncope, síntomas sugestivos de infección del tracto urinario inferior, dolor en el momento de la defecación, así como síntomas asociados al embarazo, como náuseas, vómitos, turgencia y dolor mamario, entre otros.

Signos

La exploración de la paciente con embarazo ectópico suele ser inespecífica, presentando dolor abdominal, con o sin signos de irritación peritoneal (dependiendo del momento en el que se diagnostica, si tiene o no hemoperitoneo), dolor a la movilización cervical (67% de los casos), palpación de una masa anexial dolorosa (50% de los casos y sin evidencia de que la palpación aumente el riesgo de rotura) y un útero aumentado de tamaño por los efectos de los cambios debidos al embarazo. Se estima que un tercio de las pacientes presentan signos de embarazo ectópico.

Diagnóstico diferencial

Las patologías con las que se debe hacer el diagnóstico diferencial con embarazo ectópico son aquellas que comparten signos y síntomas con esta entidad, como son:

- En presencia de sangrado vaginal, excluir la gestación fisiológica con sangrado de implantación, amenaza de aborto con o sin hematoma coriónico, el aborto espontáneo, la enfermedad trofoblástica gestacional (con niveles elevados de β-hCG), patología cervical, vaginal o uterina, entre otras.
- La torsión ovárica, las infecciones del tracto urinario, las litiasis renales y el cólico nefrítico, la diverticulitis, la apendicitis, la endometritis, la enfermedad pélvica inflamatoria y otras condiciones cuya manifestación es el dolor abdominal o pélvico, entran dentro de las patologías con las que se debe hacer un diagnóstico diferencial con el embarazo ectópico.

Niveles séricos de gonadotropina coriónica humana fracción beta

La monitorización de los niveles séricos de β-hCG se utiliza para determinar la ubicación del embarazo y su pronóstico, constituyendo una herramienta fundamental en el diagnóstico del embarazo ectópico.

La β-hCG es una hormona heterodimérica producida por el sincitiotrofoblasto al principio del embarazo. Está compuesta por dos subunidades: alfa y beta. La subunidad alfa es similar a la hormona estimulante tiroidea y a la hormona luteinizante. La subunidad beta es exclusiva de la hCG y es el componente que se analiza para confirmar la gestación. Se mide por radioinmunoensayo, y se puede detectar dentro de los 8-10 días posteriores a la ovulación en niveles tan bajos como 25 miliunidades internacionales por mililitro (mUI/mL), por lo que la detección bioquímica del embarazo precede a la visualización ecográfica del mismo.

En una gestación normoevolutiva, se estima que los niveles de β-hCG duplican su valor cada 48 horas (válido para cifras inferiores a 10.000 mUI/mL), elevándose de forma exponencial durante las primeras 7 semanas, continúa más lentamente hasta las 10 semanas, para luego hacer una meseta en el segundo y tercer trimestre de la gestación.

Si el aumento de la β-hCG es menor, sugiere una evolución anómala del embarazo o un embarazo ectópico. Sin embargo, algunos autores han descrito que el aumento normal de la β-hCG tiene una variación más amplia. Los embarazos intrauterinos viables tienen un 99 % de probabilidades de tener un aumento de los niveles de β-hCG de hasta un 49 % durante 48 horas cuando los niveles iniciales son < 1.500 mUI/mL. La tasa más baja de incremento es del 35 % en 48 horas, por debajo de esta tasa, el embarazo puede considerarse no viable, sugiriendo un embarazo ectópico con una precisión del 80,2 %. Con una disminución del 21 % o más, probablemente la mayoría finalice en un aborto. Una tasa de incremento de la β-hCG no asegura una adecuada evolución de la gestación, ya que el 30 % de los embarazos ectópicos pueden tener un aumento como el de una gestación intrauterina.

El seguimiento de los niveles de β-hCG para la detección del embarazo ectópico por sí solo tiene una baja sensibilidad y especificidad, por lo que es necesario determinar la ubicación del embarazo por ecografía.

Para identificar el embarazo por ecografía, la concentración de β-hCG debe estar por encima de 1.000 mUI/mL (nivel de evidencia III, grado de recomendación C). Este dintel se suele emplear en unidades especializadas en el manejo de la gestación precoz, donde utilizan sondas vaginales de alta resolución. Sin embargo, la Sociedad Americana de Fertilidad sugiere que, en la práctica habitual, el dintel de β-hCG debería estar alrededor de 2.400 mUI/mL.

 Si la gestación intrauterina no es visible por ecografía transvaginal con valores de β-hCG > 1.000-2.400 mUI/mL, es altamente sugestiva de embarazo ectópico.

Ante la sospecha de una evolución anómala del embarazo, se debe realizar la monitorización de los niveles de β-hCG cada 48 horas, ya que ofrece datos sobre el patrón de desarrollo fetal y permite valorar si su aumento es consistente con una gestación normal o con un embarazo ectópico.

En embarazos múltiples, el nivel de β-hCG a las 48 horas puede ser elevado, lo que requerirá 2 o 3 días más para visualizar la gestación intrauterina.

En pacientes con un embarazo de ubicación desconocida, se estima que un 50-70 % tiene un embarazo ectópico o un aborto espontáneo, mientras que el 30 % restante puede tener una gestación que evolucione favorablemente.

Se han descrito niveles de β-hCG asociados a la rotura del embarazo ectópico con concentraciones de alrededor de 2.300 mUI/mL. Sin embargo, el riesgo de rotura de un embarazo ectópico existe incluso cuando los niveles de β-hCG han descendido hasta menos de 10 mUI/mL.

Niveles de progesterona

Los niveles de progesterona y de otras hormonas se han estudiado en la gestación temprana para la detección precoz del embarazo ectópico, sin embargo, no parecen tener gran utilidad diagnóstica, sobre todo al compararlos con la β-hCG y la ecografía transvaginal.

La progesterona se encuentra en niveles elevados en embarazos intrauterinos normales, comparados con los niveles en abortos y embarazos ectópicos, en los que no suele superar los 10 ng/mL en la mayoría de los casos. Valores menores de 5 ng/mL pueden predecir, con un 70-90 % de sensibilidad y un 30-99 % de especificidad, un ectópico o una gestación no evolutiva.

Al contrario de la β-hCG, los niveles de progesterona durante las primeras 8-10 semanas de embarazo se mantienen estables. Un valor de progesterona entre 5 y 25 ng/mL indica que se trata de una gestación viable intrauterina hasta en un 98 %, aunque valores mayores de 25 no descartan la posibilidad de embarazo ectópico.

Biomarcadores experimentales

Además del uso de la β-hCG como marcador de gestación ectópica, se han descrito marcadores experimentales para potenciar el diagnóstico precoz del embarazo ectópico. Dichos marcadores no se utilizan en la práctica clínica habitual. Entre ellos, se encuentran: la inhibina A, la activina-AB, proteína A placentaria asociada al embarazo (PAPP-A, *pregnancy-associated plasma protein A*), desintegrina y metaloproteinasa-12 A (ADAM-12, *A disintegrina y metalloprotease-12*), el factor de crecimiento endotelial vascular y el microácido ribonucleico mensajero.

La PAPP-A se ha encontrado en niveles bajos en pacientes con embarazo ectópico, sugiriendo un potencial diagnóstico.

La evidencia sobre la eficacia de los biomarcadores descritos anteriormente es limitada, por lo que se considera que se deben realizar más estudios para confirmar su valor diagnóstico.

Ecografía en el embarazo ectópico

El uso generalizado de la ecografía en las últimas décadas ha tenido un impacto significativo en la práctica clínica de la obstetricia y la ginecología, mejorando entre tantas otras cosas el diagnóstico precoz del embarazo ectópico y reduciendo así el riesgo de complicaciones, permitiendo un manejo conservador.

Hoy día, tras los adelantos tecnológicos y a través del uso de la ecografía transvaginal, se puede visualizar una gestación precoz desde las 4,5-5 semanas de embarazo. Múltiples factores pueden influir en la capacidad de diagnóstico de la ecografía, como la calidad del equipo utilizado, la experiencia del ecografista, la alteración de estructuras pélvicas por miomas o masas ováricas, entre otros.

> **!** La ecografía transvaginal ha demostrado ser más precisa y sensible en comparación con la ecografía abdominal en el diagnóstico precoz del embarazo ectópico (sensibilidad de un 84,4 % y especificidad de un 98,8 %), concretamente, la ecografía transvaginal tridimensional combinada con ecografía Doppler color.

El diagnóstico ecográfico del embarazo ectópico puede resultar difícil y, en ocasiones, se realiza por descarte,

y a pesar de que la ecografía transvaginal permite diagnosticar el embarazo en etapas cada vez más tempranas, el 15-35 % de los ectópicos no llegan a visualizarse por ecografía.

Se recomienda iniciar la exploración con ecografía abdominal de forma generalizada, valorando las estructuras ginecológicas, y descartar la presencia de hemoperitoneo. Posteriormente hay que pasar a la ecografía transvaginal, haciendo énfasis en las estructuras pélvicas de mayor presentación del embarazo ectópico y aplicar el Doppler color cuando se estime necesario para valorar la vascularización.

La ecografía inicial del embarazo debe evaluar la ubicación y la presencia del saco gestacional, de la vesícula vitelina y del embrión, hay que medir la longitud corona-rabadilla para estimar la edad gestacional y valorar si hay actividad cardíaca embrionaria (**Figs. 8-5** y **8-6**).

El saco gestacional es un término ecográfico más que una estructura anatómica. Las características de un verdadero saco gestacional son: borde ecogénico grueso, reacción trofoblástica decidual que rodea un centro sonolúcido y con una posición excéntrica en el endometrio (**Fig. 8-7**).

La vesícula vitelina es la primera estructura que se visualiza dentro del saco gestacional, es una estructura circular con un borde ecogénico y centro anecoico, se puede reconocer a partir de la semana 3 posconcepción o 5 semanas tras la fecha de última regla (**Fig. 8-8**).

El embrión se reconoce por primera vez como un engrosamiento ecogénico a lo largo del borde de la vesícula vitelina, y la actividad cardíaca embrionaria se puede ver a partir de la semana 3-4 posconcepción o 5-6 semanas después de la última regla (**Fig. 8-9**).

Se han descrito diferencias significativas en el grosor endometrial entre un embarazo normal, un embarazo de mala evolución y un embarazo ectópico. Pacientes con una gestación normal tienen un grosor endometrial mayor de $13 \pm 0{,}68$ mm que las pacientes con embarazos con mala evolución, que tienen un grosor de $9 \pm 0{,}88$ mm y embarazos ectópicos (menor de 6 mm), aunque esto resulta controvertido en otras publicacio-

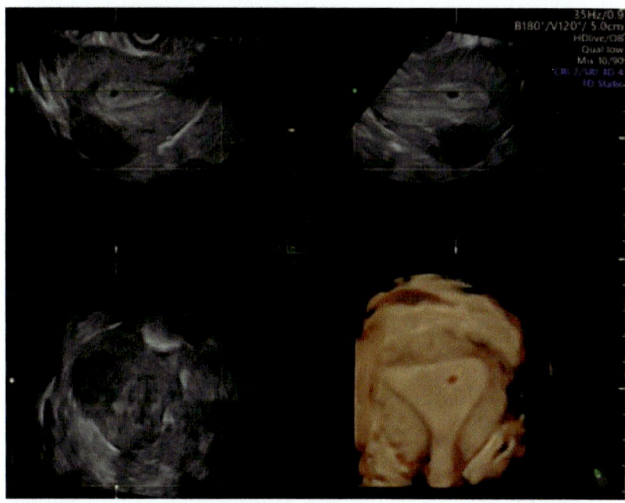

Figura 8-5. Ecografía tridimensional. Gestación inicial intrauterina.

nes.

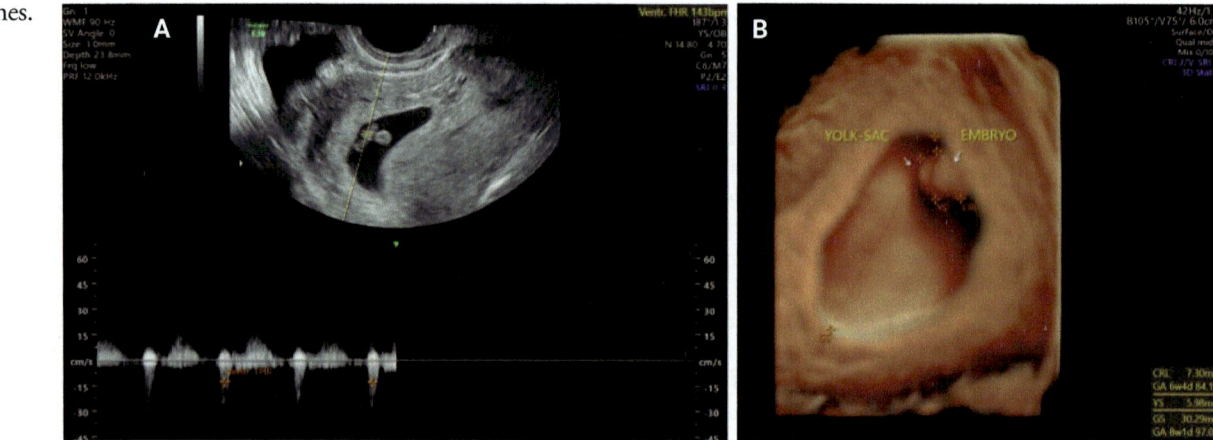

Figura 8-6. Gestación incial. **A)** Embrión con actividad cardíaca. **B)** Ecografía tridimensional. Medida de embrión y vesícula vitelina.

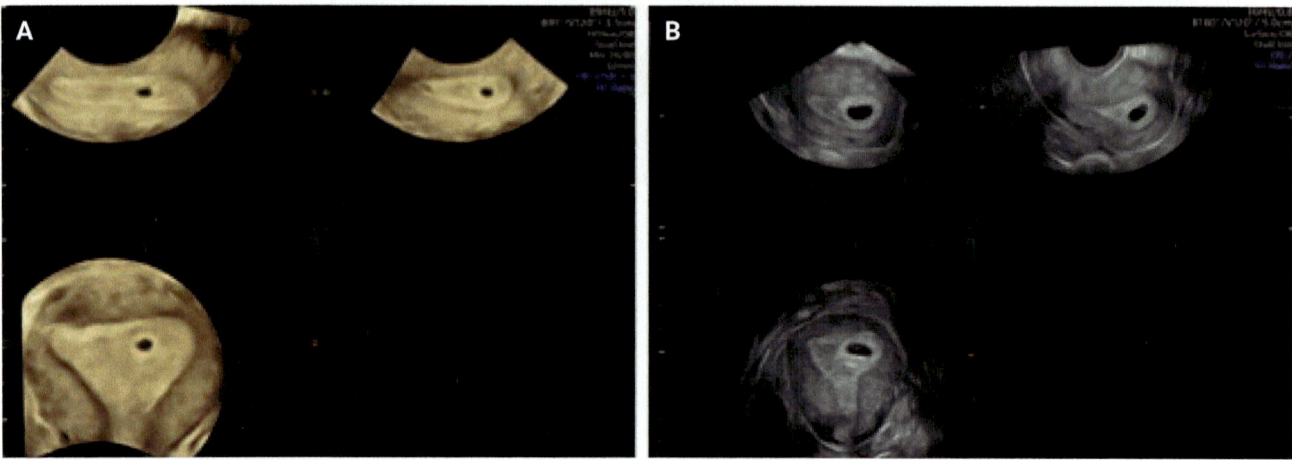

Figura 8-7. Ecografía tridimensional de gestación inicial. **A)** Saco intrauterino. **B)** Evolución del saco embrionario.

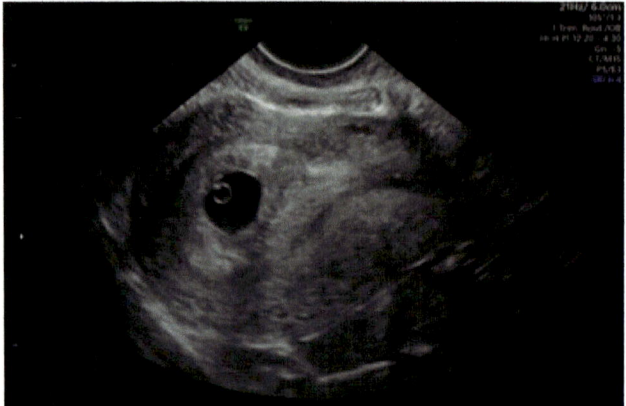

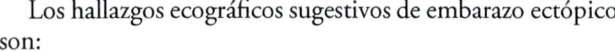

Figura 8-8. Ecografía de gestación inicial intrauterina. Vesícula vitelina.

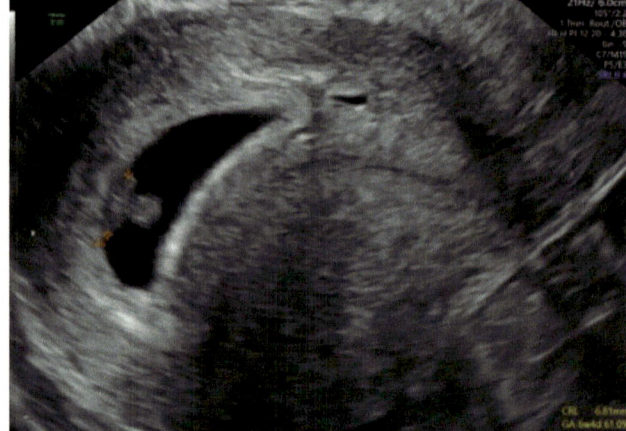

Figura 8-9. Medida de longitud embrionaria corona-rabadilla.

Los hallazgos ecográficos sugestivos de embarazo ectópico son:

- Visualización de una masa anexial (89 % de los casos), ecogénica heterogénea, móvil, adyacente al ovario, y suele acompañar al cuerpo lúteo (80 %), aunque se puede encontrar también en el lado contralateral a este. La identificación de una masa anexial no quística con un útero vacío tiene una sensibilidad del 84-90 % y una especificidad del 94-99 % para el diagnóstico de un embarazo ectópico (**Fig. 8-10**).
- Visualización de un saco gestacional extrauterino circunscrito en un anillo hiperecogénico (con apariencia de dónut), que puede o no contener un embrión (20 % de los casos), con o sin actividad cardíaca (**Fig. 8-11**).

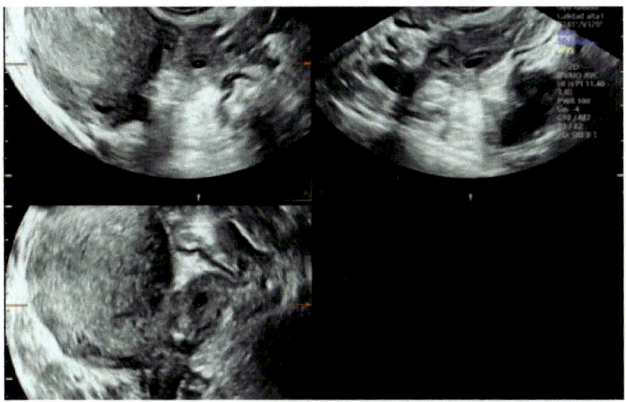

Figura 8-10. Ecografía tridimensional de gestación inicial. Masa anexial sugestiva de gestación ectópica.

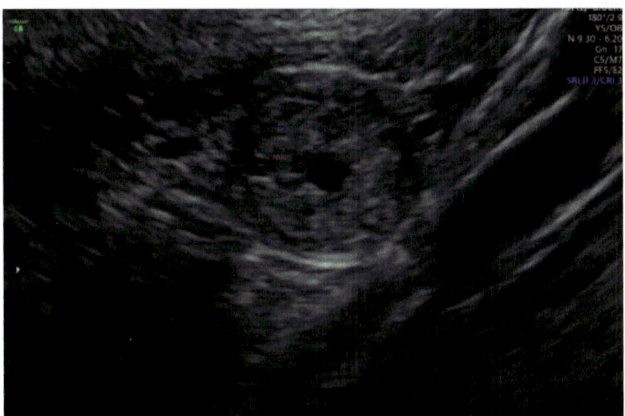

Figura 8-11. Saco gestacional extrauterino.

- Visualización de un seudosaco o seudovesícula intrauterinos: cuando la gestación es precoz, puede observarse solo el saco gestacional, sin embargo, la colección de líquido intrauterino secundaria a la reacción decidual que puede verse en el embarazo ectópico tiene características particulares: es de ubicación central en lugar de excéntrica, de forma ovalada en lugar de circular, y no se observa el anillo coriónico alrededor, como ocurre en un embarazo normal. Está presente en el 5 % de los embarazos ectópicos. Por la reacción decidual, el endometrio puede observarse con un borde hiperecogénico (**Fig. 8-12**).
- Identificación de líquido libre en la cavidad pélvica y/o abdominal sugestivo de sangre (hemoperitoneo), mayormente en el fondo de saco de Douglas aumenta la sospecha de embarazo ectópico, pero también puede corresponder a un cuerpo lúteo hemorrágico, un aborto espontáneo, o incluso una pequeña cantidad de líquido libre puede estar presente en una gestación intrauterina temprana. Según la cuantía, la clínica y la analítica, orientarán el diagnóstico (**Fig. 8-13**).

Valoración del hemoperitoneo

La medición objetiva de la cantidad exacta de sangre en la pelvis resulta difícil. Las guías clínicas recomiendan que

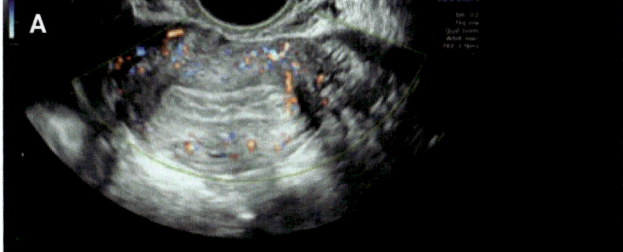

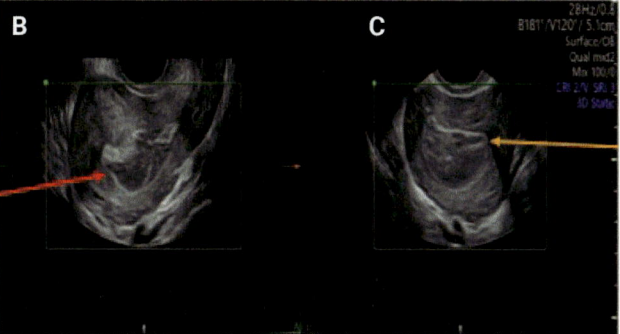

Figura 8-12. A) Seudovesícula. **B)** Endometrio engrosado sin saco gestacional visible (flecha roja). **C)** Borde endometrial hiperecogénico (flecha naranja).

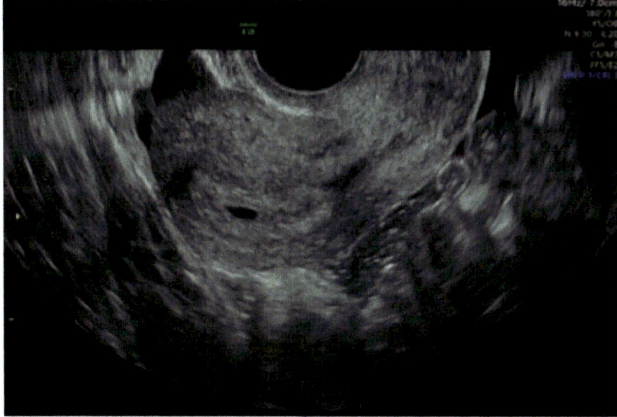

Figura 8-13. Líquido libre en pelvis, hemoperitoneo y seudovesícula.

el hemoperitoneo debe ser categorizado semicuantitativamente como: leve, cuando solo hay líquido ecogénico presente en el fondo de saco de Douglas; moderado, cuando hay coágulos de sangre; y grave, cuando hay coágulos de sangre y líquido libre presente en el fondo de saco de Douglas y en el espacio uterovesical. La presencia de sangre en la zona abdominal en el espacio de Morrison (espacio hepatorrenal) también es signo de hemorragia intraabdominal grave.

Ecografía Doppler

El estudio vascular de la masa anexial es de ayuda en los casos en los que existen dudas en su naturaleza, si se trata de un embarazo ectópico, un folículo o el cuerpo lúteo, así como para precisar su localización. El estudio se realiza sobre la masa anexial, objetivándose una corona trofoblástica, que corresponde con un patrón vascular continuo de baja impedancia.

En el seudosaco intrauterino, hay ausencia de señal Doppler color y de patrón vascular trofoblástico (**Fig. 8-14**).

La ecografía transvaginal es, hoy en día, una herramienta imprescindible para el diagnóstico precoz del embarazo ectópico, ya que puede localizar la mayoría de los embarazos precoces, y ante la sospecha de una gestación de curso patológico o ectópica, debe realizarse lo más temprano posible, independientemente del nivel de β-hCG.

El diagnóstico tardío de un embarazo ectópico aumenta la morbimortalidad materna y la posibilidad de comprometer su futuro reproductivo (**Fig. 8-15**).

Biopsia endometrial

Aparte de los niveles séricos de β-hCG, la ecografía transvaginal y los marcadores experimentales, se ha propuesto la biopsia de endometrio para el diagnóstico de embarazo ectópico solo en aquellas situaciones clínicas en las que dicho diagnóstico está cuestionado y en ningún caso se trata de una gestación normoevolutiva, casos en los que se aprecie una evolución anómala de los niveles de β-hCG y no se visualice por ecografía transvaginal el saco intrauterino ni imágenes sugestivas de embarazo ectópico.

La biopsia permitirá en estos casos (con una limitada sensibilidad y especificidad para su diagnóstico), diferenciar entre

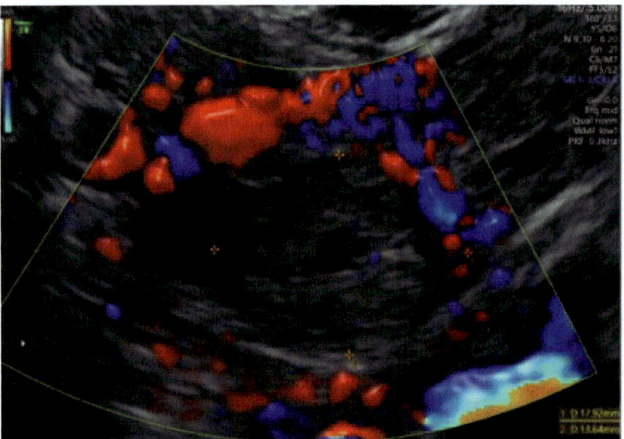

Figura 8-14. Ecografía Doppler, gestación ectópica con corona trofoblástica.

una gestación fallida de un embarazo ectópico, evitando tratamientos con metotrexato innecesarios, ya que se ha estimado que hasta un 40 % de pacientes diagnosticadas de embarazo ectópico han sido fallos diagnósticos. El aborto se confirmaría tras la biopsia endometrial, evidenciando la presencia de vellosidades coriónicas, con una consecuente disminución de la β-hCG al día siguiente del procedimiento.

Sin embargo, es relevante acotar, que a día de hoy, con los adelantos ecográficos, las mediciones seriadas de β-hCG y los protocolos asistenciales, la realización de la biopsia endometrial está en la práctica clínica habitual en desuso, además de que, en el caso de no ser adecuadamente seleccionado el caso, la práctica podría interrumpir un embarazo en curso.

ABORDAJE/MANEJO DEL EMBARAZO ECTÓPICO

Históricamente, en las pacientes con prueba de embarazo positiva, gestación no visible por ecografía abdominal y cualquier síntoma relacionado con embarazo ectópico, el abordaje era quirúrgico, mediante laparoscopia diagnóstica. Este enfoque diagnóstico resultó ser problemático, ya que se estima que hasta un 39 % de las laparoscopias se realizaban innecesariamente, confirmándose una gestación intrauterina normal.

Hoy día, el diagnóstico precoz es hacia donde debe estar dirigido el abordaje del embarazo ectópico, ya que ayuda a prevenir un escenario de inestabilidad hemodinámica que comprometa la salud materna y así disponer de un adecuado tratamiento, ya sea expectante, médico o quirúrgico, con el cual se obtengan resultados favorables para la paciente.

En la actualidad, la mayoría de los diagnósticos de embarazo ectópico corresponden a pacientes hemodinámicamente estables, lo que permite un manejo más conservador y con menos complicaciones.

Ante la sospecha de embarazo ectópico, es aconsejable un abordaje que siga los protocolos establecidos, pero es de vital importancia individualizar cada caso, tomando en cuenta la edad de la paciente, su deseo genésico, la posibilidad de seguimiento cercano, sus antecedentes personales, los factores de riesgo asociados, además de su estado hemodinámico y sintomatología (**Fig. 8-16**).

En ausencia de diagnóstico o ecografía no concluyente, se recomienda la realización de niveles de β-hCG seriados. Si la paciente está estable, se recomienda la monitorización de niveles

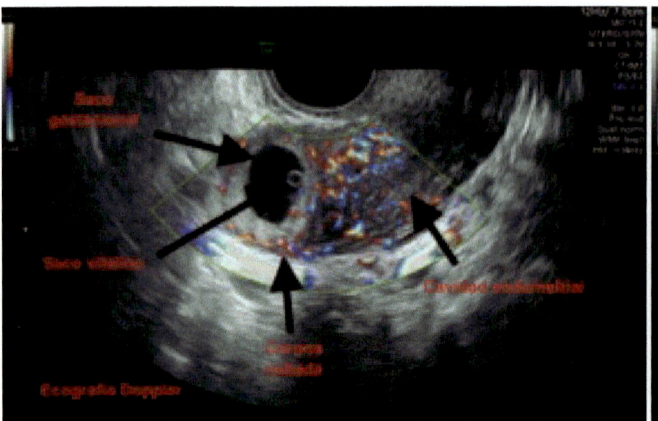
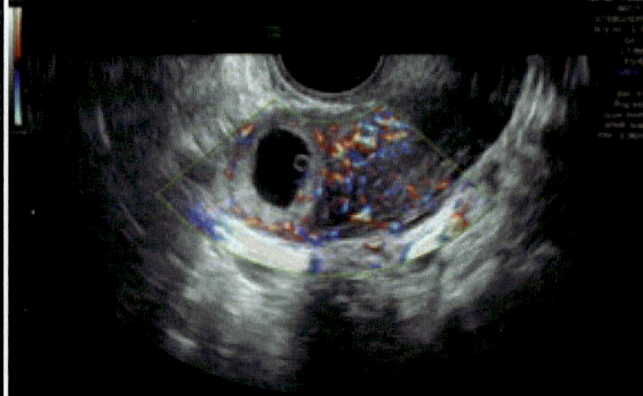

Figura 8-15. Ecografía Doppler. Embarazo ectópico intersticial.

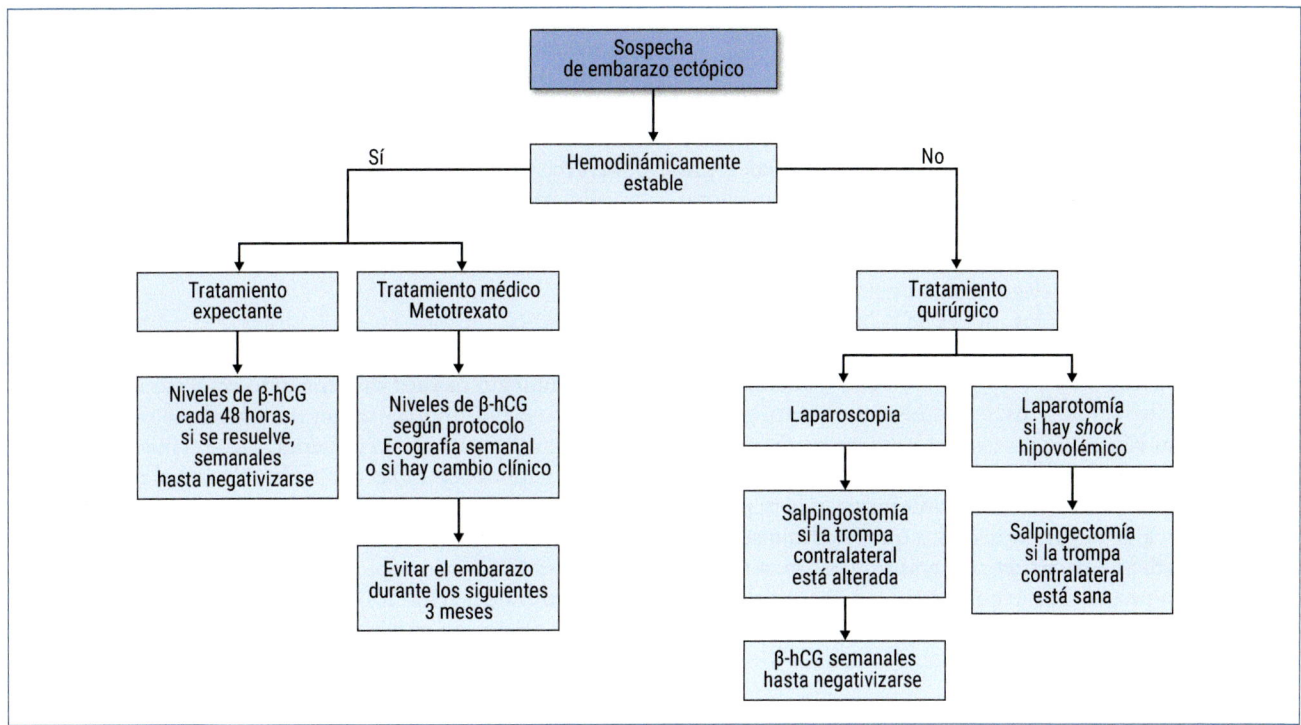

Figura 8-16. Algoritmo para el abordaje del embarazo ectópico.
β-hCG: gonadotropina coriónica humana fracción beta.

de β-hCG cada 48 horas y esperar 1 semana para repetir la ecografía antes de cualquier intervención, para evitar comprometer una gestación normoevolutiva (yatrogenia) o sobretratar un embarazo que finalizará en un aborto espontáneo.

Niveles de β-hCG que no se elevan de forma exponencial o se mantienen en meseta son sugestivos de un embarazo ectópico. Si la β-hCG disminuye, es sugestiva de un embarazo intrauterino o extrauterino en resolución, sin embargo, la disminución en el embarazo ectópico suele ser más lenta que en los abortos espontáneos. Se recomienda el seguimiento de los niveles de β-hCG hasta que estén en un valor de < 15 mUI/mL.

Si en el control ecográfico sigue sin visualizarse un saco gestacional intrauterino, mostrando un útero vacío y sin signos de gestación ectópica, la paciente permanece asintomática y el nivel de β-hCG cae, es sugestivo de un aborto espontáneo.

Si la paciente presenta molestias significativas, debe ser ingresada bajo observación. Si permanece estable tras la observación, puede ser dada de alta a domicilio, con seguimiento estricto y advertencia de los signos de alarma. En caso de que su condición empeore, deberá volver al servicio de urgencias.

 La ecografía transvaginal y el análisis cuantitativo seriado de la β-hCG sérica no solo juegan un papel fundamental en el diagnóstico del embarazo ectópico, sino que también sirven de guía para determinar las opciones de manejo (expectante, médico o quirúrgico) de las pacientes.

Tras el incremento de la prevalencia del embarazo ectópico, se ha desarrollado y propagado el uso del tratamiento médico, considerándose en la actualidad como la primera opción en muchos protocolos hospitalarios, con una tasa de éxito de hasta un 98,7 %. El manejo expectante u observador, cuyo uso es menor (alrededor de un 6 %), tiene tasas de éxito comparables con el tratamiento médico en casos seleccionados. El tratamiento quirúrgico en cambio ha disminuido drásticamente, con tasas anteriores de hasta un 98 %, estudios indican que se encuentra actualmente en un 27 %. Este descenso se atribuye a la mejoría de las técnicas diagnósticas que han permitido el diagnóstico temprano, evitando complicaciones y permitiendo un manejo más conservador. Sin embargo, no hay que olvidar que la laparoscopia diagnóstica sigue siendo un método válido y eficaz.

El manejo de la paciente con sospecha de embarazo ectópico en unidades de asesoramiento de gestación temprana ha demostrado proporcionar una atención de calidad y costo-efectiva, teniendo un efecto positivo en el cuidado de la gestación en el primer trimestre. Se aprecia una disminución en la elección de tratamiento quirúrgico del embarazo ectópico, pero también una adecuada atención de los abortos tempranos, así como una menor realización de pruebas diagnósticas innecesarias.

Es un hecho innovador que dentro del manejo del embarazo ectópico se incluyan intervenciones psicológicas para mejorar la salud mental de la paciente y el impacto psicológico negativo que rodea el diagnóstico y el tratamiento de esta entidad. Por ello está reflejado en las guías clínicas que las pacientes y sus parejas deben ser informados con claridad sobre la sospecha diagnóstica y sobre los distintos tipos de tratamiento, participando de forma activa en la toma de decisiones, así como dar su consentimiento formal. Se han descrito diferencias sobre el impacto psicológico en las pacientes al comparar el tratamiento médico con el quirúrgico.

Elección del tratamiento conservador o quirúrgico

Una vez hecho el diagnóstico de un embarazo ectópico, el tratamiento puede consistir en tratamiento expectante, médico o quirúrgico, con un énfasis en la actualidad en la preservación de la fertilidad.

Los parámetros para elegir el tipo de manejo se basan en la clínica de la paciente, los niveles de β-hCG, los hallazgos ecográficos, la presencia de embrión con actividad cardíaca, líquido libre peritoneal, así como estabilidad hemodinámica y parámetros hematológicos, como niveles de hemoglobina y hematócrito (**Fig. 8-17**).

Hay centros en los que el criterio para decidir entre el tratamiento conservador frente al quirúrgico es la tolerancia hemodinámica de la paciente, en los que se administra tratamiento médico a pacientes con embriones con actividad cardíaca (con una tasa de éxito de un 33,3 %) e incluso en pacientes en las que se sospecha una gestación ectópica rota, pero hemodinámicamente estables.

Manejo expectante

Se considera que hasta un 88 % de los embarazos ectópicos son de resolución espontánea, como aborto tubárico o reabsorción completa, por tanto, el manejo expectante surge como una opción acertada en el manejo de pacientes con gestación de localización desconocida no evolutiva y en las que se sospecha embarazo ectópico y cumplen los siguientes criterios de selección:

- Paciente asintomática, con buen estado general, hemodinámicamente estable, sin signos de rotura o hemorragia intraperitoneal.
- Niveles de β-hCG menores de 2.000 mUI/mL y que en los controles van descendiendo progresivamente.
- Ecografía transvaginal en la que no se evidencia el saco gestacional o una masa extrauterina. Hay protocolos que incluyen pacientes con masa anexial menor de 2 cm.

El seguimiento se hace realizando niveles seriados de β-hCG cada 48-72 horas, objetivando su descenso hasta ser indetectable, y ecografía transvaginal cuando sea necesario.

Si las cifras se elevan o se mantienen, se debe plantear tratamiento.

Se debe advertir a la paciente los riesgos del manejo expectante, explicar los signos y síntomas de alarma y, ante un cambio clínico, analítico o ecográfico, ofrecer el tratamiento médico o quirúrgico según el caso.

En pacientes cuyos niveles de β-hCG son mayores de 2.000 mUI/mL, la resolución del embarazo ectópico con tratamiento expectante es del 25 %.

Tratamiento médico

El tratamiento médico del embarazo ectópico se ha comparado con el quirúrgico y se han equiparado en cuanto a eficacia, seguridad y fertilidad posterior. Tiene el mismo resultado de gestaciones obtenidas tras tratamiento y el mismo riesgo de otro embarazo ectópico.

El medicamento que se utiliza mayormente para tratar los embarazos ectópicos es el metotrexato, un fármaco antagonista del ácido fólico, generalmente utilizado como antineoplásico en enfermedades autoinmunitarias e inflamatorias. Actúa inhibiendo la síntesis de ácido desoxirribonucleico celular y la producción y crecimiento celular. Es un medicamento bien tolerado y efectivo, con una tasa de éxito tras la administración de una sola dosis que varía entre el 52 y el 94 %.

Criterios de inclusión:

- Paciente hemodinámicamente estable.
- Niveles de β-hCG menores de 3.000-5.000 mUI/mL.
- Masa anexial o saco gestacional menor de 3,5-4 cm y embrión sin actividad cardíaca.
- Estar dispuesta y capacitada para cumplir los controles postratamiento.

El tratamiento con metotrexato está contraindicado en los siguientes casos:

- Evidencia de hemorragia intraperitoneal.
- Embarazo ectópico con embrión con actividad cardíaca, masa anexial mayor de 4 cm y niveles de β-hCG mayores de 5.000 mUI/mL.
- Alteraciones hepáticas, renales o hematológicas (leucopenia y trombocitopenia), inmunodeficiencias y patología pulmonar.

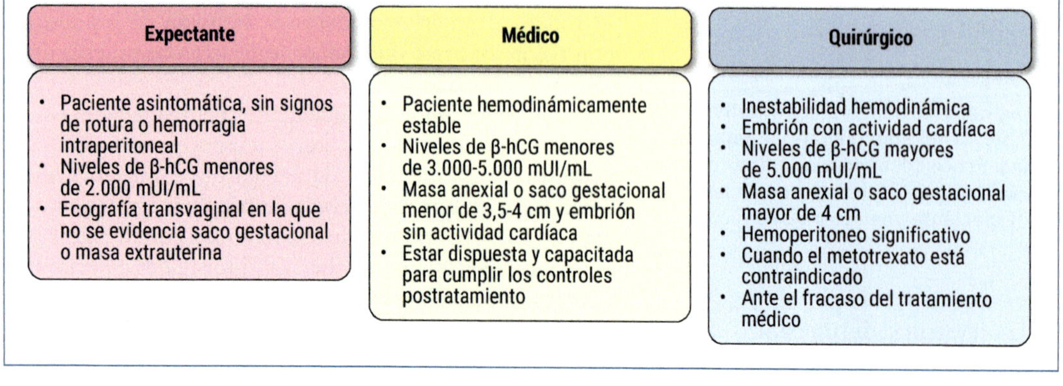

Expectante	Médico	Quirúrgico
• Paciente asintomática, sin signos de rotura o hemorragia intraperitoneal • Niveles de β-hCG menores de 2.000 mUI/mL • Ecografía transvaginal en la que no se evidencia saco gestacional o masa extrauterina	• Paciente hemodinámicamente estable • Niveles de β-hCG menores de 3.000-5.000 mUI/mL • Masa anexial o saco gestacional menor de 3,5-4 cm y embrión sin actividad cardíaca • Estar dispuesta y capacitada para cumplir los controles postratamiento	• Inestabilidad hemodinámica • Embrión con actividad cardíaca • Niveles de β-hCG mayores de 5.000 mUI/mL • Masa anexial o saco gestacional mayor de 4 cm • Hemoperitoneo significativo • Cuando el metotrexato está contraindicado • Ante el fracaso del tratamiento médico

Figura 8-17. Criterios de inclusión en el tratamiento del embarazo ectópico.
β-hCG: gonadotropina coriónica humana fracción beta.

- Pacientes en tratamiento crónico con metotrexato o corticoides.
- Hipersensibilidad al metotrexato.
- Gestación heterotópica.
- Tratamiento previo de embarazo ectópico homolateral con metotrexato.
- Pacientes que están lactando, valorar riesgo-beneficio de su suspensión.
- Pacientes a las que no se les pueda hacer un seguimiento cercano y adecuado.

Antes de iniciar el tratamiento, se debe informar sobre el protocolo de tratamiento a la paciente, asegurarse del seguimiento cercano y adecuado, medir, pesar y solicitar una analítica general, que incluya grupo sanguíneo, hematología, bioquímica básica y perfil hepático.

La mayoría de los protocolos de tratamiento médico se basan en una dosis única de metotrexato de 50 mg/m² o 1 mg/kg de peso, administrada por lo general vía intramuscular, aunque se puede administrar vía intravenosa u oral (**Fig. 8-18**).

Durante los primeros días posteriores al tratamiento, hasta un 75 % de las pacientes presentan dolor abdominal de 1 o 2 días de duración, transitorio y controlable con analgésicos, secundario a la acción del tratamiento en el embarazo ectópico. Si el dolor es intenso o se asocia a cambios clínicos y hemodinámicos, se debe observar la evolución, valorar ecográficamente y determinar si precisa tratamiento quirúrgico. Para el manejo del dolor, se recomienda el uso de paracetamol y evitar los antiinflamatorios no esteroideos, ya que pueden tener interacción con el metotrexato.

En los días 4 y 7 posteriores a la dosis de metotrexato, se realizan niveles de β-hCG. Si ha disminuido entre los días 4 y 7 menos de un 15 %, se administra una segunda dosis (15-20 % de las pacientes). Hasta el día 4, se puede ver un aumento en los niveles de β-hCG por su producción por el sincitiotrofoblasto.

Después del día 7, se repiten los niveles de β-hCG semanalmente. En el día 14, si la disminución es menor de un 15 %, se puede considerar una tercera dosis. Los efectos secundarios suelen aparecer a mayor dosis. Si la disminución es mayor del 15 %, se siguen realizando niveles semanales hasta que la β-hCG sea indetectable.

Los efectos secundarios se describen en un 30 % de las pacientes, y los más comunes son: náuseas, vómitos, diarrea y estomatitis; y los menos comunes son: conjuntivitis, dermatitis, neumonitis, alopecia, elevación de enzimas hepáticas y depresión de la médula ósea.

En otros protocolos de dosis múltiples, se administran a dosis iguales, pero los días 1, 3, 5 y 7 hay efectos secundarios más frecuentes, pero demuestran ser más eficaces.

Durante el tratamiento médico, la paciente debe evitar: la ingesta de alcohol o vitaminas que contienen ácido fólico y antiinflamatorios no esteroideos (disminuyen la efectividad del metotrexato); las relaciones sexuales hasta la resolución del embarazo ectópico; y la exposición a la luz solar.

El riesgo de rotura es del 7 % y permanece hasta que se mantienen los niveles de β-hCG en sangre. Se consideran factores pronósticos de fallo del tratamiento médico la visualización del saco gestacional, un embarazo ectópico cornual, niveles elevados de ácido fólico y la velocidad de aumento de la β-hCG días después del tratamiento.

Los signos de fracaso del tratamiento o sospecha de rotura del embarazo ectópico son indicativos de abandono del manejo médico, y se debe proceder con el tratamiento quirúrgico. Los signos que sugieren fracaso del tratamiento o la posible rotura incluyen inestabilidad hemodinámica, dolor abdominal en aumento (independientemente de las tendencias en los niveles de β-hCG) y el aumento de los niveles de β-hCG (> 53 % en 48 horas) después de cuatro dosis en el régimen multidosis o después de dos dosis en el régimen de dosis única.

Es importante informar a la paciente y la pareja que se debe evitar el embarazo durante los 3 meses posteriores a la administración de metotrexato, por su posible efecto teratogénico. Se debe aconsejar el uso de método de barrera confiable o anticoncepción hormonal.

Después de la fase de tratamiento, se puede apreciar una formación anexial quística, que tendrá resolución espontánea.

La tasa de embarazo ectópico recurrente tras tratamiento médico está entre un 10 y un 20 %, y la permeabilidad tubárica, alrededor del 80 %.

Tratamiento quirúrgico

El tratamiento quirúrgico es la primera elección en el tratamiento de la rotura tubárica en un embarazo ectópico. La vía laparoscópica se considera la técnica estándar, y la laparotomía se reserva a aquellas pacientes con compromiso hemodinámico importante o dificultad en el acceso para la laparoscopia, ya que la laparoscopia se ha asociado a menor tiempo quirúrgico, menos pérdidas hemáticas intraoperatorias, menos días de hospitalización y menos requerimientos de analgesia. Por tanto, siempre que sea posible, la vía laparoscópica es preferible a la laparotomía (nivel de evidencia Ia, grado de recomendación A).

La vía laparotómica se prefiere en casos de *shock* hemorrágico, cuando el cirujano no tiene experiencia en la vía laparoscópica o no se cuenta con el equipo necesario para realizar una laparoscopia.

Se han descrito dos abordajes quirúrgicos para el embarazo ectópico, la salpingectomía, que es la extirpación de la

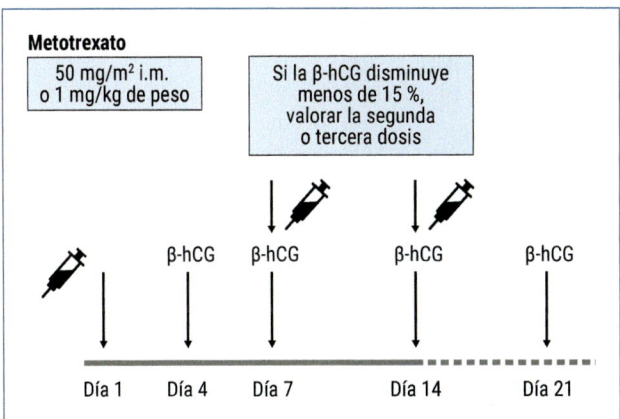

Figura 8-18. Protocolo de administración de metotrexato
β-hCG: gonadotropina coriónica humana fracción beta; i.m.: intramuscular.

trompa afectada y la salpingostomía, que es la apertura de la trompa con la resección del ectópico, conservando la trompa. También está descrita la expresión de la trompa en caso de embarazo ectópico ampular, con el objetivo de provocar un aborto tubárico.

La salpingostomía es una cirugía conservadora, debe ser lineal, antimesentérica, con extracción del ectópico y sutura o no posterior en embarazos ampulares o ístmicos. Se ha asociado a mayor riesgo de sangrado postoperatorio y a persistencia de material trofoblástico, por lo que deben realizarse controles postoperatorios semanales de los niveles de β-hCG hasta ser indetectable. Si los niveles permanecen en meseta o mayores de 5.000 mUI/mL, se debe considerar el tratamiento médico con metotrexato o cirugía. La sutura de la lesión de la trompa no ha demostrado beneficio.

La salpingostomía se recomienda en pacientes en las que durante la laparoscopia se evidencie afectación de la trompa contralateral, tomando en cuenta su deseo genésico, preservando la fertilidad. Sin embargo, la paciente debe ser informada de los riesgos de este tipo de cirugía, que como alternativa, después de la salpingectomía bilateral, puede realizar un ciclo de FIV si tiene deseo genésico. En presencia de una trompa contralateral sana, no hay evidencia de que la salpingostomía sea preferible a la salpingectomía.

La salpingectomía se recomienda en pacientes con embarazo ectópico ≥ 5 cm de diámetro, con daño tubárico significativo, rotura tubárica, sangrado profuso y ligadura tubárica anterior. En mujeres con deseo genésico cumplido, se recomienda la salpingectomía bilateral, que, además de disminuir el riesgo de otro embarazo ectópico, disminuye el riesgo de neoplasia.

Un ensayo reciente que estudió la resección tubárica parcial laparoscópica con anastomosis terminoterminal demostró mayor permeabilidad tubárica postoperatoria en comparación con los controles, siendo un método a tener en cuenta para preservar la fertilidad. No hubo diferencias significativas entre la función ovárica, el tiempo quirúrgico, el tiempo de disminución de los niveles de β-hCG y de ingreso hospitalario.

Las desventajas del manejo quirúrgico incluyen complicaciones anestésicas, lesiones secundarias y mayores pérdidas hemáticas.

Las indicaciones del tratamiento quirúrgico son (**Figs. 8-19** y **8-20**):

- Inestabilidad hemodinámica.
- Presencia de embrión con actividad cardíaca.
- Niveles de β-hCG mayores de 5.000 mUI/mL.
- Masa anexial o saco gestacional mayor de 4 cm.
- Hemoperitoneo significativo, aunque es una indicación relativa.
- Cuando el metotrexato está contraindicado.
- Ante el fracaso del tratamiento médico.

SITUACIONES ESPECIALES

A continuación, se detallan algunas situaciones especiales del embarazo ectópico a tener en cuenta.

Embarazo ectópico de localización rara

Existen, como ya se han descrito, gestaciones ectópicas poco frecuentes o de localización inusual. En ellas, las manifestaciones clínicas y los hallazgos ecográficos difieren en oca-

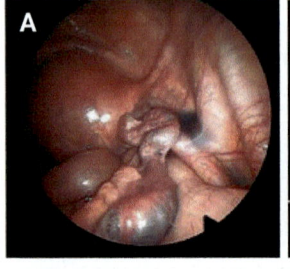 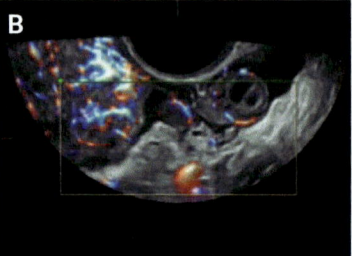 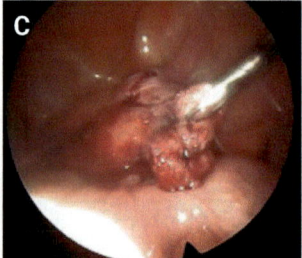

Figura 8-19. Embarazo ectópico tubárico. **A)** Laparoscopia de embarazo ectópico tubárico. **B)** Ecografía de embarazo ectópico tubárico con líquido libre. **C)** Laparoscopia de embarazo ectópico tubárico roto.

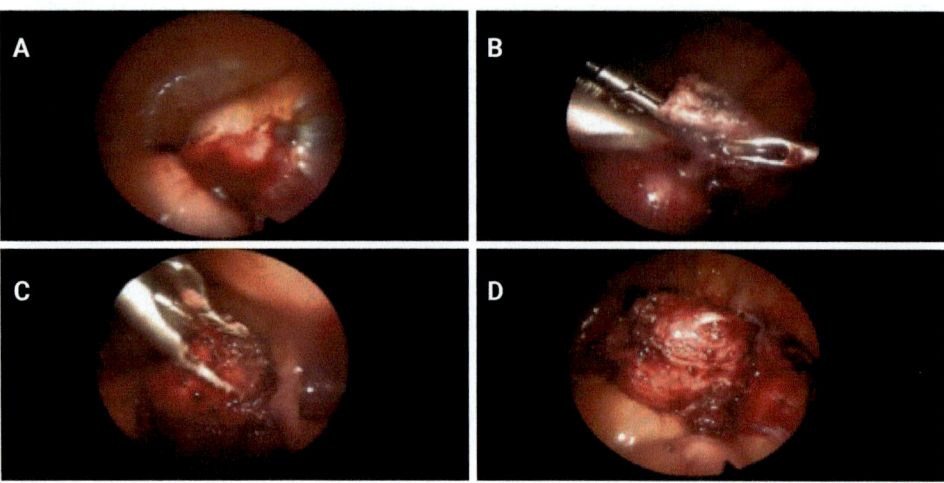

Figura 8-20. Laparoscopia de ectópico intersticial. **A)** Plastrón adherencial. **B)** Resto de trompa. **C)** Ectópico intersticial. **D)** Útero posresección de ectópico.

siones de los de la gestación tubárica, según su localización y viabilidad. Además, su abordaje debe ser individualizado, asociándose a una alta morbimortalidad materna por riesgo de hemorragia.

Embarazo ectópico ovárico

Está relacionado con el uso de dispositivos intrauterinos. La clínica es la de cualquier gestación ectópica extrauterina. Ecográficamente es difícil diferenciarlo de un ectópico tubárico o de un cuerpo lúteo, ya que se aprecia como una masa quística dentro o adyacente al ovario (**Fig. 8-21**). Por tanto, el diagnóstico suele ser intraoperatorio (laparoscopia o laparotomía). Se ha descrito como criterio diagnóstico que el embarazo ectópico ovárico debe estar dentro de la estructura del ovario y debe demostrarse tejido ovárico en la pared del saco gestacional por anatomía patológica.

El tratamiento de elección es el quirúrgico, mediante ooforectomía o la resección de una cuña ovárica para minimizar el riesgo de sangrado; siempre que sea posible, se preferirá la laparoscopia con conservación del ovario. Cuando el diagnóstico es temprano, también se puede contemplar el tratamiento médico conservador.

Embarazo ectópico abdominal

Se considera que es secundario a la implantación del embrión tras un aborto tubárico, rotura de la trompa o del cuerpo uterino. El lugar más común de implantación es el fondo de saco de Douglas, seguido del mesosálpinx, el omento, el intestino y su mesenterio, y el peritoneo de la pared abdominopélvica.

Para diagnosticar un embarazo ectópico abdominal, se deben cumplir los criterios de Studdiford: trompas de Falopio normales, sin evidencia de traumatismo, ausencia de fístulas uteroperitoneales y la presencia de una única estructura adherida al peritoneo sin posibilidad de que sea secundaria a un aborto tubárico. Es de difícil diagnóstico y se debe demostrar que no hay evidencia de embarazo en el útero, las trompas ni el cérvix. Ecográficamente se visualiza separado del útero y con localización inusual de la placenta.

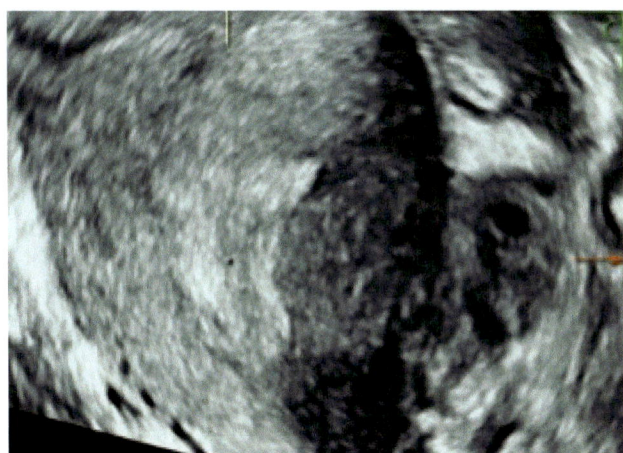

Figura 8-21. Embarazo ectópico ovárico.

Se puede manejar con tratamiento médico o quirúrgico, mayormente por laparotomía, con exéresis cuidadosa de los tejidos embrionarios, y posteriormente realizar controles ecográficos y de niveles de β-hCG seriados, necesitando complementar el tratamiento con dosis de metotrexato sistémico postoperatorio.

Embarazo ectópico en cicatriz de cesárea previa

La alteración de la continuidad del endometrio y el miometrio predispone a que la implantación del embrión ocurra sobre la cicatriz de la cesárea e invada el miometrio. Se ha relacionado con una recuperación incompleta de la herida de la cesárea anterior.

Los criterios ecográficos para su sospecha diagnóstica son: ausencia de saco gestacional en la cavidad uterina y el canal cervical, visualización del saco gestacional en la parte anterior del istmo uterino y ausencia de miometrio entre el saco y la vejiga. La ecografía Doppler puede ser útil para definir la zona del orificio cervical interno, para examinar la circulación placentaria y disminuir los falsos positivos de ectópicos implantados en la cicatriz de la cesárea.

El diagnóstico diferencial se debe hacer con la implantación ístmico-cervical y el aborto en curso.

Esta entidad tiene un alto riesgo de rotura uterina y hemorragia, con una elevada morbilidad materna y altas posibilidades de histerectomía, por lo que su tratamiento puede ser conservador, si su diagnóstico es precoz, legrado uterino y taponamiento cervical, abordaje y resección del tejido vía laparoscópica con o sin administración de metotrexato en el saco gestacional.

Embarazo ectópico intersticial

En el embarazo ectópico intersticial, el embrión se implanta en la pared miometrial del lugar de transición entre la cavidad endometrial y el istmo tubárico. Este segmento tiene una alta capacidad de distensión, mayor que la del resto del trayecto tubárico.

La ecografía muestra una gestación rodeada por miometrio, en la que se ha descrito el «signo de la línea intersticial» como una línea hiperecogénica entre el saco gestacional y la cavidad endometrial, debe acompañarse de otros criterios, como la ausencia de saco gestacional intrauterino y el saco gestacional localizado fuera del endometrio excéntricamente. El plano coronal obtenido por ecografía tridimensional resulta útil para su diagnóstico (**Fig. 8-22**).

Se puede valorar administrar tratamiento médico si el diagnóstico es precoz. En el embarazo cornual o intersticial con hemorragia, cuando ha fracasado el tratamiento médico, se recomienda la laparotomía como vía de abordaje, la cirugía consistirá en la resección cornual, y en algunos casos, la histerectomía. En pacientes que deseen descendencia, se aconseja intentar la incisión cornual y la extracción de la vesícula gestacional, en lugar de la resección cornual.

Embarazo ectópico cervical

Existen factores de riesgo, como legrados uterinos, el síndrome de Asherman, miomas, dispositivos intrauterinos y

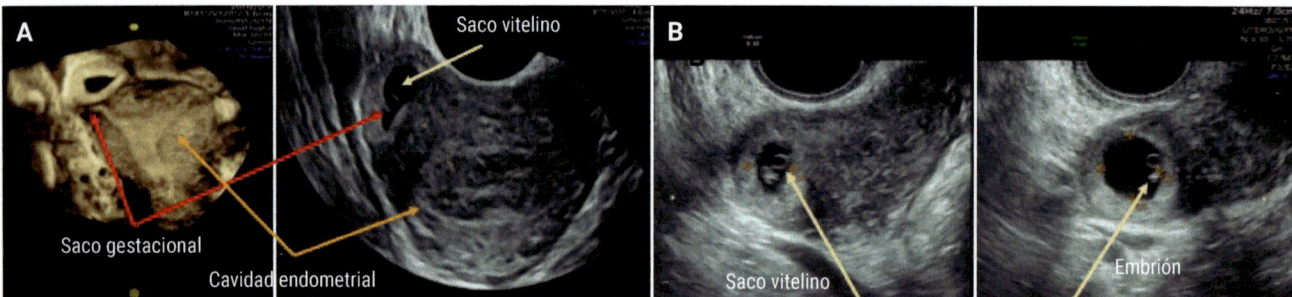

Figura 8-22. Embarazo ectópico intersticial. **A)** Ecografía tridimensional de embarazo ectópico, saco gestacional con vesícula vitelina. **B)** Ecografía en dos dimensiones de embarazo ectópico con vesícula vitelina y embrión.

tratamientos de reproducción asistida, entre otros. Se manifiesta como hemorragia vaginal y dolor en la zona genital, se puede objetivar el cérvix entreabierto e incluso observar una masa que oblitera el canal cervical. Como criterio diagnóstico ecográfico, se ha propuesto que el saco gestacional, incluyendo la placenta, debe estar por debajo del orificio cervical interno, es típico en la exploración el «signo del reloj de arena», y mediante ecografía Doppler, se puede valorar el flujo que rodea el embarazo ectópico.

Su diagnóstico diferencial es principalmente con el aborto en curso y las gestaciones de implantación baja (**Fig. 8-23**).

Se recomienda intentar un tratamiento conservador con metotrexato, independientemente de los niveles de β-hCG, ya que se asocia a hemorragia grave. Cuando el tratamiento médico no es posible, se consideran técnicas de elección el taponamiento cervical, el cerclaje o la amputación cervical (evitando el legrado por riesgo de sangrado profuso) y, en ocasiones, se realiza la ligadura o embolización de las arterias uterinas. En presencia de actividad cardíaca embrionaria, este tipo de embarazo ectópico ha sido tratado con éxito con la inyección directa de cloruro de potasio o metotrexato guiado por ecografía o histeroscopia.

PROFILAXIS ANTI-D

La evidencia sobre la administración de gammaglobulina anti-D para la prevención de la sensibilización materna o el desarrollo de la enfermedad hemolítica del recién nacido en el sangrado vaginal del primer trimestre es limitada. Sin embargo, en mujeres con factor Rh negativo no sensibilizadas, con un diagnóstico confirmado o sospecha de embarazo ectópico, deben recibir profilaxis con 250 UI (50 μg) de inmunoglobulina anti-D (recomendación del Royal College of Obstetrics and Gynecology [RCOG] de grado B).

FERTILIDAD DESPUÉS DE UN EMBARAZO ECTÓPICO

Se ha descrito que entre un 20 y un 60 % de las pacientes que han tenido un embarazo ectópico tienen alteración de la fertilidad, dependiendo de múltiples factores, las posibilidades de fertilidad futura se afectan más por las características de la paciente que por el tratamiento realizado. La tasa de embarazo posterior a un embarazo ectópico es del 77 % en el primer año, independientemente del tipo de tratamiento recibido.

En pacientes con embarazo ectópico, en las que se ha decidido un manejo expectante, la tasa de embarazo intrauterino posterior es del 60-80 %. En pacientes que se someten a salpingostomía, la fertilidad futura es del 60 % y la tasa de recurrencias es del 14 %, frente a un 29 % y 10 %, respectivamente, cuando se realiza salpingectomía. No hay evidencia que sugiera un efecto adverso de la terapia con metotrexato sobre la fertilidad *a posteriori* ni sobre la reserva ovárica.

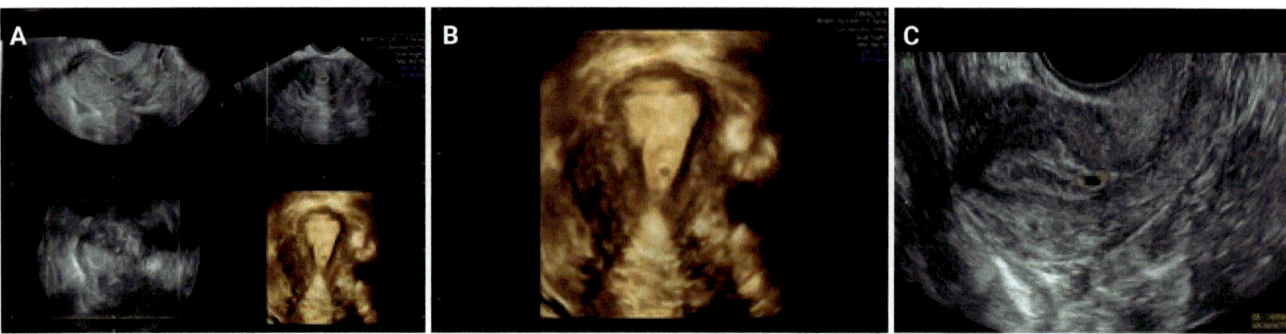

Figura 8-23. Embarazo de implantación baja (istmo) frente a ectópico cervical. **A)** Ecografía tridimensional (3D). **B)** Reconstrucción 3D del plano coronal. **C)** Ecografía 2D en plano sagital.

PUNTOS CLAVE

- En toda paciente en edad fértil con dolor pélvico, con o sin amenorrea, se debe sospechar un embarazo ectópico.
- Revaluar los factores de riesgo, la actualización en el diagnóstico precoz y tratar a las pacientes de alto riesgo según las recomendaciones disminuirá la morbimortalidad del embarazo ectópico.
- El antecedente de cesárea es un factor de riesgo para embarazo ectópico.
- Las determinaciones seriadas de ß-hCG sérica y la ecografía transvaginal son métodos diagnósticos que proporcionan los medios para el diagnóstico temprano del embarazo ectópico.
- El diagnóstico precoz de la gestación es necesario para evitar la interrupción no deseada del embarazo y los embarazos ectópicos no diagnosticados.
- El grado de discriminación con ecografía transvaginal para detectar una gestación intrauterina oscila entre 1.000 y 2.000 mUI/mL de ß-HCG (hasta 2.400 mUI/mL). Ante valores superiores sin imagen intrauterina de embarazo, hay que hacer el diagnóstico diferencial entre aborto y embarazo ectópico.
- El tratamiento del embarazo ectópico debe ser individualizado.
- Las pacientes han de ser informadas con claridad de las ventajas y desventajas de cada uno de los tratamientos, tienen que participar en la toma de decisiones y dar su consentimiento por escrito.
- La tendencia en el tratamiento del embarazo ectópico es el tratamiento médico farmacológico y la cirugía laparoscópica conservadora.
- El tratamiento médico y la cirugía conservadora son terapias de primera línea en pacientes sin rotura del embarazo ectópico.
- Las tasas de éxito y la fertilidad son comparables tras tratamiento médico y tratamiento quirúrgico conservador.
- Considerar el abordaje del impacto del embarazo ectópico en la salud mental y hacer énfasis en la educación de las pacientes son factores que pueden mejorar su calidad de vida.

BIBLIOGRAFÍA

Akdas Y, Ozkan M, Yilmaz S, Can M, Ozkan D, Kinay T, et al. Latest trend ectopic pregnancy management in a tertiary health center: a retrospective cohort study. Perinatal Journal. 2022;30(3):308-13.

Association of Early Pregnancy Units. AEPU [consultado el 10 de septiembre de 2024]. Disponible en: https://www.aepu.org.uk/

Barnhart K, Van Mello NM, Bourne T, Kirk E, Van Calster B, Bottomley C, et al. Pregnancy of unknown location: a consensus statement of nomenclature, definitions and outcome. Fertil Steril. 2011;95(3):857-66.

Bonne S, Pouget O, Rongieres C. Fisiología de la trompa. EMC-Ginecología-Obstetricia. 2016;52:1-8.

Condous G. The management of early pregnancy complications. Best Pract Res Clin Obstet Gynaecol. 2004;18(1):37-57.

Coste J, Job-Spira N, Fernández H, Papiernik E, Spira A. Risk factors of ectopic pregnancy: a case-control study in France, with special focus on infectious factor. Am J Epidemiol. 1991;133(9):839-49.

Doubilet PM, Benson CB. First, do no harm... to early pregnancies. J Ultrasound Med. 2010;29(5):685-9.

ESHRE working group on Ectopic Pregnancy; Kirk E, Ankum P, Jakab A, Le Clef N, Ludwin A, et al. Terminology for describing normally sited and ectopic pregnancies on ultrasound: ESHRE recommendations for good practice. Hum Reprod Open. 2020;2020(4):hoaa055.

Espinoza Garita S, Garnier Fernández JC, Pizarro Alvarado G. Generalidades del embarazo ectópico. Rev Méd Sinerg. 2021;6:e670.

Fylstra D. Ultrasound evaluation of ectopic pregnancy. En: Stadmauer L, Tur-Kspa I (eds.). Ultrasound imaging in reproductive medicine. Advances in Infertility Work-up, treatment, and ART. Nueva York: Springer; 2019. Cap. 25. p. 329-40.

Hao HJ, Feng L, Dong LF, Zhang W, Zhao XL. Reproductive outcomes of ectopic pregnancy with conservative and surgical treatment: a systematic review and meta-analysis. Medicine (Baltimore). 2023;102(17):e33621.

Hendriks E, Rosenberg R, Prine L. Ectopic pregnancy: diagnosis and management. Am Fam Physician. 2020;101(10):599-606.

Hocking JS, Geisler WM, Kong FYS. Update on the epidemiology, screening, and management of chlamydia trachomatis infection. Infect Dis Clin North Am. 2023;37(2):267-88.

Karaer A, Avsar FA, Batioglu S. Risk factors for ectopic pregnancy: a case-control study. Aust N Z J Obstet Gynaecol. 2006;46(6):521-7.

Madhuri P. Ectopic pregnancy after infertility treatment. J Hum Reprod Sci. 2012;5(2):154-65.

Marion LL, Meeks GR. Ectopic pregnancy: history, incidence, epidemiology, and risk factors. Clin Obstet Gynecol. 2012;55(2):376-86.

Mirbolouk F, Yousefnezhad A, Ghanbari A. Predicting factors of medical treatment success with single dose methotrexate in tubal ectopic pregnancy: a retrospective study. Iran J Reprod Med. 2015;13(6):351-4.

Mullany K, Minneci M, Monjazeb R, C Coiado O. Overview of ectopic pregnancy diagnosis, management, and innovation. Womens Health (Lond). 2023;19:17455057231160349.

Myer ENB, Arrington J, Warsof SL. Pregnancy of unknown viability. En: Stadmauer L, Tur-Kspa I (eds.). Ultrasound imaging in reproductive medicine. Advances in Infertility Work-up, Treatment, and ART. Nueva York: Springer; 2019. Cap. 24. p. 315-27.

National Institute for Health and Care Excellence. Ectopic pregnancy and miscarriage: diagnosis and initial management. NICE guideline. Londres: NICE; 2019 [consultado el 10 de septiembre de 2024]. Disponible en: https://www.nice.org.uk/

Orphanet. Portal de información de enfermedades raras y medicamentos huérfanos [consultado el 10 de septiembre de 2024]. Disponible en: https://www.orpha.net/es

Parker J, Bisits A. Laparoscopic surgical treatment of ectopic pregnancy: salpingectomy or salpingostomy? Aust N Z J Obstet Gynaecol. 1997;37(1):115-7.

Peterson HB, Xia Z, Hughes JM, Wilcox LS, Taylor LR, Trusell J. The risk of ectopic pregnancy after tubal sterilization. U. S. Collaborative review of Sterilization Working Group. N Engl J Med. 1997;336(11):762-7.

Practice Committee of American Society for Reproductive Medicine. Medical treatment of ectopic pregnancy: a committee opinion. Fertil Steril. 2013;100:(3)638-44.

Queensland Clinical Guidelines. Early pregnancy loss: Maternity and Neonatal Clinical Guideline. Queensland: Queensland Health; 2022 [consultado el 10 de septiembre de 2024]. Disponible en: https://www.health.qld.gov.au/

Rantala M, Mäkinen J. Tubal patency and fertility outcome after expectant management of ectopic pregnancy. Fertil Steril. 1997;68(6):1043-6.

Seow KM, Huang LW, Lin YH, Lin MY, Tsai YL, Hwang JL. Cesarean scar pregnancy: issues in management. Ultrasound Obstet Gynecol. 2004;23(3):247-53.

Servicio de Ginecología y Obstetricia del Hospital Severo Ochoa Leganés. Ginecología y Atención Primaria. Problemas clínicos. Madrid: Grupo Aula Médica; 2001.

Sociedad Española de Fertilidad. Guía clínica. Esterilidad general II. Embarazo ectópico. SEF. p. 85-102.

Sociedad Española de Ginecología y Obstetricia. Protocolos SEGO. Embarazo ectópico. Prog Obstet Ginecol. 2007;50:377-85.

Spandorfer SD, Barnhart KT. Endometrial stripe thickness as a predictor of ectopic pregnancy. Fertil Steril. 1996;66(3):474-7.

Van den Berg MM, Goddijn M, Ankum WM, Van Woerden EE, Van der Veen F, et al. Early pregnancy care over time: should we promote an early pregnancy assessment unit? Reprod Biomed Online. 2015;31(2):192-8.

Van Mello NM, Mol F, Ankum W, Mol BW, Van der Veen F, Hajenius PJ. Ectopic pregnancy: how the diagnostic and therapeutic management has changed. Fertil Steril. 2012;98(5):1066-73.

Xie L, Qi Y, Li H, Chen L. Adverse pregnancy outcomes associated with endometriosis and its influencing factors. Evid Based Complement Alternat Med. 2023;2023:7486220.

Enfermedad trofoblástica gestacional

9

J. E. García Villayzán, C. Santolaya Braulio y J. Díaz Recasens

OBJETIVOS

- Conocer las diferentes formas de presentación de la enfermedad trofoblástica gestacional.
- Distinguir entre enfermedad trofoblástica gestacional premaligna y maligna.
- Reconocer los signos de alarma que permiten iniciar el manejo adecuado y oportuno de la enfermedad trofoblástica gestacional.
- Diseñar de forma ordenada y sistemática el plan de trabajo para cada tipo de presentación de la enfermedad trofoblástica gestacional.
- Seleccionar el mejor tratamiento y el más precoz, según el tipo de paciente y la forma de presentación de la enfermedad trofoblástica gestacional.
- Aplicar los diferentes conceptos aprendidos en la práctica clínica diaria, a fin de poder planificar precozmente el manejo adecuado para la enfermedad trofoblástica gestacional.

DEFINICIÓN

La enfermedad trofoblástica gestacional (ETG) es un espectro de proliferaciones celulares que surgen del trofoblasto velloso de la placenta, con potencial de invadir localmente y hacer metástasis a distancia; se caracterizan por la producción de gonadotropina coriónica (β-hCG). Abarca tres condiciones premalignas: mola hidatiforme parcial, mola hidatiforme completa y nódulo del sitio placentario atípico. Además, la ETG puede progresar a tres neoplasias trofoblásticas gestacionales malignas, que se clasifican histológicamente en mola invasiva, coriocarcinoma y el muy raro tumor trofoblástico del sitio placentario/tumor trofoblástico epitelioide (**Fig. 9-1**).

EPIDEMIOLOGÍA, FRECUENCIA Y RIESGO DE MALIGNIZACIÓN

La incidencia de mola hidatiforme es de uno en 591 embarazos y uno en 714 nacidos vivos en el mundo desarrollado. En los abortos del Reino Unido, la mola parcial se observó en tres de cada 1.000 embarazos, y la mola completa en uno de cada 1.000. En esta prevalencia, se han descrito grandes diferencias regionales: son más frecuentes en el sudeste asiático y Sudamérica, lo que se ha relacionado con deficiencias de vitamina A y grasa animal, sobre todo en molas completas.

El riesgo de embarazo molar es mayor en las madres de edades extremas (< 15 y > 40), y es especialmente alto en las mujeres mayores de 40 años: es de siete a ocho veces mayor que en las de 20-35 años. Existe mayor riesgo en las pacientes que han sufrido un embarazo molar previo (1-1,5 %), y asciende al 15-20 % si han existido dos molas anteriores.

También aumenta el riesgo en pacientes con abortos anteriores, infertilidad o esterilidad. La reproducción asistida no

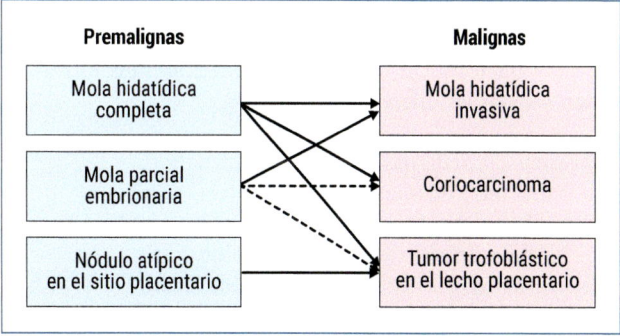

Figura 9-1. Espectro de la enfermedad trofoblástica gestacional.

reduce el riesgo, ni siquiera en los casos en que se produce microinyección espermática del ovocito.

SÍNTOMAS CLÍNICOS

Los síntomas clínicos son los siguientes:

- Síntomas de gestación: impregnación gravídica exagerada, amenorrea, hiperémesis, etcétera.
- Metrorragia del primer trimestre. Es importante no confundirla con amenaza de aborto.
- Aumento uterino y ovárico (quistes tecoluteínicos) desproporcionado con respecto a la edad de gestación.
- Molestias pélvicas.
- Toxemia precoz (25 %).
- Hipertiroidismo (7 %).
- Síntomas pulmonares o neurológicos (2 %).
- Expulsión de vesículas, ausencia de latido fetal o preeclampsia precoz.

DIAGNÓSTICO

La ecografía constituye una herramienta fundamental, ya que ofrece la típica imagen en «tormenta de nieve» o «queso gruyer», aunque en etapas precoces del embarazo puede confundirse con el aborto diferido o un gemelar (**Fig. 9-2**).

La β-hCG representa un marcador tumoral típico de la enfermedad trofoblástica, ya que suele situarse en niveles superiores a los de una gestación (>100.000/150.000 UI/mL). Los niveles séricos de β-hCG son un factor pronóstico que se ha de valorar en cuanto a la evolución posterior de la mola. Otros medios son tórax posteroanterior, tomografía axial computarizada, resonancia magnética nuclear, tiroxina, etcétera (**Fig. 9-3**).

DIAGNÓSTICO DIFERENCIAL

El diagnóstico diferencial se realiza:

- Con las hemorragias del primer trimestre: aborto, embarazo ectópico y hemorragia de implantación.
- Por tamaño uterino excesivo: gemelares y tumor más gestación.
- Por signos marcados de impregnación gravídica: hiperémesis, metrorragias.

ENTIDADES CLÍNICAS

Por sus características histológicas, genéticas y evolutivas, se deben señalar las diferentes entidades:

- Formas premalignas (mola hidatiforme):
  - Mola hidatiforme completa.
  - Mola hidatiforme parcial.
  - Nódulo del sitio placentario atípico.
- Formas malignas (neoplasias trofoblásticas):
  - Mola invasiva (corioadenoma *destruens*).
  - Coriocarcinoma.
  - Tumor trofoblástico del sitio placentario (muy raro).
  - Tumor trofoblástico epitelioide (extremadamente raro).

Formas premalignas (mola hidatiforme)

A continuación se describen las características de cada tipo.

Mola hidatiforme completa

Fue descrita por Hipócrates como *hidropesía del útero*. Su nombre proviene de la palabra latina *hydropisia* («masa carnosa redondeada en racimo de uvas»). La mola hidatiforme

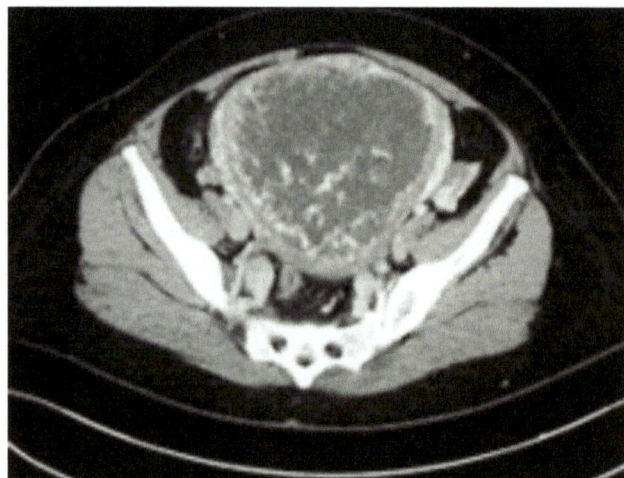

Figura 9-3. Masa pélvica en tomografía axial computarizada abdominopélvica. Tomografía axial computarizada abdominopélvica mola.

es un tumor premaligno originado en las vellosidades trofoblásticas, que proviene de una fecundación aberrante, y que se caracteriza por producir una gran cantidad de β-hCG.

Histología

Las vellosidades adquieren un aspecto hidrópico avascular en «palillos de tambor», con hiperplasia del trofoblasto. Las molas hidatiformes completas constituyen el 30 % de las molas y producen gran cantidad de β-hCG, por lo que suelen producir quistes luteínicos (hiperestimulación ovárica), hiperémesis gravídica y desarrollo temprano de preeclampsia (**Fig. 9-4**).

Genética

Se origina de la duplicación del genoma haploide de un solo espermatozoide después de la fecundación del óvulo, en la que el ácido desoxirribonucleico materno se pierde o inactiva. En estos casos, el cariotipo será 46XX (90 %). Cuando proviene de la fecundación por dos espermatozoides, el cariotipo puede ser 46XY o XX, pero monoparental de origen paterno. Sin embargo, aunque la mayoría son androgenéticas, las mitocondrias siguen siendo de origen materno. En raras ocasiones son biparentales y están asociadas a un gen autosómico recesivo. En estos casos, tienen predisposición a heredarse.

Pronóstico

La mola hidatiforme puede considerarse como premaligna, ya que puede evolucionar a una neoplasia trofoblástica en un

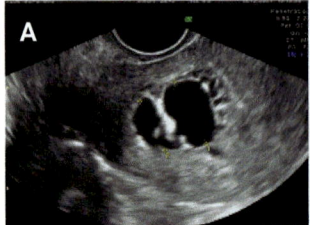
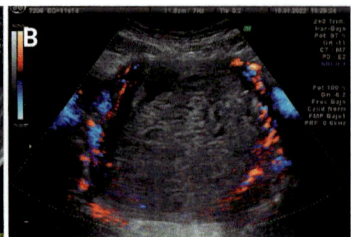
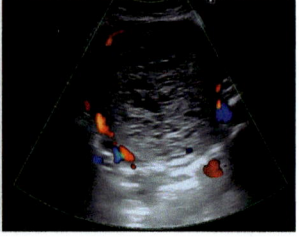

Figura 9-2. Patrón ecográfico vesicular. Ecografía. **A)** Gestación molar de 7 + 4 semanas. **B)** Mola completa invasiva de 11 + 1 semanas.

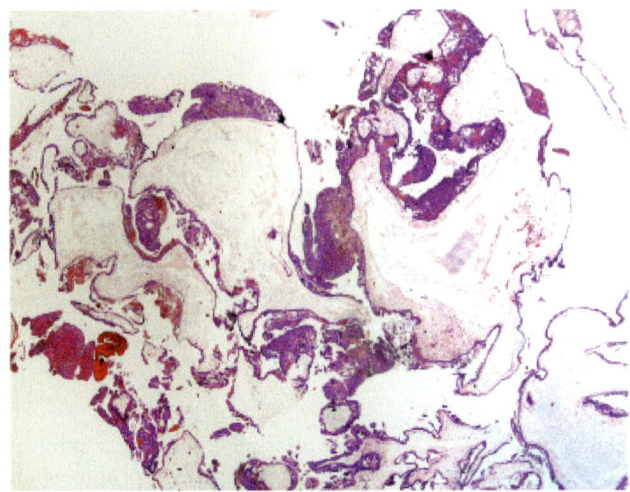

Figura 9-4. Histología de mola completa.

15-25 % de los casos. Cuando evoluciona, generalmente lo hace a mola invasiva, con potencial invasivo y metastásico.

Mola hidatiforme parcial (embrionada)

Es aquella compatible con el desarrollo fetal y en la que puede objetivarse el latido cardíaco del feto, aunque reviste una gran letalidad intrauterina de este. Produce menos cantidad de β-hCG que la mola completa, por lo que la hiperestimulación ovárica es menos frecuente.

Genética

Las molas parciales son triploides, generalmente como resultado de la fecundación de un óvulo aparentemente normal por dos espermatozoides u ocasionalmente por un espermatozoide diploide; por lo tanto, pueden ser 69XXX, 69XXY o 69XYY. Su ácido desoxirribonucleico es en dos tercios de origen paterno.

Histología

Al coexistir con las vellosidades hidrópicas, las molas parciales suelen contener vellosidades normales y tejidos fetales. La proliferación del trofoblasto y atipias celulares es focal y menos marcada que en la mola completa. Para distinguirla de un aborto hidrópico, la clave es que el aborto no suele

acompañarse de hiperplasia del trofoblasto, ya que este suele aparecer «atenuado» sobre las vellosidades hidrópicas.

Pronóstico

Las molas hidatiformes parciales tienen menor tendencia a malignizarse que las molas completas. La evolución a malignidad (mola invasiva) ocurre en menos del 5 % de los casos.

Formas malignas (neoplasias trofoblásticas)

En los siguientes apartados se abordan las características de cada una.

Mola invasiva (corioadenoma destruens)

El 15-20 % de las molas completas y el 1-4 % de las parciales desarrollan una mola invasiva, que persiste tras la evacuación, sobre todo cuando concurren determinados factores de riesgo, como un gran tamaño uterino previo, β-hCG sérica muy alta, quistes luteínicos o cesáreas anteriores.

La presentación clínica más frecuente de la mola invasiva incluye sangrado vaginal abundante o persistente después de la evacuación del embarazo molar. El diagnóstico de mola invasiva se basa en la presencia de una mola hidatiforme con invasión del miometrio, vasos sanguíneos o linfáticos o la presencia de metástasis a distancia y una regresión anormal de β-hCG.

Histología

La mola invasiva se caracteriza por vellosidades hidrópicas grandes, con proliferación trofoblástica, que invaden el miometrio, los espacios vasculares e incluso los extrauterinos. Pueden metastatizar a la vagina y el pulmón preferentemente (**Fig. 9-5**).

Genética

Suelen tener el mismo genoma que la mola precedente. Normalmente son diploides, pero pueden ser aneuploides.

Pronóstico

El 5 % de las molas invasivas desarrollan enfermedad metastásica por vía hemática. Cuando se sospecha o se confirma

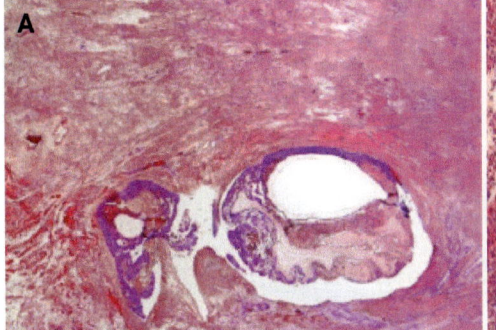
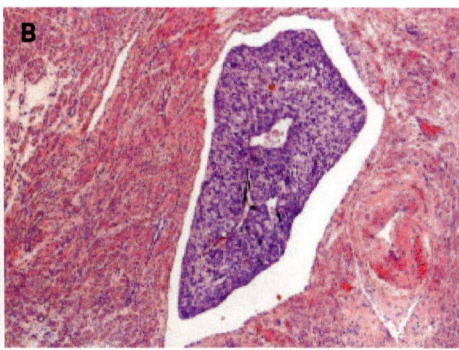

Figura 9-5. Mola invasiva. **A)** Invasión de endometrio. **B)** Detalle de invasión vascular.

histopatológicamente una mola invasiva, se aconseja realizar una tomografía axial computarizada toracoabdominopélvica y una resonancia magnética, para descartar metástasis, que, aunque en raras ocasiones, se describen en el pulmón (80 %), la vagina (30 %), el hígado (10 %) y el cerebro (10 %) (**Fig. 9-6**).

Coriocarcinoma

Se trata de un tumor epitelial altamente maligno proveniente de tejido coriónico. El coriocarcinoma es una causa rara de sangrado uterino. El antecedente de un embarazo molar es el factor de riesgo más importante, pero puede ocurrir después de cualquier tipo de embarazo (aborto espontáneo o inducido, parto prematuro o a término), y rara vez coexiste con un embarazo intrauterino normal. La β-hCG elevada es el marcador característico. Su prevalencia en Estados Unidos se estima en 2-7 por cada 100.000 embarazos.

Histología

Presenta capas de citotrofoblastos (mononucleares) y sincitiotrofoblastos (multinucleares) sin vellosidades coriónicas y anaplasia patente. Este patrón bifásico es patognomónico. Es frecuente que se acompañe de necrosis, hemorragia e invasión vascular. Se tiñe intensamente con histoquímica de hCG, inhibina y citoqueratina. Difusamente se expresa el Ki-67. Metastatiza por vía vascular a distancia.

Genética

Los coriocarcinomas posmolares suelen portar ácido desoxirribonucleico exclusivamente paterno y presentan frecuentes aneuploidias. El 75 % presentan un cromosoma Y. Los que se presentan tras una gestación normal se denominan *intraplacentarios* y suelen tener origen biparental con cariotipo idéntico al del feto. Metastatizan por vía hemática preferentemente al pulmón y cerebro.

Pronóstico

Antiguamente, la mortalidad era cercana al 100 %. Sin embargo la quimioterapia actual y la β-hCG sérica como marcador permiten una supervivencia superior al 90 %.

Tumor trofoblástico del lecho placentario

Descrito en 1981, es potencialmente maligno y se suele asentar en el lugar de implantación placentaria. Los aumentos de β-hCG son menores que en el coriocarcinoma; por tanto, no constituyen un marcador confiable del tamaño tumoral. Tiene tasas de crecimiento mucho más bajas que el coriocarcinoma. A menudo, la presentación después de un embarazo a término se demora por meses o años. Su mayor resistencia a la quimioterapia suele aconsejar la histerectomía como tratamiento.

Histología

Se origina de las células trofoblásticas intermedias extravellosas (mononucleares), y presenta como una proliferación de células trofoblásticas en el miometrio, que muy rara vez se acompaña de vellosidades coriónicas, disecando las fibras musculares y presentan invasión vascular con material fibrinoide con componente inflamatorio y hemorrágico no tan marcado como el coriocarcinoma. Presenta un grado variable de atipias celulares. Histoquímicamente, son afines al lactógeno placentario.

Genética

Aunque puede suceder a cualquier gestación, es más frecuente que se desarrolle en el puerperio, y solo el 8 % procede de una mola. Suele ser diploide, con un predominio 46XX. Se ha descrito una triploide.

Pronóstico

El 70 % se comportan de manera benigna; entonces se denominan nódulo atípico del sitio placentario. Sin embargo, el resto puede desarrollar metástasis y presentar una evolución mortal.

Tumor trofoblástico epitelioide

Es un tumor raro (52 casos), similar al tumor trofoblástico del lecho placentario, que se presenta tras una gestación y que cursa con elevación leve de la β-hCG (< 2.500 mUI/mL).

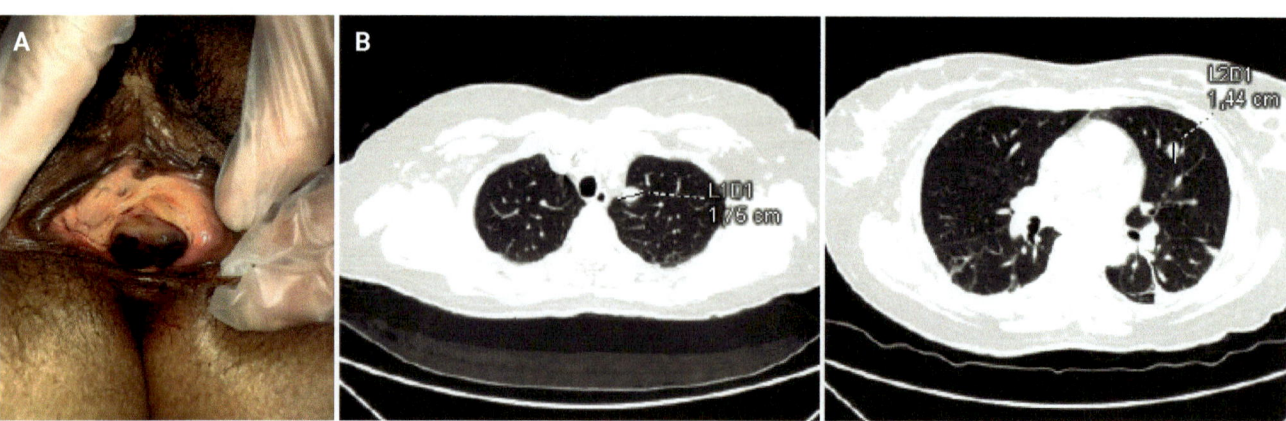

Figura 9-6. Metástasis. **A)** Vaginales. **B)** Pulmonares.

Histología

Es una masa sólido-quística intramiometrial bien delimitada. Las células son más pequeñas y monomórficas que las del lecho placentario, con citoplasma claro eosinófilo; están dispuestas en nido y rodean un área de necrosis, con focos de invasión, que puede recordar al cáncer escamoso de cuello uterino. La histoquímica revela afinidad por la pancitoqueratina, el antígeno de la membrana epitelial, la citoqueratina 18, la inhibina A, la hCG, el lactógeno placentario humano, la fosfatasa alcalina placentaria, la proteína CD146 y la proteína p63, al contrario que el tumor del lecho placentario.

Pronóstico

Parece ser menos maligno que el coriocarcinoma. Su comportamiento clínico es muy similar al tumor del lecho placentario. Un 35 % presenta metástasis en el momento del diagnóstico.

TRATAMIENTO QUIRÚRGICO Y SEGUIMIENTO EVOLUTIVO

El tratamiento de elección de la ETG es la evacuación uterina. Idealmente, debe practicarse mediante sistema de aspiración y bajo control ecográfico para asegurar la correcta evacuación y minimizar el riesgo de perforación uterina. No se recomienda el uso de oxitocina y prostaglandinas antes de la evacuación, ya que se asocia a mayor riesgo de desarrollar embolización de tejido trofoblástico y, por tanto, de desarrollar una neoplasia trofoblástica gestacional.

Después de la evacuación uterina de una ETG, un 85 % conseguirá remisión completa; sin embargo, un 15 % presentará un descenso anómalo de la β-hCG, y se estará ante una enfermedad trofoblástica persistente como preludio a una neoplasia trofoblástica gestacional.

Tratamiento de la enfermedad trofoblástica gestacional

Se prefiere la evacuación uterina quirúrgica porque es eficaz, preserva la capacidad de procrear y es menos morbosa. La histerectomía es una alternativa razonable para las pacientes que han terminado la maternidad, en particular para aquellas con factores de riesgo para desarrollar neoplasia trofoblástica gestacional.

La quimioterapia profiláctica puede reducir el riesgo de desarrollar neoplasia trofoblástica gestacional, pero también puede aumentar la resistencia a los medicamentos y está asociada a toxicidades. Se considera en pacientes con molas completas y con alto riesgo de desarrollar neoplasia trofoblástica gestacional. Tras la evacuación, se debe administrar gammaglobulina anti-D a pacientes con incompatibilidad Rh.

Antes de la evacuación, es conveniente realizar:

- Analítica: hemograma, grupo sanguíneo, coagulación, función hepatorrenal y β-hCG.
- Radiografía de tórax basal.
- Función tiroidea (tirotropina, tiroxina), en caso de sospecha clínica.

- Gasometría, tomografía axial computarizada pulmonar si hay sospecha clínica.
- Si en la ecografía hay datos de infiltración miometrial (sospecha de mola invasiva), se hará una resonancia magnética de la pelvis y se actuará como en la enfermedad trofoblástica maligna.
- Estudio extensión (tomografía axial computarizada *body*, e imagen por resonancia magnética cerebral).

Después de la evacuación, se realizarán las siguientes acciones:

- Determinación de β-hCG 24-48 horas postevacuación.
- Radiografía de tórax si no se ha realizado antes.
- Seguimiento de la β-hCG semanal hasta negativización de tres muestras consecutivas; y, posteriormente, mensual hasta completar 6 meses.
- Ecografía transvaginal a la semana postevacuación (se repite en función de la β-hCG).

Finalmente, si se sospecha invasión miometrial, sea al inicio o en cualquier momento de la evolución, el legrado uterino evacuador y la biopsia endometrial deben evitarse por el riesgo de perforación uterina. La anticoncepción hormonal está indicada durante todo este período de seguimiento, hasta su resolución.

Tratamiento de la enfermedad trofoblástica gestacional persistente o maligna

Se han establecido los siguientes criterios de enfermedad persistente:

- β-hCG en meseta o en ascenso:
  - β-hCG en meseta: cuatro determinaciones en un período de 3 semanas o más (días 1, 7, 14 y 21).
  - β-hCG en ascenso: elevación >10 % de los niveles de β-hCG en tres determinaciones semanales consecutivas durante un período de 2 semanas o más (días 1, 7 y 14).
- β-hCG persisten elevados después de los 6 meses.
- β-hCG > 20.000 UI/L al mes postevacuación (**Fig. 9-7**).

Cuando se sospecha o se confirma esta entidad (antes de la evacuación uterina o después de esta), conviene realizar una tomografía computarizada toracoabdominopélvica y una resonancia magnética cerebral. Es importante el inicio precoz del tratamiento ante esta entidad, porque un retraso puede ser mortal y evolucionar rápidamente a enfermedad metastásica difícil de controlar.

En este caso, hay que tener en cuenta los siguientes aspectos:

- No es necesaria la confirmación histológica.
- Hay que evitar la rebiopsia o la reevacuación uterina:
  - Su indicación es solo aceptable si la primera fue incompleta.
  - El papel de la segunda evacuación para reducir la necesidad de quimioterapia en este grupo de pacientes es controvertido.

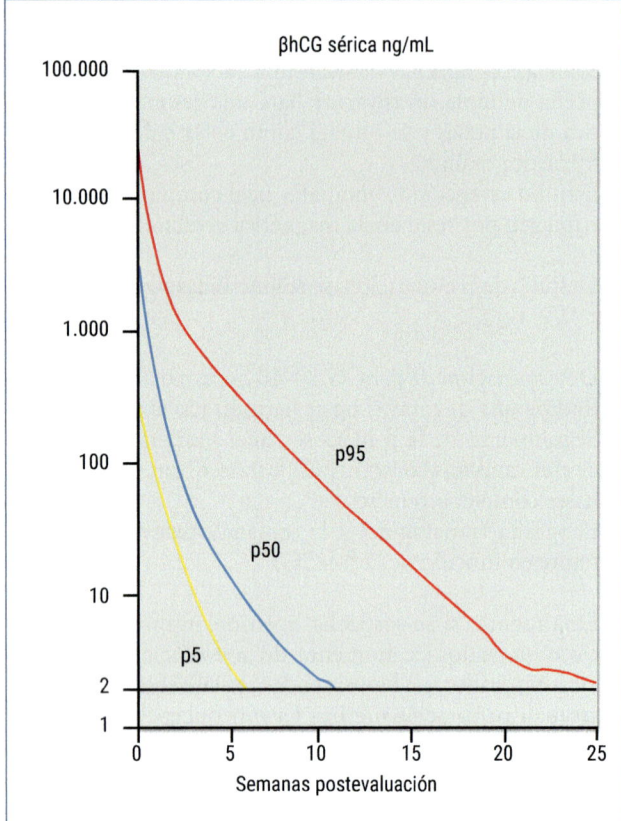

Figura 9-7. Tiempo de regresión de β-hCG postevacuación. Tiempo medio de regresión: 11 semanas; 90 % regresión 19 semanas.
β-hCG: gonadotropina coriónica.
Tomada de: Yedema CA, Kenemans P, Thomas CM, Massuger LF, Wobbes T, Verstraeten R, *et al*. CA 125 serum levels in the early post-operative period do not reflect tumour reduction obtained by cytoreductive surgery. Eur J Cancer. 1993;29A(7):966-71.

– Una publicación proveniente del Reino Unido concluyó que la segunda evacuación redujo la necesidad de utilizar quimioterapia en el 60 % de las pacientes con ETG persistente; en particular, si el valor de β-hCG < 1.500 UI/mL, la enfermedad estaba limitada a la cavidad uterina y las pacientes fueron sometidas a un seguimiento estricto.
• Se ha de evitar la biopsia de la metástasis. Esto se debe al alto riesgo de sangrado.
• El tratamiento de elección es médico, es decir, la quimioterapia.

En la enfermedad persistente, la histerectomía se contempla en las siguientes situaciones:

• Sangrado incontrolable al tratamiento médico y que ponga en riesgo la vida de la paciente.
• En aquellas mujeres con deseo genésico cumplido, se puede valorar como primera opción de tratamiento solo si la enfermedad está limitada al útero. Cabe recalcar que, a pesar de realizar la cirugía, esta no evita la aparición de metástasis.
• Fracaso de tratamiento quimioterápico.
• Histología inicial de tumor trofoblástico del lecho placentario, por su resistencia a la quimioterapia.

La cirugía de las metástasis no se recomienda, salvo lesiones residuales resistentes a quimioterapia. Se puede valorar la radioterapia como una opción para el tratamiento de las metástasis cerebrales, hepáticas o pulmonares.

TRATAMIENTO SISTÉMICO Y SEGUIMIENTO DE LA ENFERMEDAD TROFOBLÁSTICA GESTACIONAL

En la ETG persistente o maligna es imprescindible poder establecer un tratamiento adaptado a la paciente y a su patología. Del mismo modo, es fundamental planificar un adecuado seguimiento posterior dadas las elevadas tasas de curación que presenta incluso en situaciones de progresión o recaída.

Estadiaje y categorización de riesgo

Una vez diagnosticada, la enfermedad debe ser correctamente estadificada. Para ello, es preciso determinar los niveles basales de hCG sérica, realizar una exploración vaginal con espéculo (para identificar lesiones macroscópicas vaginales) y una radiografía de tórax. En caso de que la radiografía de tórax sugiera que se está ante una enfermedad metastásica pulmonar, es necesario solicitar una tomografía computarizada torácica. Si se confirmara la afectación pulmonar, se deberá completar el estudio con una resonancia magnética cerebral.

Además, ante el diagnóstico de coriocarcinoma o sospecha de neoplasia trofoblástica gestacional tras embarazo no molar, se debe solicitar un tomografía computarizada toracoabdominal, una resonancia magnética cerebral y una resonancia magnética y una ecografía pélvicas.

Para caracterizar la neoplasia trofoblástica gestacional, se utilizan dos sistemas de estratificación complementarios: el sistema de estadificación de la Federación Internacional de Ginecología y Obstetricia (FIGO) (**Tabla 9-1**) y la escala pronóstica de la Organización Mundial de la Salud (OMS) modificada por la FIGO (**Tabla 9-2**).

Otras mediciones pueden complementar la estadificación, como el índice de pulsatilidad uterino evaluado mediante eco-Doppler, que puede predecir la resistencia de la enfermedad al metotrexato, o los nomogramas de reducción de hCG asociados a la quimiorresistencia.

La escala pronóstica de la OMS/FIGO no es aplicable al tumor trofoblástico del lecho placentario, ni al tumor

Tabla 9-1. Sistema de estadificación de la Federación Internacional de Ginecología y Obstetricia	
Estadio I	Enfermedad confinada al útero
Estadio II	ETG se extiende fuera del útero, limitado a estructuras genitales (anexos, vagina)
Estadio III	ETG se extiende a los pulmones, con o sin afectación del aparato genital
Estadio IV	Todos los demás sitios metastásicos
La etapa debe ser seguida por la suma de los factores de riesgo (p. ej., III: 5)	

ETG: enfermedad trofoblástica gestacional.

Tabla 9-2. Escala pronóstica de la Organización Mundial de la Salud modificada por la Federación Internacional de Ginecología y Obstetricia

Factor de riesgo	Puntuación			
	0	1	2	4
Edad (años)	< 40	⩾ 40	–	–
Embarazo antecedente	Mola	Aborto	Término	–
Intervalo (meses)	4	4-6	7-2	> 12
β-hCG sérica pretratamiento (mUI/mL)	< 103	103-104	104-105	> 105
Tamaño (incluido el útero)	< 3 cm	3-4 cm	⩾ 5 cm	–
Sitio de metástasis (radiografía)	Pulmón	Bazo, riñón	Gastrointestinal	Cerebro, hígado
Número de metástasis	–	1-4	5-8	> 8
Quimioterapia anterior fallida	–	–	Fármaco único	⩾ 2 fármacos

β-hCG: gonadotropina coriónica humana.

trofoblástico epitelioide, debido a su menor producción de hCG, y a sus diferencias en cuanto a comportamiento clínico y respuesta a la quimioterapia. Aun así, se mantiene necesaria su estadificación FIGO. En función de la combinación de estas dos escalas, se establece el plan terapéutico y el seguimiento.

Tratamiento

Los criterios establecidos para iniciar un tratamiento quimioterápico tras el diagnóstico de enfermedad trofoblástica son:

- Estabilidad o aumento de los niveles de hCG tras su evacuación.
- Evidencia histológica de coriocarcinoma.
- Enfermedad metastásica cerebral, hepática o gastrointestinal.
- Enfermedad pulmonar > 2 cm.
- β-hCG sérica mayor o igual a 20.000 UI/L a las 4 semanas de la evacuación.
- Sangrado vaginal intenso o hemorragia intraperitoneal o gastrointestinal.

Teniendo en cuenta estos principios generales, se revisarán a continuación las indicaciones de tratamiento sistémico según diagnóstico histológico y estadiaje.

Enfermedad de bajo riesgo

Se define como bajo riesgo la mola invasiva o el coriocarcinoma con un estadio I caracterizado por un tumor confinado al útero o una β-hCG persistentemente elevada, o un estadio II-III con un riesgo de 0-6 en la escala pronóstica de la OMS. Este grupo de enfermedades son quimiosensibles y presentan una tasa de respuesta mayor del 90 % con tratamiento con quimioterapia en monoterapia.

Los tratamientos quimioterápicos más utilizados son los compuestos por metotrexato, con ácido folínico y actinomi-

cina D o sin estos. En cuanto a la comparativa, en un ensayo clínico de fase III, se demostró una mayor tasa de respuesta completa con la actinomicina D bisemanal respecto al metotrexato semanal en las neoplasias trofoblásticas gestacionales de bajo riesgo.

Sin embargo, considerando que las pacientes con recaídas tras una primera línea pueden ser fácilmente rescatadas con segundas o incluso terceras líneas y alcanzar remisiones completas cercanas al 100 % de las pacientes, y dado el mejor perfil de seguridad y toxicidad del metotrexato, se prefiere como tratamiento de primera línea.

El esquema de elección en primera línea es, por tanto, el compuesto por metotrexato 50 mg intramuscular cada 48 horas (total: cuatro dosis) y 15 mg de ácido folínico por vía oral a las 24 horas de cada inyección, repitiendo cada ciclo de forma quincenal. Como alternativa, se pueden utilizar esquemas con metotrexato semanal, diario durante 5 días repitiendo el ciclo cada 2 semanas o en infusión continua, variando las dosis en función de estos. En cuanto a la actinomicina D, puede administrarse por vía intravenosa en una dosis de 0,5 mg diarios durante 5 días o de forma quincenal en dosis de 1,25 mg/m² de forma intravenosa.

Las pacientes con mayor puntuación en la escala de riesgo presentan una mayor probabilidad de enfermedad resistente que, condicionada a la presencia de otros factores (como la histología y la afectación metastásica), puede hacer que se valore un tratamiento poliquimioterápico de entrada. Durante la administración del tratamiento deben realizarse determinaciones semanales de β-hCG. En caso de respuesta (normalización de valor en tres determinaciones semanales consecutivas), el tratamiento deberá prolongarse durante tres ciclos más.

En caso de recurrencia o resistencia primaria, definida como incremento o estabilización de los valores de β-hCG tras dos determinaciones semanales consecutivas durante el tratamiento o aparición de nuevas metástasis, lo que puede ocurrir en torno al 10-30 % de las pacientes con neoplasia trofoblástica gestacional de bajo riesgo, se debe revaluar a la paciente mediante una ecografía pélvica, una tomografía computarizada toracoabdominal, una resonancia pélvica y otra cerebral para reestadificar la enfermedad. En caso de mantener una puntuación de bajo riesgo, se iniciará una segunda línea de tratamiento monoterápico basado en el fármaco no utilizado previamente.

Además, las pacientes con una pobre respuesta a la terapia inicial o una buena respuesta inicial seguida de un rápido aumento de los niveles de β-hCG (hCG ≥ 1.000) pueden presentar mayor resistencia a un tratamiento monoterápico; en estos casos, se puede plantear un tratamiento poliquimioterápico en segunda línea.

En caso de enfermedad resistente o de recaída a una segunda línea de tratamiento quimioterápico en monoterapia (15 % de las pacientes), se realizará un manejo terapéutico similar al de enfermedad de alto riesgo.

Enfermedad de alto riesgo

Se define como coriocarcinoma o mola invasiva con una puntuación de 7 o más en la escala pronóstica de la OMS o con un estadio IV en la escala FIGO. Estas enfermedades presentan un mayor riesgo de quimiorresistencia. Por tanto, precisan de un tratamiento poliquimioterápico de entrada. A pesar de ello, estos pacientes siguen presentando elevadas tasas de curación, que pueden alcanzar incluso una tasa del 70 %.

Existen varios esquemas. El de elección es el EMA-CO, siglas formadas a partir de las iniciales de los medicamentos que lo componen (etopósido, metotrexato, actinomicina D, ciclofosfamida y vincristina):

- Día 1. Actinomicina D 0,5 mg, etopósido 100 mg/m^2 y metotrexato 300 mg/m^2.
- Día 2. Actinomicina D 0,5 mg, etopósido 100 mg/m^2 y ácido folínico 15 mg cada 12 horas en un total de cuatro rescates.
- Día 8. Vincristina 0,8 mg/m^2 (máximo de 2 mg) y ciclofosfamida 600 mg/m^2.

Por su eficacia y su perfil de toxicidad, este esquema es el tratamiento más utilizado en primera línea. No ha sido comparado con otros regímenes en ensayos clínicos aleatorizados. Se estima que este esquema presenta una supervivencia global a 5 años del 75-90 %, supervivencia que es más reducida en caso de metástasis cerebrales o hepáticas por las complicaciones hemorrágicas o metabólicas iniciales que implican habitualmente. Otros factores importantes para tener en cuenta y que afectan a la supervivencia son el embarazo previo y su temporalidad, así como el uso previo de quimioterapias.

Esquemas alternativos pueden ser los compuestos por metotrexato con rescates de ácido folínico y actinomicina D; metotrexato, ciclofosfamida y actinomicina D; metotrexato, etopósido y actinomicina D; o actinomicina D, etopósido, metotrexato con rescates de ácido folínico y cisplatino; o 5-fluorouracilo en monoterapia.

Asimismo, en caso de enfermedad extensa que precise de inicio rápido de medicación, se podría considerar la administración de un tratamiento de inducción con etopósido y cisplatino para reducir el riesgo de complicaciones inmediatas.

Al igual que en la enfermedad de bajo riesgo, tras la normalización de los niveles de β-hCG en tres determinaciones semanales, deberá prolongarse el tratamiento tres ciclos más. Por otro lado, es interesante considerar el tratamiento radioterápico de forma tanto estereotáctica como holocraneal en caso de enfermedad cerebral.

Sin embargo, el 30-40 % de las pacientes con neoplasia trofoblástica gestacional de alto riesgo presentan persistencia de la enfermedad, progresión durante el tratamiento o recaída tras este. A pesar de ello, el 75 % de las pacientes alcanzan la curación con nuevas líneas de tratamiento poliquimioterápico o tratamientos quirúrgicos de rescate (histerectomía secundaria o metastasectomía).

La segunda línea más utilizada es la formada por el esquema EMA-EP, definida a continuación:

- Día 1. Actinomicina D 0,5 mg, etopósido 100 mg/m^2 y metotrexato 300 mg/m^2.
- Día 2. Ácido folínico 15 mg cada 12 horas en un total de cuatro rescates.
- Día 8. Etopósido 150 mg/m^2 (máximo 2 mg) y cisplatino 75 mg/m^2.

Otros esquemas pueden contemplarse como alternativas, como el esquema TP/TE (paclitaxel y cisplatino alternando con paclitaxel y etopósido) o esquemas con bleomicina e ifosfamida. En todo caso, se considerará la cirugía paliativa en caso de hemorragia grave que no sea subsidiaria de embolización angiográfica.

El tumor trofoblástico del lecho placentario y el tumor trofoblástico epitelioide, aun siendo enfermedades de muy baja prevalencia, presentan un manejo terapéutico similar. El principal tratamiento es quirúrgico tanto en la enfermedad locorregional como en la metastásica. Sin embargo, en los estadios III o IV de la FIGO y/o pacientes con antecedente de embarazo de hace más de 48 meses, se precisa de un tratamiento poliquimioterápico. El esquema de elección es EMA-EP, cuya administración deberá prolongarse hasta 8 semanas tras la normalización de los niveles de β-hCG. Como alternativas terapéuticas, se dispone de otros esquemas, como el TP/TE, el BEP (bleomicina, cisplatino y etopósido) o el VIP (cisplatino, ifosfamida y etopósido); en caso de enfermedad residual, se podría valorar su resección.

Seguimiento

En el caso de mola completa, tras la realización del tratamiento quirúrgico primario, es preciso realizar determinaciones semanales de β-hCG hasta la obtención de tres valores consecutivos en rango de normalidad. Tras ello, se realizarán controles mensuales durante los siguientes 6 meses.

En cuanto a la mola parcial, una vez se obtenga un valor en rango de normalidad, se deberá volver a hacer una nueva determinación al mes. Si se confirmara con nuevamente un valor en rango de normalidad, se puede finalizar el seguimiento.

En el caso de la neoplasia trofoblástica gestacional (NGT) de bajo riesgo, se realizará seguimiento de hCG mensual durante el primer año; cada 6 meses en el segundo año; y, después, cada año, hasta completar un seguimiento total de 5 años. En cambio, en la enfermedad de alto riesgo, deberán realizarse determinaciones de hCG mensuales durante año y medio; cada 6 meses los siguientes 2 años; y, finalmente, de forma anual hasta completar un seguimiento total de 5 años.

Finalmente, en cuanto al seguimiento del tumor trofoblástico del sitio placentario y el tumor trofoblástico epitelioide, el seguimiento no está bien definido, por su menor producción de β-hCG, su crecimiento más lento y, por tanto, su mayor posibilidad de metastatizar de forma tardía. Por todo ello, se recomienda un seguimiento mínimo de 5 años.

En estos seguimientos, no se contempla la solicitud de pruebas de imagen de forma rutinaria. Los tratamientos quimioterápicos utilizados no suelen repercutir en la fertilidad de las pacientes ni aumentar la incidencia de malformaciones congénitas. Se recomiendan en el embarazo, si así lo desea la paciente, tras el período de seguimiento. Durante este, cualquier método anticonceptivo podrá ser utilizado.

 PUNTOS CLAVE

- La ETG abarca tres condiciones premalignas, que potencialmente pueden progresar a tres neoplasias trofoblásticas gestacionales malignas.
- El riesgo de embarazo molar es mayor en madres de edades extremas (< 15 años y > 40 años), y es especialmente alto en mujeres de > 40 años.
- Ante la sospecha clínica, ecográfica y/o analítica de ETG, es imprescindible identificar ante qué forma de presentación de ETG se está.
- El tratamiento de elección de la ETG es la evacuación uterina mediante sistema de aspiración y bajo control ecográfico. No se recomienda el uso de oxitocina y prostaglandinas previos a la evacuación.

- Si se sospecha invasión miometrial, sea al inicio o en cualquier momento de la evolución, deben evitarse el legrado uterino evacuador y la biopsia endometrial.
- Si se sospecha de una ETG persistente o maligna, es importante el inicio precoz de tratamiento. Un retraso de este puede ser mortal y evolucionar rápidamente a enfermedad metastásica difícil de controlar.
- Ante la ETG persistente o maligna, hay que evitar rebiopsia o reevacuación uterina.
- El tratamiento de elección de la ETG persistente o maligna es la quimioterapia. La histerectomía solo se contempla en determinadas indicaciones. La cirugía de las metástasis no se recomienda.

BIBLIOGRAFÍA

Abike F, Temizkan O, Payasli A, Avsar F, Karahan N, Baspinar S. Postmenopausal complete hydatidiform mole: a case report. Maturitas. 2008;59(1):95-8.

Berkowitz RS, Elías KM, Horowitz NS. Hydatidiform mole: epidemiology, clinical features, and diagnosis. UpToDate. 2024 [consultado el 10 de septiembre de 2024]. Disponible en: https://www.uptodate.com

Berkowitz RS, Goldstein DP. Current management of gestational trophoblastic diseases. Gynecol Oncol. 2009;112(3):654-62.

Fang J, Wang S, Han X, An R, Wang W, Xue Y. Role of adjuvant hysterectomy in management of high-risk gestational trophoblastic neoplasia. Int J Gynecol Cancer. 2012;22(3):509-14.

García M, Romaguera RL, Gómez-Férnandez C. A hydatidiform mole in a postmenopausal woman. A case report and review of the literature. Arch Pathol Lab Med. 2004;128(9):1039-42.

Gibbs RS, Karlan BY, Haney AF, Nygaard Y. Danforth's obstetrics and gynecology. 10ª ed. Filadelfia: Lippincott Williams & Wilkins; 2008.

Hurteau JA. Gestational trophoblastic disease: management of hydatidiform mole. Clin Obstet Gynecol. 2003;46(3):557-69.

Kaur B, Short D, Fisher RA, Savage PM, Seckl MJ, Sebire NJ. Atypical placental site nodule (APSN) and association with malignant gestational trophoblastic disease; a clinicopathologic study of 21 cases. Int J Gynecol Pathol. 2015;34(2):152-8.

Lurain JR. Gestational trophoblastic disease I: epidemiology, pathology, clinical presentation and diagnosis of gestational trophoblastic disease, and management of hydatidiform mole. Am J Obstet Gynecol. 2010; 203(6):531-9.

National Cancer Institute. Tratamiento de la enfermedad trofoblástica de la gestación (PDQ®) – Versión para profesionales de salud. Washington, D. C.: NCI; 2023.

Ngan HY, Bender H, Benedet JL, Jones H, Montruccoli GC, Pecorelli S, et al. Gestational trophoblastic neoplasia, FIGO 2000 staging and classification. Int J Gynaecol Obstet. 2003;83(supl 1):175-7.

Niemann I, Vejerslev LO, Frøding L, Blaakær J, Maroun LL, Hansen ES, et al. Gestational trophoblastic diseases – clinical guidelines for diagnosis, treatment, follow-up, and counselling. Dan Med J. 2015;62(11):A5082.

Quade BJ. Gestational trophoblastic disease: pathology and genetics. UpToDate. 2024 [consultado el 10 de septiembre de 2024]. Disponible en: https://www.uptodate.com

Sebire NJ, Fisher RA, Foskett M, Rees H, Seckl MJ, Newlands ES. Risk of recurrent hydatidiform mole and subsequent pregnancy outcome following complete or partial hydatidiform molar pregnancy. BJOG. 2003;110(1):22-6.

Seckl MJ, Fisher RA, Salerno G, Rees H, Paradinas FJ, Foskett M, et al. Choriocarcinoma and partial hydatidiform moles. Lancet. 2000;356(9223):36-9.

Seckl MJ, Sebire NJ, Fisher RA, Golfier F, Massuger L, Sessa C. Gestational trophoblastic disease: ESMO Clinical Practice Guidelines for diagnosis, treatment and follow-up. Ann Oncol. 2013;24(supl 6):vi39-50.

Shih IM. Gestational trophoblastic neoplasia – pathogenesis and potential therapeutic targets. Lancet Oncol. 2007;8(7):642-50.

Tidy J, Seckl M, Hancock BW. Management of gestational trophoblastic disease. BJOG. 2021;128(3):e1-27.

Yedema CA, Kenemans P, Thomas CM, Massuger LF, Wobbes T, Verstraeten R, et al. CA 125 serum levels in the early post-operative period do not reflect tumour reduction obtained by cytoreductive surgery. Eur J Cancer. 1993;29A(7):966-71.

Patología materna durante la gestación

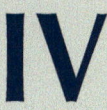

IV

Trastornos hipertensivos del embarazo

10

C. Trilla Solà y E. Llurba Olivé

OBJETIVOS

- Conocer la clasificación de las distintas entidades que incluyen los trastornos hipertensivos de la gestación.
- Identificar los factores de riesgo de los trastornos hipertensivos del embarazo.
- Dominar los métodos de cribado de preeclampsia en los dos primeros trimestres y en la gestación gemelar, así como el control de calidad del cribado.
- Saber cuál es el manejo de las gestantes de alto riesgo de preeclampsia (profilaxis con ácido acetilsalicílico, ácido acetilsalicílico en otras situaciones especiales, controles de la gestación en alto riesgo de preeclampsia).
- Pronosticar y diagnosticar la preeclampsia, y utilizar el cociente sFlt-1 (tirosina-cinasa 1)/factor de crecimiento placentario (PlGF, por las siglas de *placental growth factor*).
- Conocer el manejo de preeclampsia sin criterios de gravedad (controles clínicos, tratamiento hipotensor, finalización del parto en la preeclampsia sin criterios de gravedad, control intraparto en la preeclampsia sin criterios de gravedad).
- Dominar el manejo de preeclampsia grave (manejo clínico de la preeclampsia grave en actitud expectante, tratamiento farmacológico de la preeclampsia grave en actitud expectante, criterios de finalización de la gestación en preeclampsia grave, control intraparto de preeclampsia grave).
- Manejar la eclampsia y el síndrome con hemólisis, elevación de enzimas hepáticas y descenso de las plaquetas, conocido como síndrome de HELLP.
- Ser capaz de realizar adecuadamente el consejo preconcepcional.
- Saber cuál es el riesgo a largo plazo de las complicaciones cardiovasculares.

CLASIFICACIÓN DE LAS DISTINTAS ENTIDADES QUE INCLUYEN LOS TRASTORNOS HIPERTENSIVOS DE LA GESTACIÓN

Los trastornos hipertensivos durante la gestación afectan a un 10 % de las gestaciones y comprenden un espectro que va desde la hipertensión crónica hasta la *preeclampsia*. Esta última es una enfermedad multisistémica caracterizada por la existencia de daño endotelial que precede al diagnóstico clínico y afecta a alrededor de un 3 % de las gestaciones, con una importante morbi-mortalidad materna y neonatal, principalmente debido a la necesidad de una finalización pretérmino de la gestación y a su asociación al crecimiento intrauterino retardado (CIR). Además de las complicaciones iniciales secundarias al bajo peso al nacer y la prematuridad, también hay un aumento de las complicaciones a medio y largo plazo en relación con el desarrollo neurológico y otras patologías en la edad adulta, como las de origen cardiovascular o la diabetes mellitus.

Este hecho se debe a que el diagnóstico clínico de la preeclampsia se basa en la determinación de signos y síntomas no específicos (principalmente, la hipertensión y la proteinuria), que en realidad se presentan en la fase más tardía de la enfermedad. Son variables el grado de hipertensión materna, la presencia o no de proteinuria, los signos y síntomas de daño renal o hepático y afectación neurológica y la presencia o ausencia de alteraciones bioquímicas. Según estas características, se define la gravedad de la enfermedad materna.

La incidencia de este trastorno aumenta con el incremento global de la edad materna, la obesidad, las técnicas de reproducción asistida y la comorbilidad médica que predispone a dicha enfermedad, como la diabetes, la hipertensión y la enfermedad renal. Se estima que afecta a un 1-2 % de los embarazos en este medio. El 75 % de los casos son leves, y el 25 % graves. Los casos de preeclampsia precoz son el 10 % del total.

 En los países desarrollados, la preeclampsia es la segunda causa de mortalidad materna. Cuando se investigan las causas, la falta del diagnóstico o de previsión de acontecimientos adversos se apunta como la causa del desenlace materno, lo que pone en evidencia la falta de buenas herramientas diagnósticas cuando aparece un cuadro sugestivo en la gestación.

Clasificación de los trastornos hipertensivos de la gestación

Según los criterios de la International Society for the Study of Hypertension in Pregnancy de 2018, la *hipertensión arterial (HTA) durante la gestación* se define como la presencia de una presión arterial sistólica ≥ 140 mmHg o presión arterial diastólica ≥ 90 mmHg, en dos tomas separadas al menos por 4 horas en el mismo brazo. Se considera en rango de gravedad si la presión arterial sistólica es ≥ 160 mmHg, y/o la presión arterial diastólica ≥ 110 mmHg.

Se define la presencia de proteinuria como la ausencia de infección de orina y/o contaminación, mediante la medición del cociente proteína/creatinina (P/Cr) ≥ 30 mg/mmol (como primera opción, por su rapidez y sencillez), la presencia de ≥ 300 mg (0,3 g) de proteínas en orina de 24 horas (si se usa orina de 24 horas, se debe solicitar la excreción de creatinina para comprobar que se ha recogido adecuadamente) o ≥ 2+ en tira de orina. Se debe sospechar la presencia de proteinuria significativa cuando presente una proteinuria cualitativa ≥ 1+. Ante la presencia de proteinuria cualitativa ≥ 1+, se recomienda comprobar con un cociente P/Cr de 24 horas. Si P/Cr es ≥ 30, no es necesario comprobar con orina de 24 horas para confirmar el diagnóstico. Una vez ha resultado significativa, no es necesaria su monitorización, dado que aporta poco valor a la estratificación del trastorno, y no se incluye en las consideraciones de preeclampsia grave. La única situación en la que el grado de proteinuria añadiría impacto en el manejo sería en la asociación de síndrome nefrótico; por lo tanto, si el P/Cr > 230 mg/mmol, se realizará proteinuria en orina de 24 horas.

Las pacientes con proteinuria sin hipertensión deben ser seguidas estrictamente para detectar el desarrollo de la preeclampsia o de la patología renal; pero no pueden ser tratadas como si presentaran preeclampsia. Aproximadamente, un 50 % de las mujeres con estas características desarrollarán preeclampsia en el curso de la gestación (**Tablas 10-1** y **10-2**).

IDENTIFICACIÓN DE LOS FACTORES DE RIESGO

Existen varias situaciones o factores de riesgo que se han asociado a un incremento del riesgo de preeclampsia. La esti-

mación del riesgo individual de preeclampsia debe comenzar siempre por una correcta identificación de estos factores.

Los factores de riesgo más relevantes para esta enfermedad son los siguientes (cabe destacar que la magnitud de asociación [los valores de *odds ratio* y riesgo relativo] puede variar en diferentes estudios y poblaciones):

- **Antecedentes familiares de preeclampsia:**
  - La presencia de esta afección en familiares de primer grado (madre, hermana) aumenta el riesgo de desarrollar la enfermedad.
  - La magnitud de asociación (*odds ratio*/riesgo relativo) varía según los estudios, pero se ha informado una *odds ratio* aproximada de 3.
- **Antecedentes personales de preeclampsia:**
  - Las mujeres que la han desarrollado en una gestación previa tienen también un mayor riesgo de desarrollarla nuevamente en embarazos futuros.
  - La magnitud del riesgo se relaciona con la gravedad y precocidad del antecedente; es mayor en casos de preeclampsia grave y precoz. Así, se estima un riesgo relativo aproximado de 8.
- **Edad materna avanzada**:
  - La edad materna avanzada, generalmente considerada como 35 años o más, también se ha asociado a un mayor riesgo de preeclampsia, con una *odds ratio* aproximada de 1,5-2.
  - Cuanto mayor es la edad materna, mayor es el riesgo de preeclampsia.
- **Primigravidez**:
  - El riesgo de preeclampsia es mayor en la primera gestación que en los embarazos sucesivos.
  - La *odds ratio* aproximada es de 2-3.
- **Obesidad materna**. El índice de masa corporal elevado antes del embarazo también se ha asociado a un mayor riesgo de preeclampsia, con una *odds ratio* de 3.

Tabla 10-1. Clasificación de los trastornos hipertensivos de la gestación

Clasificación	Definición	Tipo
HTA crónica	• HTA previa a la gestación o presente en las primeras 20 semanas	• Esencial o primaria • Secundaria: patología renal parenquimatosa, vasculorrenal, tumores suprarrenales, hiperaldosteronismo primario, síndrome de Cushing, coartación de aorta o fármacos, feocromocitoma[a]
HTA gestacional	• HTA de nueva aparición después de las 20 semanas de gestación	• Un 25 % de los casos puede progresar a preeclampsia

Preeclampsia	• HTA de nueva aparición después de las 20 semanas de gestación asociada a al menos uno de los siguientes criterios:
	  – Proteinuria
	  – Disfunción orgánica materna clínica o analítica
	  – Disfunción uteroplacentaria (CIR o ecografías Doppler uterinas patológicos)[b]
		• Sin criterios de gravedad (no presenta disfunción materna)
		• Con criterios de gravedad (presenta criterios de disfunción materna) (v. **Tabla 10-2**)
		• HTA crónica con preeclampsia sobreañadida
		• Eclampsia: aparición de convulsiones
		• Síndrome de HELLP[c]

[a] Aunque es muy infrecuente, el feocromocitoma es importante, ya que puede condicionar un 10 % de mortalidad materna si se retrasa el diagnóstico y el tratamiento.

[b] Disfunción uteroplacentaria. Restricción del crecimiento intrauterino definido como peso fetal estimado por debajo del percentil (p) 3 para la edad gestacional y/o peso fetal estimado < p10 con aumento de resistencia en la arteria umbilical (índice de pulsatilidad Doppler > p95) y/o aumento de resistencia en las arterias uterinas (índice de pulsatilidad medio de las arterias uterinas > p95).

[c] Síndrome de HELLP. Forma grave de preeclampsia. Se define por criterios analíticos: anemia hemolítica más elevación de enzimas hepáticas más plaquetopenia: elevación de transaminasas (valores el doble del límite normal); trombocitopenia (< 100.000/dL; hemólisis (esquistocitosis, elevación de lactato-deshidrogenasa > 600 UI/L, aumento de bilirrubina o disminución de haptoglobina).

CIR: crecimiento intrauterino retardado; HELLP: síndrome con hemólisis, elevación de enzimas hepáticas y descenso de las plaquetas; HTA: hipertensión arterial.

Tabla 10-2. Signos y síntomas de disfunción orgánica materna	
Clínicos	Alteraciones neurológicas (alteraciones visuales persistentes, estupor, cefalea o clonos)
	Epigastralgia o dolor en hipocondrio derecho
	Oliguria (< 30-35 mL/h o < 500 mL/24 h)
Analíticos	Insuficiencia renal (creatinina en sangre ⩾ 90 μmol/L o 1 mg/dL)
	Elevación de transaminasas (valores el doble del límite normal)
	Trombocitopenia (< 100.000/dL)
	Hemólisis (esquistocitosis, elevación de LDH > 600 UI/L, aumento de bilirrubina o disminución de haptoglobina)
	CID (aumento del TP o del dímero D, disminución del fibrinógeno)

CID: coagulación intravascular diseminada; LDH: lactato-deshidrogenasa; TP: tiempo de protrombina.

- **HTA crónica:**
  - El diagnóstico de preeclampsia sobreañadida puede ser complejo, por lo que será importante tener en cuenta las cifras tensionales basales, la aparición de proteinuria *de novo* o la asociación a otras complicaciones sistémicas, principalmente renales, hepáticas y/o neurológicas.
  - El incremento de riesgo se relaciona en parte con la gravedad y el tiempo de evolución de la HTA, con una *odds ratio* aproximada de 4.
- **Diabetes pregestacional o gestacional:**
  - Las mujeres con diabetes pregestacional o las que desarrollan diabetes durante el embarazo también presentan un mayor riesgo de preeclampsia.
  - La magnitud de asociación es de aproximadamente 3-4.
- **Síndrome antifosfolípido:**
  - Es un trastorno autoinmunitario que se caracteriza por la presencia de anticuerpos antifosfolípidos en la sangre.
  - El riesgo relativo de preeclampsia en mujeres con este síndrome varía según el subtipo de anticuerpos antifosfolípidos, pero se ha informado una *odds ratio* aproximada de 4.
- **Lupus eritematoso sistémico:**
  - Es una enfermedad autoinmunitaria crónica que puede afectar a varios sistemas y órganos del cuerpo.
  - En este contexto, el lupus se considera un factor de riesgo debido a la posible complicación llamada *preeclampsia sobreimpuesta al lupus* o *preeclampsia/lupus*.
  - Las mujeres con lupus tienen, por tanto, un mayor riesgo de desarrollar preeclampsia que la población general.
  - Este riesgo dependerá de la gravedad del lupus, por lo que se estima una *odds ratio* de 2-3.
  - Además del riesgo incrementado de preeclampsia, las mujeres con lupus también pueden presentar otras complicaciones, debido a la propia actividad de la enfermedad, así como a la medicación inmunosupresora.
  - Por lo tanto, es esencial que las mujeres con lupus reciban atención prenatal especializada, con controles en unidades expertas en el manejo de embarazos de alto riesgo.
- **Enfermedad renal:**
  - Las mujeres con enfermedad renal crónica tienen también un mayor riesgo de desarrollar preeclampsia durante el embarazo.
  - El incremento de riesgo dependerá del tipo de patología renal, de la gravedad de esta y del tiempo de evolución.
  - Se estima una *odds ratio* aproximada de 2-3.
- **Gestación múltiple.** El riesgo de preeclampsia en la gestación múltiple es tres o cuatro veces superior al de la gestación única.

Estos son algunos de los factores de riesgo conocidos para la preeclampsia. Existen también otros (como las técnicas de reproducción asistida o ser de etnia negra), que deberán tenerse en cuenta. Sin embargo, es importante considerar que estos factores no garantizan el desarrollo de la enfermedad. Además, algunos factores de riesgo pueden no ser detectados o reconocidos en la evaluación inicial. Por ello, es importante realizar anamnesis completas y dirigidas a detectarlos. Por otra parte, las mujeres sin ninguno de estos factores también pueden desarrollar esta afección médica. De hecho, en un porcentaje significativo de casos de preeclampsia, no se identifican factores de riesgo conocidos, lo que ocurre aproximadamente en un 25-30 % de los casos. Esto se debe a que se trata de una afección multifactorial, cuyo origen aún no se comprende completamente. Se cree que su fisiopatología se debe a la interacción entre factores genéticos, placentarios, inmunitarios y vasculares.

 Considerando únicamente los factores de riesgo, es posible identificar a un 40 % de las mujeres que acabarán desarrollando una preeclampsia. Por ello, es importante incluir otras variables en dicha estimación.

MÉTODOS DE CRIBADO DE PREECLAMPSIA

Hay que diferenciar entre el cribado del primer trimestre, el del segundo trimestre y el de la gestación gemelar.

Cribado de primer trimestre

La preeclampsia es, como se ha visto, una enfermedad propia de la gestación con un importante impacto materno y neonatal, tanto a corto como a largo plazo. Hasta ahora, la práctica clínica habitual ha consistido en realizar un diagnóstico precoz de la enfermedad en las visitas antenatales mediante la determinación de la presión arterial y la proteinuria cualitativa en todas las gestantes. Definir un sistema de cribado efectivo en el primer trimestre que permita una identificación precoz de las gestantes con un riesgo elevado de desarrollar preeclampsia permitiría evitar exploraciones y visitas innecesarias a las de bajo riesgo, así como mejorar e individualizar el manejo y seguimiento de las pacientes de alto riesgo.

El cribado clásico de preeclampsia consiste en realizar una correcta anamnesis para identificar los factores de riesgo. Así, se lograría identificar al 40 % de las gestantes que la desarrollarán. Sin embargo, dicha aproximación presenta dos inconvenientes importantes: por una parte, la tasa de falsos positivos puede ser muy elevada, dependiendo de los factores de riesgo considerados y su prevalencia en la población (baja especificidad); por otra, una gran proporción de mujeres que tendrán preeclampsia no se podrán identificar (baja sensibilidad).

Por ello, se recomienda incluir otras variables en el cribado. Si se añade, por ejemplo, la medición de la presión arterial en el primer trimestre, se logrará identificar a un 60 % de las mujeres que desarrollarán preeclampsia. Si además se incluye la valoración del eco-Doppler de las arterias uterinas en primer trimestre (índice de pulsatilidad medio), este porcentaje aumenta al 70-80 %. Finalmente, si se incorporan también marcadores bioquímicos (proteína A placentaria asociada al embarazo y/o PlGF), se puede alcanzar una tasa de detección del 80-90 %.

Recientemente, se han definido múltiples sistemas de cribado multivariado de preeclampsia, que tienen en cuenta todos los factores mencionados. El algoritmo que mejor rendimiento ha demostrado es el de la Fetal Medicine Foundation (basado en riesgos competitivos), con tasas de detección del 75 % para la preeclampsia pretérmino (< 37 semanas) y del 90 % para la preeclampsia precoz (< 32 semanas), con un 10 % de falsos positivos. Sin embargo, existen otros dos sistemas multivariantes de cribado en el primer trimestre que se han descrito en este medio, con rendimientos similares al de la Fetal Medicine Foundation. Uno de ellos es el del Hospital Clínico de Barcelona, basado en regresión logística, y otro es el de SsdwLab, basado en curvas gaussianas.

Como se ha visto, el cribado multivariante en el primer trimestre presenta resultados netamente superiores a los obtenidos mediante un cribado basado únicamente en los factores de riesgo maternos, que únicamente permite identificar un 40 % de las gestantes que desarrollarán preeclampsia. Además, estos resultados han sido validados externamente en estudios realizados con diferentes poblaciones. A la vista de estos datos, numerosas sociedades científicas, incluida la Sociedad Española de Ginecología y Obstetricia en su guía de 2020, recomiendan el cribado universal de preeclampsia precoz en el primer trimestre utilizando un sistema de cribado multivariante que incluya factores maternos, presión arterial, eco-Doppler de las arterias uterinas y marcadores bioquímicos. De hecho, en su último *committee report* (2019), la Federación Internacional de Ginecología y Obstetricia también recomienda el cribado universal de preeclampsia en la gestación única. Es importante destacar que los sistemas de cribado actuales han demostrado una buena tasa de detección para la preeclampsia precoz, pero no para la tardía. Por este motivo, se realizará únicamente cribado de la precoz.

Uno de los puntos más controvertidos en la actualidad respecto al cribado de preeclampsia es qué marcador bioquímico incluir. Entre los descritos, se encuentran la proteína A placentaria asociada al embarazo y el PlGF. En términos de su utilidad relativa, no hay una respuesta definitiva sobre cuál de ellos es mejor. La elección depende de varios factores, como las características de la población y la disponibilidad de recursos y pruebas en un entorno clínico específico. Sin embargo, se acepta que los modelos que incorporan PlGF pueden presentar tasas de detección discretamente superiores a los que incorporan únicamente proteína A placentaria asociada al embarazo.

Es posible determinar los marcadores en el mismo momento en que se realiza la analítica de aneuploidias (edad gestacional recomendada: 9-10 semanas de gestación). Aun así, el momento dependerá del marcador utilizado y de la organización de cada contexto clínico; se puede realizar la determinación hasta las 14 semanas de gestación.

En este contexto, emerge una tercera posibilidad basada en el uso contingente del PlGF. Esta estrategia consiste en realizar el cribado universal con proteína A placentaria asociada al embarazo, ya disponible del cribado de aneuploidias, y analizar PlGF únicamente en un subgrupo de pacientes con riesgo intermedio de preeclampsia. Los resultados de este modelo parecen prometedores, con tasas de detección similares a las de los sistemas que incorporan el PlGF de forma universal. Sin embargo, estos datos deberán confirmarse en poblaciones más amplias.

 Se considera de elección realizar cribado de preeclampsia precoz en el primer trimestre, utilizando un modelo multivariante que incluya factores maternos, presión arterial, eco-Doppler de las arterias uterinas y marcadores bioquímicos. El sistema utilizado deberá ajustarse a las características del entorno clínico en el que se realice el cribado.

Cribado de segundo trimestre

A toda gestante que acuda a la primera visita obstétrica después de las 14 semanas de gestación y a quien no se le haya podido realizar el cribado del primer trimestre, se recomienda realizar cribado de preeclampsia mediante factores de riesgo maternos e índice medio de pulsatilidad de arterias uterinas en la ecografía del segundo trimestre.

Se considerará que las pacientes tienen un alto un riesgo de preeclampsia si cumplen uno de los siguientes criterios:

- Criterio del National Institute for Health and Care Excellence (NICE) de alto riesgo. Según la guía NICE de hipertensión durante la gestación, las mujeres que tienen un riesgo aumentado de preeclampsia son las que tienen un factor de alto riesgo o más de un factor de riesgo moderado:
  - **Factores de alto riesgo**:
    - Patología hipertensiva en la gestación previa.
    - Hipertensión crónica.
    - Patología renal crónica.
    - Patología autoinmunitaria (lupus eritematoso sistémico o síndrome antifosfolipídico).
    - Diabetes mellitus tipo 1 o tipo 2.
  - **Factores de riesgo moderado**:
    - Nuliparidad.
    - Edad materna ≥ 40 años.
    - Período intergenésico > 10 años.
    - Índice de masa corporal ≥ 35.
    - Gestación múltiple.
    - Antecedentes familiares de preeclampsia.
- Índice de pulsatilidad de las arterias uterinas superior al percentil 95 en la ecografía del segundo trimestre.

La sensibilidad del índice de pulsatilidad de las arterias uterinas para detectar preeclampsia en el segundo trimestre es del 41 %. Las pacientes que cumplen al menos uno de los criterios NICE de alto riesgo tienen una incidencia de preeclampsia precoz del 4-6,5 %.

Cribado en la gestación gemelar

La incidencia de preeclampsia es tres o cuatro veces superior a la de la gestación única. El cribado descrito previamente puede aplicarse también en gestaciones gemelares, y obtiene elevadas tasas de detección, a expensas de una mayor tasa de falsos positivos. El grupo de la Fetal Medicine Foundation presentó en 2017 un trabajo en el que, para un punto de corte de 1 en 75 para preeclampsia pretérmino según su algoritmo, la tasa de detección fue del 77 %, para una tasa de falsos positivos del 13 %. Sin embargo, no existe por ahora una evidencia clara respecto a la conducta que se ha de seguir en estos casos.

Control de calidad del cribado

En caso de implementar un sistema de cribado, será imprescindible aplicar medidas específicas para el control de calidad de este.

Entre las variables que se han de recoger, se deberían incluir las siguientes:

- Número de cribados de preeclampsia precoz calculados en gestaciones únicas y gemelares.
- Tasa de embarazadas identificadas de alto riesgo de preeclampsia en ambos casos.
- Cumplimiento del tratamiento: tasa de embarazadas con cribado de alto riesgo y que siguen el tratamiento recomendado con ácido acetilsalicílico (AAS) 150 mg/día por la noche, hasta la semana 36 de la gestación.
- Evaluación de la adherencia al tratamiento y de los efectos secundarios de este en las embarazadas con cribado de alto riesgo y en aquellas a quienes se haya indicado tratamiento profiláctico con AAS.
- Evaluación de los resultados del cribado con relación a los resultados perinatales, tanto para gestación única como para gestación múltiple (tasa de detección, sensibilidad, especificidad, tasa de falsos positivos, tasa de falsos negativos, valor predictivo positivo y valor predictivo negativo).
- Control de calidad de las variables incluidas en el cribado (análisis de los múltiplos de la mediana de las variables cuantitativas, presión arterial media, eco-Doppler de arterias uterinas, marcadores bioquímicos).

MANEJO DE LAS GESTANTES CON ALTO RIESGO DE PREECLAMPSIA

En el manejo de las gestantes con alto riesgo de preeclampsia intervienen dos factores: *a)* el control de la adherencia y el seguimiento frente a la posible aparición de efectos indeseados o secundarios de la medicación; y *b)* el seguimiento obstétrico.

Profilaxis con ácido acetilsalicílico

A las pacientes de menos de 16 semanas de gestación con un riesgo alto de preeclampsia precoz, se les recomendará un tratamiento profiláctico con AAS 150 mg/día, con las siguientes indicaciones:

- Administración nocturna.
- Inicio antes de las 16 semanas.
- Duración del tratamiento hasta las 36 semanas.

El AAS en dosis bajas es un fármaco con demostrada seguridad durante la gestación, tanto para la madre como para el feto.

No obstante, existen situaciones concretas en las que el uso del AAS puede ser controvertido, algunas de las cuales se exponen a continuación.

Alergia al AAS. En caso de sensibilidad o alergia al AAS, no se dispone actualmente de ninguna alternativa eficaz. Por lo tanto, no se podrá indicar por ahora ninguna otra opción terapéutica en estos casos. De todos modos, la contraindicación es formal para los casos de alergia confirmada, por lo que es imprescindible realizar una anamnesis completa y adecuada en estas situaciones. Respecto a la posibilidad de desensibilización al AAS durante la gestación, hay que tener en cuenta que el tiempo mínimo para conseguir este efecto es de 3 meses. Por otra parte, el tratamiento de desensibilización tiene algunos riesgos (hay que administrar AAS en dosis crecientes, etc.). Por lo tanto, es muy importante individualizar la indicación de desensibilización durante la gestación.

Asma. La incidencia de asma en las gestantes es de aproximadamente un 5-10 %. La sintomatología del asma puede aumentar durante la gestación, así como el número de exacerbaciones de la enfermedad. El asma grave que requiere tratamiento de base con corticoides tiene también más riesgo de complicaciones obstétricas. Por lo tanto, en la paciente asmática, se recomienda un buen control de su enfermedad de base. Por otro lado, el tratamiento con AAS en pacientes asmáticas está habitualmente desaconsejado, ya que el riesgo de crisis asmáticas en caso de tratamiento con antiinflamatorios no esteroideos es de un 5-7 %; esta cifra puede aumentar hasta el 10-15 % si se trata de un asma grave. No hay acuerdo claro sobre si el tratamiento con AAS debe contraindicarse en la gestante asmática con alto riesgo de preeclampsia. Por lo tanto, habrá que individualizar el riesgo-beneficio del tratamiento en estos casos. Se recomienda realizar una anamnesis adecuada que incluya lo siguiente: *a)* si precisa de un tratamiento de base para el asma o si precisa únicamente un tratamiento bajo demanda; *b)* el número de crisis o exacerbaciones en el último año y la evolución de estas; y *c)* si ha tomado anteriormente AAS o antiinflamatorios no esteroideos, y si este tratamiento ha desencadenado alguna exacerbación del asma o ha sido bien tolerado.

Trastornos de la coagulación. El AAS prolonga el tiempo de sangrado si su administración es superior a 4 días. Por lo tanto, en pacientes con trastornos de la coagulación, está completamente contraindicado el tratamiento con este fármaco. Algunas de estas situaciones podrían ser alteraciones hepáticas graves, el déficit de vitamina K y la enfermedad de Von Willebrand.

Medicación concomitante. En las pacientes que tomen medicación concomitante (como heparina, antagonistas del calcio, nitratos o carbamazepina), el efecto del AAS puede ser aditivo. Por lo tanto, se recomienda individualizar según la relación riesgo-beneficio esperable en estas pacientes. Si el riesgo de preeclampsia es muy elevado (tanto por el riesgo en el cribado multivariante como por antecedentes), se podrá valorar el inicio de la profilaxis con AAS, realizando controles de la función plaquetaria (agregación) y recuentos seriados, especialmente en las primeras semanas de tratamiento. Además, se recomienda precaución en el caso de las pacientes en tratamiento concomitante con glucocorticoides, antagonistas de la aldosterona e inhibidores selectivos de la recaptación de serotonina.

Gastritis y alteraciones digestivas. El AAS está contraindicado en caso de úlcera péptica, infección por *Helicobacter pylori* no tratada y antecedentes de sangrado digestivo. En caso de molestias digestivas asociadas al tratamiento con AAS en gestantes sin contraindicación para este, se podrá indicar un tratamiento protector con esomeprazol 40 mg/día, que presenta un buen perfil de seguridad durante la gestación.

Patología renal (con HTA o sin ella). El AAS realiza una inhibición muy débil de las prostaglandinas renales, en especial si se utiliza en dosis bajas; por otro lado, en bajas dosis, no afecta a la función renal ni al control de la presión arterial. La coexistencia de una patología renal no se considera una contraindicación para el tratamiento con este fármaco en dosis bajas en las pacientes con alto riesgo de preeclampsia.

Gestación y enfermedad por coronavirus de 2019. Las recomendaciones actuales aconsejan mantener el tratamiento con AAS en gestantes diagnosticadas de infección por coronavirus 2 del síndrome respiratorio agudo grave, dado que este medicamento no se asocia a una peor evolución de la enfermedad ni a un incremento de sus complicaciones.

 Considerando la gravedad de una preeclampsia precoz y la eficacia demostrada del tratamiento con AAS en gestantes de alto riesgo, se recomienda individualizar la indicación del tratamiento con este fármaco en las gestantes asmáticas. Esta individualización se hará teniendo en cuenta los siguientes factores: la gravedad de la enfermedad de base, las experiencias previas en caso de toma de AAS o antiinflamatorios no esteroideos y el número y la gravedad de las exacerbaciones del asma (asociadas o no a tratamiento con AAS o antiinflamatorios no esteroideos).

Ácido acetilsalicílico en otras situaciones especiales

En las mujeres con cribado de segundo trimestre, no se recomienda iniciar el tratamiento profiláctico con AAS más allá de las 16 semanas, dado que no se ha demostrado su eficacia en caso de inicio tardío del tratamiento y que, en cambio, podría incrementar el riesgo de algunas complicaciones obstétricas.

Existen muy pocos estudios que evalúen la eficacia del AAS para la prevención de la preeclampsia en la gestación múltiple, aunque existe cierta evidencia que sugiere que sí podría ser de utilidad. Aun así, no hay acuerdo sobre la magnitud del efecto protector.

En caso de realizar cribado de preeclampsia, sería recomendable utilizar un sistema multivariante, incluyendo la variable de gestación múltiple en el *software* de cribado. En caso de resultado de alto riesgo, se seguirá la misma pauta terapéutica que en la gestación única.

 En las mujeres con riesgo alto de preeclampsia, se recomienda un tratamiento preventivo con AAS en dosis bajas (150 mg/24 horas), que debe administrarse diariamente por la noche. El tratamiento ha de iniciarse antes de las 16 semanas y continuarse hasta las 36 semanas de gestación.

Controles de la gestación en alto riesgo de preeclampsia

En el manejo de las gestantes con alto riesgo de preeclampsia, intervienen dos factores importantes. En primer lugar, el control de la adherencia y el seguimiento frente a la posible aparición de efectos indeseados o secundarios de la medicación. En segundo lugar, el seguimiento obstétrico para destacar la aparición de la enfermedad y el control del crecimiento fetal. Sin embargo, no hay acuerdo unánime respecto a qué estrategia de seguimiento es preferible en estas mujeres.

Considerando los potenciales objetivos del control obstétrico en estos casos, se proponen los siguientes controles obstétrico-ecográficos:

- A las 15-16 semanas, seguimiento telefónico o presencial a las pacientes, con el fin de confirmar la correcta adherencia al tratamiento, valorar posibles efectos no deseados y resolver las dudas que puedan tener.
- A las 20-22 semanas, control de las arterias uterinas (que se realiza en el mismo de la ecografía morfológica). En caso de uterinas alteradas, se programa un nuevo control a las 24-25 semanas. Control materno de peso y presión arterial.
- A las 28-29 semanas, control de crecimiento fetal y eco-Doppler fetomaterno. Control materno de peso, presión arterial y proteinuria.
- A las 34-36 semanas, control de crecimiento fetal y eco-Doppler fetomaterno. Control materno de peso, presión arterial y proteinuria.

Si en algún control ecográfico se detecta un crecimiento fetal restringido o se diagnostica una preeclampsia, se seguirán los controles definidos en el protocolo de CIR y/o de preeclampsia según sea el caso.

PRONÓSTICO Y DIAGNÓSTICO DE PREECLAMPSIA. UTILIZACIÓN DEL COCIENTE SFLT-1/PLGF

Si el cociente sFlt1/PlGF es inferior a 38, el valor predictivo negativo de desarrollar preeclampsia en menos de una semana es del 99,3 % (intervalo de confianza del 95 %: 97,9-99,9); con un 80,0 % de sensibilidad (intervalo de confianza del 95 %: 51,9 y un 95,7) y 78,3 % de especificidad (intervalo de confianza del 95 %: 74,6-81,7), y en 4 semanas del 94,3 %. La implementación de la ratio sFlt1/PlGF ha demostrado reducir ingresos hospitalarios y se ha incorporado en la guía NICE como una opción eficiente en pacientes con sospecha clínica de preeclampsia.

Si el cociente sFlt-1/PlGF es superior a 38, la posibilidad para el desarrollo de resultado adverso es del 63 % (valor predictivo positivo del 63,2 % [intervalo de confianza del 95 %: 28,6-46,4]). Las pacientes con una ratio sFlt-1/PlGF > 38 presentan una duración menor de la gestación. En estos casos, se recomienda incrementar la vigilancia y el tratamiento adecuados, tanto materno como fetal, para intentar reducir los resultados adversos maternos y fetales (nivel de evidencia alta y nivel de recomendación alta) (**Tablas 10-3** y **10-4**).

Tabla 10-3. Sospecha clínica de preeclampsia: algoritmo para la determinación del cociente sFlt-1/PlGF

Pacientes que cumplan uno o más de los siguientes criterios (nivel de evidencia alta, grado de recomendación alta)

Determinación de presión arterial elevada (sistólica ⩾ 140 mmHg y/o diastólica ⩾ 90 mmHg) en dos ocasiones

Agravamiento de hipertensión arterial preexistente

Nueva aparición de proteína en la orina

Agravamiento de proteinuria preexistente en el caso de patología renal previa

Síntomas relacionados con preeclampsia: dolor epigástrico, edema excesivo (cara, manos, pies), dolor de cabeza, alteraciones visuales, aumento repentino de peso (> 1 kg/semana en el tercer trimestre)

Hallazgos relacionados con preeclampsia: plaquetas bajas (< 100.000/µL), transaminasas hepáticas elevadas (×2 superior al límite de la normalidad), restricción del crecimiento intrauterino, perfusión uterina anormal detectada por eco-Doppler con el índice de pulsatilidad media > p95 en el segundo trimestre y/o tercer trimestre, especialmente si es persistente a las 24-28 semanas

Cociente sFlt-1/PlGF: cociente tirosina-cinasa 1/factor de crecimiento placentario.

MANEJO DE LA PREECLAMPSIA SIN CRITERIOS DE GRAVEDAD

El objetivo principal en el momento del diagnóstico es establecer el riesgo y detectar la progresión del cuadro hacia preeclampsia grave o complicaciones fetales. Se debe tener en cuenta que la evolución de la enfermedad puede ser rápida y que el tratamiento es la finalización de la gestación.

La presencia de al menos uno de los siguientes datos catalogará a la paciente como preeclampsia grave:

- Presión arterial ≥ 160 mmHg o presión arterial diastólica ≥ 110 mmHg con la paciente en reposo. Cifras de presión arterial sistólica > 180 mmHg o presión arterial diastólica > 120 mmHg en dos ocasiones separadas por 30 minutos ya son diagnósticas de HTA grave. El Colegio Americano de Obstetras y Ginecólogos admite que, si se inicia rápidamente el tratamiento antihipertensivo, no es necesario volver a demostrar que la presión arterial está por encima de 160/110 mmHg.
- Pródromos de eclampsia persistentes: hiperreflexia con clonos o cefalea intensa o alteraciones visuales o estupor o epigastralgia o dolor en hipocondrio derecho.
- Oliguria: ≤ 500 mL en 24 horas o < 90 mL/3 horas o insuficiencia renal (creatinina sérica > 1,02 mg/dL).
- Aspartato-transaminasa o alanina-transaminasa dos veces el límite superior de la normalidad.
- Trombocitopenia (< 100.000/µL).
- Hemólisis (presencia de esquistocitos en frotis de sangre periférica, lactato-deshidrogenasa > 600 UI/L, haptoglobina < 0,8 g/L).
- Alteración de las pruebas de coagulación.

Tabla 10-4. Aplicación clínica del cociente sFlt-1/PlGF

Cociente sFlt-1/PlGF (FP/FT)	Interpretación	Tiempo hasta el parto (FP)	¿Qué debe hacerse?
Bajo: < 38	Descartar PE: 1 semana: VPN ≈ 99 % 4 semanas: VPN ≈ 95 %	Sin modificar	• Tranquilizar a la paciente • No se necesitan más determinaciones (a menos que aparezca una nueva sospecha)
Intermedio: 38-85/38-110	Riesgo de PE: 4 semanas: VPP ≈ 40 %	El 20 % de las mujeres siguen embarazadas después de 1 mes	• Visita de seguimiento y repetición de la prueba en 1-2 semanas • Educación de la madre sobre los signos y síntomas de la PE
Alto: > 85/> 110	Es muy probable el diagnóstico de PE (o trastorno relacionado con la insuficiencia placentaria)	El 15 % de las mujeres siguen embarazadas después de 2 semanas	• Seguimiento intensivo maternofetal • Fase pretérmino: considerar la remisión a un centro especializado/maduración parenquimatosa fetal • Fase a término: considerar la inducción del parto
Muy alto: > 655/> 201	Son muy probables las complicaciones a corto plazo y la necesidad del parto	El 30 % de las mujeres siguen embarazadas después de 2 días	• Estrecha vigilancia, curas semiintensivas obstétricas • FP: administración de maduración pulmonar fetal

Resumen de las recomendaciones para el uso del cociente sFlt-1/PlGF en mujeres con signos y síntomas de preeclampsia sobre la base de la opinión de expertos en el uso de marcadores angiogénicos.
Cociente sFlt-1/PlGF: cociente tirosina-cinasa 1/factor de crecimiento placentario; FP: fase precoz (< 34 semanas de gestación); FT: fase tardía (⩾ 34 + 0 semanas de gestación); PE: preeclampsia; VPN: valor predictivo negativo; VPP: valor predictivo positivo.

Controles clínicos

Si la paciente no cumple ninguno de los criterios, se catalogará como preeclampsia sin criterios de gravedad.

Los controles recomendados en este caso son:

- Ingreso:
  - No es necesario si de forma ambulatoria se consigue un control adecuado.
  - Puede considerarse, sobre todo al inicio (24-48 horas), para mejor filiación diagnóstica y de su gravedad, así como para estabilizar la presión arterial. Sobre todo, en entornos donde no tengan cociente sFlt-1/PlGF.
  - Hay que tener muy en cuenta la accesibilidad de la paciente al hospital adecuado, su grado de adherencia a las recomendaciones y su situación social.
- Reposo relativo. No ha demostrado que mejore el pronóstico de la enfermedad; sin embargo, la experiencia clínica de la mayoría de los grupos indica que el reposo relativo puede mejorar la retención hídrica y la perfusión fetal. (Nivel de evidencia bajo, grado de recomendación débil).
- Valoración del bienestar fetal: ecografía, valoración del peso fetal estimado, líquido amniótico, eco-Doppler fetoplacentaria y registro cardiotocográfico si > 28 semanas.
- Dieta habitual (normocalórica, normosódica, normoproteica).
- Analítica de estudio inicial (ionograma, hemograma, función renal, función hepática, lactato-deshidrogenasa, coagulación, ratio P/Cr).
- La determinación de la proteinuria solo se realizará al diagnóstico, no se recomiendan determinaciones seriadas.
- Determinación de ratio de sFlt-1/PlGF; si el cociente es < 85/110, se mantiene conducta expectante:
  - Control en consultas externas una vez a la semana.
  - Control del crecimiento fetal cada 15 días.
  - Registro cardiotocográfico semanal.
  - Eco-Doppler según peso fetal estimado; si es pequeño para la edad gestacional o hay CIR, se sigue el protocolo.
  - Control de presión arterial de forma ambulatoria al menos tres veces al día cada 2 horas.
  - Analítica dos veces a la semana.
  - Control semanal de cociente.
- Si la ratio sFlt-1/PlGF es > 85/110, hay que:
  - Valorar el ingreso según la situación clínica y los criterios de riesgo; se puede llevar también un control ambulatorio o por el hospital de día cada 48-72 horas.
  - Maduración pulmonar fetal si < 35 semanas.
  - Controlar la presión arterial al menos tres veces al día.
  - Valorar las analíticas cada 48/72 horas.
  - Controlar semanalmente la ratio.

Tratamiento hipotensor

El tratamiento hipotensor no está indicado en la mayoría de los casos por debajo de los criterios de hipertensión grave (< 160/110 mmHg). Los estudios aleatorizados al respecto no muestran mejor pronóstico en el caso de dar tratamiento en la preeclampsia leve. Además, se ha visto que puede empeorar la situación fetal, al disminuir el flujo placentario. El manejo expectante parece más adecuado, ya que permite valorar la progre-

sión de la enfermedad. Sin embargo, se debe valorar cada caso: en pacientes con presión arterial sistólica de 150-159 mmHg y presión arterial diastólica de 100-109 mmHg de forma persistente, se podría iniciar tratamiento por vía oral en dosis bajas. El objetivo del tratamiento es conseguir presiones arteriales de 140-145/90-95 mmHg. (Nivel de evidencia IV, grado de recomendación C).

Véanse los tratamientos antihipertensivos de elección (**Tabla 10-5**); se administra labetalol como primera opción terapéutica y se evitan descensos importantes de la presión arterial.

Finalización del parto en la preeclampsia sin criterios de gravedad

En la preeclampsia sin criterios de gravedad, la finalización de la gestación debe programarse a partir de las 37 semanas. La vía preferible del parto es la vaginal. (Nivel de evidencia alta, grado de recomendación alto).

El estudio HYPITAT (llamado así por las siglas de Hypertension and Preeclampsia Intervention Trial At Term) demostró que la finalización de la gestación en caso de preeclampsia leve a las 37 semanas reducía la morbilidad materna respecto a la conducta expectante (riesgo relativo: 0,71; intervalo de confianza del 95 %: 0,59-0,86; valor $p < 0,0001$). La edad gestacional al parto fue 1,2 semanas menor; y la tasa de cesáreas fue menor en el grupo de finalización de la gestación. Este estudio también demostró que la actitud activa no empeoraba los resultados neonatales y reducía los costes económicos.

El estudio PHOENIX es un estudio multicéntrico realizado en el Reino Unido que incluyó a 901 mujeres. El protocolo incluye en el grupo de manejo activo la maduración parenquimatosa fetal con corticosteroides; y a las 48 horas, inducción del parto o cesárea electiva, según las condiciones obstétricas. En este estudio, se confirma que el riesgo de complicaciones maternas es menor en el grupo con conducta activa (riesgo relativo: 0,86; intervalo de confianza del 95 %: 0,79-0,94; valor $p = 0,0005$), con una menor evolución a preeclampsia grave y una mayor tasa de parto vaginal. Es importante subrayar que, en las mujeres en conducta expectante, tan solo se prolongó 3 días más la gestación; sin embargo, en este corto período, en un 75 % de los casos progresará la enfermedad; estos casos fueron clasificados como preeclampsia grave, lo que comportó una mayor tasa de cesáreas y morbilidad materna. También se constata que, en el grupo con manejo activo, la necesidad de ingreso en la unidad de cuidados intensivos neonatales es mayor (riesgo relativo: 1,26; intervalo de confianza del 95 %: 1,08-1,47; valor $p = 0,0034$); sin embargo, los neonatos en este grupo no presentaron mayor tasa de complicaciones ni necesidad de soporte respiratorio, y la estancia en la unidad de cuidados intensivos neonatales fue similar en ambos grupos. Es más, la evaluación de los costes confirma que la conducta activa supone un ahorro por paciente.

 En las mujeres con preeclampsia sin criterios de gravedad, un 75 % progresa hacia la preeclampsia grave; los beneficios del neonato no compensan el riesgo materno.

Tabla 10-5. Antihipertensivos orales

Fármaco	Dosis por vía oral (mg/día)	Intervalo	Dosis máxima	Contraindicaciones	Comentarios
Labetalol (Trandate® 100 mg o 200 mg)	100-2.400	6-8-12 h	2.400 mg/día	Asma, ICC, bradicardia materna, BAV de 2º-3er grado	• Efectos secundarios: cefalea, temblor, hiperreactividad bronquial, bradicardia fetal
Nifedipino (Adalat retard® 20 mg o Adalat Oros® 30 mg o 60 mg)	10-60	*Retard*: 12 h	2.400 mg/día	*Shock* cardiovascular, IAM reciente o angina inestable	• No asociar con sulfato de magnesio por riesgo de hipotensión brusca • Efectos secundarios: cefalea, edema periférico, palpitaciones
Alfa-metildopa (Aldomet® 250 mg o Aldomet forte® 500 mg)	250-3.000	8-12 h	3 g/día	Hepatitis aguda, cirrosis activa, feocromocitoma	• Suspender en menos de 48 h posparto • Efectos secundarios: cefalea, depresión, somnolencia
Hidralacina (Hydrapres® 25 mg o 50 mg)	25-200	6-8-12 h	200 mg/día	Taquicardia, enfermedad coronaria, cardiopatía, IMAO	• Efectos secundarios: cefalea, sofocos, palpitaciones
Hidroclorotiacida (Hidrosaluretil® 50 mg o Esidrex® 25 mg)	12,5-25	24 h	50 mg/día	En PE por la reducción del volumen plasmático	• Se pueden usar durante la gestación en pacientes con HTA crónica que ya lo estén tomando • Efectos secundarios: depleción de volumen, aumento de ácido úrico

BAV: bloqueo auriculoventricular; HTA: hipertensión arterial; IAM: infarto agudo de miocardio; ICC: insuficiencia cardíaca congestiva; IMAO: inhibidores de la monoaminooxidasa; PE: preeclampsia.

En un estudio más reciente, Peguero *et al.* demuestran que el uso de factores angiogénicos es útil para distinguir un subgrupo de estas pacientes que progresan hacia preeclampsia grave, y que se benefician de una actitud de finalización activa sin empeorar los resultados perinatales. Por lo tanto, se ha incluido en el algoritmo de decisión que, con una ratio sFlt-1/PlGF > 110, se aconseja la finalización a partir de las 34 semanas en las pacientes con preeclampsia sin criterios de gravedad.

Control intraparto en la preeclampsia sin criterios de gravedad

Aproximadamente, el 10-15 % de las mujeres con preeclampsia sin criterios de gravedad desarrollarán signos de preeclampsia grave durante el parto.

El control intraparto consiste en:

• Control de presión arterial cada 60 minutos.
• Control del aporte de líquidos a 2.000 mL en 24 horas (80 mL/hora): el balance hídrico debe monitorizarse de forma intensa para evitar una administración excesiva.
• Inducción mediante prostaglandinas/oxitocina/métodos mecánicos.
• La anestesia peridural es deseable, ya que mejora la HTA y permite actuar más rápido en caso de emergencia.
• Monitorización cardiotocográfica fetal continua.

MANEJO DE LA PREECLAMPSIA GRAVE

Clínicamente, la preeclampsia grave suele evolucionar hacia la progresión de la enfermedad con riesgo de empeoramiento del estado maternofetal.

Manejo clínico de la preeclampsia grave en actitud expectante

Siempre que se diagnostique preeclampsia grave por encima de las 34 semanas de gestación, se recomienda la finalización de la gestación previa maduración pulmonar fetal si la edad gestacional es menor de 34 semanas (nivel de evidencia alta, grado de recomendación alto).

Antes de las 34 semanas, hay evidencia de que el manejo expectante mejora el pronóstico neonatal sin empeorar el pronóstico materno (nivel de evidencia alta, grado de recomendación alto). Sin embargo, como el único beneficio de la conducta expectante es para el neonato, no se debe ofrecer en las pacientes que debutan con la enfermedad antes del límite de la viabilidad.

Para conseguir una prolongación de la gestación evitando al máximo la morbilidad materna, se requiere una vigilancia intensiva del bienestar materno y fetal, en una unidad obstétrica intensiva y una unidad de cuidados intensivos neonatales para atender la prematuridad del recién nacido, que permita los siguientes cuidados:

- Reposo relativo.
- Dieta normoproteica, normosódica y normocalórica.
- Control de presión arterial cada hora, excepto de noche que si está correcta se puede realizar cada 4-6 horas para permitir el descanso nocturno.
- Diuresis horaria mediante sonda de Foley y balance hídrico cada 24 horas.
- Si hay estabilización del cuadro, diuresis > 40 mL/hora e implicación por parte de la paciente, podría plantearse micción espontánea y cuantificación de diuresis en copa.
- Control diario del peso.
- Control de sintomatología materna y reflejo rotuliano cada 8 horas.
- Analítica cada 24 horas. Hemograma y fórmula, función hepática (transaminasas, lactato-deshidrogenasa), función renal (creatinina, ácido úrico, urea y aclaramiento de creatinina) y pruebas de coagulación. Si la lactato-deshidrogenasa está aumentada, hay presencia de esquistocitos.
- Determinación semanal del cociente sFlt-1/PlGF (nivel de evidencia bajo, grado de recomendación bajo).
- La proteinuria cuantitativa solo se realizará en el diagnóstico; no es necesaria la monitorización, excepto en caso de sospecha de síndrome nefrótico: es importante descartarlo, puesto que, si está presente, hay que anticoagular.
- Monitorización cardiotocográfica fetal por encima de las 26-28 semanas cada 12 horas. La variabilidad puede disminuir en presencia de tratamiento con sulfato de magnesio.
- Ecografía obstétrica: valoración del crecimiento fetal semanal, líquido amniótico y fluxometría Doppler de la arteria umbilical, la arteria cerebral media y el índice de pulsatilidad del conducto venoso. Si el feto presenta CIR, el manejo será según indique el protocolo.
- Maduración pulmonar parenquimatosa fetal (nivel de evidencia alto, grado de recomendación alto).
- Cultivos de estreptococo del grupo B si > 32 semanas.
- Profilaxis antitrombótica con heparina de bajo peso molecular en dosis profilácticas.
- Monitorización hemodinámica en casos seleccionados:
  - Se indicará monitorización de la presión arterial invasiva en caso de inestabilidad hemodinámica o toma repetida de muestras de sangre arterial (preferentemente en la arteria radial).
  - Se indicará monitorización de la presión venosa central si hay oliguria (< 500 mL/24 horas) o si el balance de líquidos positivo es > 500 mL/24 horas durante 48 horas y se aumentan 1,5 kg en 1 semana, y hay signos iniciales de complicaciones graves, como el edema agudo de pulmón o la insuficiencia cardíaca.
- Monitorización respiratoria: saturación de oxígeno, frecuencia respiratoria.
- Radiografía de tórax ± ecografía pulmonar ± gasometría arterial si hay signos de insuficiencia respiratoria. Indicación de oxigenoterapia y necesidad de soporte ventilatorio según evolución.
- Fluidoterapia. Se debe contabilizar la ingesta oral de líquidos y las aportaciones intravenosas en conjunto, con el objetivo de mantener un balance hídrico neutro, cuantificando una entrada total de líquidos menor de 2 L al día.
- Si la dieta es absoluta, el suero salino fisiológico a 80 mL/hora es adecuado.
- No se recomienda la reposición de volemia para tratar la oliguria en pacientes con función renal normal, dado el riesgo de edema agudo de pulmón.
- El tratamiento diurético se indicará si hay oligoanuria persistente (< 90 mL/3 horas), edema agudo de pulmón o insuficiencia cardíaca.

 En las pacientes con la enfermedad establecida, es importante la vigilancia del bienestar y crecimiento fetales; en estas circunstancias, se sabe que la afectación materna puede condicionar el empeoramiento fetal y, por tanto, la aplicación de las guías clínicas del CIR aislado deben interpretarse teniendo en cuenta dicha consideración, con controles más frecuentes si la afectación materna es grave.

Tratamiento farmacológico de la preeclampsia grave en actitud expectante

Está indicado el *tratamiento hipotensor* en la preeclampsia grave con cifras de presión arterial sistólica > 160 mmHg o presión arterial diastólica > 110 mmHg. El objetivo es prevenir las posibles complicaciones cerebrovasculares y cardiovasculares, que son la principal causa de morbimortalidad materna en los países desarrollados (nivel de evidencia Ia, grado de recomendación A).

Se debe tener en cuenta que el tratamiento hipotensor no previene o altera el curso natural de la enfermedad. Véase el tratamiento recomendado (v. **Tabla 10-5**). El objetivo del tratamiento es conseguir una presión arterial sistólica por debajo de 150 mmHg, y una presión arterial diastólica entre 80 y 100 mmHg, con la mínima dosis posible. Para evitar una disminución de la perfusión placentaria, se recomienda que la presión arterial no sea inferior a 110/80 mmHg.

En la práctica clínica se recomienda iniciar el tratamiento con labetalol en bomba de infusión continua; solo en el caso de hipertensión refractaria al tratamiento se recomienda la asociación con otro hipotensor, básicamente la hidralacina, que en la mayoría de los casos consigue mejorar el control. Se recomienda acompañar la primera dosis de hidralacina con una perfusión de 500 mL de solución cristaloide para evitar hipotensiones bruscas maternas.

Por otra parte, varios estudios aleatorizados han demostrado que el tratamiento con *sulfato de magnesio* disminuye en un 50-67 % el riesgo de convulsiones y de muerte; parece que mejora también el pronóstico fetal en las pacientes con preeclampsia grave, y que es el fármaco de elección frente a otros anticonvulsivos. Además, parece que también disminuye la morbilidad materna y perinatal en las mujeres con esta enfermedad, y que evitaría su progresión hacia la aparición de complicaciones. El tratamiento con sulfato de magnesio no evita el desarrollo de otras complicaciones, como el edema agudo de pulmón, un accidente cerebrovascular, el hematoma hepático o la insuficiencia renal (nivel de evidencia alto, grado de recomendación alto).

Se recomienda el uso de sulfato de magnesio en todos los casos de preeclampsia grave. Se podría valorar la retirada de la medicación después de 48 horas de estabilidad y ausencia de criterios de gravedad, y la reinstauración de aquella si estos reaparecieran. En cualquier caso, se reanudará en el momento en que se decida la finalización, durante el parto y en las primeras 24 horas tras este (nivel de evidencia alto, grado de recomendación alto).

Respecto al sulfato de magnesio, deben tenerse en cuenta los siguientes datos:

- **Equivalencias**:
  - 1 ampolla = 10 mL = 1,5 g.
  - Sin diluir, a 6,6 mL/hora - 1 g /h.
- **Posología**:
  - Bolo de 2 g por vía intravenosa a razón de 1 g/5 minutos más dosis de mantenimiento en perfusión continua de 1 g/hora, con el objetivo de obtener niveles plasmáticos de 4,2-8,4 mg/dL (= 1,73-3,45 mmol/L).
- **Es importante**:
  - Ajustar la dosis si hay insuficiencia renal aguda, iniciar con 1 g/hora si la creatinina es > 1,2 mg/dL; o no continuar con la dosis de mantenimiento si la creatinina es > 2,5 mg/dL.
  - Contraindicaciones: miastenia grave.
- **Controles cada 2-3 horas para evitar toxicidad**:
  - Reflejos rotulianos: deben estar presentes y simétricos. (Su pérdida es la primera manifestación de hipermagnesemia sintomática, > 9 mg/dL).
  - Frecuencia respiratoria: > 14 respiraciones por minuto (si hay < 12, es signo de intoxicación, podría corresponder a > 12 mg/L). Se ha de tener en cuenta que, si la magnesemia es > 14 mg/dL, se produce depresión respiratoria.
  - Diuresis: > 25-30 mL/hora.
  - Saturación de oxígeno.
  - No se puede realizar magnesemia rutinariamente; únicamente, ante la sospecha clínica de intoxicación o de insuficiencia renal.
- **Efectos secundarios**:
  - La infusión rápida puede provocar sensación de *flushing*, calor y disminución de la presión arterial, en relación con la vasodilatación.
  - Déficit de acomodación visual, náuseas, vómitos, cefalea.
  - Riesgo de insuficiencia respiratoria y/o parada cardiorrespiratoria si se acumula el fármaco (> 24 mg/dL).
  - Riesgo de interacción farmacológica con fármacos relajantes musculares: nifedipino, anestésicos generales e hipnóticos.
  - Efectos fetales:
    - El sulfato de magnesio cruza libremente la barrera placentaria, por lo que las concentraciones en el feto son similares a las que presenta la circulación materna.
    - Provoca una disminución de la frecuencia y variabilidad cardíaca basal fetal, lo que no tiene repercusiones clínicas.
    - El perfil biofísico, la eco-Doppler o la reactividad de las pruebas no estresantes no se ven significativamente alteradas por el tratamiento.

- Efecto uteroinhibidor. No se ha descrito peor pronóstico de la inducción al parto, pero sí un posible aumento del riesgo de atonía uterina.
- **Si hay intoxicación**:
  - Hay que administrar gluconato cálcico 1 g por vía intravenosa para pasar en 3-4 minutos (10 mL al 10 %).
  - Se ha de repetir el bolo si no hay respuesta.
  - Tiene que promoverse excreción de magnesio. Bolo de suero fisiológico 500-1.000 mL + furosemida 20 mg por vía intravenosa.
  - Se realizará control clínico-analítico seriado.

 Es importante ajustar la dosis de sulfato de magnesio si hay insuficiencia renal aguda, iniciar con 1 g/hora si la creatinina es > 1,2 mg/dL; o no continuar con la dosis de mantenimiento si la creatinina es > 2,5 mg/dL. Este fármaco está contraindicado en caso de miastenia grave.

Criterios de finalización de la gestación en preeclampsia grave

Los criterios de finalización de la gestación en preeclampsia grave son los siguientes:

- La finalización de la gestación debe plantearse de forma coordinada con los servicios de anestesiología y pediatría para optimizar el manejo maternofetal. La vía del parto preferible es la vaginal.
- Se realizará una cesárea electiva si la edad gestacional es < 32 semanas y la prueba de Bishop < 5 (**Fig. 10-1**).
- A partir de las 34 semanas ante la presencia de preeclampsia grave, previa maduración pulmonar fetal, según edad gestacional.
- < 34 semanas: finalizar la gestación ante la presencia de criterios de finalización inmediata:
  - Pródromos de eclampsia que no ceden con el tratamiento profiláctico con sulfato de magnesio: cefalea intensa, alteraciones de la visión, hiperreflexia con clonus, epigastralgia y/o dolor en el hipocondrio derecho.
  - Hipertensión grave que no se controla con tratamiento (a pesar de la combinación de dos fármacos hipotensores en dosis máxima).
  - Fallo multiorgánico: deterioro de la función renal (creatinina ≥ 1 mg/dL respecto a la basal) con oliguria persistente (< 500 mL durante 12 horas que no responde a sobrecarga de 500 mL de suero repetido en dos ocasiones) y/o de la función hepática.
  - Complicaciones graves: edema agudo de pulmón, hemorragia cerebral, rotura hepática, coagulación intravascular diseminada, eclampsia.
  - Pérdida del bienestar fetal.
  - Desprendimiento de placenta.
- Si es > 32 semanas, se realizará una valoración aplicando el modelo predictivo PIERS, llamado así por las siglas de Pre-eclampsia Integrated Estimate of RiSk (nivel de evidencia alto, grado de recomendación alto) con tal de hacer una predicción de la probabilidad de la paciente para desarrollar un efecto adverso en los siguientes 7 días. Se utilizará la calculadora gestacional disponible en internet.

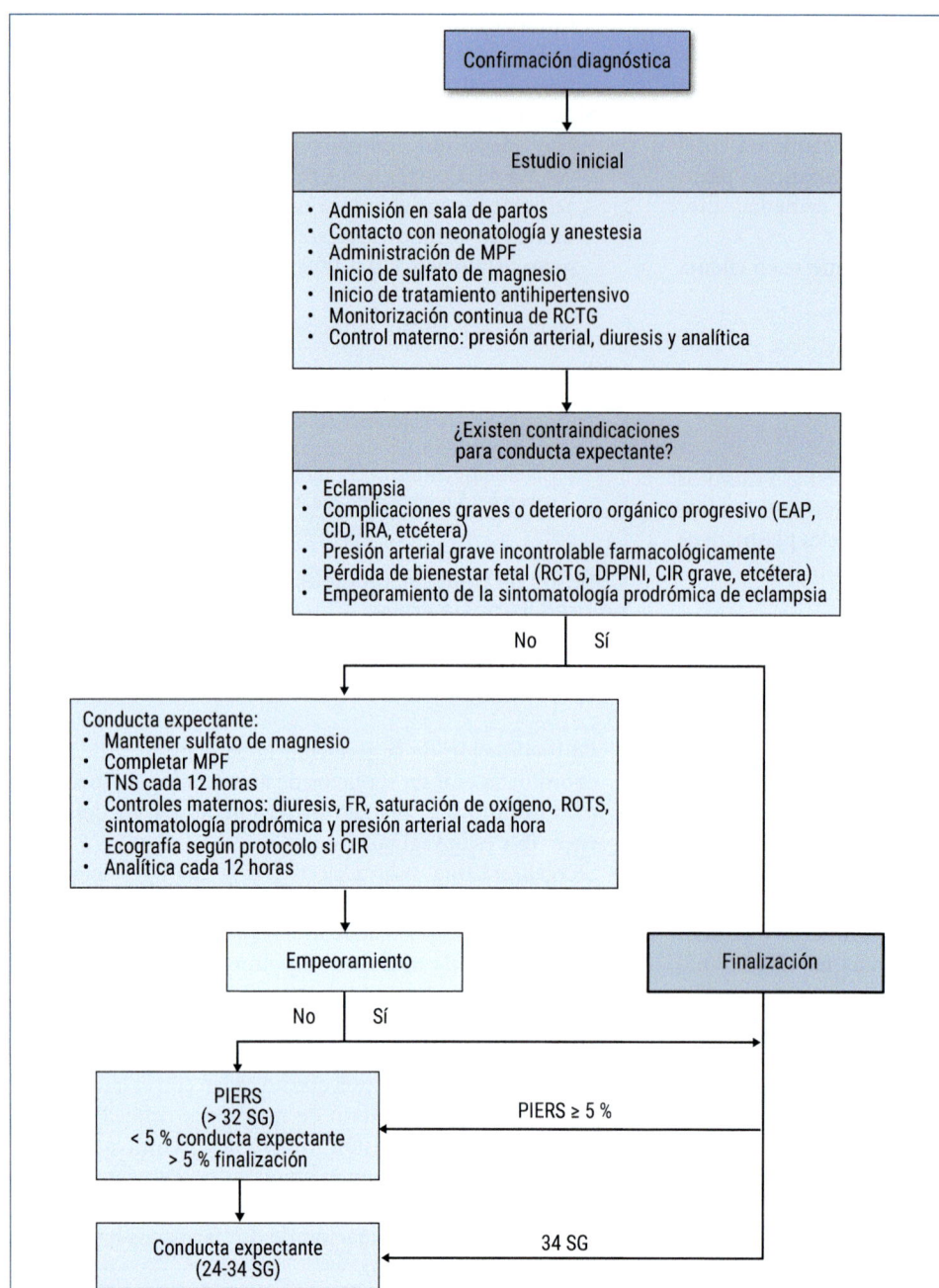

Figura 10-1. Algoritmo de manejo de preeclampsia grave antes de las 34 semanas de gestación. CID: coagulación intravascular diseminada; CIR: crecimiento intrauterino retardado; DPPN: desprendimiento de placenta normalmente inserta; EAP: enfermedad arterial periférica; FR: frecuencia respiratoria; IRA: insuficiencia renal aguda; MPF: maduración pulmonar fetal; PIERS: modelo Pre-eclampsia Integrated Estimate of RiSk; RCTG: registro cardiotocográfico; ROTS: riesgo obstétrico de trombosis y sangrado; SG: semanas de gestación; TNS: prueba no estresante.

- Riesgo < 5 % (VPN 91% y VPP 69%) y ningún criterio de finalización inmediata: conducta expectante, con revaloración del riesgo a los 7 días si lo precisa y finalización de la gestación a partir de la semana 34.
- Riesgo ≥ 5 %: se finalizará la gestación (previa maduración fetal).

> ! El modelo PIERS sirve para predecir la morbilidad materna, pero no la fetal (**Tabla 10-6**).

Control intraparto en preeclampsia grave

Es preciso monitorizar de forma continua tanto a la madre como al feto, para identificar de forma precoz un posible empeoramiento de los signos o síntomas de la enfermedad.

Para el control previo al inicio del trabajo de parto, se ha de valorar la petición de pruebas cruzadas para transfusión sanguínea (en los casos de hemoglobina materna < 10 g/dL), siempre en caso de cesárea electiva o trastornos de la coagulación.

Para el control durante el trabajo de parto, se realizarán las siguientes acciones:

- Mantenimiento de controles maternos definidos.
- Inducción mediante prostaglandinas u oxitocina o métodos mecánicos.
- Anestesia peridural: es recomendable, ya que disminuye la presión arterial y facilita la intervención en caso necesario; no hay contraindicación de técnica regional si las plaquetas son > 75.000.

Tabla 10-6. Tratamiento de la preeclampsia grave

Fármaco	Posología	Contraindicaciones
Labetalol intravenoso (Trandate®) (5 ampollas en 400 mL de SF) (1 ampolla = 20 mL = 100 mg)	• Iniciar bolo por vía intravenosa lento de 20 mg en 1 minuto; repetir a los 10 minutos si no se controla la PA doblando la dosis (20-40-80 mg). No sobrepasar los 220 mg • Seguir con mantenimiento de la PC por vía intravenosa de 50-400 mg/6 h • Doblar PC cada 15 minutos hasta dosis máxima de 600 mg/6 h • Se recomienda asociar otro antihipertensivo (hidralacina) si no se controla la PA con 50 mg/h	Insuficiencia cardíaca congestiva, bradicardia materna < 60 lpm, asma
Hidralacina intravenosa (Hydrapres®) (1 ampolla = 20 mL = 20 mg)	• Iniciar con bolo lento por vía intravenosa (1-2 minutos) de 5 mg y repetir en intervalos de 20-30 minutos; máximo 4 bolos (20 mg) • Continuar con PC de 5 mg/h por vía intravenosa • Dosis máxima diaria 200 mg	Taquicardia, enfermedad coronaria, cardiopatía
Nitroglicerina intravenosa (Solinitrina®) (50 mg en 250 mL de SF)	• Iniciar con 5 µg/min con aumento gradual doblando la dosis cada 5 minutos (dosis máxima de 100 µg/kg/min) • Buena opción si se asocia edema pulmonar a la HTA	Encefalopatía hipertensiva (aumento de la PIC)
Nitroprusiato sódico intravenoso (50 mg en 250 mL de SF)	• Iniciar con 0,25 µg/kg/min aumentando dosis 0,25 µg/kg/min cada 5 minutos (dosis máxima 10 µg/kg/min) • Utilizar como último recurso. Solo si fallan los tratamientos anteriores, ya que es fetotóxico si el uso es prolongado (> 4 horas). Se puede considerar en casos de debut con HTA grave > 200/130 mmHg	
Furosemida	• Iniciar con 10 mg/6 h; se puede incrementar hasta 40 mg según evolución • En caso de pacientes con sobrecarga de volumen y/o EAP, y se asociaría a la nitroglicerina	

EAP: edema agudo de pulmón; HTA: hipertensión arterial; lpm: latidos por minuto; PA: presión arterial; PC: perfusión continua; PIC: presión intracraneal; SF: suero fisiológico.

• Monitorización cardiotocográfica fetal continua.
• Mantenimiento de sulfato de magnesio.

Para el control posparto, las medidas son las siguientes:

• En el puerperio inmediato, están contraindicados los fármacos ergóticos, aunque la paciente presente la presión arterial normalizada en el parto. Si se presenta una hemorragia uterina posparto, hay que indicar oxitocina, carboprost o misoprostol.
• Mantenimiento de los controles de la presión arterial, diuresis, balance hídrico, monitorización de oxígeno, frecuencia respiratoria (riesgo máximo de edema agudo de pulmón en las primeras 24-48 horas).
• Control de sintomatología y reflejos rotulianos.
• Mantenimiento de la bomba de infusión continua del sulfato de magnesio al menos las primeras 24 horas.
• Analítica de control a las 12 horas del parto. Se repiten las analíticas cada 12 horas, hasta dos analíticas normales o retirada del sulfato.
• Aplicación de medidas físicas si hay inhibición de la lactancia. No se utilizarán ni cabergolina ni bromocriptina.
• Para el control del dolor, se evitará en la medida de lo posible los antiinflamatorios no esteroideos. El fármaco de elección es el paracetamol.
• Profilaxis de la enfermedad tromboembólica (heparina de bajo peso molecular) a las 12 horas del parto hasta movilización.

> **!** Respecto al tratamiento anti-HTA en el puerperio, se tendrán en cuenta los siguientes aspectos:
>
> • Es compatible el tratamiento anti-HTA y la lactancia.
> • Se avisará a las mujeres de que el medicamento pasa en muy poca cantidad a través de la leche materna, pero se explicará que se aconseja avisar a neonatología del uso del tratamiento materno para monitorizar los efectos anti-HTA en el neonato, especialmente en caso de prematuridad.
> • Una vez en casa, se recomienda avisar de signos de hipotensión en el niño, como letargia, extremidades frías o falta de fuerza en la succión.
> • Se suspenderá la alfametildopa a los dos días del parto (favorece la depresión posparto).
> • Se tendrán en cuenta otras opciones terapéuticas compatibles con la lactancia. Se prefieren aquellas que solo requieran una dosis al día:
>   – El nifedipino es de elección en el puerperio por su mejora del flujo renal y la diuresis.
>   – El enalapril es también considerado de primera elección, sobre todo en las mujeres con diabetes mellitus tipo 1 o miocardiopatía.
>   – Si se requiere combinación de medicación, la de elección es nifedipino más enalapril.
>   – Se pueden usar el labetalol y el atenolol en segunda línea, en combinación con los dos anteriores o sustituyendo alguno de ellos si es necesario.
>   – Es mejor evitar diuréticos como las tiacidas o la furosemida en las mujeres que están lactando, ya que pueden disminuir la cantidad de leche.

Consideraciones al alta

Para el alta, se tendrán en cuenta las siguientes consideraciones:

- Se dará el alta a domicilio cuando la paciente no presente sintomatología, la presión arterial sea < 150/100 mmHg con fármacos o sin ellos y la analítica sea estable.
- Se recomendará control diario con registro de la presión arterial ambulatoria.
- Se recordarán los signos y síntomas de consulta a urgencias.
- Se citará al alta en consultas externas a las 2 semanas, previa analítica (hemograma, transaminasas, creatinina y proteinuria [ratio P/Cr]); idealmente, con cita en medicina interna para la evaluación de la hipertensión.
- Se citará a los 4 meses posparto si hay preeclampsia de inicio precoz (antes de las 34 semanas de gestación) y/o asociada a CIR, desprendimiento de placenta u óbito fetal, para solicitar estudio de trombofilia (mutación de la protrombina, mutación del factor V Leiden, antitrombina, resistencia a proteína C activada, proteína S, proteína C), anticuerpos antifosfolípidos y cribado de enfermedades autoinmunitarias.
- Se ofrecerá asistencia psicológica tras el parto.

ECLAMPSIA Y SÍNDROME CON HEMÓLISIS, ELEVACIÓN DE ENZIMAS HEPÁTICAS Y DESCENSO DE LAS PLAQUETAS

La eclampsia se define como la aparición de convulsiones en el contexto de hipertensión en el embarazo, con proteinuria o sin ella, en ausencia de otras causas conocidas de las convulsiones. El síndrome de HELLP se define como una preeclampsia grave que presenta hemólisis.

Eclampsia

Su incidencia es aproximadamente del 1 % de la preeclampsia. Se debe considerar ante la aparición de convulsiones después de las 20 semanas en pacientes sin antecedentes de epilepsia.

> **!** Respecto al momento de aparición de la eclampsia, el 50 % es anteparto, el 25 % aparece en el parto y el 25 % después del parto; en el 90 % de las ocasiones posparto ocurre en la primera semana.

El factor de riesgo más importante es la ausencia de tratamiento y de control médico previo.

El cuadro clínico previo a su presentación más frecuente es:

- Hipertensión (75 %). Puede existir eclampsia sin HTA.
- Cefalea frontooccipital (66 %).
- Alteraciones visuales, como escotomas, ceguera, diplopia o fotofobia (27 %).
- Dolor epigástrico (25 %).

Este cuadro viene definido por el síndrome de leucoencefalopatía posterior reversible, caracterizado por la presencia de edema vasogénico en la circulación cerebral posterior, que también se puede observar en la encefalopatía hipertensiva, en el caso de la preeclampsia mediada por la enfermedad endotelial en una hipertensión que a veces es leve o está ausente.

La eclampsia debe considerarse una emergencia obstétrica. La prioridad inicial es estabilizar a la madre según la aplicación del protocolo ABCDE (vía aérea, respiración, circulación, lesiones y evaluación):

> **!** El protocolo ABCDE consiste en:
>
> - Mantener la vía aérea libre, disponer de vía intravenosa, colocar en decúbito lateral izquierdo.
> - Administrar oxígeno a 6 L/minuto (mascarilla al 30 %).
> - Evitar lesiones maternas, proteger la lengua.
> - Monitorizar la presión arterial, frecuencia cardíaca, saturación de oxígeno, electrocardiograma, sondaje vesical permanente.
> - Realizar analítica urgente con hemograma, función hepática y renal, ionograma y ratio P/Cr. Coagulación y pruebas cruzadas.
> - Ingreso inmediato. Solicitar soporte de equipo multidisciplinar (enfermería, anestesia, obstetricia).

Se iniciará tratamiento anticonvulsivo con sulfato de magnesio, dado que es el tratamiento de primera elección (nivel de evidencia Ia, grado de recomendación A).

La dosis empleada es superior a la de la profilaxis:

- Bolo inicial de 4,5 g a razón de 1 ampolla (1,5 mg)/5 minutos más perfusión continua a 2 g/hora. En caso de no haber respuesta, se repite segundo bolo de 2 g o se aumenta el ritmo de perfusión continua a 4 g/hora.
- Si no es posible el acceso por vía intravenosa, se puede administrar por vía intramuscular (5 mg en cada glúteo, la dosis total son 10 mg) y se continúa con la perfusión continua intravenosa a 2 g/hora.
- Si no hay respuesta, se puede añadir uno de los siguientes fármacos:
  - Diazepam: 5-10 mg por vía intravenosa en 1-2 minutos, dosis máxima 30 mg. Dosis de mantenimiento: 10 mg/hora en perfusión continua.
  - Fenitoína: 15 mg/kg por vía intravenosa en 1 hora más 250-500 mg/12 horas por vía intravenosa u oral. Niveles terapéuticos: 10-20 µg/mL.
- En caso de HTA grave, se inicia tratamiento antihipertensivo para normalizar la presión arterial (v. **Tabla 10-5**).

Una vez estabilizado el cuadro, se han de realizar las siguientes acciones:

- Valoración del estado fetal: ecografía y monitorización continua si es posible.
- Maduración pulmonar fetal según el protocolo correspondiente.
- Radiografía de tórax para descartar aspiración pulmonar.

Respecto a los criterios de finalización de la gestación, un feto viable es > 24 semanas, una vez conseguida la estabilización hemodinámica de la paciente y dentro de las primeras 24-48 horas posconvulsión. Estudios observacionales sugieren que el parto vaginal puede contemplarse en estas pacientes, y que no están contraindicados los medicamentos para la maduración cervical. Sin embargo, debe tenerse en cuenta la duración estimada de la inducción en función de las condiciones cervicales. Una prueba de Bishop desfavorable (< 5) contraindica el parto vaginal por el alto riesgo de pérdida del bienestar fetal. Solo el 30 % de las inducciones en estas pacientes acaban en parto vaginal. Por debajo de las 32 semanas de gestación, se debe considerar cesárea electiva (nivel de evidencia bajo, grado de recomendación favorable).

Los patrones patológicos de la frecuencia cardíaca fetal durante las crisis convulsivas no son indicación de cesárea urgente, ya que se recuperan en 3-15 minutos. A pesar de eso, si persistiesen después de la estabilización, se tiene que sospechar un desprendimiento prematuro de placenta normalmente inserta o pérdida de bienestar fetal.

Síndrome de con hemólisis, elevación de enzimas hepáticas y descenso de las plaquetas

El síndrome de HELLP se define como una preeclampsia grave que presenta hemólisis y cuyos signos analíticos son los siguientes:

- Plaquetas = < 100.000 × 10^6/L.
- Lactato-deshidrogenasa > 600 UI/L.
- Alanina-transaminasa/aspartato-transaminasa > 72 UI/L.

El HELLP completo se define cumpliendo los tres criterios. El incompleto se determina en presencia de dos de ellos. Es una forma de preeclampsia grave y su manejo es el mismo. Su presentación más frecuente es el dolor epigástrico (**Tabla 10-7**).

Las consideraciones especiales en el manejo y tratamiento del síndrome de HELLP son las siguientes:

- Ingreso hospitalario y estabilización materna.
- Iniciar tratamiento profiláctico con sulfato de magnesio.
- Iniciar tratamiento antihipertensivo si se presenta HTA grave.
- Valorar estado fetal: ecografía obstétrica y registro cardiotocográfico.
- Maduración fetal.
- En caso de plaquetas < 100.000/µL, indicación de corticosteroides (nivel de evidencia IIb, grado de recomendación B). Es el factor pronóstico más importante:
  - Si es necesaria la maduración fetal:
    - Dexametasona por vía intravenosa 10 mg/12 horas durante 48 horas.
    - Una vez completada, continuar con metilprednisolona 40 mg/12 horas por vía intravenosa hasta evidenciarse plaquetas > 150.000/µL.
  - Si no es necesaria la maduración pulmonar fetal:
    - Metilprednisolona por vía intravenosa 40 mg/12 horas (permite recuperar la cifra de plaquetas de forma más rápida hasta > 150.000/µL).
    - Si no hay respuesta a las 8-12 horas, aumentar cada 6 horas.

- Durante el posparto, mantener dexametasona 10 mg/12 horas por vía intravenosa hasta plaquetas > 80.000/µL y disminuir a 5 mg/12 horas por vía intravenosa, dos dosis y suspender.
- La transfusión de plaquetas está indicada si plaquetas < 20.000/µL en caso de parto vaginal o plaquetas < 40.000/µL en caso de cesárea.

Los criterios de finalización de la gestación con síndrome de HELLP son los siguientes (nivel de evidencia alto, grado de recomendación alto):

- Es recomendable disponer de la cifra de plaquetas y coagulación determinada en un tiempo menor de 6 horas, cuando se decida la finalización de la gestación.
- Vía del parto:
  - Si la prueba de Bishop es favorable (> 5), se indicará parto vaginal.
  - Si las condiciones cervicales son desfavorables, < 32 semanas y feto CIR y alteración hemodinámica en eco-Doppler, se indicará cesárea electiva.
- En el caso de realizar cesárea, por mayor riesgo de sangrado, se valorará dejar drenaje intraabdominal y/o subaponeurótico.
- Se finalizará si > 34 semanas de gestación.
- El manejo expectante se debe considerar si < 34 semanas y las condiciones maternas son favorables, con la intención de mejorar el pronóstico neonatal con la maduración fetal durante las primeras 48 horas, de igual manera que en la preeclampsia grave.

Tabla 10-7. Diagnóstico diferencial del síndrome de HELLP con otras complicaciones microangiopáticas

	PTT	SHU	HGE	HELLP
Dolor abdominal	++	++	++	++
Anemia	++	++	±	+
Elevación de LDH	+++	+++	+++	++
Elevación de transaminasas	±	±	++++	++
Fiebre	+	–	–	–
Cefalea o alteraciones visuales	++	–	++	++
HTA	+/++	++	–	++
Náuseas y vómitos	++	++	+++	++
Proteinuria	+ y hematuria	++	–	++
Hipoglucemia	–	–	++	–
Alteración de TP y TTP alargado	–	–	++	±
Factor de Von Willebrand	++	++	–	–

HELLP: síndrome con hemólisis, elevación de enzimas hepáticas y descenso de las plaquetas; HGE: hígado graso agudo del embarazo; HTA: hipertensión arterial; LDH: lactato-deshidrogenasa; PTT: púrpura trombótica trombocitopénica; SHU: síndrome hemolítico urémico; TP: tiempo de protrombina; TTP: tiempo de tromboplastina parcial.

- Se finalizará inmediatamente (en cualquier edad gestacional) si < 50.000 plaquetas/µL a pesar de tratamiento con corticoides, sospecha de pérdida de bienestar fetal u otra indicación de preeclampsia grave.

CONSEJO PRECONCEPCIONAL

Todas las mujeres que han presentado alguna complicación relacionada con la hipertensión en el embarazo deben recibir consejo preconcepcional para el manejo de las futuras gestaciones (nivel de evidencia bajo, grado de recomendación favorable) (**Tablas 10-8** y **10-9**).

Las medidas profilácticas para futuras gestaciones son las siguientes:

- Uso profiláctico de AAS en futuro embarazo, ya que, ante una preeclampsia precoz, se recomienda iniciar tratamiento sin necesidad de cribado de preeclampsia.
- No es necesario realizar estudio de trombofilia en las mujeres con antecedentes de preeclampsia.
- Medidas higiénico-dietéticas: mantenimiento del índice de masa corporal entre 18,5 y 24,9 kg/m^2.

- Período intergenésico: se avisará a las mujeres que han tenido una preeclampsia de que el riesgo de recurrencia aumenta si pasan más de 10 años de la gestación en la que se objetivó preeclampsia.
- Si la mujer se somete a técnicas de reproducción asistida, se recomendará la transferencia de un solo embrión para evitar la gestación múltiple, que aumenta el riesgo de preeclampsia.

RIESGO A LARGO PLAZO DE LAS COMPLICACIONES CARDIOVASCULARES

Las recomendaciones para disminuir el riesgo de enfermedad cardiovascular son las siguientes:

- Evitar el tabaco.
- Mantener un estilo de vida activo y practicar ejercicio de forma regular.
- Mantener una dieta saludable y el peso dentro de los límites óptimos.
- Mantener un seguimiento con el médico de familia para controlar los factores de riesgo cardiovascular y evaluar la presión arterial.

Tabla 10-8. Riesgo de recurrencia de los trastornos hipertensivos de la gestación

Prevalencia de trastorno hipertensivo en próxima gestación	Tipo de hipertensión en gestación anterior		
	Cualquier tipo de hipertensión arterial	Preeclampsia	Hipertensión gestacional
Cualquier tipo de hipertensión arterial	21 % (1 de cada 5 mujeres)	20 % (1 de cada 5 mujeres)	22 % (1 de cada 5 mujeres)
Preeclampsia	14 % (1 de cada 7 mujeres)	Si parto entre 28 y 34 semanas: 33 % (1 de cada 3 mujeres) Si parto entre 34 y 37 semanas: 23 % (1 de cada 4 mujeres)	7 % (1 de cada 14 mujeres)
Hipertensión gestacional	9 % (1 de cada 11 mujeres)	6-12 % (hasta 1 de cada 8 mujeres)	11-15 % (hasta 1 de cada 7 mujeres)
Hipertensión crónica	No aplicable	2 % (1 de cada 50 mujeres)	3 % (1 de cada 34 mujeres)

No existe evidencia acerca de las mujeres que dieron a luz antes de las 28 semanas, pero se estima que el riesgo es similar o mayor al de las mujeres que dieron a luz entre las 28 y las 34 semanas.

Tabla 10-9. Riesgo de enfermedad cardiovascular en el futuro

Riesgo futuro de enfermedad cardiovascular[a, b]	Cualquier tipo de hipertensión durante la gestación	Preeclampsia	Hipertensión gestacional	Hipertensión crónica
Episodio cardiovascular mayor	Riesgo aumentado (hasta 2 veces)	Riesgo aumentado (hasta 1,5-3 veces)	Riesgo aumentado (hasta 1,5-3 veces)	Riesgo aumentado (hasta 1,7 veces)
Mortalidad cardiovascular	Riesgo aumentado (hasta 2 veces)	Riesgo aumentado (hasta 2 veces)	(No datos)	(No datos)
Accidente vascular cerebral	Riesgo aumentado (hasta 1,5 veces)	Riesgo aumentado (hasta 2-3 veces)	El riesgo parece estar aumentado	Riesgo aumentado (hasta 1,8 veces)
Hipertensión	Riesgo aumentado (hasta 2-4 veces)	Riesgo aumentado (hasta 2-5 veces)	Riesgo aumentado (hasta 2-5 veces)	(No aplicable)

[a] Los riesgos descritos son estimados de los datos evaluados en riesgo relativo, *odds ratios* y *hazard ratios*.
[b] El riesgo aumentado está comparado con el riesgo de base en mujeres que no tuvieron hipertensión durante la gestación. Los riesgos absolutos no se reportan, ya que varían de forma importante según el tiempo de seguimiento (que va desde uno hasta 40 años después del parto).

PUNTOS CLAVE

- La preeclampsia es la segunda causa de mortalidad materna en este medio.

- Es esencial realizar una correcta anamnesis para detectar los factores de riesgo que se asocian a un incremento del riesgo de preeclampsia. Entre ellos, cabe destacar los antecedentes personales de preeclampsia, la edad materna avanzada, la primigravidez, la obesidad, la HTA crónica, la diabetes pregestacional y el síndrome antifosfolípido. Sin embargo, mediante los factores de riesgo, se conseguirá identificar únicamente a un 40 % de las mujeres que acabarán desarrollando una preeclampsia.

- En la actualidad, está recomendado realizar un cribado de preeclampsia precoz de forma universal en el primer trimestre de la gestación. Se recomienda utilizar un modelo multivariante que incluya factores maternos, factores biofísicos, como la presión arterial y la eco-Doppler de las arterias uterinas, y marcadores bioquímicos. Así, será posible identificar hasta un 90 % de las mujeres que acabarán desarrollando una preeclampsia precoz.

- En el caso de las mujeres con alto riesgo de preeclampsia, se recomienda iniciar un tratamiento profiláctico con AAS en dosis bajas (150 mg por la noche). Este tratamiento deberá iniciarse antes de las 16 semanas de gestación y tendrá que continuarse hasta las 36 semanas, salvo contraindicación formal.

- En relación con el diagnóstico de la preeclampsia en la actualidad, el cociente sFlt-1/PlGF se utiliza como marcador para predecir el desarrollo de la preeclampsia. Si el cociente es inferior a 38, el valor predictivo negativo es del 99,3 % en menos de 1 semana, y del 94,3 % en 4 semanas, con una sensibilidad del 80,0 % y una especificidad del 78,3 %. Su implementación ha demostrado reducir los ingresos hospitalarios y está respaldada por la guía NICE como una opción rentable en pacientes con sospecha clínica de preeclampsia. Por otro lado, si el cociente sFlt-1/PlGF es superior a 38, la posibilidad de desarrollar resultados adversos es del 63 %, con un valor predictivo positivo del 63,2 %.

- En la preeclampsia sin criterios de gravedad, podrá realizarse un control ambulatorio en casos seleccionados. No se recomienda realizar determinaciones seriadas de proteinuria, y el tratamiento hipotensor solamente estará indicado en caso de hipertensión grave (> 160/110 mmHg). Se recomienda finalizar la gestación a partir de las 37 semanas, preferiblemente por vía vaginal. Es importante recordar que el 75 % de las mujeres con preeclampsia sin criterios de gravedad progresará hacia una preeclampsia grave, por lo que será necesario realizar controles adecuados de la gestación.

- En la preeclampsia con criterios de gravedad, el objetivo será prolongar la gestación para favorecer el pronóstico neonatal, pero sin comprometer la salud materna. El tratamiento hipotensor y con sulfato de magnesio serán esenciales en el manejo de la enfermedad. Sin embargo, es importante destacar que el tratamiento hipotensor no permite prevenir ni alterar el curso natural de la enfermedad. En cambio, el tratamiento con sulfato de magnesio disminuye en un 50-67 % el riesgo de convulsiones y de muerte, y parece mejorar también el pronóstico fetal. La finalización de la gestación en estos casos se recomienda a partir de las 34 semanas, preferiblemente por vía vaginal si es posible. La gestación se finalizará antes de las 34 semanas en caso de criterios de finalización inmediata, como la aparición de pródromos de eclampsia, hipertensión grave no controlada con tratamiento en dosis plenas, fallo multiorgánico materno, pérdida de bienestar fetal, desprendimiento de placenta o aparición de otras complicaciones graves.

- La eclampsia y el síndrome de HELLP son dos formas de preeclampsia de especial gravedad. En el caso de la eclampsia, es importante recordar que el 50 % de los casos se van a producir anteparto, el 25 % se van a producir durante el parto y el 25 % restante después del parto. Se considera una emergencia obstétrica, y su tratamiento de elección es el sulfato de magnesio. En relación con el síndrome de HELLP, se distinguen el HELLP completo (que cursa con plaquetopenia, elevación de lactato-deshidrogenasa y transaminitis) y el HELLP incompleto (cuando únicamente hay dos de los criterios mencionados).

BIBLIOGRAFÍA

Alijotas-Reig J, Llurba E. Síndrome antifosfolípido y embarazo. Clin Invest Ginecol Obstet. 2014;41(3):125-36.

American College of Obstetricians and Gynecologists. ACOG Practice Bulletin. Hypertension in pregnancy. Obstet Gynecol. 2019;122:1122-31.

Bartsch E, Medcalf KE, Park AL, Ray JG; High Risk of Pre-eclampsia Identification Group. Clinical risk factors for pre-eclampsia determined in early pregnancy: systematic review and meta-analysis of large cohort studies. BMJ. 2016;353:i1753.

Bellamy L, Casas JP, Hingorani AD, Williams DJ. Pre-eclampsia and risk of cardiovascular disease and cancer in later life: systematic review and meta-analysis. BMJ. 2007;335(7627):974.

Bergeron T, Roberge S, Carpentier C, Sibai B, McCaw-Binns A, Bujold E. Prevention of preeclampsia with aspirin in multiple gestations: a systematic review and meta-analysis. Am J Perinatol. 2016;33(6):605-10.

Chappell LC, Brocklehurst P, Green M, Hunter R, Hardy R, Juszczak E, et al.; PHOENIX Study Group. Planned early delivery or expectant management for late preterm pre-eclampsia (PHOENIX): a randomised controlled trial. Lancet. 2019;394(10204):1181-90.

Cluver C, Novikova N, Koopmans CM, West HM. Planned early delivery versus expectant management for hypertensive disorders from 34 weeks gestation to term. Cochrane Database Syst Rev. 2017;1(1):CD009273.

Duckitt K, Harrington D. Risk factors for pre-eclampsia at antenatal booking: systematic review of controlled studies. BMJ. 2005;330(7491):565.

Duley L. The global impact of pre-eclampsia and eclampsia. Semin Perinatol. 2009;33(3):130-7.

Flenady V, Koopmans L, Middleton P, Frøen JF, Smith GC, Gibbons K, et al. Major risk factors for stillbirth in high-income countries: a systematic review and meta-analysis. Lancet. 2011;377(9774):1331-40.

Francisco C, Wright D, Benk Z, Syngelaki A, Nicolaides KH. Competing-risks model in screening for pre-eclampsia in twin pregnancy according to maternal factors and biomarkers at 11-13 weeks' gestation. Ultrasound Obstet Gynecol. 2017;50(5):589-95.

Herraiz I, Llurba E, Verlohren S, Galindo A; Spanish Group for the Study of Angiogenic Markers in Preeclampsia. Update on the diagnosis and prognosis of preeclampsia with the aid of the sFlt-1/ PlGF ratio in singleton pregnancies. Fetal Diagn Ther. 2018;43(2):81-9.

Koopmans CM, Bijlenga D, Groen H, Vijgen SM, Aarnoudse JG, Bekedam DJ, et al. Induction of labour versus expectant monitoring for gestational hypertension or mild pre-eclampsia after 36 weeks' gestation (HYPITAT): a multicentre, open-label randomised controlled trial. Lancet. 2009;374(9694):979-88.

Levine RJ, Maynard SE, Qian C, Lim KH, England LJ, Yu KF, et al. Circulating angiogenic factors and the risk of preeclampsia. N Engl J Med. 2004;350(7):672-83.

Llurba E, Carreras E, Gratacós E, Juan M, Astor J, Vives A, et al. Maternal history and uterine artery Doppler in the assessment of risk for development of early –and late– onset preeclampsia and intrauterine growth restriction. Obstet Gynecol Int. 2009;2009:275613.

Mari G, Hanif F, Kruger M. Sequence of cardiovascular changes in IUGR in pregnancies with and without preeclampsia. Prenat Diagn. 2008;28(5):377-83.

National Institute for Health and Care Excellence (NICE) Diagnostics Assessment Panel. PlGF-based testing to help diagnose suspected pre-eclampsia (Triage PlGF test, Elecsys immunoassay sFlt-1/PlGF ratio, DELFIA Xpress PlGF 1-2-3 test, and BRAHMS sFlt-1 Kryptor/BRAHMS PlGF plus Kryptor PE ratio). Londres: NICE; 2016.

Peguero A, Herraiz I, Perales A, Melchor JC, Melchor I, Marcos B, et al. Placental growth factor testing in the management of late preterm preeclampsia without severe features: a multicenter, randomized, controlled trial. Am J Obstet Gynecol. 2021;225(3):308.e1-14.

Rana S, Powe CE, Salahuddin S, Verlohren S, Perschel FH, Levine RJ, et al. Angiogenic factors and the risk of adverse outcomes in women with suspected preeclampsia. Circulation. 2012;125(7):911-9.

Roberts JM, Cooper DW. Pathogenesis and genetics of pre-eclampsia. Lancet. 2001;357(9249):53-56.

Sibai BM. Etiology and management of postpartum hypertension-preeclampsia. Am J Obstet Gynecol. 2012;206(6):470-5.

SMFM Research Committee; Grantz KL, Kawakita T, Lu YL, Newman R, Berghella V, et al. SMFM Special Statement: state of the science on multifetal gestations: unique considerations and importance. Am J Obstet Gynecol. 2019;221(2):B2-B12.

Sociedad Española de Ginecología y Obstetricia. Trastornos hipertensivos en la gestación. Prog Obstet Ginecol. 2020;63:244-72.

Tranquilli AL, Dekker G, Magee L, Roberts J, Sibai BM, Steyn W, et al. The classification, diagnosis and management of the hypertensive disorders of pregnancy: a revised statement from the ISSHP. Pregnancy Hypertens. 2014;4(2):97-104.

Trilla C, Mora J, Ginjaume N, Nan MN, Alejos O, Domínguez C, et al. Reduction in preterm preeclampsia after contingent first-trimester screening and aspirin prophylaxis in a routine care setting. Diagnostics (Basel). 2022;12(8):1814.

Zeisler H, Llurba E, Chantraine F, Vatish M, Staff AC, Sennström M, et al. Predictive value of the sFlt-1: PlGF ratio in women with suspected preeclampsia. N Engl J Med. 2016;374(1):13-22.

Diabetes mellitus y embarazo

11

M. M. Goya Canino y M. T. Higueras Sanz

 OBJETIVOS

- Mejorar el diagnóstico de diabetes gestacional.
- Saber cómo controlar los niveles de glucosa en sangre tanto en las mujeres con diabetes mellitus gestacional como con diabetes mellitus pregestacional.

INTRODUCCIÓN

La diabetes mellitus constituye la alteración metabólica que más frecuentemente se asocia al embarazo. Aproximadamente un 1 % de todas las mujeres embarazadas presentan diabetes mellitus pregestacional (DMPG), y un 12 % o más, dependiendo de la estrategia diagnóstica empleada, presentará diabetes mellitus gestacional (DMG). De las mujeres que tienen diabetes durante el embarazo, se estima que aproximadamente el 87,5 % tiene DMG, el 7,5 % presenta diabetes mellitus tipo 1 y el 5 % restante tiene diabetes mellitus tipo 2.

En España, la prevalencia de diabetes mellitus tipo 1 y, especialmente, tipo 2 ha aumentado en los últimos años. Existen datos recientes que muestran que la incidencia de DMG también está aumentando, como resultado de mayores tasas de obesidad y de más embarazos en mujeres con edad más elevada.

CLASIFICACIÓN DE LA DIABETES EN RELACIÓN CON EL EMBARAZO

Toda diabetes diagnosticada antes del embarazo se considera DMPG; dentro de este grupo, se pueden encontrar la diabetes mellitus tipo 1, la de tipo 2 y otros tipos específicos, como las monogénicas. Dentro del embarazo, es importante descartar en la primera visita prenatal la presencia de diabetes franca mediante determinados criterios (Tabla 11-1), lo que excluye, por tanto, la necesidad de diagnóstico de DMG.

DIABETES PREGESTACIONAL

Se han de tener en cuenta los siguientes aspectos:

- Control preconcepcional.
- Control diabetológico durante el embarazo.
- Control obstétrico. Finalización de la gestación y vía del parto.

Tabla 11-1. Criterios diagnósticos de diabetes franca en el embarazo

Glucosa plasmática en ayunas	⩾ 126 mg/dL[a] (7,0 mmol/L) en más de dos ocasiones (IADPSG, OMS, ADA)
Glucosa 2 h tras SOG 75 g	⩾ 200 mg/dL[a] (11,1 mmol/L) (OMS, ADA)
Sintomatología clínica de diabetes y glucosa al azar	⩾ 200 mg/dL[b] (11,1 mmol/L) (IADPSG, OMS, ADA)
HbA1c	⩾ 6,5 %[a] (47,5 mmol/mol) (IADPSG, ADA)

[a] En ausencia de cuadro clínico de hiperglucemia, para el diagnóstico fuera del embarazo, se requieren dos resultados anómalos de la misma prueba o bien en dos pruebas separadas; este requerimiento se obvia en el embarazo.
[b] El diagnóstico de diabetes franca a partir de glucemia al azar ⩾ 200 mg/dL requiere confirmación, ya sea sintomatología clínica de diabetes, glucemia basal o glucemia plasmática a las 2 horas de SOG.
ADA: Asociación Americana de Diabetes; HbA1c: hemoglobina glucosilada; IADPSG: International Association of Diabetes and Pregnancy Study Groups; OMS: Organización Mundial de la Salud; SOG: sobrecarga oral de glucosa.

- Control metabólico intraparto.
- Lactancia y puerperio.
- Consideraciones especiales en mujeres con diabetes y edad fértil.

Control preconcepcional

Un control glucémico óptimo en el período periconcepcional y durante el embarazo se asocia a mejores resultados maternofetales, incluida la reducción del riesgo de malformaciones y de la mortalidad perinatal. Por tanto, todas las mujeres con diabetes en edad fértil deberían recibir consejo preconcepcional de forma periódica por parte de su equipo sanitario, ya sea de atención primaria o de atención especializada (ginecología/endocrinología).

Se valorará individualmente el riesgo de cada paciente con deseo gestacional y se optimizarán el control glucémico y el tratamiento de las complicaciones y comorbilidad asociada, suspendiendo o sustituyendo fármacos potencialmente teratogénicos por otros de mayor seguridad para la gestación.

Se han de cumplir los siguientes objetivos:

- Control glucémico:
  - Hemoglobina glucosilada (HbA$_{1c}$) < 6,5 % (48 mmol/L) si se puede alcanzar con bajo riesgo de hipoglucemia.
  - En las mujeres con diabetes mellitus tipo 1, puede plantearse la utilización de monitorización continua de glucosa y/o infusión continua subcutánea de insulina.
- Suplementación diaria con ácido fólico (al menos 400 µg) y yodo (al menos 200 µg).
- Educación para la salud:
  - Reducción de peso en caso de obesidad.
  - Abandono del consumo de tabaco y otros tóxicos.
- Anticoncepción recomendada hasta que se den las condiciones adecuadas para la gestación.

Control diabetológico durante el embarazo

Respecto al control metabólico, se recomiendan los mismos objetivos que en el período preconcepcional:

- Glucemia basal: 70-95 mg/dL (3,9-5,3 mmol/L).
- Glucemia posprandial (1 hora): 110-140 mg/dL (6,1-7,8 mmol/L).
- Glucemia posprandial (2 horas): 100-120 mg/dL (5,5-6,7 mmol/L).
- Monitorización continua de glucosa:
  - Tiempo en rango (63-140 mg/dL) > 70 %.
  - Tiempo < 63 mg/dL: < 4 %; tiempo > 140 mg/dL: < 25 %.
- HbA$_{1c}$ media ± 2 DE (4,8-5,7 % o 29-38,8 mmol/L); < 6,5 % según el National Institute for Health and Care Excellence; < 6,5 % en el primer trimestre y < 6,0 % en el segundo y el tercero según la Asociación Americana de Diabetes.
- Ausencia de cetonuria e hipoglucemia.

Los métodos de tratamiento son:

- Adecuación de la dieta. Se ha de recomendar la práctica de ejercicio físico moderado diario.
- En cuanto al tratamiento con hipoglucemiantes orales, la metformina puede estar justificada en gestantes con diabetes mellitus tipo 2 en conjunción con la insulina, para evitar el empleo de grandes cantidades de esta.
- En cuanto al tratamiento insulínico, puede usarse pauta bolo-basal o infusor continuo de insulina, preferentemente implementados en el período preconcepcional. Se han de tener presentes los cambios en la sensibilidad a la insulina en relación con los cambios hormonales.
- Autocontrol domiciliario. Se aconseja la realización de tres glucemias capilares preprandiales y tres glucemias posprandiales diarias, con análisis de cetonuria basal y en casos de glucemia > 200 mg/dL para descartar cetosis/cetoacidosis.
- Utilización de monitorización continua de glucosa *flash* o a tiempo real siempre que sea posible.
- Suministro de glucagón para utilizar en caso de hipoglucemia grave.

- Determinación de HbA$_{1c}$ cada 4-8 semanas.
- Seguimiento conjunto por el obstetra y el diabetólogo cada 2-4 semanas.

Es necesario realizar un control oftalmológico. El embarazo puede provocar la progresión de la retinopatía diabética, sobre todo si es grave. Es aconsejable el examen del fondo de ojo, al menos antes de la gestación y a las 28 semanas. Si no hay un examen reciente, se ha de realizar también en el primer trimestre.

También se hará un control nefrológico. Se recomienda la determinación de microalbuminuria y creatinina en cada trimestre. Se ha de suspender el tratamiento con inhibidores de la enzima conversora de la angiotensina y con antagonistas del receptor de la angiotensina II, que se sustituirán por otros fármacos con menor riesgo para el feto (α-metildopa, labetalol y antagonistas del calcio).

Control obstétrico. Finalización de la gestación y vía del parto

Debe ir encaminado a la prevención de la preeclampsia, y al diagnóstico precoz de la posible aparición de malformaciones estructurales, de miocardiopatía fetal y de macrosomía.

La DMPG es un factor de riesgo de preeclampsia, por lo que se recomienda realizar el cribado en el primer trimestre. Si el cribado es de alto riesgo, la Asociación Americana de Diabetes recomienda iniciar ácido acetilsalicílico en dosis bajas de 60-150 mg/día. Si bien existe controversia sobre la dosis óptima de ácido acetilsalicílico, ya que en el estudio ASPRE (que toma el nombre de *aspirin for evidence-based pre-eclampsia prevention*) se utilizaron dosis de 150 mg/día, existen varios metanálisis que han encontrado una reducción de los casos de preeclampsia con dosis ≥ 100 mg/día, por lo que se debe recomendar una dosis de 100-150 mg/día a partir de las 12 semanas de gestación y hasta las 36 + 6 semanas. Si el cribado no está disponible, se recomienda el tratamiento preventivo con ácido acetilsalicílico en todas las gestantes con diabetes.

Se recomienda control ecográfico para la monitorización del crecimiento fetal, del volumen de líquido amniótico y de las características placentarias, que debe realizarse mensualmente a partir de las 28-30 semanas. Es recomendable realizar una ecocardiografía precoz entre las semanas 14-16, en especial en las gestantes que presenten mayor riesgo de malformaciones (índice de masa corporal ≥ 30 kg/m^2, gestación no planificada, HbA$_{1c}$ > 8 %, polihidramnios, cetoacidosis, nefropatía diabética grave, etc.), así como otra ecocardiografía fetal entre las 28 y 32 semanas, para el estudio de miocardiopatía hipertrófica, principalmente en gestantes con mal control metabólico.

En general, se acepta la inducción del parto a término para disminuir el riesgo de complicaciones. Con un control metabólico correcto y una vigilancia adecuada del bienestar fetal, se debe dejar evolucionar la gestación hasta el inicio espontáneo del parto; es apropiada la inducción del parto a partir de la semana 38 + 6. Cuando no haya garantías de un adecuado seguimiento, exista un control glucémico subóptimo o existan otras complicaciones maternas o fetales (vasculopatía materna, empeoramiento de insuficiencia renal, retinopatía proliferativa activa, preeclampsia, crecimiento intrauterino retardado), se valorará terminar el embarazo a partir de la semana 36 + 0.

Si fuera necesario finalizar la gestación antes de la semana 34 + 6, deben administrarse corticoides para acelerar la maduración pulmonar fetal, teniendo en cuenta la correspondiente adecuación del tratamiento insulínico.

> **!** La pauta orientativa de ajuste del tratamiento insulínico durante el tratamiento con corticoides es la siguiente:
>
> - El tratamiento esteroideo más habitual consiste en la administración de:
>   - Betametasona 12 mg por vía intramuscular cada 24 horas (dos dosis).
>   - Hora de administración preferente: entre las 13:00 y las 16:00.
> - En las mujeres con DMG en tratamiento exclusivamente dietético:
>   - Si la glucemia basal o preprandial es > 95 mg/dL o la glucemia posprandial es > 140 mg/dL, se iniciará tratamiento con insulina 0,2-0,3 UI/kg de peso pregestacional, en pauta bolo-basal.
>   - El tratamiento se ajustará según sea la evolución de la paciente.
> - En las mujeres con DMG insulinizadas o las mujeres con DMPG, se aumentará la dosis de insulina previa según el siguiente esquema:
>   - Día 1: ↑ 25 % insulina basal nocturna.
>   - Días 2 y 3: ↑ 40 % insulina basal y prandial.
>   - Día 4: ↑ 20 % insulina basal y prandial.
>   - Día 5: ↑ 10-20 % insulina basal y prandial.
>   - Día 6: se vuelve a la dosis habitual.
> - La pauta se ajusta según las glucemias.
> - Se usan dosis correctoras a las 2 horas postingesta empleando un factor de sensibilidad de 30.
> - Si hay glucemia > 250 mg/dL en dos ocasiones y/o cetonuria 3-4 ++ o cetonemia > 1,5 mmol/L, se inicia la perfusión de insulina intravenosa.

En el tratamiento de la amenaza de parto pretérmino, el fármaco de elección es el atosibán o el nifedipino. Los β-miméticos no son recomendables, por su efecto hiperglucemiante.

El método de inducción dependerá de las condiciones cervicales:

- Con cuello uterino favorable (prueba de Bishop > 6): amniotomía, monitorización cardiotocográfica y perfusión de oxitocina.
- Con cuello uterino desfavorable: maduración cervical previa con prostaglandinas o con métodos mecánicos para disminuir el riesgo de hiperestimulación uterina (macrosomía fetal o polihidramnios).

La vía de elección del parto será la vaginal. Las indicaciones de cesárea son las mismas que para las gestantes sin diabetes, a excepción de que el peso fetal estimado supere los 4.500 g o exista el antecedente de una distocia de hombros; en estos casos, para evitar el traumatismo obstétrico, se recomienda la cesárea. Se debe evitar una inducción del parto ante la sospecha de macrosomía fetal, dado que esta intervención no ha probado mejorar los resultados maternos ni los fetales y puede incrementar la tasa de cesáreas. No existe contrain-

dicación para el intento de parto vaginal con el antecedente de una cesárea previa, si bien la tasa de parto vaginal parece ser menor que en las mujeres sin diabetes.

La retinopatía diabética no es una contraindicación para el parto vaginal; no obstante, en caso de retinopatía proliferativa grave, se recomienda acortar el período expulsivo para evitar el desarrollo de hemorragias retinianas; se aconseja la utilización durante el parto de anestesia locorregional.

Control metabólico intraparto

Tiene como objetivo evitar complicaciones metabólicas maternas y contribuir a la reducción de la morbilidad neonatal. La hipoglucemia neonatal se relaciona, sobre todo, con el control intragestación, pero la hiperglucemia intraparto (140-180 mg/dL) también contribuye.

Con poca evidencia de ensayos clínicos, se propone:

- Objetivo de control: glucemia capilar entre 70 y 110 mg/dL (3,9-6,1 mmol/L), procurando minimizar las hipoglucemias maternas.
- Aporte de hidratos de carbono: suero glucosado al 5 % a una velocidad de 125 mL/hora (500 mL/4 horas) para minimizar la cetogénesis.
- Aporte de insulina: administrar insulina de acción rápida, preferentemente por infusión intravenosa, por la flexibilidad que esta vía aporta.
- Monitorización: control horario de glucemia capilar para ajustar el ritmo de las perfusiones de glucosa y/o insulina.

Hay datos observacionales que apoyan como alternativa la utilización de una bomba subcutánea de insulina y de monitorización continua de glucosa, siempre que se disponga de protocolos institucionales al respecto.

Lactancia y puerperio

Los cuidados del recién nacido difieren de los establecidos en la gestante normal en la necesidad de prevenir, detectar y tratar la hipoglucemia neonatal. Tras el parto, se suspenderá el tratamiento insulínico y se realizarán controles glucémicos para confirmar la situación metabólica en el posparto inmediato. Se recomienda la lactancia materna. Debe aclararse la necesidad de ajuste del tratamiento con insulina y de la dieta, las recomendaciones de otros tratamientos para la diabetes en este período y los controles puerperales específicos para cada paciente.

Consideraciones especiales en mujeres con diabetes y edad fértil

Las indicaciones y la eficacia de los diferentes métodos anticonceptivos disponibles son similares a las de la población general. Los métodos anticonceptivos que combinan estrógenos y progestágenos han demostrado ser seguros en diabéticas tipo 1 y 2. No obstante, en las pacientes que presentan vasculopatía, debe tenerse en cuenta el potencial riesgo de fenómenos trombóticos, y se deben valorar otras opciones, como los métodos que solo utilizan gestágenos (píldora, dispositivo intrauterino de levonorgestrel, implantes subdérmicos) o el dispositivo intrauterino de cobre, pues todos ellos se asocian a una menor tasa de efectos trombóticos.

DIABETES GESTACIONAL

A continuación, se detallan las estrategias para el diagnóstico de la diabetes gestacional, los controles recomendados y el seguimiento después del parto.

Diagnóstico

Existen dos estrategias para el diagnóstico:

- Estrategia de un paso. Con sobrecarga oral de glucosa de 7 g.
- Estrategia de dos pasos. Prueba de cribado con sobrecarga oral de glucosa con 50 g; si es positiva (≥ 140 mg/dL), prueba diagnóstica con sobrecarga oral de glucosa de 100 g (**Fig. 11-1**).

El cribado/diagnóstico se realizará:

- En el *primer trimestre* si existen factores de riesgo de DMG (**Tabla 11-2**).
- En el *segundo trimestre* (semana 24-28 de gestación), en todas las gestantes no diagnosticadas previamente.
- En el *tercer trimestre*, en las no estudiadas previamente y/o en las que desarrollen complicaciones (polihidramnios, macrosomía).

El Grupo Español de Diabetes y Embarazo sigue recomendando el diagnóstico en dos pasos y la utilización de los criterios diagnósticos del National Diabetes Data Group y del 3rd Workshop-Conference on Gestational Diabetes Mellitus (dos o más valores mayores o iguales a los siguientes: glucemia basal 105 mg/dL, 190 mg/dL a la hora, 165 mg/dL a las 2 horas y 145 mg/dL a las 3 horas), al considerar que no existe evidencia suficiente con estudios aleatorizados controlados que muestren beneficios en términos de resultados gestacionales con el diagnóstico y tratamiento de DMG con los criterios de la International Association of the Diabetes and Pregnancy Study Groups frente a estos criterios previos.

Control durante el embarazo y el parto

Incluye control metabólico y nutricional, así como autocontrol de glucemias capilares.

Control metabólico

El tratamiento empieza con plan de alimentación, actividad física, control del peso y control de la glucemia para alcanzar los objetivos:

- Glucemia en ayunas < 95 mg/dL (5,3 mmol/L).
- Glucemia 1 hora posprandial < 140 mg/dL (7,8 mmol/L) o 2 horas posprandial < 120 mg/dL (6,7 mmol/L).

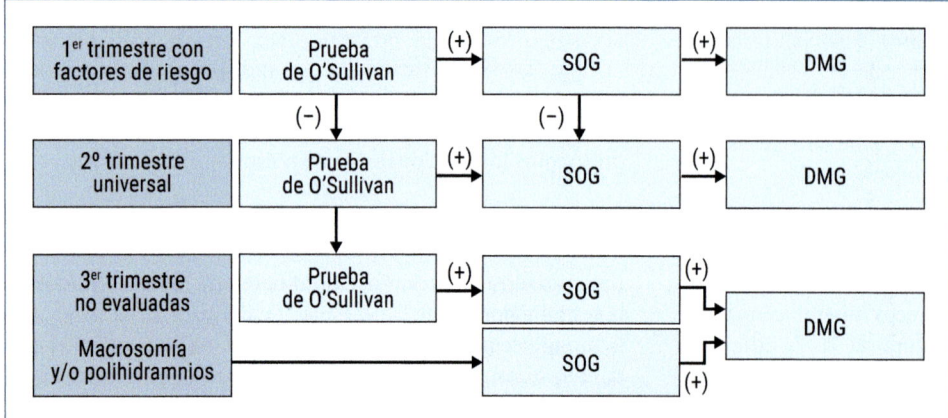

Figura 11-1. Estrategia diagnóstica de diabetes gestacional en el embarazo (dos pasos). Opcionalmente, se puede realizar prueba de O'Sullivan de 50 g.
DMG: diabetes mellitus gestacional; SOG: sobrecarga oral de glucosa de 100 g.

Tabla 11-2. Indicaciones del cribado de diabetes gestacional

¿Cuándo?	¿A quién?	¿Cómo?	¿Dónde?
1er trimestre (entre 10 y 12 semanas)	• Gestantes de alto riesgo (recomendación B): – ≥ 35 años – Obesidad (IMC ≥ 30) – Antecedentes personales de DMG o malos antecedentes obstétricos (macrosomía o polihidramnios) – Antecedentes familiares de DM en familiares de 1er grado – Minorías étnicas con alta prevalencia de DM (gestantes latinoamericanas, originarias del sudeste asiático, etcétera)	• Prueba de O'Sullivan	• En el centro de salud
2º trimestre (entre 24 y 28 semanas)	• Universal (recomendación A): a todas las gestantes no diagnosticadas previamente		

DG: diabetes gestacional; DM: diabetes mellitus; DMG: diabetes mellitus gestacional; IMC: índice de masa corporal; SOG: sobrecarga oral de glucosa.

La mayoría de las pacientes con DMG pueden controlar los niveles de glucemia con modificaciones en el estilo de vida.

Control nutricional y ejercicio

Las necesidades calóricas serán similares a las del resto de las embarazadas. No se recomiendan las dietas con menos de 1.700 kcal. Hay que promover el aumento de peso de acuerdo con las recomendaciones del Instituto de Medicina (2009). Se recomienda un aporte mínimo de 175 g de hidratos de carbono (limitando los de absorción rápida) que suponga el 40-50 % de las calorías totales, y una ingesta de fibra del 28 g al día. La dieta debe enfatizar en las grasas monoinsaturadas y poliinsaturadas, limitar las grasas saturadas y evitar las grasas *trans*; se recomienda que las grasas sean el 30-40 % del total de calorías. El consumo mínimo de proteínas será de 71 g al día, en función del peso.

Tomados con moderación, el aspartamo, la sucralosa y la estevia se consideran edulcorantes no calóricos seguros, pero se desaconseja el consumo de sacarina y ciclamato. Se recomienda ejercicio físico diario o 3-4 días a la semana, de 20 a 60 minutos.

Autocontrol de glucemias capilares

En general, la recomendación es realizar cuatro controles de glucemia capilar al día: preprandial y posprandial en el desayuno, y preprandial y posprandial en la comida o en la cena (en días alternos); en general, en el diagnóstico se recomendará diariamente, y se modificará esta frecuencia según los resultados del perfil glucémico. Se han de realizar uno o dos perfiles semanales de 6 puntos, incluyendo glucemias precomida y precena y control de cetonuria.

Con las modificaciones del estilo de vida, si no se consiguen en el plazo de 1-2 semanas los objetivos del control glucémico (dos controles superiores a los objetivos en el mismo momento del día), o en el caso de sobrecrecimiento fetal, puede ser necesario administrar un tratamiento farmacológico.

Tratamiento farmacológico

La insulina es el agente de primera línea. La insulina basal se utilizará en el caso de glucemias elevadas en ayunas en dos o más controles. La dosis de inicio es de 0,1-0,2 UI/kg/día. Para la insulina prandial, podría servir el cálculo 0,7-1,5 UI (obesidad) / 10 g de hidratos de carbono en el desayuno; 0,5-1 UI (obesidad) / 10 g de hidratos de carbono en la comida y la cena. Las dosis de insulina tanto basal como prandial se ajustarán según los controles de glucemia. La metformina puede considerarse la alternativa farmacológica en pacientes con dificultad para el seguimiento o que rechazan la administración de insulina.

Control obstétrico y finalización de la gestación

El control obstétrico será similar al efectuado en la gestante normal, con alguna puntualización. El seguimiento en las pacientes con DMG incluirá la recomendación de realizar un control ecográfico adicional en las semanas 28-30 para la evaluación de polihidramnios y macrosomía fetal. En torno a la semana 36-38, la ecografía puede aportar información útil para planificar la finalización del embarazo.

Las gestantes con DMG que asocien deficiente control glucémico, macrosomía, obesidad o existencia de otra comorbilidad son las pacientes con riesgo de peores resultados perinatales. El objetivo prioritario en este grupo será realizar un seguimiento y un control más estrictos, hasta hacerlos similares a los de las gestantes con DMPG en los casos más graves.

La finalización de la gestación en las pacientes con DMG bien controlada será similar a la de la población general; sin embargo, en las pacientes con factores de riesgo, como aquellas que requieren insulina, la decisión será individualizada, aunque por lo general no se aconseja prolongar la gestación más allá de la semana 39-40.

Control intraparto

En los casos que requieren insulina, o en los que presenten macrosomía, han de mantenerse los mismos objetivos metabólicos que en la DMPG, por lo que deberá monitorizarse la glucemia capilar (objetivo: 70-110 mg/dL, sin cetonuria). Preferiblemente, el tratamiento insulínico será mediante perfusión intravenosa continua, suministrando glucosa al 5-10 %, y realizando control horario de glucemia capilar para ajustar el ritmo de perfusión.

Los cuidados del recién nacido difieren de los establecidos en la gestante normal en la necesidad de prevenir, detectar y tratar la hipoglucemia neonatal. Tras el parto, se suspenderá el tratamiento insulínico y se realizarán controles glucémicos para confirmar la situación metabólica en el posparto inmediato.

Seguimiento posparto

La DMG identifica a un grupo de mujeres con un mayor riesgo de presentar a lo largo de su vida diabetes mellitus, síndrome metabólico y enfermedad cardiovascular. La evaluación del metabolismo hidrocarbonado se realizará mediante una sobrecarga oral de glucosa de 75 g, preferentemente entre las 6 y 12 semanas posparto, aunque este período podría alargarse hasta los 6 meses o al finalizar la lactancia. Una glucemia en ayunas antes del alta ≥ 100 mg/dL permite identificar a aquellas pacientes con mayor riesgo de persistencia de diabetes y que se beneficiarían de una intervención más temprana.

No existe ninguna estrategia validada para el seguimiento a largo plazo tras la primera revaluación, si bien se recomienda una revisión metabólica anual en los casos de categorías de aumento de riesgo de diabetes, y cada 3 años en caso de tolerancia normal a la glucosa; se deben evaluar también otros componentes del síndrome metabólico.

La lactancia materna debería ser recomendada y estimulada por sus efectos beneficiosos en la madre y en la descendencia. Las intervenciones dirigidas a la optimización de la dieta y el estilo de vida han demostrado ser eficientes en este grupo de pacientes; sobre todo, si se han iniciado en la gestación. Las recomendaciones respecto a la anticoncepción son similares a las que se ofrecen a la población general.

JUSTIFICACIÓN DE LAS UNIDADES DE DIABETES Y GESTACIÓN

Los equipos multidisciplinarios en las mujeres con DMPG, integrados fundamentalmente por obstetras, endocrinólogos/diabetólogos y educadores en diabetes o dietistas, han demostrado mejorar el control glucémico y los resultados maternofetales. Respecto al control de la mujer con DMG, en la mayoría de las guías, no existe una postura uniforme sobre el papel de las unidades de diabetes y gestación, pero sí hay consenso en recomendar las competencias que se precisan para su control, sobre todo en el tratamiento nutricional.

El adecuado control y seguimiento de las gestantes con DMPG y DMG necesita unidades especializadas. En estas, se contemplarán dos niveles de complejidad asistencial:

- Nivel A (asistencia primaria y especializada extrahospitalaria). Realizará fundamentalmente el diagnóstico de DMG, su seguimiento si está controlada con dieta y ejercicio, y el control y seguimiento posparto.
- Nivel B (hospital de referencia). Sobre todo, realizará el control de DMPG y su planificación preconcepcional, así como el control de DMG de difícil control o que precise fármacos.

Será necesaria una adecuada coordinación que permita una derivación ágil de las pacientes entre estos niveles.

PUNTOS CLAVE

- La diabetes mellitus es común durante el embarazo. El 1 % de las mujeres presentan DMPG, y un 12 % o más DMG.
- En España, la prevalencia de diabetes mellitus tipo 1 y tipo 2 ha aumentado debido a la obesidad y los embarazos en mujeres de mayor edad.
- La diabetes diagnosticada antes del embarazo se considera DMPG, que incluye diabetes mellitus tipo 1, diabetes mellitus tipo 2 y otros tipos específicos.
- En el embarazo, se descarta la presencia de diabetes franca para el diagnóstico de DMG.
- En la diabetes pregestacional, el control glucémico óptimo y el consejo preconcepcional son fundamentales para mejorar los resultados maternofetales; el objetivo de control glucémico es $HbA_{1c} < 6,5$ %; son importantes la suplementación con ácido fólico y yodo, la educación para la salud y la anticoncepción recomendada hasta darse las condiciones adecuadas para la gestación.

Diabetes pregestacional - Control diabetológico durante el embarazo:

- Objetivos de control glucémico durante el embarazo: se recomiendan los mismos objetivos que en el período preconcepcional, como una glucemia basal de 70-95 mg/dL y una glucemia posprandial (1 hora) de 110-140 mg/dL.
- Métodos de tratamiento y seguimiento durante el embarazo: el tratamiento incluye adecuación de la dieta, ejercicio físico moderado, y el tratamiento insulínico puede ser mediante pauta bolo-basal o infusor continuo de insulina, preferentemente implementados en el período preconcepcional.

Diabetes pregestacional - Control obstétrico y finalización de la gestación:

- Prevención de preeclampsia y monitorización del crecimiento fetal y bienestar del feto: se recomienda el cribado de preeclampsia en el primer trimestre y control ecográfico mensual a partir de las 28-30 semanas para la monitorización del crecimiento fetal.
- Inducción del parto y vía de parto: la inducción del parto se acepta a término para disminuir el riesgo de complica-

ciones, siendo la vía de elección del parto la vaginal, con indicaciones específicas para la cesárea.

Diabetes pregestacional - Control intraparto y lactancia:

- Objetivos metabólicos intraparto y cuidados del recién nacido: se busca evitar complicaciones metabólicas maternas y contribuir a la reducción de la morbilidad neonatal, manteniendo una glucemia capilar entre 70 y 110 mg/dL. Lactancia altamente recomendada.

Diabetes pregestacional - Seguimiento posparto:

- Evaluación del metabolismo hidrocarbonado después del parto: se realizará una evaluación del metabolismo hidrocarbonado mediante una sobrecarga oral de glucosa preferentemente entre las 6 y 12 semanas posparto.

Diabetes gestacional:

- Estrategias de diagnóstico: existen dos estrategias para el diagnóstico: la estrategia de un paso con sobrecarga oral de glucosa de 75 g y la estrategia de dos pasos; de recomendación en España la estrategia de dos pasos.
- Control durante el embarazo y parto: incluye control metabólico y nutricional, así como autocontrol de glucemias capilares.
- Seguimiento posparto: la evaluación del metabolismo hidrocarbonado se realizará mediante una sobrecarga oral de glucosa de 75 g preferentemente entre las 6 y 12 semanas posparto.

Justificación de las unidades de diabetes y gestación (UDG):

- Equipos interdisciplinares para mejorar el control glucémico y los resultados maternofetales: los equipos interdisciplinares en las UDG han demostrado mejorar el control glucémico y los resultados maternofetales.
- Niveles de complejidad asistencial en las UDG: se contemplarán dos niveles de complejidad asistencial, con una adecuada coordinación que permita una derivación ágil de pacientes entre los mismos.

BIBLIOGRAFÍA

American College of Obstetricians and Gynecologists' Committee on Practice Bulletins – Obstetrics. ACOG Practice Bulletin No. 201: pregestational diabetes mellitus. Obstet Gynecol. 2018;132(6):e228-48.

American Diabetes Association. Microvascular complications and foot care. Diabetes Care. 2019;42(suppl 1):S124-38.

American Diabetes Association. 2. Classification and diagnosis of diabetes: Standards of medical care in diabetes – 2019. Diabetes Care. 2019;42(suppl 1):S13-28.

American Diabetes Association. 14. Management of diabetes in pregnancy: Standards of medical care in diabetes – 2019. Diabetes Care. 2019;42(suppl 1):S165-72.

Battelino T, Danne T, Bergenstal RM, Amiel SA, Beck R, Biester T, et al. Clinical targets for continuous glucose monitoring data interpretation: recommendations from the international consensus on time in range. Diabetes Care. 2019;42(8):1593-603.

Ben-Haroush A, Yogev Y, Hod M. Epidemiology of gestational diabetes mellitus and its association with type 2 diabetes. Diabet Med. 2004;21(2):103-13.

Best D, Avenell A, Bhattacharya S. How effective are weight-loss interventions for improving fertility in women and men who are overweight or obese? A systematic review and meta-analysis of the evidence. Hum Reprod Update. 2017;23(6):681-705.

Blumer I, Hadar E, Hadden DR, Jovanovič L, Mestman JH, Murad MH, et al. Diabetes and pregnancy: an endocrine society clinical practice guideline. J Clin Endocrinol Metab. 2013;98(11):4227-49.

Carrasco S, Vega B, Alvarado D, Wägner AM. Control preconcepcional en la diabetes: factores predisponentes y barreras. Endocrinol Diabetes y Nutr. 2018;65(3):164-71.

Chico A, Saigi I, García-Patterson A, Santos MD, Adelantado JM, Ginovart G, et al. Glycemic control and perinatal outcomes of pregnancies complicated by type 1 diabetes: influence of continuous subcutaneous insulin infusion and lispro insulin. Diabetes Technol Ther. 2010;12(12):937-45.

Corcoy R, Lumbreras B, Bartha J, Ricart W; Grupo Español de Diabetes y Embarazo. Nuevos criterios diagnósticos de diabetes mellitus gestacional a partir del estudio HAPO. ¿Son válidos en nuestro medio? Gac Sanit. 2010;24(4):361-3.

Feig DS, Corcoy R, Donovan LE, Murphy KE, Barrett JFR, Sánchez JJ, et al. Pumps or multiple daily injections in pregnancy involving type 1 diabetes: a prespecified analysis of the CONCEPTT randomized trial. Diabetes Care. 2018;41(12):2471-9.

Feig DS, Donovan LE, Zinman B, Sanchez JJ, Asztalos E, Ryan EA, et al. Metformin in women with type 2 diabetes in pregnancy (MiTy): a multicentre, international, randomised, placebo-controlled trial. Lancet Diabetes Endocrinol. 2020;8(10):834-44.

Feig DS, Murphy HR. Continuous glucose monitoring in pregnant women with type 1 diabetes: benefits for mothers, using pumps or pens, and their babies. Diabet Med. 2018;35(4):430-5.

Grupo Español de Diabetes y Embarazo. Diabetes mellitus y embarazo. Guía asistencial. 1ª ed. Madrid: GEDE; 1995.

Grupo Español de Diabetes y Embarazo. Diabetes mellitus y embarazo. Guía asistencial. 2ª ed. Madrid: GEDE; 2000.

Grupo Español de Diabetes y Embarazo. Guía asistencial de diabetes mellitus y embarazo. 3ª ed. Av Diabetol. 2006;22:73-87.

International Federation of Gynecology and Obstetrics. Best practice in maternal-fetal medicine. Int J Gynaecol Obstet. 2015;128(1):80-2.

Jungers P, Chauveau D. Pregnancy in renal disease. Kidney Int. 1997;52(4):871-85.

Lv S, Wang J, Xu Y. Safety of insulin analogs during pregnancy: a meta-analysis. Arch Gynecol Obstet. 2015;292(4):749-56.

Mathiesen ER, Hod M, Ivanisevic M, Durán García S, Brøndsted L, Jovanovic L, et al. Maternal efficacy and safety outcomes in a randomized, controlled trial comparing insulin detemir with NPH insulin in 310 pregnant women with type 1 diabetes. Diabetes Care. 2012;35(10):2012-7.

Mathiesen ER, Kinsley B, Amiel SA, Heller S, McCance D, Duran S, et al. Maternal glycemic control and hypoglycemia in type 1 diabetic pregnancy: a randomized trial of insulin aspart versus human insulin in 322 pregnant women. Diabetes Care. 2007;30(4):771-6.

Padmanabhan S, Lee VW, Mclean M, Athayde N, Lanzarone V, Khoshnow Q, et al. The association of falling insulin requirements with maternal biomarkers and placental dysfunction: a prospective study of women with preexisting diabetes in pregnancy. Diabetes Care. 2017;40(10):1323.

Pallardo LF, Calle MS. Retinopatía diabética y embarazo. En: Pallardo LF, González A, Quero J (eds.). Diabetes y embarazo. Madrid: Aula Médica; 1999. p. 73-83.

Pollex E, Moretti ME, Koren G, Feig DS. Safety of insulin glargine use in pregnancy: a systematic review and meta-analysis. Ann Pharmacother. 2011;45(1):9-16.

Poston L, Caleyachetty R, Cnattingius S, Corvalán C, Uauy R, Herring S, et al. Preconceptional and maternal obesity: epidemiology and health consequences. Lancet Diabetes Endocrinol. 2016;4(12):1025-36.

Ram M, Feinmesser L, Shinar S, Maslovitz S. The importance of declining insulin requirements during pregnancy in patients with pre-gestational gestational diabetes mellitus. Eur J Obstet Gynecol Reprod Biol. 2017;215:148-52.

Rasmussen B, Hendrieckx C, Clarke B, Botti M, Dunning T, Jenkins A, et al. Psychosocial issues of women with type 1 diabetes transitioning to motherhood: a structured literature review. BMC Pregnancy Childbirth. 2013;13:218.

Ricart W, López J, Mozas J, Pericot A, Sancho MA, González N, et al. Potential impact of American Diabetes Association (2000) criteria for diagnosis of gestational diabetes mellitus in Spain. Diabetologia. 2005;48(6):1135-41.

Rys P, Wojciechowski P, Rogoz-Sitek A, Niesyczyński G, Lis J, Syta A, et al. Systematic review and meta-analysis of randomized clinical trials comparing efficacy and safety outcomes of insulin glargine with NPH insulin, premixed insulin preparations or with insulin detemir in type 2 diabetes mellitus. Acta Diabetol. 2015;52(4):649-62.

Sociedad Española de Ginecología y Obstetricia. Guía de Asistencia Práctica de la SEGO. Consulta preconcepcional. Madrid: SEGO; 2010.

Sociedad Española de Ginecología y Obstetricia. Guía de Asistencia Práctica de la SEGO. Obesidad y embarazo. Madrid: SEGO; 2011.

Sociedad Española de Ginecología y Obstetricia. Guía de Asistencia Práctica de la SEGO. Oncoguía. Prevención del cáncer de cuello uterino. Madrid: SEGO; 2014.

Steel JM, Johnstone FD, Hume R, Mao JH. Insulin requirements during pregnancy in women with type I diabetes. Obstet Gynecol. 1994;83(2):253.

Tarry-Adkins JL, Aiken CE, Ozanne SE. Neonatal, infant, and childhood growth following metformin versus insulin treatment for gestational diabetes: a systematic review and meta-analysis. PLoS Med. 2019;16(8):e1002848.

Toledano Y, Hadar E, Hod M. Pharmacotherapy for hyperglycemia in pregnancy – The new insulins. Diabetes Res Clin Pract. 2018;145:59-66.

Voerman E, Santos S, Patro Golab B, Amiano P, Ballester F, Barros H, et al. Maternal body mass index, gestational weight gain, and the risk of overweight and obesity across childhood: an individual participant data meta-analysis. PLoS Med. 2019;16(2):e1002744.

Wahabi HA, Alzaidan RA, Esmaeil SA. Prepregnancy care for women with pregestational diabetes mellitus: a systematic review and meta-analysis. BM Public Health. 2012;12:792.

Patología médica y gestación

12

S. Collada Sanz

 OBJETIVOS

- Conocer cómo las principales patologías afectan al curso de la gestación.
- Saber cuándo está desaconsejada la gestación en pacientes con patología previa.
- Reconocer los fármacos más seguros durante el embarazo según la patología que presente la paciente.
- Reconocer y manejar la patología médica en las pacientes gestantes.

CARDIOPATÍAS Y GESTACIÓN

Este apartado trata sobre las principales cardiopatías que pueden aparecer concomitantemente con el embarazo, bien por ser enfermedades que aparecen durante la gestación, bien por tratarse de enfermedades que la paciente presenta antes de ser gestante.

Las cardiopatías se consideran importantes cuando se habla de patología médica y embarazo, no por su incidencia (ya que las últimas series solo las describen en torno a un 0,4-2 % de las pacientes gestantes), sino más bien porque aún se consideran una de las principales causas de mortalidad materna en el embarazo; por eso, en pacientes que presentan una cardiopatía, bien sea congénita o adquirida, y desean gestación, es preciso un control exhaustivo de la patología cardíaca para que ellas se encuentren en las mejores condiciones posibles antes de quedarse embarazadas y, por tanto, para evitar al máximo las complicaciones derivadas de la patología materna, tanto para la gestante como para el feto.

En la actualidad, las cardiopatías congénitas han aumentado en detrimento de la cardiopatía reumática, que era la más frecuente en las décadas anteriores, debido principalmente a la disminución de la fiebre reumática por la mejora de las condiciones sociales y de los tratamientos antibióticos, así como a una mejora en la corrección quirúrgica de las cirugías en cardiopatía congénita, que han aumentado la supervivencia y esperanza de vida de las mujeres con esta patología.

Para conocer cómo las patologías cardíacas pueden afectar a la gestación, es necesario tener unas nociones básicas de los cambios que se producen en el sistema cardiovascular en el embarazo (**Tabla 12-1**).

- Incremento del gasto cardíaco, sobre todo, debido al aumento de volumen plasmático secundario y al aumento tanto de circulación uteroplacentaria como del tamaño del útero, con lo que se produce un crecimiento del 40-50 % del volumen plasmático hasta el segundo trimestre, para luego mantenerse estable.
- Aumento de la frecuencia cardíaca.
- Descenso de las resistencias vasculares periféricas, y disminución de la presión arterial. No hay muchos cambios en lo referente a las presiones pulmonares.
- Estado de hipercoagulabilidad; aumento de los factores II, VII, IX y X de la coagulación; aumento del fibrinógeno; disminución de la actividad fibrinolítica; se favorece así la trombosis durante la gestación y en el puerperio.

CONSULTA PRECONCEPCIONAL

Como ya se ha explicado, es preciso que la paciente se encuentre en las mejores condiciones posibles antes de quedarse

Tabla 12-1. Signos y síntomas en gestantes que pueden hacer sospechar patología cardíaca en comparación con cambios fisiológicos del embarazo						
Si disnea progresiva o en reposo	Síncope secundario a la disminución de la presión arterial	Palpitaciones al final del embarazo	Ortopnea	Edemas	Soplo 1-2/6	Arritmia sinusal
Disnea acompañada de fatiga con esfuerzos (75 % en el tercer trimestre)	Síncope con ejercicio	Arritmia o frecuencia cardíaca > 160 Arritmia sostenida	Ortopnea progresiva	Hipertensión pulmonar	Soplo sistólico 4-6/6 o soplo diastólico	Acropaquias/ cianosis/ ingurgitación yugular

embarazada; por lo tanto, es necesario que, en pacientes con cardiopatías congénitas o adquiridas, se ofrezca un consejo preconcepcional que incluya:

- Definición de la lesión cardíaca: tipo, función del ventrículo, asociación de hipertensión pulmonar, gravedad en lesiones obstructivas, hipoxemia, presencia de *shunt*.
- Definir el estado funcional materno según la clase funcional de la New York Heart Association, sabiendo que, si presenta una categoría I/II, en la mayoría de los casos podrá desarrollar su embarazo de forma prácticamente normal (**Tabla 12-2**).
- Cirugía correctora o paliativa, sobre todo, en cardiopatías cianóticas u obstructivas sintomáticas.
- Presencia de factores de riesgo adicionales: arritmia asociada, insuficiencia cardíaca o uso de fármacos de potencial teratogénico, que habrán de retirarse.
- Esperanza de vida materna.
- Riesgo de recurrencia en el futuro hijo, sobre todo en cardiopatías congénitas asociadas a alteración cromosómica.

> **!** Se debe desaconsejar la gestación en los siguientes supuestos:
>
> - Hipertensión pulmonar.
> - Grado funcional III/IV con compromiso grave de la función cardíaca.
> - Disfunción ventricular con fracción de eyección del ventrículo izquierdo < 30 %.
> - Miocardiopatía periparto previa con deterioro de la función ventricular.
> - Estenosis mitral o aórtica grave.
> - Síndrome de Marfan con dilatación de la aorta > 4-5 cm o inferior a esta, si hay antecedentes familiares de rotura aórtica.
> - Dilatación de la aorta > 50 mm en enfermedad aórtica asociada a la válvula bicúspide.
> - Cardiopatías cianóticas de grado funcional III-IV.

Las gestaciones de madres cardiópatas se asocian a mayor incidencia de parto prematuro, crecimiento intrauterino retardado (CIR), pérdida de bienestar fetal y 10 veces más de mortalidad perinatal.

Véase la clasificación de las cardiopatías según sean de alto o bajo riesgo (**Tabla 12-3**).

Tabla 12-2. Clasificación funcional de la New York Heart Association para conocer el grado de insuficiencia cardíaca

	Limitación de la actividad	Síntomas	Mortalidad
Clase 1	No	Con ejercicio intenso	0,1 %
Clase 2	Moderada	Con ejercicio habitual	0,3 %
Clase 3	Importante	Con ejercicio leve	5,5 %
Clase 4	Total	En reposo	6 %

Tabla 12-3. Cardiopatías de alto y bajo riesgo

Cardiopatías de bajo riesgo	Cardiopatías de alto riesgo
Estenosis aórtica de gradientes > 50 mmHg y fracción de eyección del ventrículo izquierdo > 50 %	Estenosis aórtica grave
Regurgitación mitral o aórtica con clase funcional I/II	Valvulopatía mitral asociada a hipertensión pulmonar grave
Prolapso mitral con función ventricular normal	Valvulopatía mitral asociada a disfunción ventricular (fracción de eyección de ventrículo izquierdo < 40 %)
Estenosis mitral con válvula mitral > 1,5 cm²	Prótesis mecánicas valvulares
Gradiente < 5 mmHg sin hipertensión pulmonar grave	Insuficiencia aórtica en el síndrome de Marfan

Las valvulopatías graves o sintomáticas deben corregirse antes de la gestación, y se ha de aumentar la exhaustividad de los controles a partir del segundo trimestre.

Principales cardiopatías asociadas a la gestación

La valvulopatía más frecuente es la estenosis mitral secundaria a origen reumático, que debe corregirse antes de iniciar la gestación. En caso de que esta sea grave y se requiera corrección durante la gestación, se ha de evitar realizarla en el primer trimestre. La estenosis aórtica es la valvulopatía congénita más frecuente. La insuficiencia aórtica, el prolapso mitral, la valvulopatía tricuspídea y las valvulopatías asintomáticas o leves suelen ser bien toleradas y normalmente no presentan complicaciones, mientras que las sintomáticas o graves aumentan el riesgo de complicaciones en la gestación.

En caso de tener que corregir una valvulopatía durante la gestación, por ser grave o muy sintomática, es preferible la corrección mediante valvuloplastia, porque el baipás cardiopulmonar tiene un riesgo de muerte fetal de hasta el 20 %.

Cuando las pacientes portan prótesis biológicas, estas sufren un mayor desgaste durante la gestación, por lo que suele ser necesario reemplazarlas tras el embarazo. Sin embargo, en las prótesis mecánicas, se aumenta el riesgo de tromboembolia, por lo que una doble anticoagulación es necesaria.

Cardiopatías congénitas y embarazo

Las cardiopatías no corregidas o cianóticas tienen un alto riesgo de complicaciones, que incluyen abortos espontáneos, parto pretérmino, CIR y muerte fetal. Las corregidas y con buena clase funcional suelen tolerar bien el embarazo.

En las siguientes líneas, se estudian los principales aspectos de la relación entre las cardiopatías congénitas y el embarazo.

Cardiopatías cianógenas (transposición de grandes vasos, tetralogía de Fallot, atresia tricuspídea, ventrículo derecho único o con doble salida y anomalía de Ebstein con comunicación interventricular). Las que están corregidas en la infancia (que son la mayoría) toleran bien el embarazo, pero es importante asegurarse de que no exista lesión residual previa al inicio de la gestación. En la tetralogía de Fallot es preciso buscar asociación a la microdeleción 22q11: en ausencia de esta, el riesgo de transmisión fetal es < 4 %.

Coartación de la aorta y síndrome de Marfan. Lo más importante es controlar la hipertensión para evitar que esta produzca una rotura de la aorta, que es la principal causa de mortalidad materna. Para ello es preciso el uso de betabloqueantes. Es recomendable la reparación previa a la gestación; se recomienda su corrección durante el embarazo solo en aquellos casos en los que no se controle la presión arterial sistólica o cuando se presente fallo cardíaco. Si la raíz aórtica supera los 4,5 cm, se recomienda realizar cesárea con anestesia general. Si el parto es espontáneo, se deben evitar cambios bruscos de presión arterial y abreviar el expulsivo.

Comunicación interauricular, comunicación interventricular y ductus persistente. Suelen tolerar bien el embarazo, salvo que sean grandes o que se asocien a hipertensión pulmonar. Es recomendable evitar la hipotensión grave en una hemorragia posparto, pues puede revertirse el cortocircuito izquierda-derecha. El embarazo es normal si no hay hipertensión pulmonar y la función ventricular es normal.

Síndrome de Eisenmenger. Trastorno a hipertensión pulmonar grave y mantenida. Presenta mortalidad materna de en torno al 30-40 %. Debido a la alta probabilidad de muerte súbita y a la elevada incidencia de tromboembolias, se desaconseja la gestación. También hay alta tasa de complicaciones fetales: prematuridad (solo el 25 % de los embarazos llegan a término), CIR y muerte perinatal. El parto puede ser espontáneo, pero con monitorización gasométrica y hemodinámica y acortamiento del expulsivo.

Miocardiopatía periparto

Se define como tal aquella que cumple los siguientes criterios:

- Fallo cardíaco en el último mes del embarazo o en los 5 meses posparto.
- Ausencia de cardiopatía conocida en el último mes del embarazo.
- Ausencia de causas identificables de fallo cardíaco.
- Disfunción ventricular izquierda demostrada por ecocardiografía (fracción de eyección del ventrículo < 45 %).

Los síntomas son insuficiencia cardíaca congestiva, dolor precordial, palpitaciones y, en ocasiones, embolia periférica o pulmonar, debido a lo cual se recomienda terapia anticoagulante. Es más frecuente en el embarazo gemelar, las multíparas, las mayores de 30 años y en la raza negra.

> **!** La reaparición de la miocardiopatía periparto en un embarazo posterior se asocia a recaídas frecuentes (20-30 %) y alta tasa de mortalidad (hasta el 20 %), por lo que, en pacientes con este antecedente, se desaconseja la gestación. Aunque solo está contraindicada en pacientes que continúan con disfunción cardíaca persistente, las pacientes que recuperaron la función la cardíaca deben ser informadas del mayor riesgo que suponen nuevas gestaciones. En casos más graves, puede incluso requerir de trasplante cardíaco.

Arritmias

En caso de arritmias sintomáticas, con repercusión hemodinámica, o en aquellas que supongan un riesgo para la vida, las pacientes deben ser tratadas con los antiarrítmicos más seguros. La digoxina y los betabloqueantes con efecto selectivo β_1 son seguros; la adenosina por vía intravenosa para frenar la taquicardia por reentrada intranodal no afecta al feto; y, en caso de requerir antiarrítmicos clase Ic, se prefiere la amiodarona al sotalol, siempre utilizando la mínima dosis posible y durante el menor tiempo que se pueda. Siempre que aparezca una arritmia, es necesario descartar cardiopatía estructural asociada.

Enfermedad isquémica del corazón

Es una patología rara en el embarazo, pero produce alta tasa de mortalidad. El riesgo de infarto aumenta hasta dos veces en el embarazo y seis en el puerperio. El principal factor de riesgo es la edad materna. Por lo general, el tratamiento no difiere del de la paciente no gestante, y es de elección la angioplastia coronaria frente a la cirugía. La trombólisis solo se realizará en pacientes no candidatas a angioplastia.

Fármacos que se pueden usar en pacientes con patología cardíaca durante el embarazo

De los antiarrítmicos, la digoxina es el más seguro. Respecto a los antihipertensivos, se han de evitar el inhibidor de la enzima conversora de la angiotensina y los antagonistas de los receptores de la angiotensina II, por su efecto teratogénico en el primer trimestre y el riesgo de oligohidramnios, retraso en la osificación del cráneo y toxicidad neonatal en el segundo y el tercer trimestre. Los anticoagulantes dicumarínicos (warfarina) presentan riesgo teratogénico en el primer trimestre y de hemorragia intracraneal en el parto. El tratamiento ideal sería heparina en el primer trimestre, dicumarínico entre las semanas 13 y 37 y, posteriormente, reintroducir heparina de bajo peso molecular.

Seguimiento de la gestación

Se realizará una visita al mes hasta la semana 22, una visita cada 2 semanas hasta las 33 semanas y una visita semanal hasta el momento del parto. Se realizará adicionalmente una ecocardiografía fetal en la semana 16 en aquellas patologías que se asocien a transmisión fetal, y otra alrededor de la semana 18-22 en todas las gestantes con cardiopatía.

ENFERMEDADES RESPIRATORIAS

Se producen adaptaciones fisiológicas durante el embarazo que suelen ser bien toleradas por las pacientes sanas, pero que pueden complicar la gestación en pacientes con patología respiratoria:

- Hiperventilación, que produce alcalosis respiratoria, que aumenta la presión parcial de oxígeno ligeramente y desciende también de forma leve la presión parcial de dióxido de carbono.

- Disminución de la capacidad residual funcional por aumento de la presión intraabdominal secundaria al aumento de tamaño uterino.

Asma

Puede aparecer en hasta un 8 % de las embarazadas. En algunas series, se considera como la enfermedad crónica más frecuente en las gestantes. Puede producir exacerbaciones hasta en un 20 % de las pacientes embarazadas, y hasta un 6 % precisa ingreso hospitalario. En asma persistente grave, puede producirse una exacerbación grave hasta en un 50 % de las pacientes.

Efecto del asma durante el embarazo

El asma produce un aumento de complicaciones neonatales, como las siguientes: parto prematuro, bajo peso al nacer, preeclampsia, hemorragias, hipertensión arterial, placenta previa, hiperémesis gravídica, diabetes gestacional y aumento de tasa de cesáreas. Las mujeres con asma leve o moderada, por lo general, toleran bien el embarazo sin complicaciones.

En cuanto a los fármacos que pueden utilizarse, el manejo no difiere de las pacientes no gestantes:

- **Glucocorticoides inhalados**:
  - Pilar de terapia para control del asma en el embarazo.
  - No aumentan el riesgo perinatal asociado a su uso.
  - La budesónida es el tratamiento de elección, puesto que es el más usado y seguro; otros glucocorticoides tampoco han demostrado ser inseguros.
- **Agonistas adrenérgicos β_2 de larga duración**:
  - Terapia complementaria preferida para el asma en el embarazo.
  - Se deben añadir si la crisis no se controla con corticoides en dosis medias.
  - Algunos estudios parecen asociar este fármaco a un ligero aumento de fisura palatina y gastrosquisis, aunque los beneficios superan los riesgos.
  - No existe diferencia entre el salmeterol y el formoterol, aunque hay pocos estudios y, por tanto, los datos de seguridad de estos durante el embarazo son limitados.
- **Agonistas adrenérgicos β_2 de corta duración**: se usan principalmente como terapia de rescate para episodios agudos.
- **Anticolinérgicos**: el bromuro de ipratropio es considerado categoría B de la Administración de Alimentos y Medicamentos de Estados Unidos.

La inmunoterapia puede mantenerse durante la gestación, pero no iniciarse con esta. Es importante transmitir a la paciente que la reagudización puede ser muy grave y que, sin embargo, los fármacos presentan un bajo riesgo fetal. No obstante, es preciso mantener controlada la enfermedad con la menor dosis y el menor número de fármacos que sea posible.

Control de la gestación

Se ha de realizar un control mensual que valore la función pulmonar y controle que el tratamiento farmacológico sea adecuado, de manera que se eviten factores desencadenantes (tabaco, infecciones, estrés y ejercicio intenso).

Durante el parto, si las pacientes han sido tratadas con corticoides en las 4 semanas previas, se deberán poner corticoides por vía intravenosa (hidrocortisona 100 mg cada 8 horas). Se deben mantener en las 24 horas siguientes al parto para evitar una crisis suprarrenal.

En cuanto a la analgesia, disminuye el broncoespasmo; por tanto, es recomendable anestesia epidural y general con propofol. En la crisis asmática, es preciso control con registro cardiotocográfico a partir de las 24 semanas, por riesgo de pérdida de bienestar fetal secundario a hipoxia materna.

La dinoprostona y el misoprostol se utilizan de forma segura durante la inducción de parto y el aborto. Deben evitarse la prostaglandina $F_{2\alpha}$ (carboprost) y los ergotínicos porque favorecen el broncoespasmo. La indometacina debe evitarse como tocolítico porque, en pacientes alérgicas al ácido acetilsalicílico, puede producir broncoespasmo.

Neumonía

La neumonía es la causa más frecuente de infección grave no obstétrica en la gestación. Además de aumentar la mortalidad materna, esta infección presenta también complicaciones del tipo bajo peso al nacer y parto prematuro.

La neumonía no es una enfermedad muy frecuente en el embarazo; sin embargo, es importante por la mayor tasa de complicaciones, al tratarse las gestantes de pacientes inmunodeprimidas. Su tratamiento no difiere del que se da a la población general. Otros factores de riesgo para adquirir neumonía durante la gestación son el asma u otras patologías pulmonares crónicas, el virus de la inmunodeficiencia humana, el tabaco, etcétera (**Tabla 12-4**).

Etiología

Véanse los principales patógenos implicados en la neumonía (**Tabla 12-5**).

Neumonía bacteriana

El diagnóstico de la neumonía durante la gestación se complica debido a cambios fisiológicos del embarazo y alteraciones de la radiografía de tórax en las pacientes con neumonía que dificultan su interpretación. El síntoma más frecuente es la

Tabla 12-4. Factores de riesgo para la neumonía
Tabaquismo
Anemia
Asma
Corticoides anteparto
Tocolíticos

Tabla 12-5. Patógenos implicados en la neumonía por orden de frecuencia
Streptococcus pneumoniae
Haemophilus influenzae
Mycoplasma pneumoniae
Legionella spp.
Infuenzavirus A

spp.: especies (de).

disnea, que aparece hasta en un 50 %, y que hay que distinguir de la disnea fisiológica del embarazo, que aparece muy pronto durante la gestación y que no interfiere en la actividad diaria ni suele aparecer en reposo.

La neumonía se puede clasificar de la siguiente manera:

- No grave: ausencia de criterios de gravedad.
- Grave (**Tabla 12-6**).

En casi todos los casos, dadas las complicaciones que existen durante la gestación, las pacientes diagnosticadas de neumonía requieren ingreso y tratamiento intravenoso.

El esquema que se debe seguir, según criterios de la Sociedad Española de Neumología y Cirugía Torácica, es el siguiente: betalactámicos en neumonía típica; se dejan reservados los macrólidos para las pacientes con criterios de gravedad o neumonía atípica.

El tratamiento antibiótico debe mantenerse al menos 72 horas, salvo empeoramiento franco de la paciente. La mayoría mejora pasados estos tres primeros días (**Tabla 12-7**).

Neumonía por aspiración

Es una entidad frecuente en las gestantes, dadas las modificaciones fisiológicas que se producen durante el embarazo, como el aumento de presión gástrica secundaria a compresión uterina, la relajación del cardias por efecto de la progesterona

Tabla 12-6. Criterios de gravedad en la neumonía
Inestabilidad hemodinámica (hipotensión, frecuencia cardíaca > 150, hipotermia o hipertermia)
Desorientación o estupor
Trabajo respiratorio importante (frecuencia respiratoria > 30)
Patología crónica concomitante (asma, diabetes, patología cardíaca)
Derrame pleural significativo, cavitación, afectación multilobar
Insuficiencia respiratoria (cociente $PO_2/FiO_2 > 300$)
Insuficiencia renal aguda (creatinina > 1,2)
Leucopenia o leucocitosis grave
Anemia

FiO$_2$: fracción de oxígeno inspirado; PO$_2$: presión parcial de oxígeno.

Tabla 12-7. Tratamiento antibiótico empírico de la neumonía adquirida en la comunidad		
	Sospecha de germen habitual	**Sospecha de germen no habitual**
Presentación típica	• Cefotaxima 1 g/6 h i.v. 10 días • Ceftriaxona 1-2 g/24 h i.v. 10 días • Amoxiclavulánico 2.000/125 mg/8 h i.v. 10 días	Cefalosporina de tercera generación o amoxiclavulánico asociado a eritromicina
Presentación atípica	• Asociar eritromicina 1 g/6 h i.v. 20 días	
Presentación muy grave	• Asociar cefotaxima 2 g/ h 10 días o ceftriaxona 2 g/24 h a eritromicina 1 g/ h 20 días y rifampicina 450-600 mg/12 h i.v. 5-6 días	

i.v.: vía intravenosa.

y el retraso del vaciado gástrico, que aumentan el reflujo gastroesofágico y el riesgo de broncoaspiración.

Se pueden utilizar determinados fármacos, como los antagonistas de receptores H_2 (anti-H_2), citrato de sodio, metoclopramida o inhibidores de la bomba de protones, como factores preventivos del reflujo y la broncoaspiración. Los gérmenes principales son los gramnegativos, *Staphylococcus aureus* y los anaerobios.

> **!** Cuando aparece el cuadro clínico de neumonía por aspiración, como en toda neumonía, deberá ofrecerse soporte ventilatorio y oxigenoterapia. En caso de infección documentada, se añadirá antibioterapia, aunque lo más importante en el tratamiento es la prevención de la aspiración.

Neumonía por gripe

El principal factor patógeno es *Haemophilus influenzae*. El cuadro clínico es similar al de las pacientes no gestantes, aunque durante el embarazo puede evolucionar a fallo respiratorio fulminante con requerimientos altos de oxígeno e infiltrados intersticiales bilaterales. Debe iniciarse el tratamiento antibiótico de inmediato, durante las primeras 48 horas. Si se sospecha neumonía por gripe, se añadirá oseltamivir.

Neumonía por varicela

La infección aparece principalmente en el tercer trimestre. En caso de complicación con neumonía, puede producir alteraciones características en la radiografía: infiltrado nodular miliar bilateral y posterior calcificación.

Requiere de ingreso hospitalario e inicio de antibioterapia intravenosa inmediato. El aciclovir es el fármaco de elección, pero no modifica la tasa de mortalidad en las gestantes con dicha infección. En el embarazo, esta es de hasta el 40 % si no se recibe tratamiento antivírico. Existe más riesgo de aparición de neumonía en las pacientes con varicela si estas son fumadoras o presentan > 100 lesiones cutáneas.

Neumonía fúngica

Es rara y se da en pacientes inmunodeprimidas. Es producida por histoplasma o *Blastomyces brasiliensis*. Si no se visualiza la diseminación, se puede adoptar una actitud expectante. En caso de sospecha de diseminación, la terapia más usada es ketoconazol asociado a amfotericina B.

Tuberculosis

Como es conocido, el patógeno que produce esta infección es *Mycobacterium tuberculosis*. En las gestantes, la incidencia es de 19 a 39 casos por año, y la prevalencia del 2-5 %. Suele presentar buena evolución durante el embarazo si se trata (se obtienen tasas de curación de hasta el 90 %), pero, en caso de no recibir tratamiento, puede asociarse a una elevada morbimortalidad materna (23 %). Los síntomas son similares a los de la población adulta no gestante: astenia, hemoptisis, sudoración nocturna, fiebre, tos crónica, etcétera.

> **!** • El diagnóstico se realiza con la prueba de la tuberculina, que es segura y efectiva durante el embarazo, incluso si la paciente presenta el virus de la inmunodeficiencia humana de forma concomitante. Si la prueba de la tuberculina es positiva, se realizará una radiografía de tórax, así como una baciloscopia y un cultivo de esputo para confirmar el diagnóstico. Si es negativa, se considerará no infectada.
> • El tratamiento de la tuberculosis activa se basa en rifampicina (10 mg/kg/día, máximo 600 mg), isoniazida (5 mg/kg/día, máximo 300 mg) y etambutol 2 meses, seguido de rifampicina e isoniazida durante 7 meses, suplementada con piridoxina. Se realizará radiografía de tórax al inicio, a los 2 meses y al final del tratamiento. También se deben realizar pruebas de función hepática, baciloscopia y cultivo de esputo mensual.

En la tuberculosis latente, el tratamiento con isoniazida en monodosis, suplementada con piridoxina durante 9 meses, es suficiente.

> **!** La estreptomicina es el único fármaco contraindicado en el tratamiento de la tuberculosis, puesto que produce toxicidad del séptimo par.

Si el tratamiento no es adecuado, pueden producirse complicaciones: bajo peso al nacer, parto pretérmino y aumento de mortalidad perinatal. La transmisión vertical durante el parto se suele dar si hay lesiones genitales o en formas miliares, aunque es muy rara. El signo patognomónico es el tuberculoma hepático en el recién nacido; cuando no lo presente, se considerará que la infección se produjo de manera posnatal.

> **!** No está contraindicado el parto vaginal ni la lactancia, salvo que haya lesiones mamarias. Si la madre se trata con isoniazida, es preciso suplementar al recién nacido con piridoxina.

El recién nacido de una madre con tuberculosis en el que no se sospecha transmisión vertical y, por tanto, tuberculosis, debe ser seguido con radiografía de tórax y prueba de tuberculina a los 3 meses del nacimiento.

ENFERMEDADES NEUROLÓGICAS

Dentro de este apartado, se estudiarán la epilepsia, las cefaleas, la enfermedad cerebrovascular, las mononeuropatías y polineuropatías, la esclerosis múltiple y la miastenia grave durante el embarazo.

Epilepsia

Es el segundo trastorno neurológico más frecuente, con una incidencia del 0,5 %. Se trata de un trastorno del sistema nervioso central crónico caracterizado por una descarga neuronal excesiva y autolimitada que puede ser prolongada o refleja, en ausencia de causas inmediatamente identificables.

Según el tipo, puede ser focal (un lado concreto del cerebro) o generalizada; según las causas desencadenantes, puede ser estructural (tumor, accidente cerebrovascular), genética, infecciosa (posmeningitis o postencefalitis), metabólica o autoinmunitaria.

Efecto de la gestación sobre la epilepsia

El 10 % de las pacientes con epilepsia mejoran. Las crisis epilépticas no suelen aparecer durante la gestación en más del 60 % de las pacientes que no las han tenido en el año previo; el 30 % restante empeoran en lo relativo al desarrollo de estas crisis.

Por lo general, se describe un agravamiento de las crisis durante la gestación si estas eran muy frecuentes antes del embarazo, se asocian a estrés físico o psíquico, se produce disminución de las horas de sueño, no se cumple con el tratamiento establecido, o debido a la disminución de las concentraciones plasmáticas de fármaco antiepiléptico durante el curso de la gestación. También puede aumentar la presencia de crisis por vómitos o durante la lactancia.

Efectos de la epilepsia durante la gestación

Por sí misma, la epilepsia no empeora el pronóstico de la gestación y hasta en un 90 % se consigue un hijo sano.

> **!** Los fármacos antiepilépticos sí que tienen efectos teratogénicos, entre los cuales destacan los siguientes: malformaciones cardíacas, defectos del tubo neural, labio leporino, malformaciones craneofaciales, malformaciones urinarias, anomalías esqueléticas, anomalías gastrointestinales y alteraciones genitales tipo hipospadias.

Por todo ello, es preciso planificar muy bien la gestación y, antes de su inicio, tener muy bien controladas las crisis.

Siempre se ha de intentar utilizar los fármacos más seguros en monoterapia y con la menor dosis posible.

A pesar de que la epilepsia no suele complicar la gestación, presenta un riesgo levemente elevado de preeclampsia, parto prematuro, CIR, muerte fetal intraútero, desprendimiento de placenta, mortalidad materna y alteraciones en el neurodesarrollo. También los hijos de madres con epilepsia presentan un riesgo aumentado de crisis convulsivas, sobre todo las secundarias a causa genética. Se considera que este aumento es del 2-4 %. Por lo general, las crisis focales y las ausencias no producen un aumento de complicaciones, pero sí lo hacen las convulsiones y el estatus epiléptico.

Manejo de la gestación

Se debe realizar una planificación del tratamiento y asegurar que la paciente cumple con la toma de la medicación. Como se ha explicado, hay que intentar que sea un único fármaco en la mínima dosis eficaz, y que la gestación se inicie cuando la paciente se encuentre al menos 1 año sin crisis. Se deben realizar controles neurológicos cada 4 u 8 semanas en función de la gravedad de la epilepsia, o más frecuentemente si las crisis son mal controladas.

> **!** Se deben evitar fármacos como el ácido valproico, sobre todo si se combina con topiramato. Los más seguros son la lamotrigina, la carbamazepina y el levetiracetam. En las pacientes que llevan 2-3 años sin crisis y presentan un bajo riesgo de recurrencia, se puede plantear la suspensión de la medicación durante 6 meses para valorar la recidiva de crisis previa al embarazo.

En aquellas pacientes que están bien controladas, no se ha visto que esté justificado cambiar la medicación durante el embarazo, pero, si el control es malo, deben hacerse determinaciones plasmáticas para ver la concentración del fármaco en sangre.

> **!** • En cuanto al seguimiento obstétrico específico, se requiere una ecocardiografía precoz en la semana 13 o 14, y otra en la 19-22, por el aumento de riesgo de enfermedades cardíacas. Se ha de realizar una neurosonografía en la semana 28-32. Y, en aquellos casos que tomen más de un fármaco o que se encuentren con valproato, se deberá añadir al control un estudio anatómico en la semana 16 para despistaje de defectos del tubo neural, anomalías cardíacas y defectos del labio y el paladar. También se deben realizar ecografías para la valoración del crecimiento en las semanas 28, 32 y 36. Otro aspecto importante es suplementar con 5 mg de ácido fólico a las pacientes con epilepsia en el período preconcepcional y al menos en las primeras 12 semanas, para disminuir el riesgo de defectos de tubo neural.
> • En pacientes con tratamiento antiepiléptico, se produce un aumento de hemorragia intraventricular secundaria al uso de fármacos antiepilépticos en el recién nacido por disminución de vitamina K. Por lo tanto, en este grupo, y para evitar dicha complicación, es importante suplementar con vitamina K a los neonatos. Algunos grupos recomiendan profilaxis de vitamina K en el tercer trimestre, aunque estudios recientes no han demostrado la eficacia de esta medida.

En cuanto a la vía del parto, no está contraindicado el parto vaginal. En las pacientes con convulsiones no controladas durante largo tiempo, que producen hipoxia fetal o alteración del nivel de consciencia materna, está indicada la realización de una cesárea. Las crisis convulsivas durante el embarazo deben tratarse con benzodiacepinas por vía intravenosa (diazepam 5-10 mg en bolo). La lactancia no está contraindicada.

Cefaleas

La migraña es la enfermedad neurológica más frecuente en el embarazo. Por lo general, no produce alteraciones en el desarrollo de la gestación. Puede aparecer hasta en un 80 % de las pacientes. Tras la migraña, la cefalea tensional o la secundaria a sinusitis o cervicomialgias son las más frecuentes. El tratamiento se lleva a cabo con analgésicos, antieméticos y medidas higiénico-dietéticas.

> **!** • Los triptanes no han demostrado ser teratogénicos, pero solo deben usarse cuando no se controlen las crisis con las medidas descritas.
> • El sumatriptán puede utilizarse durante la lactancia.
> • Los ergotínicos están contraindicados por su efecto vasoconstrictor y uterotónico.

Enfermedad cerebrovascular

Es una enfermedad que aparece de forma infrecuente en el embarazo. No obstante, las gestantes presentan mayor riesgo de presentar apoplejía hipofisaria, sobre todo en el puerperio, secundaria a una necrosis de la glándula pituitaria tras el parto. A pesar de producirse de forma infrecuente, es una importante causa de mortalidad en las gestantes: llegan a registrarse tasas de hasta el 1-2 % de muerte materna, dependiendo de las series.

Las causas más importantes suelen ser la hipertensión, pero existen otros factores de riesgo predominantes en el puerperio, como la hemorragia puerperal, la infección puerperal o la realización de una cesárea. Por lo general, suele estar levemente aumentada la proporción entre ictus hemorrágico e isquémico, respecto a la incidencia en la población general.

El diagnóstico suele realizarse mediante tomografía axial computarizada o resonancia magnética nuclear. Esta última es más sensible para los ictus isquémicos que la tomografía axial computarizada, pero más inaccesible. Para el estudio de las carótidas, suele emplearse ecografía Doppler, que es segura y reproducible.

> **!** En cuanto al tratamiento de la enfermedad cerebrovascular en el embarazo, la fibrinólisis no ha sido estudiada y, por tanto, no se conocen los efectos sobre el feto. Se considera categoría C en dosis altas, y solo debe ser considerada si el beneficio es mayor que el riesgo de hemorragia uterina. La trombectomía mecánica, aunque tampoco se han hecho muchos estudios, puede realizarse en caso de contraindicación de la fibrinólisis.

El ácido acetilsalicílico y la heparina pueden utilizarse sin riesgo en pacientes gestantes con ictus, aunque deben usarse más como prevención secundaria, ya que su uso en la fase aguda es controvertido. La heparina debe añadirse, sobre todo, si el origen del ictus es embólico.

> ! En caso de enfermedad cerebrovascular, la vía del parto preferible es el parto vaginal, aunque se recomienda cesárea en casos de ictus hemorrágico. No obstante, se puede optar por parto vaginal si la paciente se encuentra hemodinámicamente estable o si los aneurismas cerebrales presentes son pequeños y asintomáticos.

Una forma rara de accidente cerebrovascular en el embarazo es la trombosis del seno venoso cerebral, que se caracteriza por cefalea, convulsiones focales o generalizadas y déficit neurológico. Es una entidad rara pero muy grave, y suele aparecer en el tercer trimestre. Suele ser mortal en un tercio de los casos. En las pacientes que sobreviven, el riesgo de recurrencia es muy alto en próximas gestaciones. Se trata con anticoagulantes y antitrombóticos. Como en el ictus isquémico de otra causa, suele ser recomendable el parto vaginal; se evita el esfuerzo de los pujos, si es preciso con la terminación mediante un parto instrumental.

Mononeuropatías y polineuropatías

La mononeuropatía más frecuente es el síndrome del túnel carpiano por compresión del nervio mediano a su paso por el túnel del carpo. El cuadro clínico suele dolor, pérdida de sensibilidad y hormigueo en el territorio del nervio mediano, que aparece sobre todo en el segundo trimestre y que empeora por la noche. Se suele tratar con una férula de descarga; el cuadro clínico mejora tras el parto.

Otra mononeuropatía frecuente es la parálisis de Bell, que es causa de hasta el 75 % de las parálisis faciales. También son frecuentes las neuropatías asociadas a la compresión del nervio ciático u obturador por compresión del útero. La polineuropatía más frecuente es el síndrome de Guillain-Barré, cuya etiología es autoinmunitaria. Presenta una evolución fulminante y coexiste con el embarazo de forma esporádica.

Esclerosis múltiple

Por lo general, el hecho de presentar esclerosis múltiple no aumenta el riesgo de complicaciones en el embarazo. Además, el riesgo de recaídas suele ser menor; en algunos casos, incluso se puede retirar el tratamiento durante la gestación. En caso de aparecer brotes leves, el tratamiento será sintomático; y los brotes graves se tratarán mediante corticoides intravenosos en altas dosis.

En cuanto a la vía del parto, las indicaciones son las mismas que para las pacientes no gestantes, aunque, dado el cuadro clínico de debilidad muscular, suele ser más frecuente el parto instrumental para aliviar el expulsivo, y puede ponerse anestesia epidural sin aumentar el riesgo. El riesgo de recaídas aumenta 6 meses tras el parto.

La lactancia materna no está contraindicada, siempre y cuando la madre no presente brotes en el posparto y los fármacos que tome no se secreten a la leche materna. Ni la lactancia materna ni la anestesia epidural aumentan el riesgo de recaídas tras el parto.

Miastenia grave

Es una enfermedad autoinmunitaria con anticuerpos que atacan a los receptores de acetilcolina en el músculo, lo que produce fatigabilidad y debilidad muscular. Su evolución no es predecible durante la gestación, ya que algunas pacientes empeoran, otras se mantienen y otras mejoran.

Los anticuerpos que se producen en esta enfermedad son del tipo inmunoglobulina G y pueden producir una miastenia transitoria en el recién nacido, ya que atraviesan la placenta. Esta suele mejorar con el tiempo, cuando se aclaran los anticuerpos en la sangre del neonato. También se puede producir una artrogriposis múltiple en el feto, que causa una disminución de movimientos intraútero. Durante la gestación, deben realizarse ecografías más frecuentes que evalúen los movimientos fetales, los movimientos respiratorios y el líquido amniótico, que puede estar aumentado en fetos afectos.

> El tratamiento más usado en miastenia grave es la piridostigmina, que es el mejor fármaco en cuanto a perfil de seguridad y con el que existe más experiencia.

La terminación puede ser mediante parto vaginal. Suele ser necesario el alivio de expulsivo mediante parto instrumental y la utilización de neostigmina por vía intravenosa durante su desarrollo. La lactancia no está contraindicada, salvo que el neonato presente miastenia, ya que los anticuerpos pueden pasar a la leche y empeorar el cuadro.

ENFERMEDADES DIGESTIVAS

Dentro de este apartado, se estudiarán la colestasis intrahepática, la hepatitis, la hiperémesis gravídica, la enfermedad inflamatoria intestinal y el reflujo gastroesofágico durante el embarazo.

Colestasis intrahepática

Es una enfermedad que suele aparecer en el tercer trimestre. La incidencia es de 1/1.000-10.000 embarazos. Se trata de la hepatopatía más frecuente de la gestación y habitualmente cursa con prurito en palmas y plantas sin eritema. Los factores de riesgo son la edad materna, la gestación múltiple, la hepatitis C y los antecedentes personales y familiares de colestasis.

Se trata de una patología que también presenta complicaciones importantes, como el parto prematuro, la presencia de meconio, el ingreso en la unidad de cuidados intensivos e incluso la presencia de muerte neonatal. Se ha asociado a una mutación genética en el transportador canalicular MDR3 de fosfolípidos, implicado en la secreción de bilis, que conduce a una acumulación de los ácidos biliares.

Diagnóstico

Se basa en el cuadro clínico: prurito en palmas y plantas de predominio nocturno no asociado a exantema; ictericia, náuseas y vómitos asociados a dolor en hipocondrio derecho; esteatorrea por malabsorción de grasas, que se asocia a alteraciones analíticas: elevación de transaminasas, elevación de la bilirrubina y, sobre todo, elevación de ácidos biliares (> 10 µmol/L, aunque los valores normales de ácidos biliares no descartan esta enfermedad), así como disminución del tiempo de protrombina.

Tratamiento

El tratamiento se basa en:

- Antihistamínicos: dexclorfeniramina (Polaramine 2-6 mg/6-12 h) e hidroxizina (Ataraz 25-50 mg/8 h).
- Ácido ursodesoxicólico: 15 mg/kg/día: Ursochol (presentación de 150 mg) o Ursobiliane (presentación de 300 mg). La dosis habitual es de 600-1.200 mg/24 h por vía oral, distribuidos en dos o tres tomas diarias.

Si se produce alteración de la coagulación, debe asociarse vitamina K, de preferencia intramuscular.

Control gestacional

Debe realizarse un seguimiento estrecho, al tratarse de un embarazo de alto riesgo:

- Los controles recomendados son:
  - Cada 2-3 semanas si hay buen control clínico, analítica normal y ácidos biliares < 40.
  - Cada 1-2 semanas si hay alteración analítica, ácidos biliares > 40 o progresión de la sintomatología.
- El control deberá realizarse con analítica que incluya hemograma, transaminasas, gamma-glutamiltransferasa, bilirrubina total, glucosa, creatinina, iones y coagulación.
- Una vez alcanzado el término en torno a la semana 37, debe programarse la inducción del parto si los ácidos biliares son > 40, la sintomatología no mejora con tratamiento o empeoran las pruebas de función hepática o si existe antecedente de colestasis intrahepática o *exitus* fetal.
- Si los ácidos biliares son < 40 y hay buen control clínico, puede valorarse la finalización en la semana 40.

Control posgestación

Habitualmente, la colestasis se resuelve de forma espontánea tras el parto, pero debe recitarse a la paciente para hacer una valoración analítica a las 6 semanas posparto para confirmar el descenso de las transaminasas y la normalización de los ácidos biliares. Si persisten las alteraciones, deberá descartarse otra patología hepática. El riesgo de recurrencia es de hasta el 90 %.

Hepatitis y gestación

A continuación, se estudiarán los aspectos que se han de tener en cuenta en caso de hepatitis A, B, C, D y E durante el embarazo.

Hepatitis B

La prevalencia es baja, en torno al 1 % de las gestaciones. Las vías de transmisión son las típicas de este tipo de infección; las más frecuentes son la vía sanguínea o la transmisión vertical. El riesgo de cronificación depende de la edad a la que se adquiera la infección: el 5 % en adultos, y hasta el 90 % si la infección se adquiere de forma perinatal. Existe un riesgo aumentado de parto prematuro y de bajo peso al nacimiento.

En la mayor parte de los casos, no hay manifestaciones clínicas. No obstante, en algunos casos puede aparecer patología inespecífica, como fatiga y molestias en el hipocondrio derecho. Si la hepatopatía es avanzada y ya se ha producido cirrosis, el cuadro clínico será el típico de los pacientes con cirrosis fuera de la gestación. El problema de desarrollar esta enfermedad durante el embarazo es que tiene más agresividad, por el estado estrogénico de la gestación y la inmunosupresión relativa al embarazo.

El diagnóstico se realiza por serología, que debe hacerse de forma sistemática en el primer trimestre; si presenta factores de riesgo y la paciente no ha sido vacunada, se recomienda repetir la serología en el tercer trimestre.

> **!** El riesgo de transmisión vertical depende de la carga vírica y del estado del antígeno y del virus de la hepatitis B (VHB), aunque esto no condiciona la vía del parto, puesto que no se ha demostrado que esta modifique el riesgo de transmisión vertical.

En cuanto al seguimiento específico, se deben realizar cultivos vaginales y endocervicales en semana 30, así como una serología que también determine el virus de la hepatitis C, para descartar concomitancia de otras infecciones de transmisión sexual.

> **!** Si la paciente se encuentra con tratamiento antivírico previo a la gestación, esta debe mantenerse, y se ha de intentar modificar el tratamiento por pautas más seguras, como lamivudina, tenofovir o telbivudina. El tenofovir disoproxil fumarato es el fármaco de elección por su eficacia y su baja tasa de resistencias. Este suele iniciarse en pacientes que tengan una carga vírica > 200.000 UI/mL, en pacientes con antecedente personal de transmisión vertical previa, independientemente de la carga vírica, o si la paciente presentaba tratamiento antivírico previo. Suele iniciarse en la semana 24-28, y se suele mantener en la primera semana posparto para evitar la reactivación.

En el recién nacido, para prevenir la transmisión vertical, se debe poner gammaglobulina contra el VHB, y la primera dosis de la vacuna contra el VHB antes de las 12 horas de vida. Estas normas deben cumplirse en todas las pacientes con infección por hepatitis B, independientemente de la carga vírica y de si estaban recibiendo tratamiento antivírico o no; también si la paciente presenta un estado serológico desconocido.

> **!** La biopsia coriónica se asocia a mayor riesgo de transmisión vertical, por lo que, si ha de realizarse un procedimiento invasivo, la amniocentesis es el método de elección. Se intentará evitar que la placenta sea atravesada, y se tendrán datos del momento en que se encuentra la paciente en lo relativo a la carga vírica o el estado de las transaminasas.

Por su parte, la lactancia materna no se encuentra contraindicada en las pacientes infectadas por el VHB. Sin embargo, sí es necesario que el recién nacido haya recibido la pauta que se mencionó anteriormente (**Tabla 12-8**).

Hepatitis C

Es algo más frecuente que la hepatitis B, con una incidencia del 2-3 %. La vía de transmisión es la misma que en el caso de la hepatitis B; el riesgo de cronificación es del 80 %. El diagnóstico se realiza con la determinación de anticuerpos antivirus de la hepatitis C. Si el resultado es negativo y se tiene alta sospecha de infección, debe realizarse una carga vírica de ácido ribonucleico del virus de hepatitis C. En este medio, se recomienda cribado sistemático a todas las gestantes en el primer trimestre. Se ha demostrado más riesgo de infección en las pacientes con ácido ribonucleico positivo, rotura de membranas prolongada, procedimientos invasivos o coinfección por el virus de la inmunodeficiencia humana.

Deben realizarse cultivos endocervicales y serología del VHB para descartar concomitancia de otras infecciones de transmisión sexual, como en el caso de gestantes infectadas por este virus. Es preciso realizar un FibroScan o una ecografía hepática para valorar el grado de afectación hepática y la fibrosis, aunque puede posponerse y realizarse tras el parto.

> **!**
> - La hepatitis C suele asociarse a ciertas complicaciones, como preeclampsia, CIR, diabetes gestacional, hemorragia anteparto o parto prematuro. Por tanto, debe controlarse el crecimiento fetal.
> - El tratamiento durante la gestación está contraindicado. Actualmente, se está llevando a cabo un estudio para comprobar la teratogenicidad del sofosbuvir y el ledipasvir, que se encuentran clasificados como categoría B.

En cuanto a la necesidad de diagnóstico prenatal no invasivo, no se producen cambios respecto a las recomendaciones dadas para la infección por VHB. La prueba de elección es la amniocentesis, y también hay que intentar tener disponible una carga vírica y evitar atravesar la placenta.

> **!** La vía del parto en caso de hepatitis C sigue también las mismas recomendaciones que la infección por VHB, con la peculiaridad de finalizar antes de las 6 horas de rotura prematura de membranas si es posible.

La lactancia no aumenta el riesgo de transmisión vertical, pero deben evitarse las lesiones en el pezón que puedan pro-

Tabla 12-8. Vía del parto y profilaxis en pacientes con hepatitis B

Virus de la hepatitis A	Virus de la hepatitis B	Virus de la hepatitis C
Parto vaginal	Parto vaginal con profilaxis del recién nacido	Parto vaginal (salvo carga viral elevada)
Lactancia permitida	Lactancia permitida	Lactancia permitida (salvo carga viral elevada)
Inmunoglobulina permitida en la gestante Vacuna contraindicada	Inmunoglobulina permitida en la gestante Vacuna contraindicada	Evitar maniobras invasivas fetales o amniorrexis artificial durante el parto

ducir sangrado durante las tomas. Hay que intentar evitar los fármacos antivíricos, puesto que no han demostrado su seguridad con la lactancia.

Hepatitis D

Es muy infrecuente encontrarla aislada: habitualmente, se presenta como una coinfección con la hepatitis B; por tanto, las recomendaciones son las mismas. Es muy rara en las gestantes y suele asociarse a hepatitis fulminante.

Hepatitis A y E

Las hepatitis A y E son muy raras en este medio, ya que la vía de transmisión es principalmente fecal-oral por alimentos en mal estado. No existe tratamiento específico ni se asocia a transmisión vertical. En el caso de la hepatitis A, se puede usar la gammaglobulina como profilaxis postexposición, aunque la vacuna está contraindicada en el embarazo. La peculiaridad de la hepatitis E es que puede asociarse a coagulación intravascular diseminada si se produce la infección en el tercer trimestre de embarazo; de forma habitual, es una infección leve, al igual que la hepatitis A.

Hiperémesis gravídica

Es una enfermedad digestiva muy frecuente que aparece sobre todo en el primer trimestre de la gestación, para mejorar posteriormente. El cuadro clínico, como es conocido, se basa en náuseas y vómitos excesivos que pueden causar pérdida de peso y alteración electrolítica si se mantienen en el tiempo. Es frecuente también que se asocie epigastralgia y pirosis. Suele ser más frecuente en embarazo gemelar y en pacientes con presencia de mola.

El diagnóstico debe hacerse en función del cuadro clínico y con determinaciones analíticas que incluyan bioquímica general con iones y función hepática y renal y hemograma. Las alteraciones analíticas suelen ser relacionadas con alteración del potencial de hidrógeno y de iones: hiponatremia, hipopotasemia y alcalosis metabólica.

! El tratamiento de la hiperémesis gravídica durante la gestación es principalmente sintomático, con antieméticos y protector gástrico; se mantendrá a la paciente en dieta absoluta con sueroterapia para corregir los electrólitos durante unos días, para posteriormente reiniciar la tolerancia de forma progresiva, empezando con la tolerancia a los líquidos. Si los vómitos son persistentes, debe añadirse vitamina B_1 en dosis de 100 mg cada 24 horas para evitar el riesgo de encefalopatía de Wernicke.

Enfermedad inflamatoria intestinal

Habitualmente, en la colitis ulcerosa, la fertilidad no está disminuida, salvo que se haya producido una resección ileoanal. En cualquier caso, las pacientes con colitis ulcerosa que deseen gestar deberán ser valoradas por su médico digestivo, así como en consulta preconcepcional, para conseguir el mejor estado basal antes del inicio de la gestación.

Lo mismo ocurre en la enfermedad de Crohn; la fertilidad se encontrará disminuida si se encuentra activa. Se recomienda la gestación cuando la enfermedad lleve inactiva 3 meses, ya que se ha visto que, en estos casos, no aumenta el número de complicaciones. Si la enfermedad se encuentra en fase activa, aumenta el riesgo de aborto espontáneo y de empeorar su curso a lo largo de la gestación.

! • Durante la gestación, los fármacos que se usan en las enfermedades inflamatorias intestinales no están exentos de riesgo, pero es mayor el de presentar una enfermedad activa. Los fármacos que más se usan son derivados de 5-aminosalícilico (salazopirina o sulfasalacina), que son seguros, igual que la azatioprina y los corticoides. Los fármacos biológicos requieren más estudios para recomendar su utilización.
• El parto vaginal solo está contraindicado en aquellos casos en los que haya incontinencia fecal, cicatrices perianales o enfermedad perianal activa. Debe intentar evitarse la episiotomía en la enfermedad de Crohn, puesto que hay un riesgo aumentado de aparición de fístulas.

Reflujo gastroesofágico

Suele producirse de forma habitual en el embarazo, sobre todo cuando avanza la gestación, por aumento de la presión intraabdominal que comprime el cardias, lo que, asociado a la disminución de peristaltismo y el tono gástrico secundario al efecto de los estrógenos y la progesterona, impide el correcto vaciado gástrico y la correspondiente regurgitación y reflujo gastroesofágico. Se trata con inhibidores de la bomba de protones y anti-H_2.

ENFERMEDADES UROLÓGICAS Y EMBARAZO

Las enfermedades urológicas más frecuentes durante la gestación son las infecciones de la vía urinaria.

Bacteriuria asintomática

Se define como la presencia de bacterias en la orina sin síntomas. La incidencia de esta patología es del 2-11 %. Los microorganismos más frecuentes son los siguientes: *Klebsiella pneumoniae, Enterobacter, Proteus mirabillis* y, de forma más rara, *Pseudomonas* y *Staphylococcus saprophyticus*.

Los factores de riesgo más importantes son un nivel socioeconómico bajo, la diabetes mellitus, los antecedentes de infección de vías urinarias bajas y una edad gestacional avanzada. Las principales complicaciones que se asocian a esta infección son el parto prematuro, el riesgo de pielonefritis y el bajo peso al nacer.

El diagnóstico se basa en la aparición de > 100.000 UFC/mL en un urocultivo. Si se presentan menos de 100.000 UFC o se detectan varios patógenos, debe pensarse en una contaminación. El tratamiento es controvertido, según las diferentes sociedades, pero se ha demostrado que hasta el 40 % de las bacteriurias asintomáticas pueden complicarse con pielonefritis si no reciben tratamiento. Esta enfermedad suele tratarse con fosfomicina dosis única, amoxiclavulánico, nitrofurantoína o cefalosporinas de primera o segunda generación. Se debe hacer un urocultivo a la semana postratamiento para comprobar la erradicación de la bacteriuria. En caso de detectar *Streptococcus agalactiae* positivo, se debe tratar independientemente del número de colonias, y considerarlo positivo de cara al parto sin necesidad de cultivo vaginorrectal.

Uretritis y cistitis

Suele aparecer síndrome miccional intenso que se asocia a urocultivo positivo. Suelen aparecer también alteraciones en el sedimento: > 50 leucocitos/campo, nitritos positivos y potencial de hidrógeno neutro o alcalino. El tratamiento es similar al de la bacteriuria asintomática y requiere urocultivo de control 1 semana tras finalizar el tratamiento. En el 50 % de las pacientes con cuadro clínico y urocultivo negativo, el agente responsable de la infección es la *Chlamydia*.

Pielonefritis

Es una afectación más grave, que incluye infección de la vía urinaria superior que afecta al parénquima renal. Suele afectar al 1-2 % de las gestaciones y tiene una tasa de recurrencia de hasta el 18 % en el mismo embarazo. Generalmente, es unilateral y suele afectar principalmente al riñón derecho. Los agentes principales asociados son los siguientes: *Escherichia coli, Klebsiella pneumoniae, Enterobacter* y *Proteus mirabilis*.

Las características diferenciales de este tipo de infección son la presencia de puñopercusión renal positiva y asociación de fiebre. Al diagnóstico, debe realizarse una analítica completa que incluya hemograma, coagulación y bioquímica, ya que de forma no tan infrecuente afecta a nivel multisistémico. También debe solicitarse, como en otros tipos de infecciones, sedimento de orina y urocultivo. Si la fiebre es > 38 °C, se debe solicitar hemocultivo para descartar sepsis.

Al ser una patología más grave, presenta también una mayor tasa de complicaciones, y suele requerir ingreso hospitalario para tratamiento con antibiótico intravenoso, sueroterapia, antitérmicos y analgésicos.

> **!**
> - El tratamiento de elección de la pielonefritis suele ser ceftriaxona por vía intravenosa hasta que la paciente se encuentre 48 horas afebril, para posteriormente completar 14 días de antibioterapia oral. También pueden utilizarse aminoglucósidos con control estricto de la función renal. Se debe repetir un urocultivo en 1 semana tras finalizar el tratamiento y al menos de forma trimestral.
> - Durante el ingreso, se requiere control de bienestar fetal y de la actividad uterina, puesto que se asocia a irritabilidad uterina que puede desencadenar en un parto pretérmino. Si no se produce mejoría en 48 horas, debe solicitarse una ecografía renal para descartar patología obstructiva, absceso renal o pielonefritis enfisematosa (que requiere nefrectomía).

Patología obstructiva

Las litiasis renales son más frecuentes en el lado derecho. Suele producirse un dolor tipo cólico de inicio en la fosa renal que se irradia a las fosas ilíacas y suele asociarse a puñopercusión renal positiva. La principal complicación es el aumento de infecciones; no se ha visto una clara asociación con el parto prematuro, el aumento en tasa de cesáreas, el aborto u otras complicaciones obstétricas, aunque debe realizarse un registro cardiotocográfico para diagnóstico diferencial de la amenaza de parto prematuro.

El diagnóstico se confirma con una ecografía renal. El sedimento de orina suele asociar hematuria. El tratamiento se realiza con analgesia, hidratación y, en caso de asociar infección, antibioterapia. Si no hay mejoría clínica, o si la paciente presenta hidronefrosis infectada o insuficiencia renal, se puede optar por tratamiento quirúrgico: catéter doble J o nefrostomía percutánea. La litotricia está contraindicada.

Enfermedades renales crónicas

Se suele dar la aparición de dos patologías con repercusión renal durante el embarazo: síndrome nefrótico e insuficiencia renal.

El *síndrome nefrótico* se caracteriza por proteínas en orina con una concentración de > 3,5 g en 24 horas, que asocia edemas e hipoalbuminemia. Suele ser secundario a una enfermedad renal previa de la paciente o al desarrollo de una preeclampsia. Las principales enfermedades renales que pueden aparecer con síndrome nefrótico son la nefritis lúpica, la nefropatía diabética, la glomerulopatía proliferativa o membranoproliferativa, la nefrosis lipídica, la nefritis hereditaria, la trombosis de la vena renal y la amiloidosis.

Por su parte, la insuficiencia renal es un factor importante de morbimortalidad materna:

- Una insuficiencia renal leve (creatinina < 1,3 mg/dL) no suele asociarse a complicaciones de la gestación.
- La insuficiencia renal moderada (creatinina entre 1,4 y 2,5 mg/dL) se asocia a prematuridad y CIR; no obstante, se obtiene feto vivo en el 85-90 % de los embarazos.

- La insuficiencia renal grave (creatinina > 2,5 mg/dL) suele mantenerse posparto y ser subsidiaria de tratamiento con trasplante renal o hemodiálisis. Las complicaciones son muy graves, por lo que, en las pacientes con esta patología previa al embarazo, debe retrasarse la gestación hasta la realización de un trasplante renal.

En el primer trimestre, las causas son secundarias principalmente a un aborto séptico, y en el tercer trimestre suele aparecer esta patología secundaria a un *shock* hipovolémico o una preeclampsia grave. En las pacientes nefrópatas, suele asociarse ácido acetilsalicílico al inicio de la gestación para disminuir el riesgo de preeclampsia añadida que empeore la función renal.

Hemodiálisis

Si la paciente se encuentra en tratamiento con hemodiálisis debería demorar el parto hasta el trasplante renal. Si se produce gestación, aumenta el riesgo de complicaciones obstétricas, como parto prematuro (solo se obtiene feto vivo en el 50-70 % de los embarazos), riesgo de pérdida de bienestar fetal en pacientes tratadas con hipotensores, desprendimiento prematuro de placenta normoinserta y crecimiento intrauterino retardado u otros retrasos del crecimiento.

Durante la gestación, la paciente debe someterse a ciclos de diálisis diarios y cortos para evitar cambios iónicos y de volumen bruscos. Se debe también disminuir la dosis de heparina para evitar sangrados, y añadir aporte de calcio. Si no se producen complicaciones en el embarazo, se puede permitir un parto vaginal.

Trasplante renal y embarazo

Deben cumplirse las siguientes premisas para disminuir las complicaciones:

- Mínimo 1 año de buena salud postrasplante, sin haber presentado episodios previos de rechazo y con función adecuada y estable del riñón en el último año.
- Ausencia de hipertensión y proteinuria.
- Función renal estable: creatinina < 2, preferentemente 1,5 mg/dL.
- Dosis mínima de inmunosupresores: azatioprina 2 mg/24 h, prednisona máximo 15 mg/24 h, ciclosporina a niveles plasmáticos de 100-150 mg o tacrólimus.

A pesar de cumplir estos requisitos, se requiere seguimiento estrecho con control cada 15 días hasta la semana 28, y luego cada semana, dada la alta tasa de complicaciones. Se deben realizar serologías de herpes, citomegalovirus y hepatitis en cada trimestre, al ser infecciones de frecuente aparición por la inmunosupresión. En el primer trimestre, debe realizarse cultivo de canal vaginal y citología, dada la alta tasa de infecciones. Existe un aumento de la tasa de falsos positivos en el cribado bioquímico del primer trimestre, y debe evitarse la amniocentesis en lo posible, por el riesgo de infección. En cada trimestre, debe realizarse control con creatinina y proteinuria.

> No deben usarse micofenolato y sirólimus como inmunosupresores, por alto riesgo de malformaciones. Es preciso controlar la dosis de inmunosupresores, puesto que pueden aumentar los requerimientos. La principal complicación es el parto prematuro por preeclampsia grave, CIR o rotura prematura de membranas.

El parto vaginal no está contraindicado, aunque existe más tasa de cesáreas por las complicaciones obstétricas. Ante cualquier intervención obstétrica, es necesaria la cobertura antibiótica (cefuroxima o cloxacilina) e hidrocortisona 100 mg/6 h para evitar la crisis suprarrenal en usuarias de corticoides. La lactancia no está contraindicada.

Nefropatía diabética

El embarazo no altera la evolución de la insuficiencia renal. Debe realizarse un control estricto de la glucemia antes del embarazo. La nefropatía diabética se asocia de forma muy frecuente a preeclampsia. El marcador pronóstico que se usa en este tipo de pacientes es la microalbuminuria.

ENFERMEDADES HEMATOLÓGICAS

A continuación, se estudiarán la anemia, las trombocitopenias, la púrpura trombocitopénica trombótica y las trombofilias durante el embarazo.

Anemia

La anemia es la causa más frecuente de enfermedad hematológica durante la gestación. El diagnóstico se realiza a través de un hemograma, que debe repetirse en todos los trimestres del embarazo. En función del valor de la hemoglobina, se considerará que se está ante una anemia grave, moderada o leve, según determinados valores (**Tabla 12-9**).

Anemia ferropénica

Es la causa de anemia más frecuente durante el embarazo. Un 25 % de las gestantes presentan un déficit de hierro y hasta el 50 % presentan anemia (en las gestantes se produce una seudoanemia secundaria al aumento de volumen plasmático mayor que el aumento de volumen eritrocitario).

Las causas de anemia ferropénica son:

- Depósito de hierro bajo antes de la gestación.
- Aumento de la demanda de hierro: expansión de la masa eritrocitaria, desarrollo del feto y la placenta y hemorragia posparto.
- Aporte de hierro insuficiente a través de la dieta.

En las pacientes con esta patología, se ha demostrado un riesgo aumentado de bajo peso al nacer, parto pretérmino y mortalidad perinatal, así como depresión posparto en la madre. La dosis requerida de hierro es de 30 mg/día, preferentemente en su forma ferrosa, frente a los 15 que se requieren en las no gestantes. No está clara la suplementación

Tabla 12-9. Clasificación de la anemia en función de su gravedad

Grado de anemia según la OMS	Hemoglobina
Leve	9-11 g/dL
Moderada	7-9 g/dL
Grave	< 7 g/dL

OMS: Organización Mundial de la Salud.

sistemática de hierro en el embarazo. La Sociedad Española de Ginecología y Obstetricia propone realizar una ferritina en el segundo trimestre y tratar a las gestantes con depósitos de hierro bajos.

Al hemograma de rutina debe añadirse transferrina e índice de saturación de transferrina, ferritina y sideremia para un correcto diagnóstico de anemia ferropénica. También se puede tratar a las pacientes con hemoglobina baja con hierro durante 3-4 semanas y, si se corrige la anemia, se asume que es secundaria a déficit de hierro.

El tratamiento suele realizarse con sales ferrosas en dosis de 100 mg/día en anemias leves y 200 mg en anemias graves. Si no hay respuesta a hierro oral o aparece anemia moderada cerca del término de la gestación, puede requerirse hierro por vía intravenosa.

Anemia por déficit de folatos

La dosis de ácido fólico recomendada durante el embarazo son 500 μg/día. Se debe al déficit de vitamina B_{12} y ácido fólico; es una anemia macrocítica (volumen corpuscular medio > 100), a diferencia de la ferropénica, que es microcítica (volumen corpuscular medio < 80). También pueden aparecer neutrófilos hipersegmentados en el frotis sanguíneo. De forma habitual, mejora con el aporte de folatos; la dosis es 1 mg al día en caso de déficit, y hasta 4 mg en caso de malabsorción.

> Los déficits de ácido fólico causan defectos del tubo neural, por lo que es imprescindible su profilaxis; se recomienda un suplemento con 400 μg de folatos al día en pacientes de bajo riesgo o 4 mg en pacientes con antecedente de defectos del tubo neural.

Anemia drepanocítica

La forma homocigota de drepanocitosis implica importantes complicaciones maternas, como tromboembolia pulmonar, preeclampsia, infecciones urinarias, insuficiencia cardíaca congestiva y accidentes cerebrovasculares agudos. También se asocia a prematuridad y bajo peso.

Trombocitopenias

Pueden categorizarse en leves, moderadas o graves según el recuento plaquetario (**Tabla 12-10**).

Tabla 12-10. Clasificación de la trombocitopenia en función del recuento plaquetario

Grado de trombocitopenia	Plaquetas
Leve	100.000-150.000 plaquetas/µL
Moderada	50.000-150.000 plaquetas/µL
Grave	< 50.000 plaquetas/µL

La trombocitopenia gestacional causa el 75 % de las trombocitopenias y aparece en el 5 % de los embarazos.

 El diagnóstico de la trombocitopenia gestacional es de exclusión. Las plaquetas suelen estar entre 100.000-150.000/µL; cifras por debajo de 70.000 y, sobre todo 50.000, deben hacer pensar en otro diagnóstico.

De forma habitual, no requiere tratamiento ni produce alteración del curso de la gestación.

Púrpura trombocitopénica autoinmunitaria

Se produce por destrucción plaquetaria por autoanticuerpos del tipo inmunoglobulinas G. Es la causa más frecuente de trombocitopenia grave.

 • Los anticuerpos atraviesan la placenta, por lo que pueden producir afectación fetal, ya que los antígenos fetales que se forman desde la semana 18 son atacados por los anticuerpos descritos. En el 80-90 % de los fetos, el recuento plaquetario es > 50.000, por lo que no hay repercusión fetal; sin embargo, en el 3-5 %, el recuento es < 20.000, lo que genera complicaciones, como el riesgo de hemorragia fetal grave.
• El diagnóstico es de exclusión en una gestante con recuento menor de 70.000-100.000 plaquetas, que disminuyen a lo largo de la gestación. Pueden aparecer autoanticuerpos antiplaquetarios, pero su titulación no se asocia a complicaciones fetales.
• Si el recuento es mayor de 20.000 plaquetas en el primer trimestre o de 30.000 en el segundo y el tercero y no se asocia a hemorragia, no se precisa tratamiento.

En caso de requerir tratamiento, se inicia con metilprednisolona por vía intravenosa; en caso de que no haya respuesta, se administra inmunoglobulina G por vía intravenosa. La transfusión de plaquetas se reserva para casos en los que la hemorragia sea grave o si las plaquetas son < 30.000 antes del parto. La azatioprina y la esplenectomía serían la tercera línea de tratamiento y la última opción. No está contraindicado el parto vaginal, pero sí se debe evitar la microtoma de sangre fetal o los partos instrumentales.

Púrpura trombocitopénica trombótica

En el embarazo, se aumenta la incidencia de esta patología, así como la del síndrome hemolítico urémico.

 La tríada característica de esta patología es anemia hemolítica microangiopática, trombocitopenia y alteraciones neurológicas. El síndrome hemolítico urémico es similar, pero asociando insuficiencia renal más grave.

El pronóstico es malo, ya que suele producir isquemia placentaria y prematuridad, con altas tasas de mortalidad.

Trombofilias

Las trombofilias que más comúnmente complican el embarazo y el puerperio son el déficit de proteína C y S, la mutación del factor V de Leyden, el déficit de antitrombina y la mutación en el gen de la protrombina *G20210A*. Son el segundo factor de riesgo más importante de enfermedad tromboembólica en el embarazo; el primero es el antecedente personal de trombosis. Se asocian a abortos de repetición, desprendimiento prematuro de placenta normoinserta, CIR y preeclampsia. En cuanto al tratamiento, deberán valorarse de forma individualizada la tromboprofilaxis con heparina y ácido acetilsalicílico.

ENFERMEDADES METABÓLICAS

A continuación, se estudiarán la patología tiroidea y la hipófisis durante el embarazo.

Patología tiroidea

Es la patología autoinmunitaria más frecuente en la gestación. Se diagnostica con determinación de la tirotropina (TSH) y la tiroxina (T_4) en el primer trimestre.

Los valores normales son los siguientes: TSH 0,1-4 mUI/L en el primer trimestre; 0,2-4 en el segundo; y 0,3-4 en el tercero. Si los valores de TSH están alterados, será recomendado añadir a la determinación lo siguiente: triyodotironina, anticuerpos antiperoxidasa antirreceptor de la tirotropina y antitiroglobulina para completar el diagnóstico.

Hipotiroidismo

La incidencia es del 0,2-1 % de los embarazos. Se caracteriza por incremento de la TSH y disminución de la T_4 libre, que se determinan a todas las gestantes en el primer trimestre. El cuadro clínico se basa en estreñimiento, cansancio, calambres musculares, aumento de peso, caída de pelo, intolerancia al frío, piel seca y síndrome de túnel carpiano entre otros.

Se asocia frecuentemente a complicaciones de la gestación: pérdida fetal, malformaciones fetales, preeclampsia, anemia, desprendimiento de placenta, hemorragia posparto y bajo peso al nacer. También se asocia a alteraciones en el neurodesarrollo; sobre todo, si el déficit se produce en el segundo trimestre. En las pacientes en tratamiento que se mantienen eutiroideas durante el embarazo, la tasa de complicaciones es baja.

El tratamiento se lleva a cabo con levotiroxina, que se debe ingerir 30 minutos antes del desayuno. La dosis se aumentará de 25 en 25 hasta conseguir el objetivo de TSH normal. Si la paciente tenía tratamiento previo a la gestación, suele ser necesario aumentar la dosis. Los controles se harán cada 4 semanas con TSH; una vez que se normalice la función tiroidea, pueden espaciarse hasta 6-8 semanas.

> **!** Tras el parto, se debe volver a la dosis que se usaba preconcepcionalmente o reducir la dosis de levotiroxina en un 25 %. La TSH objetivo es 2,5 en el primer trimestre y 3 en el segundo y el tercero. En el hipotiroidismo subclínico con TSH elevada y T_4 normal, debe tratarse a las pacientes con TSH > 4 y anticuerpos positivos, o TSH > 10 en cualquier caso.

Hipertiroidismo

Es una patología mucho más infrecuente que el hipotiroidismo durante el embarazo. Su incidencia es del 0,1-4 %. El cuadro clínico consiste en nerviosismo, temblor, taquicardia, insomnio, palpitaciones, hipertensión arterial, aumento de sudoración, intolerancia al calor, pérdida de peso. En las pacientes con enfermedad de Graves, puede asociarse a exoftalmos y mixedema pretibial.

El diagnóstico se hace con determinación de TSH, T_4 y anticuerpos antitiroideos. Lo más característico es la disminución de la TSH con aumento de T_4, aunque también puede darse un hipertiroidismo subclínico con elevación de T_4 sin alteración de TSH. Puede confundirse con el hipertiroidismo gestacional transitorio, que mejora pasado el primer trimestre, con TSH normal tras este período.

El hipertiroidismo subclínico no se ha asociado a malos resultados obstétricos, por lo que requiere vigilancia, pero no precisa tratamiento. El hipertiroidismo clínico sí se asocia a CIR, parto prematuro, taquicardia e hipertiroidismo fetal y *exitus* fetal; y en la madre, a crisis tirotóxica con mortalidad del 25 % e insuficiencia cardíaca congestiva, por lo que en este caso sí se requiere tratamiento.

La causa más frecuente es el hipertiroidismo gestacional, que presenta las alteraciones descritas de TSH y T_4, pero con anticuerpos negativos y no suele precisar tratamiento. La causa más importante es la enfermedad de Graves, que, a diferencia de la patología previa, sí presenta alteración de anticuerpos antitiroideos (anti-TSI) y antiperoxidasa hasta en el 80% de los casos. Otras causas son el bocio multinodular tóxico, el adenoma simple tóxico o la tiroiditis.

> **!** • El tratamiento recomendado es propiltiouracilo en el primer trimestre y metimazol (tiamazol) en el segundo y el tercero, ya que este es teratogénico en el primer trimestre. Se debe utilizar la mínima dosis eficaz, ya que no son fármacos inocuos, puesto que atraviesan la placenta. También pueden ser necesarios los betabloqueantes para el control sintomático.
> • El control debe realizarse cada 2-4 semanas al inicio, y luego cada 4-6 semanas, cuando se consiga normofunción tiroidea. El tratamiento con yodo radioactivo está contraindicado. La enfermedad de Graves puede empeorar en el posparto.

Tiroiditis posparto

Es la aparición de hipotiroidismo o hipertiroidismo seguido de hipotiroidismo en pacientes con función tiroidea normal durante el embarazo y que se diagnostica 1 año tras la gestación. Para el diagnóstico, es útil, aparte de la función tiroidea, la determinación de anticuerpos antiperoxidasa. El tratamiento consistirá en propanolol en fase hipertiroidea para control sintomático, y levotiroxina en fase hipotiroidea. Suele ser transitoria y se resuelve 6-9 meses posparto.

Hipófisis

Los microprolactinomas no deben tratarse. Los macroprolactinomas crecen con la gestación, y suele recomendarse continuar con el tratamiento con agonista de la dopamina. Además, se debe realizar campimetría cada trimestre para descartar la compresión del quiasma.

ENFERMEDADES DEL TEJIDO CONECTIVO

En las siguientes líneas se estudiarán el lupus eritematoso sistémico, la artritis reumatoide y el síndrome antifosfolípido (SAF).

Lupus eritematoso sistémico

Es una enfermedad autoinmunitaria que aparece en mujeres en edad fértil. El cuadro clínico es muy variado, y no hay sintomatología característica. El diagnóstico se realiza mediante anamnesis y realización de analítica completa con anticuerpos. Si bien no hay anticuerpos característicos, los anticuerpos antinucleares son positivos en casi todas las pacientes. Los brotes pueden ser más frecuentes durante el embarazo, pero lo habitual es que la gestación no presente riesgos en las gestantes bien controladas.

> **!** • Debe contraindicarse la gestación en caso de hipertensión pulmonar grave, insuficiencia renal con creatinina > 2,8 mg/dL, insuficiencia cardíaca congestiva, preeclampsia grave o síndrome con hemólisis, elevación de enzimas hepáticas y descenso de las plaquetas (conocido como HELLP) previo.
> • Las pacientes con nefritis lúpica pueden empeorar su función durante el embarazo.
> • Las complicaciones más frecuentes son parto pretérmino, CIR, muerte fetal y preeclampsia.
> • Si la paciente presenta anticuerpos anti-Ro o anti-La, se puede producir lupus neonatal y bloqueo auriculoventricular en el recién nacido, puesto que atraviesan la placenta.
> • Debe intentarse que la enfermedad sea controlada antes de la gestación; debe ser leve en los 6 meses previos al embarazo.
> • Todas las pacientes deben tratarse con ácido acetilsalicílico para reducir el riesgo de preeclampsia.
>
> En cuanto al seguimiento de la gestación, debe realizarse control del complemento mensual, anticuerpos ds-DNA, bioquímica, coagulación, hemograma y sedimento urinario. Si presenta anticuerpos anti-Ro o anti-La, deberá realizarse control con ecografía cada 2 semanas para medir PR entre la semana 18 y la 30 de gestación.

Se tratará con corticoides e hidroxicloroquina, teniendo en estrecha vigilancia la glucemia y la presión arterial. Se puede usar azatioprina de forma segura para intentar disminuir la dosis necesaria de corticoides.

Síndrome antifosfolípido

Es la enfermedad autoinmunitaria más frecuente. Las complicaciones son los abortos de repetición, el parto prematuro, la muerte fetal, el CIR precoz, la preeclampsia y la eclampsia. El diagnóstico se realizará según determinados criterios clínicos y analíticos (**Tabla 12-11**).

Se desaconsejará el embarazo en casos de trombosis de repetición a pesar de llevar un tratamiento correcto, trombosis en los seis últimos meses, hipertensión grave o hipertensión pulmonar.

 Se recomienda ácido acetilsalicílico de forma sistémica. Se debe asociar también heparina de bajo peso molecular en dosis terapéutica en el caso de pacientes con antecedente de trombosis o complicaciones obstétricas graves. Se requiere un seguimiento mensual y, cuando se acerca el término, de forma más frecuente. La anticoagulación debe mantenerse en el puerperio hasta 6 meses en las pacientes con antecedente de trombosis.

Artritis reumatoide

Suele mejorar en el embarazo y empeorar en el posparto. Si la paciente está bien controlada, no suele tener efectos durante la gestación y esta se desarrolla sin riesgo. Antes de la gestación, debe retirarse el tratamiento con metotrexato, leflunomida, abatacept y rituximab.

PATOLOGÍA PSIQUIÁTRICA

La enfermedad más frecuente es la depresión posparto, que suele aparecer con más insistencia en las pacientes con antecedentes de depresión o trastorno bipolar. La psicosis puerperal suele presentarse tras unos días de lucidez, y cursar con agitación, ansiedad, desorientación y alteración de las funciones cognitivas. Suele asociarse a alucinaciones visuales. Requiere de valoración psiquiátrica urgente y se suele tratar con terapia cognitivo-conductual y litio.

ENFERMEDADES DE LA PIEL

En este epígrafe, se estudiarán el herpes gestacional, la dermatosis papulosa del embarazo y el impétigo herpetiforme.

Herpes gestacional

Se produce por anticuerpos contra la membrana basal de la epidermis. Se asocia a predisposición hereditaria en gestantes

Tabla 12-11. Criterios clínicos y analíticos para el diagnóstico de síndrome antifosfolípido

Criterios clínicos	Criterios analíticos

• Trombosis vascular:
  – Venosa
  – Arterial
  – Vasos pequeños
• Patología obstétrica:
  – Una o más pérdidas gestacionales después de la semana 10
  – Parto pretérmino antes de la semana 34 por preeclampsia, eclampsia o insuficiencia placentaria
  – Tres o más abortos consecutivos antes de la semana 10
	• Anticoagulante lúpico
	• Anticuerpos anticardiolipina inmunoglobulina G o inmunoglobulina M
	• Anticuerpos anti-β_2 glicoproteína

con antígenos leucocitarios humanos DR3 y DR4. Suele aparecer en las semanas 28-30 y mejora tras el parto. El cuadro clínico consiste en placas eritematosas urticariformes, que suelen aparecer alrededor del ombligo y que se transforman en vesículas o ampollas. Si la vesícula se rompe, se forma una costra amarillenta que puede sobreinfectarse por crecimiento bacteriano.

El diagnóstico se realiza por biopsia percutánea con aparición de edema subepidérmico con infiltrado de eosinófilos, histiocitos y eosinófilos y depósitos lineales de C3. El tratamiento se realiza con corticoides y antihistamínicos. Suele recurrir en embarazos posteriores.

Dermatosis papulosa del embarazo

Es una patología que produce múltiples alteraciones cutáneas. Se caracteriza por prurito que no respeta el descanso nocturno y pápulas eritematosas que confluyen en placas y pueden asociar vesículas. No afecta al área periumbilical. Se trata con corticoides y antihistamínicos.

Impétigo herpetiforme

Se caracteriza por prurito intenso y malestar general que precede a la aparición de placas eritematosas en las zonas de flexión. Suele respetar la mano, la cara y los pies. Se diagnostica mediante biopsia cutánea, con infiltrado de neutrófilos en epidermis espongiosa y estrato córneo. Se trata con corticoides y sueros para reposición hidroelectrolítica, por la pérdida de iones que asocia. En casos graves, está indicado finalizar la gestación. Suele recidivar en embarazos posteriores de forma más precoz y grave.

Véanse las principales patologías dermatológicas en el embarazo (**Tabla 12-12**).

Tabla 12-12. Comparación de las principales patologías dermatológicas en el embarazo

	Dermatosis papulosa del embarazo	Herpes gestacional	Impétigo herpetiforme
Incidencia	La más frecuente	Poco frecuente	Rara
Cuadro clínico	Prurito previo a lesión	Malestar general	Fiebre + malestar general
Lesiones	Pápulas en región abdominal y miembros, respetan la zona periumbilical	Ampollas periumbilicales no dolorosas	Ampollas dolorosas en zonas de flexión
Biopsia	No requiere	Eosinófilos, histiocitos y linfocitos	Neutrófilos en la epidermis espongiosa
Inmunofluorescencia	No requiere	Depósito lineal de C3 en membrana basal dermoepidérmica	Negativa
Tratamiento	Antihistamínicos, emolientes y corticoides tópicos	Corticoides orales y antihistamínicos	Corticoides ivm, reposición de iones
Pronóstico	Bueno	Bueno, desparece entre 1-17 meses posparto	Sin tratamiento, alta mortalidad. Con tratamiento, recuperación tras el parto

PUNTOS CLAVE

- Es importante conocer el tipo de cardiopatía que presenta la paciente y que esta se encuentre controlada antes de iniciar la gestación, pues su pronóstico depende de ambos factores.
- Por lo general, las patologías que asocian hipertensión pulmonar se consideran de alto riesgo y hacen que deba realizarse un control más estrecho de la gestación; en la mayoría de los casos, incluso se desaconseja la gestación.
- La miocardiopatía periparto desaconseja la gestación por la alta tasa de recurrencia que presenta. En caso de presencia de alteración cardíaca, el embarazo se encuentra contraindicado.
- Los inhibidores de la enzima conversora de la angiotensina y los antagonistas del receptor de la angiotensina II no deben usarse en el embarazo. Es recomendable evitar los dicumarínicos en el primer trimestre y cerca del parto.
- En patología respiratoria, por lo general, el tratamiento y el manejo no difiere en las pacientes gestantes respecto a la población general, con excepción de la neumonía, que es la patología más frecuente y que precisa de un seguimiento estrecho, pues presenta más probabilidades de complicación si la paciente se encuentra gestante. En pacientes con neumonía bacteriana, el ingreso y el tratamiento antibiótico intravenoso son necesarios.
- Los fármacos antiepilépticos deben utilizarse en monodosis y con la mínima dosis que sea necesaria para el control de las crisis epilépticas. Los más seguros son la lamotrigina, el levetiracetam y la carbamazepina. Debe evitarse el valproico, sobre todo, en combinación con el topiramato.
- Las enfermedades neurológicas deben estar lo más controladas que sea posible antes del inicio del embarazo, pues así se disminuye su tasa de complicaciones.

- Las pacientes con epilepsia deben suplementarse con 5 mg de ácido fólico.
- La colestasis intrahepática es la patología digestiva más frecuente; se diagnostica por un cuadro clínico (prurito en las palmas y las plantas de predominio nocturno) que se asocia a elevación de ácidos biliares. La gestación debe finalizarse en la semana 37 en las pacientes diagnosticadas de esta patología.
- El parto vaginal y la lactancia materna no están contraindicados en las pacientes diagnosticadas de hepatitis B o C.
- La patología renal más grave es la pielonefritis, que, en ocasiones, precisa de tratamiento con antibiótico intravenoso e hidratación; puede desencadenar parto prematuro por irritabilidad uterina.
- En el hipertiroidismo, el tratamiento recomendado es propiltiouracilo en el primer trimestre, y metimazol en el segundo y el tercero. Se debe utilizar la mínima dosis eficaz, ya que no son fármacos inocuos, puesto que atraviesan la placenta.
- En pacientes con lupus que presentan anticuerpos anti-Ro y anti-La, es preciso realizar una ecocardiografía fetal, por el riesgo de bloqueo auriculoventricular fetal, ya que estos anticuerpos atraviesan la placenta.
- En el lupus, debe iniciarse tratamiento con ácido acetilsalicílico en el primer trimestre; en SAF, además de ácido acetilsalicílico, es preciso añadir heparina de bajo peso molecular para disminuir las complicaciones trombóticas asociadas, tanto en el embarazo como, sobre todo, en el puerperio.
- La psicosis puerperal requiere valoración psiquiátrica urgente.

BIBLIOGRAFÍA

Bajo Arenas JM, Melchor Marcos JC, Mercé Alberto LT. Fundamentos de obstetricia. Madrid: Grupo ENE Publicidad; 2007.

González-Merlo J, Lailla Vicens JM, Fabré González E, González Bosquet E (coords.). Obstetricia. Madrid: Elsevier; 2006.

Hospital Clínic, Hospital Sant Joan de Déu, Universitat de Barcelona. Protocolo: cardiopatía materna y gestación. Barcelona: Fundación Medicina Fetal Barcelona.

Hospital Clínic, Hospital Sant Joan de Déu, Universitat de Barcelona. Protocolo: colestasis intrahepática. Barcelona: Fundación Medicina Fetal Barcelona.

Hospital Clínic, Hospital Sant Joan de Déu, Universitat de Barcelona. Protocolo: epilepsia y gestación. Barcelona: Fundación Medicina Fetal Barcelona.

Hospital Clínic, Hospital Sant Joan de Déu, Universitat de Barcelona. Protocolo: hepatitis viral crónica y gestación. Barcelona: Fundación Medicina Fetal Barcelona.

Hospital Clínic, Hospital Sant Joan de Déu, Universitat de Barcelona. Protocolo: LES y embarazo. Barcelona: Fundación Medicina Fetal Barcelona.

Hospital Clínic, Hospital Sant Joan de Déu, Universitat de Barcelona. Protocolo: PTI y trombopenia gestacional. Barcelona: Fundación Medicina Fetal Barcelona.

Hospital Clínic, Hospital Sant Joan de Déu, Universitat de Barcelona. Protocolo: tiroides y embarazo. Barcelona: Fundación Medicina Fetal Barcelona.

Plasencia W, Eguiluz I, Barber MA, Martín A, Medina N, Goya M, et al. Neumonía y gestación. Clin Invest Gin Obst. 2006;33(1):15-21.

Sans M. Enfermedad inflamatoria intestinal y gestación. Gastroenterol Hepatol. 1998;21:236-8.

Infecciones y gestación I

13

R. Ramos Triviño, E. Hernando Garrido, E. M. de la Viuda García y M. Crespo Criado

---

OBJETIVOS

- Diagnosticar y manejar las infecciones que, cuando se producen en la mujer gestante, pueden ocasionar importante afectación fetal.
- Recordar la importancia de la prevención utilizando los recursos disponibles a tal efecto.
- Facilitar la formación de los profesionales que atienden a mujeres gestantes.
- Mejorar la salud de las mujeres durante la gestación.
- Evitar la aparición de malformaciones y/o lesiones en los fetos.

TOXOPLASMOSIS

Es una zoonosis producida por un parásito protozoario, el protozoo *Toxoplasma gondii*. Se trata de la única especie del género *Toxoplasma* que se agrupa en distintos genotipos (tipos I, II y III, XII y los haplotipos X y A). El genotipo II es el más frecuente en Europa, mientras que el genotipo I y otros genotipos atípicos o exóticos son más frecuentes en Sudamérica, dan lugar a formas más graves de la enfermedad y se encuentran incluso en animales salvajes.

Los huéspedes definitivos son los felinos, incluido el gato; en estos se realizan las etapas sexuales. Existen otros huéspedes intermediarios, como las aves y los mamíferos terrestres y acuáticos, en los que solo se producen etapas asexuadas.

Las células se pueden infectar por tres formas distintas de *T. gondii:*

- Taquizoíto. Se multiplica rápidamente y se encuentra en las infecciones agudas.
- Bradizoíto. De multiplicación lenta, se encuentra en las infecciones crónicas y origina los quistes tisulares.
- Esporozoíto. Se elimina por las heces del huésped definitivo en forma de ovoquistes.

Las vías de transmisión pueden ser (**Fig. 13-1**):

- Ingesta de bradizoítos contenidos en la carne o productos cárnicos crudos o poco cocidos (tiene más riesgo la carne de cerdo u oveja que la de vacuno).
- Ingesta de esporozoítos a través del agua, verduras o frutas contaminadas. Transmisión congénita de la madre a través de la placenta.
- Leche de cabra no pasteurizada o mariscos (ostras, almejas o mejillones crudos) procedentes de aguas contaminadas.

- Transplante de un órgano infectado o una transfusión de sangre son fuentes poco comunes.
- Contacto con gatos domésticos que se considera un factor de bajo riesgo.

Su importancia radica en su amplia distribución en el mundo. La prevalencia es muy variable y, aunque se ha observado una disminución en las últimas décadas, dependiendo de las condiciones ambientales y de salubridad de los distintos continentes, puede oscilar entre el 7 % (Noruega) y el 80 % (zonas tropicales). En España, se estima la seroprevalencia en las gestantes en el 23,6 %, cifra similar a la de los países de su entorno, como Italia y Portugal. La enfermedad es leve cuando afecta a personas inmunocompetentes, en las que suele dejar inmunidad duradera, pero puede causar enfermedad grave en caso de inmunosupresión o cuando afecta al feto si se produce durante el embarazo, por lo que las mujeres en edad fértil se consideran grupos de riesgo.

Toxoplasmosis congénita

Es importante resaltar que la toxoplasmosis congénita es una enfermedad de declaración obligatoria en España desde 2015, pero las notificaciones se encuentran por debajo de la realidad en el momento actual.

La infección fetal se produce por la transmisión de taquizoítos a través de la placenta, en la fase aguda de la infección materna; estos taquizoítos van a causar fundamentalmente afectación ocular y también en el cerebro. El caso de una reinfección secundaria por otro tipo de *T. gondii* es muy raro. No hay riesgo cuando la infección es preconcepcional. Hay que distinguir entre el riesgo de transmisión, que aumenta conforme avanza la gestación, y el riesgo de afectación fetal, que es mayor en las primeras semanas.

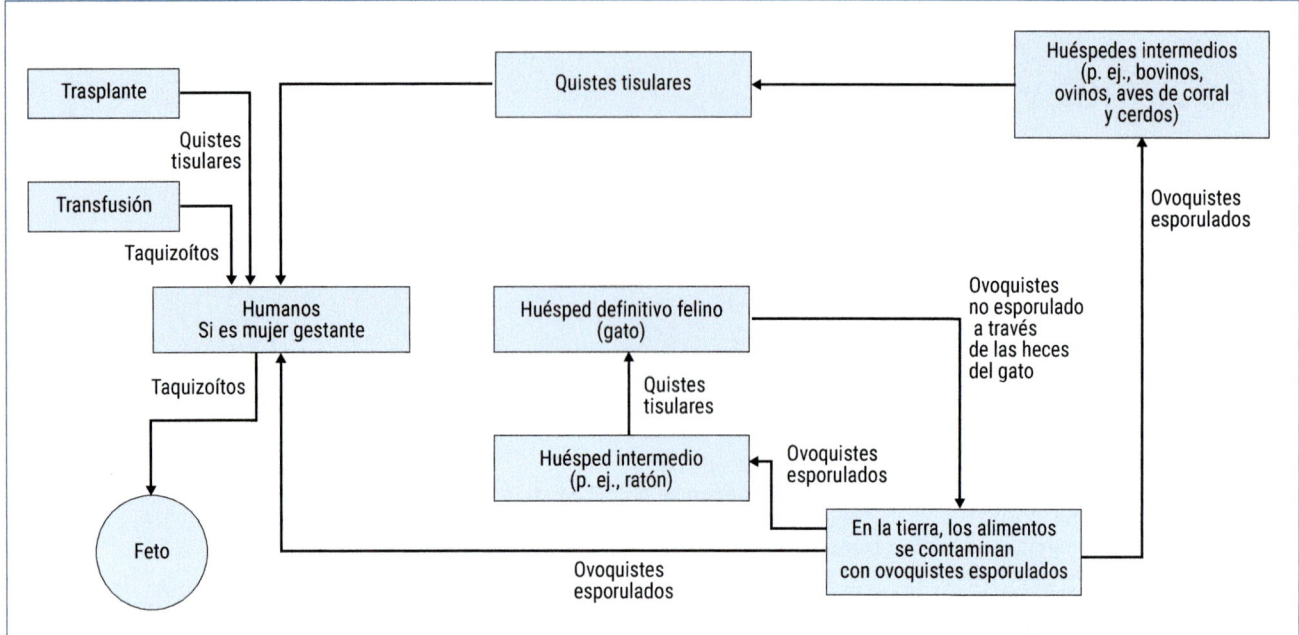

Figura 13-1. Vías de transmisión de *Toxoplasma gondii*. El huésped definitivo se infecta a través de los quistes tisulares de los animales afectados que consume. Durante la infección primaria, puede eliminar a través de las heces millones de ovoquistes no esporulados diariamente entre 1 y 3 semanas; una vez en la tierra, estos quistes se vuelven infecciosos (esporulados): pueden permanecer así más tiempo cuando el terreno es cálido y húmedo, y contaminan los vegetales. Los huéspedes intermedios (bovinos, ovinos, aves de corral, cerdos y humanos) se contaminan a través de la ingestión de estos vegetales o del agua contaminada. Los humanos también se pueden infectar a través de los quistes tisulares producidos en los animales por consumir su carne cruda o poco cocinada. Si la infección se produce en una mujer embarazada, se puede afectar el feto por el paso de taquizoítos a través de la placenta. Como se ha explicado, una causa poco común de transmisión es la transfusión o el trasplante.

La mayoría de los recién nacidos, el 85-90 %, son asintomáticos; pero, de estos, un 20-30 % desarrollaran posteriormente afectación ocular. De los recién nacidos sintomáticos, dos tercios van a presentar enfermedad moderada, calcificaciones intracraneales y retinocoroiditis periférica; en el tercio restante, la enfermedad será grave, en forma diseminada, hidrocefalia y retinocoroiditis macular. La tétrada de Sabin consiste en hidrocefalia, calcificaciones intracraneales, retinocoroiditis y convulsiones, pero es muy poco frecuente.

En la ecografía, los signos que se encuentran no son específicos y consisten en calcificaciones intracraneales, dilatación ventricular/hidrocefalia, microcefalia, hemorragia intracraneal, ascitis, hepatoesplenomegalia, calcificaciones intrahepáticas, intestino ecogénico, derrame pericárdico o pleural, hidropesía fetal, muerte fetal y también densidades intraplacentarias y aumento del espesor placentario. Los más comunes son las calcificaciones intracraneales y la dilatación ventricular, que aparecen con frecuencia asociados y suponen un peor pronóstico.

Afectación materna

En más del 80 % de los casos, la infección es asintomática, y, cuando aparece el cuadro clínico, este es muy inespecífico. Los síntomas más frecuentes son los siguientes: fiebre durante 2-3 días, escalofríos, sudoración, cefaleas, mialgias, faringitis, hepatoesplenomegalia y erupción maculopapular no pruriginosa. La linfadenopatía es el síntoma más común; generalmente, es cervical bilateral, aunque, en ocasiones, puede ser generalizada y persiste durante semanas. El riesgo de aborto

cuando la madre se infecta se estima en el 0,5 %. La lactancia materna *no* está contraindicada.

Diagnóstico

En España, por la baja prevalencia e incidencia de la infección materna y la menor virulencia de las cepas del *T. gondii* presentes entre otros motivos, no se recomienda el cribado prenatal de la toxoplasmosis. La indicación es facilitar información sobre medidas preventivas a todas las gestantes (**Tabla 13-1**).

Ante la sospecha por cuadro clínico materno o signos ecográficos fetales, se realizará una serología a la gestante. La inmunoglobulina (Ig) M es el primer anticuerpo en aparecer después de la infección: se encuentra ya en la primera semana, alcanza el nivel más alto aproximadamente 1 mes después y permanece así durante 4 semanas antes de comenzar a disminuir, y puede durar meses o años. La IgG aparece durante la segunda semana, el título va aumentando, alcanza su nivel máximo a los 3 meses y posteriormente solo disminuye ligeramente; los niveles persisten durante toda la vida.

Véase la interpretación de los resultados (**Tabla 13-2**).

Cuando la IgG y la IgM son positivas, se realizan estudios de avidez de IgG, que consisten en separar los anticuerpos de baja afinidad producidos en la fase temprana de la enfermedad de los de alta afinidad, que reflejan un contacto anterior con el virus (más de 4 meses). Así, un índice de avidez bajo informa de una infección reciente; y una avidez alta, por el contrario, indica una infección antigua. También puede sugerir una infección reciente que los títulos de IgG aumenten el doble o más en dos muestras distintas separadas por un intervalo de 3 semanas.

Tabla 13-1. Recomendaciones para evitar el contagio por toxoplasma

Disminuir el riesgo de contraer la enfermedad por la comida	Disminuir el riesgo de contraer la enfermedad por el medio ambiente	Disminuir el riesgo de contraer la enfermedad por los gatos
• Cocinar la carne a la temperatura suficiente[a] • Congelar la carne a –18 °C durante varios días[b] • Pelar o lavar las frutas y verduras a fondo • Limpiar las superficies y los utensilios de cocina después de que hayan estado en contacto con carnes rojas, pollo, marisco o frutas o verduras no lavadas; y lavarse las manos con agua caliente y jabón después de la manipulación de alimentos	• No beber agua no tratada • Utilizar guantes en tareas de jardinería y manipulación de tierras y lavarse las manos con agua y jabón después • Enseñar a los niños la importancia de lavarse las manos para prevenir la infección	• Mantener los areneros cubiertos • Evitar cambiar la arena • Alimentar a los gatos con comida enlatada o bien cocinada • Cambiar la arena todos los días y, si nadie más puede hacerlo, utilizar guantes y lavarse posteriormente las manos • Mantener a los gatos en el interior • No adoptar ni manejar gatos callejeros

[a] Los cortes enteros de carne, por lo menos a 63 °C con reposo posterior de 3 minutos; y la carne troceada, por lo menos a 71 °C sin precisar reposo. Las aves de corral, por lo menos a 74 °C, con 3 minutos de reposo posterior los cortes enteros.
[b] Congelar la carne antes de su consumo parece ser la prevención más eficaz.
Adaptada de: Sociedad Española de Ginecología y Obstetricia. Control prenatal del embarazo normal. Prog Obstet Ginecol. 2018;61(5):510-27. *Y de:* Peterson E, Mendelbrot L. Toxoplasmosis in pregnancy. UpToDate. 2024.

Tabla 13-2. Interpretación de la serología materna de toxoplasmosis

IgM	IgG	Interpretación	Actitud
Negativa	Negativa	Ausencia de infección o infección reciente	Control
Negativa	Positiva	Infección antigua	No riesgo
Positiva o equívoca	Negativa	Posible falso positivo	Control en 2 semanas. Si persiste, sospecha de falso positivo
Positiva	Positiva	Puede indicar infección reciente, pero la IgM puede persistir elevada durante mucho tiempo	Nuevo control en 2-3 semanas con pruebas de avidez IgG

IgG: inmunoglobulina G; IgM: inmunoglobulina M.
Adaptada de: Khalil A, Sotiriadis A, Chaoui R, Da Silva Costa F, D'Antonio F, Heath PT, *et al.* ISUOG Practice Guidelines: role of ultrasound in congenital infection. Ultrasound Obstet Gynecol. 2020;56(1):128-51.

> ❗ Cuando se sospecha infección fetal, hay que confirmarla mediante la detección de ácido desoxirribonucleico (ADN) de toxoplasma en líquido amniótico mediante amniocentesis. La amniocentesis se debe realizar al menos 4 semanas después de la infección materna, y no se debe hacer antes de las 18 semanas de gestación.

La sensibilidad de los métodos actuales para detectar ADN del toxoplasma es muy alta, del 90-92 %:

• Si el ADN del toxoplasma es positivo, indica infección fetal, pero es muy importante informar que el riesgo de afectación fetal grave es bajo y aumentar los controles; se recomienda control ecográfico cada 2-3 semanas, neurosonografía (NSG) mensual y resonancia magnética intracraneal en el tercer trimestre.
• Si el ADN del toxoplasma es indetectable, el valor predictivo negativo es muy alto, pero, en ocasiones, se puede

tratar de un falso negativo, debido a los niveles bajos de ADN; estos casos tienen un mejor pronóstico. En cualquier caso, hay que continuar con el seguimiento ecográfico y el seguimiento pediátrico posterior.

Tratamiento

Se pueden utilizar dos pautas de tratamiento:

• Espiramicina:
  – En dosis de 1 g cada 8 horas cuando el tratamiento se inicia antes de las 14 semanas.
  – Con este fármaco no se produce afectación fetal en ningún trimestre.
  – Los efectos adversos más frecuentes son náuseas, vómitos, diarrea y reacciones cutáneas.
  – Está contraindicada en el síndrome de intervalo QT largo.
• Pirimetamina 50 mg cada 24 horas + sulfadiazina 1,5 g cada 12 horas + ácido folínico 7,5 mg/día a partir de la semana 14 (la pirimetamina está contraindicada por debajo):
  – La pirimetamina-sulfadiazina es superior a la espiramicina para reducir la transmisión de la madre al feto, pero sus efectos adversos son mayores:
    ▪ La pirimetamina es un antagonista del ácido fólico y puede producir aplasia medular.
    ▪ La sulfadiazina es otro antagonista del ácido fólico que también puede causar supresión de la médula ósea, reacciones cutáneas y cristaluria; y puede producir crisis hemolítica en personas con deficiencia de 6-fosfato-deshidrogenasa.
  – Esta combinación precisa asociar ácido folínico hasta 1 semana después de finalizar el tratamiento, realizar controles de hemograma al inicio y cada 1-2 semanas, beber abundantes líquidos y alcalinizar la orina.

Hay que tener en cuenta las alergias:

• En caso de alergia a la espiramicina, se puede utilizar azitromicina 500 mg cada 24-48 horas por vía oral o cotri-

moxazol 160/800 mg cada 12 horas más ácido folínico 7,5 mg cada 24 horas.
- Si la alergia es a la pirimetamina, se puede optar por cotrimoxazol 160/800 mg cada 12 horas más ácido folínico 7,5 mg cada 24 horas.
- Si la alergia es a la sulfadiazina, se puede sustituir por pirimetamina 50 mg cada 24 horas más ácido folínico 7,5 mg cada 24 horas más azitromicina 500 mg cada 24-48 horas.

La pauta que se utilice va a depender del momento de la gestación y del resultado de la detección del ADN en el líquido amniótico (**Fig. 13-2**). Las mujeres que no quieran realizar la amniocentesis deben tratarse hasta el momento del parto.

RUBÉOLA

En el momento actual, un gran número de países (en 2016, el 78 % a nivel mundial) tienen incorporada la vacunación contra la rubéola en sus programas. Puesto que la inmunidad dura toda la vida en más del 95 % de los casos, se puede considerar que, en esas zonas, esta infección se encuentra prácticamente erradicada.

Etiología y epidemiología

Se trata de un virus ácido ribonucleico de la familia *Matonaviridae*, género *Rubivirus*. Se transmite al humano, que constituye su único reservorio, por vía respiratoria, mediante gotitas de secreciones nasofaríngeas que se replican en el tejido linfático del aparato respiratorio superior, y se disemina por vía hematógena. El período de incubación es de 2-3 semanas. El cuadro clínico, generalmente, es leve y se autolimita, pero el problema principal reside en la grave afectación fetal que se puede producir en caso de que se infecte una mujer gestante.

Afectación materna

Entre el 25 y el 50 % de los casos son asintomáticos. Cuando aparece el cuadro clínico, generalmente, es leve, con síntomas propios de un resfriado, como febrícula, conjuntivitis, dolor de garganta, cefaleas, tos o malestar general. Posteriormente, de 1-5 días, aparece una erupción maculopapulosa que comienza en la cara y rápidamente se extiende al tronco y las extremidades; se considera que existe riesgo de contagio desde 1 semana antes de que aparezca esta erupción hasta 10 días después.

También puede aparecer linfadenopatía generalizada y dolorosa en los ganglios suboccipitales, cervicales y retroauriculares, y, en ocasiones, artritis, sobre todo en las mujeres adultas, de afectación simétrica con dolor y rigidez matutina que puede durar entre 1 semana y 1 mes; raramente se cronifican. Como complicaciones raras, se han descrito trombocitopenia, encefalitis, miocarditis, peritonitis, hepatitis, anemia hemolítica y síndrome urémico hemolítico.

Síndrome de rubéola congénita

Durante el embarazo, la infección produce una importante afectación fetal y la posibilidad de aparición de secuelas con posterioridad. La transmisión se produce por vía hematógena. En esta infección, tanto el riesgo como la gravedad de afectación fetal disminuyen conforme avanza la gestación. El riesgo de defectos congénitos, prácticamente, se limita a las primeras 16 semanas. El riesgo de anomalías fetales es mayor cuando se produce una infección antes de las 16 semanas de gestación.

La afectación más grave se va a producir cuando la infección sucede por debajo de la semana 12, con un 20 % de riesgo de aborto o muerte intraútero, defectos cardiovasculares (sobre todo, si ha sido antes de la octava semana), defectos oculares, microcefalia y sordera. Cuando la infección se produce en este momento, dado el alto riesgo de transmisión y de afectación, se puede considerar una interrupción del embarazo.

Entre las semanas 12 y 16, lo más frecuente es la sordera, y también puede aparecer microcefalia o retinopatía; entre las semanas 16 y 20, solo existiría un mínimo riesgo de sordera. Además, pueden aparecer secuelas tardías, como sordera, defectos oculares, endocrinopatías y/o retraso en el desarrollo neurológico.

Diagnóstico

El diagnóstico materno se puede emitir por las manifestaciones clínicas de la gestante, pero, sobre todo, se hará por la

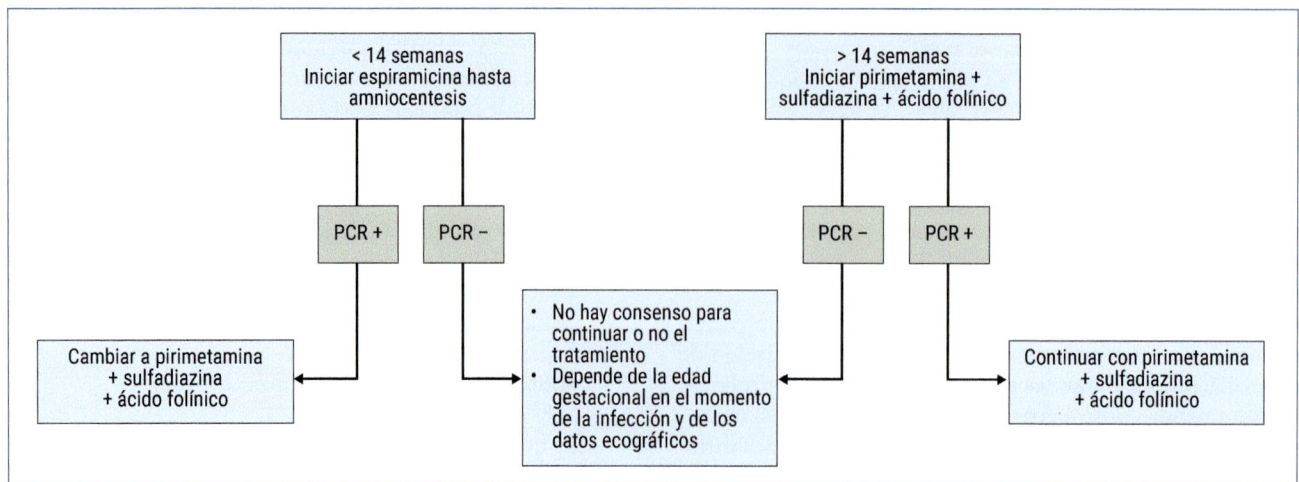

Figura 13-2. Tratamiento de toxoplasmosis.
PCR: reacción en cadena de la polimerasa.

serología. Es una enfermedad en la que se realiza el cribado sistemático en el primer trimestre con la determinación de IgG para rubéola. En el feto, se diagnostica mediante reacción en cadena de la polimerasa (PCR) vírica realizada en líquido amniótico obtenido por amniocentesis.

Diagnóstico materno

Si la prueba es positiva, se considera que existe inmunidad por vacunación o por haber pasado la enfermedad, pero, si se trata de una mujer procedente de un país en el que la población no esté vacunada, hay que considerar la posibilidad de que se trate de una infección activa reciente.

La IgG suele estar presente a la semana del inicio de la infección y va a persistir durante toda la vida. Los niveles de IgM aumentan temprano y duran hasta 8 semanas, pero es muy importante conocer la alta tasa de falsos positivos que presentan (15-50 %) debido a la reactividad cruzada con otros virus, a la persistencia después de la vacunación, a la presencia de autoanticuerpos o al factor reumatoideo, por lo que una IgM positiva en ausencia de cuadro clínico de enfermedad o de contacto requiere realizar una prueba de avidez de IgG. La avidez alta indica que la infección se ha producido antes de los 3 meses previos; por el contrario, la baja indica que ha sido en los 3 meses anteriores. También se puede realizar el diagnóstico de afectación materna mediante cultivo de secreción faríngeo, realizando PCR del virus. La lactancia materna no está contraindicada.

> **!** La interpretación de la serología es la siguiente:
>
> - Si la IgG es positiva y la IgM es negativa, indica inmunidad, pero no se puede excluir infección activa si la mujer no está vacunada o existen alteraciones ecográficas.
> - Si la IgG es positiva y la IgM también es positiva, hay que considerar los falsos positivos y realizar avidez.
> - Si la IgG es negativa, en ausencia de manifestaciones clínicas, no hay que repetir la prueba durante la gestación, pero se recomienda vacunar en el posparto.
> - Si la IgG es negativa y la mujer está vacunada correctamente, parece existir protección.
> - El aumento en el título de IgG en cuatro veces indica infección.

Diagnóstico fetal

Como se ha explicado, el diagnóstico fetal se realiza mediante PCR vírica realizada en líquido amniótico obtenido por amniocentesis.

> **!** Si la infección primaria se produce antes de las 12 semanas, se puede considerar la posibilidad de interrumpir la gestación, por alto riesgo de infección y de grave afectación fetal. Si la amniocentesis se realiza en las 6 semanas posteriores a la infección y el resultado es negativo, se puede tratar de un falso negativo, lo que podría justificar la repetición posterior de la prueba. No se puede realizar la amniocentesis antes de la semana 18 (es mejor a partir de la 21).

Generalmente, las pruebas invasivas maternas se realizan cuando la infección se produce entre las semanas 12 y 16. Si ocurre por encima de la semana 20, el riesgo de afectación fetal es muy bajo. También existen marcadores ecográficos de afectación fetal que indican la necesidad de realizar el estudio vírico mediante la amniocentesis, como las alteraciones cardíacas, la microcefalia, las cataratas, la microftalmia, la hepatomegalia, la esplenomegalia o el crecimiento intrauterino retardado (CIR).

Prevención

La mejor prevención es que toda la población se vacune. Esta vacuna no se puede poner en el embarazo, pero, si la gestante no está vacunada, se indicará en el posparto. Cuando se vacuna a una mujer en edad fértil, esta debe evitar el embarazo durante 1 mes.

CITOMEGALOVIRUS

El citomegalovirus (CMV) es un virus ADN perteneciente a la familia *Herpesviridae* (virus herpes tipo 5). Es un virus ubicuo. Al igual que otros herpesvirus, tras producir una infección primaria, queda latente en el organismo, y es posible su reactivación posterior. La reinfección por diferentes cepas también es posible.

El 90 % de los recién nacidos con infección congénita por CMV serán asintomáticos al nacer, y un 10 % serán sintomáticos. Los síntomas al nacer suelen ser inespecíficos, y los recién nacidos sintomáticos tendrán mayor probabilidad de secuelas a largo plazo.

En la actualidad, el CMV representa la infección congénita vírica más común, con una prevalencia al nacer del 0,67 % en las últimas décadas. Además, es la principal causa de pérdida auditiva neurosensorial no hereditaria y de alteraciones del neurodesarrollo a largo plazo (como parálisis cerebral, discapacidad intelectual, discapacidad visual y convulsiones) en los países desarrollados.

La infección materna primaria por CMV se define al adquirir el virus durante el embarazo en una persona sin anticuerpos de IgG específicos de CMV preexistentes. El diagnóstico se basa en la seroconversión durante la gestación.

La infección materna por CMV no primaria se define como la replicación del CMV en una persona con inmunidad para dicho virus (IgG específicos para CMV), ya que los anticuerpos maternos no previenen la reactivación de un virus latente, especialmente en pacientes inmunodeprimidos, ni la reinfección por una cepa diferente. Tanto la reactivación como la reinfección pueden ocasionar viremia materna e infección fetal, aunque en estos casos el riesgo de transmisión fetal es muy bajo (0,5-3 %).

>
> - La infección por CMV es:
>   - La infección congénita vírica más común.
>   - La causa más frecuente de pérdida auditiva neurosensorial no hereditaria.
>   - La causa más frecuente de alteraciones del neurodesarrollo a largo plazo.
> - La mayoría de los recién nacidos serán asintomáticos (90 %); solo el 10 % serán sintomáticos.

Epidemiología

La seroprevalencia mundial de CMV en mujeres en edad fértil se estima en un 86 %. Las cifras más altas se encuentran en regiones del Mediterráneo oriental, el Pacífico occidental, África y el sudeste asiático; y las más bajas, en Europa y América, en torno al 70-79 % respectivamente.

En la adquisición materna, el CMV se excreta a través de fluidos corporales, como la orina, la saliva, la sangre, las secreciones nasofaríngeas, las lágrimas, las secreciones cervicales y vaginales, el semen y la leche materna.

La adquisición materna de la infección por CMV puede ocurrir a través de múltiples vías:

- Contacto estrecho no sexual, incluida la exposición doméstica y ocupacional (especialmente el contacto con niños pequeños).
- Exposición sexual.
- Transfusión.
- Trasplante de órgano.

La vía transplacentaria, durante la gestación, es la principal fuente de infección fetal. La viremia materna produce una transmisión vertical global del 35-40 %, con un aumento del riesgo a mayor edad gestacional. Debido a la persistencia de la viremia, la infección fetal en infecciones perigestacionales es frecuente, y hay casos descritos de transmisión vertical en infecciones maternas hasta 12 semanas antes de la concepción (9-10 semanas antes de la fecha de la última regla), pero con una transmisión vertical más baja (**Tabla 13-3**).

Debido al trofismo del virus por el sistema nervioso central (SNC) fetal y a su vulnerabilidad inicial, la afectación más grave y las secuelas neurológicas y auditivas se producen casi exclusivamente cuando la infección fetal se produce durante el primer trimestre. Actualmente, la infección se considera, sobre todo, una embriopatía.

Por su parte, la transmisión posnatal ocurre a través de la exposición intraparto a la diseminación vírica cervical/vaginal, o a través del consumo de leche materna infectada. La trans-misión por gotitas respiratorias o gotitas en aerosol, aunque posible, se considera poco probable.

Por otra parte, el período de incubación es variable, entre 28 y 60 días.

El CMV se transmite:

- Por contacto cercano:
  - No sexual, saliva u orina.
  - Sexual.
  - Transfusión de hemoderivados y trasplante de órganos.
- Vía transplacentaria: embriopatía más importante, es más grave cuanto más precoz.
- Posnatal: parto o lactancia materna.

Cuadro clínico

La infección primaria en la madre por CMV suele ser asintomática en el 90 % de los casos, si bien puede cursar con fiebre y otros síntomas inespecíficos (rinitis, faringitis, mialgia). La mononucleosis por CMV puede acompañarse de manifestaciones dermatológicas en aproximadamente un tercio de los pacientes. La infección secundaria en la madre, generalmente, no produce síntomas maternos.

La infección congénita es el resultado de la transmisión transplacentaria de CMV. El paso al feto puede ocurrir tanto en la infección primaria como en la secundaria, aunque la probabilidad de transmisión intrauterina tras la infección primaria es del 30-40 %, en comparación con el 1 % de posibilidad en el caso de la reactivación. La tasa de infección fetal global tras la primoinfección es del 40 % (30 % en el primer trimestre, 45 % en el segundo trimestre y 65-70 % en el tercer trimestre). No obstante, la gravedad del cuadro es mayor si la infección se produce en las primeras 24 semanas de la gestación y, sobre todo, en el primer trimestre.

La mayoría de los recién nacidos sintomáticos al nacimiento con cuadro clínico neurológico o auditivo proceden de infecciones en el primer trimestre o período perigestacional,

Momento de la infección	Transmisión vertical	Riesgo de lesiones en feto/recién nacido con transmisión vertical	Riesgo de secuelas a largo plazo: neurológicas, auditivas	Riesgo de lesiones en feto/recién nacido con transmisión vertical desconocida
Pregestacional (1-12 semanas antes de la FUR)	5-6 %	No datos	No datos	No datos
Perigestacional (4-6 semanas pos-FUR)	21 %	29 %	No datos, superior al primer trimestre	6 %
Primer trimestre	37 %	19 %	< 1 %	< 1 %
Segundo trimestre	40 %	< 1 %	< 1 %	< 1 %
Tercer trimestre	66 %	< 1 %	0 %	< 1 %

Tabla 13-3. Riesgo de transmisión vertical y de lesiones en el sistema nervioso central en el feto y el recién nacido, y riesgo de secuelas neurológicas y auditivas graves después de una infección materna primaria por citomegalovirus

Adaptada de: Makrydimas G, Dinas K, Zavlanos A, Sotiriadis A. Timing of primary maternal cytomegalovirus infection and rates of vertical transmission and fetal consequences. Am J Obstet Gynecol. 2020;223(6):870-83.e11.
FUR: fecha de última regla.

y presentan sintomatología neurológica auditiva, y anomalías de la neuroimagen.

La mayoría de estos niños presentarán secuelas:

- Retraso psicomotor, epilepsia, hipotonía (45-90 %).
- Déficit auditivo neurosensorial (30-65 %), que puede ser de aparición tardía.
- Coriorretinitis y déficit visual (15-30 %).

La infección por *inclusiones citomegálicas* incluye afectación del sistema reticuloendotelial (plaquetopenia, anemia, ictericia, hepatoesplenomegalia) y a menudo prematuridad. También forma parte del espectro clínico de la infección congénita sintomática por CMV. En general, aparece en casos de infección fetal más tardía y cercana al parto, y no necesariamente conlleva un mal pronóstico neurológico a largo plazo.

Respecto a los recién nacidos asintomáticos al nacimiento con exploración negativa y neuroimagen sin anomalías, la mayoría van a proceder de infecciones maternas a partir de las 14 semanas, pero también cerca del 70 % de los recién nacidos infectados en el primer trimestre o en el período perigestacional van a ser asintomáticos al nacimiento. Entre los infectados en el primer trimestre, hasta el 17 % pueden presentar secuelas leves auditivas de aparición tardía, aunque las pruebas de neuroimagen (incluida la resonancia magnética) sean normales. La mayoría de los fetos infectados con más de 14 semanas no presentarán ningún tipo de secuela a largo plazo.

Diagnóstico

En la infección materna, el cribado rutinario de CMV no cumple criterios para ser eficaz, puesto que no existen medidas efectivas de profilaxis. El diagnóstico de la infección fetal puede establecerse por dos vías: mediante la identificación de ADN vírico mediante PCR en líquido amniótico o por el cultivo positivo.

Diagnóstico de la infección materna

Actualmente, la serología de CMV se ofrece a gestantes que presenten:

- Cuadro clínico compatible (aunque, en la mayoría de los casos, la primoinfección es asintomática o paucisintomática).
- Contacto de riesgo identificado.
- Hallazgos ecográficos compatibles con infección fetal.
- CIR precoz (dentro del cribado de infecciones congénitas).
- Pliegue nucal aumentado (> p99) persistente (> 16 semanas) con cariotipo/*array* CGH normal.

Respecto al diagnóstico serológico de la infección primaria materna, se podrá diagnosticar una primoinfección ante los siguientes supuestos:

- **Cuando se constata la seroconversión durante la gestación:**
  - IgG e IgM positivas:
    - Indica una infección primaria adquirida durante la gestación o preconcepcional (la IgM puede persistir

positiva más de 12 meses). Para ayudar en la orientación, en el momento de la infección se usa la prueba de avidez de IgG:
    - Avidez elevada:
      - Infección > 12 semanas.
      - En una serología cursada en el primer trimestre, permite descartar con bastante fiabilidad una infección gestacional o perigestacional > 12 semanas.
      - En una serología cursada en el primer trimestre, permite descartar con bastante fiabilidad una infección gestacional o perigestacional.
    - Avidez baja: sospecha de infección < 12 semanas.
    - Avidez intermedia: infección de tiempo indeterminado.
  - IgG positiva e IgM negativa:
    - Indica infección primaria pasada hace más de 2-3 meses.
    - Si hay marcadores ecográficos sugestivos, no se puede descartar una infección al principio de la gestación.
- **ADN vírico en sangre materna (mediante PCR) positivo**: después de una infección primaria, el ADN vírico suele persistir positivo en sangre durante 1 mes (en las recurrencias también se puede positivizar, pero es menos frecuente).

Aunque la presencia de IgM específico de CMV debería indicar infección aguda, en el caso del CMV, menos del 10 % de las gestantes con IgM positiva desarrollarán una infección congénita, en comparación con el 30-50 % de las gestantes que presentan una seroconversión. Esto se debe a la muy alta tasa de falsos positivos (cercana al 90 %) que presentan las pruebas comerciales, puesto que dicha IgM puede producirse durante infecciones no primarias, en el contexto de otras infecciones víricas, como el virus de Epstein-Barr; además, puede persistir durante meses tras la primoinfección. Por otra parte, el *diagnóstico de la infección secundaria materna* es muy complejo, debido a que no existen pruebas de laboratorio que permitan diferenciar la primoinfección de la reactivación.

Diagnóstico de la infección fetal

La *identificación de ADN vírico mediante PCR en líquido amniótico* es el método de elección para el diagnóstico de infección fetal por CMV (con una sensibilidad del 90-95 % y una especificidad del 98-100 %). La amniocentesis debe llevarse a cabo en un período de 6-8 semanas tras la primoinfección y, preferentemente, a partir de las 21 semanas de gestación (puesto que la excreción de CMV en la orina fetal es la clave del diagnóstico); por lo tanto, si no se conoce el momento.

Las indicaciones de su realización son:

- Sospecha serológica de infección materna durante la gestación.
- Marcadores ecográficos de afectación fetal y serología materna positiva (IgG positiva o IgG/IgM positivas).

La interpretación del resultado es la siguiente:

- **ADN-CMV indetectable**:
  - Descarta con gran probabilidad la infección fetal.
  - Se recomienda añadir algún control ecográfico suplementario (p. ej., a las 28 y las 36 semanas de gestación.
  - En los casos que hayan recibido tratamiento preventivo con valaciclovir antes de la amniocentesis, se recomienda:
    - Añadir una NSG a las 32 semanas, por la posibilidad de un falso negativo transitorio en líquido amniótico.
    - Confirmar la ausencia de infección congénita en el recién nacido con una determinación de ADN-CMV en orina/saliva antes de los 15 días de vida.
- **ADN-CMV positivo**:
  - Demuestra que se ha producido infección fetal.
  - El pronóstico dependerá del momento de la infección materna.

El cultivo vírico de líquido amniótico presenta menor sensibilidad que la PCR.

Marcadores de la infección fetal

Hay marcadores ecográficos y analíticos. Los marcadores ecográficos de infección fetal suelen ser defectos progresivos, sobre todo la afectación del SNC, y pueden no aparecer hasta el tercer trimestre. Por otro lado, hay que tener en cuenta que, aunque el feto no presente anomalías ecográficas, hay un riesgo del 1-5 % de infección fetal grave al nacimiento, incluyendo sordera y otras anomalías graves del neurodesarrollo. El problema de establecer el diagnóstico sobre la base de estos datos es que la aparición de anomalías puede ocurrir de forma tardía, por lo que habría que elaborar un pronóstico hacia la parte final de la gestación.

La sensibilidad de la NSG dirigida para la detección de lesiones producidas por CMV es elevada y puede alcanzar un 80-85 %. La resonancia magnética intracraneal hacia las 32 semanas aporta información adicional, sobre todo de las lesiones corticales y cerebelosas y de la fosa posterior. Por tanto, la NSG y la resonancia magnética son técnicas complementarias que, utilizadas de forma conjunta, pueden obtener una sensibilidad diagnóstica cercana al 100 % en cuanto al nacimiento de un recién nacido con riesgo de secuelas, excepto las auditivas.

Las anomalías del SNC aparecen casi exclusivamente después de las infecciones del primer trimestre. Si se objetivan, en general, asocian secuelas en el recién nacido. No obstante, debido a que la NSG y la resonancia magnética detectan lesiones cada vez más sutiles, las anomalías se pueden clasificar en lesiones de mal pronóstico (recién nacido sintomático y con elevado riesgo de secuelas neurológicas) y lesiones de pronóstico incierto (**Tabla 13-4** y **Fig. 13-3**).

Las anomalías extra-SNC pueden aparecer también después de infecciones fetales del segundo y el tercer trimestre. Excepto las muy graves (hidropesía fetal), tienen en general buen pronóstico. No obstante, cuando aparecen precozmente, en el segundo trimestre, a menudo preceden a anomalías graves del SNC, y el riesgo de secuelas moderadas/graves a largo plazo es de un 30 %. Son las siguientes: intestino hiperecogénico, hepatomegalia (lóbulo derecho > 40 mm en el segundo trimestre), ascitis, calcificaciones intrahepáticas, esplenomegalia, CIR, oligohidramnios, polihidramnios, hidropesía fetal, edema subcutáneo y placentomegalia de > 40 mm.

Tabla 13-4. Anomalías del sistema nervioso central	
Mal pronóstico	**Pronóstico incierto**
Ventriculomegalia grave (> 15 mm) Hidrocefalia	Ventriculomegalia leve (10-14,9 mm)
Microcefalia (< –3 DS)	Calcificaciones aisladas (a menudo en ganglios caudados)
Aumento del espacio subaracnoideo (microcefalia)	
Agenesia del cuerpo calloso	Vasos hiperecogénicos en los tálamos (*candle lights*) Se asocian exclusivamente a déficit auditivo
Cerebelo hipoplásico	
Lesiones destructivas y hemorrágicas Quistes porencefálicos	Incremento de captación en la sustancia blanca (resonancia magnética)
Anomalías de la sulcación	Pequeños quistes parenquimatosos aislados
Hiperecogenicidad periventricular. Halo	Sinequias intraventriculares. Quistes germinolíticos

DS: desviación estándar.

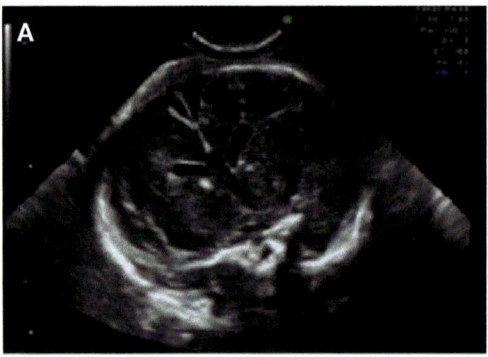 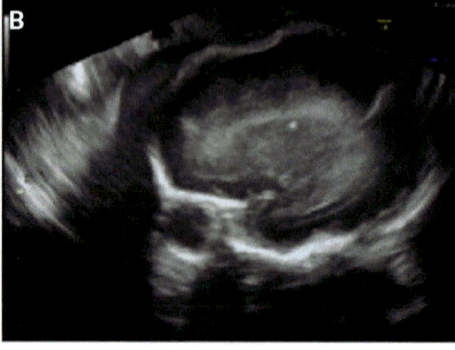

Figura 13-3. Ecografía y citomegalovirus. **A)** Calcificaciones talámicas. **B)** Calcificación caudotalámica.

Los marcadores analíticos de afectación fetal son los siguientes:

- Carga vírica en líquido amniótico. Actualmente, la mayoría de las series no aprecian relación entre una carga vírica elevada y un peor pronóstico fetal o neonatal.
- Análisis de sangre fetal. Aunque se han descrito plaquetopenia o alteraciones en la función hepática, la cordocentesis no está recomendada porque no aumenta significativamente la sensibilidad y especificidad en comparación con las pruebas en líquido amniótico, y sí aumenta el riesgo de pérdida fetal.

Tratamiento

En el caso del cribado serológico positivo en el primer trimestre o de diagnóstico de infección materna, debe instaurarse tratamiento con valaciclovir y ofrecer amniocentesis a partir de las 17 semanas o pasadas ocho desde la infección materna. Si se rechaza la amniocentesis, se mantiene hasta la fecha en la que se haría esta.

El valaciclovir es un fármaco seguro. La dosis recomendada es 8 g cada 24 horas; deben administrarse 2 g cada 6 horas para evitar complicaciones renales. Se debe recomendar ingesta hídrica de 2 L cada 24 horas. Está contraindicado en caso de enfermedad hepática o renal y de alergia al fármaco.

> Valaciclovir es el tratamiento de elección para la prevención de la transmisión vertical en las gestantes con infección en el primer trimestre o en el período perigestacional.

Su control se realiza mediante hemograma, perfil hepático (transaminasas) y perfil renal la primera semana desde el inicio; y después, cada 2 semanas hasta finalizar el tratamiento.

El caso de un feto con infección fetal confirmada en líquido amniótico se debe evaluar por un equipo especializado, para determinar el pronóstico fetal. El riesgo de secuelas guarda relación con el trimestre en el que se produjo la infección materna; hay un riesgo casi exclusivo en las infecciones en el primer trimestre. Hay un alto valor predictivo con la NSG fetal las anomalías ecografías y en la resonancia magnética nuclear fetal pueden tener una aparición tardía.

El control se realiza de la siguiente manera:

- Ecografía cada 2-3 semanas.
- NSG cada 4 semanas.
- Resonancia magnética nuclear intracraneal a las 30-32 semanas.
- Una resonancia magnética nuclear precoz a las 26-28 semanas puede aportar información si hay alteraciones ecográficas.

La evidencia de lesiones graves tiene un alto valor predictivo positivo en cuanto a un recién nacido con lesiones. Si los padres lo solicitan, existe la posibilidad de evaluar la interrupción legal del embarazo. En ausencia de alteraciones en la NSG y la resonancia magnética nuclear a las 32 semanas,

el valor predictivo negativo en cuanto al daño neurológico es muy alto, excepto en las alteraciones auditivas.

El tratamiento antivírico, como en el neonato, está contraindicado por la toxicidad fetal, pero es recomendable ofrecer tratamiento con valaciclovir oral en dosis de 6 g cada 24 horas, tanto a las embarazadas que presenten lesiones leves como en ausencia de lesiones, por la posibilidad de que estas aparezcan en el futuro. Debe administrarse con consentimiento informado por estar fuera de indicación.

Si se tiene sospecha de infección fetal por CMV diagnosticada en el período neonatal, se ha de confirmar durante las 2 primeras semanas (también cuando el líquido amniótico fue negativo) con determinación de ADN-CMV en la orina fetal. Una detección a las 3 semanas de vida puede ser infección intraparto o posnatal. En ese caso, se ha de valorar tratamiento y control para la detección precoz de alteraciones auditivas.

Estrategias para prevenir la infección materna o fetal

Actualmente, no se recomienda el cribado sistemático de CMV porque las consecuencias negativas de su realización (ansiedad materna e interrupciones fetales yatrogénicas) superarían a la posibilidad de evitar secuelas importantes.

Las medidas para reducir la transmisión son la siguientes:

- Asesoramiento para todas las mujeres embarazadas: practicar una buena higiene personal.
- Los niños menores de 3 años son la principal fuente de contagio:
  - Lavado de manos con agua caliente y jabón después del contacto con saliva y orina (cambios de pañales, alimentación, después de tocar juguetes, etcétera).
  - Evitar el contacto íntimo con niños pequeños (besos en la boca, compartir cubiertos y vasos, etcétera).

VIRUS DEL HERPES SIMPLE

El virus del herpes simple (VHS) pertenece a la familia *Herpesviridae*. Se subdivide en VHS de tipo 1 (VHS-1) y VHS de tipo 2 (VHS-2), en función de consideraciones genéticas, antigenéticas, biológicas y epidemiológicas. El VHS-1 causa habitualmente infecciones en el área craneal y cervical. Afecta principalmente a los niños, y su manifestación más característica es la gingivoestomatitis, aunque en el 90 % de los casos es asintomática. Por su parte, el VHS-2 es una infección de transmisión sexual que afecta habitualmente a los genitales externos. Las reactivaciones suelen ser también en esta zona. La infección en el área genital también puede estar producida por el VHS-1, aunque esto es más raro.

Epidemiología

Tiene una distribución mundial. Se calcula que el VHS-1 afecta a casi el 80 % de la población adulta; y el VHS-2, al 20 % aproximadamente. A continuación, se estudiarán las manifestaciones y consecuencias derivadas de la infección a nivel genital, ya que son las que pueden desencadenar complicaciones maternofetales.

En función de que la paciente haya o no presentado episodios previos, se puede diferenciar:

- **Primoinfección por herpes genital**:
  - Estas pacientes no presentan anticuerpos frente a VHS-1 o VHS-2, por lo que suelen ser muy sintomáticas.
  - Cursan con aparición de vesículas y adenopatías inguinales bilaterales, y pueden presentar manifestaciones sistémicas.
  - La excreción de herpes por el aparato genital puede prolongarse durante 3 meses.
- **Primer episodio de herpes genital no primario**:
  - Previamente, presentan anticuerpos frente VHS-1 (habitualmente por infección bucooral previa).
  - La sintomatología suele ser menos intensa y también se acorta el período de transmisión.
- **Infección recurrente**:
  - El VHS puede permanecer latente; tiene gran capacidad de reactivación, en períodos de inmunosupresión especialmente.
  - En estas pacientes, las lesiones suelen ser más localizadas y de menor duración.
  - Durante los episodios subclínicos también existe posibilidad de transmisión.

Repercusión en el embarazo

La infección neonatal por VHS es una infección grave que conlleva gran morbilidad fetal. En más de la mitad de los casos, la paciente no presenta sintomatología, o bien no ha sido diagnosticada como tal, lo que dificulta en gran medida la prevención de la transmisión al recién nacido.

Existen distintas vías de transmisión:

- **Infección congénita por vía hematógena**:
  - Es la vía menos frecuente, afecta a menos del 5 % de las pacientes.
  - Se produce en fase de viremia materna o puede ocurrir por vía ascendente con membranas íntegras.
  - El VHS no es teratogénico, aunque sí puede producir alteraciones cutáneas, oculares y afectación del SNC. También se ha relacionado con mayor riesgo de aborto, rotura prematura de membranas y parto prematuro.
  - Entre los marcadores ecográficos que deben despertar sospechas, se encuentran la microcefalia, la hidrocefalia, las calcificaciones intracraneales, las lesiones cutáneas (engrosamiento de la piel, hiperecogenicidad cutánea), CIR o hidropesía fetal.
  - El VHS no se asocia a teratogenicidad, pero sí tiene tropismo por el SNC, y puede desencadenar alteraciones en este nivel en el recién nacido. Es más frecuente que se asocie a infección neonatal por VHS-2.
- **Infección neonatal por vía ascendente durante la fase activa de parto**:
  - Forma más frecuente de transmisión; es la causante de aproximadamente el 90 % de las infecciones neonatales.
  - Se produce habitualmente por las secreciones maternas infectadas, sobre todo, después de la amniorrexis, especialmente el VHS-2.

- Las pacientes con primoinfección son aquellas que tienen más riesgo de transmisión; rozan el 50 % de los casos.
  - En el caso del primer episodio no primario, la incidencia cae al 30 %. En caso de herpes recurrente, es muy poco frecuente: afecta a menos del 3 %.
- **Infección posnatal**:
  - Es responsable del 10 % de las infecciones neonatales.
  - En este caso, el recién nacido se infecta por vía horizontal; la más frecuente es la infección por VHS-1.

- El VHS no se asocia a teratogenicidad, pero sí tiene tropismo por el SNC, y puede desencadenar alteraciones en este nivel en el recién nacido. Es más frecuente que se asocie a infección neonatal por VHS-2.
- La infección neonatal por vía ascendente durante la fase activa de parto es la forma más frecuente de transmisión; es la causante de aproximadamente el 90 % de las infecciones neonatales. Se produce habitualmente por las secreciones maternas infectadas, sobre todo, después de la amniorrexis, especialmente el VHS-2.

Diagnóstico durante la gestación

Ante cualquier lesión sospechosa, se debe hacer un estudio con la toma de exudado para determinación de PCR. Esta técnica amplifica el ADN del virus y tiene una sensibilidad del 90 %. Se debe tomar muestra de aquellas vesículas con secreción, ya que son las lesiones con mayor carga vírica. El cultivo del virus es un proceso complejo y caro, por lo que no es la primera opción como método diagnóstico en el momento actual.

No está indicada la realización de serologías de rutina, ya que las técnicas serológicas no son capaces de distinguir entre VHS-1 y VHS-2, y son positivas en el 80 % de la población general. En caso de identificar anomalías ecográficas compatibles con infección por VHS, se debe hacer estudio PCR de ADN vírico en líquido amniótico. No está indicada la amniocentesis diagnóstica en pacientes infectadas si no se objetivan alteraciones ecográficas compatibles. En caso de realizarse, debe hacerse siempre por encima de la semana 18 de gestación.

Tratamiento materno

En caso de primoinfección, el tratamiento es el siguiente:

- Aciclovir por vía oral 400 mg cada 8 horas o valaciclovir por vía oral 1 g cada 12 horas durante 10 días desde el momento del diagnóstico:
  - Con el tratamiento, se reduce el tiempo de liberación vírica por secreciones vaginales, así como el tiempo de evolución de las lesiones.
  - En caso de infecciones graves o manifestaciones sistémicas, se deberá administrar tratamiento intravenoso con aciclovir 5-10 mg/kg cada 8 horas durante 2-7 días y continuar posteriormente el tratamiento por vía oral, hasta completar 10 días.

- Se recomienda pauta supresora posterior a todas las gestantes. Para ello, se debe iniciar tratamiento con aciclovir por vía oral 400 mg cada 8 horas o valaciclovir por vía oral 500 mg cada 12 horas desde la semana 36 hasta el día del parto, con el objetivo de evitar la secreción vírica o la aparición de lesiones en el momento del parto.
- Si el diagnóstico se realiza en el momento del parto, se debe practicar una cesárea electiva, independientemente de que se haya o no realizado amniorrexis:
  - También es indicación de cesárea el diagnóstico de una primoinfección en las últimas 6 semanas previas al parto.
  - En caso de no aceptación materna, se debe administrar tratamiento con aciclovir intravenoso 10 mg/kg cada 8 horas durante el parto, ya que el riesgo de transmisión es próximo al 50 %.

En caso de estar ante una recurrencia:

- Se recomienda la administración de aciclovir por vía oral 400 mg cada 8 horas durante 5 días o valaciclovir 500 mg cada 12 horas durante 3 días.
- En caso de más de un episodio de recurrencia durante la gestación, se debe iniciar tratamiento supresor con aciclovir por vía oral 400 g cada 8 horas o valaciclovir 500 mg cada 12 horas por vía oral desde la semana 36 hasta el momento del parto.
- Se realizará una cesárea electiva en aquellas pacientes que presenten un brote en el momento del parto o síntomas prodrómicos (dolor vulvar o quemazón), independientemente de que se haya o no producido amniorrexis.
- El riesgo de transmisión en estos casos es muy bajo, inferior al 3 %. En caso de parto vaginal inevitable, se debe prescindir de los procedimientos invasivos (monitor de frecuencia fetal interno, microtoma de potencial de hidrógeno [pH] de calota fetal o amniorrexis prolongada).

En caso de rotura prematura de membranas:

- Se debe indicar la finalización de la gestación por encima de la semana 35.
- En caso de rotura prematura de membranas por debajo de la semana 35, se debe valorar la situación clínica de la paciente.
- Si se trata de una primoinfección:
  - El riesgo de infección fetal es de aproximadamente del 50 %.
  - Se debe iniciar tratamiento con aciclovir 5-10 mg/kg intravenoso cada 8 horas y consensuar con el equipo de neonatología el momento más adecuado para la finalización de la gestación.
  - Se realizará una cesárea de elección, excepto si han pasado más de 6 semanas desde el momento de la amniorrexis y en ausencia de lesiones en el momento del parto, caso en que se podrá optar por parto vaginal.
- En las pacientes que presentan una recurrencia en el contexto de rotura prematura de membranas:
  - Se deberá administrar la pauta habitual por vía oral de aciclovir o valaciclovir hasta el momento del parto.
  - El manejo es el mismo que en cualquier paciente con rotura prematura de membranas.

- La vía de elección del parto dependerá de la presencia o ausencia de lesiones en el momento de indicar la finalización.

 El tratamiento de elección tanto en el brote activo como para evitar recurrencias es el aciclovir o el valaciclovir. En caso de tener lesiones activas en el momento del parto, se debe realizar siempre una cesárea electiva, independientemente del momento de la amniorrexis.

Seguimiento

Para evitar los contagios de otros neonatos, hay que mantener aislados (excepto de la madre) a los recién nacidos hijos de madre con herpes genital. En caso de sospecha de infección, el recién nacido deberá recibir tratamiento con aciclovir intravenoso lo antes posible.

SÍFILIS

Treponema pallidum es el agente microbiológico causante de la infección por sífilis. Pertenece a la familia de las espiroquetas.

Epidemiología

Presenta distribución mundial y se encuentra dentro de la familia de las enfermedades de transmisión sexual. Los principales factores de riesgo son la promiscuidad sexual, la coinfección por el virus de la inmunodeficiencia humana, los antecedentes personales de otras enfermedades de transmisión sexual, etc. También se puede producir infección congénita por vía transplacentaria. Esto ocurre a partir de la semana 14 de gestación. El riesgo se incrementa a medida que avanza esta.

 Durante los primeros 4 años postinfección, se desencadenan viremias frecuentes en la sangre de los pacientes infectados. Esto explica que el riesgo de infección maternofetal sea mucho más alto en los primeros 4 años postinfección materna y máximo en el primer año postinfección.

Así, en aquellos pacientes que no han recibido tratamiento, el riesgo de infección es el siguiente:

- Sífilis primaria o secundaria: riesgo de transmisión vertical del 80-100 %.
- Sífilis latente precoz (menos de 1 año): riesgo de transmisión vertical del 40 %.
- Sífilis latente tardía (más de 1 año): riesgo de transmisión vertical del 10 %.
- Sífilis terciaria o neurosífilis: riesgo de transmisión del 10 %.

 El riesgo de transmisión vertical de la sífilis primaria o secundaria es del 80-100 %.

Cuadro clínico

Las manifestaciones clínicas que presentan las pacientes dependen del momento de contacto. La sífilis primaria aparece tras una ventana de incubación de aproximadamente 3 semanas, aunque pueden llegar a ser 3 meses. Se manifiesta por la aparición de una lesión ulcerada indolora en el área de contacto, conocida como *chancro*. Suele asociar adenopatías regionales, pero no va acompañada de secreciones purulentas. Las principales áreas de aparición en la mujer son la vaginal, la rectal o la oral. Sin tratamiento, se resuelven de forma espontánea a los 3-6 meses de la aparición de la lesión.

La sífilis secundaria es consecuencia de la bacteriemia provocada por *T. pallidum*. Suele aparecer 3-8 semanas tras la aparición de la primera lesión y suele cursar con la aparición de erupción cutánea, frecuentemente pustulosa y de predominio palmoplantar. También puede haber afectación de mucosas, e ir acompañada de cuadro clínico sistémico (artralgias, fiebre, etc.). Es el período de máximo contagio. Tras 2-6 semanas, el cuadro se resuelve espontáneamente y queda latente.

La fase latente se divide a su vez en dos: la sífilis latente precoz (antes de cumplir el primer año tras la infección) y la sífilis latente tardía (después). Esta fase es completamente asintomática y solo se puede diagnosticar mediante pruebas serológicas. La evolución natural de la enfermedad acaba produciendo lo que se conoce como *sífilis terciaria*, que puede dar manifestaciones clínicas cutáneas (gomas sifilíticas), cardíacas, auditivas, etc. La aparición de cuadro clínico neurológico se conoce como *neurosífilis* y se categoriza como *sífilis cuaternaria*. Estos estadios evolutivos son muy infrecuentes hoy en día, ya que el tratamiento antibiótico es muy eficaz. Sin embargo, el 50 % de las pacientes que no reciben tratamiento pueden acabar desarrollando los estadios finales de la infección (Tabla 13-5).

Repercusión en el embarazo

El paso transplacentario de *T. pallidum* puede infectar al feto y producir sífilis congénita. La infección puede producirse a partir de la semana 14 de embarazo, ya que es el momento en el que se inicia la transferencia sanguínea maternofetal. A medida que avanza el embarazo, el flujo placentario tiene menos resistencia al intercambio maternofetal, lo que incre-

menta el riesgo de infección en caso de que la enfermedad esté en fase de viremia.

Las manifestaciones fetales son múltiples y graves: el 40 % de las gestaciones finalizarán espontáneamente (aborto espontáneo o muerte perinatal); es más frecuente en las fases de sífilis primaria y secundaria. Otro 40 % de los casos presenta alteraciones del crecimiento (CIR), riesgo aumentado de prematuridad y alteraciones musculoesqueléticas y neurológicas. Solo el 20 % será asintomático o presentará manifestaciones leves.

En el neonato, las manifestaciones clínicas suelen aparecer tras la primera semana de vida. El cuadro clínico puede ser muy variado, pero es habitual que curse con hepatoesplenomegalia, ictericia, erupción cutánea, adenopatías o lesiones óseas. Que no se diagnostique la infección en estos primeros momentos puede condicionar el desarrollo de sífilis congénita tardía con alteraciones neurológicas irreversibles (especialmente la sordera).

 Que no se diagnostique la infección en estos primeros momentos puede condicionar el desarrollo de sífilis congénita tardía con alteraciones neurológicas irreversibles (especialmente la sordera).

Diagnóstico durante la gestación

Está sistematizado el cribado gestacional durante el primer trimestre mediante la determinación de IgG por técnicas de análisis por inmunoabsorción ligado a enzimas (ELISA). Este método es equiparable a los análisis de hemoaglutinación de *T. pallidum*.

 En caso de la determinación de IgG positiva, se debe establecer el valor de las IgM, que persisten elevadas 2-3 meses. Las IgG pueden permanecer elevadas de por vida.

Existen otras pruebas, conocidas como *pruebas reagínicas* (laboratorio de investigación de enfermedades venéreas y reagina plasmática rápida), que se elevan más tarde que las pruebas treponémicas. Se usan para evaluar la respuesta al tratamiento y la evolución de la enfermedad, pero no para

Tabla 13-5. Interpretación de las pruebas diagnósticas de la sífilis			
Reagínicas	**Treponémicas**	**Interpretación**	**Conducta**
–	–	• No infección • Infección muy reciente	• Si el cuadro clínico es compatible o hay riesgo de contagio, repetir en 3 semanas
+	+	• Infección confirmada o tratada recientemente	• Tratamiento si no ha recibido
+	–	• Falso positivo	• Repetir en 3 semanas para confirmar
–	+	• Infección antigua tratada/sin tratar • Infección reciente si IgM es positiva	• Confirmación de resultado si no hay antecedentes de tratamiento (IgM) • Tratamiento previo si no tratamiento previo o incompleto

IgM: inmunoglobulina M.

el diagnóstico, ya que tienen más falsos positivos y negativos.

> ! Se debe sospechar la infección de sífilis en todas las pacientes que presenten una úlcera genital indolora o ante la aparición de cualquier úlcera que no se resuelve de forma espontánea, o en todas las pacientes que presenten erupción cutánea generalizada

En las pacientes en las que se sospecha infección por sífilis, se debe realizar un estudio serológico, como se ha explicado en el cribado, y además un estudio microbiológico en caso de objetivar lesiones. El estudio microbiológico consiste en la toma de muestra para PCR (exudado en caso de chancro).

> ! También se debe sospechar sífilis congénita si se objetiva alguno de los siguientes marcadores ecográficos: hepatoesplenomegalia (80 %), signos de anemia (eco-Doppler velocidad de pico sistólico en la arteria cerebral media > 1,5 MoM), placentomegalia (más de 4 cm de grosor en el 30 % de los casos), polihidramnios (12 %), ascitis o hidropesía fetal (10 %).

Tratamiento materno

El tratamiento de primera elección es la penicilina:

- Durante el primer año (sífilis primaria, secundaria o latente), el tratamiento de elección es la penicilina G benzatina 2.400.000 UI por vía intramuscular. Se deben administrar dos dosis separadas por 7 días.
- Cuando la infección fue hace más de 1 año o es imposible datarla, se debe administrar penicilina G benzatina 2.400.000 UI por vía intramuscular en tres dosis separadas por 7 días cada una (un total de 3 semanas de tratamiento).

Tras la administración del tratamiento, la paciente puede experimentar un cuadro seudogripal en las 24 horas posteriores. Se caracteriza fundamentalmente por fiebre, cefalea y mialgia, y es secundario a la destrucción treponémica. Es más frecuente en las pacientes con mayor carga de espiroquetas en sangre (sífilis primaria y secundaria), y durante el segundo trimestre de gestación. Este cuadro es conocido como *reacción de Jarisch-Herxheimer*. El tratamiento de base es hidratación y antitérmicos.

> 💡 La reacción de Jarisch-Herxheimer se caracteriza por la aparición de un cuadro seudogripal 24 horas después de la administración de tratamiento con penicilina en pacientes con sífilis. Es más frecuente en pacientes con alta carga de espiroquetas y durante el segundo trimestre de gestación. No requiere de un tratamiento específico y habitualmente es autolimitado; necesita solo medidas de soporte con adecuada hidratación y antitérmicos.

En estas pacientes, aumenta el riesgo de amenaza de parto prematuro, pérdida de bienestar fetal e incluso la muerte fetal

intrauterina. Sin embargo, siguen siendo muy superiores los beneficios de un correcto tratamiento. En pacientes con más de 24 semanas de gestación, está indicado el ingreso hospitalario para la administración de tratamiento. En caso de asociar complicaciones, se pueden introducir tocolíticos y realizar maduración neurológica y/o pulmonar en caso de parto inminente.

En pacientes con alergia a la penicilina, está indicada la desensibilización a esta en ambiente hospitalario, ya que no hay alternativa eficaz. La lactancia materna no está contraindicada en ningún caso.

Seguimiento

El seguimiento se realiza mediante la seriación analítica de los títulos de laboratorio de investigación de enfermedades venéreas (VDRL) y reagina plasmática rápida a los 3 meses y a los 6 meses. Se consideran negativos cuando hay una disminución de al menos cuatro veces, a los 6 meses de haber completado el tratamiento. En aquellas pacientes en las que el seguimiento no pueda completarse durante la gestación, se deberá realizar un estudio analítico 3 meses tras el tratamiento.

El correcto tratamiento materno consigue también la curación fetal en la mayoría de los casos. Hay una serie de criterios que asocian peor respuesta: parto antes de 30 días tras la finalización del tratamiento, diagnóstico y tratamiento en el tercer trimestre, evolución desfavorable del título de anticuerpos o bien que ya se hayan instaurado anomalías ecográficas antes del inicio del tratamiento.

En la mayoría de los casos, el correcto tratamiento materno es suficiente para conseguir también la curación del feto, sin que se precise nada más. Se debe realizar un control serológico a la madre 3 meses después de haber realizado el tratamiento.

PARVOVIRUS B19

El parvovirus B19 es un virus de ADN perteneciente a la familia de los *Parvoviridae*. Su genoma está compuesto aproximadamente por 5.000 nucleótidos, sin envuelta y con cápside de geometría icosaédrica que oscila entre los 20 y los 26 nm de diámetro. Posee una proteína no estructural (NS-1) relacionada con su virulencia, y una cápside formada por dos proteínas estructurales, VP-1 y VP-2. Su cultivo en laboratorio es muy complejo y caro, y su aislamiento es técnicamente imposible, por lo que los mecanismos diagnósticos son principalmente serológicos o por técnicas de PCR.

Epidemiología

Sigue una distribución mundial y su aparición suele ser estacional, más frecuente en invierno o primavera. La primoinfección es más frecuente entre los 5-15 años, especialmente en escuelas infantiles y colegios.

> ! El parvovirus B19 se transmite por vía aérea; se necesita un contacto estrecho. Cuando el paciente comienza a tener sintomatología, ya no es contagioso, por lo que no se recomienda el aislamiento respiratorio.

La primoinfección por parvovirus B19 genera inmunidad persistente, y no es posible la reinfección. La incidencia de la infección en las gestantes se encuentra entre el 1 y el 2 %, aunque puede llegar a ser del 10-15 % en períodos de epidemia (final del invierno e inicio de la primavera).

Cuadro clínico

La infección por parvovirus B19 produce megaeritema epidémico, también conocido como *eritema infeccioso* o *quinta enfermedad*. Entre los días 6 y 12, tras el contagio, se produce el pico de viremia, que puede ir acompañado de un cuadro febril leve. El período de mayor contagiosidad es entre el cuarto y el séptimo día.

El virus tiene tropismo por las células precursoras de eritrocitos, y produce anemia aplásica transitoria en grado variable. Solo produce cuadros graves en pacientes con trastornos hemolíticos crónicos. Tras la fase de viremia, suele aparecer el exantema macular característico, que suele iniciarse en las mejillas. Posteriormente, se expande al tronco y la parte proximal de los miembros superiores e inferiores típico de la primera infancia.

En los adultos, suele cursar de forma asintomática, aunque puede producir un cuadro seudogripal y también hay descritos casos de artritis. En las gestantes no inmunes, el riesgo de infección es relativamente alto (35-65 %) y el foco suele ser doméstico. Otro grupo de riesgo es el formado por los profesores, donde se encuentran el 20-30 % de los casos.

Repercusión en el embarazo

La transmisión fetal es elevada. Ocurre en un tercio de los casos aproximadamente. Es más alta en el segundo trimestre del embarazo, donde llega al 50 %. El riesgo de afectación fetal roza el 20 % antes de la semana 20 de gestación, y disminuye de forma drástica posteriormente. Sin embargo, es capaz de interferir en la eritropoyesis en la médula ósea y el hígado; es causante de anemia aplásica grave.

La complicación más frecuente es la hidropesía fetal no inmunitaria, secundaria a la anemia fetal. Puede ir acompañada de miocarditis. Aparece en el 80 % de los casos en las primeras 8 semanas de gestación y en el 20 % entre las 8 y 12 semanas. Posteriormente es muy rara, aunque se han descrito casos hasta en la semana 20 de gestación. Solo el 30 % de los casos se resuelve de forma espontánea. El 80 % de los casos que reciben tratamiento sobreviven, aunque se han descrito alteraciones en el neurodesarrollo fetal y el desarrollo cortical de los recién nacidos. Se cree que se encuentra relacionado con los períodos de hipoxia secundarios a la hidropesía, pero no propiamente con la infección.

La complicación más frecuente es la hidropesía fetal no inmunitaria, secundaria a la anemia fetal. Puede ir acompañada de miocarditis. Aparece en el 80 % de los casos en las primeras 8 semanas de gestación y en el 20 % entre las 8 y las 12 semanas.

Es un cuadro típicamente asociado a abortos del segundo trimestre. La infección antes de las 20 semanas también se ha relacionado con muerte fetal intraútero. Puede no estar acompañado de hidropesía fetal (10-15 % de los casos). El pico de mayor riesgo se da entre las semanas 9 y 16; los últimos estudios rechazan la posibilidad de que ocurra después de la semana 20. También se han descrito otras complicaciones asociadas, como miocarditis, miocardiopatía dilatada e insuficiencia cardíaca congestiva.

El parvovirus B19 es causante de abortos en el segundo trimestre. La infección antes de las 20 semanas también se ha relacionado con muerte fetal intraútero.

Diagnóstico durante la gestación

Ante el diagnóstico de hidropesía fetal no inmunitaria y en la pérdida gestacional del segundo trimestre y muerte fetal anteparto, se debe solicitar estudio serológico de parvovirus B19 y estudio de infección fetal.

La serología materna se debe solicitar en los siguientes casos:

- Cuadro clínico materno compatible, especialmente en mujeres con exantema no vesicular.
- Marcadores ecográficos compatibles.
- Contacto de riesgo: contacto doméstico o cualquier contacto «cara a cara» durante más de 15 minutos.
- Pliegue nucal aumentado por encima de las 16 semanas en fetos con cariotiopo y *array* normal.

Se debe solicitar serología siempre que la madre presente cuadro clínico compatible (especialmente exantema no vesicular), en aquellas pacientes con contacto de riesgo o en aquellos fetos que presenten marcadores ecográficos compatibles, especialmente la presencia de pliegue nucal aumentado por encima de las 16 semanas.

La IgM aparece 3-4 días después del inicio de la infección (10-14 días tras el contagio), y puede perdurar 3-4 meses. La IgG se positiviza a los 7-14 días y persiste toda la vida.

En el diagnóstico de infección intraútero, lo más importante es identificar la anemia fetal en fase prehidropesía. Para ello, se debe realizar un exhaustivo seguimiento ecográfico: la principal herramienta disponible es la velocidad sistólica de la arteria cerebral media. Es un marcador con gran sensibilidad y especificidad para el diagnóstico de anemia fetal.

El seguimiento debe hacerse de la siguiente manera:

- Si la infección materna se produce entre las semanas 9 y 24 de gestación, se debe realizar control semanal a partir de la semana 16 hasta que hayan transcurrido 12 semanas desde la infección materna. Posteriormente, se realiza control cada 15 días.
- En infecciones por encima de la semana 24 de la edad gestacional, el control debe ser quincenal.

También se debe evaluar la presencia de hidropesía, que se define como exceso de líquido en dos o más cavidades y/o edema subcutáneo. Otros signos ecográficos descritos, aunque menos específicos, son los siguientes: hiperecogenicidad intestinal aislada o peritonitis meconial, cardiomegalia o signos de disfunción cardíaca, alteración de líquido amniótico y placentomegalia (más de 4 cm de placenta).

> ❗ El diagnóstico de confirmación de infección intrauterina se realiza mediante el estudio del líquido amniótico. No está indicada la realización de amniocentesis en los casos en los que el único hallazgo es serológico. Se debe realizar 4-6 semanas tras el contagio y en las pacientes que se encuentren por encima de las 18 semanas de gestación.

Se ha de realizar amniocentesis en los siguientes casos:

- Estudio de hidropesía fetal no inmunitaria (el 25 % de los casos con hidropesía fetal sin alteraciones anatómicas se deben a infecciones por parvovirus B19). Se debe solicitar PCR en sangre fetal.
- Hay que plantearla en los casos de signos ecográficos dudosos o que presentan dificultad de seguimiento: signos de disfunción cardíaca, seguimiento eco-Doppler difícil de reproducir, etcétera.

En aquellos fetos en los que se objetive hidropesía fetal o velocidad sistólica de la arteria cerebral media > 1-5 MoM, se debe realizar una cordocentesis diagnóstica para identificar el grado de anemia. Solo puede realizarse a partir de las 18-20 semanas.

En el caso de aquellos fetos que han sido diagnosticados de hidropesía fetal y consiguen sobrevivir tras el tratamiento, se debe solicitar una NSG. A partir de la semana 30-32, se debe realizar una resonancia magnética intracraneal complementaria para descartar alteraciones en el desarrollo cortical (Tabla 13-6).

Terapia fetal

El tratamiento de elección es la realización de una transfusión intraútero en el caso de que el hematócrito fetal sea menor del 30 %. Puede ser necesaria la realización de más de una transfusión para corregir la anemia. En la literatura médica, se han descrito algunos casos de anemia aplásica congénita persistente de Diamond-Blackfan. En caso de hidropesía fetal antes de la semana 18-20, se puede plantear la realización de transfusión intraperitoneal sin confirmar el grado de anemia. No está contraindicada la lactancia materna.

Estudio de parvovirus B19 en el feto muerto

En el estudio de pérdida gestacional del segundo trimestre, se debe determinar la serología materna para parvovirus B19 (IgM e IgG) y estudio de infección fetal. La técnica de elección para el estudio de infección fetal es la determinación de PCR de parvovirus B19 en líquido amniótico; pero, si no es posible, se debe realizar en un fragmento de placenta (se debe enviar 1 mL para el estudio de ADN-PCR de la zona placentaria). El fragmento debe incluir membranas fetales y la zona de inserción del cordón umbilical.

MARCADORES ECOGRÁFICOS DE INFECCIÓN FETAL

Los marcadores ecográficos asociados a infección fetal son los siguientes:

- Hidropesía fetal.
- Ascitis.
- Hiperecogenicidad intestinal.
- Calcificaciones intrahepáticas o intracraneales.
- Microcefalia.
- Hidrocefalia.
- Lesiones destructivas del SNC.
- Eco-Doppler de velocidad sistólica de la arteria cerebral media sugestiva de anemia fetal.
- Polihidramnios de causa desconocida (índice de líquido amniótico > 25).
- Placenta engrosada (> 4 cm).

Las serologías que se han de solicitar ante estos hallazgos son:

- Toxoplasmosis (IgG e IgM).
- CMV (IgG e IgM). También si hay oligohidramnios (índice de líquido amniótico < 5) de causa desconocida.
- Rubéola (solo si no es inmune o la serología materna es desconocida).
- Sífilis (laboratorio de investigación de enfermedades venéreas/reagina plasmática rápida y ELISA treponema/ensayo de aglutinación de *T. pallidum*).
- Parvovirus B19 (IgG e IgM); especialmente, ascitis, anemia e hidropesía fetales.
- Virus Zika (IgG e IgM) (si existe antecedente de viaje a zona endémica durante la gestación o en las 8 semanas anteriores, o si hay riesgo de enfermedad de transmisión sexual).

No se pedirá serología del herpesvirus, el virus de Epstein-Barr o el enterovirus (solo de Coxsackie en casos seleccionados de miocardiopatía fetal).

Tabla 13-6. Interpretación de serología de parvovirus B19

IgM	IgG	Interpretación
–	–	• Repetir 2-3 semanas tras el contacto
+	–/+	• Indica infección actual • Seguimiento ecográfico
–	+	• Infección pasada • Ausencia de riesgo

IgG: inmunoglobulina G; IgM: inmunoglobulina M.

Respecto al estudio de las infecciones en el feto con retraso en el crecimiento:

- **Serología materna:**
  - CMV (IgG e IgM).
  - Toxoplasmosis (IgG e IgM).
  - Parvovirus B19 (IgG e IgM).

- Sífilis (laboratorio de investigación de enfermedades venéreas/reagina plasmática rápida y ELISA treponema/ensayo de aglutinación de *T. pallidum*).

- **Estudio de CMV:**
  - Si está indicado estudio invasivo: PCR en líquido amniótico.
  - Si no está indicado estudio invasivo, serología materna, solo en CIR, no pequeño para la edad gestacional.

 PUNTOS CLAVE

- En la infección por toxoplasmosis, el riesgo de transmisión fetal aumenta conforme avanza la gestación, y el riesgo de afectación fetal es mayor en las primeras semanas.
- En España, por la baja prevalencia e incidencia de la infección materna y la menor virulencia de las cepas del *T. gondii*, no se recomienda el cribado prenatal de la toxoplasmosis.
- La amniocentesis se debe realizar al menos 4 semanas después de la infección por toxoplasmosis materna, y no se debe hacer antes de las 18 semanas de gestación.
- En la infección por rubéola, el riesgo y la gravedad de afectación fetal disminuyen conforme avanza la gestación.
- En la rubéola, se realiza el cribado sistemático en el primer trimestre con la determinación de IgG para rubéola.
- La mejor prevención para la rubéola es la vacunación a toda la población. Esta vacuna no se puede poner durante la gestación, pero se indicará en el posparto. Cuando se vacuna a una mujer en edad fértil, esta debe evitar el embarazo durante 1 mes.
- La infección por CMV es la infección congénita vírica más común. Es la causa más frecuente de pérdida auditiva neurosensorial no hereditaria, y la causa más frecuente de alteraciones del neurodesarrollo a largo plazo.
- Las vías de transmisión del CMV son tres: *a)* contacto cercano, sexual o transfusión de hemoderivados; *b)* por vía transplacentaria, que es la más importante (embriopatía; cuanto más precoz, más grave); y *c)* lactancia materna.
- El diagnóstico certero de la primoinfección por CMV es muy complejo, porque la IgM puede permanecer positiva casi 12 semanas. Por esto es muy importante conocer el estado de la paciente al inicio de la gestación.
- El valaciclovir es el tratamiento de elección en la transmisión vertical en las gestantes con infección por CMV en el primer trimestre.
- Las medidas más efectivas en la prevención del contagio del CMV son el lavado de manos después del contacto con saliva/pañales y la evitación del contacto íntimo con niños pequeños.
- El VHS no produce teratogenicidad, pero sí tiene tropismo por el sistema nervioso central, lo que produce lesiones en el recién nacido. Esta asociación es más frecuente en el VHS-2.

- El VHS se puede transmitir por vía hematógena, a través de la circulación fetoplacentaria o de forma posnatal. Sin embargo, aproximadamente el 80 % de los casos se produce por vía ascendente en el canal del parto.
- Tanto en el brote activo como a la hora de evitar recurrencias, el tratamiento de elección para el VHS es el aciclovir o el valaciclovir.
- En caso de que la paciente con VHS tenga lesiones activas en el momento del parto, se debe realizar siempre una cesárea electiva, independientemente del momento de la amniorrexis.
- Durante la sífilis primaria o secundaria, el riesgo de transmisión vertical es del 80-100 %.
- Se debe sospechar la infección de sífilis en todas las pacientes que presenten una úlcera genital indolora o ante la aparición de cualquier úlcera que no se resuelve de forma espontánea, o en todas las pacientes que presenten exantema cutáneo generalizado.
- La reacción de Jarisch-Herxheimer se caracteriza por la aparición de un cuadro seudogripal 24 horas tras la administración de tratamiento con penicilina en pacientes con sífilis. No requiere de un tratamiento específico; habitualmente es autolimitado, necesita solo medidas de soporte con adecuada hidratación y antitérmicos.
- El parvovirus B19 no es un agente teratogénico, pero sí es capaz de alterar la síntesis de eritrocitos fetales, lo que puede producir anemia fetal no inmunitaria. La complicación más grave es la hidropesía fetal.
- La infección por parvovirus B19 se debe descartar en todas las pacientes que presenten eritema cutáneo. No requiere tratamiento, siempre y cuando no se detecten alteraciones ecográficas fetales. Se debe monitorizar la velocidad sistólica máxima de la arteria cerebral media para detectar anemia fetal de forma precoz.
- La infección por parvovirus B19 es uno de los agentes más frecuentes de abortos del segundo trimestre. Debe incluirse en el estudio microbiológico del feto cruz.
- El diagnóstico de confirmación de infección fetal por parvovirus B19 se realiza mediante el estudio con PCR del líquido amniótico. Sin embargo, no está justificado realizar una amniocentesis sin hallazgos ecográficos compatibles con infección fetal.

BIBLIOGRAFÍA

Attias M, Teixeira DE, Benchimol M, Vommaro RC, Crepaldi PH, De Souza W. The life-cycle of Toxoplasma gondii reviewed using animations. Parasit Vectors. 2020;13(1):588.

Chatzakis C, Sotiriadis A, Dinas K, Ville Y. Neonatal and long-term outcomes of infants with congenital cytomegalovirus infection and negative amniocentesis: systematic review and meta-analysis. Ultrasound Obstet Gynecol. 2023;61(2):158-67.

D'Antonio F, Marinceu D, Prasad S, Khalil A. Effectiveness and safety of prenatal valacyclovir for congenital cytomegalovirus infection: systematic review and meta-analysis. Ultrasound Obstet Gynecol. 2023;61(4):436-44.

Faure-Bardon V, Magny JF, Parodi M, Couderc S, García P, Maillotte AM, et al. Sequelae of congenital cytomegalovirus following maternal primary infections are limited to those acquired in the first trimester of pregnancy. Clin Infect Dis. 2019;69(9):1526-32.

Haun L, Kwan N, Hollier LM. Viral infections in pregnancy. Minerva Ginecol. 2007;59(2):159-74.

Hollier LM, Wendel GD. Third trimester antiviral prophylaxis for preventing maternal genital herpes simplex virus (HSV) recurrences and neonatal infection. Cochrane Database Syst Rev. 2008;(1):CD004946.

Hospital Clínic, Hospital Sant Joan de Déu, Universitat de Barcelona. Protocolo: Infecciones TORCH y PV B19 en la gestación. Barcelona: Fundación Medicina Fetal Barcelona.

Khalil A, Sotiriadis A, Chaoui R, Da Silva Costa F, D'Antonio F, Heath PT, et al. ISUOG Practice Guidelines: role of ultrasound in congenital infection. Ultrasound Obstet Gynecol. 2020;56(1):128-51.

La Torre R, Nigro G, Mazzocco M, Best AM, Adler SP. Placental enlargement in women with primary maternal cytomegalovirus infection is associated with fetal and neonatal disease. Clin Infect Dis. 2006;43(8):994-1000.

Liesnard C, Donner C, Brancart F, Gosselin F, Delforge ML, Rodesch F. Prenatal diagnosis of congenital cytomegalovirus infection: prospective study of 237 pregnancies at risk. Obstet Gynecol. 2000;95(6 pt 1):881-8.

Peterson E, Mendelbrot L. Toxoplasmosis in pregnancy. UpToDate. 2024 [consultado el 1 de octubre de 2024]. Disponible en: https://www.uptodate.com

Riley LE, Fernandes CJ. Parvovirus B19 infection during pregnancy. UpToDate. 2024 [consultado el 1 de octubre de 2024]. Disponible en: https://www.uptodate.com

Riley LE. Rubella in pregnancy. UpToDate. 2024 [consultado el 1 de octubre de 2024]. Disponible en: https://www.uptodate.com.

Sociedad Española de Ginecología y Obstetricia. Control prenatal del embarazo normal. Prog Obstet Ginecol. 2018;61(5):510-27.

Ssentongo P, Hehnly C, Birungi P, Roach MA, Spady J, Fronterre, C et al. Congenital cytomegalovirus infection burden and epidemiologic risk factors in countries with universal screening: a systematic review and meta-analysis. JAMA Netw Open. 2021;4(8):e2120736.

UpToDate. Oncology Times. UpToDate. 2024 [consultado el 1 de octubre de 2024]. Disponible en: https://journals.lww.com/oncology-times.

UpToDate. Society guideline links: Genital herpes simplex virus infection in pregnancy. UpToDate. 2024 [consultado el 1 de octubre de 2024]. Disponible en: https://www.uptodate.com.

Xie M, Tripathi T, Holmes NE, Hui L. Serological screening for cytomegalovirus during pregnancy: a systematic review of clinical practice guidelines and consensus statements. Prenat Diagn. 2023;43(7):959-67.

Infecciones y gestación II

14

C. de Paco Matallana, R. Oliva Sánchez y M. Pertegal Ruiz

OBJETIVOS

- Conocer el diagnóstico y el manejo de la gestante con el virus de la inmunodeficiencia humana que permita el control y el tratamiento adecuados de las complicaciones maternofetales, así como la disminución de la infección perinatal.
- Aprender el diagnóstico y seguimiento de las hepatitis víricas en el embarazo.
- Conocer los diferentes escenarios de la hepatitis B crónica, así como el manejo de la gestante para minimizar la transmisión de la infección a la descendencia.
- Aprender la profilaxis y la sospecha clínica de la infección por listeria, así como su tratamiento en la gestación.
- Conocer la enfermedad de Chagas para el manejo adecuado pregestacional, durante la gestación y el seguimiento posterior tanto de la madre como del recién nacido.
- Saber cómo sospechar la infección por el virus Zika en el embarazo.
- Manejar información relevante sobre el uso de vacunas en la gestación.

VIRUS DE LA INMUNODEFICIENCIA HUMANA

El virus de la inmunodeficiencia humana (VIH) es un virus ácido ribonucleico (ARN) que se transmite por el contacto con fluidos corporales, como la sangre, los fluidos vaginales, el semen o la leche materna. Se consideran, pues, tres vías de transmisión: sexual, sanguínea o perinatal. Se trata de un lentivirus, de la familia de los *Retroviridae*, que, al incorporarse a la célula, transforma su cadena simple de ARN en una doble cadena de ácido desoxirribonucleico (ADN), gracias a la transcriptasa inversa que posee, para integrarse en el genoma celular y así infectarlo. La infección se dirige contra el sistema inmunitario, especialmente contra los linfocitos T CD4, a los que va agotando progresivamente en el transcurso de los años (con un promedio de en torno a los 10) hasta dar lugar al síndrome de inmunodeficiencia adquirida, conocido como *sida*.

En España, la tasa de nuevos diagnósticos por VIH en mujeres está en torno a 1,6/100.000 habitantes. En 2017, el Ministerio de Sanidad informó de la existencia de unos 165 casos de VIH en mujeres reclutadas en los hospitales públicos de 13 comunidades autónomas.

Cuadro clínico

Durante la primoinfección, el cuadro puede ser asintomático o cursar como un proceso seudogripal (fiebre, cefalea, dolores musculares, erupción cutánea, etc.). La infección se cronifica y va debilitando el sistema inmunitario, y puede quedar latente de forma asintomática durante años. La progresiva destrucción de las células inmunitarias da lugar a infecciones inicialmente leves, y a ciertos signos o síntomas, como la inflamación de los ganglios linfáticos, pérdida de peso, diarrea, fiebre, etc. La ausencia de tratamiento acaba originando infecciones o tumores oportunistas, más graves en el contexto del sida.

Diagnóstico

En la gestación, se debe hacer un cribado poblacional del VIH (previo consentimiento informado oral), idealmente en el primero y el tercer trimestre y, si hay factores de riesgo, también en el segundo. En caso de gestaciones no controladas que acuden en el período activo de parto, se debe solicitar el estudio en ese mismo momento. Para el cribado diagnóstico, se realizará un estudio serológico: el análisis por inmunoabsorción ligado a enzimas (conocido como ELISA, por las siglas de *enzyme-linked immunosorbent assay*). En los casos positivos, se debe hacer un segundo estudio confirmatorio mediante *Western blot*.

Una vez confirmada la infección, se realizará un recuento de linfocitos CD4 y se cuantificará la carga vírica (ARN del virus), lo que además será útil desde el punto de vista pronóstico y para la evaluación del tratamiento. En aquellos casos de reciente diagnóstico, las pacientes deben ser derivadas de forma preferente al especialista en infecciones para iniciar el control y tratamiento de la enfermedad. Además, debe hacerse cribado de otras infecciones de transmisión sexual (sífilis, hepatitis B y C, etc.). También hay que asegurarse de que se ha realizado un adecuado cribado de cáncer de cuello uterino. Finalmente, debería revisarse la vacunación de estas pacientes, y administrarse, además de las vacunas indicadas en todas las gestantes, la vacuna contra el neumococo y las de la hepatitis A y B en aquellos casos que no han sido vacunados ni infectados previamente.

El seguimiento de la gestante debe realizarse juntamente con el especialista en infecciones; se ha de vigilar la aparición de posibles complicaciones de la enfermedad, como las infecciones oportunistas; y se ha de hacer un control materno y fetal más estrecho de cara al diagnóstico precoz de las posibles complicaciones. Así, en esta población, a consecuencia del tratamiento, están aumentados los abortos, los trastornos hipertensivos, los defectos de crecimiento, la muerte fetal intraútero y la diabetes gestacional. Para esta última, en las pacientes tratadas con inhibidores de las proteasas, se debe valorar el adelanto del cribado de diabetes gestacional, que habitualmente se realiza en la semana 24-28.

En la evaluación prenatal de estas pacientes, también se debería valorar la existencia de posibles comportamientos modificables que influyen en la transmisión perinatal del VIH. Así, se debe recomendar el abandono del hábito tabáquico, el consumo de drogas por vía parenteral o el uso de preservativo en caso de múltiples parejas o riesgo de otras enfermedades de transmisión sexual.

Transmisión y tratamiento

La transmisión perinatal del VIH se puede producir durante la gestación, el parto o el posparto. Se han reportado tasas de transmisión del 15-45 % en ausencia de los adecuados cuidados de la madre y el recién nacido. Aunque se desconoce el mecanismo exacto de transmisión, la exposición fetal al trabajo de parto y el parto son fundamentales en el riesgo de infección del neonato. La carga vírica materna es el factor pronóstico más importante. Así pues, resulta fundamental un adecuado tratamiento antirretrovírico (TAR) de la madre, antes de la gestación y durante toda esta, que mantenga la carga vírica lo más baja posible. Se han reportado tasas de transmisión menores al 0,1 % para cargas víricas menores de 50 copias/mL.

La gestación es una indicación absoluta de TAR: es fundamental controlar la adherencia a este, así como la aparición de posibles resistencias, para lo que se debe monitorizar la carga vírica durante aquella. En caso de reciente inicio del tratamiento (o cambio de medicación), se realizará un primer control a las 2-4 semanas y se continuará con controles mensuales hasta que se consiga una carga vírica indetectable. Posteriormente, se pueden espaciar los controles cada 3 meses, pero siempre deberá realizarse una determinación hacia la semana 34-36 de embarazo, de cara al planteamiento del modo y momento de finalización de la gestación. El objetivo del tratamiento es la completa supresión de la viremia lo más precozmente posible. En caso de que tras 8 semanas de tratamiento no se consiga la desaparición de la viremia, debe valorarse una mala adherencia al tratamiento, la aparición de resistencias farmacológicas o una dosificación inadecuada, debida, por ejemplo, a los cambios farmacocinéticos de la propia gestación.

En cuanto a la elección de los fármacos en el embarazo, se recomienda siempre el uso de una triple terapia, y se aceptan diferentes protocolos, que suelen incluir dos inhibidores de la transcriptasa inversa análogos de nucleósidos, junto con un inhibidor de la proteasa o un inhibidor de la integrasa.

Los inhibidores de la transcriptasa inversa análogos de nucleósidos más utilizados son el abacavir, la lamivudina, el tenofovir fumarato y la emtricitabina, que, aunque atraviesan la placenta, no han demostrado teratogenicidad. La zidovudina no se utiliza actualmente, dado que su eficacia es inferior. El tenofovir es de elección si se presenta coinfección por hepatitis B, y se discute una potencial alteración de la mineralización ósea en el recién nacido. En este grupo, hay que tener precaución con las alteraciones de la tensión materna.

Los inhibidores de las proteasas pueden ser el darunavir o el atazanavir. El lopinavir se considera un fármaco alternativo en la actualidad. Este grupo de fármacos tienen un paso mínimo a través de la placenta, por lo que la teratogenicidad es escasa. Sí ha habido mucha controversia en relación con el aumento del parto prematuro, y también favorece la diabetes gestacional. Finalmente, se desaconseja la combinación de tenofovir, emtricitabina y lopinavir, por una mayor mortalidad neonatal la primera semana de vida.

El raltegravir o el dolutegravir son los inhibidores de la integrasa más frecuentemente utilizados en la actualidad, en combinación con los inhibidores de la transcriptasa inversa análogos de nucleósidos. De elección es el raltegravir, que tiene un buen paso placentario y produce un rápido descenso de la carga vírica, muy útil en casos de diagnóstico de la infección durante la gestación.

Como alternativa, también podría usarse un inhibidor de la transcriptasa inversa no nucleósido, así la como la nevirapina; aunque no es aconsejable de entrada, puede mantenerse si se estaba utilizando con buena respuesta antes de la gestación. El efavirenz tampoco es recomendable de entrada porque su uso se ha relacionado con malformaciones fetales, aunque un metanálisis no ha podido confirmar este extremo.

El especialista en infecciones realizará las indicaciones y los ajustes pertinentes en el tratamiento, de acuerdo con la seguridad, las características farmacocinéticas de la gestación (con la necesidad de ajuste de las dosis según el trimestre) y las posibles resistencias de los diferentes fármacos. También deberá vigilarse periódicamente la posible toxicidad del tratamiento con controles del hemograma y de las funciones renal y hepática.

En caso de que sea necesaria una prueba invasiva fetal para el diagnóstico prenatal, la gestante debe ser asesorada de la relación riesgo/beneficio de su realización. En las mujeres adecuadamente tratadas y con carga vírica indetectable, no parece verse un aumento del riesgo de transmisión fetal. En caso de realizarla, se prefiere la amniocentesis a la biopsia coriónica.

En relación con la elección de la vía del parto, las pacientes con un adecuado TAR durante la gestación y con carga vírica inferior a las 50 copias/mL podrán mantener una conducta obstétrica habitual y no precisarían de administración profiláctica de zidovudina intravenosa intraparto. Sin embargo, cuando no ha habido un tratamiento adecuado o la carga vírica está por encima de 400 copias/mL y, especialmente, cuando es superior de 1.000 copias/mL, el riesgo de transmisión al recién nacido aumenta considerablemente, por lo que la paciente debe ser asesorada del beneficio de la realización de una cesárea electiva. Así, un ensayo clínico reportó que, en pacientes con cargas víricas desconocidas o superiores a 1.000 copias/mL, el riesgo de transmisión a la descendencia fue del 2 % en caso de cesárea electiva, frente a un 10 % en caso de otro tipo de parto. Por tanto, se ofrecerá la realización de esta cesárea hacia la semana 38 de gestación (intentando evitar el inicio espontáneo de parto o la rotura prematura de membranas). Además, se debe indicar la administración de zidovudina intravenosa profiláctica unas 3 horas antes de la cirugía (1 hora en dosis de 2 mg/kg más 2 horas de 1 mg/kg; se mantiene hasta el clampaje del cordón). En los casos de carga vírica de 50-400 copias/mL, la decisión de la vía del parto se tomará juntamente con la paciente tras ser ella asesorada. En cualquier caso, se recomienda también el tratamiento profiláctico mencionado con la zidovudina intravenosa, además de su TAR habitual.

Cuando se produce una rotura pretérmino de membranas, la decisión de mantener una conducta expectante (o no mantenerla) va a depender de que se haya recibido un TAR adecuado en la gestación, de la carga vírica y de la edad gestacional. Por debajo de la semana 34 (y, sobre todo, por debajo de la semana 30), en general, se va a mantener una conducta expectante, igual que en las gestantes sin VIH. En cambio, por encima de la semana 34, siempre se debe tomar una conducta activa. En los casos de amenaza de parto pretérmino, se debe valorar el inicio de la zidovudina profiláctica intravenosa junto con el tratamiento tocolítico habitual.

En los casos de intento de parto vaginal, se deben tener en cuenta las siguientes recomendaciones:

- No se debe realizar la monitorización interna fetal ni la toma de muestra de sangre de calota para el estudio del potencial de hidrógeno (pH).
- Se ha de mantener el TAR durante todo el parto.
- Se recomienda evitar los partos largos, e intentar disminuir las horas de bolsa rota; sobre todo, en caso de una carga vírica superior a las 50 copias/mL. En aquellas gestantes con una carga vírica más baja, las horas de bolsa rota no parecen influir en el riesgo de transmisión.
- Se ha de evitar la instrumentación (sobre todo la ventosa), así como la episiotomía, a ser posible y, especialmente, si la carga vírica es superior a las 50 copias/mL.
- Si se produjera una hemorragia posparto y la gestante estuviera tomando un inhibidor de la proteasa, debe evitarse el uso de ergóticos, como eMethergin®, por el riesgo de una vasoconstricción excesiva.

En los países desarrollados, no se recomienda la lactancia materna, ni siquiera en los casos de un adecuado TAR materno y una correcta supresión de la carga vírica. Los estudios han demostrado que, aunque en estas circunstancias el riesgo de transmisión se reduce significativamente, no se consigue eliminar por completo, y también se evita la posible toxicidad del TAR en el recién nacido. Así pues, dado que en este medio la alimentación mediante fórmula es accesible, asequible y segura, el riesgo de la posible transmisión vírica no supera los conocidos beneficios de la lactancia materna. En cambio, en aquellos países con escasos recursos económicos, sí se recomendaría mantener la lactancia materna, dado que esta medida sí mejora la morbimortalidad neonatal.

Tratamiento y control del recién nacido

Después del parto, el recién nacido debe ser evaluado por pediatría para la valoración de un tratamiento profiláctico con inicio precoz, a ser posible en las primeras 4-6 horas de vida:

- Los hijos de madres con un adecuado TAR y una carga vírica inferior a las 50 copias/mL deben ser tratados con zidovudina durante unas 4 semanas.
- En casos de un inadecuado TAR durante el embarazo y el parto y/o una carga vírica superior a las 50 copias/mL, se optará por un tratamiento de triple terapia: zidovudina, lamivudina y nevirapina.
- En caso de recién nacidos por debajo de la semana 34, se administrará la zidovudina durante 4 semanas; en casos de alto riesgo de transmisión, se valorará añadir una dosis de nevirapina a la madre durante el parto (al menos 2 horas antes), o al recién nacido si no hubiera dado tiempo a hacerlo a la gestante.

Además, en las primeras 48 horas de vida, debe realizarse al neonato una determinación de ARN vírico (no en sangre de cordón); esta se repetirá a las 2 semanas de suspender la profilaxis antirretrovírica (6 semanas de vida), y nuevamente a los 3-4 meses. Si en algún momento resulta positiva, debe confirmarse en una segunda muestra y remitirse al especialista. En cambio, si todos los controles son negativos, puede descartarse prácticamente la infección, y se debe comprobar a los 12-18 meses de vida la desaparición de los anticuerpos maternos frente a VIH.

- Se debe hacer cribado universal del VIH, a ser posible, en el primer y el tercer trimestre.
- Las pruebas serológicas requieren confirmación con *Western blot*.
- Hay que vigilar la aparición de posibles infecciones oportunistas. Además, están aumentados los abortos, los trastornos hipertensivos, los defectos de crecimiento, la muerte fetal intraútero y la diabetes gestacional a consecuencia del tratamiento.
- El embarazo es siempre indicación de TAR con triple terapia.
- El adecuado tratamiento durante la gestación y la carga vírica van a ser fundamentales en el riesgo de transmisión de la infección al neonato.
- El trabajo de parto y el parto en sí mismo son los momentos de mayor riesgo de transmisión.
- En casos con adecuado TAR y una carga vírica < 50 copias/mL (semana 34-36), se puede mantener una conducta obstétrica habitual (riesgo de transmisión < 0,1 %) y evitar las conductas invasivas (pH de calota fetal, monitorización interna, rotura de bolsa precoz, etc.). No se precisa de zidovudina intravenosa profiláctica.
- En casos sin adecuado TAR durante la gestación y/o con carga vírica > 400-1.000 copias/mL (en la semana 34-36 de gestación), se realizará una cesárea electiva en la semana 38 administrando zidovudina intravenosa profiláctica 3 horas antes (2 % riesgo de transmisión frente al 10 % si no hay cirugía programada).
- En casos con adecuado TAR y carga vírica entre 50 y 400 copias/mL, se debe tomar una decisión juntamente con la gestante (tras ser asesorada) en relación con la vía del parto. Siempre debe recibir zidovudina profiláctica intravenosa.
- No se recomienda la lactancia materna en los países desarrollados.
- Siempre debe darse tratamiento profiláctico al recién nacido. Este se iniciará en las primeras 4-6 horas de vida, y se mantendrá durante 4 semanas. Hasta los 12-18 meses se harán controles periódicos para descartar infección en el recién nacido.

HEPATITIS

A continuación, se estudiarán la hepatitis por el virus de la hepatitis A, la hepatitis aguda por el virus de la hepatitis B (VHB), la hepatitis crónica por el VHB y la hepatitis por el virus de la hepatitis C (VHC), el virus de la hepatitis D y el virus de la hepatitis E.

Hepatitis por el virus de la hepatitis A

El virus de la hepatitis A es un virus ARN de la familia *Picornaviridae* que se transmite por vía fecal-oral. Es endémico en África, Asia y América Central. La infección puede ser asintomática u ocasionar un cuadro de hepatitis aguda con fiebre, malestar general, ictericia, hepatomegalia, acolia y coluria, acompañado de elevación de las transaminasas hepáticas. Muy raramente ocasiona un cuadro de insuficiencia hepática grave. Para el diagnóstico, se realizará una serología materna con elevación de la inmunoglobulina M contra el virus de la hepatitis A. Suele tener un curso autolimitado en el plazo de unas semanas con tratamiento de soporte y no se va a cronificar.

En la gestación, cuando acontece en el primer trimestre, puede producir un cuadro de peritonitis meconial fetal, y en el tercer trimestre se relaciona con prematuridad y riesgo de infección neonatal. No se transmite por la lactancia materna, por lo que no está contraindicada.

Para la prevención, se deben mantener unas adecuadas medidas higiénicas, así como un adecuado manejo de los alimentos. En caso de mujeres expuestas, se puede administrar profilaxis con inmunoglobulinas, y se debe vacunar a las gestantes de riesgo.

Hepatitis aguda por el virus de la hepatitis B

El VHB es un virus ADN de doble cadena de la familia *Hepadnaviridae* cuya infección es especialmente prevalente en África y en el Pacífico occidental. Se transmite a la gestante adulta por vía sanguínea o sexual, por lo que, en caso de diagnosticarse una hepatitis B (aguda o crónica), debe realizarse el cribado de otras infecciones de transmisión sexual (sífilis, VHC, gonorrea, VIH, etcétera).

La mayoría de los cuadros de hepatitis aguda por hepatitis B materna durante la gestación son leves, no alteran el curso del embarazo, ni este modifica a su vez la evolución natural de la hepatitis. Tampoco ha sido demostrada la teratogenicidad del virus ni su relación con abortos o pérdidas gestacionales anteparto. Sin embargo, sí se ha reportado un aumento de prematuridad y bajo peso en la descendencia.

El cuadro clínico y la evolución son similares a los producidos fuera de la gestación, con sintomatología leve. Puede haber ictericia, náuseas, vómitos y dolor en el hipocondrio derecho junto con elevación de las transaminasas hepáticas. El cuadro se suele resolver en unas semanas, aunque un pequeño porcentaje va a desarrollar una enfermedad grave o incluso fulminante.

El diagnóstico se realiza mediante la detección del antígeno de superficie de la hepatitis B (HBsAg) en el suero materno, seguido de la confirmación de la positividad de la inmuno-globulina M al antígeno *core* de la hepatitis B (**Tabla 14-1**). La presencia del antígeno e de la hepatitis B (HBeAg) positivo implica una gran infectividad; sin embargo, conforme va desapareciendo este y aparece el anticuerpo (Ac-HBe), la posibilidad de contagio es menor, aunque la enfermedad debe seguir considerándose potencialmente contagiosa.

El tratamiento es de soporte; se controla la función hepática y la coagulación. Solo en casos de insuficiencia hepática importante o procesos agudos muy prolongados se planteará el TAR, en cuyo caso, el tenofovir es el fármaco de elección en la gestación.

El mayor riesgo de una infección aguda por VHB durante la gestación radica en la perpetuación de la infección crónica debido a la transmisión vertical. La transmisión maternofetal del VHB es la responsable de gran parte de los casos de hepatitis B a nivel mundial. Si la infección se produce en el primer trimestre de gestación y se resuelve, el riesgo de infección neonatal es bajo (< 10 %); en cambio, si el proceso agudo se produce en el tercer trimestre, el riesgo de transmisión vertical puede llegar al 90 %, sobre todo si hay positividad al antígeno e (lo más frecuente en las hepatitis agudas). El TAR materno podría disminuir el paso placentario en aquellas gestantes de mayor riesgo.

Un aspecto importante que se ha de tener en cuenta es que, si una paciente embarazada requiere ser vacunada durante la gestación, la vacuna puede ser administrada, preferiblemente a partir del segundo trimestre. Se recomienda, pues, la vacunación en las gestantes de riesgo que no hayan sido ya vacunadas.

Por otra parte, se recomienda administrar la gammaglobulina de la hepatitis B a los recién nacidos de madres positivas para el HBsAg seguida de la primera dosis de vacunación.

Hepatitis crónica por el virus de la hepatitis B

La hepatitis B es una de las enfermedades más prevalentes en el mundo. Se ha estimado una prevalencia global a nivel mundial del 4,8 % dentro de la población gestante. Sin embargo, existen grandes diferencias regionales en esta tasa, sobre todo en países en desarrollo donde no se realiza una campaña de vacunación masiva a los recién nacidos, a pesar de que la Organización Mundial de la Salud (OMS) recomienda la vacunación universal frente al VHB de todos los recién nacidos desde 1992. Así, se ha reportado una pre-

Tabla 14-1. Interpretación serológica de la infección por el virus de la hepatitis B

	HBsAg	Ac-HBc		Ac-HBs
		IgM	IgG	
Susceptible	-	-	-	-
Vacunada	-	-	-	+
Infección aguda	+	+	-	-
Infección crónica	+	-	+	-
Inmunidad natural	-	-	+	+/-

Ac-HBc: anticuerpos del core de la hepatitis B; Ac-HBs: anticuerpos de superficie de la hepatitis B; HBsAg: antígeno de superficie de la hepatitis B; IgG: inmunoglobulina G; IgM: inmunoglobulina M.

valencia del 6,6 % en países de bajos ingresos frente a un 0,6 % en América del Norte. España se considera una zona de baja prevalencia (< 1 %), gracias a la introducción de la vacunación universal en los años 90. Actualmente, la llegada de inmigrantes no vacunados es el principal origen de los casos en este medio.

Cuadro clínico

La infección crónica por VHB puede verse en tres fases:

1. Infección crónica HBeAg + fase inmunotolerante. Presencia de antígeno e, carga vírica alta y transaminasas normales.
2. Infección crónica HBeAg – (fase de portador inactivo). HBeAg negativo, carga vírica baja y transaminasas normales.
3. Hepatitis crónica (fase inmunoactiva). HBeAg positivo o negativo, carga vírica alta y transaminasas elevadas.

La mayoría de las mujeres en edad fértil con infección crónica por VHB son portadoras inactivas, el embarazo no suele alterar el proceso natural y suelen estar asintomáticas. Sin embargo, debido a la inmunosupresión que produce la gestación, podrían darse brotes de hepatitis aguda con aumento de las transaminasas y, en casos graves, una descompensación con progresión de la enfermedad hepática. La fase de cirrosis es poco frecuente en las embarazadas, no es habitual una progresión tan rápida. Sí se debe tener en cuenta que las pacientes con una alteración hepática grave o cirrosis son más propensas a ciertas complicaciones, como las hemorragias, la descompensación hepática, los hijos con bajo peso, el distrés fetal, el parto prematuro, la hipertensión gestacional y la muerte fetal.

Así pues, en todas aquellas pacientes con positividad para el antígeno de superficie, se debe efectuar un control estrecho de la función hepática durante el embarazo y el posparto, para detectar precozmente eventuales exacerbaciones de la enfermedad. Se recomienda un manejo conjunto con el especialista de digestivo para una adecuada monitorización materna, así como la valoración de la necesidad de tratamiento durante la gestación.

Diagnóstico

En la línea de intentar disminuir la prevalencia de la hepatitis B, todas las pacientes embarazadas deben ser sometidas a la detección del HBsAg al principio de la gestación, habitualmente en la analítica rutinaria de cribado del primer trimestre. En casos de especial riesgo, se recomienda repetir el estudio antes del parto o incluso el mismo día de este para las gestaciones no controladas. La interpretación serológica ya ha sido expuesta en la hepatitis B aguda.

En caso de pacientes con infección crónica por el VHB, se debe solicitar el HBeAg, el Ac-HBe, los niveles de ADN del VHB, así como un estudio de la función hepática. El control por el especialista de digestivo es especialmente importante en aquellas mujeres que tienen una carga vírica alta (mayor de 2×10^5 UI/mL o mayor de 10^{6-8} [6-8 log^{10}] copias/mL) y/o elevación de las transaminasas.

Como también se ha explicado, en el caso de las pacientes de riesgo no vacunadas y no inmunes (Ac-HBc y Ac-HBs negativos), deberá administrarse la vacuna, preferiblemente, en el segundo trimestre.

Transmisión y tratamiento

La placenta es una excelente barrera frente a la infección, por lo que la transmisión intrauterina es rara, menor del 4 % para las hepatitis crónicas, donde además el HBeAg suele ser negativo. Mayoritariamente, el contagio suele efectuarse durante el parto, por el contacto con las secreciones maternas y la sangre. Se considera que más del 50 % de todas las infecciones crónicas por VHB son adquiridas durante el período perinatal de forma vertical.

En caso de que sea necesario realizar una prueba invasiva durante la gestación (amniocentesis o biopsia coriónica), se puede ofrecer, teniendo en cuenta que el riesgo de transmisión aumenta en caso de una carga vírica elevada. En caso de efectuarse, se ha de evitar la entrada transplacentaria, y puede valorarse la inmunoprofilaxis con inmunoglobulina posprocedimiento.

La vía del parto no afecta al riesgo de transmisión, por lo que se debe mantener una conducta obstétrica habitual en este sentido. Sin embargo, sí se suele recomendar evitar maniobras invasivas, como la toma de sangre fetal para estudio de pH de calota o la monitorización interna. No obstante, podría valorarse en casos de HBeAg negativo y ADN VHB indetectable, ya que, además, la inmunoprofilaxis existente en la actualidad disminuye los riesgos.

Es esencial controlar la infección de las madres, pues el riesgo de transmisión vertical es mayor en aquellas con HBeAg positivo y/o una viremia elevada a pesar de una correcta profilaxis en el recién nacido (5-15 % de riesgo). Actualmente, se tiende a usar más los niveles de carga vírica que la existencia del antígeno e. Así pues, es recomendable evaluar la carga vírica de las pacientes en torno a la semana 26, y administrar tenofovir (de elección por sus menores resistencias) a partir de la semana 28-32 en aquellas gestantes con carga vírica alta (superiores a 2×10^5 UI/mL o 10^6 copias/mL). Hay controversia sobre si se ha de suspender el tratamiento en el momento del parto o se tiene que mantener unas 4-12 semanas tras este, para evitar el efecto rebote tras su suspensión. Un estudio prospectivo no ha encontrado utilidad en mantenerlo más allá del parto, especialmente si se desea lactar, pero este es un tema en controversia. Por otra parte, hay situaciones basales de la mujer que van a requerir siempre de tratamiento, independientemente de la gestación, por su mayor riesgo de complicaciones, como en los casos de fibrosis y/o cirrosis avanzada, hepatitis activas, riesgo reactivación por tratamiento inmunosupresor, etcétera.

Como se ha explicado, en los hijos de mujeres con infección crónica por VHB se recomienda, además de la primera dosis de la vacuna (inmunización activa), la administración de inmunoglobulinas anti-VHB 100 UI (inmunización pasiva) tan pronto como sea posible (en las 6-12 primeras horas) y, preferiblemente, durante las primeras 24 horas de vida: el riesgo de cronificación es de un 90 % para las infecciones perinatales (frente a un 5-10 % en infecciones en la edad adulta). Posteriormente, se completará la vacunación a los 2 y a los 6 meses de vida.

Por otra parte, aunque ha sido aislado el virus en la leche materna, una vez administrada la inmunoprofilaxis activa-pasiva, se recomienda la lactancia materna, ya que no se ha demostrado que haya diferencias en la tasa de infección en los hijos de madres con hepatitis B alimentados con leche materna o con fórmulas. Igualmente, en el caso de las mujeres que están en tratamiento con tenofovir, aunque los estudios son limitados, las concentraciones del fármaco en la leche materna son mínimas, y no se ha demostrado que tengan efectos adversos en el recién nacido.

- Se debe hacer cribado universal del HBsAg; idealmente, al inicio de la gestación.
- Se recomienda vacunar a las gestantes no inmunes con factores de riesgo; preferiblemente, en el segundo trimestre.
- En caso de HBsAg positivo, se solicitará el HBeAg, el Ac-HBe y los niveles de ADN del virus, que determinarán la actividad de la hepatitis y el riesgo de transmisión.
- El embarazo no suele afectar al proceso de la infección; la mayoría de las gestantes suelen estar asintomáticas. No obstante, se vigilarán las posibles exacerbaciones de la hepatitis.
- Se hará un control de la carga vírica en la semana 26; si fuera mayor de 2×10^5 UI/mL o 6 log^{10} copias/mL, se iniciará tenofovir hacia la semana 28-32, y este se mantendrá hasta unas 4-12 semanas en el posparto.
- El contagio suele efectuarse mayoritariamente durante el parto. Además, es mucho mayor el riesgo de cronificación de las infecciones perinatales que el de las adquiridas en la vida adulta (90 % frente a un 5-10 %).
- Los hijos de madres con HBeAg positivo y/o una viremia elevada tienen un riesgo de infección del 5-15 %, a pesar de que haya una correcta profilaxis al nacimiento.
- La vía del parto no influye en el riesgo de transmisión, por lo que se debe mantener una conducta obstétrica habitual. No obstante, sí se deben evitar las maniobras invasivas, como el pH de calota o la monitorización interna.
- Los recién nacidos deben recibir la profilaxis con inmunoglobulina anti-VHB y la primera dosis de la vacuna en las primeras 6-12 horas de vida (profilaxis activo-pasiva).
- Tras la inmunoprofilaxis del recién nacido, se recomienda la lactancia materna.

Hepatitis por el virus de la hepatitis C

El VHC es un virus de ARN de la familia *Flavivirus* que se transmite por vía parenteral (mayoritariamente, se debe al consumo de drogas por vía parenteral), por transmisión vertical y, más raramente, por vía sexual. En caso de contagio, el riesgo de cronificación está entre un 50 y un 80 %, aunque las tasas de curación con un adecuado tratamiento son superiores al 95 %. En España hay una baja prevalencia: se ha reportado un 0,26 % en un reciente estudio.

Cuadro clínico

La hepatitis C no suele influir en el curso del embarazo. Es característica una disminución de las transaminasas hepáticas con aumento de la carga vírica en el segundo/tercer trimestre. Sí se han descrito mayores tasas de colestasis intrahepática, lo que puede deteriorar temporalmente la función hepática y conllevar complicaciones o incluso la muerte fetal. También se ha visto cierta asociación a la diabetes gestacional. En relación con la descendencia, se ha descrito un mayor riesgo de alteraciones del crecimiento fetal, bajo peso al nacer, prematuridad y necesidad de ingreso en la unidad de cuidados intensivos. Sin embargo, no se considera que el VHC cause abortos o aumente el riesgo de teratogenicidad.

Diagnóstico

El cribado de VHC en las embarazadas no es universal en la actualidad en España, pero la infección debe ser sospechada e investigada mediante estudio serológico en caso de elevación de las enzimas hepáticas durante la gestación o ante factores de riesgo (infectadas por VIH o VHB, pacientes de hemodiálisis, consumo de drogas por vía parenteral, etc.). En caso de estudio serológico positivo (inmunoglobulinas tipo M y/o G), debe cuantificarse la carga vírica y derivarse al especialista digestivo para la valoración de la afectación hepática.

Transmisión y tratamiento

A diferencia del VHB, no hay intervenciones terapéuticas específicas para evitar la transmisión vertical, ya que los fármacos usados para su tratamiento no se recomiendan durante el embarazo, por su riesgo teratogénico. Además, tampoco existe vacuna profiláctica. Las pacientes que reciben tratamiento crónico y quedan gestantes deben ser valoradas individualmente. En las pacientes que reciben tratamiento con ribavirina, sí se recomienda incluso que eviten la gestación durante al menos unos 6 meses tras su suspensión, por su conocida teratogenicidad.

Si durante la gestación hubiera necesidad de realizar una prueba invasiva (amniocentesis o biopsia coriónica) para el diagnóstico prenatal, debería informarse del posible riesgo de transmisión, aunque este no está muy claro, y se prefiere optar por la amniocentesis.

La transmisión vertical del VHC se estima en torno a un 5 % en las mujeres con viremia, cifra que se duplica en caso de coinfección por el VIH. Además, está estrechamente relacionada con la carga vírica, por lo que es extremadamente rara si los niveles de ARN-VHC son indetectables. Otros factores de riesgo que aumentan la infección son la rotura prolongada de membranas (superior a 6 horas) o la exposición a sangre materna por laceraciones perineales. Así pues, durante el parto, se intentará acortar el tiempo de bolsa rota y, al igual que en el caso de la hepatitis B, debe evitarse la monitorización interna o la toma de sangre de calota fetal, especialmente en los casos con una carga vírica alta.

En cuanto a la vía del parto, el riesgo de contagio no es menor si se opta por una cesárea, por lo que la conducta obstétrica será independiente de la infección. En los casos de gestantes que presenten una coinfección VHC/VIH sí hay cierta controversia, aunque parece que no habría un mayor riesgo de infección en caso de parto vaginal en las mujeres correctamente tratadas para el VIH. La lactancia materna no está contraindicada, aunque sería prudente evitarla en el caso de fisuras en los pezones u otras heridas con riesgo de hemorragia.

Para descartar la infección por VHC en el recién nacido, se recomienda realizar un estudio serológico en torno a los 16 meses de vida. Anteriormente, la presencia de anticuerpos maternos puede dar lugar a confusión.

- No se realiza cribado universal para el VHC, pero debe investigarse en casos de sospecha clínica o factores de riesgo.
- La hepatitis C no suele influir en el curso del embarazo. En el segundo/tercer trimestre, es característica una disminución de las transaminasas hepáticas con aumento de la carga vírica.
- No hay vacuna contra el VHC ni se recomienda el tratamiento durante la gestación para disminuir la transmisión. En caso de tratamiento crónico, se debe individualizar.
- La transmisión se encuentra en relación con la carga vírica: en torno a un 5 % en caso de viremia y prácticamente nula en caso de carga indetectable. Además, se duplica en caso de coinfección por VIH.
- El riesgo de transmisión no depende de la vía del parto, por lo que se debe mantener una conducta obstétrica habitual y evitar las maniobras invasivas, como el pH de calota, la monitorización interna, la rotura prolongada de membranas, etcétera.
- La lactancia materna no está contraindicada; se debe evitar en caso de heridas sangrantes en los pezones.
- Se realizará estudio serológico en el recién nacido en torno a los 16 meses de vida.

Hepatitis por el virus de la hepatitis D

El virus de la hepatitis D es un virus ARN que requiere la infección aguda simultánea por el VHB o la presencia crónica de este para su replicación. Así pues, las medidas para la prevención de la hepatitis B son también eficaces para evitar la hepatitis D. La prevalencia mundial es muy baja (0,2 %), y la coinfección se da solo en el 5 % de las personas con infección crónica por VHB. La sobreinfección por el VHD aumenta notablemente el riesgo de desarrollo de cirrosis (un 70-80 %, frente al 15 % en caso de afectación por el VHB únicamente). No se conocen con exactitud las repercusiones del embarazo en la enfermedad hepática, ni sus repercusiones en la descendencia, dada la escasez de estudios en embarazadas infectadas por VHD. No obstante, se asume que deben ser similares a los de la monoinfección por VHB. La lactancia materna no está contraindicada.

Hepatitis por el virus de la hepatitis E

El virus de la hepatitis E es un virus ARN de la familia *Caliciviridae* que presenta una mayor prevalencia en países con escasos recursos. Se transmite por vía fecal-oral, por contaminación del agua o los alimentos (marisco o carne cruda), por

transfusión sanguínea o por transmisión vertical. Produce un cuadro de hepatitis aguda autolimitada sin capacidad para cronificarse (salvo en inmunodeprimidos), pero que en la embarazada puede conllevar una insuficiencia hepática fulminante (una revisión reporta un 45 %) con un importante riesgo de mortalidad materna y/o fetal (26 % y 33 %, respectivamente). Para el diagnóstico, se realizará un estudio serológico materno y ARN vírico. En la gestación, el tratamiento es de soporte y no está clara la inocuidad de la lactancia. Únicamente en China existe una vacuna con licencia.

TOSFERINA

La tosferina es una infección respiratoria causada por la bacteria *Bordetella pertussis*, un bacilo gramnegativo pleomórfico que se transmite por gotas respiratorias emitidas al toser o estornudar. Es un microorganismo que presenta gran cantidad de toxinas, que al ser liberadas son las responsables de la afectación sistémica, y es que la bacteria generalmente no invade las células ni pasa a la sangre. La infección es altamente contagiosa: se estima que más del 90 % de los contactos domiciliarios de un caso se van a ver contagiados, aunque sea como portadores asintomáticos.

Aunque la infección puede verse en gestantes adultas, la mayoría de los casos se da en lactantes, donde además los cuadros pueden ser graves o incluso mortales. Así, las complicaciones graves se dan en un 6 % de los niños y hasta en un 24 % de los menores de 6 meses. Además, también puede provocar secuelas neurológicas a largo plazo.

Cuadro clínico

El cuadro empieza como un proceso catarral leve de vías altas, pero la tos se va volviendo cada vez más frecuente y grave, y evoluciona a unos accesos de tos violentos e incontrolables que impiden la respiración. Estos se acompañan de cianosis y vómitos, y terminan con un estridor característico cuando finalmente puede realizarse una inspiración, debido al paso del aire por una faringe estrecha e inflamada. El proceso no suele acompañarse de fiebre, y es característica la linfocitosis asociada. En los adultos, es un proceso bastante fatigoso y molesto, lo que aún se acentúa más en caso de gestación. La tos suele durar varios meses, impide el descanso nocturno y asocia vómitos, pérdida de peso, incontinencia urinaria, etc. También puede acompañarse de migrañas, desmayo, pérdida de memoria y, raramente, la muerte.

Diagnóstico

Clásicamente, el cultivo ha sido el método de elección. Sin embargo, necesita medios de transporte y cultivo especiales, y además solo es útil muy al inicio de la infección, a veces antes de la sospecha diagnóstica. La reacción en cadena de la polimerasa del aspirado o el frotis nasofaríngeo ha mejorado la sensibilidad diagnóstica.

Tratamiento y profilaxis

Generalmente, el cuadro se resuelve espontáneamente a las 3-4 semanas del inicio de los síntomas. Sin embargo, se utilizan antibióticos con el fin de disminuir la duración y gravedad de la infección, así como la capacidad infectiva de los afectados. Los casos deben ser aislados hasta llevar al menos unos 5 días de tratamiento. Este se realiza con macrólidos, y se debe iniciar desde el momento en que se sospeche la infección por tosferina, sin esperar la confirmación microbiológica. En los adultos, el tratamiento ha demostrado utilidad cuando se utiliza en las primeras 3 semanas desde el inicio de la tos. Sin embargo, en el caso de las embarazadas y, sobre todo, cerca del parto, se debe utilizar incluso hasta 6 semanas desde el inicio de la tos, ya que permite una disminución de la transmisión al recién nacido. Más allá de las 6 semanas, la mayoría de los adultos ha conseguido eliminar la infección incluso sin antibióticos y, por tanto, estos no deben administrarse.

En cuanto al régimen antibiótico, en el embarazo se recomienda usar azitromicina por vía oral durante 5 días (500 mg el primer día, seguidos de 250 mg/día). En caso de alergia, se usaría trimetoprima-sulfametoxazol (160/800 mg cada 12 horas durante 14 días).

La vacuna de la tosferina acelular se administra de forma rutinaria a los niños a los 2 y a los 4 meses de vida, con un primer refuerzo a los 11 meses y otro posterior a los 6 años. Sin embargo, dada la gravedad de los procesos infecciosos en los lactantes menores de 3 meses que están desprovistos de inmunidad, España inició entre 2014 y 2016 un proceso de vacunación a todas las gestantes con la vacuna acelular contra la difteria de baja carga, el toxoide tetánico y la tosferina acelular (conocida como DTPa) en cada gestación entre la semana 27 y la 36, como medida de protección a los recién nacidos en esos primeros meses de vida. Esta vacunación proporciona además protección a la gestante.

LISTERIOSIS

Listeria monocytogenes es una bacteria intracelular grampositiva, flagelada y anaerobia facultativa. Se adquiere a través del consumo de alimentos contaminados; principalmente, cárnicos precocinados o lácteos no pasteurizados. La bacteria pasa desde el aparato gastrointestinal hasta los ganglios linfáticos mesentéricos, y desde allí alcanza el hígado y el bazo, para diseminarse posteriormente hasta el cerebro y la placenta. Su ciclo de vida intracelular le permite reproducirse rápidamente, e infecta las células adyacentes sin ser detectadas por los anticuerpos en el líquido extracelular. La listeriosis en las gestantes se estima en 3/100.000 nacimientos, lo que se corresponde con un 8-17 % de todos los casos de listeria. La incidencia en el embarazo es entre 12 y 20 veces superior a la de la población general, debido a la inmunosupresión celular que produce la gestación y al especial tropismo por la placenta de esta bacteria.

Cuadro clínico

La infección es más común en el tercer trimestre (entonces se presentan dos tercios de los casos). La sintomatología puede empezar a las horas o los días de la ingesta del alimento contaminado. No obstante, se han reportado casos con latencia de meses desde la ingestión. En cuanto a la sintomatología, el proceso puede pasar desapercibido (un tercio de los casos), lo que se ve favorecido por la inmunosupresión celular de la gestación.

Sin embargo, la mayoría desarrolla un cuadro seudogripal que puede cursar con fiebre, fatiga, síntomas gastrointestinales, cefalea, etc. En raros casos se va a producir una meningoencefalitis.

Por otra parte, en lo que respecta a la gestación, si no se diagnostica y se trata adecuadamente, puede conllevar abortos, parto prematuro, muerte fetal o una infección neonatal grave con sepsis, meningitis, déficits neurológicos permanentes o incluso la muerte. Cuando el proceso infeccioso se produce en el primer trimestre (en torno al 3 % de los casos), la tasa de aborto se ha estimado en el 65 %, mientras que en el segundo y el tercer trimestre la muerte fetal se da aproximadamente en un 25 % de los casos; y el parto prematuro, en un 10-15 %. La infección neonatal tiene una incidencia de 8/100.000 recién nacidos vivos. La sepsis precoz del neonato se produce en el contexto de una corioamnionitis materna (fiebre, taquicardia materna y fetal, irritabilidad uterina), pero también está descrita la transmisión a través del canal del parto, que suele producir un cuadro neonatal de inicio más tardío (en torno a las 2 semanas tras el nacimiento).

Dada la gravedad de las consecuencias de esta infección en la descendencia, y ya que solo en torno a una cuarta parte de las gestantes con listeriosis desarrolla fiebre, resulta muy importante la especial vigilancia y la sospecha diagnóstica precoz en esta población para instaurar el tratamiento adecuado.

Diagnóstico

El diagnóstico materno se realiza gracias al cultivo con crecimiento del microorganismo en los fluidos corporales maternos, habitualmente mediante cultivo de sangre periférica. En caso de presentarse una gestante con síntomas seudogripales y/o gastrointestinales, aun en ausencia de fiebre, deberían tomarse cultivos de sangre periférica. Para el diagnóstico de infección fetal, sería necesaria una amniocentesis con estudio y cultivo del líquido amniótico. En caso de finalizar la gestación, se realizaría un cultivo placentario.

Medidas de prevención

En la gestación, es fundamental una adecuada educación materna en relación con la higiene, así como una apropiada preparación de los alimentos o los productos que deben evitarse durante el embarazo. La listeria es muy resistente al frío y al calor; únicamente se destruye con temperaturas muy elevadas (> 50 °C).

Para la profilaxis de la infección por listeria, se recomienda evitar los siguientes alimentos:
- Leche cruda y sin pasteurizar, o productos elaborados con ella.
- Quesos elaborados con leche sin pasteurizar, como el *brie*, el feta, el camembert, el queso azul, el queso fresco, etcétera.
- Carne precocinada, como las salchichas, salvo que se recalienten a altas temperaturas o al vapor.
- Respecto a los patés refrigerados, sí podrían consumirse los enlatados o esterilizados.
- Pescados ahumados refrigerados (salmón, trucha, atún, bacalao, pescado blanco).
- Pescado o marisco crudo.

- Fruta y verdura que no haya sido cuidadosamente lavada, incluso aunque esté cortada.
- Alimentos perecederos refrigerados que no se usen en 2-3 días.

 Por otra parte, se debe informar a la gestante de los siguientes consejos y medidas de higiene:

- Lavar todas las frutas y verduras y mantenerlas refrigeradas.
- Separar los alimentos crudos y los cocinados, para evitar contaminación.
- Lavarse cuidadosamente las manos, y lavar los cuchillos y las superficies de manipulación de los alimentos crudos.
- Mantener una limpieza adecuada y frecuente del frigorífico y con una temperatura inferior a 4 °C.
- Consumir los alimentos lo antes posible y seguir las recomendaciones de mantenimiento y consumo de los etiquetados.
- Congelar los alimentos que no se van a consumir en 1-2 días.
- Cocinar bien los alimentos, alcanzar altas temperaturas también en el interior.

Tratamiento

Los fármacos utilizados, la dosis y la duración del tratamiento difieren de forma importante a nivel internacional. En general, la ampicilina intravenosa (6-12 g/día) durante 14 días o hasta el parto suele ser de primera línea, aunque también puede utilizarse la amoxicilina (100 mg/kg al día por vía oral). Es frecuente la asociación inicial con gentamicina (5 mg/kg al día) de 3-5 días, por su efecto sinérgico; en casos de alergia, se optaría por la trimetoprima-sulfametoxazol (80/400 mg cada 6 horas) o la eritromicina (4 g/día) durante 14 días o hasta el parto. El tratamiento se debe instaurar en caso de sospecha, a la espera de los resultados de los cultivos. Hay discrepancias en cuanto a suspenderlo o mantenerlo en caso de que el resultado del cultivo materno sea negativo. Generalmente, se suele mantener en antibiótico, aunque se valora el paso a la vía oral.

- La infección puede ser asintomática, pero la mayoría cursa con cuadro clínico gastrointestinal asociado a un cuadro seudogripal que puede desencadenar en una corioamnionitis.
- La infección es más frecuente en el tercer trimestre de la gestación, y se asocia a muerte fetal y parto prematuro con riesgo de infección neonatal grave.
- La afectación en el primer trimestre es rara, pero se asocia frecuentemente a abortos.
- El diagnóstico se realiza mediante cultivo de sangre materna y estudio de líquido amniótico.
- Es fundamental la profilaxis: hay que cuidar la higiene y preparar los alimentos adecuadamente; se evitarán los productos de riesgo.
- En caso de sospecha clínica, se debe iniciar tratamiento (sin esperar el resultado del cultivo); generalmente, con ampicilina intravenosa durante unos 14 días.

ENFERMEDAD DE CHAGAS

El protozoo *Trypanosoma cruzi* fue identificado hace más de 100 años como el causante de la enfermedad de Chagas, la cual continúa siendo un importante problema de salud en América Latina.

Etiología y epidemiología

Los movimientos migratorios y los modos específicos de transmisión han hecho que esta enfermedad sea un problema de salud mundial, y es posible la transmisión en países no endémicos. La prevalencia de personas de América Latina infectadas que viven en Europa es de alrededor del 4,2 %; concretamente, la de las provenientes de Bolivia es el 18,1 %; y la de las de Paraguay, un 5,5 %.

Fuente de infección y modo de transmisión

La transmisión del parásito a través de los triatominos infectados es responsable de la mayoría de las infecciones. La transmisión doméstica ocurre en entornos donde los triatominos se han adaptado a vivir en viviendas humanas y cercanas a recintos de animales. Los perros, los gatos y las cobayas desempeñan papeles importantes como fuentes de alimento para los triatominos y como hospedadores de reservorios de *T. cruzi*. Los triatominos también pueden alimentarse de sangre de aves y reptiles, pero estos animales no son susceptibles a la infección por este género de protozoos.

Dentro de los modos de transmisión de la enfermedad no vectorial, se encuentran los siguientes:

- Transmisión vertical. El factor más determinante del riesgo de transmisión vertical es el nivel de parasitemia en la madre; es muy improbable la transmisión a los bebés cuando sus madres tienen una prueba negativa.
- Lactancia materna. El riesgo de transmisión por esta vía es desconocido, pero parece bajo, por lo que la lactancia no está contraindicada.
- Transmisión oral. La transmisión oral de la infección aguda por *T. cruzi* puede ocurrir mediante la ingestión de alimentos o bebidas contaminadas por triatominos infectados o sus heces.
- Transmisión sanguínea.
- Trasplante de órganos.

Cuadro clínico

Se puede diferenciar la fase aguda de la fase crónica. La fase aguda puede presentarse en cualquier edad, aunque es más frecuente en los primeros años de vida, y suele ser asintomática. Dentro de los signos y síntomas que pueden aparecer en esta primera fase, sobre 7-10 días tras la infección por *T. cruzi*, se encuentran la fiebre, la inflamación en el sitio de inoculación, el edema palpebral unilateral (signo de Romaña), linfadenopatías y hepatomegalia. Es importante conocer que la fase aguda puede durar entre 4 y 8 semanas y que la parasitemia suele empezar a reducirse a partir de los 3 meses. Por otro lado, en esta fase, el 1-5 % aproximadamente de los pacientes puede cursar con sintomatología mucho más grave, como miocarditis aguda, derrame pericárdico o meningoencefalitis. Se considera fase aguda hasta que la parasitemia detectada es negativa.

Cuando esta fase se resuelve, si no se trata, los pacientes acabarán en la fase crónica. Esta comenzará cuando la parasitemia sea negativa, y la serología positiva (1-2 meses tras la infección). La mayoría de las personas nunca desarrollarán síntomas (forma indeterminada), aunque alrededor del 30-40 % de los pacientes afectados crónicamente pueden tener afectación de algunos órganos 10-30 años tras la infección aguda, como miocardiopatía (afectación más frecuente en la fase crónica) o afectación digestiva (la localización más frecuente es en el colon y el esófago). Dentro de esta cardiopatía chagásica, los trastornos electrocardiográficos son los más frecuentes, aunque también se puede producir una miocardiopatía dilatada y acabar en insuficiencia cardíaca progresiva.

Diagnóstico

Va a depender de la fase en la que el paciente se encuentre. En la fase aguda, forma congénita y reactivación en la fase crónica, el diagnóstico se va a realizar mediante la detección del parásito en sangre periférica con métodos directos.

Sin embargo, en la fase crónica, el diagnóstico se realizará mediante la detección de anticuerpos inmunoglobulina G contra *T. cruzi*, puesto que en esta fase la parasitemia es prácticamente indetectable. La OMS recomienda la realización de dos pruebas serológicas por métodos diferentes para el diagnóstico de la fase crónica. Si se tiene una prueba positiva y otra negativa, entonces habrá que realizar una tercera prueba.

La detección de ADN de *T. cruzi* en sangre mediante la reacción en cadena de la polimerasa es posible en la fase aguda o en la reactivación de la enfermedad, con una sensibilidad mayor que las técnicas clásicas. Por el contrario, en la fase crónica, su uso está más discutido: es positiva solo en el 40-70 % de los pacientes, puesto que depende de determinados factores, como el grado de parasitemia, el volumen y procesado de la muestra o las características de la población. Además, un resultado negativo no excluye el diagnóstico.

Tratamiento

El objetivo del tratamiento es la resolución de los síntomas y la eliminación del parásito. Dentro del tratamiento de la enfermedad de Chagas, se encuentran disponibles dos fármacos: el benznidazol y el nifurtimox. El tratamiento se realizará en una tanda de 60 días.

En la fase aguda, la eficacia de ambos tratamientos es alta, y llega incluso al 95 % en casos de infección congénita tratados de forma precoz. Por el contrario, en la fase crónica, la eficacia del tratamiento es mucho menor (15-40 %); y una de las principales limitaciones de ambos medicamentos es la tasa de efectos adversos, aunque el benznidazol presenta mejor perfil tóxico, por lo que se considera el tratamiento estándar actualmente.

Enfermedad de Chagas y embarazo

Las mujeres embarazadas con enfermedad de Chagas suelen estar en la fase crónica y asintomáticas, aunque se sabe que presentan un mayor riesgo de complicaciones a lo largo del embarazo, como la amenaza de parto pretérmino, feto pequeño para la edad gestacional y mayor riesgo de muerte fetal. La tasa de transmisión vertical oscila entre el 1 y el 12 %.

Es importante tener en cuenta que el embarazo es una contraindicación para el tratamiento, por el posible efecto teratogénico. Por ello, es fundamental el cribado de la infección en las mujeres en edad fértil procedentes de áreas endémicas, puesto que el tratamiento disminuye la posibilidad de transmisión vertical. Por otro lado, el cribado en los recién nacidos de madres con la enfermedad y su tratamiento precoz es muy importante como estrategia para disminuir la enfermedad.

- En la fase aguda, el diagnóstico se va a realizar mediante la detección del parásito en sangre periférica; en la fase crónica, mediante la detección de anticuerpos inmunoglobulina G contra *T. cruzi*.
- El tratamiento más usado es el benznidazol. No se recomienda su administración durante el embarazo.

INFECCIÓN POR EL VIRUS ZIKA

El virus Zika es un virus ARN que se identificó por primera vez en macacos de Uganda en 1947.

Epidemiología

Aunque este virus se identificó por primera vez en 1947, no fue hasta febrero de 2016 cuando la Organización Mundial de la Salud declaró la pandemia como una epidemia mundial, principalmente en América Central y del Sur, y su posible asociación en el embarazo al desarrollo de microcefalia en el feto.

Este virus pertenece a los flavivirus y se transmite a través de la picadura del mosquito del género *Aedes*, al igual que el dengue y el chikungunya, aunque también puede transmitirse sexualmente. La incidencia de esta enfermedad en la mujer embarazada no se conoce, y tampoco existe evidencia para sugerir que las mujeres gestantes sean más susceptibles de padecer esta infección.

Formas de transmisión

La transmisión del virus Zika a humanos puede tener lugar a través de:

- Picadura de un mosquito infectado.
- Transmisión maternofetal.
- Relaciones sexuales (incluyendo relaciones vaginales, anales y orales).
- Transfusión de productos sanguíneos.
- Trasplante de órganos.
- Exposición en laboratorio.

Cuadro clínico

En la madre, los primeros síntomas aparecen entre los 3-12 días después de la infección. La OMS denomina *personas sospechosas* a aquellas que han viajado a zonas de riesgo y desarrollan una erupción cutánea o fiebre, así como conjuntivitis, artritis o dolor en las articulaciones, aunque la mayoría de las infecciones son asintomáticas o levemente sintomáticas. Se denomina *caso sospechoso* aquel en el que hay erupción y/o fiebre, y al menos hay conjuntivitis, artralgia o artritis. Se habla de *caso probable* cuando se presentan los criterios de caso sospechoso, junto con anticuerpos inmunoglobulina M contra el virus Zika y un vínculo epidemiológico. El *caso confirmado* será aquel con confirmación de laboratorio: ARN o antígeno del virus Zika en muestras de suero u otro tipo, o bien, inmunoglobulina M positiva para virus Zika tras excluir otros flavivirus.

Pero la infección por el virus Zika puede producir afectación fetal grave, por lo que es importante reconocer estas alteraciones ecográficas; junto con una buena historia clínica, estas ayudarán a elaborar la sospecha de infección por este virus. Dentro de las importantes y graves manifestaciones ecográficas que se pueden encontrar en el feto, se encuentran las siguientes: microcefalia, ventriculomegalia grave (asta posterior del ventrículo lateral > 15 mm), hipoplasia cerebelosa, signos de artrogriposis, macroftalmia, cataratas o anomalías de la maduración cortical.

Diagnóstico

Ante la sospecha de infección por virus Zika en una mujer embarazada, se tendrá en cuenta lo siguiente:

- Grupos de riesgo:
  - Mujeres que hayan viajado o provengan de zonas de riesgo con síntomas o sin ellos durante la gestación en las 8 semanas previas.
  - Haber mantenido relaciones sexuales sin protección con una pareja procedente del área endémica activa de Zika en los últimos 6 meses o que haya viajado a esta en dicho período.
- En los casos con exposición de < 2 semanas con sintomatología, se solicitará reacción en cadena de la polimerasa en sangre y orina, y serología para el virus Zika, el dengue y el chikungunya. Si es < 2 semanas y asintomática, se solicitará lo mismo, excepto la serología para el chikungunya.
- En caso de antecedente de exposición de riesgo o infección clínica recientes, pero habiendo pasado > 2 semanas con presencia de sintomatología, se solicitará serología Zika, dengue y chikungunya. Por el contrario, si la paciente se encuentra asintomática, la serología para chikungunya no es necesaria.
- Para el diagnóstico de infección fetal, se deberá realizar una amniocentesis.

Tratamiento

En la madre, como en cualquier proceso seudogripal, los autores de este capítulo recomiendan hidratación y antitérmicos, como el paracetamol. Por el contrario, no existe un tratamiento específico para prevenir la transmisión vertical o disminuir la gravedad de las secuelas en el feto.

 Hay que sospechar la infección en una mujer embarazada con sospecha de microcefalia fetal cuando esta haya viajado previamente a una zona endémica.

VACUNAS Y GESTACIÓN

La primera vacuna fue para la viruela, en 1796. Desde entonces, se han creado muchas otras para infecciones como la rabia, el cólera y el ántrax. En lo que respecta a la salud materna, las vacunas se han utilizado con tres objetivos principales: proteger el bienestar de las madres gestantes, reducir el riesgo de infección fetal y conferir inmunidad pasiva a los recién nacidos. Es importante saber que las vacunas vivas están contraindicadas durante el embarazo, ya que pueden causar viremia/bacteriemia fetal; no obstante, las vacunas inactivadas suelen ser seguras.

Dentro de las vacunas con microorganismos atenuados o vivos, se encuentran las vacunas contra:

- La rubéola, la parotiditis y el sarampión (la vacuna triple vírica).
- La varicela.
- BCG (bacilo de Calmette y Guérin) para la tuberculosis.
- La fiebre tifoidea (oral).
- La fiebre amarilla.
- La polio (oral).
- El rotavirus (oral).

No obstante, tras su administración, se recomienda esperar al menos 1 mes para la gestación. En estos casos, la lactancia materna no está contraindicada, aunque sí lo está si se ha administrado la vacuna contra la fiebre amarilla.

Las vacunas seguras que pueden administrarse a todas las mujeres embarazadas son la vacuna contra el tétanos; la vacuna contra el tétanos, la difteria y la tosferina; y la vacuna contra la gripe. Todas las madres embarazadas deben recibir la vacuna contra el tétanos y la vacuna contra el tétanos, la difteria y la tosferina durante el tercer trimestre. La vacuna contra la gripe se puede administrar a todas las madres en cualquier etapa del embarazo; si no se ofrece durante este, se puede administrar después del parto.

Además, es importante saber que, cuando se administra una vacuna inactivada, no hay ninguna contraindicación para la administración conjunta de otras vacunas. Por ejemplo, no es necesario separar en el tiempo una vacuna inactivada no viva y la administración de inmunoglobulinas, como la anti-D, o de otras vacunas (como la vacuna contra el tétanos, la difteria y la tosferina; o la vacuna contra la gripe); se pueden administrar incluso el mismo día que la vacuna contra la enfermedad por coronavirus de 2019 (COVID-19).

Vacunas recomendadas en la mujer embarazada

Las vacunas recomendadas en la mujer embarazada son las siguientes:

- Vacuna de la gripe con virus inactivados.
- Vacuna del tétanos con toxina del tétanos inactiva:
  - La administración de esta vacuna ha supuesto una reducción de más del 95 % de la mortalidad neonatal por tétanos desde 1980.

- La vacuna inactivada contra el tétanos se puede administrar sola o en combinación con toxoide diftérico y la vacuna contra el tétanos, la difteria y la tosferina.
- La vacuna se puede administrar en cualquier etapa del embarazo, aunque en el tercer trimestre, entre las 27 y 36 semanas, permite un importante paso de anticuerpos a través de la placenta para proteger al recién nacido.
- Vacuna de la tosferina:
  - La tosferina es una infección respiratoria aguda causada por la bacteria *Bordetella pertussis*.
  - Cuando la vacuna se administra en la segunda mitad del embarazo, tiene un 93 % de efectividad para prevenir la enfermedad en la madre y su recién nacido.

Las vacunas recomendadas también en mujeres con comorbilidad médica y alto riesgo de complicaciones durante el embarazo, especialmente si tienen riesgo de exposición, son la vacuna contra *Haemophilus influenzae* de tipo b, la vacuna meningocócica, o la vacuna contra *Streptococcus pneumoniae*. Existen otras vacunas que se pueden recomendar si existe un alto riesgo de contraer la enfermedad o se viaja a las zonas endémicas. Dentro de este tipo de vacunas, podrían incluirse la vacuna de la polio con virus inactivados, la vacuna de la rabia inactivada o las de la fiebre tifoidea, el cólera o la fiebre amarilla.

Por otro lado, hay un tipo de vacunas que debería administrarse en la población gestante de riesgo para intentar que disminuya la transmisión de la madre al feto.

Dentro de estas vacunas, se encuentran las siguientes:

- **Vacuna con virus inactivados para la hepatitis A:**
  - Indicada en mujeres con alto riesgo de adquirir la infección por hepatitis A, lo que incluye:
    - Usuarios de drogas intravenosas.
    - Personas con higiene deficiente.
    - Personas con enfermedades hepáticas crónicas.
    - Personas que requieren regularmente concentrados de factores de coagulación.
  - La vacuna contra la hepatitis A, disponible tanto en forma monovalente como en combinación con el VHB, es segura durante el embarazo.
  - Dado que los niveles protectores de anticuerpos se desarrollan en un plazo de 2 semanas después de la primera dosis, la administración de esta vacuna justo antes de viajar asegura una protección adecuada. Este efecto dura de 10 a 30 años, e incluso toda la vida.
- **Vacuna para la hepatitis B:**
  - Se recomienda vacunar a la mujer contra la hepatitis B si tiene una alta probabilidad de exposición, como en el caso de las mujeres que:
    - Tienen una pareja sexual positiva para el antígeno de superficie de la hepatitis B (HBsAg).
    - Han tenido más de una pareja sexual en los últimos 6 meses.
    - Han recibido tratamiento por una enfermedad de transmisión sexual.
    - Han consumido recientemente o consumen en la actualidad drogas por vía intravenosa.
    - Reciben regularmente productos sanguíneos.

- Tienen una enfermedad hepática crónica o una enfermedad renal.
- Viajan a áreas endémicas.
- La combinación de la vacuna contra el VHB y la inmunoglobulina contra la hepatitis B administrada dentro de las primeras 12 horas tras el nacimiento confiere al recién nacido la mayor inmunidad a largo plazo en el 85-95 % de los casos.
- En las pacientes con VIH e inmunidad negativa (ni infección previa o actual de hepatitis B ni inmunidad a esta), se administrará a partir del segundo trimestre.
- La pauta de vacunación para una protección rápida durante la gestación es la de tres dosis: 0-1-2 meses, con una dosis de recuerdo a los 6 meses, aunque la pauta habitual es de tres dosis: 0-1-6 meses.

En el posparto, es posible la administración de vacunas que no han podido suministrarse durante la gestación por ser vacunas con virus atenuados. Dentro de este tipo, se encuentran la de la rubéola (en caso de que la titulación de IgG sea < 10 UI/mL durante la gestación), o la vacuna contra el tétanos, la difteria y la tosferina (si no se ha administrado previamente en el embarazo).

En cuanto a la COVID-19, se ha comprobado que las vacunas completas de ARN mensajero y de vector vírico o con refuerzo brindan una protección adecuada contra la enfermedad grave y las complicaciones por COVID-19 en el embarazo durante al menos 10 meses después de la última dosis. Puede administrarse en cualquier momento de la gestación.

Por lo tanto, la vacuna para la COVID-19 se debe ofrecer a las embarazadas, ya que los beneficios de su administración muy probablemente superen los riesgos de padecer la infección. Es especialmente importante ofrecerla a las gestantes con comorbilidad, por un mayor riesgo de complicaciones (diabetes pregestacional, cardiopatía, obesidad [índice de masa corporal pregestacional > 30], nefropatía, enfermedad respiratoria grave, hipertensión arterial, inmunosupresión), y a aquellas con riesgo de exposición.

Otras vacunas, como las que existen contra el virus del papiloma humano, son elaboradas con partículas recombinantes similares a los virus, pero sin capacidad infectiva. Los datos sobre su administración durante el embarazo no han mostrado problemas de seguridad, aunque son insuficientes para que se pueda recomendar su uso durante la gestación. La vacunación, por lo tanto, debe recomendarse después del parto.

- Las vacunas recomendadas antes de la gestación son la triple vírica, la vacuna contra la varicela-zóster, la de la hepatitis B y la de la COVID-19.
- Las vacunas recomendadas durante la gestación son la DTPa (entre las 20 y 32 semanas), la de la gripe, la de la hepatitis B y la de la COVID-19.
- Las vacunas posgestacionales son la triple vírica, la de la varicela, la de la hepatitis B y la de la COVID-19. No están contraindicadas durante la lactancia.
- La vacuna contra la COVID-19 debe ofrecerse a todas las gestantes y puede administrarse en cualquier trimestre.

PUNTOS CLAVE

- Durante la gestación, se debe hacer cribado universal del VIH y la hepatitis B. Las vacunas contra la hepatitis C y la enfermedad de Chagas deben solicitarse en caso de que haya factores de riesgo.
- El adecuado tratamiento del VIH en la gestación y el parto, junto con la profilaxis neonatal del VIH, permite anular prácticamente la transmisión de la infección al recién nacido, y consigue la práctica negativización de la carga vírica.
- La infección perinatal del VHB tiene un alto riesgo de cronificación. Así pues, es importante conocer los distintos escenarios de la infección por el VHB crónico, para su correcto manejo en la gestación, y conseguir que se minimice el riesgo de transmisión a la descendencia.
- En general, la lactancia materna no está contraindicada en las hepatitis víricas maternas ni en la enfermedad de

Chagas; en cambio, no está recomendada en caso de VIH en los países desarrollados.
- La embarazada es especialmente vulnerable a la infección por listeria, que puede conllevar importantes complicaciones durante la gestación y en el recién nacido. Por tanto, es fundamental conocer las medidas de profilaxis de la infección, así como realizar un diagnóstico precoz de sospecha que permita el adecuado tratamiento en la gestación.
- La vacunación universal contra la tosferina de las gestantes es una gran oportunidad para evitar los casos de infección de los lactantes en los primeros meses de vida, que además son los más graves.
- Cuando se administra una vacuna no viva, no hay ninguna contraindicación para la administración conjunta de otras vacunas.

BIBLIOGRAFÍA

American College of Obstetricians and Gynecologists. ACOG Committee Opinion No. 751: Labor and delivery management of women with human immunodeficiency virus infection. Ossett Gynecol. 2018;132(3):e131-37.

Arora M, Lakshmi R. Vaccines - safety in pregnancy. Best Pract Res Clin Obstet Gynaecol. 2021;76:23-40.

Cornia P, Lipsky BA. Literature review current through. UpToDate. 2023 [consultado el 1 de octubre de 2024]. Disponible en: https://www.uptodate.com

Decker MD, Edwards KM. Pertussis (whooping cough). J Infect Dis. 2021;224(12 supl 2):S310-S320.

Dionne-Odom J, Cozzi GD, Franco RA, Njei B, Tita ATN. Treatment and prevention of viral hepatitis in pregnancy. Am J Obstet Gynecol. 2022;226(3):335-46.

Dionne-Odom J, Tita AT, Silverman NS. #38: Hepatitis B in pregnancy screening, treatment, and prevention of vertical transmission. Am J Obstet Gynecol. 2016;214(1):6-14.

Dude AM, Jones M, Wilson T. Human immunodeficiency virus in pregnancy. Obstet Gynecol Clin North Am. 2023;50(2):389-99.

Geenes V, Williamson C. Liver disease in pregnancy. Best Pract Res Clin Obstet Gynaecol. 2015;29(5):612-24.

Godoy P, Masa-Calles J. The effect of maternal pertussis vaccination on the epidemiology of pertussis in Spain. Enferm Infecc Microbiol Clin (Engl Ed). 2022;40(9):467-9.

Goldberg E, O'Donovan DJ. Vertical transmission of hepatitis C virus. UpToDate. 2023 [consultado el 1 de octubre de 2024]. Disponible en: https://www.uptodate.com

Hajra A, Bandyopadhyay D, Heise LR, Bhadra R, Ball S, Hajra SK. Zika and pregnancy: a comprehensive review. Am J Reprod Immunol. 2017;77(2).

Hughes B, Cu-Uvin S. Prenatal evaluation of women with HIV in resource-rich settings. UpToDate. 2023 [consultado el 1 de octubre de 2024]. Disponible en: https://www.uptodate.com

Khalil A, Samara A, O'Brien P, Ladhani S. Listeria outbreaks cause maternal and perinatal mortality and morbidity: we must do better. Lancet Microbe. 2023;4(4):e206-7.

Khsim IEF, Mohanaraj-Anton A, Horte IB, Lamont RF, Khan KS, Jørgensen JS, et al. Listeriosis in pregnancy: an umbrella review of maternal exposure, treatment and neonatal complications. BJOG. 2022;129(9):1427-33.

Lee H, Lok A. Hepatitis B and pregnancy. UpToDate. 2023 [consultado el 1 de octubre de 2024]. Disponible en: https://www.uptodate.com

Lissauer D, Smit E, Kilby MD. Zika virus and pregnancy. BJOG. 2016;123:1258-63.

Madjunkov M, Chaudhry S, Ito S. Listeriosis during pregnancy. Arch Gynecol Obstet. 2017;296(2):143-52.

Molina I, Salvador F, Sánchez-Montalvá A. Actualización en enfermedad de Chagas. Enferm Infecc Microbiol Clin. 2016;34:132-8.

Pérez-Molina JA, Molina I. Chagas disease. Lancet. 2018;391(10115):82-94.

Polo Rodríguez R, Muñoz Gálligo E, Iribarren JA, González Tomé MI (coords.). Documento de consenso para el seguimiento de la infección por el VIH en relación con la reproducción, embarazo, parto y profilaxis de la transmisión vertical del niño expuesto. Madrid: DCVIHT, SEGO, GeSIDA, SEIP; 2023.

Ruiz-Extremera Á, Díaz-Alcázar MDM, Muñoz-Gámez JA, Cabrera-Lafuente M, Martín E, Arias-Llorente RP, et al. Seroprevalence and epidemiology of hepatitis B and C viruses in pregnant women in Spain. Risk factors for vertical transmission. PLoS One. 2020;15(5):e0233528.

Sherman KE. Hepatitis E virus infection. UpToDate. 2023 [consultado el 1 de octubre de 2024]. Disponible en: https://www.uptodate.com

Terrault NA, Levy MT, Cheung KW, Jourdain G. Viral hepatitis and pregnancy. Nat Rev Gastroenterol Hepatol. 2021;18(2):117-30.

Townsend CL, Byrne L, Cortina-Borja M, Thorne C, De Ruiter A, Lyall H, et al. Earlier initiation of ART and further decline in mother-to-child HIV transmission rates, 2000-2011. AIDS. 2014;28(7):1049-57.

Sociedad Española de Ginecología y Obstetricia, Sociedad Española de Neonatología, Sociedad Española de Infectología Pediátrica, Asociación Española de Pediatría. Procedimiento de manejo de la infección por virus Zika durante el embarazo y en recién nacidos. Madrid: Ministerio de Sanidad, Asuntos Sociales e Igualdad, SEGO, SENEO, SEIP, AEP; 2017.

Villar J, Soto Conti CP, Gunier RB, Ariff S, Craik R, Cavoretto PI, et al. Pregnancy outcomes and vaccine effectiveness during the period of omicron as the variant of concern, INTERCOVID-2022: a multinational, observational study. Lancet. 2023;401(10375):447-57.

World Health Organization (WHO) Expert Committee. Control of Chagas disease. Second report of the WHO Expert Committee. World Health Organ Tech Rep Ser. 2002;905:1-109.

Prevención de la enfermedad tromboembólica venosa gestacional. Trombofilia y complicación obstétrica

15

A. Casellas de Miguel, M. Dalmau Artal y M. Casellas Caro

OBJETIVOS

- Aprender la epidemiologia, la clínica y la morbimortalidad asociada a la enfermedad tromboembólica venosa gestacional.
- Conocer las estrategias empleadas para su prevención.
- Aplicar los criterios actuales del diagnóstico del síndrome antifosfolípido (criterios de Sidney) y comprender sus limitaciones.
- Valorar las complicaciones obstétricas asociadas al síndrome antifosfolípido.
- Reconocer los factores de riesgo en estas pacientes.
- Ofrecer las opciones de tratamiento en función de su perfil individual.
- Ser capaz de desarrollar un juicio clínico para el correcto diagnóstico, manejo y tratamiento de estas pacientes que permita aplicar los conocimientos teóricos en la práctica clínica diaria.

ENFERMEDAD TROMBOEMBÓLICA VENOSA GESTACIONAL

La enfermedad tromboembólica venosa (ETV) término que incluye la trombosis venosa profunda (TVP) y la embolia pulmonar, es una de las principales causas de mortalidad materna en países industrializados, circunstancia que se ha mantenido invariable a lo largo de los años, como lo evidencian las investigaciones confidenciales del Reino Unido e Irlanda sobre muertes y morbilidad maternas (*United Kingdom and Ireland confidential enquiries into maternal deaths and morbidity*) desde el primer trienio investigado 1985-1987.

En el trienio 2018-2020, la ETV es la cuarta causa global de mortalidad materna (MBRRACE-UK, causas directas e indirectas) tras las enfermedades psiquiátricas (suicidios) y causas psiquiátricas indirectas (drogas/alcohol), enfermedades cardíacas e infección por enfermedad por coronavirus de 2019 (COVID-19). Las tres primeras presentan una mortalidad, cada una de ellas, de 1,6/100.000 gestaciones, y la ETV, de 1,4/100.000.

Características de la enfermedad tromboembólica venosa gestacional

La mayoría de los eventos trombóticos en la gestación son TVP y afectan de forma muy preferente a las venas proximales, siendo mucho menos comunes las distales. La gran mayoría se localizan en el lado izquierdo, existiendo razones anatómicas que parecen justificar este hecho.

La incidencia de ETV gestacional se estima en 1,2-1,5/1.000 partos.

Los eventos tromboembólicos presentan una frecuencia similar en el período anteparto y en el posparto. El riesgo se estima en 0,6/1.000 partos en el período antenatal y en el posparto.

En el período antenatal, el riesgo se incrementa conforme la gestación progresa, alcanzando un máximo durante el tercer trimestre, en las últimas semanas anteparto.

En el período posparto, el riesgo trombótico está aumentado en las 6 primeras semanas posparto, particularmente las tres primeras, donde tiene lugar el 78 % de los eventos trombóticos puerperales.

La mayoría de los eventos trombóticos (tanto antenatales como posnatales) son TVP. No obstante, en el período puerperal, el porcentaje de embolia pulmonar (sola o asociada a TVP) es mayor.

La ETV se asocia a una morbilidad significativa.

La paciente con antecedente de ETV gestacional va a requerir profilaxis en sucesivos embarazos y durante el puerperio. Estas pacientes presentan un mayor riesgo de recurrencia a los 2 años; dicho riesgo se estima en un 3,3 %.

El síndrome postrombótico es una complicación común de la ETV gestacional (con una frecuencia del 42 % en algunas series), y es considerado grave en un 7 % de los casos.

Las pacientes con embolia pulmonar gestacional tienen un riesgo de alrededor de un 3,8 % de desarrollar hipertensión pulmonar a los 2 años.

Finalmente, estas pacientes van a tener contraindicados el empleo de anticonceptivos orales combinados durante la vida reproductiva y el tratamiento hormonal sustitutivo en la menopausia.

Consideraciones básicas en la prevención de enfermedad tromboembólica venosa gestacional (antenatal y posparto)

Las estrategias para la prevención de los eventos trombóticos en la gestación y el puerperio descansan en la detección de factores de riesgo. Diversas guías de sociedades científicas internacionales se han ocupado de ello. Existe una variabilidad significativa en las recomendaciones formuladas.

> **!**
> - Es una recomendación formulada de forma constante en todas las guías que cualquier gestante debe recibir una estimación de su riesgo trombótico, basada en la identificación de factores de riesgo. La evaluación ha de tener un carácter dinámico y realizarse al inicio de la gestación (tan pronto como sea posible); ante cualquier ingreso hospitalario; ante cualquier cambio clínico; y en el posparto o puerperio inmediato (particularmente).
> - Los grupos de mayor riesgo son el antecedente de ETV y ser portadora de una trombofilia asintomática. Estos dos grupos son incluidos y considerados en todas las guías. Algunas organizaciones, como el Royal College of Obstetrics and Gynecology (RCOG), la Australia and New Zealand School of Government (ANZSOG), la Societat Catalana d'Obstetrícia i Ginecologia (SCOG) y el GTH (Working Group in Women's Health of the Society of Thrombosis and Haemostasis) y la Sociedad Española de Ginecología (SEGO), consideran otros grupos de riesgo (por la presencia de factores de riesgo generales (edad, obesidad, ingreso hospitalario), médicos (anticuerpos antifosfolípido [Ac-AFL], enfermedad inflamatoria intestinal, cáncer, etc.) u obstétricos (preeclampsia, retraso del crecimiento intrauterino [RCIU], embarazo gemelar, etc.) como factores relevantes, proponiendo una estratificación de estos para introducir el empleo de heparina de bajo peso molecular (HBPM).

La valoración del riesgo debe siempre individualizarse, tomando en consideración no solo la pertenencia de la paciente a un determinado grupo (trombofilia asintomática, antecedente de ETV), sino también la coexistencia de otros factores de riesgo. Por ejemplo, una paciente con antecedente de trombosis asociada a un factor de riesgo mayor transitorio no presente en la actualidad y con estudio de trombofilia negativo o una paciente con mutación heterocigota aislada del gen de la protrombina no precisarán profilaxis antitrombótica antenatal en base a la evidencia existente. No obstante, la coexistencia de otros factores de riesgo (edad > 35 años, obesidad, multiparidad, historia familiar trombótica, etc.) puede hacer aconsejable instaurar dicha profilaxis.

Siempre que sea posible, debe ofrecerse a la paciente una cuantificación de su riesgo trombótico, de la reducción del mismo previsible con HBPM y de los efectos secundarios (infrecuentes pero posibles) de esta. Esta información es de ayuda para la paciente en la toma conjunta de decisión con el facultativo en situaciones en las que la evidencia es más limitada.

Los grupos de mayor riesgo deberían recibir una evaluación pregestacional por profesionales expertos con diseño de un plan prospectivo de manejo. Asimismo, durante la gestación, requieren una atención multidisciplinar (hematólogos, obstetras, internistas, vasculares).

> **!**
> Si bien el riesgo trombótico se incrementa conforme la gestación progresa, todo el embarazo debe considerarse de riesgo. Por ello, cuando existe indicación para tromboprofilaxis, esta debe iniciarse lo más precozmente posible y mantenerse durante toda la gestación

El mismo número de eventos trombóticos, menor duración (6 semanas frente a 9 meses) y mayor porcentaje de embolia pulmonar confieren al puerperio un mayor riesgo/día y una mayor mortalidad. Por todo ello, el umbral requerido para instaurar profilaxis es menor que en el período antenatal.

> **!**
> Como norma general, toda gestante que haya recibido profilaxis con HBPM antenatal debe recibirla, al menos a la misma dosis, durante las 6 semanas del puerperio.

La duración de la profilaxis en el período posnatal es variable. En pacientes consideradas de alto riesgo, debe extenderse durante 6 semanas, en pacientes con riesgo intermedio, la profilaxis se recomienda durante 10 días, ampliándola (de forma variable y hasta 6 semanas) si persisten los factores de riesgo.

> **!**
> La HBPM es el fármaco de elección para la profilaxis antitrombótica en la gestación. Su eficacia (profilaxis) se estima similar a la observada en otros escenarios: entre un 60 y un 70 %.

La **tabla 15-1** recoge las dosis de HBPM sugeridas (para profilaxis y tratamiento) según el peso para cada tipo de HBPM (RCOG). Esta recomendación de ajustar la dosis según el peso no se basa en una evidencia científica reconocida (ni el rango de dosis de HBPM recomendada ni el intervalo de peso en que se debe administrar).

La evidencia disponible sugiere que la HBPM es un fármaco seguro en la gestación. Puede emplearse tanto en el período antenatal como posnatal o en la paciente lactante. La HBPM no atraviesa la barrera placentaria. La **tabla 15-2** (adaptada de la guía de la SCOG de 2014) muestra los efectos secundarios asociados al empleo de HBPM en la gestación.

En pacientes en quienes esté contraindicado el empleo de HBPM (alergia cutánea grave o antecedente de trombopenia inducida por HBPM [trombocitopenia inducida por heparina]), el fondaparinux constituye una alternativa adecuada tanto para profilaxis como para tratamiento.

Deben considerarse en la gestación otras medidas antitrombóticas: las medias elásticas compresivas (que proveen de una

Tabla 15-1. Dosis de HBPM profiláctica, intermedia y terapéuticas ajustadas por peso

Rango de peso (kg)	Enoxaparina (mg/día)	Tinzaparina (unidades/día)	Dalteparina (unidades/día)	Bemiparina (unidades/día)
< 50	20	3.500	2.500	2.500
50-90	40	4.500	5.000	3.500
91-130	60	7.000	7.500	5.000
131-170	80	9.000	10.000	7.500
> 170	0,6 mg/kg al día	75 U/kg al día	75 U/kg al día	75 U/kg al día
Dosis profiláctica alta	40 mg/12 h	4.500 U/12 h	5.000 U/12 h	–
Dosis terapéutica	1 mg/kg cada 12 h o 1,5 mg/kg cada 24 h	175 U/kg/día	175 U/kg al día	115 U/kg al día

El ajuste de dosis de HBPM según peso por encima de 90 kg es una sugerencia del Royal College of Obstetricians and Gynaecologists (RCOG) no basada en la evidencia (ni en el rango de peso, ni en la dosis de HBPM). En el posparto, puede considerarse el empleo de anticoagulación oral durante 6 semanas en mujeres con episodio agudo gestacional de enfermedad tromboembólica venosa, a fin de obtener un cociente internacional normalizado entre 2 y 3.
Adaptada de: Royal College of Obstetricians and Gynaecologists. Reducing the risk of thrombosis and embolism during pregnancy and the puerperium. Green-top Guideline. 2015;37a.
HBPM: heparina de bajo peso molecular.

Tabla 15-2. Incidencia de efectos secundarios de la heparina de bajo peso molecular en la gestación

	Dosis profiláctica (%)	Dosis terapéutica (%)	Cualquier dosis (%)
Sangrado anteparto	0,42	0-0,57	0-0,43
Sangrado postparto	0,92	1,15-5,6	0,94-1,6
Hematoma en pared	0	1,39	0,5-0,61
Reacción cutánea mayor/alergia	0,96	1,15	0,5-1,8
Trombopenia inducida por heparina	0	0	0
Osteoporosis	0,26	0	0,04-0,2

Adaptada de: SOGC Clinical Practice Guideline, 2014. Magee LA, Pels A, Helewa M, Rey E, Von Dadelszen P; Canadian Hypertensive Disorders of Pregnancy Working Group. Diagnosis, evaluation, and management of the hypertensive disorders of pregnancy: executive summary. J Obstet Gynaecol Can. 2014;36(5):416-41.

presión de 20 mmHg a nivel de tobillo) pueden tener un papel en la prevención del riesgo trombótico en obstetricia; la guía del American College of Clinical Pharmacy (ACCP) de 2012 recomienda su empleo en pacientes de alto riesgo sometidas a cesárea cuando existe contraindicación al empleo de HBPM o asociadas a esta, en pacientes consideradas de muy alto riesgo.

Las pacientes que previamente a la gestación estén en tratamiento con anticoagulantes orales (antivitaminas K o anticoagulantes orales de acción directa) deben ser instruidas para asegurar el cambio a HBPM tan pronto se conozca concepción (retraso menstrual con prueba de embarazo positiva) y antes de la 6ª semana de embarazo.

La inducción del parto parece una actitud razonable en gestantes que reciben heparina a dosis intermedias o terapéuticas. Con dosis profilácticas, no parece necesaria, reservándose por indicación obstétrica.

La práctica de anestesia peridural debe posponerse hasta 12 h después de la última dosis de HBPM profiláctica, y al menos 24 h después de la última dosis terapéutica o intermedia.

En el posparto, la HBPM puede reanudarse a partir de 6-8 h de la retirada del catéter peridural si no existe preocupación por el sangrado.

Recomendaciones según los grupos de riesgo

A continuación, se establecen una serie de recomendaciones según los grupos de riesgo.

Antecedente de enfermedad tromboembólica venosa

El antecedente de ETV es el factor de riesgo individual más importante de ETV gestacional.

La gestante con antecedente de ETV tiene un mayor riesgo de recurrencia durante el embarazo. Estas pacientes presentan un riesgo relativo (RR) de 3,5 (intervalo de confianza [IC] del 95 %: 1,6-7,8) durante la gestación, comparado con el período fuera del embarazo (incidencia absoluta del 10,9 % frente una incidencia fuera de la misma del 3,7 %).

Se estima que, en gestantes con antecedentes de ETV, el riesgo absoluto (sin profilaxis) es de un 4,2 % anteparto y de un 6,5 % en el puerperio. Estas cifras son notablemente superiores a las observadas en población general de 0,6/1.000 en ambos períodos.

La profilaxis con HBPM permite reducir estas cifras al 0,9 % (IC del 95 %: 0,5-1,8) en el anteparto y a un 1,8 % (IC del 95 %: 1,2-2,7) en el posparto.

El contexto en el que tuvo lugar el evento primario parece condicionar el riesgo de recurrencia en la gestación, permitiendo un cierto grado de estratificación.

En un análisis combinado de varios estudios de cohortes, el riesgo de recurrencia anteparto fue:

• Del 6,4 % cuando el episodio previo estuvo asociado a hormonas (gestación o puerperio o toma de anticonceptivos combinados).

- Del 3,6 % si se trató de un episodio idiopático.
- Del 1,1 % para gestantes cuyo episodio previo aconteció asociado a un factor de riesgo mayor transitorio no hormonal (cirugía, reposo en cama, traumatismo, cáncer activo, etcétera).

> ! La guía del ACCP de 2012 estratifica los grupos de riesgo en tres:
>
> - Bajo riesgo: ETV previa provocada por un factor de riesgo mayor (traumatismo, cirugía, inmovilización) transitorio y no presente en la actualidad, sin otros factores de riesgo.
> - Riesgo intermedio: si el episodio previo tuvo lugar durante la gestación o el puerperio, durante la toma de anticonceptivos orales combinados o si fue idiopático.
> - Alto riesgo: episodios idiopáticos múltiples o persistencia de factores de riesgo (p. ej., parálisis).
>
> Todas las guías coinciden en que las pacientes con antecedente de ETV (salvo las consideradas de bajo riesgo) deben recibir profilaxis antitrombótica antenatal, y también coinciden en que, en el puerperio, cualquier paciente con antecedente de ETV es tributaria de recibir HBPM posnatal durante 6 semanas.

A continuación, se ofrecen unas recomendaciones según los escenarios clínicos. El término «vigilancia clínica», que se emplea en los siguientes apartados, hace referencia a una actitud proactiva de control clínico estricto de signos y síntomas de ETV e investigación activa inmediata (mediante pruebas de imagen) de aquellas pacientes con semiología sugestiva de TVP o embolia pulmonar. Se distinguen los siguientes escenarios:

- **Escenario 1**: paciente con antecedente de episodio único de tromboembolia venosa aparecido en relación a un factor de riesgo transitorio mayor no presente en la actual gestación y con estudio de trombofilia negativo (p. ej., ETV tras inmovilización por una fractura o cirugía). Casi todas las guías coinciden en que estas pacientes son tributarias de seguimiento clínico estricto (sin HBPM) durante la gestación y de recibir profilaxis con HBPM durante 6 semanas posparto. Todas las guías, no obstante, coinciden también en que, en la eventualidad de que coexista algún factor de riesgo asociado, estas pacientes deberían recibir HBPM antenatal.
- **Escenario 2**: pacientes cuyo episodio trombótico apareció en relación a estrógenos (uso de anticonceptivos o en gestación previa) o en pacientes con un episodio aislado de tromboembolia venosa idiopática con trombofilia negativa y sin tratamiento anticoagulante a largo plazo. En ambos casos, se recomienda vigilancia clínica estricta y HBPM profiláctica antenatal y 6 semanas posparto.
- **Escenario 3**: gestantes con episodio aislado de tromboembolia venosa y trombofilia (confirmada mediante analítica sanguínea) o, en ausencia de la misma, con antecedentes familiares de trombosis y que no están recibiendo tratamiento anticoagulante a largo plazo:
  - En trombofilias de bajo riesgo (mutaciones heterocigotas del gen de la protrombina o el factor V de Leiden): vigilancia clínica y HBPM profiláctica.

  - En trombofilias de alto riesgo (déficit de antitrombina, síndrome antifosfolípido [SAF], trombofilias complejas o combinadas o mutaciones homocigotas del factor V de Leiden o del gen de la protrombina *A20210G*) es necesario el empleo de HBPM a dosis anticoagulante.
- **Escenario 4**: gestantes con dos o más episodios previos de ETV y/o pacientes en tratamiento anticoagulante a largo plazo. Se sugiere HBPM antenatal a dosis terapéutica, reanudando el tratamiento previo tras el parto.

Respecto a la dosis de HBPM en pacientes con antecedentes de ETV, un reciente ensayo aleatorizado y controlados de Bistervels (*Lancet*, 2022) compara el empleo de dosis estándar frente al de dosis intermedias para profilaxis antitrombótica en la gestación y el puerperio en pacientes con antecedentes de ETV consideradas de riesgo intermedio o alto. El estudio no mostró diferencias entre ambos grupos en el objetivo principal: en la incidencia global de eventos trombóticos y tampoco en los aspectos de seguridad; y en la incidencia de hemorragia, por lo que dosis estándar de HBPM, iniciadas tan precozmente como sea posible, sería la estrategia adecuada.

No obstante, el estudio evidenció una menor incidencia de embolia pulmonar y de tromboflebitis superficial en el grupo de pacientes que recibió dosis intermedias, y dicha disminución se obtuvo merced a una menor incidencia en el puerperio.

Pacientes portadoras de trombofilia asintomática

Las trombofilias suponen una serie de alteraciones que predisponen a la aparición de complicaciones trombóticas, principalmente venosas.

Existen alteraciones genéticas y adquiridas. Las adquiridas están representadas fundamentalmente por la presencia de Ac-AFL persistentemente positivos o la existencia de SAF.

Entre las primeras, el estudio estándar incluye las mutaciones del gen de la protrombina (*A20210G*) y del factor V de Leiden, así como los déficits proteicos (proteína S, C y AT). En la gestación no se incluye la mutación de la metiléntetrahidrofólico-reductasa.

Estas alteraciones están presentes en un 15 % de la población general. La **tabla 15-3** muestra, en su primera columna, la prevalencia de cada trombofilia en la población general.

> ! No todas las alteraciones comportan el mismo riesgo (**Tablas 15-4** y **15-5**). Las de menor riesgo son las mutaciones heterocigotas del gen de la protrombina y el factor V de Leiden, mientras que en el otro extremo, se sitúan sus mutaciones homocigotas y las trombofilias complejas (más de una alteración trombofílica coincidente) (v. **Tabla 15-3**).

Los déficits proteicos (S, C y AT) son trombofilias de riesgo intermedio y, en conjunto, muy poco frecuentes.

Consideraciones en el manejo de la trombofilia hereditaria:

- Existencia de historia familiar trombótica. Su presencia incrementa el riesgo de ETV unas 2-4 veces. El riesgo es tanto mayor cuanto más rica sea dicha historia.

Tabla 15-3. Riesgo de enfermedad tromboembólica venosa con trombofilia hereditaria

Trombofilia	Prevalencia en población general (%)	Riesgo de ETV en gestación sin historia previa (%)	Riesgo en gestación con antecedente de ETV (%)	Porcentaje de todos los ETV (%)
FVL heterocigoto	1-15	0,5-3,1	10	40
FVL homocigoto	< 1	2,2-14	17	2
MGP heterocigoto	2-5	0,4-2,6	> 10	17
MGP homocigoto	< 1	2-4	> 17	0,5
Doble heterocigoto FVL y MGP	0,01	4-8	> 20	1-3
Déficit de AT	0,02	0,2-11,6	40	1
Déficit de proteína C	0,2-0,4	0,1-1,7	4-17	14
Déficit proteína S	0,03-0,13	0,3-6,6	0-22	3

Adaptada de: American College of Obstetricians and Gynecologists' Committee on Practice Bulletins–Obstetrics. ACOG Practice Bulletin No. 197: Inherited Thrombophilias in Pregnancy. Obstet Gynecol. 2018;132:e18-34.
AT: antitrombina; ETV: enfermedad tromboembólica venosa; FVL: factor V de Leiden; MGP: mutación del gen de la protrombina.

Tabla 15-4. Riesgo absoluto de ETV durante la gestación en alteraciones trombofílicas hereditarias en mujeres con historia familiar trombótica

Alteración trombofílica hereditaria	Gestación % (IC del 95 %)	Antenatal % (IC del 95%)	Posnatal % (IC del 95%)
Déficit de AT, proteína S o proteína C	4,1 (1,7-8,3)	1,2 (0,3-4,2)	3,0 (1,3-6,7)
Déficit de AT tipo I (rango)	15-50	0-40	11-28
Factor V de Leiden heterocigoto	2,1 (0,7-4,9)	0,4 (0,1-2,4)	1,7 (0,7-4,3)
Mutación del gen de la protrombina heterocigota	2,3 (0,8-5,3)	0,5 (0,1-2,6)	1,9 (0,7-4,7)
Factor V de Leiden homocigoto, o mutaciones complejas (factor V de Leiden + mutación del gen de la protrombina) heterocigotas	1,8-15,8	0-5	1-10

Adaptada de: Royal College of Obstetricians and Gynaecologists. Reducing the risk of thrombosis and embolism during pregnancy and the puerperium. Green-top Guideline. 2015;37a.
AT: antitrombina; ETV: enfermedad tromboembólica venosa; IC: intervalo de confianza.

- Las pacientes con trombofilia hereditaria presentan un riesgo trombótico absoluto mayor durante el puerperio que en el período antenatal (v. **Tabla 15-4**)
- En este apartado, al hablar de la actuación en estas pacientes se considera la gestante con una alteración trombofílica aislada; no obstante, el manejo debe ser individualizado e investigada la presencia de otros factores de riesgo existentes (edad, obesidad, embarazo gemelar, preeclampsia, etc.). Asimismo, en los casos de déficits proteicos, debe considerarse la gravedad del mismo.

Recomendaciones de tromboprofilaxis en trombofilia asintomática (hereditaria y adquirida):

Mutaciones heterocigotas del factor V de Leiden y del gen de la protrombina *A20210 G*. El riesgo absoluto de ETV antenatal es bajo (< 1 %) tanto sin historia familiar trombótica como con ella: factor V de Leiden del 0,5 % (IC del 95 %: 0,06-1,21), mutación del gen de la protrombina 0 % (IC del 95 %: 0-0,73). Ninguna guía recomienda profilaxis antenatal rutinaria con HBPM.

No obstante, deben considerarse todos los factores de riesgo coexistentes:

- El RCOG (2015) sugiere instaurar profilaxis antenatal desde el inicio del embarazo en presencia de otros tres factores de riesgo, y desde la semana 28 si coexisten solo dos (v. más adelante).
- En el puerperio, se sugiere profilaxis con HBPM (al menos durante 10 días) si la mutación coexiste con al menos un factor de riesgo menor de los recogidos en el apartado de profilaxis posnatal, prolongándola en la eventualidad de que los factores de riesgo persistan. En presencia de historia familiar trombótica, se sugiere profilaxis posnatal con HBPM durante 6 semanas.

Mutaciones homocigotas del factor V de Leiden y del gen de la protrombina *A20210 G*. En estas gestantes, e independientemente de la existencia o no de historia familiar, se recomienda HBPM antenatal. La evidencia disponible es menos sólida para las pacientes con mutación del gen de la protrombina sin historia familiar trombótica; en este supuesto, la guía de la Sociedad Americana de Hematología (ASH) de 2018 no contempla la administración de HBPM.

Durante el puerperio, se sugiere profilaxis con HBPM durante 6 semanas (con o sin historia familiar trombótica).

Trombofilias complejas. En pacientes con más de una mutación heterocigota, el riesgo estimado de ETV antenatal en estudios de casos y controles fue del 2,82 %.

En estas pacientes, se sugiere (con/sin historia familiar) profilaxis con HBPM antenatal desde el inicio de la gestación y posnatal (6 semanas).

Déficits de proteína S y C. La administración de HBPM profiláctica antenatal durante todo el período es una opción razonable. Este colectivo, no obstante, es el que presenta una mayor variabilidad en las guías, y algunas sugieren únicamente vigilancia clínica anteparto.

Durante el posparto, se sugiere vigilancia clínica estricta, a menos que coexista con historia familiar trombótica o algún otro factor de riesgo, en cuyo caso se sugiere HBPM profiláctica durante 6 semanas.

Déficit de antitrombina. En pacientes con déficit de antitrombina e historia familiar trombótica, se sugiere, durante el período antenatal, el empleo de HBPM, recomendándose en el puerperio durante 6 semanas.

Dada la notable variabilidad en las publicaciones científicas en la estimación del riesgo en gestantes asintomáticas con déficit de antitrombina sin historia familiar, y a pesar de que algunas guías no lo estiman necesario, parece razonable, siguiendo el parecer de otras, instaurar profilaxis con HBPM.

Anticuerpos antifosfolípido persistentes sin síndrome antifosfolípido. No hay una recomendación uniforme.

La guía del RCOG sugiere considerar los Ac-AFL persistentes (sin especificar el isotipo) como un factor de bajo riesgo, y sugiere profilaxis con HBPM en presencia de otros factores de riesgo; desde el inicio, si coexiste con otros tres, y desde la semana 28, si lo hace con otros dos.

La guía de la European Alliance of Associations for Rheumatology (EULAR) de 2019 sugiere que debe considerarse el tratamiento con ácido acetilsalicílico (AAS) a dosis baja (75-100 mg/día) en mujeres gestantes con perfil de Ac-AFL de alto riesgo. En dicha guía, la recomendación se sugiere tanto si los Ac-AFL están o no asociados a lupus eritematoso sistémico (LES). La guía de consenso de la SEGO, la Sociedad Española de Medicina Interna (SEMI) y la Sociedad Española de Reumatología (SER) de 2021 sugiere en este grupo de pacientes la administración de AAS a baja dosis en pacientes con Ac-AFl considerados de alto riesgo.

Pacientes con factores de riesgo distintos de antecedente de enfermedad tromboembólica venosa y trombofilia asintomática

La guía del RCOG de 2015 y algunas otras (SEGO, SCOG, ANZOG, GTH) incluyen otros factores de riesgo distintos de los previamente citados cuya presencia debe hacer considerar la oportunidad de establecer profilaxis antenatal (y posnatal) con HBPM. En esta exposición, se resumen las recomendaciones del RCOG de 2015, probablemente la guía más utilizada en la actualidad.

Profilaxis antenatal

No todos los factores recogidos presentan el mismo riesgo. Además, la asociación de algunos de ellos puede resultar en una potenciación del mismo más allá del simplemente aditivo. La evidencia científica disponible en la actualidad no permite realizar una estimación precisa del riesgo absoluto surgido de cada interacción.

Los factores de riesgo pueden estratificarse en:

- **Alto riesgo**: el ya considerado antecedente de ETV (excepto el grupo de pacientes cuyo episodio previo tuvo lugar asociado a un factor de riesgo mayor y que, además, presentan un estudio de trombofilia negativo).
- **Riesgo intermedio**: pacientes con factores de riesgo diversos (patología medica coexistente, complicaciones obstétricas asociadas o factores generales y constitucionales). Algunos de ellos ameritan por sí solos considerar la profilaxis antitrombótica (v. Tabla 15-5), mientras que otros, de menor peso, requieren el concurso de varios para instaurarla (Tabla 15-6).

Tabla 15-5. Período antenatal. Factores de riesgo trombótico mayores

- Ingreso hospitalario
- Procedimiento quirúrgico intercurrente (por ejemplo, apendicectomía)
- Lupus eritematoso sistémico activo
- Enfermedades inflamatorias intestinales o poliartropatía
- Drepanocitosis
- Insuficiencia cardíaca o pulmonar
- Cáncer
- Síndrome nefrótico
- Diabetes tipo 1 con nefropatía
- Drogadicción por vía endovenosa
- Síndrome de hiperestimulación ovárica severo
- Enfermedad tromboembólica venosa asociada a cirugía mayor
- Trombofilia de alto riesgo asintomática

Adaptada de: Royal College of Obstetricians and Gynaecologists. Reducing the risk of thrombosis and embolism during pregnancy and the puerperium. Green-top Guideline. 2015;37a.

Tabla 15-6. Período antenatal. Factores de riesgo trombótico menores

- Obesidad (IMC > 30 kg/m² al inicio de la gestación)
- Edad > 35 años
- Paridad > 2
- Hábito tabáquico
- Grandes venas varicosas (sintomáticas, por encima de la rodilla, o asociadas a flebitis, edema o cambios en la piel)
- Preeclampsia actual
- Inmovilidad > 3 días
- Embarazo múltiple
- FIV
- Deshidratación
- Hiperémesis
- Infección sistémica actual
- Viaje de larga duración (4 horas)
- Historia familiar de ETV idiopática o asociada a estrógenos
- Trombofilia de bajo riesgo

Adaptada de: Royal College of Obstetricians and Gynaecologists. Reducing the risk of thrombosis and embolism during pregnancy and the puerperium. Green-top Guideline. 2015;37a.

ETV: enfermedad tromboembólica venosa; FIV: fecundación *in vitro*; IMC: índice de masa corporal.

Así, en las pacientes con ≥ 1 de los factores recogidos en la **tabla 15-5**, hay que considerar la HBPM profiláctica antenatal; en aquellas con ≥ 4 de los factores recogidos en la **tabla 15-6** (factores de riesgo menores), se recomienda profilaxis desde el primer trimestre; en las que sea = 3, se recomienda iniciar la profilaxis desde la semana 28; en pacientes con < 3 factores de riesgo, no se recomienda el empleo de HBPM, sino la movilización y evitar la deshidratación.

Como se ha citado, las gestantes que han recibido HBPM antenatal por la existencia de una determinada patología (LES, enfermedades inflamatorias intestinales, insuficiencia cardíaca o pulmonar, etc.) deben recibirla también, al menos a la misma dosis, en el puerperio durante 6 semanas.

Profilaxis posnatal

Recomendaciones básicas en toda paciente:

- Evitar la deshidratación durante el parto.
- Favorecer la movilización durante el trabajo de parto y en el puerperio precoz.
- Realizar una evaluación rigurosa de su riesgo trombótico en el período intraparto o en el posparto inmediato.

Profilaxis por factores de riesgo posnatal:

- *Escenario clínico de riesgo alto*: se considera riesgo alto si la paciente puede incluirse en alguno de los grupos de la **tabla 15-7**. En estas pacientes se recomienda HBPM profiláctica al menos durante 6 semanas posparto.
- *Escenario clínico de riesgo intermedio*: incluye a las gestantes con uno o más de los factores de riesgo recogidos en la **tabla 15-8** (factores de riesgo mayores), o con dos o más de los que recoge la **tabla 15-9** (factores de riesgo menores).

Todas estas pacientes son tributarias de profilaxis posnatal durante al menos 10 días, considerando extender la profilaxis hasta 6 semanas si persisten los factores de riesgo o concurren más de tres.

En las puérperas con menos de dos factores de riesgo menores (v. **Tabla 15-9**) no se recomienda la HBPM posnatal. Es suficiente la movilización precoz y evitar la deshidratación.

Tromboprofilaxis en la cesárea

La cesárea es, con probabilidad, la intervención quirúrgica más practicada en el mundo. Se estima que su frecuencia se sitúa en

---

Tabla 15-7. Casos de alto riesgo

- Enfermedad tromboembólica venosa previa
- Cualquier gestante que haya recibido heparina de bajo peso molecular antenatal de larga duración
- Portadora de trombofilia de alto riesgo
- Portadora de trombofilia de bajo riesgo pero con historia familiar trombótica

Adaptada de: Royal College of Obstetricians and Gynaecologists. Reducing the risk of thrombosis and embolism during pregnancy and the puerperium. Green-top Guideline. 2015;37a.

Tabla 15-8. Período posnatal. Factores de riesgo mayores

- Cesárea en trabajo de parto
- Índice de masa corporal ≥ 40 kg/m² (obesidad de clase 3)
- Reingreso o ingreso prolongado (≥ 3 días en puerperio)
- Cualquier procedimiento quirúrgico en el puerperio, excepto episiorrafia u otra reparación inmediata del perineo
- Lupus eritematoso sistémico activo
- Enfermedades inflamatorias intestinales o poliartropatía inflamatoria
- Drepanocitosis
- Trombofilia asintomática
- Insuficiencia cardíaca
- Diabetes tipo 1 con nefropatía
- Cáncer
- Síndrome nefrótico
- Consumo de drogas por vía parenteral

Adaptada de: Royal College of Obstetricians and Gynaecologists. Reducing the risk of thrombosis and embolism during pregnancy and the puerperium. Green-top Guideline. 2015;37a.

Tabla 15-9. Período posnatal. Factores de riesgo menores

- Edad ≥ 36 años
- Paridad > 2
- Cesárea electiva
- Síndrome varicoso grave
- Inmovilidad (p. ej., paraplejia)
- Viaje de larga duración
- Parto vaginal operatorio. Fórceps rotacional
- Pérdida sanguínea > 1 L
- Transfusión sanguínea
- Índice de masa corporal ≥ 30 kg/m²
- Hábito tabáquico
- Procedimiento quirúrgico puerperal
- Infección sistémica actual
- Preeclampsia:
  - Historia familiar de enfermedad tromboembólica venosa
  - Trombofilia de bajo grado
  - Parto prolongado (> 24 horas)
  - Embarazo múltiple
  - Parto prematuro en la gestación actual
  - Feto muerto en la gestación actual

Adaptada de: Royal College of Obstetricians and Gynaecologists. Reducing the risk of thrombosis and embolism during pregnancy and the puerperium. Green-top Guideline. 2015;37a.

---

alrededor del 30 % de los partos en muchos países. En términos absolutos, la incidencia de ETV poscesárea es de 3/1.000.

> **!** Comparado con el parto vaginal, la cesárea supone un mayor riesgo de ETV. El metanálisis de Blondon muestra que la *odds ratio* (OR) o razón de posibilidades de la cesárea respecto al parto vaginal es de 3,7 (IC del 95 %: 3-4,6), siendo menor en casos de cesárea electiva la OR (2,3) y mayor en la realizada en el curso de trabajo de parto (OR: 3,6; IC del 95 %: 2,8-4,7).

La decisión de realizar profilaxis o no debe basarse en una evaluación del riesgo de ETV frente al de complicaciones derivadas del empleo de HBPM. Las recomendaciones de las guías son dispares. La guía del RCOG de 2015 sugiere el empleo de HBPM profiláctica durante 10 días en gestantes sometidas a cesárea en dos escenarios:

- Cesárea electiva en presencia de al menos un factor de riesgo adicional (v. **Tabla 15-9**).
- Cesárea en trabajo de parto (con o sin factores de riesgo adicionales).

Si los factores de riesgo persisten, la duración de la misma debe también extenderse hasta 6 semanas.

En otras guías (ACCP de 2012, Bates) el empleo de la profilaxis antitrombótica es más restrictivo. Basadas en datos indirectos obtenidos de pacientes sometidos a cirugía general, se sugiere que la profilaxis está indicada cuando el riesgo de ETV se estima ≥ 30/1.000. El riesgo basal de ETV tras cesárea se establece en un 0,5 %. Dichas guías sugieren profilaxis si la cesárea coexiste con ≥ 1 factor de riesgo mayor o ≥ 2 factores de riesgo menor (OR > 6 cuando son combinados).

Los factores de riesgo mayores son:

- Inmovilidad (reposo en cama ≥ 7 días en el período anteparto).
- Hemorragia posparto de 1.000 mL con cirugía.
- ETV previa.
- Preeclampsia con RCIU asociado.
- Trombofilia:
  - Déficit de antitrombina.
  - Factor V de Leiden (homocigoto o heterocigoto).
  - Mutación del gen de la protrombina (homocigota o heterocigota).
- Transfusión sanguínea.
- Infección posparto.
- Enfermedades coincidentes.
- LES.
- Enfermedad cardíaca.
- Drepanocitosis.

Los factores de riesgo menores (se requiere la presencia de al menos dos de ellos o uno en el contexto de cesárea urgente para un riesgo de ETV > 3 %) son:

- Índice de masa corporal > 30 kg/m^2.
- Embarazo múltiple.
- Hemorragia posparto > 1 L.
- Hábito tabáquico (> 10 cigarrillos/día).
- Peso fetal < 25 de percentil (ajustado por sexo y edad gestacional).
- Trombofilia:
  - Déficit de proteína C.
  - Déficit de proteína S.
- Preeclampsia.

La profilaxis puede hacerse indistintamente con métodos mecánicos (botas de compresión neumática o medias de compresión elástica) o farmacológicos (HBPM profiláctica).

La duración de la tromboprofilaxis se recomienda hasta el alta o mientras persistan factores de riesgo (hasta 6 semanas).

En pacientes consideradas de muy alto riesgo trombótico, se sugiere el empleo combinado de HBPM y métodos mecánicos.

Situaciones especiales

A continuación, se explican las posibles situaciones especiales que se pueden dar.

Portadora de válvulas protésicas mecánicas cardíacas

Dado el alto riesgo de estas gestantes (probabilidad estimada de obtener un feto vivo sin complicaciones maternas de alrededor del 58 %), deben ser atendidas por equipos expertos, multidisciplinares (cardiólogos, obstetras, hematólogos especialistas en hemostasia) en centros con disponibilidad de recursos.

No existe una opción de anticoagulación ideal. La decisión debe tomarse de forma individualizada. Son posibles tres opciones:

- HBPM a dosis anticoagulantes todo el embarazo, administrada (dos dosis separadas 12 horas) con control semanal o quincenal de antifactor Xa.
- HBPM en dos dosis anticoagulantes separadas 12 horas (1 mg/kg cada 12 h si es enoxaparina) entre las semanas 5ª y 12ª de gestación, sustituida por anticoagulantes orales desde entonces hasta la semana 36 aproximadamente, reintroduciendo entonces la HBPM hasta el parto. Monitorización bisemanal, cada dos semanas (mínimo) de antifactor Xa.
- En pacientes de muy alto riesgo de tromboembolia (prótesis valvulares mecánicas de primera generación en posición mitral o con historia de tromboembolia), se sugiere el uso de antivitaminas K durante todo el embarazo, con cambio a HBPM cerca del término. Esta opción prioriza disminuir el riesgo de trombosis valvular, sobre el riesgo de posibles malformaciones fetales.

El paso de un anticoagulante a otro se recomienda que se efectúe siempre con la paciente hospitalizada.

En ausencia de estudios aleatorizados, la evidencia actual sugiere que el uso de anticoagulantes orales (antivitamina K) durante el embarazo, bajo un control estricto del cociente internacional normalizado (INR, *international normalised ratio*), es la estrategia más segura para prevenir el riesgo de trombosis valvular.

Por otro lado, debe informarse de que los anticoagulantes orales comportan mayor riesgo de pérdida gestacional: aborto (28,6 %) comparado con heparina no fraccionada o HBPM (9,2%) y pérdida fetal: 32,5 % con anticoagulación oral; y 12 % con el empleo exclusivo de HBPM.

Adicionalmente, el empleo de anticoagulantes orales en el primer trimestre comporta un riesgo de embriopatía del 0,6-10 % dependiente de la dosis.

Debe informarse asimismo del riesgo de fetopatía asociado a la anticoagulación oral en el 2º y 3er trimestre (0,7-2 %) consistente en anormalidades oculares, del sistema nervioso central y hemorragia intracraneal.

> **!** El parto programado es adecuado. En pacientes de muy alto riesgo de trombosis valvular puede considerarse la práctica de cesárea electiva, a fin de reducir el tiempo sin anticoagulación. Tras el parto, se reinstaurará la anticoagulación oral.

Síndrome de hiperestimulación ovárica grave

Las técnicas de reproducción asistida se asocian a un incremento de riesgo de ETV; el riesgo absoluto parece ser bajo, inferior al 1 %. No obstante, se han definido riesgos mayores en gestantes con síndrome de hiperestimulación ovárica grave (2,5-6,6 %) y en gestantes con síndrome de hiperestimulación ovárica que requieren hospitalización (1,6 %).

En estas pacientes, se recomienda HBPM a dosis profiláctica hasta la resolución clínica de la complicación, manteniéndola al menos hasta la 12ª semana.

Viajes de larga duración (> 4 horas)

Se incluyen en este apartado tanto viajes en avión como en coche.

Medidas generales recomendadas:

- Ingesta abundante de líquidos (agua).
- Evitar alcohol y cafeína.
- Realizar series periódicas de contracciones de gemelos mientras se mantenga en sedestación.
- Hacer una deambulación intermitente por los pasillos del avión (cada 2 horas) o paradas en el vehículo con deambulación en el mismo período.
- En pacientes consideradas de mayor riesgo, pautar HBPM profiláctica una hora antes del vuelo.

Gestante con infección por COVID-19

La infección por COVID-19 con datos procedentes del Sistema de Vigilancia Obstétrica del Reino Unido (UKOSS, UK Obstetric Surveillance System) muestran tasas de ingreso en gestantes de 4,9/1.000 gestaciones, un 9 % de las cuales precisan cuidados críticos, con una mortalidad del 7,5 %.

Comparada con mujeres no gestantes de la misma edad, la infección durante el embarazo se asocia a una mayor gravedad de la enfermedad. Datos de los Centros para el Control y la Prevención de Enfermedades (CDC, Centers for Disease Control and Prevention) en mujeres entre 15 y 44 años evidencian que las gestantes presentan mayores tasas de ingreso hospitalario (31,5% frente a 5,8 %) y es más probable que requieran ingreso en la unidad de cuidados intensivos (UCI) y ventilación mecánica.

La infección por COVID-19 durante la pandemia comportó (en población general) un incremento de riesgo trombótico. Se considera que, en las formas leves, el riesgo es de un 1 %, incrementándose hasta un 5 % en pacientes hospitalizados. En pacientes críticos en UCI, la incidencia se estima del 20-25 %.

Se han identificado hasta 14 guías de sociedades científicas en el mundo que ofrecen recomendaciones para tromboprofilaxis en la embarazada. Todas basan sus recomendaciones en opinión de expertos. La disparidad es frecuente, aunque se reconoce en todas ellas que la infección por enfermedad asociada al coronavirus de tipo 2 causante del síndrome respiratorio agudo grave (SARS-CoV-2) es un factor de riesgo trombótico.

> ! Las guías de tromboprofilaxis en gestantes se introdujeron en la fase pandémica de la COVID-19. La mayoría de ellas antes de la aparición y difusión de las pautas de vacunación que modificaron el espectro clínico de la enfermedad (y con ello el riesgo trombótico) y de la aparición de cepas mucho menos lesivas. La guía que se recoge en este capítulo es la de la Sociedad Española de Trombosis y Hemostasia (SETH)/SEGO formulada en el año 2020.

Especificaciones para la trombofilaxis

La toma de decisión de a quién realizar la tromboprofilaxis y su duración debe considerar:

- Gravedad clínica de la enfermedad (asintomática o sintomatología leve, sintomatología moderada, neumonía con ingreso hospitalario y necesidad de oxígeno suplementario e ingreso en UCI con necesidad de ventilación mecánica.
- Ingreso hospitalario (y su duración) o aislamiento domiciliario.
- Momento cronológico en el que acontece la infección (gestación o puerperio).
- Proximidad al parto.
- Coexistencia de factores de riesgo trombótico.
- Coexistencia de morbilidad.

Las recomendaciones deben hacerse de modo individualizado para cada paciente:

- Toda paciente con infección conocida debe recibir una evaluación rigurosa de su riesgo trombótico, en la que deben considerarse todos los factores de riesgo coexistentes.
- La HBPM es el fármaco de elección. En la inmunotrombosis, su papel, seguramente, es poco relevante.
- En casos de alergia o trombocitopenia inducida por heparina, el fondaparinux a dosis de 2,5 mg/24 h es una alternativa razonable.
- Las gestantes con infección por COVID-19 que estaban previamente en tratamiento (por otras indicaciones) con HBPM a dosis estándar o terapéutica deben continuarla.
- Las pacientes hospitalizadas con infección por COVID-19, sea esta o no la causa del ingreso, deben recibir (consenso general) una dosis estándar de tromboprofilaxis.
- Tras el alta y en pacientes gestantes con (enfermedad grave y crítica), ha de mantenerse la tromboprofilaxis con HBPM. Su duración se establecerá de acuerdo a la duración del ingreso, la gravedad de la enfermedad, la presencia de factores de riesgo concomitantes y el período (gestación o puerperio). Algunas guías, no obstante, sugieren no continuar el tratamiento anticoagulante al alta, a menos que, de forma individual, coexistan otros factores de riesgo que así lo aconsejen.
- El ingreso hospitalario es un factor de riesgo trombótico conocido (con un RR de unas 18 veces), que persiste tras el alta en función de la edad > 35 años, duración del ingreso superior a 3 días y, en especial, en el tercer trimestre de la gestación.

No hay evidencia que sustente el empleo de dosis intermedias o terapéuticas en pacientes ingresados en ausencia de complicación ETV. Una publicación, no obstante, recomienda el empleo de HBPM a dosis terapéuticas en pacientes ingresados no críticos con neumonía que requiere oxigenoterapia, pero no ventilación mecánica. Aunque la publicación se realizó en pacientes no gestantes parece razonable ofrecer esta alternativa en embarazadas.

Recomendaciones en la gestación y por COVID-19 (SETH-SEGO)

En las pacientes atendidas en domicilio, se recomienda:

- Formas asintomáticas y leves: en estas pacientes, debe promoverse la movilización e hidratación adecuadas. En los casos en que no existan otros factores de riesgo y la movilidad no esté comprometida, no parece necesario el empleo de HBPM.
- En los casos en que coexistan otros factores de riesgo actuar según recomendaciones del RCOG en las que la infección por COVID-19 se considera como factor de riesgo trombótico. En estos casos, se recomienda HBPM profiláctica durante 2 semanas si: edad gestacional < 28 semanas y coexiste con otros tres factores de riesgo menores (v. **Tabla 15-6**); y edad gestacional > 28 semanas y otros dos factores de riesgo.
- Evaluar los factores de riesgo trombótico para decidir prolongar o no la profilaxis.
- Formas moderadas con encamamiento domiciliario: se recomienda HBPM profiláctica durante 2 semanas, manteniéndola 7 días después de la resolución del cuadro. Evaluar la factores de riesgo trombótico tras la infección para decidir la extensión o no de la profilaxis.

En las pacientes ingresadas, se recomienda:

- En gestantes ingresadas con infección por SARS-CoV-2, independientemente de la causa, se recomienda HBPM profiláctica durante el ingreso hospitalario. Al alta, hay que mantener la profilaxis al menos durante 1 mes. Considerar extender la profilaxis si la gestante está en la segunda mitad del embarazo y coexisten otros factores de riesgo de acuerdo al RCOG. Considerar en este caso también extenderla a 6 semanas del puerperio.
- Pacientes ingresadas por neumonía con oxigenoterapia suplementaria, pero no ventilación. HBPM profiláctica (considerar la HBPM terapéutica) durante el ingreso, que debe mantenerse tras el alta al menos 4 semanas más. Considerar otros factores de riesgo trombótico y valorar extender la profilaxis.
- Pacientes con neumonía que requieren ingreso en UCI y ventilación mecánica. HBPM junto con medias elásticas de compresión. Mantener 4 semanas tras el alta mínimo. Estas pacientes suelen tener ingresos prolongados. Es preciso considerar si el ingreso tiene lugar en el 3er trimestre, mantenerla el resto de la gestación y el puerperio (6 semanas).

Puerperio (SETH-SEGO)

En las pacientes ambulatorias, se recomienda:

- Formas asintomáticas y leves: en estas pacientes, debe promoverse la movilización e hidratación adecuadas. Se recomienda administrar HBPM profiláctica durante al menos 2 semanas (ajustada a peso) aun en ausencia de otros factores de riesgo trombótico.
- Si coexisten otros factores de riesgo trombótico, extender la profilaxis hasta 6 semanas en función de las recomendaciones de este protocolo en otro apartado (profilaxis posparto por factores de riesgo).
- Formas moderadas con encamamiento domiciliario: se recomienda HBPM profiláctica durante 2 semanas (ajustada a peso), manteniéndola 7 días después de la resolución del cuadro. Evaluar los factores de riesgo trombótico tras la infección para decidir si la profilaxis debe extenderse o no.

En las pacientes ingresadas, se recomienda:

- En gestantes ingresadas con infección por SARS-CoV-2 (independientemente del motivo de ingreso y en formas leves o moderadas), se recomienda HBPM profiláctica durante el mismo. Al alta, se debe mantener la profilaxis al menos durante 7 días más. Considerar extenderla si coexisten otros factores de riesgo de acuerdo a las recomendaciones de este protocolo en otro apartado (profilaxis posparto por factores de riesgo).
- Pacientes ingresadas por neumonía con oxigenoterapia suplementaria pero no ventilación: HBPM profiláctica (considerar terapéutica durante el ingreso, que debe mantenerse tras el alta todo el puerperio con una duración mínima de 6 semanas).
- Pacientes con neumonía que requieren ingreso en UCI y ventilación mecánica: HBPM junto con oxigenación por membrana extracorpórea. Estas pacientes suelen tener ingresos prolongados. En base a publicaciones que muestran que el riesgo trombótico se extiende hasta la semana 12, considerar extender la profilaxis hasta entonces. Como en todos los escenarios precedentes, hay que hacer una evaluación rigurosa de los factores de riesgo concomitantes.
- Pacientes sospechosas por clínica: en espera de confirmación de las pruebas diagnósticas, considerarlas como afectas y actuar según las recomendaciones previas.
- Pacientes sospechosas por contacto, asintomáticas: mantener el aislamiento en espera de evolución y diagnóstico. Promover la deambulación domiciliaria y la hidratación correcta. Considerar otros factores de riesgo trombótico. Reclasificar de acuerdo a los resultados y la presentación clínica.

TROMBOFILIA Y GESTACIÓN

A continuación, se aborda la trombofilia y la gestación, con sus características y sus posibles complicaciones.

Síndrome antifosfolípido

El SAF es una trombofilia adquirida de origen autoinmunitario. Se trata de una enfermedad multisistémica caracterizada por el desarrollo de trombosis venosa, arterial o de pequeño vaso y/o morbilidad obstétrica, asociadas a la presencia confirmada y persistente de Ac-AFL. Presenta un amplio rango de manifestaciones clínicas, predominando los fenómenos trombóticos, aunque existen otras muchas no incluidas en los criterios clasificatorios, entre ellas: trombocitopenia, anemia hemolítica, enfermedad valvular cardíaca, microangiopatía trombótica renal, clínica neurológica, alteraciones cognitivas, *livedo reticularis*, hipertensión pulmonar, etcétera.

El SAF puede presentarse de forma aislada, denominándose *SAF primario*, o estar asociado a otras enfermedades autoinmunitarias, principalmente al LES. Existe además una forma de SAF que, aunque poco frecuente, tiene muy mal pronóstico, conocida como *SAF catastrófico*, que se manifiesta como una disfunción multiorgánica por trombosis de pequeño vaso, que se desarrolla en un período menor o igual a una semana.

Diagnóstico

El diagnóstico de SAF se establece mediante los criterios clasificatorios de Sydney:

- Criterios clínicos:
  - Trombosis arterial, venosa (con la excepción de la trombosis venosa superficial) o de pequeño vaso, subaguda, aguda o crónica, en cualquier tejido u órgano, confirmado por una prueba de imagen, ecografía Doppler o histología.
  - Y/o complicaciones obstétricas:
    - ≥ 3 abortos precoces (< 10 semanas) consecutivos, no explicables por otras causas.
    - ≥ 1 muerte fetal > 10 semanas de un feto morfológicamente normal.
    - ≥ 1 nacimientos < 34 semanas, debido a eclampsia, preeclampsia o insuficiencia placentaria.
- Criterios analíticos:
  - Anticuerpos anticardiolipina inmunoglobulina (Ig) G/IgM en suero o plasma a títulos moderados/altos (> 40 GPL/MLP o > percentil 99 [p99]) en dos ocasiones separadas por un mínimo de 12 semanas.
  - Anticuerpos anti-β_2-glicoproteína IgG/IgM en suero o plasma a títulos moderados/altos (> p99) en dos ocasiones separadas por un mínimo de 12 semanas.
  - Anticoagulante lúpico presente en plasma en dos muestras separadas por un mínimo de 12 semanas.

> **!**
> - El SAF se diagnostica cuando se cumple ≥ 1 criterio clínico y ≥ 1 criterio de laboratorio.
> - Se considera que el AFL tiene perfil de riesgo alto cuando se cumplen los criterios de laboratorio 1 o 2 y 3, o cuando se observa la presencia prolongada de cualquier AFL a título alto.

Las características clínicas consideradas en la clasificación tienen una especificidad del 98 % y una sensibilidad del 71 %, lo cual permite descartar la enfermedad con un alto nivel de seguridad. El aborto recurrente constituye la manifestación clínica más sensible, mientras que la muerte fetal se considera la más específica.

> **!**
> Existe aproximadamente un 30 % de pacientes con probable SAF o con posibilidad de desarrollar complicaciones compatibles con el síndrome, que no cumplen completamente los criterios nombrados previamente, y no reciben tratamiento.

Algunas mujeres cumplen criterios analíticos de SAF, pero no criterios clínicos. Presentan, por ejemplo, fallos de implantación recurrentes sin causa demostrada en fecundación *in vitro*, dos abortos consecutivos o tres no consecutivos, preeclampsia, eclampsia o complicaciones derivadas de una insuficiencia placentaria tras las 34 semanas de gestación, etcétera.

Otras cumplen criterios clínicos, pero asocian títulos bajos de anticuerpos, positividad en una única prueba aislada, presentan otros Ac-AFL no incluidos en los criterios diagnósticos, cursan con resistencia a la actividad anticoagulante de anexina A5 o trombocitopenia.

> **!**
> Es importante conocer que aproximadamente un 5 % de la población presenta Ac-AFL de forma transitoria. Esto suele ocurrir en situaciones como infecciones, ingesta de fármacos o neoplasias, y no se asocian a fenómenos trombóticos.

Estos escenarios plantean dudas sobre si una mujer que debuta con preeclampsia a las 33 + 6 semanas debe ser considerada de forma distinta a una que debuta a las 34 + 2 semanas de gestación; o cuestionarse la fiabilidad de Ac-AFL negativos, si estos pudiesen verse influidos, por ejemplo, por el uso previo de corticoides o heparina por otras causas, o si pueden experimentar fluctuaciones en sus niveles debido al propio estado del embarazo.

Si se consideran de forma estricta los criterios actuales, muchas mujeres con potencial riesgo de desarrollar complicaciones serias, sea por sus antecedentes o por un perfil de anticuerpos de alto riesgo, no recibirían el seguimiento y tratamiento adecuados.

> **!**
> Todas estas consideraciones, entre muchas otras, han animado a varios expertos a considerar redefinir los criterios diagnósticos o a iniciar tratamiento en pacientes con criterios de alto riesgo, teniendo en cuenta el perfil individual de cada paciente, a pesar de no cumplir estrictamente los criterios.

Muy recientemente se han publicado unos nuevos criterios clasificatorios del SAF que introducen modificaciones tanto en los parámetros de laboratorio como en los parámetros clínicos que lo definen.

En los aspectos clínicos, se introducen algunas matizaciones nuevas en los dominios:

- Estratificación del dominio de trombosis macrovascular (arterial y venosa) por la presencia o no de factores de riesgo trombótico.

- Redefinición y refinamiento de las trombosis microvasculares.
- Reestructuración de las entidades incluidas en la morbilidad obstétrica.
- Inclusión en los criterios clínicos de algunas manifestaciones no previamente consideradas como la enfermedad valvular cardíaca o la trombopenia.

En cuanto a los criterios de laboratorio, son novedad los siguientes aspectos.

- Establecer una cuantificación de lo que supone la positividad simple doble o triple de los Ac-AFL.
- Separar los isotipos IgG e IgM pare evitar incluir pacientes que presentan solo positividad a IgM con la misma consideración que las que la presentan a IgG (tanto en anticuerpo anticardiolipina [ACL] como en anti-β_2-GPI).
- Definir dos niveles de positividad para ACL y anti-β_2-GPI (títulos positivos moderados o muy positivos) por el análisis por inmunoabsorción ligado a enzimas (ELISA, *enzyme-linked immunosorbent assay*).

Los autores señalan que la aplicación de estos criterios clasificatorios permite el diagnóstico del SAF con una especificidad del 99 % frente a una del 86 % con los criterios de Sapporo, si bien con una sensibilidad del 84 % frente a una sensibilidad del 99 % con los criterios de Sapporo.

Síndrome antifosfolípido catastrófico

Una forma clínica potencialmente mortal de SAF es el SAF catastrófico. Se presenta en un 1 % de los casos, incidiendo el 70 % de estos en mujeres jóvenes, aunque también se han descrito casos en recién nacidos y personas de edad avanzada.

> ❗ La mortalidad puede ascender hasta el 40 % de los casos, y llama la atención que, en casi el 50 % de los pacientes que presentan el síndrome, este puede ser la primera manifestación de un SAF.

El principal mecanismo fisiopatológico es la activación de la vía clásica del complemento con liberación de citocinas proinflamatorias.

Estos pacientes desarrollan una disfunción orgánica múltiple (≥ 3 órganos, sistemas y/o tejidos) causada por trombosis de pequeños vasos en un período menor o igual a 1 semana. Para el diagnóstico, deben cumplirse estos dos criterios junto con la confirmación histopatológica de oclusión de vasos de pequeño calibre en al menos un órgano o tejido y la confirmación de la presencia de Ac-AFL.

En pacientes con Ac-AFL positivos y en aquellos que tienen SAF, el SAF catastrófico puede ser inducido por diferentes factores desencadenantes, como procedimientos quirúrgicos, traumatismos graves, infecciones, neoplasias, coagulación intravascular diseminada, fármacos (tiacidas, captopril, ciclosporina, suspensión de tratamiento anticoagulante administrado para la propia patología, rivaroxabán), brote de LES o el propio embarazo.

Definición del riesgo

Diagnosticado el SAF, es importante definir el riesgo que presentan estas pacientes de desarrollar complicaciones obstétricas. Varias sociedades han creado índices para intentar determinar el riesgo que presentan las pacientes de padecer los efectos adversos previamente descritos en función del perfil de Ac-AFL, entre ellas, la puntuación global del SAF (GAPSS, Global Anti-Phospholipid Syndrome Score, GAPSS ajustado, puntuación AFL (aPL-score, Anti-Phospholipid score), etcétera.

La EULAR clasifica en pacientes de alto riesgo a aquellas con: anticoagulante lúpico (AL) en dos ocasiones separadas por un mínimo de 12 semanas, o una triple o doble positividad de anticuerpos (cualquier combinación entre AL, ACL y anti-β_2-GPI, o la presencia de títulos elevados de AFL de forma persistente.

Se consideran bajo riesgo aquellas pacientes con: ACL o anti-β_2-GPI a títulos bajos-medios, o anticuerpos positivos de forma transitoria.

En este caso, se considera perfil de mayor riesgo a aquellas pacientes con AL y triple positividad, aunque el perfil de anticuerpos más frecuentemente asociado al SAF es IgG ACL persistentemente positivo.

Complicaciones obstétricas

Las pacientes con SAF presentan un mayor riesgo de pérdida fetal tras la décima semana de gestación respecto a la población general. Como estos anticuerpos pueden afectar a la implantación embrionaria y a la formación y crecimiento de la placenta, pueden presentar mayor número de complicaciones, entre ellas, RCIU, parto prematuro y preeclampsia.

> ❗ El rol de estos anticuerpos AFL en la infertilidad es un tema controvertido. Desde el punto de vista fisiopatológico, estas alteraciones se producen tanto por factores trombóticos como por estados proinflamatorios.

Algunos de los mecanismos que intervienen son los siguientes:

- La anexina V es una proteína anticoagulante natural que se une con alta afinidad a fosfolípidos aniónicos, especialmente del sincitiotrofoblasto y a células endoteliales, formando una capa protectora. Los anti-β_2-GPI desarman esta capa, conduciendo a la formación de complejos de coagulación que producen un depósito de fibrina a nivel del trofoblasto.
- Los Ac-AFL ejercen también un efecto directo sobre el trofoblasto, inducen daño celular directo, apoptosis, inhibición de la formación y proliferación del sincitiotrofoblasto y disminución de la producción de gonadotropina coriónica humana. Todo ello conduce a una placentación defectuosa y defectos en la implantación.
- Otro de los mecanismos de acción de los Ac-AFL es la generación de un estado proinflamatorio. Los Ac-AFL se unen

a la placenta, donde producen la activación del sistema de complemento por la vía clásica. Consiguientemente, se produce la activación de anafilotoxinas y mediadores de la activación celular como el C5a (factor 5 del complemento activado), que a su vez atrae y activa a monocitos, neutrófilos y plaquetas, con la producción de citocinas, quimiocinas, C3 (factor 3 del complemento activado) y properdina, que activan también la vía alternativa del complemento. Esto contribuye al estallido oxidativo y al daño del trofoblasto.

Tratamiento

A continuación, se detalla el tratamiento en los distintos tipos de SAF.

Tratamiento del síndrome antifosfolípido obstétrico

Actualmente hay distintas recomendaciones para el tratamiento del SAF, elaboradas por grupos como el American College of Rheumatology (ACR), la EULAR, y el documento de consenso de la SEGO, la SER y la SEMI. Todas coinciden en el tratamiento, de forma general, con ASS a dosis bajas (100-150 mg/día) de forma preconcepcional, a ser posible, junto con HBPM a dosis profilácticas desde el inicio de la gestación.

Sin embargo, existen algunas puntualizaciones sobre el tratamiento a tener en cuenta:

- En algunas pacientes en concreto, principalmente pacientes jóvenes, con clínica de abortos precoces de repetición sin otros factores de riesgo, se podría plantear de inicio la monoterapia con AAS.
- En pacientes asintomáticas con Ac-AFL y un perfil de alto riesgo, se recomienda el uso de AAS a dosis bajas.
- En pacientes con SAF obstétrico e historia de muerte fetal > 10 semanas, se recomienda el uso de AAS a dosis bajas junto a HBPM a dosis profilácticas.
- En pacientes con SAF obstétrico e historia de preeclampsia grave y/o insuficiencia placentaria, se recomienda tratamiento con AAS 100 mg ± HBPM, según el perfil individual de cada paciente.
- Por otra parte en pacientes que han tenido un SAF con manifestaciones trombóticas y que se encuentran en tratamiento con antivitaminas K, estos deben ser sustituidos por HBPM a dosis terapéuticas junto con AAS a dosis bajas. Los antagonistas de la vitamina K deben ser evitados durante el primer trimestre del embarazo, especialmente durante el período de organogénesis. Además, la HBPM presenta la ventaja de que, aparte de su efecto antitrombótico, tiene una acción anticomplemento.

En los casos en que se opte por el empleo de dicumarínicos a partir del segundo trimestre, es importante mantener un INR no superior a 3, dado el riesgo de hemorragia fetal, asumiendo que el INR fetal duplica el INR materno.

Los anticoagulantes orales de acción directa se consideran anticoagulantes no seguros durante la gestación y la lactancia; por otra parte, ensayos clínicos realizados en pacientes no gestantes sugieren un menor efecto anticoagulante comparado con los antagonistas de la vitamina K, al menos en pacientes con alto riesgo trombótico.

 Es importante tener en cuenta a aquellos grupos de riesgo comentados anteriormente que no cumplen rigurosamente los criterios de SAF actuales. En algunos casos, podría considerarse tomar decisiones terapéuticas en función del perfil clínico de la paciente, a pesar de no cumplir completamente los criterios diagnósticos de SAF.

Tratamiento del síndrome antifosfolípido refractario

En casos de refractariedad a los tratamientos habituales, puede considerarse el empleo de prednisona asociado a HBPM o AAS. Los corticoides no están indicados como tratamiento de base, ya que no aportan beneficios de forma general y, en cambio, pueden incrementar el riesgo de prematuridad, hipertensión, diabetes gestacional, infecciones o preeclampsia, pero pueden valorarse en situaciones de fracaso del tratamiento convencional.

Otra opción es el uso de hidroxicloroquina, dadas sus propiedades inmunorreguladoras y antitrombóticas, junto con su excelente perfil de seguridad, esta sería útil especialmente en mujeres con SAF asociado a LES y complicaciones relacionadas con insuficiencia placentaria.

Estudios recientes empiezan a plantear el empleo de pravastatina como posible opción terapéutica en mujeres con SAF y preeclampsia y/o insuficiencia placentaria precoz cuando se administra al aparecer los primeros signos de insuficiencia placentaria, aunque hacen falta más estudios que permitan ofrecer conclusiones al respecto.

Otra opción planteada sería el uso de Ig, aunque no se ha comprobado todavía un efecto beneficioso en el tratamiento del SAF obstétrico.

Es preciso conocer también que actualmente se está investigando el uso de certolizumab pegol en esta patología, con el objetivo de inhibir el factor de necrosis tumoral alfa.

Las recomendaciones actuales de la SEGO, la SER y la SEMI son:

- El uso de hidroxicloroquina (en pacientes con LES asociado) durante toda la gestación junto a HBPM + AAS, o el empleo de dosis bajas de prednisona durante el primer trimestre de la gestación, en caso de abortos de repetición y/o pérdidas fetales, refractarias al tratamiento.
- En casos de RCIU y/o preeclampsia precoz grave, se recomienda el uso de 20 mg/día de pravastatina desde el diagnóstico (*on-set*, es decir, al comienzo) de preeclampsia.
- El uso de plasmaféresis e Ig intravenosas no se recomienda, aunque podría considerarse en caso de no respuesta a los tratamientos anteriores.

Tratamiento del síndrome antifosfolípido catastrófico

En el SAF catastrófico, debe iniciarse tratamiento de forma precoz y agresiva, dada su alta mortalidad. Hasta el momento, la terapia de elección es la administración de heparina intravenosa, corticoides, recambio plasmático y/o Ig intravenosa o rituximab.

Resultados preliminares de estudios recientes valoran el empleo de eculizumab como primera opción terapéutica, aunque hasta el momento estaría indicado como tratamiento de segunda línea en casos refractarios. En casos de APL secundario asociado a LES, estaría indicado el uso de ciclofosfamida. Con un tratamiento precoz agresivo, la mortalidad del SAF catastrófico puede verse reducida al 30-35 %.

Parto y puerperio

El SAF *per se* no constituye una causa de finalización de la gestación, a menos que exista alguna complicación obstétrica derivada que lo precise.

El tratamiento con HBPM y AAS debe mantenerse hasta el momento del parto, teniendo en cuenta que se precisa un intervalo mínimo de 12 horas entre la última dosis de HBPM y la práctica de anestesia peridural (si se emplean dosis profilácticas) y un mínimo de 24 horas si la dosis es intermedia o en rango terapéutico. El AAS no supone un incremento del riesgo para la anestesia epidural.

En el posparto, puede plantearse la tromboprofilaxis con HBPM durante 10 días-6 semanas, en función de los factores de riesgo trombótico, en mujeres que han recibido tratamiento con AAS en monoterapia durante la gestación.

En las que han recibido tratamiento con HBPM profiláctica durante el embarazo, esta debe mantenerse durante 6 semanas en el puerperio.

Las mujeres con tratamiento anticoagulante crónico pueden reiniciar su tratamiento habitual con anticoagulantes antivitamina K a partir del cuarto día posparto, con controles frecuentes de INR, manteniendo la HBPM hasta alcanzar los valores de INR deseados.

Debe recomendarse una ingesta adecuada de calcio y vitamina D, especialmente en mujeres lactantes y en tratamiento con HBPM.

PUNTOS CLAVE

- La ETV gestacional es la principal causa de mortalidad materna en los países industrializados.
- El número de episodios trombóticos es muy similar en el período anteparto y en el posparto. En este último, el riesgo por día y la mortalidad son mayores, lo que justifica un menor umbral para instaurar tromboprofilaxis.
- La decisión de iniciar profilaxis antitrombótica en la gestación descansa en la identificación de factores de riesgo trombótico. El antecedente de ETV, sobre todo, y la existencia de una trombofilia asintomática son los dos más importantes.
- La HBPM es el fármaco de elección para la profilaxis anteparto y posparto.
- El fondaparinux es una alternativa a la HBPM en determinadas situaciones.
- La falta de evidencia científica sólida dificulta el establecimiento de recomendaciones en los grupos de riesgo y explica en parte las diferencias observadas entre las distintas guías.
- La decisión de a quién establecer profilaxis debe realizarse de modo individual en cada paciente, tomando en consideración sus factores de riesgo y sus preferencias y expectativas.
- Las pacientes de mayor riesgo deben ser evaluadas por expertos, idealmente de forma prenatal, con elaboración de un plan prospectivo de manejo.
- Toda paciente que haya recibido profilaxis antenatal ha de recibirla al menos a la misma dosis en el puerperio durante 6 semanas.
- Como norma general, la paciente con antecedente de ETV debe recibir HBPM profiláctica antenatal y posnatal (6 semanas).
- Las mutaciones heterocigotas del factor V de Leiden y del gen de la protrombina son las alteraciones trombofílicas más comunes. En el estado actual del conocimiento al respecto y en ausencia de otros factores de riesgo, no son tributarias de recibir profilaxis con HBPM antenatal. En puérperas con estas mutaciones e historia familiar, debe considerarse la HBPM profiláctica durante 6 semanas.
- Las mutaciones homocigotas de las dos trombofilias descritas y las trombofilias complejas son tributarias de profilaxis con HBPM antenatal y posnatal.
- Los déficits proteicos son las alteraciones con mayor variabilidad entre las guías. Deben ser siempre evaluadas por expertos.
- La concurrencia de determinados factores de riesgo (distintas de los anteriores) sugiere la conveniencia de instaurar profilaxis antitrombótica antenatal y posnatal. La guía del RCOG de 2015 aporta recomendaciones en este tipo de pacientes, priorizando la prevención del evento trombótico sobre otras consideraciones (costo).
- La profilaxis antitrombótica en la cesárea es objeto de controversia. Las dos guías más importantes (RCOG y ACCP) ofrecen recomendaciones dispares que comportan diferencias cuantitativas y cualitativas en las pacientes a tratar. En el estado actual del conocimiento, ambas deben considerarse igualmente.
- La infección por COVID-19 comporta un incremento de riesgo trombótico en población general que oscila entre el 1 y el 20-25 %, dependiendo de la forma clínica de la enfermedad. Este incremento de riesgo se mantiene en la paciente gestante.
- Todas las recomendaciones sobre tromboprofilaxis en la gestante con infección por COVID-19 se basan en la opinión de expertos.
- Se acepta que la HBPM es el fármaco de elección. El fondaparinux es un alternativa razonable cuando la primera no puede emplearse.
- Son importantes los criterios de Sydney en el diagnóstico del SAF, siendo conscientes de sus limitaciones y valorando las necesidades de tratamiento de cada paciente de forma individualizada en función de su perfil de riesgo.
- En el SAF, los mecanismos de producción de trombosis y de las complicaciones gestacionales son heterogéneos y multifactoriales.

(Continúa)

PUNTOS CLAVE *(cont.)*

- El SAF catastrófico es una forma grave de SAF que se caracteriza por una microangiopatía trombótica de pequeños vasos multiorgánica, con una mortalidad muy elevada, precisando tratamiento precoz y agresivo.
- El SAF en gestantes se ha relacionado con un mayor riesgo de complicaciones obstétricas como abortos recurrentes, muerte fetal, RCIU y/o preeclampsia.
- El tratamiento del SAF obstétrico (aborto recurrente)

se realiza con ASS a dosis bajas (100-150 mg/día) de forma preconcepcional, a ser posible, junto con HBPM a dosis profilácticas desde el inicio de la gestación, con pequeñas variaciones según el perfil específico de cada paciente.

- El tratamiento con AAS y HBPM debe mantenerse en el puerperio, con una duración que varía en función de los factores de riesgo trombótico de cada paciente.

BIBLIOGRAFÍA

American College of Obstetricians and Gynecologists' Committee on Practice Bulletins–Obstetrics. ACOG Practice Bulletin No. 197: Inherited thrombophilias in pregnancy. Obstet Gynecol. 2018;132(1):e18-34.

Andreoli L, Bertsias GK, Agmon-Levin N, Brown S, Cervera R, Costedoat-Chalumeau N, et al. EULAR recommendations for women's health and the management of family planning, assisted reproduction, pregnancy and menopause in patients with systemic lupus erythematosus and/or antiphospholipid syndrome. Ann Rheum Dis. 2017;76(3):476-85.

ATTACC Investigators; ACTIV-4a Investigators; REMAP-CAP Investigators; Lawler PR, Goligher EC, Berger JS, et al. Therapeutic anticoagulation with heparin in noncritically ill patients with Covid 19. N Engl J Med. 2021; 385(9):790-802.

Barbhaiya M, Zuily S, Naden R, Hendry A, Manneville F, Amigo MC, et al; ACR/EULAR APS Classification Criteria Collaborators. The 2023 ACR/EULAR Antiphospholipid Syndrome Classification Criteria. Arthritis Rheumatol. 2023;75(10):1687-702.

Bates AM, Middeldorp S, Rodger M, James AH, Greer I. Guidance for the treatment and prevention of obstetric-associated venous thromboembolism. J Thromb Thrombolysis. 2016;41(1):92-128.

Bates SM. Pulmonary embolism in pregnancy. Semin Respir Crit Care Med. 2021;42(2):284-98.

Bates SM, Greer IA, Middeldorp S, Veenstra DL, Prabulos AM, Vandvik PO. VTE, thrombophilia, antithrombotic therapy, and pregnancy: Antithrombotic Therapy and Prevention of Thrombosis, 9th ed: American College of Chest Physicians Evidence-Based Clinical Practice Guidelines. Chest. 2012;141:e691S-736S.

Bates SM, Rajasekhar A, Middeldorp S, McLintock C, Rodger A, James AH, et al. American Society of Hematology 2018 guidelines for management of venous thromboembolism: venous thromboembolism in the contest of pregnancy. Blood Adv. 2018;2(22):3317-59.

Bistervels IM, Buchmüller A, Wiegers HMG, Ní Áinle F, Tardy B, Donnelly J, et al. Highlow Block writing committee; Highlow Investigators. Intermediate-dose versus low dose low molecular weight heparin in pregnant and postpartum women with a history of venous thromboembolism (Higlow study): an open-label multicentre, randomized, controlled trial. Lancet. 2022;400(10365):1777-87.

Blondon M, Casini A, Hoppe KK, Boehlen F, Righini M, Smith NL. Risks of venous thromboembolism after eesarean sections: a meta-analysis. Chest. 2016;150(3):572-96.

Centers for Disease Control and Prevention. Data on COVID-19 during pregnancy: severity of maternal illness. CDC. 2020 (consultado el 1 de octubre de 2024). Disponible en: https://stacks.cdc.gov

Chan WS, Rey E, Kent NE; VTE in Pregnancy Guideline Working Group; Chan WS, Kent NE, et al; Society of Obstetricians and Gynecologists of Canada. Venous thromboembolism and antithrombotic therapy in pregnancy. J Obstet Gynaecol Can. 2014;36(6):527-53.

Del Barrio S. Escalas de estratificación de riesgo en pacientes con síndrome antifosfolípido. [Trabajo fin de grado]. Santander: Universidad de Cantabria; 2021.

D'Ippolito S, Barbaro G, Paciullo C, Tersigni C, Scambia G, Di Simone N. Antiphospholipid syndrome in pregnancy: new and old pathogenetic mechanisms. Int J Mol Sci. 2023;24(4):3195.

Espinosa G, Cervera R. Current treatment of antiphospholipid syndrome: lights and shadows. Nat Rev Rheumatol. 2015;11(10):586-96.

Greer IA, Nelson-Piercy C. Low-molecular-weight heparins for thromboprophylaxis and treatment of venous thromboembolism in pregnancy: a systematic review of safety and efficacy. Blood. 2005;106(2):401-7.

Hart Ch, Bauersachs R, Scholz U, Zotz R, Bergman F, Rott H, et al. Prevention of venous thromboembolism during pregnancy and the puerperium with a special focus in women with hereditary thrombophilia or prior VTE-Position paper of the Working Group in Women´s Health of the Society of Thrombosis and Haemostasis (GTH). Hamostaseologie. 2020;40(5): 572-90.

Killian M, Van Mens TE. Risk of thrombosis, pregnancy morbidity or death in antiphospholipid syndrome. Front Cardiovasc Med. 2022;9:852777.

McLintock C, Brighton T, Chunilal S, Dekker G, McDonnell N, McRae S, et al; Councils of the Society of Obstetric Medicine of Australia and New Zealand; Australasian Society of Thrombosis and Haemostasis. Recommendations for the diagnosis and treatment of deep venous thrombosis and pulmonary embolism in pregnancy and the postpartum period. Aust N Z J Obstet Gynaecol. 2012;52(1):14-22.

Nelson-Piercy C, Powrie R, Borg JY, Rodger M, Talbot DJ, Stinson J, et al. Tinzaparin use in pregnancy: an international, retrospective study of the safety and efficacy profile. Eur J Obstet Gynecol Reprod Biol. 2011;159(2): 293-9.

Regitz-Zagrosek V, Roos-Hesselink JW, Bauersachs J, Blomström-Lundqvist C, Cífková R, De Bonis M, et al.; ESC Scientific Document Group. 2018 ESC Guidelines for the management of cardiovascular diseases during pregnancy. Eur Heart J. 2018;39(34):3165-241.

Rodríguez Almaraz E, Sáez-Comet L, Casellas M, Delgado P, Ugarte A, Vela-Casasempere P, et al. Pregnancy control in patients with systemic lupus erythematosus/antiphospholipid syndrome. Part 2: Pregnancy follow-up. Reumatol Clin. 2021;17(3):125-31.

Royal College of Obstetricians and Gynaecologists. Reducing the risk of thrombosis and embolism during pregnancy and the puerperium. Green-top Guideline. 2015;37a.

Royal College of Obstetricians and Gynaecologists and Royal College of Midwives. Coronavirus (COVID-19), infection in pregnancy. Londres: RCOG, RCM; 2020 (consultado el 1 de octubre de 2024). Disponible en: https://www.rcog.org.uk.

Schreiber K, Hunt BJ. Managing antiphospholipid syndrome in pregnancy. Thromb Res. 2019;181 Supl 1:S41-6.

Sociedad Española de Ginecología y Obstetricia. Protocolos: Prevención y tratamiento de la ETEV gestacional. Madrid: SEGO; 2010 (consultado el 1 de octubre de 2024). Disponible en: https://bibliotecavirtual.sego.es

Sociedad Española de Trombosis y Hemostasia. Recomendaciones sobre profilaxis de enfermedad tromboembólica (ETV) en el embarazo y puerperio durante la pandemia COVID-19. Madrid: SETH; 2020 (consultado el 1 de octubre de 2024). Disponible en: https://www.covid-19.seth.es

Tektonidou MG, Andreoli L, Limper M, Amoura Z, Cervera R, Costedoat-Chalumeau N, et al. EULAR recommendations for the management of antiphospholipid syndrome in adults. Ann Rheum Dis. 2019;78(10):1296-304.

Cáncer y embarazo

16

E. S. González Mesa y J. M. González Enríquez

OBJETIVOS

- Conocer los aspectos epidemiológicos más importantes de la patología neoplásica más prevalente entre las gestantes.
- Conocer los métodos diagnósticos más empleados para el diagnóstico de los tumores durante el embarazo.
- Identificar los síntomas de sospecha neoplásica durante el embarazo.
- Reconocer la necesidad de desarrollar abordajes multidisciplinares.
- Aplicar los conocimientos de los procedimientos diagnósticos y terapéuticos para desarrollar un manejo adecuado del balance riesgo/beneficio materno y fetal.
- Aplicar la información específica de los tumores más prevalentes en los casos de embarazo y cáncer.
- Diseñar estrategias adecuadas de diagnóstico y tratamiento de la patología neoplásica en el embarazo.

INTRODUCCIÓN

El cáncer es la segunda causa principal de muerte durante los años reproductivos y complica entre 1:1.000 y 1:2.000 embarazos. La incidencia real del cáncer durante el embarazo es difícil de calcular, debido a la falta de registros centrales. Como las mujeres en las sociedades desarrolladas retrasan la maternidad hasta la tercera o la cuarta década de la vida, y la incidencia de varias neoplasias malignas aumenta con la edad, es probable que esta rara coincidencia se vuelva más común.

El tratamiento del cáncer en el embarazo se ha vuelto más aceptable en la última década, y se está publicando un número creciente de revisiones sobre este tema. Mientras tanto, los estudios originales siguen siendo escasos, sobre todo debido a la baja incidencia por centro. Los tipos de cáncer más frecuentes en las mujeres en edad fértil son el cáncer de mama, el cáncer de cuello uterino, la leucemia, el linfoma, el cáncer de ovario y el melanoma maligno. Se sugiere que el pronóstico materno sea similar al de las mujeres no embarazadas, siempre que se apliquen las mismas estrategias de tratamiento.

La asociación de cáncer y embarazo representa una situación difícil de manejar tanto desde el punto de vista oncológico como desde el obstétrico. El diagnóstico clínico inicial es complicado porque los síntomas del tumor a veces se solapan con otros síntomas inespecíficos que aparecen durante el embarazo. Además, la exploración física también está dificultada por los cambios gestacionales, lo que, unido a las limitaciones del uso de las pruebas de imagen, complica un posible estudio de extensión. Por otro lado, frecuentemente, es necesario adaptar el tratamiento modificando las pautas de abordaje habituales o retrasando la administración de determinados fármacos. De hecho, hay pocos datos sobre la seguridad y eficacia de la quimioterapia y la radiotera-

pia durante el embarazo, lo que hace que, en general, no exista unanimidad de criterio en el manejo clínico de estas pacientes: existen aproximaciones terapéuticas que van desde aconsejar la interrupción del embarazo hasta proponer un aplazamiento del tratamiento hasta el puerperio. En cualquier caso, y aunque el especialista en obstetricia y ginecología sea el profesional que atienda directamente cada uno de estos casos, el elemento clave para un resultado satisfactorio es un manejo multidisciplinar en el que los especialistas en medicina maternofetal trabajen juntamente con oncólogos, neonatólogos, radiólogos y radioterapeutas, farmacólogos, cirujanos oncológicos y psicólogos.

DIAGNÓSTICO DEL CÁNCER DURANTE EL EMBARAZO

Es necesario realizar una historia clínica completa al inicio del embarazo en la que se obtenga información sobre el estado de salud de la gestante. Por tanto, es recomendable la realización de una anamnesis detallada, general y por aparatos, en la que se intente identificar síntomas que pueden quedar solapados por el cuadro clínico habitual del primer trimestre.

Por otro lado, es importante determinar la existencia de situaciones de riesgo genético y agrupación neoplásica familiar (genes *BRCA1* y *BRCA2*). Como síntomas de alarma oncológica durante el embarazo, se han comunicado, entre otros, la presencia de un cansancio excesivo, anemia en el primer trimestre, tensión o nódulo en las mamas, coitorragia, telorragia, adenopatías cervicales o axilares, leucorrea, sangrado vaginal o la aparición o cambio de lesiones pigmentadas en la piel.

Es igualmente necesario realizar una exploración física de la mujer que incluya una exploración mamaria y genital, e incluso una exploración ganglionar y de la piel ante la existencia de síntomas o signos específicos.

Es importante considerar que, en las gestantes, se deben aplicar los mismos criterios del cribado de cáncer de cuello uterino que en el resto de la población, por lo que será necesario realizar una citología o determinación del virus del papiloma humano a las mujeres a las que corresponda por el ritmo del cribado o en aquellas en las que no se han seguido las recomendaciones de cribado establecidas.

Con frecuencia, la evaluación del tumor y de su extensión requerirá pruebas de imagen. Cuando se requiere diagnóstico por imágenes en el embarazo, la ecografía y la resonancia magnética son las recomendadas, ya que se asocian a un riesgo mínimo o nulo. El uso de técnicas de radiología convencional y de la tomografía computarizada se ha asociado a resultados adversos, como abortos espontáneos, malformaciones, retraso mental o carcinogénesis, si bien el efecto sobre el desarrollo del embarazo depende de la dosis de radiación, la ubicación anatómica de interés y la edad gestacional.

Cabe señalar que los procedimientos radiológicos convencionales exponen al embrión o feto a dosis de radiación inferiores a 50 mGy (equivalente a 5 rad), y que por debajo de ese umbral no hay evidencia de un aumento del riesgo en cuanto a malformaciones, retraso mental, disminución del crecimiento o abortos. En las primeras 4 semanas de gestación, el efecto de la radiación sigue la «ley del todo o nada», de forma que el umbral para que se produzca un aborto como consecuencia de la exposición es de 100 mGy (10 rad). En etapas posteriores de organogénesis y maduración de estructuras, las principales secuelas son malformaciones (la más frecuente es la microcefalia), restricción del crecimiento y retraso mental. Cabe señalar que el período entre 12 y 28 semanas de vida intrauterina es especialmente vulnerable para el sistema nervioso central fetal, con posible afectación por alteración del desarrollo neuronal. La exposición a radiaciones ionizantes también aumenta el riesgo de cáncer infantil, especialmente de leucemia, de manera que la exposición a 1 rad aumenta el riesgo del 2,5 ‰ al 3,5 ‰. Véanse las dosis de exposición de las pruebas radiológicas más comunes (**Tabla 16-1**).

Se puede considerar, por tanto, que la ecografía y la resonancia magnética nuclear sin gadolinio son las pruebas principales para el diagnóstico oncológico en el embarazo y que,

por tanto, el uso de otro tipo de pruebas precisa un meticuloso análisis de los riesgos y beneficios.

En relación con la utilidad de los marcadores tumorales durante el embarazo, es preciso señalar que sus valores deben ser interpretados con cautela, especialmente con referencia a los marcadores ováricos. Los niveles de gonadotropina coriónica humana, alfafetoproteína o CA-125 van a encontrarse elevados de forma habitual en las gestantes, mientras que los de HE-4 suelen estar disminuidos. Los valores de antígeno carcinoembrionario, CA-19.9 y lactato-deshidrogenasa (LDH) no tienen por qué alterarse.

TRATAMIENTO DEL CÁNCER DURANTE LA GESTACIÓN

Uno de los objetivos del manejo de la gestante oncológica debe ser evitar la prematuridad yatrógena. Por ello, las estrategias terapéuticas que se han de consensuar con la embarazada deben combinar el mayor beneficio para la enfermedad materna con el menor de los perjuicios para el feto en términos de prematuridad o exposición a agentes potencialmente teratógenos.

Los cambios fisiológicos que ocurren en el embarazo afectan a la semivida de los fármacos y a su biodisponibilidad. La existencia de un aclaramiento renal aumentado, un metabolismo hepático acelerado, una disminución de la concentración de albúmina y el tercer espacio que representa la bolsa amniótica afectan a la concentración del fármaco. Por otro lado, la mayoría de los fármacos utilizados en quimioterapia oncológica presentan un peso molecular menor de los 600 kDa, lo que facilita el paso transplacentario. Por tanto, los riesgos potenciales sobre el feto van a depender de la edad gestacional y del tiempo de exposición fetal.

En los primeros estadios del embarazo, la exposición embrionaria a la quimioterapia también sigue la «ley del todo o nada». Se estima que el riesgo de aborto cuando se utiliza quimioterapia con solo agente es del 6 %, y que llega al 17 % en los casos en los que usan regímenes de politerapia, por lo que, en la medida de lo posible, habría que evitar el uso de quimioterápicos durante las primeras 8-12 semanas. A partir de las 8 semanas, existe riesgo de malformación fetal, y se estima entre el 10 % en monoterapia y el 20 % en politerapia. Superado el segundo trimestre, la principal consecuencia sobre el feto es la restricción de crecimiento fetal, que ocurre en el 40 % de las ocasiones. Véanse los principales agentes quimioterápicos (**Tabla 16-2**).

Cuando se trata de tumores de crecimiento lento diagnosticados en el primer trimestre, puede considerarse retrasar el tratamiento al menos hasta el segundo trimestre. Sin embargo, en caso de existir algún dato de agresividad, o si el cáncer se encuentra en estadios avanzados, el retraso en el tratamiento podría afectar a la supervivencia materna, por lo que lo recomendable es consensuar con la gestante el inicio del tratamiento con quimioterapia, preferiblemente en monoterapia. Los agentes alquilantes (ciclofosfamida) son algo menos teratógenos que los antimetabolitos (metotrexato). En casos seleccionados, se puede iniciar el tratamiento con antraciclinas o alcaloides de la vinca en monoterapia.

El diagnóstico en el segundo trimestre hace razonable el inicio del tratamiento quimioterápico, salvo que se trate de

Tabla 16-1. Dosis estimadas de exposición fetal en diferentes pruebas radiológicas

Técnica radiológica	Dosis de exposición fetal (rad)
Rx de tórax	0,01
Rx de abdomen	0,02
Rx de miembros	0,001
Mamografía	0,002
TC de cráneo	< 0,05
TC de tórax	< 0,1
TC de abdomen y pelvis	2,6

Adaptada de: Patel SJ, Reede DL, Katz DS, Subramaniam R, Amorosa JK. Imaging the pregnant patient for nonobstetric conditions: algorithms and radiation dose considerations. Radiographics. 2007;27(6):1705-22.
Rx: radiografía; TC: tomografía computarizada.

Tabla 16-2. Principales agentes quimioterápicos

Clase de fármaco	Fármaco
Agentes alquilantes	Ciclofosfamida Ifosfamida Dacarbazina Procarbazina Busulfano Clorambucilo
Antimetabolitos	5-fluorouracilo 6-mercaptopurina Metotrexato Citarabina
Antibióticos antitumorales	Antraciclina Doxorubicina Epirubicina Actinomicina D Bleomicina
Inhibidores de la topoisomerasa	Topotecán Etopósido Mitoxantrona
Alcaloides	Vinblastina Vincristina
Taxanos	Paclitaxel Docetaxel
Platino	Cisplatino Carboplatino Oxaliplatino
Anticuerpos monoclonales	Imatinib Rituximab
Otros factores	Edad materna (mayor de 35/40 años)

Adaptada de: Berends C, Maggen C, Lok CAR, Van Gerwen M, Boere IA, Wolters VERA, *et al*. Maternal and neonatal outcome after the use of G-CSF for cancer treatment during pregnancy. Cancers (Basel). 2021;13(6):1-12.

un tumor de crecimiento lento que permita demorar el tratamiento hasta el final del embarazo. Si el diagnóstico se realiza en el tercer trimestre, después de la semana 32, puede considerarse demorar el tratamiento hasta el final del embarazo una vez alcanzado el término, o la finalización del embarazo en caso de tratarse de un tumor de mayor agresividad o más avanzado, ya que el riesgo derivado de la prematuridad y el de exposición fetal a la quimioterapia tienden a equilibrarse a partir de esta semana. El uso de corticoides para promover la maduración fetal está formalmente indicado en caso de parto inminente por debajo de las 34 semanas, mientras que, en general, el tratamiento quimioterápico no se considera por encima de esta semana: es razonable esperar hasta después del parto.

El uso de factores estimulantes de colonias no está contraindicado durante el embarazo, ya que no aumenta el número de muertes fetales ni la teratogenia. Las náuseas y los vómitos inducidos por la quimioterapia, así como las reacciones alérgicas, son los efectos secundarios más frecuentes de la quimioterapia. La mayoría de los fármacos preventivos utilizados normalmente en pacientes no gestantes pueden administrarse con seguridad también durante el embarazo. El ondansetrón es el fármaco más estudiado de esta clase y puede administrarse con seguridad. Siendo antagonista de los receptores de histamina de tipo 2, utilizado sobre todo para la premedicación de taxanos, puede utilizarse para prevenir reacciones alérgicas sin un aumento del riesgo de malformaciones mayores.

La administración de corticoesteroides se utiliza habitualmente para prevenir las náuseas y los vómitos inducidos por la quimioterapia y las reacciones anafilácticas. La administración de dexametasona durante el primer trimestre del embarazo, en modelos animales, se ha asociado a un mayor riesgo de malformaciones importantes, como paladar hendido, deterioro de la función renal, bajo peso al nacer y trastornos del desarrollo cerebral. Sin embargo, las pruebas procedentes de estudios en humanos son menos convincentes: los estudios retrospectivos sugirieron un impacto significativo de la administración de dexametasona en los resultados cognitivos y metabólicos, aunque se requieren estudios prospectivos con un seguimiento más prolongado para dilucidar mejor estos aspectos. Dados los posibles resultados adversos asociados a la dexametasona, la metilprednisolona debería ser el corticoide de elección en las gestantes. No existen pruebas publicadas sobre la seguridad de los inhibidores de la neurocinina 1 durante el embarazo.

Tanto el embarazo como el cáncer aumentan el riesgo de tromboembolia venosa. Por lo tanto, la coexistencia de embarazo y cáncer simultáneos es una indicación para considerar la dosificación profiláctica de la anticoagulación, especialmente en mujeres que tienen factores de riesgo adicionales. Se ha de destacar que el riesgo trombótico es más alto en el período posparto inmediato. El agente antitrombótico preferido es la heparina de bajo peso molecular, que no atraviesa la placenta y se considera segura en el embarazo.

En cualquier caso, se recomienda suspender el tratamiento quimioterápico 3 semanas antes del parto, con idea de evitar la neutropenia neonatal secundaria al paso transplacentario de los fármacos, así como suprimir la lactancia materna en caso de que el tratamiento continúe en el puerperio, dada su excreción a través de la leche materna.

CÁNCER DE MAMA Y EMBARAZO

Desde un punto de vista epidemiológico, tener el primer embarazo después de los 30 años resulta ser un factor de riesgo de algunos tipos de cáncer de mama (luminal *A-like*), y el riesgo de diagnosticar un cáncer de mama aumenta al menos durante los primeros 5 años tras el parto.

Se ha demostrado que el cáncer de mama durante el embarazo se asocia a una menor prevalencia de expresión de receptores hormonales, por lo que predominan subtipos más agresivos, propios de edades más tempranas, como el triple negativo o el receptor 2 del factor de crecimiento epidérmico humano (HER2) positivo. El diagnóstico se produce con mayor frecuencia en estadios más avanzados en comparación con mujeres no gestantes, lo que contribuye potencialmente a determinar un peor pronóstico. Esto puede estar relacionado con el retraso en el diagnóstico, con un estadiaje subóptimo debido a la teratogenicidad de la mayoría de los procedimientos radiológicos de imagen y con el riesgo de un manejo subóptimo. Aunque la mortalidad del cáncer de mama diagnosticado durante el embarazo es solo un 3 %

mayor a la observada en las mujeres no embarazadas, el riesgo se dispara cuando el diagnóstico se realiza durante el primer año tras el parto.

En las gestantes con cáncer de mama tratadas en el segundo y el tercer trimestre con 5-fluorouracilo, doxorubicina y ciclofosfamida, en comparación con pacientes no gestantes emparejadas por edad, estadio de la enfermedad y año de diagnóstico, se ha demostrado una mejora estadísticamente significativa en la supervivencia libre de enfermedad, en la supervivencia libre de progresión y en la supervivencia global de las pacientes gestantes. El diagnóstico de cáncer de mama durante el embarazo no se asocia a peores resultados *per se*, si las pacientes reciben tratamientos locales y sistémicos estándar.

Para comprender mejor la biología del cáncer de mama durante el embarazo, se ha intentado identificar alteraciones moleculares específicas, en comparación con mujeres no grávidas. Un perfil de alteraciones del número de copias de todo el genoma en muestras de tumores primarios no reveló diferencias entre las pacientes y los controles. Sin embargo, la secuenciación del genoma completo mostró que el cáncer de mama asociado al embarazo presenta un número significativamente mayor de mutaciones no silentes, mutaciones en la familia de genes de la mucina y un enriquecimiento de la firma mutacional de la deficiencia de reparación de emparejamientos erróneos, así como niveles más altos de linfocitos estromales e infiltrantes de tumores, lo que sugiere un posible impacto del embarazo en la biología tumoral.

Se ha estudiado el perfil genómico del cáncer de mama asociado al embarazo, y se ha demostrado la expresión aberrante de varios oncogenes *(MYC, SRC, FOS)*, genes supresores de tumores *(TP53, PTEN, CAV1)*, genes reguladores de la apoptosis *(PDCD4, BLC2, BIRC5)*, genes reguladores de la transcripción *(JUN, KLF1, SP110)* y genes implicados en los mecanismos de reparación del ácido desoxirribonucleico *(Sig20, BRCA1/2, FEN1)*, en la proliferación celular *(AURKA, MKI67)* y en la respuesta inmunitaria *(PD1, PDL1)*.

Tratamientos contra el cáncer de mama durante el embarazo

Las directrices recomiendan que el cáncer de mama durante el embarazo se trate siguiendo las mismas recomendaciones que las neoplasias malignas de mama en las mujeres jóvenes no grávidas. Las características clínico-patológicas, la edad gestacional en el momento del diagnóstico del cáncer de mama, la fecha prevista del parto y las preferencias de las pacientes son los factores cruciales que deben tenerse en cuenta para un tratamiento óptimo. Es muy recomendable un enfoque multidisciplinar para obtener los mejores resultados posibles para la madre y el hijo.

Terapia local: cirugía

La cirugía del cáncer de mama se considera segura durante todo el embarazo, y debe seguir las mismas recomendaciones que para las mujeres no gestantes siempre que sea factible.

Dado que la radioterapia debe posponerse tras el parto, el tipo de cirugía mamaria se ve influido principalmente por el momento previsto de inicio de la radioterapia, y debe discutirse en el seno de un equipo multidisciplinar.

Las pacientes diagnosticadas en el primer trimestre, no candidatas a recibir quimioterapia y que deseen realizar la cirugía conservadora de la mama y proseguir el embarazo deben ser informadas de que un retraso prolongado en el inicio de la radioterapia adyuvante podría dar lugar a un aumento potencial del riesgo de recidiva local. Se han observado tasas de supervivencia similares entre las mujeres que se sometieron a cirugía conservadora de la mama o cirugía radical. La reconstrucción mamaria inmediata mediante un expansor tisular puede realizarse tras una mastectomía, sin que aumente aparentemente la morbilidad para la paciente o el feto. No obstante, deben tenerse en cuenta los cambios fisiológicos de la mama de las mujeres embarazadas, y puede considerarse la reconstrucción diferida después del parto.

La biopsia del ganglio linfático centinela en las gestantes es un tema controvertido. Si se ofrece a las gestantes la biopsia del ganglio centinela, la opción preferida debe ser la inyección de una solución de coloide de tecnecio-99m. Para minimizar la exposición a la radiación, es preferible adoptar el protocolo de un día, e inyectar el coloide en la mañana del día de la cirugía. El colorante azul y el azul isosulfán deben evitarse, por su riesgo de inducir una reacción materna alérgica o anafiláctica; el azul de metileno está contraindicado durante el primer trimestre por su conocido efecto teratogénico.

Quimioterapia

Durante el primer trimestre, la exposición a agentes citotóxicos puede interferir en la organogénesis fetal, lo que provoca un aumento del riesgo de abortos espontáneos y malformaciones congénitas en aproximadamente el 14 % de los casos. Por lo tanto, la quimioterapia está contraindicada durante el primer trimestre. Si hay una necesidad urgente de iniciar la quimioterapia en este lapso, se debe discutir cuidadosamente con las pacientes la opción de interrumpir el embarazo para evitar el retraso en el inicio del tratamiento.

Después del primer trimestre, la prevalencia de malformaciones fetales debidas a regímenes quimioterápicos desciende al 3 %, de forma similar a lo observado en la población general. Así pues, la quimioterapia puede administrarse con seguridad en el segundo y el tercer trimestre, siempre con una estrecha vigilancia de la madre y el feto.

En la actualidad, las antraciclinas, la ciclofosfamida y los regímenes basados en taxanos representan el tratamiento de referencia neoadyuvante de las pacientes con cáncer de mama. Los compuestos de platino pueden desempeñar un papel en el tratamiento neoadyuvante de pacientes con cáncer de mama triple negativo.

Se conocen los principales resultados sobre el uso de antraciclinas y taxanos durante el embarazo en términos de complicaciones de la gestación y los resultados fetales. Desde hace muchos años, se sabe que las antraciclinas y los agentes alquilantes (como la ciclofosfamida) son seguros para las gestantes; desde hace poco tiempo, se dispone de pruebas más tranquilizadoras sobre la seguridad del uso de taxanos durante el embarazo.

Los posibles efectos tóxicos fetales de los derivados del platino son escasos, debido a su implicación menos frecuente en los protocolos de tratamiento estándar del cáncer de mama. La quimioterapia basada en platino se asocia a un menor tamaño para la edad gestacional. En general, los regímenes que contienen antraciclinas y taxanos parecen ser seguros en el segundo y el tercer trimestre del embarazo.

El uso de quimioterapia de alta densidad (mediante la reducción de los intervalos entre ciclos de tratamiento y la intensificación de la dosis administrada) se ha considerado un estándar de atención para el tratamiento de pacientes con cáncer de mama de alto riesgo. Se dispone de pocos datos sobre el uso de este esquema en pacientes con cáncer de mama durante el embarazo.

Hormonoterapia

La hormonoterapia está contraindicada para el tratamiento del cáncer de mama durante el embarazo. En modelos animales, el tamoxifeno produce efectos teratogénicos, que afectan con mayor frecuencia al aparato genitourinario, y aumenta el riesgo de desarrollar cáncer de mama en la descendencia. Se han informado malformaciones mayores (incluidos genitales ambiguos, secuencia de Pierre Robin y displasia oculoauriculovertebral), malformaciones menores (marcas cutáneas preauriculares e hipermetropía grave) y fetos sin ninguna malformación.

La tasa de malformaciones mayores tras la exposición al tamoxifeno fue del 17,6 %, mientras que en la población general no expuesta fue de alrededor del 3 %. Se sabe que este fármaco provoca alteraciones celulares similares a las del dietilestilbestrol, y se asocia a efectos adversos a largo plazo que se hacen más evidentes en etapas posteriores de la vida; por lo tanto, es posible que el impacto de la exposición al tamoxifeno no se limite únicamente a las malformaciones mayores observadas en el nacimiento.

Las directrices internacionales contraindican el uso de tamoxifeno durante el embarazo y, en caso de exposición accidental, la administración del fármaco debe interrumpirse rápidamente si la paciente desea continuar el embarazo.

En las pacientes que deseen concebir, se recomienda un período de lavado de 3 meses tras suspender el tamoxifeno. No se dispone de datos sobre la exposición a los inhibidores de la aromatasa (letrozol) durante el embarazo, aunque se ha estudiado su potencial teratogénico en modelos animales.

Terapias dirigidas

Las terapias dirigidas para el tratamiento del cáncer de mama se han utilizado cada vez más en los últimos años. El anticuerpo monoclonal anti-HER2 trastuzumab es el tratamiento de referencia para el cáncer de mama HER2-positivo. Las directrices actuales contraindican el uso de trastuzumab durante el embarazo; principalmente, esto se debe al mayor riesgo de desarrollar oligohidramnios y/o anhidramnios, así como a las consecuencias desconocidas a largo plazo sobre el feto. La administración del trastuzumab en el segundo/tercer trimestre del embarazo llevó a la aparición de oligo-

hidramnios/anhidramnios, lo que puede estar relacionado con la posible inhibición sobre los receptores del factor de crecimiento epitelial (EGFR) expresados en el riñón fetal, lo que provoca una disminución de la producción de líquido amniótico. El trastuzumab es una molécula de gran tamaño que requiere un transporte activo a través de la barrera transplacentaria mediante un mecanismo específico que no está activo durante la fase temprana de la gestación. La producción de líquido amniótico se reinicia tras la interrupción del trastuzumab, ya que este efecto parece ser reversible. Dado que los efectos renales se han observado después del cuarto mes, una exposición accidental del feto en el primer trimestre no debería requerir la interrupción del embarazo. No obstante, el uso de trastuzumab durante el embarazo sigue estando contraindicado. El lapatinib es un inhibidor de la tirosina-cinasa anti-HER2 aprobado para el tratamiento de pacientes con cáncer de mama metastásico HER2-positivo. Al ser una molécula pequeña, se espera que pueda atravesar la placenta durante todas las fases del embarazo. En los últimos años, varios agentes anti-HER2, especialmente el pertuzumab, el trastuzumab-emtansina y el neratinib, se están utilizando en el contexto de la terapia precoz, pero hasta ahora no se dispone de datos sobre su administración en gestantes, por lo que están contraindicados.

Cada vez se usa más la información genética sobre las células del cáncer de mama para categorizar este cáncer. Esto ayuda a tomar decisiones sobre qué tratamientos son los más adecuados en la paciente no gravídica.

Sobre esta base, se distinguen los siguientes grupos:

- **Grupo 1 (luminal A)**. Tumores que son ER-positivos, PR-positivos y HER2-negativos. Las pacientes tienen probabilidades de beneficiarse de los tratamientos hormonales, y también de la quimioterapia.
- **Grupo 2 (luminal B)**. Tumores que son receptores de estrógeno ER-positivos, receptores de progesterona PR-negativos y HER2-positivos. Las pacientes tienen probabilidades de beneficiarse de la quimioterapia, de la terapia hormonal y del tratamiento dirigido al receptor del factor de HER2.
- **Grupo 3**. Tumores que son ER-negativos, PR-negativos y HER2-positivos. Las pacientes tienen probabilidades de beneficiarse de la quimioterapia y el tratamiento dirigido al receptor.
- **Grupo 4 (tipo basal)**. Este tipo, que también se denomina cáncer de mama triple negativo, incluye tumores que son ER-negativos, PR-negativos y HER2-negativos. Las pacientes de este grupo tienen probabilidades de beneficiarse de la quimioterapia.

Recientemente, la adición a la terapia endocrina de los inhibidores de la cinasa dependiente de ciclina 4/6 (CDK4/6i) abemaciclib mostró resultados prometedores en el contexto adyuvante para pacientes con alto riesgo de recaída, lo que lleva a un papel potencial de estos fármacos en la fase inicial en los próximos años. Hasta la fecha, no se dispone de datos sobre la seguridad de los CDK4/6i durante el embarazo, por lo que actualmente su uso está contraindicado durante este.

Inmunoterapia

La inmunoterapia con anticuerpos dirigidos contra la proteína 1 de muerte celular programada (PD-1) o su ligando (PD-L1) se está convirtiendo en una opción relevante en el tratamiento del cáncer de mama, especialmente para el subtipo triple negativo. Durante el embarazo, la madre desarrolla una tolerancia inmunitaria hacia el feto en la que interviene la vía PD-1/PD-L1; por lo tanto, su inhibición podría dar lugar a una respuesta inmunitaria contra el feto. Los datos derivados del uso de anti-PD-1/anti-PD-L1 en modelos animales preñados informaron de un aumento de la tasa de abortos espontáneos en el tercer trimestre, partos prematuros y mortalidad al nacer. La inmunoterapia durante el embarazo está contraindicada hasta que se disponga de datos adicionales sobre la seguridad de estos compuestos en este contexto.

Impacto del tratamiento del cáncer de mama en los resultados del embarazo

Una preocupación importante a la hora de tratar el cáncer de mama durante el embarazo es el posible impacto negativo de los tratamientos contra el cáncer en la salud del feto. Aunque la quimioterapia puede administrarse durante el segundo y el tercer trimestre sin aumentar el riesgo de malformaciones, no puede excluirse un mayor riesgo de complicaciones en el embarazo.

Existe un mayor riesgo de mortinatos, edad gestacional pequeña y parto prematuro en los casos expuestos (denominados como *cáncer materno diagnosticado durante el embarazo*) en comparación con los partos no expuestos. La monitorización del crecimiento fetal y las decisiones sobre el momento del parto, con el objetivo de que llegue a término, son fundamentales para reducir la morbilidad y la mortalidad neonatales.

El estudio histológico de la placenta de mujeres expuestas a la quimioterapia reveló una disminución de la neovascularización y una mayor proliferación y apoptosis en comparación con mujeres no expuestas a la quimioterapia de la misma edad gestacional.

Debe realizarse una evaluación ecográfica del feto y del líquido amniótico al menos cada 3 semanas durante el tratamiento, principalmente para excluir la restricción del crecimiento fetal. En cuanto a la salud de la madre, debe realizarse una evaluación de la presión arterial y la proteinuria antes de cada ciclo. El modo de parto no debe diferir de las indicaciones en las mujeres sin cáncer.

Con la atención neonatal avanzada actual, el límite de edad gestacional para la viabilidad fetal es de 24 semanas. Un feto se considera prematuro grave hasta las 28 semanas, y el riesgo de muerte neonatal o discapacidad permanente sigue siendo alto. Aunque las complicaciones en el recién nacido por partos prematuros tardíos (34-36 semanas) son raras, las complicaciones por prematuridad son la causa principal de los resultados neonatales adversos en esta población, independientemente de la exposición a la quimioterapia. Los riesgos incluyen hemorragia intraventricular, bradicardia, necesidad de asistencia respiratoria, enterocolitis necrosante, sepsis, convulsiones, hipoglucemia y problemas de alimentación. El parto después de las 37 semanas debe ser el objetivo, si se puede lograr sin comprometer la seguridad materna. Si se considera que un parto prematuro agiliza el tratamiento materno, se debe tener en cuenta la posibilidad de resultados adversos en el feto.

Hasta la fecha, los datos son tranquilizadores e informan de que el desarrollo cognitivo, psicológico y neurológico (así como el resultado cardíaco) de los niños tras la exposición intrauterina a la quimioterapia son similares a los de los bebés nacidos de mujeres sanas.

A pesar de que la incidencia de parto prematuro y pequeños para su edad gestacional es mayor en los grupos expuestos, el desarrollo es normal, y la quimioterapia no tiene efectos adversos claros sobre el crecimiento y la función cognitiva y cardíaca en la primera infancia, lo que sugiere que el diagnóstico de cáncer en el embarazo no debe ser una indicación de interrupción de este. El único factor asociado a un peor resultado cognitivo es la prematuridad, independientemente de los tratamientos anticancerosos. Entonces, las madres pueden ser conscientes de que el tratamiento antineoplásico después del primer trimestre puede no considerarse perjudicial para el feto y, aunque existe una mayor probabilidad de prematuridad en comparación con la población general, el riesgo de desarrollar complicaciones no difiere entre los recién nacidos de mujeres sin cáncer durante el embarazo.

Por lo tanto, la recomendación debe ser un parto a término, así como la estrategia de tratamiento mejor adaptada para optimizar los resultados obstétricos y neonatales.

CÁNCER CERVICAL Y EMBARAZO

La proporción de mujeres con cáncer de cuello uterino que están embarazadas en el momento del diagnóstico, o en el puerperio, es bajo, sobre el 1-3 %. Sin embargo, el cáncer de cuello es el segundo más frecuentemente diagnosticado durante el embarazo: entre 0,8 y 1,5 por cada 10.000 nacimientos.

La escasa frecuencia hace que los ensayos grandes o los estudios aleatorios sean imposibles, de forma que las guías hasta ahora se basan en pequeñas series de casos y opiniones de expertos. Por ello, hoy en día, los protocolos diagnósticos y terapéuticos son prácticamente los mismos en mujeres embarazadas y no embarazadas. En las embarazadas, se puede proponer la cirugía como tratamiento primario del cáncer de cuello uterino en estadios iniciales; en las mujeres con estadios avanzados, la quimioterapia neoadyuvante es una posible opción de tratamiento.

En cualquier caso, el manejo debe ser siempre multidisciplinar e individualizado, ya que el tratamiento dependerá del tamaño del tumor, de los hallazgos en las pruebas de imagen, del momento del embarazo en el que se hace el diagnóstico y de los deseos de las pacientes con respecto a la continuación frente a la terminación del embarazo.

Actualmente, cuando se trata de estadios precoces en el segundo o tercer trimestre de gestación, la tendencia actual es ofrecer tratamientos más conservadores; se ha comprobado que la demora en el tratamiento de 16 semanas en estadios hasta IB1, sin afectación ganglionar, no afecta a la supervivencia. También la quimioterapia neoadyuvante ayuda a controlar la enfermedad; de esta forma, se puede retrasar el parto hasta semanas más seguras para el feto. El embarazo no parece afectar a la agresividad del tumor, de forma que la decisión sobre el momento en el que iniciar el tratamiento y cuándo finalizar la gestación son los aspectos más importantes para valorar el pronóstico materno y fetal.

Lesiones escamosas preneoplásicas

Es preciso señalar que los cambios inmunitarios que el embarazo conlleva permiten una reactivación de la infección por el virus del papiloma humano en las mujeres infectadas, si bien este hecho tiene escasa relevancia en la evolución de las lesiones cervicales, ya que este fenómeno regresa tras el embarazo y el efecto del virus sobre las células epiteliales debe ser prolongado para que conlleve un aumento del riesgo oncogénico efectivo.

La citología cervical no aumenta el riesgo de aborto, por lo que toda mujer embarazada debe mantener el ritmo habitual de cribado, incluyendo la realización de citología y muestra de virus del papiloma humano si lo precisa. En caso de diagnóstico de una lesión intraepitelial, es necesaria la realización de una colposcopia, cuya interpretación es más compleja durante el embarazo. En caso de lesión escamosa intraepitelial (LSIL) no será preciso que se realice una biopsia. Si se trata de una lesión de alto grado, se recomienda la realización de una conización, superficial, ya que la eversión de la mucosa endocervical hace innecesaria la realización de una conización más profunda. El objetivo es descartar la existencia de invasión, de forma que, una vez descartada, pueda demorarse el tratamiento hasta el final del embarazo. La decisión sobre la vía del parto no debe verse afectada por la existencia de una lesión escamosa preneoplásica. Tras un parto vaginal, se ha descrito la desaparición de las lesiones hasta en el 74 % de las ocasiones.

Sin que exista un uso extendido actualmente para la prevención del cáncer de cuello o el seguimiento de lesiones intraepiteliales, merece la pena señalar que Ki-67 y p-16INK4a son biomarcadores inmunohistoquímicos propuestos para el seguimiento de citologías con células escamosas atípicas y LSIL. La sobreexpresión p16 en casos de LSIL o células escamosas atípicas se asocia a la progresión hacia lesiones de alto grado. A su vez, la doble tinción p16/Ki-67 ayuda a discriminar células que, además de presentar actividad proliferativa, sobreexpresan a la proteína p16. Serán esas células precisamente las que exhiban integración del material genético del virus del papiloma humano y, por tanto, representarán lesiones de alto grado o lesiones de bajo grado con capacidad de progresión. De igual forma, la detección de la actividad telomerasa se ha usado como marcador de integración vírica y, por tanto, de progresión de las lesiones. Teóricamente, la negatividad de estos marcadores evitaría la necesidad de colposcopia y/o biopsia en casos de citologías con células escamosas atípicas o LSIL.

Cáncer invasivo

En el primer trimestre, debido al riesgo de aborto o malformación fetal, no estaría indicado iniciar ningún tratamiento quimioterápico ni procedimiento quirúrgico diagnóstico o terapéutico. Desde una perspectiva multidisciplinar, en estadios precoces (IA-IB1), será preciso obtener el consentimiento de la gestante para esperar al segundo trimestre; en estadios avanzados (por encima del estadio IB2 de la Federación Internacional de Ginecología y Obstetricia [FIGO]), se discute la posibilidad de una terminación legal de la gestación para iniciar la estrategia terapéutica.

El manejo inicial en el segundo trimestre es similar al de la mujer no embarazada. La resonancia magnética nuclear con gel intravaginal es la prueba complementaria más adecuada para evaluar el tumor primario, si bien la especificidad para la evaluación de los ganglios linfáticos es baja. Dado que la evaluación ganglionar tiene un importante valor pronóstico, y dado que la tomografía por emisión de positrones no es, por lo general, una prueba recomendada durante el embarazo, la técnica propuesta para la evaluación ganglionar es la cirugía laparoscópica.

En el segundo trimestre las opciones terapéuticas dependen del estadio del tumor y de los deseos de la mujer de conservar el embarazo.

En casos avanzados (estadios FIGO II-IV y casos con ganglios afectos), si la mujer decide interrumpir la gestación, el tratamiento es similar al de la mujer no embarazada. La radioterapia se puede aplicar antes o después de la histerectomía, teniendo en cuenta que, cuando se realiza con el feto en útero, el aborto espontáneo suele consumarse entre 4 y 6 semanas después, y las complicaciones obstétricas son más frecuentes. Cuando la mujer decide continuar el embarazo, en los estadios precoces, el tratamiento de elección es quirúrgico conservador, de forma que en los estadios FIGO IA1 y FIGO IA2 se preconiza la conización con evaluación laparoscópica de ganglios, mientras que en los estadios FIGO IB1 menores de 2 cm, se proponen diversas opciones, como la conización y laparoscopia exploradora para los ganglios o la quimioterapia neoadyuvante hasta el parto. La quimioterapia neoadyuvante hasta el final de la gestación está indicada en estadios avanzados (FIGO IB2-IIA), y se utiliza una combinación de agentes derivados del platino y taxanos en intervalos de 3 semanas.

En el tercer trimestre, la mejor opción es la actitud expectante, de manera que, en estadios precoces (hasta FIGO IB1 menor de 2 cm), lo indicado es demorar el tratamiento hasta que el feto esté maduro y el embarazo termine, habitualmente por encima de las 34 semanas. Otra opción podría ser la neoadyuvancia quimioterápica antes de las 34 semanas.

Mientras que, en los casos de lesiones preinvasivas de bajo grado, está indicada la vía vaginal para la finalización del embarazo, en los casos de tumores invasivos, está indicada la finalización mediante cesárea con histerectomía radical en el mismo acto o diferida (**Fig. 16-1**).

CÁNCER DE OVARIO

Las masas anexiales se detectan en el 2-5 % de los embarazos, pero más del 90 % se resuelven durante la gestación. El tamaño está inversamente relacionado con la regresión y directamente relacionado con las tasas de complicaciones. Solo entre el 2 y el 5 % de las masas anexiales son malignas. Las lesiones sintomáticas o con criterios de sospecha ecográ-

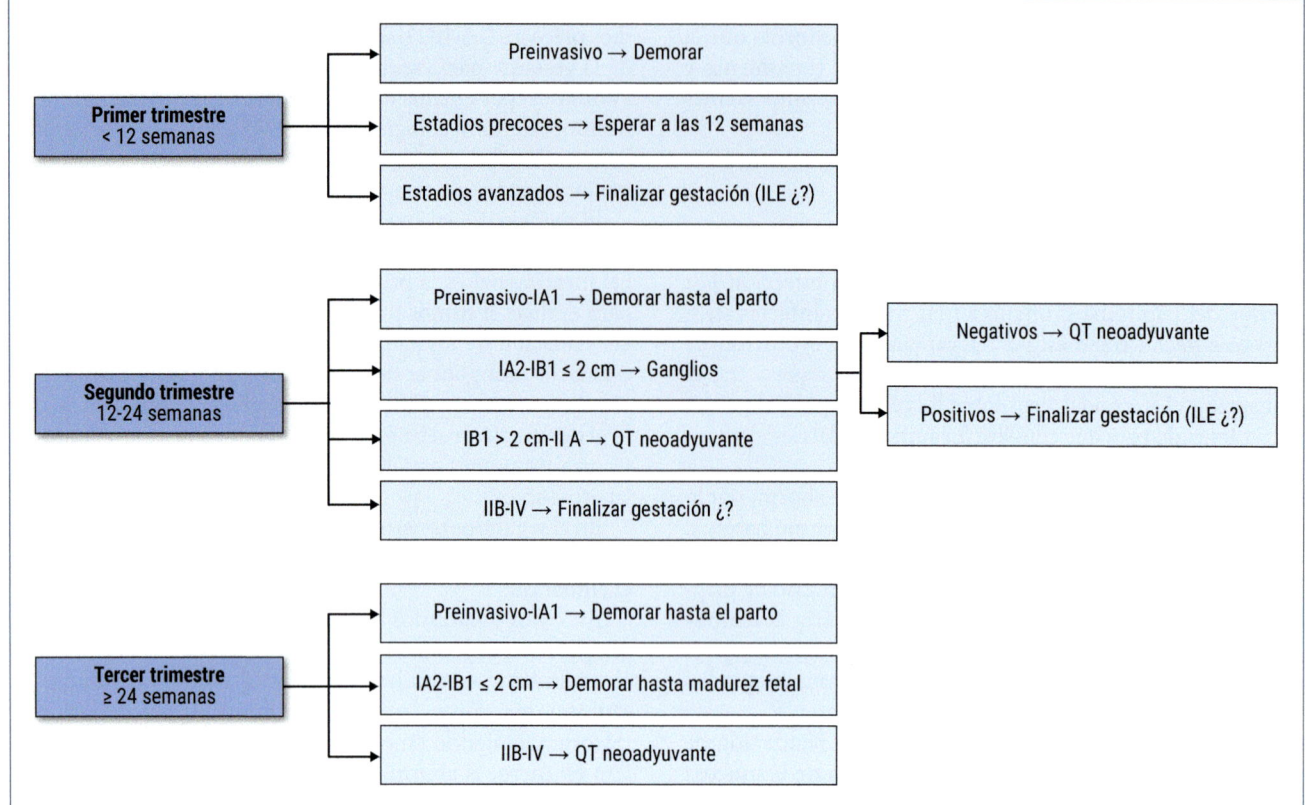

Figura 16-1. Posibilidades terapéuticas en los casos de cáncer de cuello uterino en gestantes.
ILE: interrupción legal del embarazo; QT: quimioterapia.

fica tienen indicación de cirugía; el período entre las 15 y las 20 semanas es el mejor momento, dado el menor riesgo de aborto espontáneo, la remota posibilidad de dañar un cuerpo lúteo funcionante, el menor riesgo de toxicidad fetal por anestésicos, y también por la posibilidad de resolución de muchas lesiones benignas.

Las neoplasias ováricas más frecuentemente diagnosticadas en el embarazo son los tumores de células germinales, específicamente los disgerminomas y, menos frecuentemente, los tumores del saco vitelino. Tienen típicamente un crecimiento rápido y unilateral, aunque los disgerminomas son bilaterales en el 10 % de las ocasiones. Los valores de alfafetoproteína y LDH están habitualmente elevados. La extirpación del tumor con salpingooforectomía unilateral con estadificación quirúrgica completa (incluyendo linfadenectomía pélvica y paraaórtica) suele ser suficiente en la mayoría de las ocasiones, sin que se precise quimioterapia adyuvante en los casos de disgerminoma estadios IA y los teratomas IA-B grado 1 y 2. En el resto de los casos, se recomienda quimioterapia, habitualmente con bleomicina, etopósido y cisplatino.

Los tumores de los cordones sexuales son raros y excepcionalmente diagnosticados durante el embarazo.

Por otro lado, los tumores *borderline* son también de los tumores de ovario más frecuentemente diagnosticados durante el embarazo, ya que un tercio de ellos se diagnostican en mujeres menores de 40 años. Habitualmente, se tratan mediante salpingooforectomía unilateral; la cirugía de estadiaje y reasignación se puede completar en el momento de la cesárea o el puerperio.

Finalmente, los tumores epiteliales son muy poco frecuentemente diagnosticados durante el embarazo, y cuando ocurren suelen ser serosos (48 %) o mucinosos (28 %). En su diagnóstico es preciso tener encuenta que el marcador CA-125 se encuentra habitualmente elevado durante el primer trimestre. El diagnóstico de un cáncer epitelial avanzado de ovario en el primer trimestre obliga a iniciar el tratamiento de forma precoz, por lo que la gestante deberá valorar la continuidad/finalización de la gestación. Cuando se diagnostica un cáncer epitelial de ovario en el segundo trimestre, debe realizarse la extirpación de toda la enfermedad visible, respetando el útero para minimizar el riesgo de un parto inmaduro. La quimioterapia adyuvante o neoadyuvante basada en platino y taxanos se puede administrar de forma segura durante el segundo y el tercer trimestre, de manera que, en los casos en los que se realiza neoadyuvancia, la cirugía de intervalo puede hacerse coincidir con una cesárea o realizarse en el puerperio.

OTROS TUMORES DURANTE EL EMBARAZO

A continuación, se estudiarán las neoplasias oncohematológicas, los linfomas y la leucemia mieloide aguda.

Neoplasias oncohematológicas

Las neoplasias oncohematológicas vienen a representar el 25 % de los cánceres diagnosticados durante el embarazo, y se presentan con síntomas muy inespecíficos, como fatiga, astenia, anorexia, fiebre e infecciones recurrentes, lo que frecuentemente origina demoras en el diagnóstico. La neoplasia hematológica que complica el embarazo con mayor frecuencia es el linfoma de Hodgkin, seguido del linfoma no hodgkiniano y, con menor frecuencia, la leucemia mieloide aguda. Cuando se realiza el diagnóstico de uno de estos cánceres asociado al embarazo, se debe crear un equipo multidisciplinario que coordine los pasos diagnósticos y terapéuticos, incluida la planificación del parto antes de iniciar la quimioterapia o entre dos ciclos de tratamiento, tras la reconstitución de la médula ósea materna, para evitar pancitopenia neonatal. Para minimizar los riesgos para la madre y el feto, el objetivo principal sigue siendo un parto cercano al término (35-37 semanas), o al menos, cuando el feto tenga madurez demostrada suficiente.

Linfomas

La prevalencia de estos tumores que complican el embarazo es de 1:3.000 gestaciones para los de Hodgkin y de 1:6.000 para los no hodgkinianos; el objetivo de cualquier tratamiento oncológico es la administración de una terapia curativa con bajos riesgos de toxicidad para el feto en desarrollo. Lógicamente, aunque la agresividad clínica y la histológica del linfoma deberían ser los factores que impulsaran el inicio urgente del tratamiento, los enfoques terapéuticos se ven afectados significativamente por el momento del embarazo en el que se hace el diagnóstico.

En el estudio diagnóstico, las técnicas indicadas son la exploración física completa; la ecografía para evaluación de abdomen, mamas y pelvis; la radiología convencional o la tomografía computarizada con protección abdominal para el estudio del tórax; y la resonancia magnética nuclear sin contraste.

El pronóstico del linfoma de Hodgkin diagnosticado durante el embarazo es similar al que se puede encontrar en las mujeres no gestantes, de forma que la supervivencia de las mujeres que interrumpen el embarazo tras el diagnóstico en el primer trimestre es similar a la encontrada entre las que no lo hacen (**Tabla 16-3**).

En los linfomas de Hodgkin, siempre que sea posible, se debe diferir el tratamiento al menos hasta el final del primer trimestre, utilizando vinblastina en monoterapia o corticoides como terapia puente. Después del primer trimestre, la administración de doxorubicina, bleomicina, vincristina y dacarbazina se considera segura. Cuando el linfoma de Hodgkin se diagnostica durante el segundo o el tercer trimestre, hay dos opciones: diferir el tratamiento hasta después del parto o iniciar el tratamiento con doxorubicina, bleomicina, vincristina y dacarbazina, lo que resulta especialmente aconsejable en pacientes con enfermedad voluminosa.

Los linfomas no hodgkinianos son un grupo heterogéneo de enfermedades linfoproliferativas (que van desde los más indolentes hasta los más agresivos). De estas enfermedades, el linfoma B difuso de células grandes, al ser el más frecuente, es el más comúnmente diagnosticado asociado al embarazo, habitualmente en etapas avanzadas.

Se ha demostrado que las mujeres con linfomas no hodgkinianos tienen un mayor riesgo de preeclampsia, cesárea, partos prematuros y transfusiones de sangre posparto.

Tabla 16-3. Orientación terapéutica en los linfomas asociados a embarazo

	Linfoma de Hodgkin	Linfoma no hodgkiniano indolente	Linfoma no hodgkiniano agresivo
Primer trimestre	Esperar al segundo trimestre Vinblastina	Vigilancia expectante	Corticoides o esperar al segundo trimestre o finalizar gestación ¿?
Segundo trimestre	ABVD	Vigilancia expectante	R-CHOP
Tercer trimestre > 32 semanas	ABVD Esperar al parto	Vigilancia expectante	R-CHOP Esperar al parto

Adaptada de: Ferrandina G, Distefano M, Testa A, De Vincenzo R, Scambia G. Management of an advanced ovarian cancer at 15 weeks of gestation: case report and literature review. Gynecol Oncol. 2005;97(2):693-6.
ABVD: adriamicina (doxorubicina), bleomicina, vinblastina y dacarbazina; R-CHOP: rituximab, ciclofosfamida, hidroxidaunomicina (doxorubicina), Oncovin (vincristina) y prednisona.

Para el tratamiento, se puede considerar:

- En los linfomas indolentes, es posible mantener una vigilancia estrecha hasta el parto, y puede utilizarse un ciclo corto de corticoesteroides como terapia puente.
- En los linfomas agresivos, se puede iniciar en el segundo trimestre de forma segura la pauta conocida como R-CHOP: rituximab más ciclofosfamida, doxorubicina, vincristina, prednisona. La profilaxis del sistema nervioso central con dosis altas de metotrexato está contraindicada al menos hasta la semana 20, pero no se recomienda su uso durante el embarazo.
- En los linfomas altamente agresivos, como el linfoma de Burkitt, al requerir tratamiento inmediato con antimetabolitos, la mujer debe considerar la interrupción del embarazo con vistas a iniciar la quimioterapia intensiva.

Leucemia mieloide aguda

La menor incidencia de leucemia mieloide aguda en las gestantes (una entre 75.000-100.000 gestaciones) se debe en parte al estado de infertilidad asociado al proceso. Estas neoplasias malignas se caracterizan por un curso clínico rápidamente progresivo y son mortales, a menos que se traten rápidamente con quimioterapia combinada intensiva. El riesgo potencial para el feto inducido por el tratamiento y la necesidad de una actuación inmediata plantean un grave dilema para la paciente y el médico.

La manifestación de síntomas inespecíficos comunes durante el embarazo, como fatiga y dificultad para respirar, o alteración fisiológica de los recuentos sanguíneos periféricos, como anemia y trombocitopenia, puede retrasar la sospecha diagnóstica y el tratamiento adecuado. En este sentido, los principales diagnósticos diferenciales que se han de considerar son la microangiopatía trombótica, el síndrome de HELLP (síndrome con hemólisis, elevación de enzimas hepáticas y descenso de las plaquetas; se llama así por sus siglas en inglés) y las citopenias de origen deficitario o inmunitario.

Aunque, en general, el retraso en el inicio de la quimioterapia se asocia a un mal resultado materno, un ligero retraso en el tratamiento para permitir el parto puede ser razonable para pacientes diagnosticadas en la última etapa del embarazo (más de 30 semanas).

En resumen, tras el diagnóstico de leucemia mieloide aguda en el primer trimestre, la paciente tiene la opción de solicitar una interrupción del embarazo, o simplemente demorar el inicio de tratamiento hasta el segundo trimestre, asumiendo la posibilidad de que esta demora conlleve un peor pronóstico de la enfermedad. En el segundo o el tercer trimestre, se puede iniciar quimioterapia de inducción con daunorubicina y citarabina, con vigilancia periódica del desarrollo de anomalías congénitas y seguimiento de la función cardíaca fetal. Por encima de la semana 30-32 es posible plantear la finalización del embarazo antes del inicio de la quimioterapia, dada la elevada tasa de supervivencia neonatal en esas semanas.

MELANOMAS

El melanoma es uno de los cánceres más comúnmente diagnosticados durante el embarazo. Los datos sugieren que el 35 % de las mujeres diagnosticadas con melanoma están en edad fértil. Si bien el melanoma metastásico conlleva un mal pronóstico, al ser una enfermedad cutánea, tiene el potencial de diagnosticarse precozmente mediante el autoexamen y la observación de las lesiones.

El efecto del embarazo sobre el melanoma no está completamente aclarado, aunque hay estudios que señalan un peor pronóstico de los melanomas asociados al embarazo: la mortalidad aumenta un 56 %. Teóricamente, hay circunstancias que podrían favorecer su progresión en las gestantes: el retraso diagnóstico por la hiperpigmentación fisiológica, el aumento fisiológico de la linfangiogénesis, el efecto de la proteína PAPP-A (sobreexpresada en melanomas metastásicos), el papel de los receptores estrogénicos beta en las células melanocíticas, la inmunotolerancia o el incremento en la tasa de crecimiento celular de melanomas observada en gestantes son algunos de los factores probablemente implicados en el pronóstico del melanoma asociado al embarazo.

Habitualmente, el melanoma metastatiza sobre todo a pulmón, hígado y sistema nervioso central. Sin embargo, también es la neoplasia maligna que más frecuentemente metastatiza a la placenta. Aunque las metástasis placentarias ocurren en una pequeña minoría de pacientes, la placenta debe enviarse para evaluación histológica tras el parto en toda paciente que tenga evidencia de metástasis a distancia, aunque no están claras las repercusiones de este hecho sobre el curso de la enfermedad. La metástasis placentaria en la mayoría de los casos no tiene ningún efecto adverso sobre el feto; cuando esto sucede, el resultado suele ser la muerte fetal. La metástasis directa al feto es extremadamente rara y conlleva un mal pronóstico. Las metástasis suelen producirse en la piel y el hígado.

La evaluación de los ganglios linfáticos regionales, que se puede realizar con examen clínico, ecografía y posterior biopsia del ganglio, se realizará en casos de enfermedad en estadio IB y superiores (lesiones mayores de 1 mm). Como en otros tumores, el diagnóstico de extensión debe hacerse mediante el uso de técnicas radiológicas que no expongan al feto a toxicidad, por lo que la resonancia magnética nuclear sin contraste es la más empleada. Las pruebas de imagen no son necesarias en estadios inferiores a IIB (lesiones ulceradas entre 2 y 4 mm, o mayores de 4 mm sin ulcerar). En estadio III (afectación de ganglios linfáticos), está indicado el estudio de extensión. La posibilidad de usar radiaciones ionizantes en radiología convencional o tomografía debe quedar limitada a la exploración torácica o intracraneal, siempre con protección abdominal y sin contraste intravenoso, asegurando dosis de exposición fetal inferiores a 0,5 rad.

No obstante, la mayor parte de los melanomas diagnosticados en el embarazo no van a desarrollar metástasis a distancia, por lo que la exéresis local es posible. La escisión local amplia se puede realizar de forma segura con anestesia local en todos los trimestres del embarazo y, en general, no debe retrasarse, ya que es potencialmente curativa. Una vez completadas las intervenciones quirúrgicas y la estadificación anatomopatológica, la terapia sistémica puede estar indicada, si bien no hay pautas comunes establecidas para el tratamiento sistémico en embarazadas, y el manejo debe ser individualizado y dirigido por un equipo multidisciplinar. Tampoco existe un consenso sobre el momento de realizar la linfadenectomía en los casos en los que se demuestra afectación ganglionar.

CÁNCER DE TIROIDES

El cáncer de tiroides representa el 3 % de todos los cánceres que ocurren durante el embarazo. Los factores de riesgo reconocidos para el desarrollo de malignidad incluyen exposición previa a radiación ionizante, deficiencia de yodo, multiparidad (> 3) y presencia de fibromas uterinos. El diagnóstico se realiza habitualmente tras la aparición de un nódulo palpable o, más frecuentemente, en un estudio ecográfico incidental o dirigido por algún motivo, si bien solo el 8-16 % de todos los nódulos tiroideos son malignos. Los tumores diferenciados son los más frecuentes, sobre todo los pailares y, con menos frecuencia, los foliculares.

Hay estudios que señalan que las pacientes con cáncer de tiroides tienen más riesgo de persistencia del tumor o de recurrencia durante el embarazo; los linfáticos cervicales son las localizaciones más frecuentes de recurrencia, por lo que una evaluación ecográfica de los ganglios del cuello es necesaria. Otros marcadores de función tiroidea, como la tirotropina o la tiroglobulina son de utilidad limitada para el diagnóstico de las recurrencias de estos tumores durante el embarazo, dadas las modificaciones fisiológicas de sus valores. El diagnóstico histológico se realiza en las gestantes mediante una punción tiroidea en aquellos casos en los que mujer se encuentre eutiroidea o hipotiroidea y en la ecografía existan criterios de malignidad. En los casos en los que la tirotropina se encuentra frenada más allá de las 16 semanas, se podrá diferir hasta el puerperio.

Para el cáncer de tiroides medular o anaplásico, está indicada la cirugía inmediata, mientras que, cuando se trata de tumores diferenciados (como el cáncer papilar o folicular), se puede diferir el tratamiento quirúrgico cuando la ecografía descarta la afectación ganglionar. En caso contrario, es preciso recurrir a la cirugía precoz.

En los casos de cáncer de tiroides diferenciado sin afectación ganglionar diagnosticado en el tercer trimestre, será posible demorar el tratamiento definitivo hasta después el puerperio. Cuando se diagnostican en el primero o el segundo trimestre (antes de la semana 24-28), se consideran criterios de tratamiento quirúrgico un aumento

del 50 % del volumen o un incremento del 20 % en dos dimensiones. En los casos que requieran intervención quirúrgica, la cirugía debe realizarse antes de las 24 semanas de embarazo. Si bien no se ha demostrado que el cáncer papilar de tiroides se comporte de manera más agresiva en las mujeres embarazadas, se ha informado una tasa más alta de complicaciones quirúrgicas en ellas. En los casos en los que se difiera la cirugía, las guías recomiendan la supresión de tirotropina para mantenerla entre 0,3 y 2,0 mUI/L.

PUNTOS CLAVE

- El tumor maligno más frecuentemente diagnosticado durante el embarazo es el cáncer de mama.
- El manejo de la patología oncológica diagnosticada durante el embarazo conlleva una valoración precisa del balance de riesgos maternos y fetales de cada una de las estrategias diagnósticas y terapéuticas.
- Es preciso evitar demoras diagnósticas de la patología oncológica en las gestantes atendiendo a síntomas inespecíficos persistentes que frecuentemente se solapan con los que el propio embarazo produce.

- Durante el primer trimestre, el uso de monoquimioterapia o, simplemente, la demora del tratamiento hasta el segundo trimestre puede considerarse. El uso de quimioterapia durante el segundo y el tercer trimestre debe considerarse seguro.
- El diagnóstico de un tumor después de las 33 semanas de gestación conlleva habitualmente la demora del tratamiento hasta después del parto a término.
- Para evitar la neutropenia neonatal, es preciso que entre el último ciclo de quimioterapia y el parto hayan pasado 3 semanas.

BIBLIOGRAFÍA

Abadi U, Koren G, Lishner M. Leukemia and lymphoma in pregnancy. Hematol Oncol Clin North Am. 2011;25(2):277-91.

Ali S, Jones GL, Culligan DJ, Marsden PJ, Russell N, Embleton ND, et al. Guidelines for the diagnosis and management of acute myeloid leukaemia in pregnancy. Br J Haematol. 2015;170(4):487-95.

Amant F, Halaska MJ, Fumagalli M, Steffensen KD, Lok C, Van Calsteren K, et al. Gynecologic cancers in pregnancy: guidelines of a second international consensus meeting. Int J Gynecol Cancer. 2014;24(3):394-403.

Amant F, Loibl S, Neven P, Van Calsteren K. Breast cancer in pregnancy. Lancet. 2012;379(9815):570-9.

Asociación Española de Patología Cervical y Colposcopia [consultado el 1 de octubre de 2024]. Disponible en: https://www.aepcc.org/

Azim HA, Botteri E, Renne G, Dell'Orto P, Rotmensz N, Gentilini O, et al. The biological features and prognosis of breast cancer diagnosed during pregnancy: a case-control study. Acta Oncol. 2012;51(5):653-61.

Beharee N, Shi Z, Wu D, Wang J. Diagnosis and treatment of cervical cancer in pregnant women. Cancer Med. 2019;8(12):5425.

Berends C, Maggen C, Lok CAR, Van Gerwen M, Boere IA, Wolters VERA, et al. Maternal and neonatal outcome after the use of G-CSF for cancer treatment during pregnancy. Cancers (Basel). 2021;13(6):1-12.

Buonomo B, Brunello A, Noli S, Miglietta L, Del Mastro L, Lambertini M, et al. Tamoxifen exposure during pregnancy: a systematic review and three more cases. Breast Care (Basel). 2020;15(2):148-56.

Byrom L, Olsen C, Knight L, Khosrotehrani K, Green AC. Increased mortality for pregnancy-associated melanoma: systematic review and meta-analysis. J Eur Acad Dermatol Venereol. 2015;29(8):1457-66.

Cardonick E, Iacobucci A. Use of chemotherapy during human pregnancy. Lancet Oncology. 2004;5(5):283-91.

Cardoso F, Kyriakides S, Ohno S, Penault-Llorca F, Poortmans P, Rubio IT, et al. Early breast cancer: ESMO Clinical Practice Guidelines for diagnosis, treatment and follow-up. Ann Oncol. 2019;30(10):1674.

Cardoso F, Paluch-Shimon S, Senkus E, Curigliano G, Aapro MS, André F, et al. 5th ESO-ESMO international consensus guidelines for advanced breast cancer (ABC 5). Ann Oncol. 2020;31(12): 1623-49.

Chen Z, King W, Pearcey R, Kerba M, Mackillop WJ. The relationship

between waiting time for radiotherapy and clinical outcomes: a systematic review of the literature. Radiother Oncol. 2008;87(1):3-16.

Colombo N, Creutzberg C, Amant F, Bosse T, González-Martón A, Ledermann J,et al. ESMO-ESGO-ESTRO Consensus Conference on Endometrial Cancer: diagnosis, treatment and follow-up. Ann Oncol. 2016; 27(1):16-41.

Creasman WT. Cancer and pregnancy. Ann N Y Acad Sci. 2001;943:281-6.

Czeyda-Pommersheim F, Kluger H, Langdon J, Menias C, Van Buren W, Leventhal J, et al. Melanoma in pregnancy. Abdom. Radiol. (NY). 2023;48(5):1740-51.

Denduluri N, Chavez-MacGregor M, Telli ML, Eisen A, Graff SL, Hassett MJ, et al. Selection of optimal adjuvant chemotherapy and targeted therapy for early breast cancer: ASCO Clinical Practice Guideline Focused Update. J Clin Oncol. 2018;36(23):2433-43.

Fauvet R, Brzakowski M, Morice P, Resch B, Marret H, Graesslin O, et al. Borderline ovarian tumors diagnosed during pregnancy exhibit a high incidence of aggressive features: results of a French multicenter study. Ann Oncol. 2012;23(6):1481-7.

Ferrandina G, Distefano M, Testa A, De Vincenzo R, Scambia G. Management of an advanced ovarian cancer at 15 weeks of gestation: case report and literature review. Gynecol. Oncol. 2005;97(2):693-6.

Garbis H, Elefant E, Diav-Citrin O, Mastroiacovo P, Schaefer C, Vial T, et al. Pregnancy outcome after exposure to ranitidine and other H2-blockers. A collaborative study of the European Network of Teratology Information Services. Reprod Toxicol. 2005;19(4):453-8.

Gray R, Bradley R, Braybrooke J, Liu Z, Peto R, Davies L, et al. Increasing the dose intensity of chemotherapy by more frequent administration or sequential scheduling: a patient-level meta-analysis of 37 298 women with early breast cancer in 26 randomised trials. Lancet. 2019;393(10179): 1440-52.

Gurevich-Shapiro A, Avivi I. Current treatment of lymphoma in pregnancy. Expert Rev Hematol. 2019;12(6):449-59.

Han SN, Kesic VI, Van Calsteren K, Petkovic S, Amant F. Cancer in pregnancy: a survey of current clinical practice. Eur J Obstet Gynecol Reprod Biol. 2013;167(1):18-23.

Haugen BR, Alexander EK, Bible KC, Doherty GM, Mandel SJ, Nikiforov

YE, et al. 2015 American Thyroid Association Management guidelines for adult patients with thyroid nodules and differentiated thyroid cancer: the American Thyroid Association Guidelines Task Force on Thyroid Nodules and Differentiated Thyroid Cancer. Thyroid. 2016; 26(1):1-133.

Hepner A, Negrini D, Hase EA, Exman P, Testa L, Trinconi AF, et al. Cancer during pregnancy: the oncologist overview. World J Oncol. 2019;10(1): 28-34.

Jhaveri MB, Driscoll MS, Grant-Kels JM. Melanoma in pregnancy. Clin Obstet Gynecol. 2011;54(4):537-45.

Johnston SRD, Harbeck N, Hegg R, Toi M, Martin M, Shao ZM, et al. Abemaciclib combined with endocrine therapy for the adjuvant treatment of HR+, HER2-, node-positive, high-risk, early breast cancer (monarchE). J Clin Oncol. 2020;38(34):3987-98.

Kal HB, Struikmans H. Radiotherapy during pregnancy: fact and fiction. Lancet Oncol. 2005;6(5):328-33.

Kelly H, Graham M, Humes E, Dorflinger LJ, Boggess KA, O'Neil BH, et al. Delivery of a healthy baby after first-trimester maternal exposure to lapatinib. Clin Breast Cancer. 2006;7(4):339-41.

Korakiti AM, Moutafi M, Zografos E, Dimopoulos MA, Zagouri F. The genomic profile of pregnancy-associated breast cancer: a systematic review. Front Oncol. 2020;10:1773.

Korenaga TRK, Tewari KS. Gynecologic cancer in pregnancy. Gynecol Oncol. 2020;157(3):799.

Kuerer HM, Gwyn K, Ames FC, Theriault RL. Conservative surgery and chemotherapy for breast carcinoma during pregnancy. Surgery. 2002;131(1): 108-10.

La Russa M, Jeyarajah AR. Invasive cervical cancer in pregnancy. Best Pract Res Clin Obstet Gynaecol. 2016;33:44-57.

Lambertini M, Peccatori FA, Demeestere I, Amant F, Wyns C, Stukenborg JB, et al. Fertility preservation and post-treatment pregnancies in post-pubertal cancer patients: ESMO Clinical Practice Guidelines†. Ann Oncol. 2020;31(12):1664-78.

Langdon J, Gupta A, Sharbidre K, Czeyda-Pommersheim F, Revzin M. Thyroid cancer in pregnancy: diagnosis, management, and treatment. Abdom Radiol (NY). 2023;48(5):1724-39.

Leslie KK, Koil C, Rayburn WF. Chemotherapeutic drugs in pregnancy. Obstet Gynecol Clin North Am. 2005;32(4):627-40.

Litton JK, Warneke CL, Hahn KM, Palla SL, Kuerer HM, Perkins GH, et al. Case control study of women treated with chemotherapy for breast cancer during pregnancy as compared with nonpregnant patients with breast cancer. Oncologist. 2013;18(4):369-76.

Loibl S, Schmidt A, Gentilini O, Kaufman B, Kuhl C, Denkert C, et al. Breast cancer diagnosed during pregnancy: adapting recent advances in breast cancer care for pregnant patients. JAMA Oncol. 2015;1(8): 1145-53.

Mailath-Pokorny M, Schwameis R, Grimm C, Reinthaller A, Polterauer S. Natural history of cervical intraepithelial neoplasia in pregnancy: postpartum histo-pathologic outcome and review of the literature. BMC Pregnancy Childbirth. 2016;16:74.

Messuti I, Corvisieri S, Bardesono F, Rapa I, Giorcelli J, Pellerito R, et al. Impact of pregnancy on prognosis of differentiated thyroid cancer: clinical and molecular features. Eur J Endocrinol. 2014;170(5):659-66.

Milojkovic D, Apperley JF. How I treat leukemia during pregnancy. Blood. 2014;123(7):974-84.

Moore RG, Miller MC, Eklund EE, Lu KH, Bast RC, Lambert-Messerlian G. Serum levels of the ovarian cancer biomarker HE4 are decreased in pregnancy and increase with age. Am J Obstet Gynecol. 2012;206(4):349.e1-7.

Morice P, Uzan C, Gouy S, Verschraegen C, Haie-Meder C. Malignancies in pregnancy 1 gynaecological cancers in pregnancy. Lancet. 2012;379: 558-69.

Ngu SF, Ngan HYS. Chemotherapy in pregnancy. Best Pract Res Clin Obstet Gynaecol. 2016;33:86-101.

Nguyen B, Venet D, Azim HA, Brown D, Desmedt C, Lambertini M, et al. Breast cancer diagnosed during pregnancy is associated with enrichment of non-silent mutations, mismatch repair deficiency signature and mucin mutations. NPJ Breast Cancer. 2018;4(1):23.

Nguyen B, Venet D, Lambertini M, Desmedt C, Salgado R, Horlings HM, et al. Imprint of parity and age at first pregnancy on the genomic landscape of subsequent breast cancer. Breast Cancer Res. 2019;21(1):25.

Nguyen C, Montz FJ, Bristow RE. Management of stage I cervical cancer in pregnancy. Obstet Gynecol Surv. 2000;55(10):633-43.

Nisce LZ, Tome MA, He S, Lee BJ, Kutcher GJ. Management of coexisting Hodgkin's disease and pregnancy. Am J Clin Oncol. 1986;9(2): 146-51.

Patel SJ, Reede DL, Katz DS, Subramaniam R, Amorosa JK. Imaging the pregnant patient for nonobstetric conditions: algorithms and radiation dose considerations. Radiographics. 2007;27(6):1705-22.

Pavlidis NA. Coexistence of pregnancy and malignancy. Oncologist. 2002; 7(4):279-87.

Peccatori FA, Azim JA, Orecchia R, Hoekstra HJ, Pavlidis N, Kesic V, et al. Cancer, pregnancy and fertility: ESMO Clinical Practice Guidelines for diagnosis, treatment and follow-up. Ann Oncol. 2013;24(supl 6):vi160-70.

Peccatori FA, Lambertini M, Scarfone G, Del Pup L, Codacci-Pisanelli G. Biology, staging, and treatment of breast cancer during pregnancy: reassessing the evidences. Cancer Biol Med. 2018;15(1):6-13.

Perkins RB, Guido RS, Castle PE, Chelmow D, Einstein MH, García F, et al. 2019 ASCCP risk-based management consensus guidelines for abnormal cervical cancer screening tests and cancer precursors. J Low Genit Tract Dis. 2020;24(2):102-31.

Perrone AM, Bovicelli A, D'Andrilli G, Borghese G, Giordano A, De Iaco P. Cervical cancer in pregnancy: analysis of the literature and innovative approaches. J Cell Physiol. 2019;234(9):14975-90.

Picot C, Berard A, Grenet G, Ripoche E, Cucherat M, Cottin J. Risk of malformation after ondansetron in pregnancy: an updated systematic review and meta-analysis. Birth Defects Res. 2020;112(13): 996-1013.

Pirosa MC, Peccatori FA. Lymphomas in pregnancy. Hematol Oncol. 2023;41(supl 1):70-4.

Prat J. Ovarian carcinomas: five distinct diseases with different origins, genetic alterations, and clinicopathological features. Virchows Arch. 2012;460(3):237-49.

Ray-Coquard I, Morice P, Lorusso D, Prat J, Oaknin A, Pautier P, et al. Non-epithelial ovarian cancer: ESMO Clinical Practice Guidelines for diagnosis, treatment and follow-up. Ann Oncol. 2018; 29(supl 4):iv1-18.

Rodríguez Calvo J, Peñas Silva P, De Miguel Sesmero JR. Hemopatías malignas en el embarazo. Prog. Obstet. y Ginecol. 2010;53(9):347-50.

Selig BP, Furr JR, Huey RW, Moran C, Alluri VN, Medders GR, et al. Cancer chemotherapeutic agents as human teratogens. Birth Defects Res A Clin Mol Teratol. 2012;94(8):626-50.

Sloboda DM, Challis JR, Moss TJ, Newnham JP. Synthetic glucocorticoids: antenatal administration and long-term implications. Curr Pharm Des. 2005;11(11):1459-72.

Stensheim H, Møller B, Van Dijk T, Fosså SD. Cause-specific survival for women diagnosed with cancer during pregnancy or lactation: a registry-based cohort study. J Clin Oncol. 2009;27(1):45-51.

Still R, Brennecke S. Melanoma in pregnancy. Obstet Med. 2017;10(3): 107-12.

Struve CW, Haupt S, Ohlen S. Influence of frequency of previous pregnancies on the prevalence of thyroid nodules in women without clinical evidence of thyroid disease. Thyroid. 1993;3(1):7-10.

Takalkar AM, Khandelwal A, Lokitz S, Lilien DL, Stabin MG. 18F-FDG PET in pregnancy and fetal radiation dose estimates. J Nucl Med. 2011;52(7):1035-40.

Tehrani OS. Systemic treatments in pregnancy-associated breast cancer. Adv Exp Med Biol. 2020;1252:115-24.

Timmerman D, Planchamp F, Bourne T, Landolfo C, Du Bois A, Chiva L, et al. ESGO/ISUOG/IOTA/ESGE Consensus Statement on preoperative diagnosis of ovarian tumors. Ultrasound Obstet Gynecol. 2021;58(1):148-68.

Toesca A, Gentilini O, Peccatori F, Azim HA, Amant F. Locoregional treatment of breast cancer during pregnancy. Gynecol Surg. 2014;11(4): 279-84.

Torres Gómez FJ, Torres Olivera FJ, Ortega Bravo V, Puerta López R. Tinción dual p16 + ki 67. Un paso más en cuanto a la especificidad de citologías ginecológicas. Prog. Obstet. y Ginecol. 2012;55(10): 518-9.

Vercellino GF, Koehler C, Erdemoglu E, Mangler M, Lanowska M, Malak AH, et al. Laparoscopic pelvic lymphadenectomy in 32 pregnant patients with cervical cancer: rationale, description of the technique, and outcome. Int J Gynecol Cancer. 2014;24(2):364-71.

Voidăzan ST, Dianzani C, Husariu MA, Geréd B, Turdean SG, Uzun CC, et al. The role of p16/Ki-67 immunostaining, hTERC amplification and fibronectin in predicting cervical cancer progression: a systematic review. Biology (Basel). 2022;11(7):956.

Voulgaris E, Pentheroudakis G, Pavlidis N. Cancer and pregnancy: a comprehensive review. Surg Oncol. 2011;20(4):175-85.

Whitecar P, Turner S, Higby K. Adnexal masses in pregnancy: a review of 130 cases undergoing surgical management. Am J Obstet Gynecol. 1999;181(1):19-24.

Tercer trimestre de la gestación

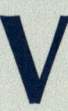

Amenaza de parto pretérmino 17

C. M. Vendrell Aranda, Z. Navalón Bonal y M. P. Molina Fernández-Bravo

 OBJETIVOS

- Conocer el concepto de *parto pretérmino* y el impacto de la prematuridad.
- Manejar las estrategias de cribado y prevención secundaria del parto pretérmino.
- Profundizar en el conocimiento del diagnóstico y el tratamiento de la amenaza de parto pretérmino.
- Conocer las recomendaciones generales en cuanto al parto del feto pretérmino.

INTRODUCCIÓN

El parto pretérmino se define como aquel que ocurre antes de las 37 semanas de gestación.

Según su inicio, puede ser:

- Espontáneo:
  - Seguido de un trabajo de parto, una rotura prematura de membranas o una insuficiencia cervical.
  - Supone la mayoría de los partos pretérminos, entre el 31 y el 45 %.
- Yatrogénico, por indicación médica secundaria a una complicación específica materna o fetal.

En función de la edad gestacional a la que se produzca, el parto pretérmino puede ser:

- **Prematuro extremo**:
  - Aquel parto que se produce antes de las 28 semanas de gestación.
  - Representa el 5 % de todos los partos pretérmino.
- **Prematuro grave**:
  - El que acontece entre las semanas de gestación 28 y 31 + 6.
  - Supone el 15 % de los partos pretérmino.
- **Prematuro moderado**:
  - Acontece entre las semanas 32 y 33 + 6.
  - Constituye el 20 % del total de partos prematuros.
- **Prematuro leve o tardío**:
  - Entre las semanas de gestación 34 y 36 + 6.
  - Es el más frecuente, representa el 60 %.

El parto pretérmino es la complicación más frecuente en medicina maternofetal. Su incidencia en España alcanzó el 6,5-9 % del total de partos en España, según cifras del Instituto Nacional de Estadística (2018), aunque pudo ser algo mayor en los hospitales de tercer nivel. A nivel mundial, las tasas de nacimientos prematuros oscilan entre el 4 y el 16 % de los niños nacidos en 2020, según la Organización Mundial de la Salud. Es la principal causa de morbimortalidad fetal, explica más del 75-80 % de los casos y sus complicaciones perinatales son inversamente proporcionales a la edad gestacional en la que se desencadena el parto. La mayor parte de las muertes neonatales suceden en prematuros, y la prematuridad es un factor de riesgo para la presencia de deficiencia y discapacidad.

Los cuidados de los neonatos prematuros suponen un efecto económico significativo. Por eso, el parto prematuro supone un gran desafío clínico de la medicina perinatal. Actualmente, evitar la prematuridad continúa siendo uno de los principales retos de la obstetricia. Sin embargo, no se han conseguido estrategias eficaces que permitan prolongar las semanas de gestación en caso de amenaza de parto pretérmino (APP), ya que los tratamientos tocolíticos solo permiten prolongar la gestación el tiempo suficiente para conseguir la maduración pulmonar.

Además, el riesgo de recurrencia de un parto pretérmino en mujeres con antecedentes de prematuridad oscila entre el 17 y el 40 %, y depende del número de partos pretérminos anteriores. El riesgo de este tipo de parto espontáneo se multiplica por 2,5 en las mujeres que ya han tenido uno previo; cuanto más temprana es la edad gestacional en que se produjo el parto pretérmino anterior, mayor es el riesgo.

La APP es, por tanto, una de las principales causas de hospitalización prenatal, aunque solo un porcentaje pequeño de estas pacientes tiene un parto pretérmino. Ello se debe a que en su mayoría (70 %) se trata de falsos trabajos prematuros de parto. Por ello, es necesario distinguir entre aquellas gestantes que presentan dinámica uterina asociada a modificaciones cervicales y que, en consecuencia, tienen un alto riesgo de tener un parto pretérmino, de las que presentan un falso trabajo prematuro de parto, con la finalidad de evitar sobretratamientos innecesarios, que conllevan un coste no solo económico, sino también psicológico y clínico (asociado a la aparición de efectos secundarios por la medicación).

La prevención de la prematuridad puede realizarse en diferentes niveles:

- Prevención primaria, mediante la eliminación de los diferentes factores de riesgo de prematuridad y la implementación de estrategias de cribado y valoración del riesgo.
- Prevención secundaria, actuando sobre las gestantes de riesgo elevado.
- Prevención terciaria, tratando la APP una vez instaurada.

Debido a que, en el trabajo de parto prematuro, la tocólisis no ha tenido éxito en la prevención del parto prematuro, la atención se ha centrado en las estrategias secundarias de prevención basadas en el empleo de progesterona o pesarios y la realización de un cerclaje.

La APP se define clásicamente como la presencia de dinámica uterina regular asociada a modificaciones cervicales progresivas desde la semana de gestación 22 + 0 hasta la 36 + 6. Se denominan *contracciones uterinas regulares* aquellas que son persistentes (al menos cuatro en 20-30 minutos u ocho en una hora), y se considera *modificación cervical* la presencia de un borramiento ≥ 80 % o una dilatación cervical ≥ 2 cm.

PREVENCIÓN PRIMARIA: IDENTIFICACIÓN DE FACTORES DE RIESGO ASOCIADOS AL PARTO PRETÉRMINO ESPONTÁNEO

Existen diferentes elementos que han sido asociados al parto pretérmino, como las características demográficas maternas, los factores sociales y económicos, las complicaciones médicas, los antecedentes obstétricos y las condiciones específicas del embarazo actual.

Los factores de riesgo pueden ser modificables o no modificables. Sobre aquellos que son susceptibles de modificación se puede llevar a cabo una prevención primaria. En cuanto a los potencialmente modificables, se incluye el bajo peso materno pregestacional, el hábito tabáquico, el abuso de sustancias tóxicas y el corto período intergenésico. El índice de masa corporal < 18,5 se ha visto relacionado con un incremento del parto pretérmino. El tabaco también se ha relacionado con un incremento del parto pretérmino, probablemente secundario a vías vasoconstrictoras y mediadas por hipoxia.

Por lo tanto, la atención y los cuidados pregestacionales son una oportunidad de los profesionales para evaluar los factores de riesgo, asesorar a la paciente e incidir de manera individual en los factores modificables para reducir el riesgo de parto pretérmino.

Los factores no modificables que se han visto implicados en el parto pretérmino espontáneo son los siguientes:

- La raza afroamericana y afrocaribeña se ha asociado a un aumento del riesgo en comparación con otros grupos raciales, aumento que no se ha visto relacionado con determinantes sociales de salud y educación.
- Los antecedentes de parto pretérmino son un fuerte factor predictivo de nuevo parto pretérmino. El riesgo se ve incre-

mentado por 1,5-2,5 veces. Tanto el número de partos pretérminos previos como la edad gestacional con la que sucedieron los partos previos influyen en el riesgo de recidiva.
- El riesgo de parto pretérmino es mucho mayor en las gestaciones múltiples que en los embarazos únicos: se ha descrito un incremento del riesgo hasta nueve veces mayor. Se postula que la causa es la sobredistensión uterina, que conllevaría contracciones uterinas y rotura prematura de membranas.
- Los antecedentes de dilatación y legrado han sido asociados a un riesgo incrementado de parto pretérmino en algunos estudios. El mecanismo es desconocido; una colonización microbiana intrauterina, el daño endometrial y otros factores ambientales y del huésped se han sugerido como posibles contribuyentes a esta asociación.
- Traumatismo cervical, con pérdida de tejido conectivo (conización, LLETZ [extirpación en asa de la zona de transformación]). Sin embargo, los datos observados en estas pacientes no han sido consistentes. Puede verse aumentado en escisiones mayores de 15 mm de profundidad y en aquellas pacientes en las que transcurre un período corto entre la cirugía cervical y la concepción.
- La presencia de anomalía uterina congénita (principalmente, el septo uterino y el útero bicorne) es causa de abortos recurrentes y de parto pretérmino. La corrección quirúrgica de este defecto puede disminuir el riesgo.
- Diversos estudios observacionales han establecido una mejoría en los resultados reproductivos (aborto/parto pretérmino) en aquellas pacientes sometidas a tratamiento quirúrgico de estas anomalías uterinas; sin embargo, no existen estudios aleatorizados que valoren el impacto del tratamiento y, por lo tanto, no existe suficiente evidencia para apoyar la resección.
- El antecedente de abortos durante el segundo trimestre supone otro factor importante de parto pretérmino.
- Otros mecanismos que se han visto implicados en este aumento del riesgo son:
  - Infección intraamniótica.
  - Infecciones extrauterinas (infecciones del aparato genital).
  - Sobredistensión uterina (como la causada por un polihidramnios).
  - Alteraciones vasculares.
  - Disminución de la progesterona.
  - Sangrado vaginal.
  - Enfermedad periodontal.

Sin embargo, el tratamiento de estos factores no ha demostrado un descenso del riesgo de parto pretérmino. De todos ellos, la infección intraamniótica ha sido la única que se ha ligado al parto pretérmino. La vaginosis bacteriana se ha asociado a un riesgo incrementado hasta dos veces superior; sin embargo, su tratamiento no ha demostrado una disminución de este riesgo.

Un metanálisis de la Cochrane incluyó 21 estudios con 7.847 mujeres embarazadas con vaginosis bacteriana detectadas en cribado. Aunque el tratamiento fue eficaz, no se observó una reducción del riesgo de parto prematuro. Por otra parte, no existe evidencia que apoye el cribado y tratamiento de micoplasma genital y *Chlamydia trachomatis* en las gestantes asintomáticas (nivel de recomendación fuerte).

- En aquellas pacientes de bajo índice de masa corporal, se debe recomendar ganancia de peso antes de la gestación.
- Se debe recomendar a la gestante abandonar el hábito tabáquico tan pronto como sea posible, para reducir el riesgo de parto pretérmino.
- No se debe realizar cribado de vaginosis bacteriana, micoplasma ni *C. trachomatis*.
- Tampoco se aconseja realizar cribado universal de bacteriuria asintomática para la prevención del parto pretérmino.

La longitud cervical es considerada un factor predictivo independiente de parto pretérmino. La probabilidad de parto pretérmino se ha relacionado de manera inversamente proporcional con la medición cervical en el segundo trimestre. La medición óptima de la longitud cervical, según las recomendaciones de la Fetal Medicine Foundation, debe hacerse con la gestante en posición de litotomía dorsal con la vejiga vacía.

La imagen ecográfica del cuello uterino debe ocupar el 50-75 % de esta. Se debe evitar la presión excesiva con la sonda, ya que esto supondría un alargamiento artificial de la medición y dificultaría la visualización del *funneling*. Se debe visualizar el canal cervical completo, incluyendo el orificio cervical interno y el externo. Hay que realizar varias mediciones (mínimo tres) y escoger la de menor tamaño para la toma de decisiones (**Fig. 17-1**).

Una revisión sistemática y metanálisis concluye que una única medición entre las semanas 18 y 24 de gestación es el mejor método para predecir el parto pretérmino. El acortamiento cervical temprano en el segundo trimestre es mejor factor predictivo que el que sucede más allá de las 24 semanas. En la mayoría de las gestantes de alto riesgo, esta disminución del cuello sucede entre las 16 y las 22 semanas.

Por otra parte, la mayoría de los estudios han establecido un corte en el segundo trimestre para considerar cuello uterino corto en gestantes asintomáticas tanto en embarazos únicos como gemelares de ≤ 25 mm. En las gestaciones triples, la capacidad predictiva de esta medición es pobre.

La medición del cuello uterino por ecografía transvaginal es considerada el *gold standard*. La vía vaginal frente a la abdominal presenta una mayor reproducibilidad intraob-servador e interobservador (tasas de variación del 5-10 %) y con mayor sensibilidad. Se ve menos afectada la medición por factores externos, como la obesidad materna, la posición cervical y el sombreado que producen las partes fetales.

Respecto a si se debe hacer cribado universal o un cribado dirigido a aquellas pacientes con antecedentes de parto pretérmino, existe controversia. No hay consenso entre las diferentes sociedades de medicina fetal. En contra de este cribado universal se encuentra la Sociedad Canadiense de Obstetras y Ginecólogos, ya que sostiene que existe una baja capacidad predictiva de parto pretérmino en las gestantes de bajo riesgo. En esta misma posición se encuentra la Sociedad Americana de Medicina Maternofetal, que se sitúa a favor de un cribado dirigido en aquellas gestantes con embarazo único y antecedentes de parto pretérmino (grado 1A).

A favor se encuentra la Federación Internacional de Obstetras y Ginecólogos, que recomienda realizar un cribado universal entre las semanas de gestación 19 y 23 + 6, coincidiendo con la ecografía morfológica. En esta misma postura se encuentra la Sociedad Internacional de Ultrasonido en Ginecología y Obstetricia, de acuerdo con su *Practice Guideline*, actualizada en 2002, que recomienda la medición universal de la longitud cervical en embarazos únicos asintomáticos entre las 18 y las 24 semanas de gestación (grado de recomendación C). En cuanto a los embarazos gemelares, recomienda como buena práctica la medición del cuello uterino entre las 18 y las 24 semanas, y establece el mismo punto de corte (25 mm).

Por su parte, el Colegio Americano de Obstetras y Ginecólogos mantiene una posición intermedia y sostiene que, aunque el cribado universal no es obligatorio, sí que debe plantearse. Dada la controversia existente entre las distintas sociedades científicas, la Sociedad Española de Ginecología y Obstetricia propone un cribado basado en la anamnesis para determinar el riesgo de parto pretérmino, en función del cual se establecen diferentes estrategias de seguimiento (**Fig. 17-2**).

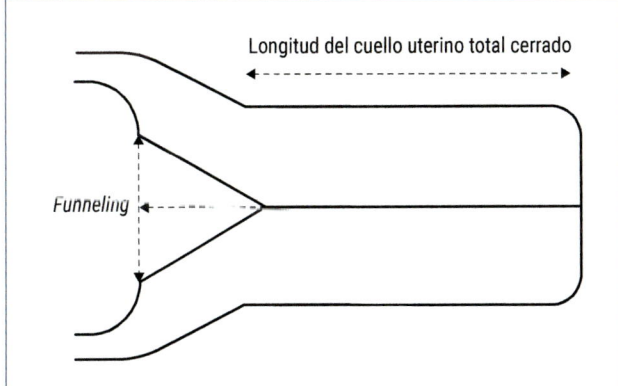

Figura 17-1. Técnica de cervicometría.

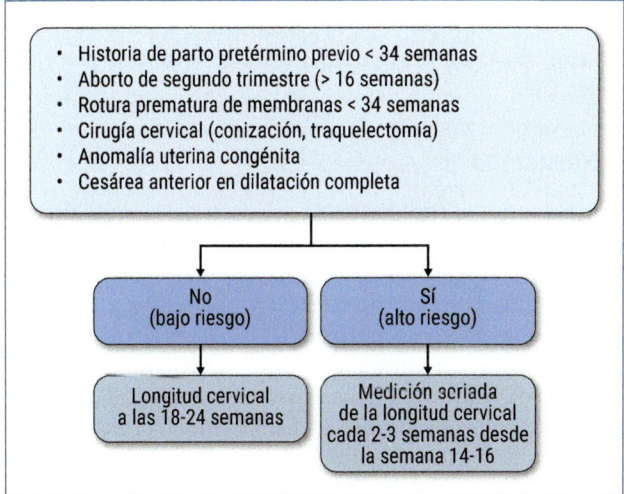

Figura 17-2. Cribado mediante anamnesis durante la primera visita gestacional.

Los hallazgos ecográficos son los siguientes:

- *Funneling* o signo de embudización:
  - Se define ecográficamente como la protrusión de las membranas amnióticas en el orificio cervical interno de más de 5 mm, medido a lo largo de la parte posterior del embudo.
  - Se ha visto que el *funneling* asociado a un cuello uterino corto implica un mayor riesgo de parto pretérmino; para algunos autores es un factor adicional de parto pretérmino. Sin embargo, no se ha demostrado que sea un factor independiente.
- *Slugde* o barro:
  - Es la presencia de agregados ecogénicos densos de materia cercanos al orificio cervical interno o dentro del *funneling*.
  - Es importante su estudio ecográfico y su correcto diagnóstico para no confundirlo con otras partículas que pueden encontrarse en el líquido amniótico (sangre, meconio, vérmix).
  - El hallazgo de este signo ecográfico junto con un acortamiento cervical se asocia a un riesgo incrementado de parto pretérmino.
  - Se considera un factor independiente para que se desencadene un parto pretérmino.
- Consistencia cervical:
  - Un estudio en 2019 postula la elastografía como un método prometedor para predecir el parto pretérmino.
  - En él, se mostró un mejor rendimiento con respecto a la medición de la longitud cervical.
  - Sin embargo, se necesitan más estudios con un tamaño muestral mayor para que se puedan confirmar estos hallazgos.

- Existe una baja evidencia científica que avale la realización del cribado universal de la longitud cervical en pacientes asintomáticas.
- En caso de optar por su realización, la ecografía debe hacerse entre las semanas 18 y 24. El punto de corte es de 25 mm tanto para gestaciones únicas como para gemelares.

PREVENCIÓN SECUNDARIA: MEDIDAS TERAPÉUTICAS PARA LA PREVENCIÓN DEL PARTO PRETÉRMINO

En este apartado, se estudiarán la progesterona, el pesario y el cerclaje.

Progesterona

La producción de progesterona por parte del cuerpo lúteo es fundamental para mantener el embarazo hasta que la placenta asuma esta función en torno a las 9 semanas de gestación. Posteriormente, la producción de progesterona placentaria mantiene la quiescencia uterina.

La modulación inmunitaria relacionada con la progesterona puede contrarrestar las vías proinflamatorias (tanto las sistémicas como las intrínsecas del útero); así, protege contra el trabajo de parto y el parto prematuro.

In vitro, parece que la progesterona previene la apoptosis en membranas fetales en condiciones tanto basales como proinflamatorias, por lo que podría proteger de la rotura prematura

de membranas y, de forma indirecta, en el trabajo de parto y el parto prematuro.

Parece que la progesterona vaginal exógena puede alterar directamente el microbioma vaginal y la respuesta inflamatoria ante estados microbianos alterados.

La suplementación con progesterona ha demostrado ser eficaz en pacientes seleccionadas (pacientes de alto riesgo con gestaciones únicas y cuello uterino corto en el segundo trimestre, ≤ 25 mm, con el antecedente de parto pretérmino o sin él), pero tiene una eficacia limitada, ya que muchos partos prematuros espontáneos ocurren en pacientes sin este factor de alto riesgo.

En un metanálisis que incluía 974 pacientes, en comparación con placebo, se encontró que la administración de progesterona vaginal diaria, en comparación con placebo, se asociaba de forma estadísticamente significativa a una disminución del parto pretérmino por debajo de las 35 semanas, un menor síndrome de distrés respiratorio, una menor morbimortalidad neonatal, una disminución de los recién nacidos de < 1.500 g y < 2.500 g y un menor ingreso en unidad de cuidados intensivos neonatal, sin presentar efectos secundarios maternos, anomalías congénitas y alteraciones del neurodesarrollo en un seguimiento de hasta 2 años. La dosis diaria de progesterona vaginal utilizada en los ensayos varió de 90 mg a 200 mg. El tratamiento se inició a las 18-25 semanas de gestación y continuó hasta las 34-36 semanas.

Sin embargo, no se ha conseguido demostrar que la administración de progesterona en gestaciones con el antecedente de prematuridad previa, pero sin cuello uterino acortado en la actual gestación, ni en las gestaciones gemelares asintomáticas, haya mejorado las tasas de prematuridad ni los resultados neonatales, por lo que no se recomienda en estos casos la administración de caproato de la 17-hidroxiprogesterona ni de progesterona natural micronizada vaginal. Se han publicado varios estudios en los que no se objetiva ningún beneficio en la implementación de esta terapia en gestantes asintomáticas.

El estudio PROGRESS evaluó este tratamiento (pesario de progesterona) en embarazos únicos y gemelares frente a placebo, sin reducción del parto pretérmino. No se objetivó una disminución del riesgo de síndrome de distrés respiratorio neonatal o de otra morbilidad tanto fetal como materna asociada al parto pretérmino. En el estudio OPPTIMUM el uso de progesterona vaginal no se asoció a un riesgo reducido de parto pretérmino ni a una disminución de resultados neonatales adversos. Tampoco se objetivaron beneficios ni daños en los niños a los 2 años de seguimiento.

- No se recomienda la administración de progesterona solo por el antecedente de parto pretérmino.
- El tratamiento con progesterona natural micronizada sí ha demostrado reducir el riesgo de parto pretérmino en las gestantes asintomáticas, con gestaciones únicas y cuello uterino corto, indistintamente de los antecedentes obstétricos previos.
- No existe evidencia suficiente para recomendar el tratamiento en gestaciones gemelares con cuello uterino corto.

Pesario

Existen diferentes modelos de pesarios, pero el más empleado y estudiado es el pesario de Arabin, un anillo de silicona (sin medicación) que rodea el cuello uterino. Parece que puede actuar como barrera mecánica, al promover la elongación cervical y aumentar el ángulo uterocervical, ya que se ha demostrado por resonancia magnética que su administración modifica dicho ángulo y se elonga el cuello. Al aumentar el ángulo uterocervical, modifica la dirección del canal endocervical, lo que conlleva una disminución de la presión sobre el orificio cervical interno.

También disminuye el contacto de las membranas intactas con la vagina, preservando de alguna manera su integridad. El mecanismo exacto por el que el pesario confiere un beneficio no se conoce, pero podría apoyar la barrera inmunitaria entre el espacio corioamnios extraovular y la flora microbiana de la vagina.

Existe controversia en los diferentes estudios publicados que han analizado el uso del pesario, tanto en las gestaciones únicas con cuello uterino corto como en las gestaciones gemelares (ya sea profiláctico o bien con cuello uterino corto), pero dos metanálisis publicados recientemente (2019 y 2020) concluyen que la evidencia actual no apoya su empleo para prevenir el parto pretérmino o para mejorar el resultado perinatal.

 Dada la controversia existente entre los estudios, no existe actualmente suficiente evidencia para recomendar el empleo de pesario cervical en las gestaciones únicas con cuello uterino corto ni en las gestaciones gemelares de forma profiláctica ni en aquellas que presentan el cuello uterino corto.

Para su correcta colocación, se han de seguir las siguientes indicaciones:

- Lubricar el pesario.
- Insertarlo doblado en el introito con el diámetro más pequeño hacia arriba y el mayor hacia abajo.
- Deslizarlo a través de la pared posterior de la vagina y desplegarlo en el fondo de saco vaginal.
- Comprobar mediante tacto vaginal que el pesario engloba el cuello uterino.

En cualquier caso, se debe evitar su colocación en los casos en los que haya evidencia de dinámica uterina, metrorragia, rotura prematura de membranas, placenta previa o sospecha de corioamnionitis.

Cerclaje

La finalidad del cerclaje uterino es la prevención y tratamiento de la incompetencia cervical, que se entiende como la dilatación cervical en ausencia de dinámica uterina, asociada o a no a sintomatología, como presión pélvica, sangrado o leucorrea.

Se ha asociado a una serie de factores de riesgo, como el antecedente de incompetencia cervical en gestación previa, infección intraamniótica subclínica, defectos del tejido conec-

tivo congénitos o secundarios a cirugía cervical o la hipoplasia cervical secundaria a la explosión a dietilestilbestrol.

El cerclaje puede estar indicado por los antecedentes obstétricos (cerclaje profiláctico o primario), por la ecografía (cerclaje terapéutico o secundario) o por la exploración física (cerclaje terciario o de emergencia), como se desarrolla a continuación.

Cerclaje indicado por antecedentes obstétricos. Anteriormente, se incluía un amplio listado de indicaciones; sin embargo, en la actualidad, parece existir consenso, y las distintas sociedades científicas (como el Royal College of Obstetrics and Gynecology [2022] y la Sociedad Española de Ginecología y Obstetricia [2020]) solo lo aconsejan en gestaciones únicas con tres o más partos pretérmino, sobre la base del estudio multicéntrico realizado por el Medical Research Council, donde solo se evidencia una reducción en la tasa de partos pretérminos en las pacientes con tres o más partos pretérminos/pérdidas gestacionales del segundo trimestre, sin que se observe si solo existe uno o dos antecedentes. En cambio, el Colegio Americano de Obstetras y Ginecólogos (2014) apoya la indicación de un cerclaje profiláctico en aquellas gestantes con antecedentes de una o más pérdidas gestacionales del segundo trimestre. La Sociedad Española de Ginecología y Obstetricia contempla su realización en pacientes con traquelectomía previa o antecedente de múltiples pérdidas gestacionales y fracaso de cerclaje cervical previo (con un grado de recomendación fuerte). En los embarazos gemelares, no se recomienda el cerclaje como profilaxis del parto pretérmino. Esta indicación se realiza entre las semanas 13 y 16, tras el cribado de aneuploidias y antes de evidenciar modificaciones cervicales. Este cerclaje puede ser realizado por vía vaginal o por vía abdominal (en cuyo caso, la vía de parto será la cesárea; el cerclaje podrá mantenerse para una futura gestación).

Cerclaje indicado por ecografía. Existe consenso en cuanto a su indicación en pacientes con antecedentes de uno o más partos pretérminos/pérdidas gestacionales del segundo trimestre y un cuello uterino corto (≤ 25 mm) antes de las 24 semanas. A estas pacientes se les debe ofrecer cribado de la longitud cervical cada 2-4 semanas desde la semana 16 + 0 a la semana 24 + 0. También se debe realizar este cribado en caso de que exista antecedente de rotura prematura de membranas antes de la semana 34 + 0, cerclaje en gestación anterior, antecedentes de traquelectomía, cesárea anterior en dilatación completa o conización amplia. Sin embargo, en estos casos, existe evidencia limitada sobre cuál debe ser su manejo, pero podría recomendarse la realización de un cerclaje. También puede ser útil en aquellas gestantes que continúan acortando el cuello uterino a pesar de estar con progesterona. No debe recomendarse en aquellas gestantes con cuello uterino corto pero sin antecedentes.

Cerclaje indicado por exploración física. Se indica ante la evidencia de una dilatación cervical asintomática con membranas expuestas a través del orificio cervical externo, aunque en estos casos se recomienda la realización de una amniocentesis previa al cerclaje para que se pueda descartar una infección o inflamación intraamniótica subclínica. Su realización puede retrasar el parto una media de 34 días, en comparación con el manejo expectante. En el caso de los embarazos gemelares, no se recomienda el empleo del cerclaje indicado únicamente por antecedentes obstétricos, ya que existe falta de evidencia de su beneficio (e incluso, en algún estudio, se ha encontrado un aumento del riesgo de prematuridad); puede considerarse en los casos de gestaciones con cuello uterino corto (cuello uterino < 15 mm) o bien por exploración física; en este caso, se valora también la realización de una amniocentesis previa.

El cerclaje está contraindicado en caso de parto en fase activa, corioamnionitis clínica franca o sospechada, o bien en el caso de infección/inflamación intraamniótica, sangrado vaginal por patología placentaria, evidencia de dinámica uterina, rotura prematura de membranas, muerte fetal o malformación fetal grave incompatible con la vida (**Fig. 17-3**).

DIAGNÓSTICO DE LA AMENAZA DE PARTO PRETÉRMINO

Como se ha explicado, del total de las pacientes que ingresan en un centro hospitalario con el diagnóstico de APP, solo el 10 % tendrá un parto en los siguientes 7 días. Por tanto, se precisan estrategias que permitan discernir entre aquellas que tienen un alto riesgo de parto pretérmino y aquellas que tienen bajo riesgo.

Longitud cervical

El problema del examen digital para valorar los cambios cervicales es que tiene una gran variabilidad interobservador y un bajo poder predictivo, lo que conlleva un sobrediagnóstico de las APP y el inicio de tratamientos en gestantes que en realidad tienen pocas probabilidades de tener un parto pretérmino, con el consiguiente riesgo por la medicación empleada, por el incremento de hospitalizaciones innecesarias e incluso por la restricción de la actividad física que conllevan estas actuaciones.

Si bien es cierto que no se ha podido demostrar que la medición de la longitud cervical permita reducir la tasa de parto antes de las 37 + 0 semanas, sí que consigue prolongar la gestación una media de 4 días en comparación con aquellas pacientes en las que se desconoce la longitud cervical, tal como objetiva la revisión Cochrane de 2019.

 Se recomienda la medición de la longitud cervical mediante ecografía transvaginal para aumentar la sensibilidad diagnóstica.

Aunque, en función de los estudios consultados, se han propuesto diferentes puntos de corte y protocolos de actuación, actualmente se recomienda utilizar las curvas de normalidad nacionales publicadas por Crispi *et al.*, en las que se identifican como longitud cervical acortada (en función de las semanas de amenorrea, y diferenciando entre gestación única y gemelar) determinados puntos de corte (**Tabla 17-1**).

Cribado bioquímico

Distintos marcadores bioquímicos han sido propuestos como factores predictivos de parto pretérmino. Entre ellos, la fibronectina fetal ha sido el más estudiado. Se trata de una glicoproteína que se encuentra en la decidua y en la membrana amniótica. Su presencia en la vagina o el cuello uterino, en una concentración superior a 50 ng/mL después de las 22 + 0 semanas, se ha relacionado con un riesgo mayor de parto pretérmino. Presenta una sensibilidad del 76,7 % y una especificidad de 82,7 %, para predecir un parto en los siguientes 7-10 días. Sin embargo, distintas revisiones sistemáticas y estudios de eficiencia no han conseguido demostrar ningún beneficio en comparación con la medición de la longitud cervical. Más recientemente, se desarrolló la prueba de la fibronectina

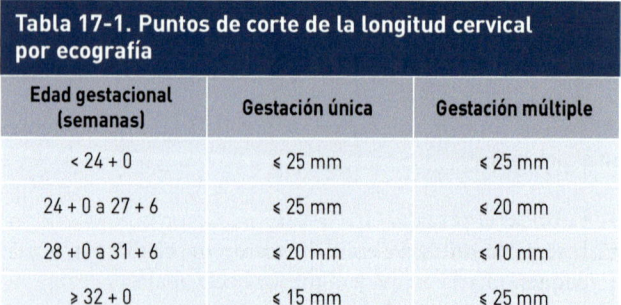

Tabla 17-1. Puntos de corte de la longitud cervical por ecografía

Edad gestacional (semanas)	Gestación única	Gestación múltiple
< 24 + 0	≤ 25 mm	≤ 25 mm
24 + 0 a 27 + 6	≤ 25 mm	≤ 20 mm
28 + 0 a 31 + 6	≤ 20 mm	≤ 10 mm
≥ 32 + 0	≤ 15 mm	≤ 25 mm

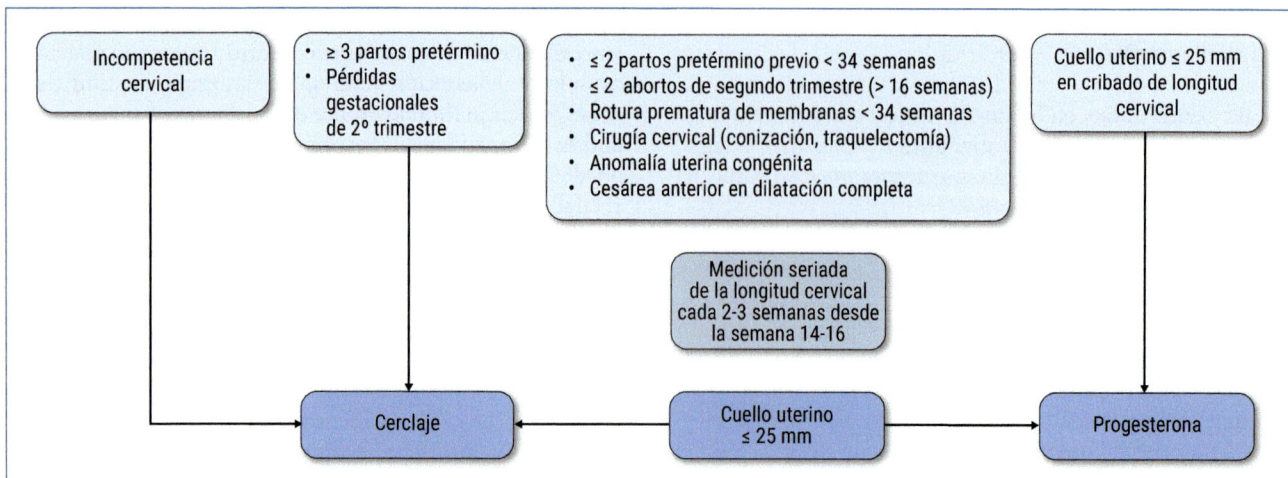

Figura 17-3. Prevención del parto pretérmino en gestaciones únicas.

fetal cuantitativa. Aunque permite mejorar el valor predictivo positivo, no se ha demostrado que incremente la capacidad predictiva de la fibronectina fetal cualitativa, por lo que su uso, de momento, se reserva al terreno de la investigación.

Se han evaluado dos biomarcadores adicionales: alfa-microglobulina 1 placentaria y proteína de unión al factor de crecimiento similar a la insulina fosforilada. Si bien el primero presenta un valor predictivo positivo superior para el parto pretérmino en gestantes sintomáticas con gestación única, con respecto al resto de biomarcadores, no se evidenciaron diferencias significativas en el resto de los parámetros evaluados.

> **!** En la actualidad, no se recomienda la utilización sistemática de biomarcadores bioquímicos como herramienta diagnóstica de APP. Sin embargo, pueden ser útiles a la hora de decidir el ingreso hospitalario, dado su elevado valor predictivo negativo. De hecho, algunos centros recomiendan su utilización en caso de dinámica uterina persistente sin modificaciones cervicales asociadas o acortamiento cervical con respecto a cervicometría inicial ≥ 5 mm, sin que alcancen los puntos de corte referidos con anterioridad.

EVALUACIÓN DE LA PACIENTE QUE CONSULTA POR DINÁMICA UTERINA

Se han de distinguir tres situaciones:

- La atención en urgencias.
- El manejo de la gestación con dinámica uterina pretérmino, pero sin modificación cervical.
- El manejo de la gestación con dinámica uterina pretérmino asociada a modificación cervical.

Consideraciones generales en urgencias

Ante una paciente que acude con un cuadro clínico compatible con dinámica uterina, se han de realizar las siguientes acciones:

- Datar la gestación, idealmente, mediante la ecografía del primer trimestre.
- Anamnesis, dirigida a descartar la presencia de otros factores de riesgo, así como la presencia de otras patologías que contraindiquen la tocólisis (desprendimiento prematuro de la placenta normoinserta, corioamnionitis, etcétera).
- Exploración física, con el objetivo de descartar otro posible foco de origen del dolor y/o la dinámica uterina (fiebre, peritonismo, pielonefritis, etcétera).
- Exploración obstétrica:
  - Comprobar frecuencia cardíaca fetal positiva.
  - Valoración del abdomen (altura uterina, estática fetal, irritabilidad uterina, etcétera).
  - Espéculo. Visualización del cuello uterino (descartar amniorrexis, metrorragias, etcétera).
  - Tacto vaginal. Solo se recomienda si la cervicometría no es valorable.

- Pruebas complementarias:
  - Registro cardiotocográfico. Dinámica uterina y descarte de signos de pérdida del bienestar fetal.
  - Ecografía transvaginal, para realización de la cervicometría.

Manejo de la gestación con dinámica uterina pretérmino, pero sin modificación cervical

Reposo y observación durante 2-3 horas para valorar la evolución de la dinámica uterina y si se producen cambios en las condiciones cervicales.

Si cede la dinámica y no existen modificaciones cervicales, se da el alta domiciliaria.

Si no cede la dinámica, pero no hay modificaciones cervicales, se da el alta domiciliaria y se realiza control a las 12-24 horas.

No se pautarán tocólisis ni corticoides de forma sistemática, aunque, si la paciente se encuentra muy sintomática, se puede valorar el tratamiento con nifedipino. Es importante recordar que, por *modificación cervical*, se entenderá un acortamiento de la longitud cervical que alcance los puntos de corte anteriormente referidos (**Fig. 17-4**).

Manejo de la gestación con dinámica uterina pretérmino asociada a modificación cervical

Se procederá al ingreso hospitalario con el diagnóstico de APP.

Las pruebas complementarias son las siguientes:

- Exudado vaginorrectal para EGB (estreptococo del grupo B).
- Exudado endocervical, solo recomendado en pacientes portadoras de cerclaje cervical o si existen síntomas sugestivos de vaginosis o vaginitis.
- Analítica: hemograma, bioquímica, coagulación y PCR (proteína C-reactiva).
- Orina: sedimento y urocultivo.
- Amniocentesis para el diagnóstico de infección/inflamación intraamniótica.

La infección intraamniótica subclínica es la causa más frecuente de APP en edades gestacionales tempranas; sin embargo, no se aconseja su uso rutinario, ya que actualmente no hay evidencia suficiente que demuestre su utilidad clínica. Puesto que la probabilidad de infección intraamniótica aumenta conforme disminuye la longitud cervical y la edad gestacional, se realizará en gestaciones menores de 28 semanas con una cervicometría < 15 mm, cuando no se objetive otra etiología que justifique la dinámica uterina. Nunca se realizará en gestaciones de más de 32 semanas.

El diagnóstico de infección intraamniótica se basa en el aislamiento de microorganismos en el cultivo de líquido amniótico. *Ureaplasma* spp. es el germen aislado con mayor frecuencia. El inconveniente es que el resultado del cultivo se demora entre 48 y 72 horas, por lo que se pueden emplear otros marcadores indirectos, como los niveles de glucosa, el nivel de interleucina 6, la presencia de leucocitos o la tinción de Gram (**Tabla 17-2**).

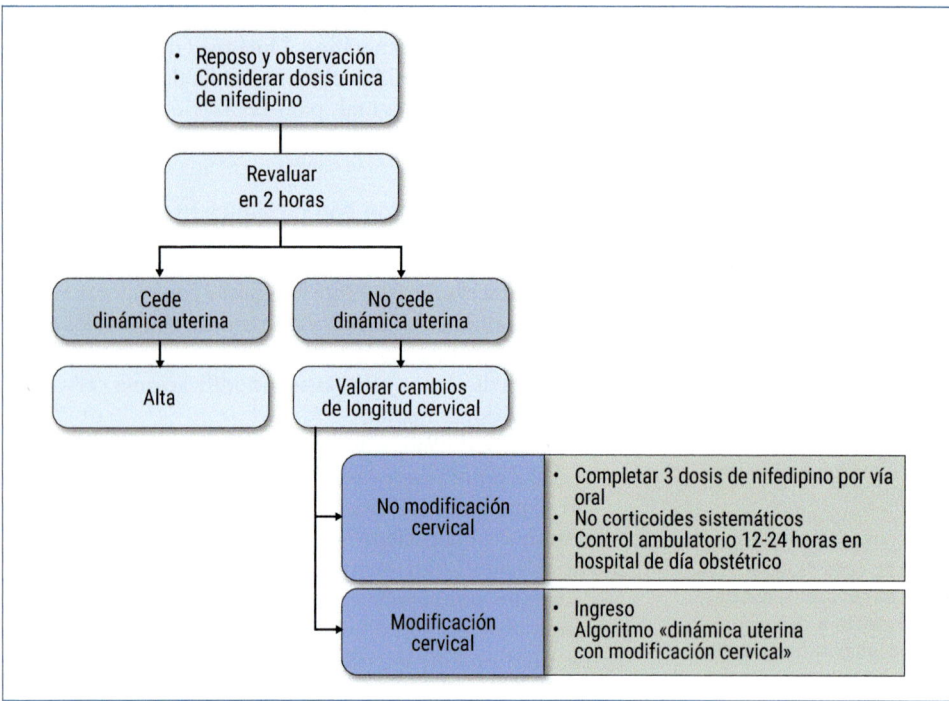

Figura 17-4. Dinámica uterina sin modificación cervical.

Tabla 17-2. Criterios diagnósticos de infección/inflamación intraamniótica subclínica

Sospecha de infección intraamniótica subclínica
Glucosa en líquido amniótico < 5 mg/dL
Diagnósticos de infección intraamniótica subclínica
Cultivo aerobio, anaerobio o para micoplasma positivo
Tinción de Gram con visualización de gérmenes
Diagnóstico de inflamación intraamniótica subclínica
Interleucina 6 en líquido amniótico ≥ 2,6 ng/mL
Leucocitos en líquido amniótico ≥ 50 células/campo

> **!** Las pacientes cuyas modificaciones cervicales han sido un hallazgo casual, sin que exista dinámica uterina regular, no son tributarias de tratamiento tocolítico, ya que pueden representar el extremo de la normalidad. En estos casos, se ha de valorar un seguimiento en 1-2 semanas. Como medida de precaución, podría recomendarse restringir la actividad laboral y evitar la bipedestación prolongada hasta evaluar la evolución clínica.

MANEJO DE LA PACIENTE CON AMENAZA DE PARTO PRETÉRMINO

Hoy en día no se recomienda el reposo absoluto en las gestaciones únicas, ya que no reduce el riesgo de parto pretérmino. En las gestaciones múltiples, se desconoce su efecto. Por otro lado, los datos son demasiado escasos para apoyar la hidratación como un tratamiento específico en las pacientes que presentan trabajo de parto prematuro, ya que los estudios disponibles no muestran diferencias entre la hidratación y el reposo en cama. Únicamente, las pacientes con pruebas de deshidratación pueden beneficiarse de la intervención.

Corticoides

Los corticoides antenatales se asocian a una reducción de mortalidad perinatal y neonatal, síndrome de distrés respiratorio, hemorragia intraventricular, enterocolitis necrótica, necesidad de ventilación mecánica y riesgo de infección sistémica en las primeras 48 horas de vida.

Se recomienda la administración de corticoides antenatales a todas las gestantes con riesgo de parto pretérmino inminente entre las 24 + 0 y 34 + 0 semanas de gestación, tanto en gestaciones únicas como múltiples. Su uso puede considerarse incluso en gestaciones de 23 + 0 a 23 + 6 semanas con riego de prematuridad, siempre teniendo en cuenta el caso clínico concreto y la tasa de supervivencia del propio centro en este período de gestación. La decisión debe ser tomada por especialistas con experiencia, y hay que informar adecuadamente a los padres. La máxima eficacia de los corticoides para reducir la dificultad respiratoria se da cuando el parto ocurre entre las 24 horas y los 7 días de la segunda dosis de corticoides.

La pauta de tratamiento es la siguiente:

- Entre las semanas 23 + 0 y 34 + 0: betametasona por vía intramuscular 12 mg cada 24 horas, dos dosis.
- Entre las semanas 23 + 0 y 23 + 6: consensuar con padres y neonatólogos.
- Será cada centro el que valorará la administración hasta la semana 34 + 6.

Se ha de repetir una dosis única de recuerdo si la edad gestacional es menor a 34 + 0 semanas en el momento de la administración, han transcurrido más de 7 días de la última dosis y se prevee parto inmediato. Se administrará un máximo de tres dosis de recuerdo.

Neuroprotección

Ante un parto inminente antes de la semana 32 + 0, se considera el sulfato de magnesio para reducir el riesgo de parálisis cerebral. Se define *parto pretérmino inminente* aquel que tiene una alta probabilidad de que ocurra, bien porque se encuentra en fase activa del parto (dilatación > 4 cm), bien porque sea un parto pretérmino programado por indicación materna o fetal. Aunque existen controversias, el sulfato de magnesio debe administrarse desde el inicio de la viabilidad hasta las 31 + 6 semanas, y se ha de suspender si el parto no tiene lugar pasadas las 24 horas de tratamiento. No hay evidencia de beneficios de nuevos ciclos de este tratamiento.

La pauta es un bolo de 4 g por vía intravenosa seguido de infusión continua 1 g/hora hasta el parto. Las contraindicaciones son miastenia grave, cardiopatía grave, insuficiencia renal o respiratoria y alteraciones hidroelectrolíticas (hipopotasemia, hipocalcemia).

Tocólisis

El objetivo de los tocolíticos es retrasar el parto al menos 48 horas para completar la tanda de maduración pulmonar fetal y/o la neuroprofilaxis y trasladar a la madre a un centro de referencia con recursos adecuados para la asistencia al nacido pretérmino.

La tocólisis no debe realizarse antes de la semana 22 + 0. De hecho, antes de la semana 24 + 0, deberá discutirse y consensuarse con los padres, dados los altos índices de morbilidad grave. Tampoco se recomienda por encima de la semana 34 + 6, dado que el objetivo principal de la tocólisis es demorar el parto el tiempo suficiente para completar la maduración pulmonar, que no estaría indicada por encima de dichas semanas.

Las contraindicaciones son las siguientes:

- Sospecha de corioamnionitis.
- Muerte fetal intraútero.
- Anomalías fetales incompatibles con la vida.
- Hemorragia materna grave con inestabilidad hemodinámica.
- Crecimiento intrauterino retardado grave (III, IV).
- Preeclampsia grave o eclampsia.
- Registro cardiotocográfico no tranquilizador.
- Contraindicación de proseguir con la gestación (sospecha de desprendimiento prematuro de placenta, descompensación de enfermedad materna, etcétera).

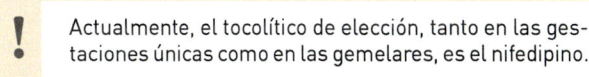

> Actualmente, el tocolítico de elección, tanto en las gestaciones únicas como en las gemelares, es el nifedipino.

Ello se debe a que no hay diferencias significativas con respecto al atosibán (en cuanto a morbimortalidad neonatal, efectos secundarios maternos y prolongación de la gestación, como se demuestra en el estudio APOSTEL III), y a que presenta mejor eficiencia.

La presentación de nifedipino de elección para el tratamiento de la verdadera APP será la presentación en solución oral (Nifepar®), puesto que se consigue la misma eficacia que con la presentación en cápsulas (Adalat®), pero con una menor dosis y con menos efectos secundarios. Por tanto, el atosibán quedará reservado como tratamiento de primera línea únicamente en caso de contraindicación para utilización de nifedipino (pacientes con riesgo cardiovascular o en tratamiento con antihipertensivos) o en caso de que no haya respuesta al tratamiento de rescate con Nifepar®.

En caso de que se precise la administración de sulfato de magnesio, se debe evitar la administración de nifedipino, debido al aumento de complicaciones maternas (bloqueo neuromuscular). En caso de que se precisen ambos tratamientos, se realizará monitorización de la paciente cada 2 horas.

Se contemplará la utilización de indometacina en las APP precoces entre las semanas 23 + 0 y 23 + 6.

Si, a pesar del tratamiento con monoterapia, la paciente continua con dinámica uterina regular persistente, se podrá valorar la asociación de dos tocolíticos, siempre y cuando la maduración pulmonar no haya sido completada, existan cambios cervicales y se tenga en cuenta la edad gestacional, aunque la evidencia es limitada. La asociación de elección será Nifepar® y atosibán. Ya que las terapias combinadas presentan una mayor tasa de efectos secundarios, la paciente deberá permanecer monitorizada.

> Todo tratamiento será suspendido a las 48 horas, una vez completada la maduración pulmonar.

En caso de reaparición de dinámica uterina regular y percibida por la paciente asociada a modificaciones cervicales, se podrá contemplar la administración de un máximo de dos ciclos más de tratamiento tocolítico en edades gestacionales precoces.

Aunque reapareciera la dinámica uterina tras completar el tratamiento, no se recomienda la utilización de tratamiento de mantenimiento ni con nifedipino ni con atosibán, ya que su utilización no ha demostrado disminuir la incidencia de partos pretérmino ni antes de las 37 semanas, ni de las 32 semanas, ni de las 28 semanas, así como tampoco se asoció a diferencias en morbimortalidad neonatal.

Pauta de tratamiento

Véase la pauta del tratamiento tocolítico (**Fig. 17-5** y **Tabla 17-3**).

Antibioterapia

El tratamiento sistemático con antibióticos en pacientes con APP y bolsa íntegra no es eficaz para prolongar la gestación. Por ello, no deben emplearse de forma rutinaria, salvo que la APP se acompañe de una rotura prematura de membranas o exista una patología asociada que requiera tratamiento específico. La exposición de membranas en la vagina no constituye, por sí misma, una indicación para el inicio de antibioterapia, excepto en el caso de cultivos positivos.

Tabla 17-3. Pauta de tratamiento tocolítico

Fármacos	Pauta	Indicación	Contraindicaciones	Comentarios
Nifedipino por vía oral (Adalat® 20 mg)	• Dosis inicial: 20 mg • Dosis de rescate: 10 mg/ 20 minutos (máximo 2 dosis) • Mantenimiento: 20 mg/ 4-6 horas • Dosis máxima: 120 mg/día		• Riesgo cardiovascular • NTG transdérmica • Betamiméticos • Hipotensión clínica • Tratamiento antihipertensivo • Disfunción renal y/o hepática grave	• RCTG: 1 hora tras 1ª dosis • Control de constantes cada 30-60 min o durante terapia intensiva; luego control horario; si estable, cada 6-8 horas
Nifedipino en solución oral (Nifepar® 5 mg/mL solución oral)	• Dosis inicial: 2 mL • Dosis de rescate: 1,5 mL/ 15 minutos máximo 4 dosis) • Mantenimiento: 3 mL 6-8 horas • Dosis máxima: 160 mL/día	• 1ª elección	• Riesgo cardiovascular	• RCTG: hasta el cese de la dinámica uterina

Atosibán por vía intravenosa	• Dosis inicial:
	  – Bolo: 0,9 mL de solución de 7,5 mg/mL (6,75 mg) en 1 minuto
	  – Infusión: 2 viales de 5 mL (7,5 mg/mL) diluidos en 100 mL en 3 horas
	  – Velocidad de infusión: 24 mL/hora en 3 horas (54 mg)
	• Mantenimiento:
	  – Infusión: 2 viales de 5 mL (7,5 mg/mL) diluidos en 100 mL en 45 horas
	  – Velocidad de infusión: 8 mL/hora en 45 horas (270 mg)
		• Riesgo cardiovascular (cardiópatas, diabéticas pregestacionales o gestacionales insulinodependientes)
		• No respuesta a nifedipino
			• Hipersensibilidad	

Ritodrina por vía intravenosa	• Inicial: 50-100 µg/minuto • Aumento: 50 µg/min/10 min • Máxima: 350 µ/min (por vía intravenosa)		• Patología cardiovascular • Patología pulmonar • Enfermedad tiroidea • DM pregestacional o DGID migrañas	• Mantener ritrodina siempre que haya sido indicada en otro centro y no existan contraindicaciones
Indometacina	• Dosis inicial: 150 mg (100 mg rectal + 50 mg oral) • Mantenimiento: 100 mg/ 12 horas	• Útil APP precoces < 26 + 0 semanas	• Contraindicada en > 32 + 0 semanas	• Monitorización de líquido amniótico y ductus arterioso (entre 27 + 0 y 31 + 6 semanas)

APP: amenaza de parto pretérmino; DGID: diabetes gestacional insulinodependiente; DM: diabetes mellitus; NTG: nitroglicerina; RCTG: registro cardiotocográfico.

Serán tributarias de tratamiento antibiótico:

• Pacientes en riesgo de parto inminente y *Streptococcus agalactiae* del grupo B positivo o desconocido:
  – La pauta de tratamiento será penicilina 5.000.000 UI por vía intravenosa, seguida de penicilina 2.500.000 UI cada 4 horas por vía intravenosa.
  – En caso de alergia:
    ▪ Clindamicina 900 mg/8 horas por vía intravenosa si se dispone de antibiograma sensible.
    ▪ Vancomicina 1 g/12 horas por vía intravenosa si hay resistencia a clindamicina o ausencia de antibiograma.
  – En los casos de APP con bolsa íntegra, el tratamiento profiláctico se iniciará cuando se prevea que el parto es inminente, mientras que, en los casos de rotura prematura de membranas, la profilaxis se iniciará ya desde el momento del ingreso.

– La antibioterapia profiláctica del *S. agalactiae* del grupo B debe suspenderse si se determina que la paciente no presenta un verdadero trabajo de parto o si el resultado del cultivo es negativo. Si el resultado del cultivo fuera positivo, se instaurará de nuevo la profilaxis cuando el parto se reinicie (**Fig. 17-6**).
• Mujeres con infección intraamniótica subclínica confirmada o sospecha diagnóstica hasta confirmación:
  – Ampicilina 2 g/6 horas por vía intravenosa más ceftriaxona 1 g/12 horas por vía intravenosa más claritromicina 500 mg/12 horas por vía oral hasta disponer del resultado del cultivo.
  – En caso de alergia, teicoplanina 500 mg/24 horas por vía intravenosa más aztreonam 1 g/8 horas por vía intravenosa más claritromicina 500 mg/12 horas por vía oral.

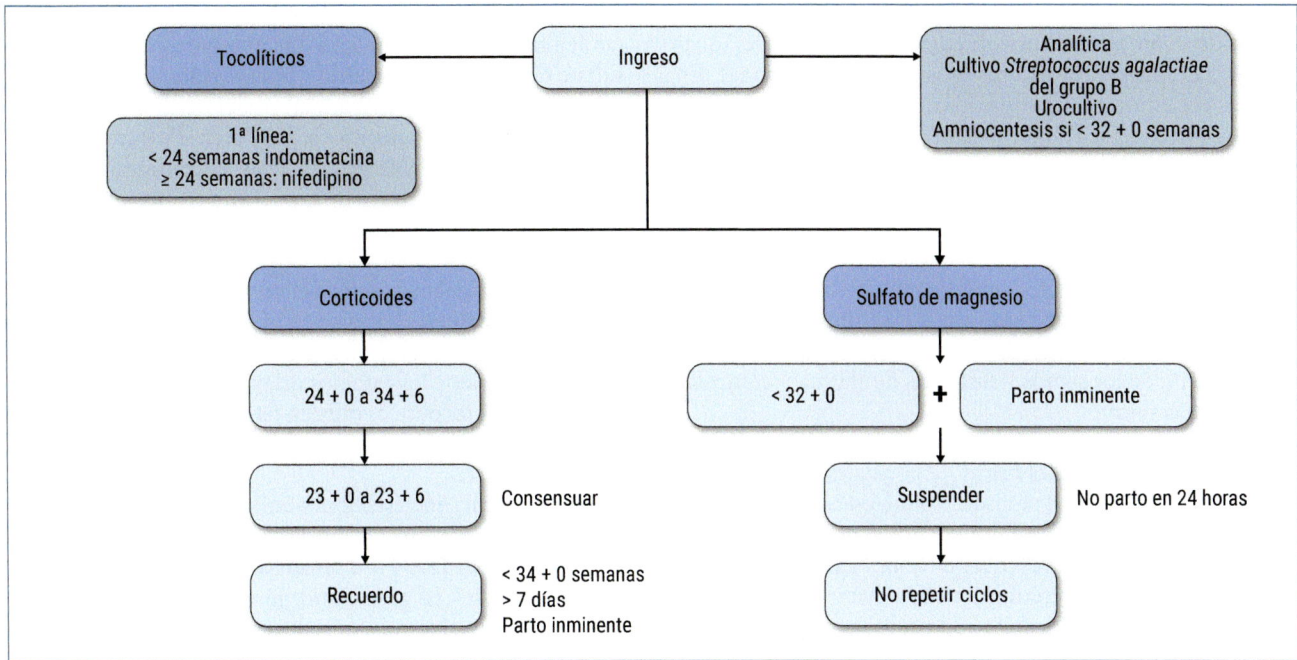

Figura 17-5. Pesario frente a progesterona frente a cerclaje. Dinámica uterina con modificación cervical.

– En caso de cultivo positivo a micoplasma:
- Claritromicina por vía intravenosa 500 mg/8 horas durante 7-10 días.
- En estos casos, se realizará un electrocardiograma en los días iniciales del diagnóstico, ya que se han descrito casos, en pacientes pluripatológicos, de aumento del intervalo QT tras su uso prolongado.

Tromboprofilaxis

Se iniciará el tratamiento con heparina de bajo peso molecular en todas las pacientes a partir del tercer día de ingreso, independientemente del número de factores de riesgo de trombosis que presenten, salvo que ya realizaran tromboprofilaxis previa, que se mantendrá desde el primer día de ingreso.

SEGUIMIENTO TRAS EL ALTA HOSPITALARIA

Actualmente, se carece de evidencia de alta calidad sobre la que basar las siguientes recomendaciones.

Medidas generales

Respecto a la duración del ingreso, cuando el episodio se considere resuelto, siempre que las pruebas de bienestar fetal sean tranquilizadoras y no haya complicaciones secundarias,

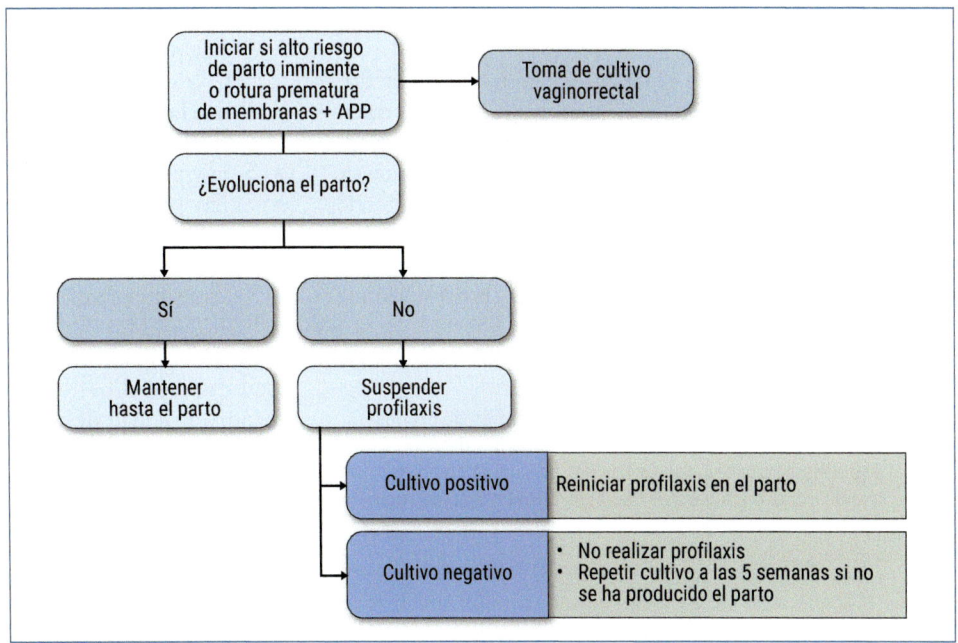

Figura 17-6. Profilaxis antibiótica para *Streptococcus agalactiae* del grupo B. APP: amenaza de parto pretérmino.

las pacientes pueden ser dadas de alta, generalmente, cuando se considere completo el curso de corticoides antenatales (unas 24 horas después de la segunda dosis de betametasona). En aquellas pacientes con una dilatación o borramiento avanzado y/o con antecedentes de un parto rápido, es necesario tener en cuenta la facilidad para acceder a un hospital, ya que habrá pacientes que, por su situación, precisen continuar ingresadas. No se ha visto que haya diferencias entre que las pacientes permanezcan ingresadas y que sean dadas de alta.

Respecto al seguimiento posterior, no hay datos suficientes, pero parece razonable una consulta de seguimiento en una o dos semanas tras el alta de estas pacientes. Se puede informar en cada visita de los signos y síntomas de alarma y controlar la longitud cervical.

Se debe informar a las pacientes de que pueden realizar la mayoría de las actividades físicas de la vida diaria, y de que, de hecho, deben evitar el reposo absoluto en cama, ya que no hay evidencia del beneficio de esta práctica, pero sí se conocen los riesgos del reposo durante la gestación. Las pacientes con alto riesgo de parto pretérmino deben evitar la práctica de ejercicio intenso y la bipedestación prolongada.

En cuanto a la actividad laboral, se recomienda que aquellas pacientes con alto riesgo de parto pretérmino no vuelvan al trabajo cuando esto suponga jornadas de más de 40 horas semanales, turnos de noche, períodos largos de bipedestación o alto requerimiento físico.

Las relaciones sexuales se deberían evitar cuando las pacientes detecten tras estas un aumento en la intensidad o frecuencia de las contracciones. No hay evidencia fuerte a favor o en contra del riesgo de esta práctica, pero, teóricamente, un pequeño grupo de mujeres puede ver aumentada la actividad miometrial por las prostaglandinas presentes en el semen y por el propio orgasmo.

Por último, es poco probable que viajar incremente el riesgo de parto pretérmino, pero se debe considerar el acceso a una atención hospitalaria y a la cobertura sanitaria disponible en el lugar de destino.

Tratamiento al alta

El metanálisis de 2016 de Ding *et al.* y, más recientemente, el ensayo clínico de Hyett *et al.* demuestran que el tratamiento de mantenimiento con progesterona permite prolongar las semanas de gestación, reducir la tasa de partos antes de la semana 37 y aumentar la longitud cervical. Sin embargo, no se encontraron diferencias con respecto a placebo en cuanto a la necesidad de ingreso en la unidad de cuidados intensivos neonatal, la mortalidad neonatal y la incidencia del síndrome de distrés respiratorio.

> ⚠️ Actualmente, no se recomienda la utilización de progesterona de mantenimiento tras un episodio de APP. En aquellas pacientes que antes del episodio tenían indicación ecográfica para el uso de progesterona, se recomienda continuarla.

Tras el manejo de un episodio agudo, ningún metanálisis de estudios aleatorizados ha encontrado diferencias estadísti-

camente significativas entre el manejo con placebo, el no tratamiento o el tratamiento con diferentes tocolíticos o incluso sulfato de magnesio en cuanto a prolongación de la gestación, disminución de la prematuridad o mejora de los resultados neonatales. Estos tratamientos son útiles en el control sintomático de la intensidad y la frecuencia de las contracciones, pero no se debe olvidar el riesgo de que tengan efectos secundarios. A menudo, el tratamiento con tocolíticos de un episodio agudo de trabajo de parto prematuro idiopático suprime las contracciones temporalmente, pero no elimina el estímulo subyacente que inició el proceso del parto (p. ej., infección, inflamación, sobredistensión uterina, hemorragia decidual o insuficiencia cervical) ni revierte los cambios del parto en el útero. El efecto neto es que los tocolíticos pueden retrasar el parto unos pocos días, pero no prolongan el embarazo de manera constante por semanas o meses.

Mientras que, en gestaciones únicas, no se ha demostrado que el pesario cervical consiga disminuir la tasa de parto pretérmino antes de las 34 + 0 semanas, ni que mejore los resultados perinatales, en gestaciones gemelares, el ensayo clínico de Merced *et al.* objetivó una reducción significativa en la tasa de parto pretérmino antes de la semana 34, así como de las recurrencias de APP. El principal efecto secundario del uso de un pesario es el aumento del flujo vaginal, que ocurre en la mayoría de las pacientes.

PARTO DEL PREMATURO

La vía del parto se decidirá en función de las semanas de gestación y de la presentación fetal.

Para mantener la temperatura corporal del recién nacido, se recomienda comenzar las medidas de atención al recién nacido directas sobre este, sin esperar al pinzamiento de cordón.

Recomendaciones intraparto: vía del parto

A partir de la semana 26 + 0, el parto será:

- Si hay presentación cefálica, por vía vaginal.
- Si hay presentación no cefálica, por cesárea electiva.

Entre las semanas 23 + 0 y 25 + 6, el parto será:

- Si hay presentación cefálica, por vía vaginal.
- Si hay presentación no cefálica, se debe individualizar en función de la edad gestacional, la progresión del parto, las características de la paciente y la experiencia del profesional que atiende dicho parto.

Se recomienda mantener una monitorización continua fetal durante el parto, ya que estos fetos disponen de una menor capacidad de adaptación al estrés que los fetos a término. En caso de precisar un parto instrumental, es preferible realizar fórceps o espátulas. Está contraindicada la ventosa por debajo de las 34 semanas, por tener un mayor riesgo de cefalohematoma y hemorragia intracraneal.

Se recomienda retrasar la amniorrexis artificial todo lo posible para permitir que el líquido actúe como protector durante el descenso fetal. En cuanto a la episiotomía, anteriormente se recomendaba episiotomía sistemática en fetos pretérmino para reducir el tiempo de compresión fetal; actualmente, su indicación debe ser restrictiva. El pinzamiento tardío del cordón umbilical ha demostrado ser beneficioso en comparación con el precoz, al conseguir un mayor aporte sanguíneo siempre que la situación maternofetal lo permita.

Cuidados en la sala de parto

En prematuros menores de 32 + 0 semanas o 1.500 g, se aconseja utilizar bolsas isotérmicas. Si es posible, se permitirá el contacto piel con piel y se realizará un clampaje tardío del cordón umbilical.

PUNTOS CLAVE

- La APP se define como la presencia de dinámica uterina regular asociada a modificaciones cervicales progresivas desde las 22 + 0 hasta las 36 + 6 semanas de gestación.
- Las contracciones uterinas regulares son aquellas persistentes (al menos cuatro en 20-30 minutos u ocho en 1 hora).
- Se consideran modificaciones cervicales la presencia de un borramiento ≥ 80 % o una dilatación cervical ≥ 2 cm.
- La atención y los cuidados pregestacionales son una oportunidad para que los profesionales evalúen los factores de riesgo, asesoren a las pacientes e incidan de manera individual en los factores modificables para reducir el riesgo de parto pretérmino.
- La longitud cervical es considerada un factor predictivo independiente de parto pretérmino.
- La suplementación con progesterona ha demostrado ser eficaz en pacientes seleccionadas (gestaciones únicas y cuello uterino corto en el segundo trimestre, ≤ 25 mm), pero tiene una eficacia limitada, ya que muchos partos prematuros espontáneos ocurren en pacientes sin este factor de alto riesgo.
- No se ha conseguido demostrar que la administración de progesterona haya mejorado las tasas de prematuridad ni los resultados neonatales en gestaciones con el antecedente de prematuridad previa ni en las gestaciones gemelares asintomáticas.
- Dada la controversia que hay entre los estudios, no existe actualmente suficiente evidencia para recomendar el empleo de pesario cervical en gestaciones únicas con cuello cervical corto, ni en gestaciones gemelares de forma profiláctica, ni en aquellas que presentan el cuello cervical corto.
- Hoy en día, no se recomienda la utilización sistemática de biomarcadores bioquímicos como herramienta diagnóstica de APP. Sin embargo, pueden ser útiles a la hora de decidir el ingreso hospitalario, dado su elevado valor predictivo negativo. De hecho, algunos centros recomiendan su utilización en caso de dinámica uterina persistente sin modificaciones cervicales asociadas o acortamiento cervical con respecto a cervicometría inicial ≥ 5 mm, sin que alcancen los puntos de corte referidos con anterioridad.
- Actualmente, el tocolítico de elección, tanto en gestaciones únicas como en gestaciones gemelares, es el nifedipino.
- La exposición de membranas en la vagina no constituye, por sí misma, una indicación para el inicio de antibioterapia, excepto en el caso de cultivos positivos.
- Las pacientes en las que las modificaciones cervicales han sido un hallazgo casual, sin que exista dinámica uterina regular, no son tributarias de tratamiento tocolítico, ya que pueden representar el extremo de la normalidad. En estos casos, se ha de valorar un seguimiento en 1-2 semanas. Como medida de precaución, podría recomendarse restringir la actividad laboral y evitar la bipedestación prolongada hasta evaluar la evolución clínica.
- Las recomendaciones al alta tras un episodio de APP son:
  - Evitar esfuerzo físico intenso o bipedestación prolongada.
  - Evitar las relaciones sexuales.
  - Evitar el uso de progesterona de mantenimiento tras un episodio de APP.
  - Cita de seguimiento en 1 o 2 semanas.

BIBLIOGRAFÍA

Abbott DS, Radford SK, Seed PT, Tribe RM, Shennan AH. Evaluation of a quantitative fetal fibronectin test for spontaneous preterm birth in symptomatic women. Am J Obstet Gynecol. 2013;208(2):122e1-6.

ACOG Practice Bulletin No.142: Cerclage for the management of cervical insufficiency. Obstet Gynecol. 2014;123(2 Pt 1):372-9.

Berghella V, Saccone G. Cervical assessment by ultrasound for preventing preterm delivery. Cochrane Database Syst Rev. 2019;9(9):CD007235.

Berghella V, Saccone G. Fetal fibronectin testing for prevention of preterm birth in singleton pregnancies with threatened preterm labor: a systematic review and metaanalysis of randomized controlled trials. Am J Obstet Gynecol. 2016;215(4):431-8.

Caritis S, Simhan HN. Management of pregnancy after resolution of an episode of acute idiopathic preterm labour. UpToDate. 2023 [consultado el 6 de octubre de 2024]. Disponible en: https://www.uptodate.com

Chuck AW, Thanh NX, Chari RS, Wilson RD, Janes-Kelley S, Wesenberg JC. Post-policy implementation review of rapid fetal fibronectin (fFN) testing for preterm labour in Alberta. J Obstet Gynaecol Can. 2016;38(7):659-66.e6.

Coloma M, Kang F, Vallejo-Torres L, Díaz P, Méndez Y, Álvarez de la Rosa M. Economic consequences of over-diagnosis of threatened preterm labor. Int J Gynaecol Obstet. 2018;141(2):200-5.

Coutinho CM, Sotiriadis A, Odibo A, Khalil A, D'Antonio F, Feltovich H, et al.; International Society of Ultrasound in Obstetrics & Gynecology. ISOUG Practice Guidelines: role of ultrasound in the prediction of spontaneous preterm birth. Ultrasound Obstet Gynecol. 2022;60(3):435-56.

Crispi F, Llurba E, Pedrero C, Carreras E, Higueras T, Hermosilla E, et al. Curvas de normalidad de la longitud cervical ecográfica según edad gestacional en población española. Progresos Obstet y Ginecol. 2004;47(6):264-71.

Derbent A, Simavli S, Gümüş İİ, Tatli MM, Turhan NÖ. Nifedipine for the treatment of preterm labor in twin and singleton pregnancies. Arch Gynecol Obstet. 2010;284(4):821-6.

Deshpande SN, Van Asselt AD, Tomini F, Armstrong N, Allen A, Noake C, et al. Rapid fetal fibronectin testing to predict preterm birth in women with symptoms of premature labour: a systematic review and cost analysis. Health Technol Assess. 2013;17(40):1-138.

Ding MX, Luo X, Zhang XM, Bai B, Sun JX, Qi HB. Progesterone and nifedipine for maintenance tocolysis after arrested preterm labor: a systematic review and meta-analysis of randomized controlled trial. Taiwan J Obstet Gynecol. 2016;55(3):399-404.

Di Renzo GC, Al Saleh E, Mattei A, Koutras I, Clerici G. Use of tocolytics: what is the benefit of gaining 48 hours for the fetus? BJOG. 2006;113(suppl 3):72-7.

Hoffman MK. Prediction and prevention of spontaneous preterm birth: ACOG Practice Bulletin, Number 234. Obstet Gynecol. 2021;138(6):945-6.

Hospital Clínic, Hospital Sant Joan de Déu, Universitat de Barcelona. Protocolo: Amenaza de parto pretérmino. Barcelona: Fundación Medicina Fetal Barcelona.

Hospital Clínic, Hospital Sant Joan de Déu, Universitat de Barcelona. Protocolo: Cerclaje uterino. Barcelona: Fundación Medicina Fetal Barcelona.

Instituto Nacional de Estadística. Partos por edad de la madre, multiplicidad y maturidad correspondientes al año 2018. Madrid: INE; 2019.

Jain V, McDonald SD, Mundle WR, Farine D. Guideline No. 398: Progesterone for prevention of spontaneous preterm birth. J Obstet Gynaecol Can. 2020;42(6):806-12.

McIntosh J, Feltovich H, Berghella V, Manuck T. The role of routine cervical length screening in selected high- and low-risk women for preterm birth prevention. Am J Obstet Gynecol. 2016;215(3):B2-7.

Melchor JC, Khalil A, Wing D, Schleussner E, Surbek D. Prediction of preterm delivery in symptomatic women using PAMG-1, fetal fibronectin and phIGFBP-1 tests: systematic review and meta-analysis. Ultrasound Obstet Gynecol. 2018;52(4):442-51.

Merced C, Goya M, Pratcorona L, Rodó C, Llurba E, Higueras T, et al. Cervical pessary for preventing preterm birth in twin pregnancies with maternal short cervix after an episode of threatened preterm labor: randomised controlled trial. Am J Obstet Gynecol. 2019;221(1):55.e1-14.

Morcillo F, Muñoz A, Gimeno A, Alberola V. Análisis de la mortalidad neonatal en el Hospital Universitario La Fe de Valencia. Años 1971-2009. An Pediatr. 2012;77(5):309-16.

Naik Gaunekar N, Raman P, Bain E, Crowther CA. Maintenance therapy with calcium channel blockers for preventing preterm birth after threatened preterm labour. Cochrane Database Syst Rev. 2013;(10):CD004071.

National Institute for Health and Care Excellence. Preterm labour and birth. Londres: NICE; 2022.

Nijman T, Van Baaren GJ, Van Vliet E, Kok M, Gyselaers W, Porath MM, et al. Cost effectiveness of nifedipine compared with atosiban in the treatment of threatened preterm birth (APOSTEL III trial). BJOG. 2019;126(7):875-83.

Norwitz ER. Progesterone supplementation to reduce the risk of spontaneous preterm labor and birth. UpToDate. 2024 [consultado el 6 de octubre de 2024]. Disponible en: https://www.uptodate.com

Papatsonis D, Flenady V, Liley H. Maintenance therapy with oxytocin antagonists for inhibiting preterm birth after threatened preterm labour. Cochrane Database Syst Rev. 2009;(1):CD005938.

Pratcorona L, Goya M, Merced C, Rodó C, Llurba E, Higueras T, et al. Cervical pessary to reduce preterm birth at 34 weeks of gestation after an episode of preterm labor and a short cervix: a randomized controlled trial. Am J Obstet Gynecol. 2018;219(1):99.e1-16.

Ramírez M, Dueñas JL, Sala Turrens J, Polo J, Bedoya C. Análisis de dos estrategias para el manejo de la amenaza de parto pretérmino. Prog Obstet Ginecol. 2010;53(7):261-6.

Roberts D, Brown J, Medley N, Dalziel SR. Antenatal corticosteroids for accelerating fetal lung maturation for women at risk of preterm birth. Cochrane Database Syst Rev. 2017;3(3):CD004454.

Robinson JN, Norwitz ER. Spontaneous preterm birth: overview of interventions for risk reduction. UpToDate. 2023 [consultado el 6 de octubre de 2024]. Disponible en: https://www.uptodate.com

Salazar L, De Guiior C, Palacio M. Efectividad y seguridad de nifedipino solución vs nifedipino cápsulas para la amenaza de parto pretérmino. Estudio retrospectivo. Progresos Obstet y Ginecol. 2016;59(3):1515.

Sociedad Española de Ginecología y Obstetricia. Corticoides antenatales para acelerar la maduración fetal. Prog Obstet Ginecol. 2012;55(9):465-78.

Sociedad Española de Ginecología y Obstetricia. Parto pretérmino. Guía de asistencia práctica actualizada en febrero de 2020. Prog Obstet Ginecol. 2020; 63:283-321.

Sociedad Española de Ginecología y Obstetricia. Sulfato de magnesio para la neuroprotección fetal. Prog Obstet Ginecol. 2012;55(8):416-21.

Stan CM, Boulvain M, Pfister R, Hirsbrunner-Almagbaly P. Hydration for treatment of preterm labour. Cochrane Database Syst Rev. 2013;(11):CD003096.

Van Vliet EOG, Nijman TAJ, Schuit E, Heida KY, Opmeer BC, Kok M, et al. Nifedipine versus atosiban for threatened preterm birth (APOSTEL III): a multicentre, randomised controlled trial. Lancet. 2016; 387(10033):2117-24.

Venetis CA, Papadopoulos SP, Campo R, Gordts S, Tarlatzis BC, Grimbizis GF. Clinical implications of congenital uterine anomalies: a meta-analysis of comparative studies. Reprod Biomed Online. 2014;29(6): 665-83.

Embarazo cronológicamente prolongado

18

J. Sancho Saúco, I. M. Pelayo Delgado, M. Antón Marazuela y E. Cabezas López

OBJETIVOS

- Conocer el concepto de gestación cronológicamente prolongada y su etiología multifactorial, así como los factores de riesgo más frecuentes asociados a su aparición.
- Saber de las diversas estrategias de prevención de embarazo prolongado para que se puedan disminuir los riesgos maternos y perinatales.
- Conocer la morbilidad materna y la morbimortalidad fetal y neonatal asociadas a la gestación cronológicamente prolongada.
- Aprender cuál es la conducta de actuación y cuáles son las opciones más habituales en el manejo del embarazo en vías de prolongación.
- Saber cuáles son los elementos de la dinámica uterina, la manera de valorarla y ser capaces de reconocer las disdinamias y las diferentes estrategias para poder corregirlas.

DEFINICIÓN Y PREVALENCIA

La gestación cronológicamente prolongada (GCP) postérmino, posmadura o posdatismo se define como aquella gestación única que sobrepasa las 42 semanas de duración (> 294 días desde la fecha de la última regla [FUR]) o 14 días después de la fecha probable de parto (FPP). En cualquier caso, se trata de un concepto puramente cronológico adoptado por convenio.

UpToDate propone, de acuerdo con la definición del Colegio Americano de Obstetras y Ginecólogos, que los embarazos a término se clasifican como:

- Término temprano: entre 37 y 38 semanas + 6 días.
- A término propiamente dicho: entre 39 y 40 semanas + 6 días.
- Término tardío: de 41 a 41 semanas + 6 días.
- Postérmino: ≥ 42 + 0 semanas.

La GPC se define como aquella gestación única que sobrepasa las 42 semanas de duración o 14 días después de la FPP.

La prevalencia de la GCP depende del tipo de población, ya que varía a su vez en función de la prevalencia de embarazos de riesgo y de partos pretérmino. En términos generales, se estima que la prevalencia de la GCP ocurre en alrededor del 10 % de todas las gestaciones, con rango entre el 4 y el 14 % si se atiende a la literatura médica mundial (en España, se calcula una media de alrededor de un 7 %). Se calcula que solo un 2 % son embarazos prolongados reales, y que el resto se trata de hiperdatias (seudoprolongación), es decir, aquellos embarazos catalogados como prolongados que en realidad no lo son.

La GCP se ha asociado, como se explicará posteriormente, a un incremento en la morbilidad materna y morbimortalidad perinatal, que se inicia ya a partir de la semana 41 (gestación a término avanzada).

Se calcula que solo un 2 % son embarazos prolongados reales y que el resto se trata de hiperdatias (seudoprolongación), es decir, de aquellos embarazos catalogados como prolongados que en realidad no lo son.

ETIOLOGÍA Y PATOGENIA

La incorrecta datación de la edad gestacional es la causa más frecuente que lleva a diagnosticar o considerar un embarazo postérmino, y comporta frecuentemente un falso diagnóstico de GCP. Una vez descartado un error en la FUR, la etiología del embarazo prolongado es desconocida y multifactorial. Su etiopatogenia es desconocida, al no conocer todos los factores de riesgo que influyen al inicio del parto.

Existen una serie de factores de riesgo principales y circunstancias que se relacionan con la GCP (Tabla 18-1):

- Influencia genética. Antecedente de GCP previa (la probabilidad de que un embarazo prolongado vuelva a repetirse en gestaciones ulteriores es del 27 %) y antecedente de GCP en la madre de la gestante.
- Obesidad materna.
- Aumento excesivo de peso durante la gestación.
- Primiparidad.
- Edad materna avanzada.

Tabla 18-1. Factores relacionados con la gestación cronológicamente prolongada
Antecedente GCP en gestante o madre de la gestante
Obesidad materna, aumento excesivo de peso en la gestación, hipotiroidismo
Trastornos endocrinos placentarios, malformaciones fetales del SNC, hipoplasia de las glándulas suprarrenales
Primiparidad
Edad materna avanzada
Raza caucásica
Fetos masculinos

GCP: gestación cronológicamente prolongada; SNC: sistema nervioso central.

 La etiología del embarazo prolongado es desconocida y multifactorial.

Otros factores que también se han relacionado con la GCP son:

- La raza caucásica.
- El hipotiroidismo.
- Los fetos masculinos.
- Los trastornos endocrinos placentarios (más raro es el déficit de sulfatasa placentaria, trastorno autosómico recesivo ligado al cromosoma X que cursa con niveles bajos de estriol circulante).
- Alteraciones fetales concretas que se asocian al embarazo prolongado, como algunas malformaciones fetales del sistema nervioso central (anencefalia o hidrocefalia) o la hipoplasia de las glándulas suprarrenales o del hipotálamo.

No se ha demostrado que exista relación con otros factores maternos, como el nivel sociocultural o económico.

 Entre los factores de riesgo de la GCP, se encuentran la influencia genética, la obesidad, la edad materna avanzada, la primiparidad y el aumento excesivo de peso en la gestación.

CLASIFICACIÓN

Atendiendo a su etiopatogenia, existen dos tipos de GCP:

- Gestación fisiológicamente prolongada: la que continúa su progresión con normalidad sin repercusión negativa para el feto.
- Gestación patológicamente prolongada: aquella en la que el déficit de la función placentaria origina hipoxia e hiponutrición fetal. La expresión máxima de la GCP patológica es el síndrome del recién nacido posmaduro-dismaduro, descrito por Clifford en 1954, que se estudiará más adelante.

 La etiología del embarazo prolongado es desconocida y multifactorial.

La diferenciación de ambos tipos es difícil antes del parto, por lo que solo se puede asegurar que se trata de una gestación fisiológicamente prolongada cuando se observa un neonato sin complicaciones. Véanse las diferencias entre los dos tipos de GCP (**Tabla 18-2**).

DIAGNÓSTICO

En el diagnóstico de GCP, es útil la anamnesis, el cuadro clínico y la ecografía. En cuanto a la anamnesis, es fundamental hacerla de forma cuidadosa. La FUR en mujeres con ciclos regulares debería ser suficiente. Además, cuando hay información acerca de la ovulación y/o fecundación (es decir, el embarazo fue producto de un coito único, de técnicas de reproducción asistida, etc.), resulta más fácil la datación de la gestación. En cuanto al cuadro clínico, no existen manifestaciones clínicas propias de la GCP. Pero, si no se diagnostica y trata de manera conveniente, puede producirse el cuadro clínico de algunas de sus complicaciones.

El diagnóstico de certeza se realiza con la *ecografía del primer trimestre*, que va a resultar básica para poder ajustar la FPP. La medición de la longitud craneocaudal del embrión es el mejor método para determinar correctamente la edad gestacional, con un error estimado de ± 5 días. Existe evidencia científica de que el uso de la ecografía del primer trimestre para datar la gestación disminuye de forma estadísticamente significativa el número de embarazos que alcanzan la semana 41 (de un 13 % a un 5 %) en poblaciones de bajo riesgo; por tanto, influye de forma importante tanto en la incidencia como en la prevalencia de la GCP. Con la biometría (diámetro biparietal, circunferencia cefálica, perímetro abdominal y longitud del fémur) efectuada en el segundo trimestre, el error estimado en el cálculo de la edad gestacional es de ± 10 días.

 El diagnóstico de certeza se realiza con la ecografía del primer trimestre, que va a resultar básica para poder ajustar la FPP.

Tabla 18-2. Diferencias entre la gestación cronológicamente prolongada fisiológica y la patológica		
GCP	**Fisiológica**	**Patológica**
Función placentaria	Normal	Disminuida
Crecimiento fetal	Continúa	Se detiene
Bienestar fetal	Sí	Riesgo de sufrimiento fetal, de muerte fetal
Parto	Distocias mecánicas	Riesgo de sufrimiento fetal
Neonato	Normal	Hipoxia, aspiración meconial, hemorragia cerebral, síndrome de Clifford

GCP: gestación cronológicamente prolongada.

El diagnóstico de probabilidad, en caso de no que no se disponga de ecografía de primer trimestre o de que haya dos ecografías no congruentes entre sí antes de la semana 20, se basa en la anamnesis y el cuadro clínico: FUR (a veces puede ser desconocida o dudosa), prueba de gestación positiva a los 8-10 días del retraso menstrual, detección de la frecuencia cardíaca fetal a las 12-14 semanas, percepción de los movimientos fetales (20 semanas primíparas, 16-18 multíparas) y comprobación de crecimiento fetal congruente en ecografías seriadas de segundo/tercer trimestre. La altura uterina tiene mayor utilidad para la evaluación del crecimiento fetal que para datar la gestación.

 En el diagnóstico de GCP, son útiles la anamnesis, el cuadro clínico y la ecografía.

PREVENCIÓN

La prevención del diagnóstico de embarazo prolongado supone disminuir los riesgos maternos y perinatales, que se verán posteriormente. Esto se puede realizar mediante diversas estrategias (**Tabla 18-3**).

Datación correcta de la gestación

En muchas pacientes, se puede considerar la fiabilidad de la FUR para el diagnóstico de la edad gestacional, pero, en otras gestantes (si los ciclos no son regulares o han tenido algún tratamiento que haya podido modificarlos, o en mujeres que han presentado amenaza de aborto), no es posible, por lo que el uso de la ecografía de rutina al inicio del embarazo permite una mejor evaluación de la edad gestacional y el ajuste de la fecha del parto. Esto permite reducir la incidencia de embarazos prolongados (incluso a tasas inferiores al 3 %).

Con el uso sistemático de la ecografía, la edad gestacional real puede ajustarse en función de las siguientes recomendaciones propuestas por la Sociedad Española de Ginecología y Obstetricia:

- En la ecografía en el primer trimestre (longitud craneocaudal < 84 mm), si hay una diferencia mayor de dos desviaciones estándar (5-7 días) entre la edad gestacional por la FUR y la ecografía del primer trimestre, la FPP debe ser ajustada con base en la longitud craneocaudal (CRL).
- Entre las 13 y 20 semanas (longitud craneocaudal > 84 mm y diámetro biparietal < 60 mm), es recomendable cambiar la FPP cuando la diferencia entre la FPP calculada por la FUR y la biometría fetal sea > 10 días.
- En etapas tardías del embarazo, no debe realizarse la corrección de la FPP con base en las medidas ecográficas, si la edad gestacional ya ha sido establecida en etapas tempranas de la gestación o con una FUR cierta.

Tabla 18-3. Estrategias para la prevención de la gestación cronológicamente prolongada
Datación correcta de la gestación
Despegamiento de las membranas amnióticas (maniobra de Hamilton)

En caso de FUR incierta y etapas tardías de gestación, esta se datará a través de biometría fetal o perímetro cefálico. Un número importante de diagnósticos de embarazos prolongados se hacen de forma errónea al estimarse de forma inexacta la edad gestacional determinada por la FUR, lo que comporta frecuentemente un falso diagnóstico de GCP.

 Para datar correctamente la gestación, en la ecografía en el primer trimestre, si hay una diferencia mayor de dos desviaciones estándar (5-7 días) entre la edad gestacional por la FUR y la ecografía del primer trimestre, la FPP debe ser ajustada con base en el CRL.

Despegamiento de membranas amnióticas (maniobra de Hamilton)

El despegamiento de las membranas amnióticas del cuello uterino y del segmento uterino inferior realizado en gestantes a término (a partir de la semana 38) disminuye la incidencia de embarazos prolongados y de gestaciones que continúan después de la semana 41 (revisión de la Cochrane que recoge 22 estudios en los cuales se determina que se precisaría realizarla a ocho mujeres para evitar una inducción de parto). Es, por tanto, un procedimiento que reduce la necesidad de inducción del parto y constituye parte integrante e importante de la prevención del embarazo prolongado, puesto que se ha demostrado que es una de las pocas estrategias capaces de disminuir la incidencia de GCP, al relacionarse con un inicio espontáneo de trabajo de parto en los días siguientes. Por tanto, se debería proponer a la gestante en la visita prenatal informando, antes de su realización, de los riesgos potenciales de esta estrategia.

 Las dos estrategias preventivas para disminuir la incidencia de la GCP son la datación correcta de la gestación y el despegamiento de las membranas amnióticas.

El momento del ofrecimiento es controvertido; en función de los protocolos de cada centro, tiene lugar entre las semanas 38 y 40. Para que se pueda realizar la maniobra, es necesario que la gestante presente una dilatación suficiente y que no tenga contraindicaciones para parto vaginal (el ser portadora de estreptococo de grupo B no contraindica la realización de esta maniobra). Los riesgos teóricos de este procedimiento incluyen la rotura prematura de membranas, la corioamnionitis y la hemorragia. No se ha demostrado mayor incidencia de infecciones fetales ni de morbilidad neonatal con su uso. La morbilidad materna es la que se deriva del dolor y las molestias del procedimiento, sangrado, etcétera.

 La maniobra de Hamilton es un procedimiento que reduce la necesidad de inducción del parto y constituye una parte integrante e importante de la prevención del embarazo prolongado, puesto que se ha demostrado que es una de las pocas estrategias capaces de disminuir la incidencia de GCP, al relacionarse con un inicio espontáneo de trabajo de parto en los días siguientes.

MORBILIDAD MATERNA

La macrosomía fetal y las inducciones de parto son las responsables de la morbilidad materna asociada a las GCP. La macrosomía fetal conduce a una tasa aumentada de cesáreas, partos instrumentales, partos distócicos, lesiones perineales (desgarros del canal del parto de tercer y cuarto grado) y distocia de hombros, con el consiguiente aumento de la morbilidad materna. Por otra parte, debe tenerse en cuenta también el impacto emocional (ansiedad y frustración) que origina la continuación del embarazo más allá de la fecha estimada del parto.

MORBIMORTALIDAD FETAL Y NEONATAL

El embarazo cronológicamente prolongado se asocia a una serie de complicaciones perinatales, fundamentalmente desde el punto de vista fetal, consecuente con la probable insuficiencia placentaria.

Mortalidad perinatal

Se tiene evidencia científica suficiente para afirmar la existencia de un aumento de la mortalidad perinatal a medida que avanzan las semanas de gestación, especialmente a partir de la 41, pero sobre todo de la semana 42. Así, los recién nacidos de más de 41 semanas tienen un tercio más de riesgo de muerte neonatal que los nacidos entre las semanas 38 y 40, y riesgo que aumenta hasta el doble si se llega a la semana 42. Esta mortalidad perinatal se incrementa a costa de las muertes fetales anteparto de fetos sanos y las muertes neonatales precoces. Los principales factores de riesgo de mortalidad perinatal en la GCP fueron el feto pequeño para la edad gestacional y la edad materna de 35 años o más.

De la misma forma, existen otros factores que ayudan a la tasa de muerte perinatal:

- Infección intrauterina.
- Insuficiencia placentaria por envejecimiento de la placenta.
- Compresión del cordón que conlleva una hipoxia fetal.
- Aspiración meconial.

Los datos actualizados del riesgo absoluto de muerte fetal anteparto son los siguientes (**Fig. 18-1**):

- 40-41 semanas: 0,86-1,08/1.000.
- 41-42 semanas: 1,2-1,27/1.000.
- 42-43 semanas: 1,3-1,9/1.000.
- > 43 semanas: 1,58-6,3/1.000.

La función placentaria desempeña un papel importante en la morbilidad fetal. Así, la placenta puede funcionar perfectamente hasta la semana 42 y dar lugar a fetos macrosómicos, o por el contrario cursar con una insuficiencia, lo que daría lugar a una restricción del crecimiento intrauterino, y aumentaría las tasas de hipoxia fetal, acidosis y muerte neonatal.

De hecho, en los fetos pequeños para la edad gestacional postérmino, se ha comprobado la frecuente presencia de oligoamnios y meconio en el líquido amniótico, lo que incre-

menta el riesgo de compresión del cordón, hipoxia y acidosis fetal, así como del síndrome de aspiración meconial. Estos fetos pequeños para la edad gestacional postérmino, con un peso menor de 2.500 g al nacimiento, tienen una mortalidad siete veces mayor que la de los fetos postérmino en general.

El embarazo prolongado se asocia a una mayor incidencia de oligoamnios. En ausencia de otras causas de este, como la rotura prematura de membranas o determinadas malformaciones fetales, esta asociación representa un peligro para el feto por cuanto puede deberse a la existencia de una mala función placentaria y, consecuentemente, a una hipoxia fetal. El oligoamnios y la hipoxia fetal constituyen un círculo vicioso, pues, en presencia de una hipoxia prolongada, se produce en el feto una adaptación circulatoria con redistribución del flujo sanguíneo a los órganos más nobles (corazón, cerebro, placenta, etc.) y reducción de este en el resto, entre ellos, el flujo renal. La reducción del flujo renal conduce a una oliguria que agrava el oligoamnios.

 El oligoamnios, en ausencia de otras causas, suele ser indicativo de una mala función placentaria y, por tanto, de una hipoxia fetal.

La frecuencia de meconio en el líquido amniótico es mayor en el embarazo prolongado. En consecuencia, el síndrome de aspiración meconial es también más frecuente en el embarazo prolongado. La incidencia de sufrimiento fetal puede alcanzar la tercera parte de los embarazos prolongados. La causa de esta hipoxia fetal hay que buscarla en la insuficiencia placentaria, que se manifiesta clínicamente mediante el oligoamnios, el

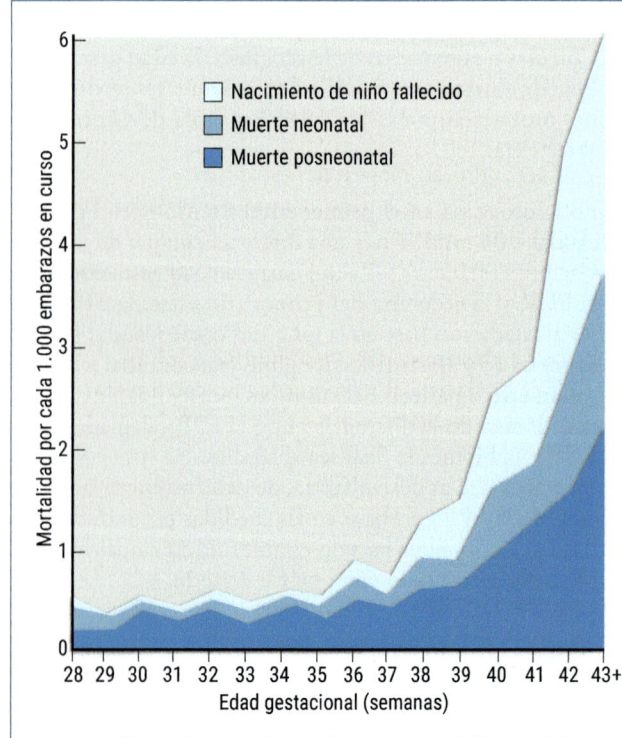

Figura 18-1. Gráfica de mortalidad fetal anteparto en función de la edad gestacional.

meconio y las alteraciones de la frecuencia cardíaca fetal. La afectación de la función placentaria puede ponerse de manifiesto mediante las pruebas de bienestar fetal.

También son más frecuentes las malformaciones fetales en el embarazo prolongado, especialmente las relacionadas con el sistema nervioso central, como la anencefalia. Si bien hoy día, gracias al control antenatal, deben diagnosticarse tales malformaciones en etapas tempranas del embarazo, no debe descuidarse tal posibilidad en los embarazos escasamente controlados o no controlados.

Macrosomía fetal

En el 20-30 % de las ocasiones, la placenta mantiene su función, y el recién nacido postérmino puede llegar a pesar más de 4.500 g. La macrosomía fetal está presente en aproximadamente un 13 % de los fetos postérmino; esta es una frecuencia entre tres y siete veces mayor de peso fetal anormalmente elevado al nacer. Se asocia a aumento de la morbilidad durante el parto: prolongación de la segunda fase del parto, distocia de hombros, desproporción pelvicofetal y sus complicaciones, parto instrumental, hemorragia posparto y traumatismos maternos.

Síndrome de posmadurez

Es un síndrome descrito por Clifford en 1954 que se presenta entre el 20 y el 43 % de las gestaciones prolongadas, y es una manifestación de la hipoxia fetal crónica por insuficiencia placentaria. Este síndrome no es específico de las gestaciones prolongadas, sino que también puede aparecer en cualquier gestación a término o pretérmino en las que existe una hipoxia fetal crónica que conlleve una restricción del crecimiento intrauterino. De todos modos, su frecuencia aumenta ostensiblemente en la gestación postérmino.

Se caracteriza fundamentalmente por mantener una longitud y un perímetro cefálico normales, con pérdida de peso a expensas del panículo adiposo, masa muscular y tejido celular subcutáneo, con cambios en la piel, que se aprecia arrugada y desprendida, y, en los casos más graves, amarillenta, por la impregnación meconial.

Según la gravedad de las características clínicas, el síndrome de posmadurez tiene tres estadios:

- Etapa I o de insuficiencia placentaria crónica:
  - El recién nacido es largo y delgado, con aspecto desnutrido, por la disminución del tejido celular subcutáneo.
  - Tiene la piel seca y agrietada, que se desprende fácilmente en forma de láminas.
  - Tiene actitud de alerta y los ojos abiertos.
  - En el 30 % de los casos, existe distrés respiratorio leve después del parto, pero raramente se asocia a muerte neonatal.
- Etapa II o de insuficiencia placentaria aguda:
  - Se presentan las características de la etapa I más la tinción por meconio de las membranas placentarias, el cordón umbilical y la piel. Todo ello refleja un mayor grado de disfunción placentaria y mayor riesgo de hipoxia perinatal.

- El pronóstico es peor, ya que existe riesgo de distrés respiratorio (hasta en el 60 % de los casos), de síndrome de aspiración meconial e incluso de muerte neonatal.
- Etapa III:
  - Tanto la placenta como el feto tienen una tinción amarillenta, secundaria a la exposición prolongada al meconio, con disminución de la grasa subcutánea, piel reseca y quebradiza, uñas largas y facies característica.
  - Esto indica una insuficiencia placentaria avanzada y mayor riesgo de muerte perinatal (fetal, intraparto o neonatal).

 El síndrome de Clifford es una manifestación de la hipoxia fetal crónica por insuficiencia placentaria.

Estas etapas aumentan a medida que avanza la edad gestacional, paralelamente a la morbimortalidad perinatal. La observación de estos signos en un recién nacido es indicativa de hipoxia prolongada y obligará a una asistencia posnatal intensiva.

Otros problemas neonatales asociados a los recién nacidos postérmino son:

- Hipoxia-acidosis fetal:
  - La lesión hipóxico-isquémica en los fetos postérmino se puede producir por una insuficiencia placentaria, una compresión del cordón o por el propio feto (malformación, desnutrición).
  - Ello produce un deterioro en la oxigenación, alteración en el intercambio de gases y alteración de la función cardiocirculatoria fetal.
  - La consecuencia más grave de la lesión hipóxico-isquémico-acidótica es la encefalopatía hipóxico-isquémica, que necesita una serie de criterios estrictos para su diagnóstico y es la consecuencia más grave.
- Síndrome de aspiración meconial:
  - Distrés respiratorio en el recién nacido que no se puede explicar por otra razón.
  - Durante un período de lesión hipóxico-isquémica, se produce la emisión de meconio; este puede acceder a las vías respiratorios intraútero por los movimientos respiratorios del feto o durante los primeros momentos de vida extrauterina.
  - El meconio se cuela hasta las pequeñas vías respiratorias, y produce obstrucción, reacción inflamatoria o neumonitis química e inactivación del surfactante pulmonar.
  - Todo ello altera la relación ventilación-perfusión, lo que conlleva una hipertensión pulmonar persistente y una sobrecarga de las cavidades derechas.
- Hipoglucemia en las primeras 12-24 horas de vida por la baja reserva hepática de glucógeno.
- Hipotermia, al tener disminuida la capa de tejido celular subcutáneo.
- Complicaciones en el neurodesarrollo, como convulsiones o parálisis cerebral. Sin embargo, no se objetivan diferencias en el coeficiente de inteligencia, el estado físico o la tasa de enfermedades cuando se compara con recién nacidos a término a los 2 años del nacimiento.

CONDUCTA

Desde la década de los 70, se sabe con certeza que la mortalidad perinatal está significativamente aumentada en los embarazos prolongados. Aunque la vigilancia fetal y el uso selectivo de la inducción del parto han supuesto una mejoría de los resultados perinatales, actualmente no hay un acuerdo unánime en el manejo de la GCP.

El siguiente apartado se refiere al manejo de la gestación en vías de prolongación con feto único, presentación cefálica y sin otras complicaciones obstétricas. En este tipo de gestaciones, no existe un protocolo común estatal ni autonómico. Ni siquiera está estipulado cuáles son las condiciones que deben cumplir las gestantes (en algunos centros excluyen, por ejemplo, a las pacientes ≥ 40 años o con índice de masa corporal ≥ 30). Parece claro que quedan excluidos los fetos con un peso estimado por debajo del percentil 10 y, en la mayoría de los centros, los fetos con macrosomía (peso estimado por encima de 4.000 g), ya que en estos supuestos se seguirán los protocolos correspondientes.

Según la Sociedad Española de Ginecología y Obstetricia, en la actualidad, las dos opciones más habituales en el manejo del embarazo en vías de prolongación son (**Tabla 18-4**):

- Conducta expectante con vigilancia maternofetal en espera de inicio espontáneo del parto; y, si no, finalización de la gestación en la semana 42.
- Finalización electiva de la gestación en la semana 41, independientemente del estado del cuello uterino.

Tabla 18-4. Opciones en el manejo del embarazo en vías de prolongación de acuerdo con la Sociedad Española de Ginecología y Obstetricia

Conducta expectante con vigilancia maternofetal en espera de inicio espontáneo del parto; y, si no, finalización de la gestación en la semana 42	Recuento materno de movimientos fetales
	Amnioscopia
	Evaluación de la cantidad de líquido amniótico
	Prueba no estresante (RCTG)
	Prueba de oxitocina
	Estimulación vibroacústica
	Perfil biofísico completo
	Perfil biofísico modificado
	Flujometría Doppler
Finalización electiva de la gestación en la semana 41, independientemente del estado del cuello uterino	

RCTG: registro cardiotocográfico.

Conducta expectante con vigilancia maternofetal en espera de inicio espontáneo del parto y finalización de la gestación en la semana 42

Los principales objetivos de los controles fetales anteparto en fetos postérmino son evitar los casos de muerte intraútero y disminuir la incidencia de riesgo de pérdida del bienestar fetal y la morbimortalidad perinatal. Sin embargo, el valor predictivo negativo de las pruebas de control fetal disminuye a medida que avanza la edad gestacional, más allá de la semana 41, y ninguno de ellos permite prevenir la pérdida del bienestar fetal. Se dispone de varias pruebas que pueden ayudar a seleccionar los casos en que existe un mayor riesgo de hipoxia fetal. Pero se debe señalar que no existe ninguna prueba inequívoca y que todas ellas están sujetas a variabilidad biológica y metodológica. Esta última derivada se incluye de su interpretación. Lo que parece claro es que los controles deben estrecharse a partir de la semana 41.

Entre las pruebas disponibles, se encuentran las que se desarrollan en las líneas siguientes.

Recuento materno de los movimientos fetales. La reducción de la perfusión placentaria y la acidosis fetal se asocian a una disminución de los movimientos fetales. Por esta razón, la percepción materna de los movimientos del feto podría ser un indicador de bienestar fetal, ya que es útil como medida indirecta de la integridad y función del sistema nervioso fetal; esto es útil para hacer participar a la gestante en su propio control y puede suponer una ayuda adicional en el control del estado del feto. Sin embargo, no hay datos que justifiquen su utilización de forma sistemática y aislada, ya que no se ha demostrado que sirva para prevenir los efectos adversos asociados a esta (aunque con un bajo índice de falsos negativos, presenta una tasa de falsos positivos y, por tanto, no se podrán tomar decisiones con base en ello solamente). Existen diversos métodos y sistemas de recuento, pero todos ellos adolecen de una baja sensibilidad. Sin embargo, la reducción de los movimientos fetales puede ser indicación de la práctica de otras pruebas y de un control clínico más estricto. Una disminución del número de movimientos fetales puede ser la primera manifestación de un oligoamnios. Se concluye, por tanto, que el recuento de movimientos fetales no es útil para el control del bienestar fetal en la gestación prolongada. Por tanto, se ha de advertir a las gestantes que consulten ante una disminución importante de actividad fetal.

Amnioscopia. La utilidad de esta prueba está actualmente cuestionada, ya que, aunque en algunas circunstancias podría ser manifestación de un compromiso fetal, no está exenta de complicaciones, y ni la repercusión ni el significado del hallazgo accidental de meconio están claros. La presencia de meconio no es siempre indicativa de hipoxia fetal; de hecho, la asociación entre meconio y sufrimiento fetal no supera el 40 % de los casos.

Valoración del líquido amniótico mediante ecografía. Aparte del líquido amniótico, se podrá aprovechar la exploración ecográfica para controlar el crecimiento fetal o valorar el grado de madurez placentaria. La valoración del líquido amniótico se puede hacer de forma subjetiva, aunque es mejor realizarla con valoraciones semicuantitativas. Existen dos técnicas para la valoración ecográfica del volumen del líquido amniótico: *a)* la descrita por Chamberlain o *laguna de mayor tamaño (maximal vertical pocket)*, en la que se considera oligoamnios cuando la mayor laguna es < 2 cm; y *b)* el *índice de líquido amniótico* de Pelham, que se considera patológico cuando es < 5 cm. Cualquiera de las dos técnicas es útil, pero la medición de la laguna de mayor tamaño parece ser más válida en la gestación postérmino. El oligoamnios es el principal determinante de las complicaciones del embarazo prolongado. Antes hay que descartar otras causas, como la rotura prematura de membranas o las malformaciones fetales. El oligoamnios representa un peligro para el feto, ya que puede deberse a la existencia de una mala función placentaria y, consecuentemente, a una hipoxia fetal. Se asocia a disminución de movimientos fetales, alteraciones en el registro cardiotocográfico, aparición de meconio y síndrome de aspiración meconial. El volumen de líquido amniótico disminuye de forma fisiológica en el embarazo prolongado, y están descritos descensos agudos en el curso de tan solo 24 horas. La presencia de oligoamnios puede ser por sí sola suficiente razón para finalizar inmediatamente una gestación prolongada, incluso en presencia de normalidad de otras pruebas de control.

Prueba no estresante o registro cardiotocográfico fetal. Es el procedimiento más extendido para la vigilancia fetal en la gestación prolongada. Las principales ventajas de esta prueba son su reproducibilidad, su sencillez y su bajo coste, aunque también son bien conocidas sus limitaciones. Un registro reactivo es un signo fiable de bienestar fetal en las siguientes 24 horas si no aparecen contracciones uterinas, aunque hay que tener en cuenta que los falsos negativos son el 10 %. Sin embargo, según la evidencia disponible, el uso de la cardiotocografía anteparto no tiene efecto significativo en la morbimortalidad perinatal ni en la tasa de intervenciones o inducciones del parto. Investigaciones recientes mediante la monitorización computarizada han mostrado una mejora del rendimiento de esta prueba gracias al análisis de la variabilidad a corto plazo de la frecuencia cardíaca fetal y a la reducción del riesgo de error en la interpretación de los resultados. Véase cómo se interpreta un registro cardiotocográfico fetal (**Tabla 18-5**).

Prueba de oxitocina. Cuando la prueba no estresante o registro cardiotocográfico fetal presenta alteraciones (atípica o no reactiva), la realización de una prueba de oxitocina (también llamada *prueba de Posse*) puede ser útil, ya que posee un buen valor predictivo negativo. Se trata de conseguir mediante la administración de oxitocina una dinámica uterina adecuada (tres contracciones de buena intensidad cada 10 minutos). Son suficientes 10 contracciones para poder valorar la prueba estresante. Si bien muchos autores defienden esta prueba sobre la base de que tiene una mayor sensibilidad que la prueba anterior, es más agresiva que la monitorización no estresante y no parece ofrecer sustanciales ventajas. Existen, como se ha visto, otros métodos que pueden permitir la valoración fetal y la toma de decisiones clínicas sin la necesidad de administrar oxitocina a una gestante a la que no se está induciendo el parto.

Estimulación vibroacústica. Valora las modificaciones cardiotocográficas inducidas por la activación sobre el abdomen materno de una laringe artificial. En el feto sano, dicho estímulo provoca cambios en el patrón de frecuencia cardíaca fetal, en la actividad somática y en los movimientos respiratorios. Se considera que es un método que mejora la eficacia de la monitorización fetal no estresante sin modificar su valor predictivo.

Perfil biofísico completo. Diversos estudios han demostrado la utilidad del perfil biofísico y su buena capacidad predictiva de la hipoxia fetal, puesto que incorpora la valoración de los movimientos respiratorios fetales y el tono fetal, que en los casos de hipoxia se ven afectados. Sin embargo, su bajo valor predictivo positivo hace que solamente se use en los casos de un patrón no reactivo con el resto de pruebas normales. El perfil biofísico completo incluye: *a)* la cuantificación de líquido amniótico (el índice de líquido amniótico o la laguna mayor); *b)* el recuento de movimientos fetales corporales totales; *c)* el tono muscular y la postura del feto; *d)* los movimientos respiratorios fetales; y *e)* la determinación de la actividad o reactividad cardíaca fetal mediante la monitorización cardiotocográfica fetal. El aspecto negativo es que obliga a una exploración ecográfica de una duración promedio de 30 minutos. Además, no incluye el estudio de la circulación fetoplacentaria con eco-Doppler que, como se verá a continuación, tiene especial interés en estos casos. Por

Tabla 18-5. Interpretación de los registros cardiotocográficos (prueba no estresante)

Parámetro	Normal (anterior reactivo)	Atípico (anterior no reactivo)	Anormal (anterior no reactivo)
Línea base	110-160 lpm	100-110 lpm > 160 lpm < 30 min Línea base ascendente	< 100 lpm > 160 lpm > 30 min Línea base errática
Variabilidad	6-25 lpm (moderada) < 5 (mínima) lpm < 40 min	< 5 lpm < 40-80 min	< 5 lpm > 80 min > 25 lpm > 10 min Sinusoidal
Deceleraciones	Ninguna Variables ocasionales < 30	Variables 30-60 s	Variables > 60 min Tardías
Aceleraciones (> 32 semanas)	> 2 > 15 lpm de 15 s en < 40 min	< 2 > 15 lpm de 15 s / 40-80 min	< 2 > 15 lpm de 15 s > 80 min
Aceleraciones (< 32 semanas)	> 2 > 10 lpm de 10 s en < 40 min	< 2 > 10 lpm de 10 s / 40-80 min	< 2 > 10 lpm de 10 s > 80 min
Actitud	Pruebas adicionales (opcionales)	Pruebas adicionales	Actuación urgente

lpm: latidos por minuto.

esta razón, hay autores que incorporan esta última prueba al perfil biofísico, al que han rebautizado como *perfil biofísico compuesto*.

Perfil biofísico modificado. Consiste en la medición de la máxima laguna de líquido amniótico por ecografía junto al registro cardiotocográfico. Se trata, por tanto, de una variante simplificada del perfil biofísico, e incorpora solo dos parámetros (que por sí mismos forman parte de los controles obstétricos rutinarios), sin aumentar la yatrogenia (presenta una tasa de falsos negativos similar a la de la prueba estresante o a la del perfil biofísico completo). Parece tener una sensibilidad mayor a la hora de detectar signos de compromiso fetal, y, aunque parece ser suficiente para el estudio del bienestar fetal en gestaciones en vías de prolongación, no se puede establecer cuál es el mejor protocolo para la vigilancia del feto en la gestación prolongada. A pesar de la variabilidad y evidencia poco concluyente de todas estas pruebas, las guías recomiendan realizar el perfil biofísico modificado cada 48-72 horas a partir de la semana 41.

Flujometría Doppler. El estudio de la circulación fetoplacentaria mediante el análisis de las ondas de flujo con sistema Doppler ha supuesto un notable avance y una aproximación incruenta al medio interno fetal; esto ha permitido demostrar en la especie humana lo que ya se conocía en experimentación animal: la centralización de la circulación fetal en casos de hipoxia. Se trata, por tanto, de un método no invasivo que permite valorar la centralización de la circulación fetal en casos de hipoxia. Es por ello por lo que este método de control fetal debe incorporarse a la rutina del control antenatal en los casos en que exista sospecha de hipoxia fetal o riesgo elevado

de acidosis (patología materna o fetal). La presencia de un eco-Doppler alterado en una gestación a término es indicativa de la finalización de dicha gestación. Sin embargo, se ha demostrado que el uso del eco-Doppler no aporta ninguna ventaja en el control de la GCP de bajo riesgo; por tanto, no debe ser utilizado de forma generalizada. El estudio de la flujometría Doppler de la arteria umbilical no ha demostrado su eficacia; por ello, no se recomienda su realización de forma sistemática. Parece que el único parámetro Doppler que puede ser capaz de predecir peores resultados en la GCP (incremento de riesgo de meconio y de menor presión parcial de oxígeno en potencial de hidrógeno [pH] en cordón) ha sido el índice de pulsatilidad de la arteria cerebral media. Sin embargo, su utilización no se realiza por ahora de rutina. La relación entre los índices de pulsatilidad de las arterias cerebral media y umbilical (razón o índice cerebroplacentario) es probablemente el mejor factor predictivo de resultados adversos que el estudio en cualquiera de los vasos por separado, pero no se ha demostrado su utilidad en la GCP. Véanse los límites de referencia de los valores de eco-Doppler en la gestación prolongada (**Tabla 18-6**).

El manejo de la gestación en vías de prolongación que considera el inicio del control en la semana 41 y el inicio del control a partir de la semana 41 se basa en estudios de casos y controles. La mayoría de los estudios establecen el control con monitorización fetal no estresante y la valoración de la cantidad de líquido amniótico al menos dos veces entre las semanas 41 y 42.

El valor predictivo positivo de la prueba basal mejora cuando se asocia a la medición del volumen de líquido amnió-

Tabla 18-6. Límites de referencia de los valores de eco-Doppler en la gestación prolongada

EG (días)	IP AU			IP ACM			ICP		
	p5	Media	p95	p5	Media	p95	p5	Media	p95
287	0,75	0,97	1,18	0,89	1,36	1,83	0,95	1,46	1,97
288	0,75	0,96	1,18	0,88	1,35	1,82	0,94	1,46	1,99
289	0,74	0,96	1,18	0,87	1,34	1,81	0,92	1,46	2,00
290	0,74	0,96	1,18	0,85	1,32	1,79	0,90	1,46	2,02
291	0,74	0,96	1,18	0,84	1,31	1,78	0,88	1,45	2,03
292	0,73	0,95	1,18	0,83	1,30	1,77	0,86	1,45	2,04
293	0,73	0,95	1,18	0,82	1,29	1,75	0,84	1,45	2,06
294	0,72	0,95	1,18	0,80	1,27	1,74	0,82	1,44	2,07
295	0,72	0,95	1,18	0,79	1,26	1,73	0,80	1,44	2,08
296	0,72	0,95	1,17	0,78	1,25	1,72	0,78	1,44	2,10
297	0,71	0,94	1,17	0,76	1,23	1,70	0,76	1,44	2,11
298	0,71	0,94	1,17	0,75	1,22	1,69	0,74	1,43	2,13
299	0,70	0,94	1,17	0,74	1,21	1,68	0,72	1,43	2,14
300	0,70	0,94	1,17	0,73	1,19	1,66	0,70	1,43	2,15

Adaptada de: Palacio M, Figueras F, Zamora L, Jiménez JM, Puerto B, Coll O, et al. Reference ranges for umbilical and middle cerebral artery pulsatility index and cerebroplacental ratio in prolonged pregnancies. Ultrasound Obstet Gynecol. 2004;24(6):647-53.
ACM: arteria cerebral media; AU: arteria umbilical; EG: edad gestacional; ICP: índice cerebroplacentario; IP: índice de pulsatilidad; p5: percentil 5; p95: percentil 95.

tico o cuando se repite cada 48 horas. Por tanto, si se opta por una conducta expectante, el control fetal debe incluir el perfil biofísico modificado una o dos veces por semana (cada 48-72 horas) a partir de la semana 41 y hasta la semana 42 (294 días). La menor tasa de morbilidad perinatal tiene lugar en la semana 38, y va aumentando gradualmente hasta el final de la gestación. La mortalidad perinatal en la semana 42 es el doble que en la semana 40. Por tanto, se debe informar de estos riesgos a la gestante en caso de elegir actitud expectante.

> ! • Existen dos técnicas para la valoración ecográfica del volumen del líquido amniótico: la descrita por Chamberlain o *laguna de mayor tamaño* y el *índice de líquido amniótico* de Pelham, que se considera patológico cuando es < 5 cm.
> • La prueba no estresante o registro cardiotocográfico fetal tiene como principales ventajas su reproducibilidad, su sencillez y su bajo coste.
> • El perfil biofísico completo obliga a una exploración ecográfica de una duración promedio de 30 minutos.
> • El perfil biofísico modificado consiste en la medición de la máxima laguna de líquido amniótico por ecografía junto al registro cardiotocográfico. Parece tener una sensibilidad mayor a la hora de detectar signos de compromiso fetal.
> • La flujometría Doppler no debe ser utilizada de forma generalizada, especialmente en gestaciones de bajo riesgo.

Finalización electiva de la gestación en la semana 41, independientemente del estado del cuello uterino

En la actualidad, esta opción está validada por ensayos clínicos, revisiones sistemáticas y metanálisis, así como la recomendación recogida en la actualización de UpToDate justificándola debido a una disminución de la mortalidad perinatal sin aumentar la morbilidad neonatal y reduciendo la tasa de cesáreas.

Esta opción es solo válida si se demuestra que genera un beneficio para el feto (disminuyendo su morbimortalidad y con una menor incidencia del síndrome de aspiración meconial) y que este beneficio se obtiene sin aumentar la tasa de cesáreas. Los estudios demuestran que la inducción del parto a partir de la semana 41 disminuye la tasa de cesáreas con respecto a la estrategia de conducta expectante y finalización de gestación en la semana 42, o por lo menos no la aumenta, sin que haya diferencias ni en la mortalidad perinatal, ni en la morbilidad neonatal, ni en el compromiso de otros indicadores perinatales. Por ello, parece razonable ofrecer a la mujer la inducción del parto en este intervalo de edad gestacional según la mejor evidencia científica disponible. En la práctica clínica, se debe ofrecer la inducción del parto a partir de la semana 41 cumplida.

En las gestantes de 41 semanas con cuello uterino favorable (prueba de Bishop > 6), parece razonable que se recomiende la inducción del parto. Existen numerosos estudios que tratan de predecir el éxito o fracaso de la inducción del parto en la GCP. Según la evidencia actual, la exploración es superior a la medición de la longitud cervical a término por ecografía a la hora de predecir el intervalo entre la inducción y el parto.

Por su parte, en las gestantes de 41 semanas con cuello uterino desfavorable, e independientemente de la paridad, ya se ha señalado que la inducción del parto no empeora los resultados perinatales ni aumenta la tasa de cesáreas en gestaciones de bajo riesgo. Sin embargo, para maximizar las posibilidades de inicio espontáneo del parto, puede recomendarse continuar la gestación con controles periódicos de bienestar fetal, aunque esto dependerá de los protocolos de cada centro y de la elección materna.

Hasta la fecha, se han publicado múltiples estudios aleatorizados en gestaciones prolongadas no complicadas, que comparan la inducción en la semana 41 o más, frente a la conducta expectante con controles periódicos. En las pacientes a las que se realiza inducción del parto, no solo no hay diferencias en la incidencia de morbilidad y mortalidad perinatal con respecto a aquellas con manejo expectante, sino que además la tasa de cesáreas es menor. Hay que hacer, sin embargo, dos matizaciones: la menor tasa de cesáreas en las pacientes con inducción del parto se debe, en parte, al menor número de indicaciones por riesgo de pérdida de bienestar fetal en ese grupo; y se necesitaría reclutar a 30.000 mujeres para detectar un 50 % de disminución en la tasa de mortalidad perinatal. Los estudios publican un número necesario para tratar de 527 (habría que inducir a 527 pacientes en la semana 41 para evitar una muerte fetal anteparto en una gestación en vías de prolongación). Estos resultados publicados concluyen que la inducción del parto a partir de la semana 41 disminuye la tasa de mortalidad perinatal y la tasa de cesáreas, y no muestra diferencias estadísticamente significativas en el rango 41 + 0 a 41 + 6.

Es limitada la evidencia que avala la intervención (ya sea inducción o evaluación fetal) a las 41 o las 42 semanas. Ningún estudio aleatorizado evaluó de forma específica la intervención a las 41 semanas frente a las 42 semanas.

> ! En la actualidad, las dos opciones más habituales en el manejo del embarazo en vías de prolongación, según la Sociedad Española de Ginecología y Obstetricia, son la conducta expectante con vigilancia maternofetal en espera de inicio espontáneo del parto y la finalización de la gestación en la semana 42 frente a la finalización electiva de la gestación en la semana 41, independientemente del estado del cuello uterino.

Manejo expectante hasta el inicio del trabajo de parto de forma espontánea

Esta sería la tercera opción, que no tiene en cuenta la edad gestacional. Actualmente, existe evidencia suficiente para desaconsejar esta conducta, teniendo en cuenta que el riesgo absoluto de muerte fetal anteparto aumenta a medida que avanza la edad gestacional. Los obstetras o las mujeres que opten por un manejo conservador deben conocer la falta de evidencia disponible para respaldar la efectividad de cualquier método de vigilancia fetal prenatal en particular.

El Colegio Americano de Obstetras y Ginecólogos es la única sociedad científica que considera válido el manejo expectante hasta la semana 42 + 6, pero nunca más allá de la semana 43. En caso de que la paciente opte por dicha conducta, tendrá que estar adecuadamente informada de los riesgos que asume. El control maternofetal no está bien establecido; se recomienda perfil biofísico modificado cada 48 horas (prueba no estresante o registro cardiotocográfico fetal más control maternofetal del líquido amniótico).

Véase una propuesta de conducta para el manejo de la GCP (**Fig. 18-2**).

PARTO

Respecto al modo de finalización del embarazo, se debe intentar la vía vaginal siempre que sea posible. Para ello, se tendrán en cuenta el estado de bienestar fetal, las condiciones de madurez cervical, las circunstancias obstétricas (cesárea previa, etc.), la conveniencia materna y la disponibilidad asistencial del hospital. En caso de cesárea previa, se debe informar del potencial riesgo de rotura uterina relacionado con la inducción médica del parto, y se discutirá acerca del beneficio de finalizar la gestación a partir de las 41 semanas frente al potencial riesgo de rotura uterina relacionado con la inducción médica del parto (1 % con oxitocina y 1,25 % con prostaglandina E_2 vaginal; frente al 0,5 % en el parto espontáneo).

Durante el parto, hay que considerar determinados hechos clínicos:

- Alteraciones de la dinámica.
- Macrosomía fetal.
- Oligoamnios.
- Líquido teñido de meconio.

Como consecuencia de todo ello, se produce un aumento de la tocurgia. Sobre la base de estos aspectos, se debe valorar el uso de monitorización cardiotocográfica continua; el estudio bioquímico fetal con microtoma si se dispone de este; la realización de amnioinfusión; y la necesidad de predicción, prevención y resolución de las complicaciones derivadas de la posible existencia de una macrosomía fetal.

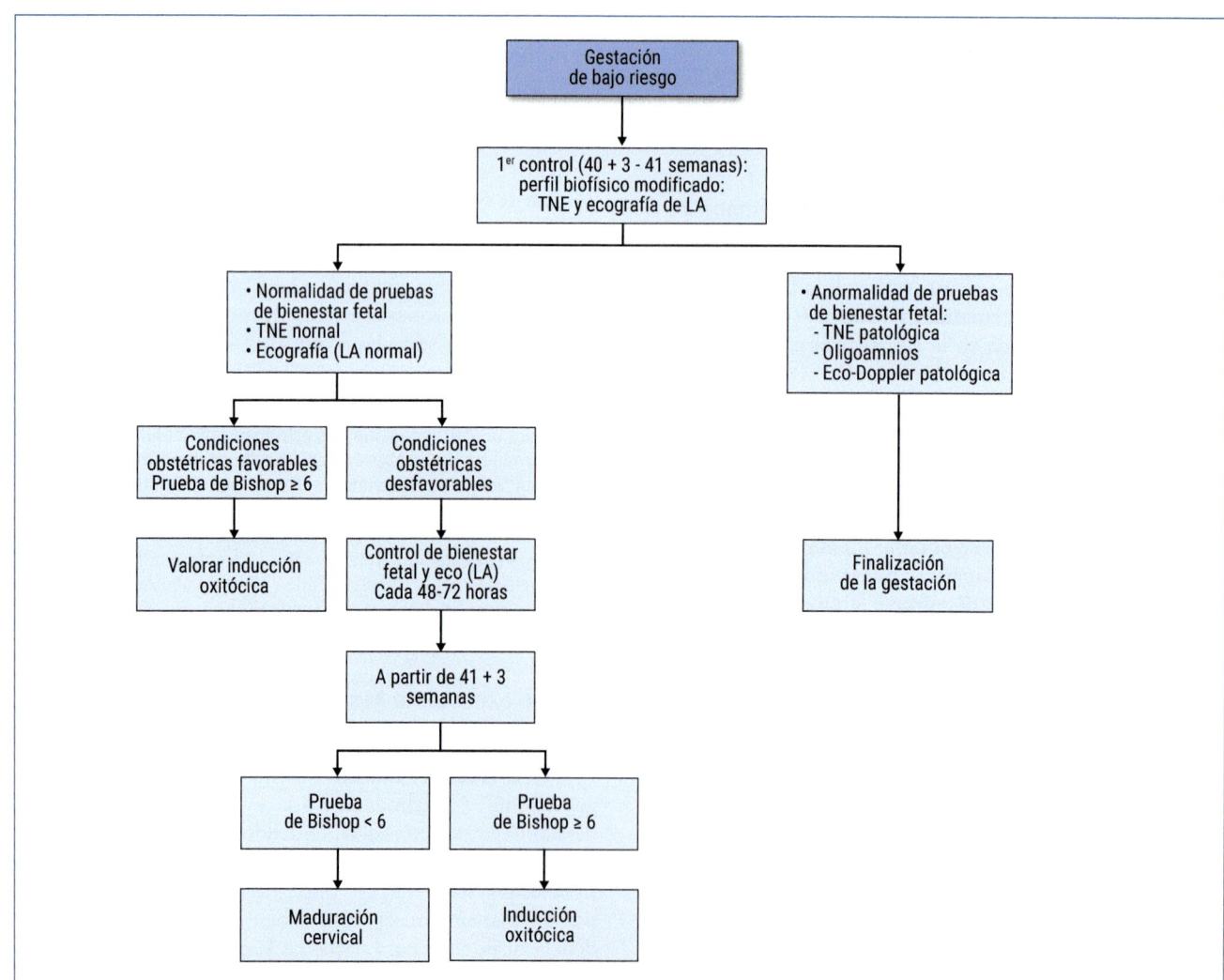

Figura 18-2. Propuesta de conducta para el manejo de la gestación cronológicamente prolongada.
Eco: ecografía; LA: líquido amniótico; TNE: test no estresante.

VALORACIÓN DE LA DINÁMICA UTERINA Y SUS ALTERACIONES

Las contracciones uterinas o la dinámica uterina constituyen el motor del parto. Para ello las fibras musculares lisas del útero experimentan durante la gestación un doble proceso de hiperplasia (aumentan en número) y de hipertrofia (aumentan en tamaño). Además, aunque las fibras del miometrio tienen los mismos sistemas contráctiles y energéticos del músculo estriado, los sistemas de activación y propagación de la contracción uterina se producen de un modo independiente, sin precisar del sistema nervioso (no existe placa neuromuscular en el útero).

El estímulo de la contracción se origina en una zona denominada marcapasos, que suele situarse en el área cornual. Desde el marcapasos dominante se originan las ondas contráctiles, que se propagan en sentido descendente a lo largo del útero y van perdiendo intensidad. Es decir, la contracción es más intensa y duradera a la altura del marcapasos, y se va alejando del fondo uterino, en lo que se conoce como triple gradiente descendente, lo que facilita el despegamiento y ascenso del segmento uterino inferior y la dilatación cervical.

La contracción se produce por el acortamiento de las fibras de actina y miosina, cuyos filamentos se deslizan entre sí. Este proceso se inicia con la movilización del calcio, que se produce por dos mecanismos: entrada del calcio extracelular y movilización del calcio existente en el retículo sarcoplásmico.

Los principales agonistas de la contracción son los siguientes: prostaglandinas (PGF_2 y PGE_2), oxitocina, endotelina, angiotensina, factor activador de plaquetas (PAF), acetilcolina, receptores alfa-adrenérgicos, serotonina, etcétera. La progesterona regularía la entrada de calcio y estabilizaría la fosfolipasa A2 miometrial o placentaria; la sensibilidad uterina disminuye la PGF_2 durante el embarazo.

Métodos de valoración

La valoración de la dinámica uterina durante el parto se controla de manera objetiva y más exacta mediante los registros tocográficos. Por palpación manual, pueden detectarse las contracciones de más de 20 mmHg, y la intensidad puede calcularse de forma aproximada (cuando el útero está rígido tiene al menos 50 mmHg). Sin embargo, son los registros cardiotocográficos los que permiten valorarlo de forma más fiable. Para ello, existen los métodos externos e internos.

Elementos de la dinámica uterina

La dinámica uterina consta de los siguientes elementos: tono basal, intensidad, duración, frecuencia y actividad uterina.

Dinámica uterina normal

La dinámica uterina normal, que permite una correcta progresión del parto, es aquella que se caracteriza por:

- Una frecuencia de 2-5 contracciones cada 10 minutos.
- Una intensidad entre 20 y 50 mmHg.
- Una duración entre 30 y 90 segundos.
- Un tono basal entre 8 y 12 mmHg.

Alteraciones de la dinámica uterina. Distocias dinámicas

Las distocias dinámicas se definen como cualquier alteración de la actividad normal de la musculatura uterina durante el parto. Según el parámetro alterado de la contracción, se clasifican en cuantitativas y cualitativas. Véanse los diferentes tipos de alteraciones de la dinámica uterina y disdinamias (**Tabla 18-7**).

DESPROPORCIÓN PELVIFETAL

La desproporción pelvifetal se define como una discordancia entre el tamaño de la pelvis materna y el tamaño fetal con una dinámica uterina adecuada, lo que impide el encajamiento de la cabeza fetal y su descenso adecuado durante el parto. Puede ser absoluta (como ocurre en las macrosomías fetales, las pelvis muy deformadas o la estenosis del estrecho superior) o relativas (que plantean un diagnóstico más difícil).

> La desproporción pelvifetal se define como una discordancia entre el tamaño de la pelvis materna y el tamaño fetal con una dinámica uterina adecuada, lo que impide el encajamiento de la cabeza fetal y su descenso adecuado durante el parto.

Diagnóstico antes del inicio del trabajo del parto

Antes del inicio del trabajo del parto, son factores de riesgo de una desproporción pelvifetal las gestantes de talla materna

Tabla 18-7. Tipo de disdinamias en función de la alteración		
Tipo de alteración	**Nombre**	**Concepto**
Frecuencia	Polisistolia o taquisistolia	Más de 5 contracciones cada 10 minutos
	Bradisistolia	Menos de 3 contracciones cada 10 minutos
Intensidad	Hipersistolia	Más de 50 mmHg
	Hiposistolia	Menos de 20 mmHg
Tono	Hipertonía	Más de 12 mmHg
	Hipotonía	Menos de 8 mmHg
Coordinación	Incoordinación	2, 3 o más marcapasos simultáneos
	Inversión del gradiente	Propagación invertida de las contracciones
	Anillos de contracción	Contracciones anulares en zonas aisladas en el útero
	Distocia cervical pasiva	Ausencia de dilatación cervical a pesar de las contracciones

corta, las deformidades pélvicas conocidas, los antecedentes de cesárea anterior por la misma causa, la presencia de macrosomía fetal o una presentación anómala, como, por ejemplo, una deflexión cefálica. Por tanto, podrá diagnosticarse antes del parto cuando exista un feto macrosómico, una presentación libre en la pelvis sin encajamiento o la presencia de un resalte suprapúbico.

Diagnóstico durante el parto

Durante el parto, son factores de riesgo la presencia de un feto macrosómico, anomalías pélvicas, antecedente de cesárea por desproporción, anomalías en el curso del parto (fase latente prolongada, fase activa prolongada, descenso prolongado), una dinámica uterina excesiva (dinámica de lucha), cambios en la presentación (asinclitismo anterior marcado, acabalgamiento de parietales, *caput succedaneum*), maniobra de Müller-Hillis negativa.

La maniobra impresora o de Müller-Hillis consiste en realizar un tacto vaginal mientras se ejerce presión con la mano externa sobre el fondo uterino intentando desplazarlo hacia abajo, aprovechando una contracción. Es positiva cuando la calota desciende al menos 1 cm con la presión. Es una maniobra útil pero no determinante, ya que, si es positiva, no excluye la desproporción, mientras que, si es negativa, no la asegura.

Por tanto, podrá diagnosticarse durante el parto por una falta de descenso de la presentación, una falta de progresión de la dilatación o dilatación completa durante varias horas, o una dinámica uterina adecuada para la fase del parto durante el mismo período.

> Podrá diagnosticarse una desproporción pelvifetal durante el parto por una falta de descenso de la presentación, una falta de progresión de la dilatación o dilatación completa durante varias horas, con una dinámica uterina adecuada para la fase del parto durante el mismo período.

Tratamiento

Ante un diagnóstico o sospecha fundada de desproporción pelvifetal, no se deben realizar maniobras arriesgadas y se indicará la práctica de una cesárea.

PUNTOS CLAVE

- La GCP se define como aquella gestación única que sobrepasa las 42 semanas de duración o los 14 días después de la FPP.
- La etiología del embarazo prolongado es desconocida y multifactorial.
- El diagnóstico de certeza de la GCP se realiza con la ecografía del primer trimestre para poder ajustar la FPP.
- Las dos estrategias preventivas para disminuir la incidencia de la GCP son la datación correcta de la gestación y el despegamiento de las membranas amnióticas.
- Las dos opciones más habituales en el manejo del embarazo en vías de prolongación son la conducta expectante con vigilancia maternofetal en espera de inicio espontáneo del parto y finalización de la gestación en la semana 42 frente a la finalización electiva de la gestación en la semana 41, independientemente del estado del cuello uterino.
- Las distocias dinámicas se definen como cualquier alteración de la actividad normal de la musculatura uterina durante el parto.
- La desproporción pelvifetal se define como una discordancia entre el tamaño de la pelvis materna y el tamaño fetal con una dinámica uterina adecuada, lo que impide el encajamiento de la cabeza fetal y su descenso adecuado durante el parto.

BIBLIOGRAFÍA

American College of Obstetricians and Gynecologists. Management of late-term and postterm pregnancies. ACOG Practice Bulletin. 2014;146.

Bennett KA, Crane JM, O'Shea P, Lacelle J, Hutchens D, Copel JA. First trimester ultrasound screening is effective in reducing postterm labor induction rates: a randomized controlled trial. Am J Obstet Gynecol. 2004;190(4):1077-81.

Boulvain M, Stan C, Irion O. Membrane sweeping for induction of labour. Cochrane Database Syst Rev. 2005;1:CD000451.

Caughey AB, Nicholson JM, Washington AE. First- vs second-trimester ultrasound: the effect on pregnancy dating and perinatal outcomes. Am J Obstet Gynecol. 2008;198(6):703e1-5; discussion 703.e5-6

Caughey AB, Stotland NE, Washington AE, Escobar GJ. Maternal and obstetric complications of pregnancy are associated with increasing gestational age at term. Am J Obstet Gynecol. 2007;196(2):155e1-6.

Clifford SH. Postmaturity, with placental dysfunction; clinical syndrome and pathologic findings. J Pediatr. 1954;44(1):1-13.

Crowley P. Interventions for preventing or improving the outcome of delivery at or beyond term. Cochrane Database Syst Rev. 2000;2:CD000170.155e6.

De Miranda E, Van der Bom JG, Bonsel GJ, Bleker OP, Rosendaal FR. Membrane sweeping and prevention of post-term pregnancy in low-risk pregnancies: a randomised controlled trial. BJOG. 2006;113(4):402-8.

Galal M, Symonds I, Murray H, Petraglia F, Smith R. Postterm pregnancy. Facts Views Vis Obgyn. 2012;4(3):175-87.

Gelisen O, Caliskan E, Dilbaz S, Ozdas E, Dilbaz B, Ozdas E. Induction of labor with three different techniques at 41 weeks of gestation or spontaneous follow-up until 42 weeks in women with definitely unfavorable cervical scores. Eur J Obstet Gynecol Reprod Biol. 2005;120(2):164-9.

Gulmezoglu AM, Crowther CA, Middleton P. Induction of labour for improving birth outcomes for women at or beyond term. Cochrane Database Syst Rev. 2006;4:CD004945.

Guzmán Cabañas JM, Carrasco Rico S, Gómez Guzmán E, Herrainz C, Tofé Valera I. Embarazo prolongado. RN postmaduro. AEPED. 2008;11:91-100.

Hannah ME, Hannah WJ, Hellmann J, Hewson S, Milner R, Willan A. Induction of labor as compared with serial antenatal monitoring in postterm pregnancy. A randomized controlled trial. The Canadian Multicenter Post-term Pregnancy Trial Group. N Engl J Med. 1992;326(24):1587-92.

Heimstad R, Romundstad PR, Hyett J, Mattsson LA, Salvesen KA. Women's experiences and attitudes towards expectant management and induction of labor for post-term pregnancy. Acta Obstet Gynecol Scand. 2007;86(8):950-6.

Heimstad R, Romundstad PR, Salvesen KA. Induction of labour for post-term pregnancy and risk estimates for intrauterine and perinatal death. Acta Obstet Gynecol Scand. 2008;87(2):247-9.

Heimstad R, Skogvoll E, Mattsson LA, Johansen OJ, Eik-Nes SH, Salvesen KA. Induction of labor or serial antenatal fetal monitoring in postterm pregnancy: a randomized controlled trial. Obstet Gynecol. 2007;109(3):609-17.

Hermus MAA, Verhoeven CJM, Mol BW, De Wolf GS, Fiedeldeij CA. Comparison of induction of labour and expectant management in postterm pregnancy: a matched cohort study. J Midwifery Womens Health. 2009;54(5):351-6.

National Institute for Health and Care Excellence. ICE Clinical Guideline 62. NHS. Antenatal Care. Londres, Manchester: NICE; 2021.

Kashanian M, Akbarian A, Baradaran H, Samiee MM. Effect of membrane sweeping at term pregnancy on duration of pregnancy and labor induction: a randomized trial. Gynecol Obstet Invest. 2006;62(1):41-4.

Kistka ZA, Palomar L, Boslaugh SE, DeBaun MR, DeFranco EA, Muglia LJ. Risk for postterm delivery after previous postterm delivery. Am J Obstet Gynecol. 2007;196(3):241.e1-6.

Kortekaas JC, Kazemier BM, Ravelli AC, De Boer K, Van Dillen J, Mol B, et al. Recurrence rate and outcome of postterm pregnancy, a national cohort study. Eur J Obstet Gynecol Reprod Biol. 2015;193:70-4.

Mandruzzato G, Alfirevic Z, Chervenak F, Gruenebaum A, Heimstad R, Heinonen S, et al. Guidelines for the management of postterm pregnancy. J Perinat Med. 2010;38(2):111-9.

Menticoglou SM, Hall PF. Routine induction of labour at 41 weeks gestation: nonsensus consensus. BJOG. 2002;109(5):485-91.

Morris JM, Thompson K, Smithey J, Gaffney G, Cooke I, Chamberlain P, et al. The usefulness of ultrasound assessment of amniotic fluid in predicting adverse outcome in prolonged pregnancy: a prospective blinded observational study. BJOG. 2003;110(11):989-94.

Neilson JP. Ultrasound for fetal assessment in early pregnancy. Cochrane Database Syst Rev. 2000;(2):CD000182.

Nicholson JM, Kellar LC, Kellar GM. The impact of the interaction between increasing gestational age and obstetrical risk on birth outcomes: evidence of a varying optimal time of delivery. J Perinatol. 2006;26(7):392-402.

Norwitz ER. Postterm pregnancy. UpToDate. 2024 [consultado el 6 de octubre de 2024]. Disponible en: https://www.uptodate.com

Olesen AW, Basso O, Olsen J. Risk of recurrence of prolonged pregnancy. BMJ. 2003;326(7387):476.

Sánchez-Ramos L, Olivier F, Delke I, Kaunitz AM. Labor induction versus expectant management for postterm pregnancies: a systematic review with meta-analysis. Obstet Gynecol. 2003;101(6):1312-8.

Savitz DA, Terry JW Jr, Dole N, Thorp JM Jr, Siega-Riz AM, Herring AH. Comparison of pregnancy dating by last menstrual period, ultrasound scanning, and their combination. Am J Obstet Gynecol. 2002;187(6):1660-6.

Sociedad Española de Ginecología y Obstetricia. Protocolos asistenciales. Control del bienestar fetal anteparto. Madrid: SEGO; 2009.

Sociedad Española de Ginecología y Obstetricia. Protocolos asistenciales. Gestación cronológicamente prolongada. Madrid: SEGO; 2010.

Smith G. Life-table analysis of the risk of perinatal death at term and post term in singleton pregnancies. Am J Obstet Gynecol. 2001;184(3):489-96.

Vitale SG, Marilli I, Rapisarda AM, Iapichino V, Stancanelli F, Cianci A. Diagnosis, antenatal surveillance and management of prolonged pregnancy: current perspectives. Minerva Ginecol. 2015;67(4):365-73.

Wong S, Hui SK, Choi H, Ho LC. Sweeping of membranes in formal induction of labour. BJOG. 2002;109(6):632-6.

Desprendimiento prematuro de placenta normalmente inserta. Coagulación intravascular diseminada

19

L. Barrera Coello

OBJETIVOS

- Conocer las entidades de desprendimiento prematuro de placenta normalmente inserta y coagulación intravascular diseminada, así como su fisiopatología y manifestaciones.
- Aprender cómo se realiza un diagnóstico preciso de estas entidades.
- Remarcar la importancia de la rápida actuación en ambas situaciones de compromiso fetal y materno.
- Aprender cómo se manejan ambos escenarios con el trabajo multidisciplinar y en equipo.

DESPRENDIMIENTO PREMATURO DE PLACENTA NORMALMENTE INSERTA

Esta entidad se puede conocer bajo diferentes nombres que abarcan la misma entidad: desprendimiento de placenta normalmente inserta o normoinserta (DPPNI) o *abruptio placentae*. Consiste en la separación de la cara materna placentaria de la decidua uterina antes del nacimiento por encima de la semana 20 de gestación.

Epidemiología

La incidencia global del DPPNI es de 3-10 por cada 1.000 partos. En la valoración de incidencia a nivel mundial, España se sitúa a la cola, con menos casos de los que se presentan en Estados Unidos y Canadá. Se encuentra como la segunda causa de hemorragia en el tercer trimestre de embarazo.

Con respecto a las edades gestacionales, hasta el 60 % se describen en embarazos a término, y los distintos factores de riesgo que se pueden presentar hacen que la incidencia y la prevalencia del DPPNI varíen. El 25 % de los casos de DPPNI se da en gestaciones entre las semanas 32 y 36; y el 14 % de los casos, en embarazos de menos de 32 semanas. Estos últimos son los que más morbimortalidad maternofetal tienen.

Fisiopatología

Aunque la fisiopatología exacta no está completamente comprendida, se han identificado varios factores y procesos que contribuyen al desarrollo del DPPNI. Estos tienen una fisiopatología multifactorial.

Los mecanismos que contribuyen a la separación prematura de la placenta pueden incluir los siguientes:

- Insuficiencia de perfusión placentaria:
  - Se relaciona con una disminución del flujo sanguíneo hacia la placenta, debido a una variedad de factores, incluyendo la vasoconstricción de las arterias uterinas o el desprendimiento de la placenta de los vasos uterinos.
  - Esto lleva a una disminución de la oxigenación y los nutrientes para el feto, lo que puede tener consecuencias graves para su desarrollo.
- Activación de la coagulación:
  - La exposición de tejidos y vasos sanguíneos activa el sistema de coagulación, que puede conducir a la formación de coágulos de fibrina en la zona del desprendimiento.
  - Esto produce trombosis en el lecho de los vasos sanguíneos y aumenta la pérdida de sangre.
- La disfunción endotelial puede contribuir a la activación del proceso de coagulación y a la disminución del flujo sanguíneo, lo que aumenta el riesgo de desprendimiento.
- El traumatismo abdominal y el uso de técnicas invasivas durante el embarazo pueden ocasionar daño directo en la placenta o en los vasos sanguíneos, lo que podría desencadenar el DPPNI.

> **!** La cantidad de sangre que asuma el hematoma será lo que defina la gravedad del cuadro: si este es autolimitado y pequeño, la situación será más favorable que si aumenta de tamaño con el tiempo, en cuyo caso puede llegar a producir auténticas disecciones de toda la superficie placentaria.

En los casos en los que este hematoma alcanza la salida uterina por el orificio cervical interno, la paciente percibirá el sangrado, que es el síntoma principal de esta entidad clínica. Si no alcanza el orificio cervical interno, será retenido, y producirá típicamente hipertonía uterina y dolor abdominal mayoritariamente. En algunos casos poco frecuentes, se puede llegar a ver lo que se conoce como *útero de Couvelaire*, que se debe a la disección del miometrio uterino por el hematoma previamente formado. En ocasiones, la formación de productos de la coagulación desencadena la cascada que perpetúa el sangrado, y la paciente llega a desarrollar una coagulación intravascular diseminada (CID).

Factores de riesgo

Algunos de los principales factores de riesgo de DPPNI, que pueden variar según cada paciente y su historia clínica, son los siguientes:

- Hipertensión arterial:
  - Multiplica el riesgo por cinco.
  - Las pacientes que se encuentran con tratamiento antihipertensivo previo o que lo inician durante la gestación no se ven beneficiadas en la reducción de este riesgo.
- Traumatismo abdominal.
- Antecedentes de DPPNI. Confieren a la madre un riesgo 20 veces mayor de presentar un DPPNI en la nueva gestación.
- Tabaquismo. Las pacientes fumadoras, por el mecanismo de vasoconstricción e hipoperfusión placentaria, presentan el doble de riesgo de presentar DPPNI.
- Insuficiencia placentaria. Se relaciona directamente con defectos del crecimiento fetal, como el crecimiento intrauterino restringido o la preeclampsia.
- Edad materna avanzada.
- Embarazo múltiple.
- Antecedentes de cirugía uterina previa.
- Coagulopatías.
- Anomalías morfológicas uterinas, como el útero bicorne o la presencia de síndrome de Asherman.
- Consumo de cocaína, que se ha relacionado de manera directa con el DPPNI.
- Inserción anómala de la placenta.
- Algunas maniobras sobre el útero durante la gestación, como la versión cefálica externa, se han descrito a su vez como factores de riesgo.

- La descompresión brusca con salida de líquido amniótico en la rotura de las membranas también confiere a la paciente un riesgo más elevado.

Hallazgos clínicos

Los síntomas del desprendimiento de placenta pueden variar según la cantidad y la ubicación del desprendimiento, así como la velocidad de instauración del cuadro clínico.

El desprendimiento se suele presentar como:

- Sangrado vaginal (**Tabla 19-1**):
  - El síntoma más común del desprendimiento de placenta es el sangrado vaginal, pero no siempre aparece, como se ha explicado.
  - Puede variar desde un sangrado leve hasta una hemorragia profusa.
  - El sangrado puede ser rojo brillante u oscuro, dependiendo de si la sangre se acumula detrás de la placenta o si fluye libremente desde la separación.
  - Típicamente, en el DPPNI se tiende a infraestimarlo y, aunque el que se visualiza por el orificio cervical interno sea escaso, se debe tener en cuenta que el hematoma contenido puede haber acumulado un gran volumen sanguíneo.
- Hipertonía uterina. La formación de los productos de la coagulación posee un importante efecto uterotónico, que se puede manifestar como una hipertonía uterina mantenida o la aparición de dinámica uterina (taquisistolia mayoritariamente).
- Dolor abdominal intenso:
  - Es otro síntoma característico del desprendimiento de placenta.
  - Puede ser constante o intermitente.
- Aparición de dinámica uterina:
  - El desprendimiento de placenta puede desencadenar dinámica uterina, que puede llegar a contracciones más frecuentes y dolorosas que las habituales que aparecen en el trabajo de parto.

Tabla 19-1. Diagnóstico diferencial del sangrado del tercer trimestre				
	Placenta previa	**DPPNI**	**Rotura uterina**	**Rotura de *vasa previa***
Epidemiología	0,1 %	0,8-0,1 %	Relación con cicatriz uterina	Inserción velamentosa del cordón
Cuadro clínico	Sangrado indoloro, sangre de color rojo vivo, episódico	Sangrado escaso color rojo oscuro, hipertonía y dolor	Hemorragia interna, dolor intraparto, pérdida del tono uterino	Hemorragia coincidiendo con amniorrexis
Pronóstico fetal	Bueno	Malo	Malo	Malo
Pronóstico materno	Bueno	Malo	Malo	Bueno
Diagnóstico	Cuadro clínico y ecografía	Cuadro clínico	Cuadro clínico y antecedentes personales	Amniorrexis sanguinolenta
Tratamiento	Cesárea	Cesárea urgente	Laparotomía urgente	Cesárea urgente

DPPNI: desprendimiento prematuro de placenta normalmente inserta o normoinserta.

– Estas contracciones pueden presentarse con una intensidad muy elevada, y se acompañan de lo que se conoce como *útero leñoso*.
• Dolor lumbar. Se da especialmente si la placenta se ha desprendido en la parte posterior del útero.
• Malestar general y síntomas de *shock*. En los casos más graves de DPPNI, el sangrado de moderado a grave puede asociar síntomas de *shock* hipovolémico, como hipotensión, mareo, confusión, palidez, sudoración profusa y taquicardia.

• El sangrado vaginal es el síntoma más común del desprendimiento de placenta, pero no siempre aparece, como se ha explicado. Puede variar desde un sangrado leve hasta una hemorragia profusa, y ser rojo brillante u oscuro, dependiendo de si la sangre se acumula detrás de la placenta o si fluye libremente desde la separación. Típicamente, en el DPPNI se tiende a infraestimar el sangrado y, aunque el que se visualiza por el orificio cervical interno sea escaso, se debe tener en cuenta que el hematoma contenido puede haber acumulado un gran volumen sanguíneo.
• El efecto uterotónico de los productos de la coagulación posee un importante efecto uterotónico, que se puede manifestar como una hipertonía.

Diagnóstico

Requiere una evaluación clínica y el uso de diferentes herramientas. En muchas ocasiones, la detección temprana y un manejo adecuado de la situación son factores decisivos para el pronóstico materno y fetal. Con frecuencia, los síntomas pueden llegar a confundirse con otras situaciones normales de la gestación, sobre todo en el último trimestre.

El diagnóstico se basa en:

• Historia clínica y examen físico:
  – Historia clínica detallada de la paciente, incluyendo antecedentes obstétricos y factores de riesgo.
  – Examen físico completo que preste especial atención a los signos vitales, el abdomen (para evaluar la presencia de dolor y rigidez uterina) y el sangrado vaginal.
• Ecografía:
  – Es una herramienta clave para evaluar el estado placentario y fetal.
  – En ocasiones, puede detectar el desprendimiento de placenta (el hematoma retroplacentario), la cantidad de sangrado detrás de la placenta y la posición de la placenta en relación con el cuello uterino (placenta previa).
  – El hematoma retroplacentario es visible en el 25 % de casos, una cantidad muy baja, por lo que una ecografía normal no descarta la presencia de DPPNI.
  – En menos ocasiones aún, se puede ver el contenido sanguíneo dentro del líquido amniótico, visualizándolo como una imagen de ecogenicidad variable con movimiento gelatinoso.
  – La evaluación del flujo sanguíneo mediante el ecoDoppler color también puede ayudar a identificar cambios en la perfusión placentaria.

• Registro cardiotocográfico:
  – Es fundamental valorar el bienestar fetal en los casos de DPPNI. Un patrón anormal del ritmo cardíaco fetal puede ser una indicación de compromiso fetal y requerir una intervención inmediata.
  – Mediante esta técnica, también se puede observar el patrón de taquisistolia o hipertonía uterina característica.
• Pruebas de laboratorio. Los análisis de sangre pueden ser útiles para evaluar la gravedad del DPPNI y determinar si hay signos de coagulopatía o anemia.
• En casos complejos o poco claros, se pueden realizar otros estudios de diagnóstico por imágenes, como la resonancia magnética, para obtener más información sobre el desprendimiento y su extensión.
• Para el diagnóstico definitivo, es recomendable el estudio anatomopatológico de la placenta posparto.

El hematoma retroplacentario es visible en el 25 % de casos, una cantidad muy baja, por lo que una ecografía normal no descarta la presencia de DPPNI.

Clasificación

Véase la clasificación de Sher, herramienta mediante la que se clasifica típicamente el DPPNI (**Tabla 19-2**).

Manejo

El DPPNI es una emergencia obstétrica que requiere una intervención rápida y adecuada para proteger la vida de la madre y del feto. El manejo dependerá de la gravedad del DPPNI y las condiciones clínicas de la paciente a su llegada al centro.

En primer lugar, se debe realizar la evaluación y la estabilización de la madre y del feto. Se deben monitorizar las constantes vitales y se ha de realizar una evaluación completa para identificar la extensión del desprendimiento y su repercusión en el estado maternofetal. Si la paciente embarazada está inestable hemodinámicamente, inicialmente hay que tomar medidas para estabilizarla, antes de pasar al control del estado fetal.

A continuación, se valorará el bienestar fetal mediante registro cardiotocográfico. Es esencial en el manejo del DPPNI evaluar la respuesta del feto a la afección y asegurar una intervención temprana en caso de que se observe un patrón anormal del ritmo cardíaco.

Otro aspecto para tener en cuenta es la valoración de la necesidad de soporte respiratorio. Si la madre está experimentando una pérdida significativa de volumen sanguíneo, es posible que se requiera aporte de oxígeno. La reposición de volumen sanguíneo es imprescindible: se deben administrar líquidos intravenosos y transfusiones de sangre si es preciso para corregir la hipovolemia y mantener una adecuada perfusión tisular. Se pueden administrar fármacos para el control del sangrado, como fibrinógeno y ácido tranexámico.

En algunos casos, el manejo expectante con registro cardiotocográfico puede ser apropiado si el desprendimiento es leve

Tabla 19-2. Clasificación de Sher

	Grado 0	Grado 1	Grado 2	Grado 3
DPPNI	Ocasional	< 30 %	30-50 %	> 50 %
Sangrado	Nulo	Ligero	Intenso	Más intenso
Tono uterino	Normal	Normal	Hipertonía	Hipertono intenso
Shock	No	No	Ligero	Grave
Pérdida del bienestar fetal	No	Leve	Grave	Muerte fetal
Coagulación	Normal	Normal	Coagulopatía compensada	IIIa: no CID IIIb: CID
Aspecto del útero	Normal	Pequeña zona rojoazulada	Intermedio	Útero de Couvelaire

CID: coagulación intravascular diseminada; DPPNI: desprendimiento prematuro de placenta normalmente inserta o normoinserta.

y la madre y el feto están estables. Sin embargo, en casos más graves, puede ser necesario realizar una cesárea de emergencia para mejorar el pronóstico materno y fetal.

> ❗ La finalización de la gestación siempre se realizará mediante la vía más rápida, que en muchas ocasiones será la cesárea (en caso de fallecimiento fetal, la vía del parto será la vaginal preferentemente). En caso de gestaciones pretérmino, existen casos en los que no hay presencia de compromiso materno ni fetal que permita realizar un ciclo de maduración pulmonar fetal con corticoides y vigilancia estrecha en el transcurso antes de finalizar la gestación. No está indicado en ningún caso el uso de tocólisis, que podría enmascarar sintomatología de complicaciones y perpetuar el cúmulo de sangre en el hematoma presente.

Pronóstico

Está íntimamente relacionado con la extensión del hematoma y del área placentaria desprendida, así como con la intervención precoz. En la actualidad, no está descrita ninguna intervención que reduzca el riesgo de sufrir DPPNI en sucesivos embarazos. En el momento en el que se presenta el DPPNI, la mortalidad materna se sitúa en un 1 %, a consecuencia principalmente de presentar una CID, mientras que la mortalidad fetal es muy elevada. En aquellos niños que nacen con vida, la posibilidad de padecer secuelas, como parálisis cerebral o riesgo de hemorragia ventricular, también está presente.

COAGULACIÓN INTRAVASCULAR DISEMINADA

La CID es una complicación grave y potencialmente mortal. Se caracteriza por una activación generalizada del sistema de coagulación en el torrente sanguíneo, lo que lleva a la formación excesiva de coágulos intravasculares y a la consecuente disminución de los factores de coagulación disponibles en el plasma. A pesar del nombre *coagulación*, la CID también implica una disminución de la capacidad normal de coagulación, ya que los factores de coagulación se agotan debido a la formación excesiva de coágulos.

Este trastorno de la coagulación es considerado como una respuesta sistémica y anormal a diversas enfermedades, en lugar de una entidad patológica específica en sí misma. La CID puede desarrollarse como consecuencia de una amplia variedad de situaciones: complicaciones obstétricas, infecciones graves (como la sepsis), traumatismos graves, quemaduras extensas, patología oncológica (hematológica preferentemente), enfermedades hepáticas agudas, reacciones adversas a medicamentos, etcétera.

En la CID, la formación de múltiples coágulos puede obstruir los vasos sanguíneos y reducir el flujo sanguíneo a los órganos vitales, lo que puede llevar a la insuficiencia de órganos y tejidos, lo que a su vez causaría daño y disfunción en diferentes sistemas del cuerpo. Además, debido al consumo y agotamiento de los factores de coagulación, la capacidad del organismo para detener el sangrado también se ve comprometida.

> ❗ La CID es una afección médica grave que requiere un diagnóstico y tratamiento temprano y adecuado. El tratamiento se enfoca en abordar la causa subyacente que desencadenó el trastorno de la coagulación, así como en mantener el equilibrio adecuado entre la coagulación y la anticoagulación. Su manejo es complejo: generalmente, requiere un enfoque multidisciplinario, con la participación de especialistas en hematología, medicina crítica y obstetricia, entre otros, para brindar la atención médica necesaria y mejorar el pronóstico de la paciente.

Fisiopatología

La fisiopatología de la CID es compleja y multifactorial. Involucra una cascada de episodios que conducen a la activación generalizada del sistema de coagulación en el torrente sanguíneo.

A continuación, se describen los principales aspectos de esta fisiopatología (**Fig. 19-1**).

Lesión endotelial y liberación de factores procoagulantes. Generalmente, la CID comienza con una lesión en el endotelio vascular o con la producción de un daño en este. La lesión puede ser el resultado de diversas enfermedades, como sepsis, traumatismo grave, infecciones, cáncer o toxinas

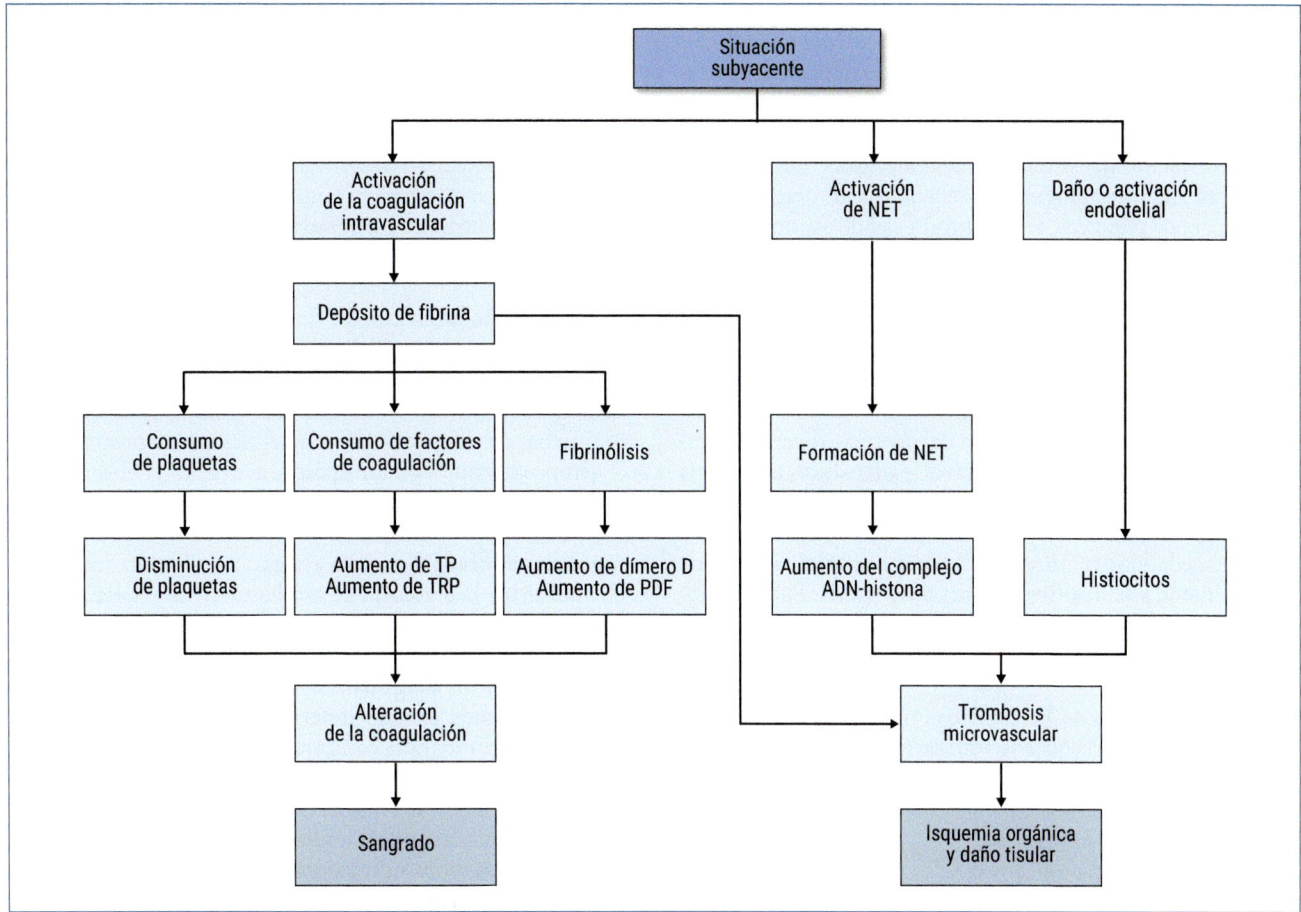

Figura 19-1. Fisiopatología del desprendimiento prematuro de placenta normalmente inserta.
ADN: ácido desoxirribonucleico; NET: neutrófilos; PDF: productos de degradación del fibrinógeno; TP: tiempo de protrombina; TRP: plasma rico en trombocitos.

liberadas en ciertas dolencias. La lesión endotelial provoca la liberación de factores procoagulantes, como el factor tisular, el factor de Von Willebrand y otros mediadores inflamatorios.

Activación del sistema de coagulación. La lesión endotelial y la liberación de factores procoagulantes activan el sistema de coagulación, desencadenando una cascada de reacciones enzimáticas que conducen a la formación de coágulos sanguíneos. Esto incluye la activación de factores de coagulación, como el factor VII y el factor IX, y la conversión de fibrinógeno en fibrina, una proteína que forma una malla en la que se atrapan las células sanguíneas, y así se forma el coágulo.

Formación de microtrombos y consumo de factores de coagulación. Debido a la activación generalizada del sistema de coagulación, se forman numerosos microtrombos en la circulación sanguínea. Estos pueden obstruir los vasos pequeños y medianos, lo que reduce el flujo sanguíneo a los órganos y los tejidos. Además, la formación excesiva de coágulos agota los factores de coagulación, especialmente los factores de la vía extrínseca y común.

Consumo masivo de plaquetas. La formación de microtrombos consume una gran cantidad de plaquetas, lo que lleva a una disminución en el número de plaquetas circulantes en el torrente sanguíneo, afección conocida como *trombocitopenia*. Esta contribuye a una tendencia a la hemorragia en pacientes con CID.

Liberación de factores fibrinolíticos. La formación de coágulos activa simultáneamente el sistema fibrinolítico, que es responsable de la degradación de la fibrina y la disolución de los coágulos sanguíneos. La liberación de factores fibrinolíticos, como el activador del plasminógeno tisular y el plasminógeno, conduce a la formación de productos de degradación de la fibrina, lo que evidencia una hiperactivación del sistema fibrinolítico.

Factores de riesgo

La CID es una respuesta sistémica a diversas enfermedades y trastornos, y puede ocurrir en una amplia variedad de situaciones clínicas.

Algunos de los principales factores de riesgo asociados a la CID son los siguientes:

- Sepsis. La presencia de bacterias o toxinas en el torrente sanguíneo puede activar el sistema de coagulación y desencadenar la CID.
- Traumatismo grave. Las lesiones traumáticas graves (como accidentes automovilísticos, caídas desde una altura significativa o heridas extensas) pueden causar daño a los tejidos y desencadenar una respuesta inflamatoria sistémica que lleve a la CID.

- Complicaciones obstétricas. Algunas complicaciones durante el embarazo (como el desprendimiento prematuro de placenta, la embolia de líquido amniótico, la preeclampsia grave, la eclampsia, la hemorragia posparto o la muerte fetal) pueden aumentar el riesgo de CID, debido a la activación del sistema de coagulación.
- Cáncer. Algunos tipos se asocian a un mayor riesgo de CID (p. ej., el de páncreas, el de pulmón y el de ovario), debido a la liberación de factores procoagulantes y a la formación de microtrombos.
- Quemaduras graves. Las quemaduras extensas pueden desencadenar una respuesta inflamatoria sistémica y activar el sistema de coagulación, lo que aumenta el riesgo de CID.
- Síndrome de respuesta inflamatoria sistémica. Es una reacción inflamatoria generalizada del cuerpo a diversas enfermedades, como infecciones graves, pancreatitis, neumonía grave y otros trastornos inflamatorios, y puede aumentar el riesgo de CID.
- Enfermedades hepáticas agudas, por ejemplo, la hepatitis fulminante o la insuficiencia hepática aguda. Pueden alterar la función hepática y afectar a la producción y el metabolismo de los factores de coagulación, lo que aumenta el riesgo de CID.
- Transfusión masiva. La transfusión masiva de productos sanguíneos (como concentrados de glóbulos rojos y plasma fresco congelado) puede alterar el equilibrio de la coagulación y aumentar el riesgo de CID.

Es importante destacar que la CID puede desarrollarse en pacientes con uno o varios de estos factores de riesgo, y también puede ocurrir en ausencia de factores de riesgo aparentes. La detección temprana y el manejo adecuado de los factores de riesgo asociados a la CID son fundamentales para prevenir o tratar esta complicación grave. Para mejorar el pronóstico y reducir las complicaciones, el enfoque multidisciplinario y la atención médica especializada son esenciales en el manejo de pacientes con CID.

Algunas complicaciones durante el embarazo (como el desprendimiento prematuro de placenta, la embolia de líquido amniótico, la preeclampsia grave, la eclampsia, la hemorragia posparto o la muerte fetal) pueden aumentar el riesgo de CID, debido a la activación del sistema de coagulación.

Diagnóstico

Debido a su naturaleza compleja y multifactorial, la CID puede ser un desafío. No existe un único examen que confirme su presencia de manera definitiva, ya que se trata de una respuesta sistémica a diversas enfermedades. En cambio, se utiliza un enfoque combinado que incluye la evaluación clínica, las pruebas de laboratorio y los hallazgos de diagnóstico por imágenes.

Los principales aspectos del diagnóstico de la CID se desarrollan a continuación.

Evaluación clínica. Es el primer paso en el diagnóstico. Se debe recopilar una historia médica detallada, incluyendo

antecedentes de enfermedades o situaciones que puedan estar relacionadas con la CID, como sepsis, traumatismo grave, complicaciones obstétricas, cáncer u otras enfermedades inflamatorias.

Signos y síntomas. Pueden variar según la causa subyacente y la gravedad del trastorno. Algunos de los más comunes incluyen sangrado excesivo o inusual, formación de hematomas sin causa aparente, sangrado en encías o nariz, petequias (puntos rojos en la piel) y presencia de sangre en la orina o las heces.

Pruebas de laboratorio. Son fundamentales para confirmar el diagnóstico de la CID y evaluar la gravedad del trastorno. Algunas pruebas clave son las siguientes: *a)* hemograma, que puede revelar trombocitopenia y anemia; *b)* pruebas de coagulación (como el tiempo de protrombina, el tiempo de tromboplastina parcial activada y el fibrinógeno), que pueden estar alteradas en la CID debido a la formación de coágulos y al consumo de factores de coagulación; y *c)* pruebas de fibrinólisis, para evaluar la activación del sistema fibrinolítico y la presencia de productos de degradación de la fibrina, con las que se podrá observar una hipofibrinogenemia y un aumento del dímero D.

Hallazgos de diagnóstico por imágenes. En algunos casos, se pueden utilizar determinados estudios, como la ecografía, la tomografía computarizada o la resonancia magnética, para evaluar el estado de los órganos y los vasos sanguíneos y para descartar otras enfermedades.

La interpretación de los resultados de las pruebas y la identificación de la causa subyacente son fundamentales para un manejo adecuado. El tratamiento de la CID se enfoca en abordar la causa subyacente, mantener el equilibrio adecuado entre la coagulación y la anticoagulación y proporcionar el soporte adecuado a la paciente para mejorar el pronóstico y reducir las complicaciones.

Es importante conocer la existencia de sistemas de puntuación o *scores* provenientes de la International Society for Thrombosis and Haemostasis: tras valorar ciertos ítems, como el recuento plaquetario o el valor del dímero D, si se supera un valor de 5 puntos, se confiere a la paciente un riesgo alto de mortalidad.

Las pruebas de laboratorio son fundamentales para confirmar el diagnóstico de la CID y evaluar la gravedad del trastorno. Algunas pruebas clave son las siguientes: *a)* hemograma, que puede revelar trombocitopenia y anemia; *b)* pruebas de coagulación (como, el tiempo de protrombina, el tiempo de tromboplastina parcial activada y el fibrinógeno), que pueden estar alteradas en la CID debido a la formación de coágulos y al consumo de factores de coagulación; y *c)* pruebas de fibrinólisis, para evaluar la activación del sistema fibrinolítico y la presencia de productos de degradación de la fibrina, con las que se podrá observar una hipofibrinogenemia y un aumento del dímero D.

Tratamiento

El tratamiento de la CID es complejo y multifactorial, ya que implica abordar tanto la causa subyacente que desencadena la

CID como las alteraciones en el sistema de coagulación. Sus objetivos principales son restablecer el equilibrio adecuado entre la coagulación y la anticoagulación y controlar el sangrado o la formación excesiva de coágulos.

Este tratamiento se basa en un enfoque multidisciplinario, y puede incluir diversas estrategias, según la gravedad de la enfermedad y las necesidades individuales de la paciente:

- **Tratamiento de la causa subyacente**. Identificar y abordar la causa subyacente que desencadena la CID es fundamental para el tratamiento exitoso, por ejemplo:
  - Si la CID se debe a una sepsis, se administrarán antibióticos para combatir la infección.
  - Si es causada por complicaciones obstétricas, se tomarán medidas para estabilizar el embarazo y proteger la salud de la madre y el feto.
- **Soporte hemodinámico**. En casos de CID grave, es posible que la paciente requiera soporte hemodinámico, que incluye la administración de líquidos intravenosos y transfusiones de sangre para mantener la presión arterial y la perfusión de los órganos.

- **Terapia de reemplazo de factores de coagulación**:
  - En la CID, la formación excesiva de coágulos puede agotar los factores de coagulación en el torrente sanguíneo.
  - La administración de productos sanguíneos que contienen factores de coagulación, como el plasma fresco congelado y el concentrado de crioprecipitado, puede ayudar a restablecer la función de coagulación y corregir la trombocitopenia.
- **Tratamiento antifibrinolítico**. En algunos casos, se puede administrar un medicamento antifibrinolítico, como el ácido tranexámico, para inhibir la activación del sistema fibrinolítico y reducir la degradación de los coágulos.
- **Fármacos anticoagulantes**. En casos de CID con una tendencia a la formación excesiva de coágulos, se pueden administrar medicamentos anticoagulantes para prevenir la formación adicional de coágulos.
- **Cuidados de soporte**. Las pacientes con CID pueden requerir cuidados de soporte, como monitorización continua del ritmo cardíaco y la presión arterial, oxigenoterapia y soporte respiratorio, según sea necesario.

PUNTOS CLAVE

- El diagnóstico de DPPNI requiere un adecuado cribado entre las distintas causas de hemorragia obstétrica en el segundo y el tercer trimestre (especialmente en este último).
- Tanto el DPPNI como la CID son situaciones clínicas complejas y potencialmente graves y mortales. Hay que conocerlas para iniciar un manejo precoz.

- Las dos entidades pueden presentarse de manera imprevisible e impredecible en pacientes sin ningún factor de riesgo. La CID puede ser la consecuencia de un DPPNI, por lo que un abordaje multidisciplinar será imprescindible.

BIBLIOGRAFÍA

Ananath CV, Kinzler WL. Acute placental abruption: pathophysiology, clinical features, diagnosis, and consequences. UpToDate. 2024 [consultado el 6 de octubre de 2024]. Disponible en: https://www.uptodate.com

Ananth CV, Wapner RJ, Ananth S, D'Alton ME, Vintzileos AM. First-trimester and second-trimester maternal serum biomarkers as predictors of placental abruption. Obstet Gynecol. 2017;129(3):465-72.

Belfort MA. Disseminated intravascular coagulation (DIC) during pregnancy: clinical findings, etiology, and diagnosis. UpToDate. 2023 [consultado el 6

de octubre de 2024]. Disponible en: https://www.uptodate.com

Nkwabong E, Tiomela Goula G. Placenta abruption surface and perinatal outcome. Matern Fetal Neonatal Med. 2017;30(12):1456-9.

Sher G. A rational basis for the management of abruptio placentae. J Reprod Med. 1978;21(3):123-9.

Sociedad Española de Ginecología y Obstetricia. Protocolos asistenciales. Desprendimiento prematuro de placenta normalmente inserta. Madrid: SEGO; 2013.

Placenta previa. Acretismo placentario. *Vasa previa*

20

M. Albi González, R. Senosiain Echarte, M. A. Mayas Flores y A. Delgado Martínez

 OBJETIVOS

- Ser capaz de definir los conceptos *placenta previa*, *placenta marginal* o *de inserción baja*, *acretismo placentario* y *vasa previa*.
- Conocer la implicación en el seguimiento y tratamiento de estas entidades.
- Valorar los controles necesarios según los factores de riesgo.
- Saber cuáles son los criterios de actuación tanto en las pacientes sintomáticas como en las asintomáticas, según la edad gestacional.
- Plantear y programar la finalización de la gestación.
- Aplicar e interpretar los criterios ecográficos y de resonancia magnética para diagnosticar acretismo placentario.
- Diferenciar los conceptos de *vasa previa* y/o *presentación anómala del cordón umbilical*.
- Reconocer situaciones de emergencia que precisan actuación inmediata.

PLACENTA PREVIA

Se define la placenta previa como la presencia de tejido placentario sobre el orificio cervical interno (OCI), lo que supone una obstrucción en el canal endocervical y, por tanto, para el parto.

No existe consenso sobre la clasificación de la placenta previa; la más extendida es la siguiente:

- Placenta previa oclusiva. Es aquella en la que el OCI queda cubierto completa o parcialmente por el tejido placentario.
- Placenta previa no oclusiva:
  - Marginal. El tejido placentario está en contacto con el OCI.
  - De inserción baja. El tejido placentario se encuentra en el segmento uterino inferior o a menos de 2 cm del OCI, sin alcanzarlo.

Se recomienda utilizar los términos *placenta previa* y *placenta de inserción baja*, y evitar el término *placenta marginal*, que asocia mayor confusión y no modifica el manejo.

Epidemiología

La prevalencia de la placenta previa es de cuatro o cinco por cada 1.000 nacimientos, con una amplia variabilidad mundial, que se ha incrementado recientemente debido a la mayor tasa de cesáreas. Se ha descrito mayor incidencia en la semana 20 de gestación, hasta un 2 %, debido a la alta tasa de resolución de esta antes del parto.

Los factores de riesgo asociados a la placenta previa son:

- Factores de riesgo mayores:
  - Antecedente de placenta previa: factor de riesgo independiente.
  - Antecedente de parto por cesárea. Supone un riesgo del 6-10 % de desarrollar placenta previa en una gestación posterior, con mayor probabilidad cuanto mayor sea el número de cesáreas, y mayor riesgo en caso de cesárea programada frente a cesárea intraparto.
  - Gestación múltiple. La prevalencia de placenta previa en las gestaciones múltiples es un 40 % mayor que en las gestaciones únicas (3,9 y 2,8 por cada 1.000 nacimientos, respectivamente); es más frecuente en las gestaciones gemelares bicoriónicas que en las monocoriónicas.
- Factores de riesgo menores:
  - Cirugía uterina previa (incluida la embolización de las arterias uterinas).
  - Multiparidad.
  - Edad materna avanzada.
  - Tratamiento de reproducción asistida.
  - Interrupción de la gestación.
  - Tabaquismo.
  - Abuso de sustancias (especialmente cocaína).
  - Feto varón.

Fisiopatología

La patogenia de la placenta previa es desconocida. Una hipótesis sugiere que el antecedente de cirugía uterina previa o la multiparidad derivan en una vascularización subóptima de la decidua en el tercio superior del útero, lo que podría favorecer la implantación de células trofoblásticas en el segmento uterino inferior. Otra hipótesis propone que, a mayor superficie placentaria (p. ej., en la gestación múltiple), hay mayor probabilidad de inserción placentaria sobre el orifico cervical.

> ! Hasta el 90 % de las placentas previas diagnosticadas antes de la semana 20 se resuelven antes del parto. Esto se debe a la atrofia del extremo inferior de la placenta, inducida por la formación del segmento uterino inferior y el trofotropismo placentario. El *trofotropismo* hace referencia al desarrollo de una estructura determinada en dirección a la región con mayor aporte sanguíneo y la atrofia o regresión de su extremo opuesto (con menor aporte nutricional). El segmento uterino inferior tiene menor vascularización que el cuerpo uterino, lo que favorece el crecimiento unidireccional del tejido trofoblástico hacia la porción fúndica y resulta en una migración craneal de la placenta.

Los factores predictivos de la persistencia de la localización previa de la placenta son:

- Edad gestacional. La presencia de placenta previa a mayor edad gestacional implica un mayor riesgo de persistencia de esta en el momento del parto.
- Grado de extensión sobre el orificio cervical. Cuanto mayor es la extensión sobre el OCI, hay mayor probabilidad de persistencia.
- Grosor del margen placentario. A mayor grosor, hay una mayor probabilidad de persistencia.
- Localización de la placenta. Hay mayor probabilidad de migración placentaria en la placenta anterior que en la posterior.

Presentación clínica

La presentación más habitual es como hallazgo casual en ecografía del segundo trimestre (16-20 semanas). En la segunda mitad de la gestación, el síntoma más frecuente de la placenta previa es el sangrado indoloro, que ocurre en un 90 % de los casos de placenta previa persistente.

Habitualmente, la causa del sangrado es desconocida, aunque se ha relacionado con la dinámica uterina, la exploración vaginal o las relaciones sexuales. La dinámica uterina y la subsecuente modificación cervical o del segmento uterino inferior pueden derivar en el desprendimiento parcial de la placenta en su lugar de inserción, lo que origina un sangrado de origen materno en el espacio intervelloso, aunque podría también producir sangrado de origen fetal si se afectan los vasos fetales en las vellosidades terminales.

Un tercio de los episodios de sangrado ocurren antes de la semana 30, asociados a un mayor riesgo de transfusión, parto pretérmino y mortalidad perinatal; un tercio ocurren entre las semanas 30 y 36; y un tercio, tras la semana 36. Un 10 % llegan a término sin sangrado.

Se consideran factores de riesgo de sangrado:

- Placenta previa oclusiva.
- Acortamiento cervical.

- Placenta anterior.
- Episodios previos de sangrado.
- Multiparidad.
- Antecedente de prueba invasiva.

El número de episodios de sangrado y la necesidad de transfusión son factores predictivos independientes de cesárea emergente.

Diagnóstico

El diagnóstico ecográfico de placenta previa en el segundo y el tercer trimestre permite planificar e individualizar el manejo para optimizar los resultados maternos y neonatales. Debe sospecharse placenta previa en cualquier gestante de más de 20 semanas que presente sangrado vaginal, incluyendo el diagnóstico diferencial con desprendimiento prematuro de placenta normalmente inserta (o *abruptio placentae*) y sangrado de origen extrauterino, entre otros. En aquellas gestantes con sangrado posterior a las 20 semanas, y en las que no se haya realizado una ecografía en el segundo trimestre, debe realizarse una valoración ecográfica de la localización placentaria antes de realizar una exploración vaginal, para evitar una hemorragia secundaria a la palpación digital de la placenta.

El diagnóstico de placenta previa se realiza mediante la identificación ecográfica del tejido placentario que se extiende sobre el OCI en el segundo o tercer trimestre de gestación. Se debe especificar el grado de extensión sobre el orificio cervical (en milímetros).

> ! La vía ecográfica puede ser abdominal, vaginal y transperineal:
>
> - Vía abdominal:
>   - Se deben obtener cortes sagitales, parasagitales y transversos, con la vejiga parcialmente replecionada.
>   - Una vejiga excesivamente distendida, así como la aparición de una contracción uterina, puede comprimir el segmento uterino inferior y favorecer el diagnóstico de placenta previa.
>   - La presencia del polo cefálico fetal descendido en la pelvis materna puede impedir el diagnóstico de la placenta previa.
>   - En caso de visualización de la placenta a menos de 20 mm del OCI, se debe complementar la exploración con una ecografía vía vaginal (**Fig. 20-1**).
> - Vía transvaginal:
>   - La visualización transvaginal del cuello uterino y la placenta es superior a la de la vía transabdominal.
>   - Se debe emplear el eco-Doppler color en caso de sospecha de acretismo placentario o *vasa previa* (**Fig. 20-2**).

Se consideran hallazgos ecográficos predictivos de sangrado anteparto:

- Extensión placentaria sobre el OCI y, en menor medida, localización placentaria próxima al OCI.
- Grosor del margen placentario > 10 mm y/o ángulo entre la placa basal y la placa coriónica > 45°.

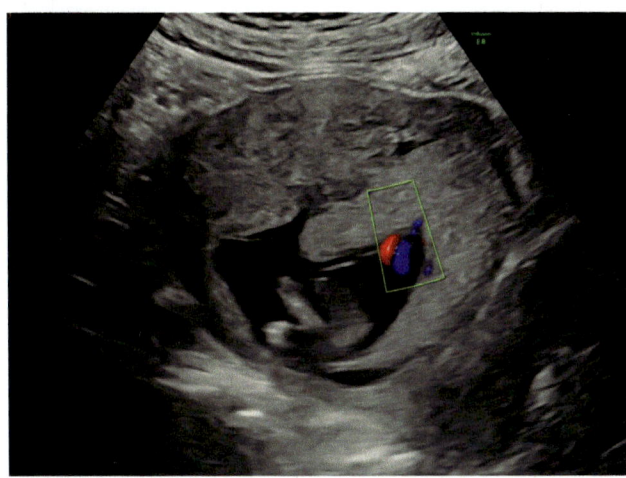

Figura 20-1. Placenta previa vía transabdominal. Placenta previa oclusiva total, que cubre todo el orificio cervical interno con inserción central del cordón umbilical.

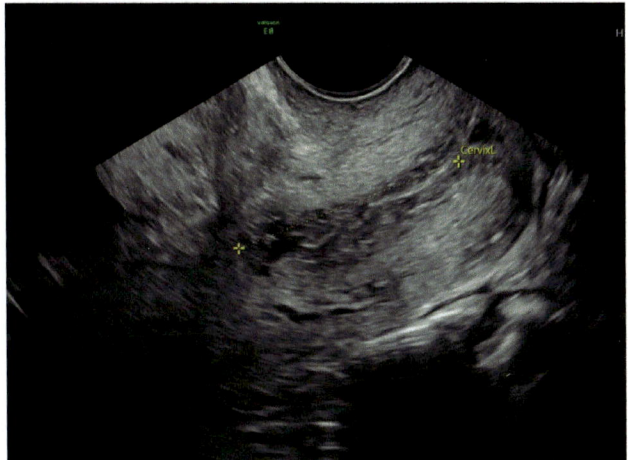

Figura 20-2. Placenta previa vía transvaginal. Visualiza la localización de la placenta respecto al cuello uterino.

- Visualización de una región anecoica en el margen placentario sobre el OCI.
- Longitud cervical ≤ 30 mm.
- Acortamiento cervical de más de 6 mm respecto a la medición previa.

En determinados estudios, se ha propuesto la utilidad de la resonancia magnética en el diagnóstico de anomalías placentarias, si bien su uso se reserva en la mayoría de los casos para el estudio del acretismo placentario.

Manejo obstétrico

Tras el diagnóstico, se debe monitorizar la localización de la placenta.

Paciente asintomática

En caso de diagnóstico de placenta previa o de inserción baja en la semana 20, se realizará control ecográfico en el tercer trimestre (semanas 32-34):

- Localización normal (a ≥ 2 cm de OCI): control habitual.
- Placenta previa o de inserción baja: control en la semana 36:
  - Placenta previa. Indicación de cesárea electiva.
  - Placenta de inserción baja. Se informa a la paciente de los riesgos y beneficios del parto vaginal (mayor riesgo de sangrado a menor distancia entre OCI y margen placentario).

Se puede realizar seguimiento ambulatorio, excepto en casos de acortamiento cervical o falta de acceso al entorno hospitalario en caso de emergencia (especialmente sangrado), informando a la paciente de las recomendaciones para disminuir el riesgo de sangrado: reposo relativo y evitación de las relaciones sexuales.

En caso de placenta previa asintomática, que no asocia insuficiencia placentaria o sospecha de *vasa previa*, no se recomienda monitorización cardiotocográfica antenatal. Se recomienda finalizar la gestación mediante cesárea programada entre las semanas 36 + 0 y 37 + 6. Se recomienda valoración en la consulta de preanestesia y reserva de dos a cuatro concentrados de hematíes antes de la intervención.

Paciente con sangrado activo anteparto

El sangrado activo en una paciente diagnosticada de placenta previa constituye una emergencia obstétrica, por lo que supone una indicación de hospitalización para monitorización maternofetal, estabilización hemodinámica en caso de precisarlo y valoración de indicación de cesárea urgente. Se recomienda realizar interconsulta al servicio de anestesia y reservar cuatro concentrados de hematíes.

La evaluación inicial debe incluir:

- Valoración de las constantes maternas. Se consideran signos de hipovolemia la aparición de taquipnea, taquicardia, hipotensión, desaturación de oxígeno y disnea.
- Monitorización cardiotocográfica, prestando especial atención a patrones sugestivos de hipoxemia o anemia fetal.
- Cuantificación de la pérdida hemática en la medida de lo posible.
- Venoclisis (al menos dos vías periféricas), extracción de analítica (hemograma, coagulación y pruebas cruzadas para reserva de al menos de dos a cuatro concentrados de hematíes). Se debe valorar la realización de la prueba de Kleihauer-Betke o citometría de flujo en muestra del sangrado vaginal para detectar sangrado de origen fetal, si bien es poco probable que sea de relevancia clínica, pues un sangrado de origen fetal se reflejaría en un monitor no satisfactorio.
- Administración de cristaloides si hay signos de hipovolemia, y/o transfusión en casos con hemoglobina < 10 g/dL, hipotensión o taquicardia refractarias a la administración de sueroterapia:
  - En caso de persistencia de inestabilidad hemodinámica, se inicia el protocolo de transfusión masiva.
  - Se puede valorar con precaución la administración de ácido tranexámico, pues se trata de un fármaco que atraviesa la barrera hematoplacentaria.

La indicación de finalizar la gestación se debe realizar en caso de:

- Trabajo activo de parto o monitorización cardiotocográfica no satisfactoria.
- Hemorragia grave y persistente que no permite asegurar la estabilidad hemodinámica materna.
- Hemorragia moderada en gestación ≥ 34 + 0 semanas. La administración de corticoides para la maduración pulmonar no debería ser un motivo para retrasar la finalización en dicho grupo de pacientes.

Se recomienda la administración de corticoides para la maduración pulmonar fetal, y sulfato de magnesio para la neuroprotección fetal, según indicación obstétrica general, aunque la administración de ambas medicaciones no debería suponer un motivo para retrasar la realización de una cesárea urgente en el grupo de pacientes descrito.

Es de elección la anestesia neuroaxial, salvo en casos de sangrado activo o cesárea de emergencia, casos en los que se puede recomendar anestesia general.

Manejo expectante: paciente estable tras uno o más episodios de sangrado

Son candidatas a manejo expectante aquellas pacientes de edad gestacional inferior a 34 + 0 semanas, hemodinámicamente estables y con bienestar fetal, en las que únicamente ha habido uno o dos episodios de hemorragia autolimitada.

Se debe corregir la anemia materna mediante la administración de hierro oral o intravenoso, y administrar gammaglobulina anti-Rh en caso de madre Rh negativo, que otorga protección frente a la isoinmunización durante las 3 semanas posteriores a su administración; es posible titular los anticuerpos anti-D en caso de duda. Se recomienda la monitorización fetal continua en caso de hemorragia activa, y la administración de corticoides para la maduración pulmonar fetal si procede por edad gestacional.

No se recomienda la administración rutinaria de tocólisis en ausencia de criterios de amenaza de parto pretérmino (dinámica uterina evidenciada y/o acortamiento cervical progresivo), si bien se puede valorar en pacientes con ausencia de sangrado activo y dinámica uterina, hasta completar la maduración pulmonar. La administración de progesterona o la utilización de un pesario podría aportar beneficios en las pacientes de edad gestacional inferior a 34 + 0 semanas, pues se asocia a menor sangrado y menor tasa de parto prematuro.

> **!** No se recomienda la realización rutinaria de cerclaje cervical; sin embargo, la placenta previa no es una contraindicación para la realización de cerclaje indicado por otras causas (p. ej., insuficiencia cervical).

Los criterios para continuar el manejo ambulatorio son similares a los descritos en el caso de que la paciente sea asintomática: cumplimiento de las recomendaciones para disminuir el sangrado y posibilidad de acceso al entorno hospitalario en caso de precisarlo.

Se recomienda la finalización de la gestación mediante cesárea urgente según los criterios expuestos en el manejo de la paciente con sangrado activo anteparto. En caso de que estos no estén presentes, se recomienda finalizar la gestación mediante cesárea programada entre las semanas 36 + 0 y 37 + 6. Se recomienda la valoración en consulta de preanestesia y la reserva de dos a cuatro concentrados de hematíes antes de la intervención.

Manejo en paciente con placenta de inserción baja

La vía del parto en pacientes con placenta de inserción baja es controvertida, pues el polo cefálico fetal, en su descenso a través del canal del parto, podría comprimir el margen placentario, y evitar la hemorragia.

El riesgo de cesárea emergente es mayor cuanto menor es la distancia entre el OCI y el extremo placentario, si bien no se han hallado diferencias en cuanto a la necesidad de transfusión o la hemorragia posparto.

La recomendación más extendida es la valoración del parto vaginal si la distancia del margen placentario al OCI es de al menos 10 mm. En caso contrario, se recomienda programar parto por cesárea en la semana 39.

Morbilidad y mortalidad. Riesgo de recurrencia

La morbimortalidad materna se relaciona principalmente con la hemorragia anteparto o posparto (52 % frente al 22 %, respectivamente); asocia riesgo de cesárea, atonía uterina, transfusión e incluso histerectomía posparto.

> **!** Se ha descrito la asociación de la placenta previa con la presencia de acretismo placentario, *vasa previa* e inserción velamentosa del cordón, así como embolia de líquido amniótico, malposición fetal y restricción del crecimiento intrauterino (este último es controvertido).

En los países desarrollados, la mortalidad materna asociada a la placenta previa es inferior al 1 %. Sin embargo, la mortalidad sigue siendo alta en entornos de recursos limitados, donde la anemia materna, la falta de recursos médicos y los partos domiciliarios son más frecuentes.

La morbimortalidad neonatal se relaciona principalmente con la prematuridad, si bien ha disminuido, debido a los avances en la atención obstétrica y neonatal. La placenta previa se asocia a un aumento de tres a cinco veces del riesgo de parto pretérmino. En casos de placenta de inserción baja, la morbilidad es menor y disminuye cuanto mayor es la distancia del margen placentario y el OCI. El antecedente de placenta previa en una gestación anterior se considera un factor de riesgo independiente, con una tasa de recurrencia del 4,8 %.

ACRETISMO PLACENTARIO

Clásicamente, se definía el acretismo placentario como la condición clínico-patológica en la que la placenta presentaba una adherencia anómala parcial o total al miometrio o a la pared uterina sin interposición de la decidua, y producía una invasión excesiva de vellosidades placentarias en el miometrio.

> ❗ • El acretismo placentario ha sido redefinido como *espectro de trastorno de la placentación anómala* (PAS), que es el término utilizado en la actualidad; reúne un grupo de afecciones caracterizadas por una adherencia anormal de la placenta al sitio de implantación que impiden su separación tras el expulsivo.
> • Su importancia clínica radica en que la placenta no se desprende espontáneamente en el período de alumbramiento, y en que los intentos de extracción manual provocan una hemorragia potencialmente mortal que frecuentemente requiere una histerectomía. En los países desarrollados, es la causa más frecuente de histerectomía tras la cesárea.

A pesar de que los mecanismos subyacentes que conducen al PAS no son bien conocidos, se postula que el acretismo placentario se debe a una ausencia o deficiencia de la capa de Nitabuch, que es una capa de fibrina que se ubica entre la decidua basal y el corion frondoso, como consecuencia de un fallo en la reparación del endometrio/decidua basal, tras la remodelación uterina durante la formación de cicatrices postoperatorias, que conlleva un error de decidualización en el área cicatricial y permite la profundización del trofoblasto, habitualmente, tras un procedimiento quirúrgico.

Existen tres tipos comúnmente reconocidos, definidos por la profundidad de penetración de las vellosidades placentarias en el miometrio:

* Placenta acreta (80 %). Las vellosidades se adhieren anormalmente al miometrio, pero no lo invaden.
* Placenta increta (15 %). Las vellosidades penetran profundamente en el miometrio.
* Placenta percreta (5 %). Las vellosidades atraviesan el miometrio y alcanzan la serosa uterina; en ocasiones, producen la invasión de los órganos adyacentes (fundamentalmente, de la vejiga).

Como se ve, la placenta acreta es mucho más común que las otras dos variantes. Los diferentes grados de invasión pueden coexistir dentro de la misma placenta; a su vez, el acretismo puede ser focal o extendido (difuso).

El Panel de Consenso de Expertos en Diagnóstico y Manejo de Trastornos del Espectro de Placenta Acreta de la Federación Internacional de Ginecología y Obstetricia creó un sistema de clasificación que describe el PAS de la siguiente manera:

* Grado 1. Placenta anormalmente adherida: placenta adherida o creta.
* Grado 2. Placenta anormalmente invasiva: increta.
* Grado 3. Placenta anormalmente invasiva, percreta:
  – Subtipo 3a: limitado a la serosa uterina.
  – Subtipo 3b: invasión de la vejiga urinaria.
  – Subtipo 3c: invasión de otros tejidos/órganos pélvicos.

Este sistema también incluye criterios clínicos e histológicos para cada grado y subtipo. Se han propuesto otros sistemas de clasificación de varios niveles basados en la profundidad de la invasión, pero ninguno tiene una aceptación generalizada.

Incidencia

Aunque una de las dificultades para evaluar la prevalencia real es la definición heterogénea con relación al acretismo y su clasificación, se estima que la incidencia de PAS es tres de cada 1.000 gestaciones. Esta incidencia ha aumentado progresivamente en las últimas dos décadas como consecuencia del aumento de la tasa de cesáreas, ya que es el principal factor de riesgo de esta enfermedad, y su frecuencia se incrementa exponencialmente en función del número de partos previos mediante cesárea. En presencia de placenta previa, el riesgo de PAS aumenta del 3 % en aquellas sin cesárea previa hasta un 11 %, un 40 % y un 61 % tras una, dos y tres cesáreas, respectivamente.

Factores de riesgo

La evidencia reciente centra la atención en la placenta previa en la gestación actual tras el parto anterior por cesárea como principal factor de riesgo, pero puede aparecer en presencia de cicatrices uterinas que afectan a la cavidad endometrial tras miomectomías y legrados e histeroscopia quirúrgica; o en mujeres con antecedentes de endometritis posparto; en alumbramiento manual de placenta; tras tratamientos de reproducción asistida; en embolización uterina; en mujeres en edad materna avanzada; o en multíparas. No obstante, también se ha descrito excepcionalmente en mujeres sin factores de riesgo claramente identificables, en las que la presencia de anomalías uterinas (como el útero bicorne, la adenomiosis o los miomas submucosos) podrían producir defectos endometriales microscópicos que condicionarían una placentación anómala, lo que puede ser la explicación de casos de acretismo placentario en primigestas.

Cuadro clínico

Clínicamente, el PAS suele ser asintomático prenatalmente, salvo que esté relacionado con placenta previa; en este caso, puede presentar sangrado. Cuando se trata de una placenta percreta, la invasión de estructuras vecinas puede causar síntomas en función del órgano invadido, como hematuria por invasión vesical.

Habitualmente, es un hallazgo que se da durante el control ecográfico asociado a factores de riesgo o incidental en ecografía de rutina; pero, en ocasiones, se presenta en el período de alumbramiento, como la extracción dificultosa, incompleta o imposible de la placenta con ausencia de plano de clivaje, acompañada o no de hemorragia posparto.

Todas las variedades se asocian a un aumento significativo de la morbimortalidad materna por complicaciones mayores tras el parto, como hemorragia materna grave, *shock* hipovolémico, necesidad de transfusión sanguínea, histerectomía periparto, daño a órganos adyacentes y complicaciones postoperatorias. Se describe en la literatura médica una tasa de mortalidad de hasta el 7 %.

Diagnóstico

Aunque se ha informado de que la ecografía del primer trimestre podría identificar la presencia de PAS, la sospecha diagnóstica se establece a partir del segundo trimestre, en el que es preceptiva una exploración ecográfica dirigida en busca de signos de acretismo en las mujeres con factores de riesgo. Puesto que el PAS tiene el potencial de progresar durante el embarazo, se requieren exploraciones seriadas de seguimiento en el tercer trimestre para cuantificar la extensión y el grado de invasión, y para estratificar el pronóstico y planificar el mejor tratamiento quirúrgico.

La falta de un estándar de referencia objetivo para confirmar el diagnóstico representa un problema en el espectro de placenta acreta, puesto que la clasificación histológica es retrospectiva y no es útil para la planificación quirúrgica. Además, pueden presentarse diferentes variantes dentro de la misma muestra; en algunos casos, el PAS diagnosticado en el examen microscópico no se confirma clínicamente.

Ecografía

La ecografía es la primera herramienta para el diagnóstico prenatal de PAS; fundamentalmente, en el segundo y/o tercer trimestre de embarazo. Supone un desafío; especialmente, en los casos en los que la placenta no infiltra toda la pared, por lo que es preciso alcanzar una mayor sensibilidad y especificidad de los marcadores para disminuir la tasa de falsos negativos y positivos que todavía afectan de forma significativa al manejo de esta patología. La identificación de la presencia y el grado de invasión placentaria requiere la adquisición de un plano sagital que contenga tanto el segmento uterino inferior como la vejiga, con repleción vesical para delinear mejor su relación con el tejido placentario aberrante. El desafío surge por la cantidad de signos ecográficos necesarios para definir una exploración como anormal.

Los primeros criterios ecográficos diagnósticos datan del año 1963. Sin embargo, The European Working Group on Abnormally Invasive Placenta propuso en el año 2016 la descripción de criterios actualizados a partir de 23 estudios de revisiones sistemáticas, con definiciones estandarizadas de los descriptores de imágenes PAS, en los que, además de utilizar terminología común, se considera un requisito estándar la descripción precisa de la localización de la placenta y de la porción sospechosa de invasión.

Se unificaron las distintas expresiones en un conjunto de 11 descriptores, seis para ecografía en escala de grises 2D, cuatro para eco-Doppler color 2D y uno para *power* Doppler 3D. Los más relevantes son la pérdida de zona clara, las lagunas placentarias y, en eco-Doppler color, la hipervascularización uterovesical asociada a puentes placentarios (**Fig. 20-3 y Tabla 20-1**).

Es fundamental correlacionar los hallazgos ecográficos con los factores de riesgo clínicos, ya que su valor predictivo es considerablemente mayor en las mujeres con placenta previa y cesárea anterior que en los embarazos normales, en los que también pueden estar presentes. Los criterios ecográficos propuestos en la literatura médica describen una sensibilidad del 77-93 % y una especificidad del 71-97 %.

Tabla 20-1. Criterios ecográficos descritos por The European Working Group on Abnormal Invasive Placenta	
Escala de grises 2D	
Pérdida de zona clara	Pérdida o irregularidad del plano hipoecoico en el miometrio debajo del lecho placentario (zona clara)
Lagunas placentarias anormales	Presencia de numerosas lagunas, incluidas algunas que son grandes e irregulares (escala de Finberg grado 3), que a menudo contienen un flujo turbulento visible en imágenes en escala de grises
Interrupción de la pared de la vejiga	Pérdida o interrupción de la pared vesical brillante (banda hiperecoica o línea entre la serosa uterina y la luz de la vejiga)
Adelgazamiento del miometrio	Adelgazamiento del miometrio que recubre la placenta a < 1 mm o indetectable
Protuberancia placentaria	Desviación de la serosa uterina fuera del plano esperado, causada por una protuberancia anormal del tejido placentario en el órgano vecino; típicamente, la vejiga. La serosa uterina parece intacta, pero la forma del contorno está distorsionada
Masa exofítica focal	Se ve tejido placentario que atraviesa la serosa uterina y se extiende más allá de ella; se ve con mayor frecuencia dentro de la vejiga urinaria llena
Eco-Doppler color 2D	
Hipervascularización uterovesical	Llamativa cantidad de señal eco-Doppler color vista entre el miometrio y la pared posterior de la vejiga; este signo probablemente indica numerosos vasos tortuosos, estrechamente empaquetados en esa región (flujo multidireccional y un artefacto de *aliasing*)
Hipervascularidad subplacentaria	Llamativa cantidad de señal eco-Doppler a color en el lecho placentario; este signo probablemente indica numerosos vasos tortuosos, estrechamente empaquetados en esa región (flujo multidireccional y un artefacto de *aliasing*)
Vasos puente	Vasos que parecen extenderse desde la placenta, a través del miometrio y más allá de la serosa hacia la vejiga u otros órganos; a menudo, corren perpendicularmente al miometrio
Vasos alimentadores de lagunas placentarias	Vasos con flujo sanguíneo de alta velocidad que van desde el miometrio hacia las lagunas placentarias; causan turbulencia al entrar
Ultrasonido 3D ± *power* Doppler	
Hipervascularidad intraplacentaria	Disposición compleja e irregular de numerosos vasos placentarios, que exhiben cursos tortuosos y calibres variables
Protuberancia placentaria	(Como en 2D)
Masa exofítica focal	(Como en 2D)
Hipervascularización uterovesical	(Como en 2D)
Vasos puente	(Como en 2D)

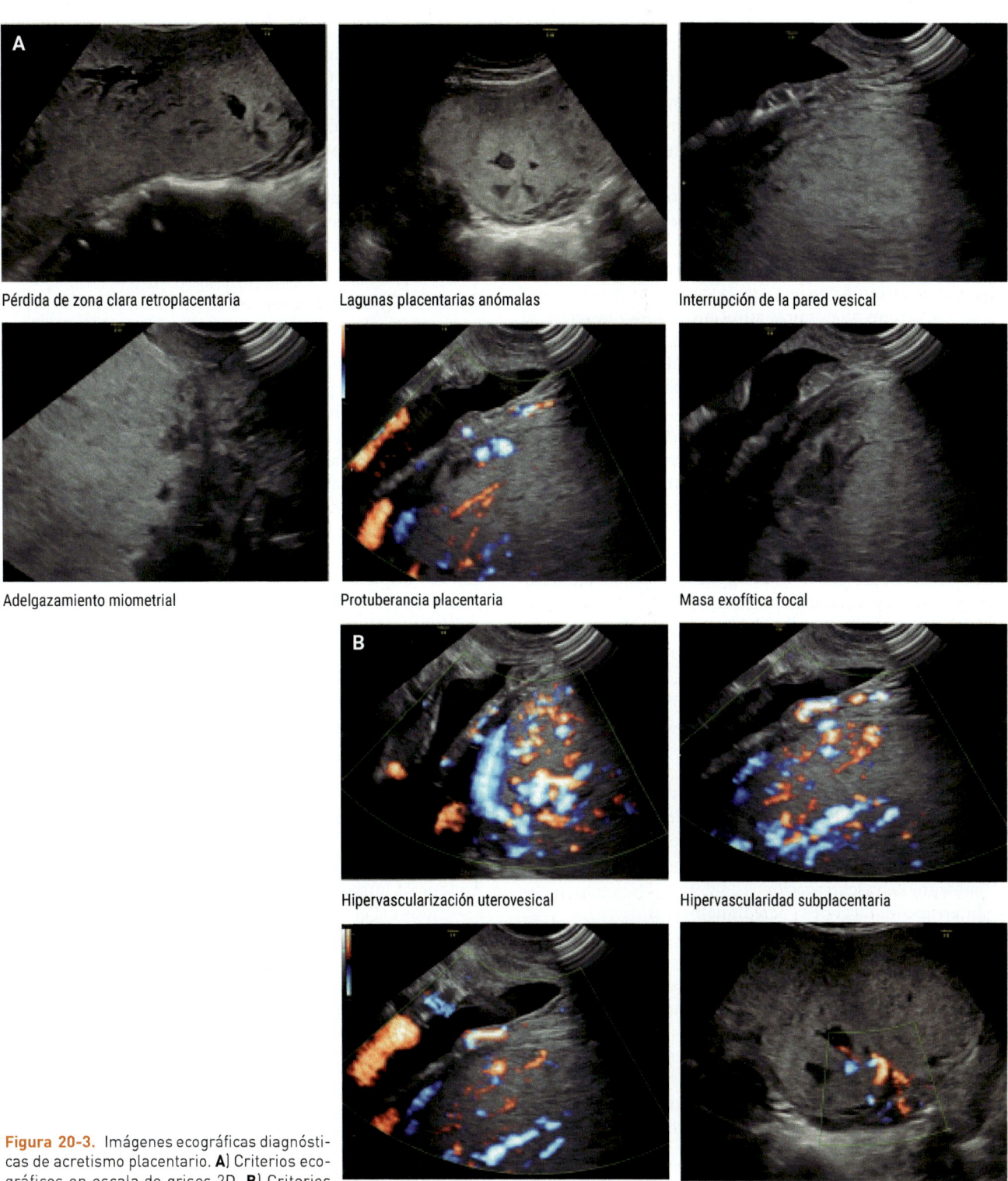

Figura 20-3. Imágenes ecográficas diagnósticas de acretismo placentario. **A)** Criterios ecográficos en escala de grises 2D. **B)** Criterios ecográficos en eco-Doppler color 2D.

Puesto que el PAS tiene el potencial de progresar durante el embarazo, se requieren exploraciones seriadas de seguimiento en el tercer trimestre para cuantificar la extensión y el grado de invasión, estratificar el pronóstico y planificar el mejor tratamiento quirúrgico.

Existe una amplia variación en las tasas de detección prenatal de PAS según los signos ecográficos utilizados, la experiencia del operador, las condiciones de exploración, el equipo usado y la edad gestacional. En concreto, las imágenes del eco-Doppler en color son más susceptibles a la variabilidad entre operadores que las imágenes en escala de grises.

> **!** Se ha demostrado que el diagnóstico prenatal reduce la morbilidad materna y, también, que hasta dos tercios de los casos de PAS no se diagnostican prenatalmente.

Resonancia magnética

Aunque múltiples estudios en la literatura médica no han mostrado un rendimiento diagnóstico superior de la resonancia magnética respecto a la ecografía, la resonancia permite delimitar claramente la topografía o la extensión placentaria, y puede resultar útil para la descripción anatómica precisa del área invadida por la placenta en regiones menos accesibles a los ultrasonidos, como la zona lateral o posterior del miometrio.

La resonancia magnética también cobra relevancia ante la sospecha de placenta percreta para la valoración de la invasión de las estructuras anatómicas adyacentes, como la vejiga, el cuello uterino y las paredes pélvicas, lo que permite una mejor planificación prequirúrgica. Se ha descrito una sensibilidad diagnóstica de la técnica del 77 %, y una especificidad del 96-100 %.

Esta evaluación suele realizarse obteniendo imágenes sagitales y dividiendo la invasión placentaria anterior en dos sectores delimitados por un plano perpendicular al eje superior de la vejiga. La pared superior posterior de la vejiga se etiqueta como S1; y el sector uterino adyacente a la pared inferior posterior, como S2. La importancia de este sistema de clasificación se basa en el hecho de que se puede utilizar para adaptar el abordaje quirúrgico.

Los hallazgos de sospecha de acretismo en la resonancia magnética son:

- Abultamientos placentarios sobre la superficie uterina que pueden invadir estructuras adyacentes, y representan lagunas vasculares a áreas de hemorragia. Es el signo más específico de acretismo.
- Bandas intraplacentarias de baja intensidad en secuencias potenciadas en T2 con distribución aleatoria, cuyo volumen se corresponde con invasión placentaria.
- Señal de intensidad placentaria heterogénea atribuible al aumento de vascularización.
- Interrupción focal de la pared miometrial.
- Adelgazamiento miometrial < 1 mm en el lugar de implantación de la placenta.
- Vejiga en tienda de campaña.
- Invasión extrauterina de tejido placentario.

El factor clave para un alto rendimiento diagnóstico es garantizar que las resonancias se interpreten junto a los resultados de la ecografía, y que los resultados de ambas herramientas sean interpretados por especialistas con experiencia en esta área.

En conclusión, una placenta previa con placentación invasiva plantea grandes desafíos para el manejo periparto. Dichos embarazos tienen más probabilidades de experimentar complicaciones. Por lo tanto, es probable que el diagnóstico prenatal sea el factor con mayor impacto sobre los resultados.

Biomarcadores

Ningún biomarcador es clínicamente útil. Se ha observado un nivel elevado de alfafetoproteína sérica materna (> 2 MoM) en pacientes con implantación placentaria anormal, pero el hallazgo es inconsistente y no resulta útil para el diagnóstico. Además, tampoco un valor normal excluye el diagnóstico.

Otros biomarcadores (proteína A placentaria asociada al embarazo o fracción beta de la gonadotropina coriónica humana también se han asociado a PAS, pero tampoco son útiles para el diagnóstico, debido a su valor predictivo positivo muy bajo. Los marcadores proteómicos en sangre materna parecen prometedores, pero requieren ser validados antes de su aplicación clínica.

Complicaciones

Cuando se intenta extraer la placenta después del parto, la falta de un plano de clivaje entre la placa basal de la placenta y la pared uterina provoca una hemorragia profusa especialmente grave, debido a una mayor hipervascularización del lecho placentario, consecuencia de la neovascularización y vasodilatación local.

La hemorragia masiva puede derivar en coagulopatía intravascular diseminada, síndrome de dificultad respiratoria del adulto, insuficiencia renal y cirugía no planificada, así como en posibles complicaciones asociadas a la transfusión sanguínea, lo que convierte el PAS en una situación de riesgo potencialmente mortal.

La detección y el diagnóstico prenatales son importantes para que la paciente pueda recibir asesoramiento sobre la sospecha de anomalía placentaria y que el parto se pueda llevar a cabo en un lugar con un equipamiento adecuado. Mejoran el resultado la preparación preoperatoria, la experiencia quirúrgica del equipo asistencial y la disponibilidad radiológica intervencionista y de hemoderivados para transfusión.

Tratamiento y manejo periparto

Aunque el impacto del espectro de placenta acreta en los resultados del embarazo está bien descrito, no existe ningún ensayo aleatorizado, y hay muy pocos estudios acerca del manejo de embarazos complicados por este trastorno. Por ello, las recomendaciones se basan en series de casos e informes, la experiencia personal, la opinión de los expertos y el criterio clínico.

> **!** Todas las pacientes con sospecha de PAS sobre la base de factores de riesgo y hallazgos ecográficos sugestivos deben recibir asesoramiento sobre el diagnóstico y las posibles secuelas, como el riesgo de hemorragia, la transfusión sanguínea, la histerectomía tras la cesárea, el ingreso en la unidad de cuidados intensivos y la necesidad de atención en un centro especializado.

El parto en un centro terciario con asistencia por parte de un equipo multidisciplinario que incluya especialistas en medicina maternofetal, anestesiólogos, neonatólogos, radiólogos intervencionistas, cirujanos, urólogos y personal de banco de sangre y enfermería mejora los resultados y reduce las tasas de complicaciones.

Finalización de la gestación: edad gestacional

La edad gestacional óptima para el parto programado es controvertida y faltan datos de alta calidad. Los riesgos de la prematuridad deben sopesarse frente al riesgo de complicaciones (como el sangrado), que conducen a un parto de emergencia en circunstancias subóptimas. La mayoría de las mujeres permanece estable hasta las 36 semanas de gestación, pero un porcentaje sustancial de las pacientes desarrolla complicaciones, como la rotura prematura de membranas, el trabajo de parto prematuro o el sangrado antes del parto, lo que conduce al parto imprevisto. En este caso, se debe finalizar la gestación sin demora.

> **!** En las pacientes asintomáticas, el Colegio Americano de Obstetras y Ginecólogos recomienda el parto planificado entre las semanas 34 + 0 y 35 + 6 de gestación. En las mujeres clínicamente inestables antes de las 34 semanas, el parto planificado previo a las 34 semanas puede ser una opción razonable, siempre que se produzca en un centro terciario.

Los episodios de repetición de sangrado en un período corto, incluso en ausencia de deterioro hemodinámico, son una indicación de cirugía en casos graves de PAS, ya que existe un alto riesgo de sangrado inesperado y masivo en cualquier momento. Como regla general, es mejor realizar una cesárea con algún grado de inmadurez fetal en una situación controlada, en lugar de la situación contraria.

Es decisivo individualizar el momento del parto planificado en este intervalo en función de los síntomas clínicos. La Society for Maternal-Fetal Medicine recomienda el parto entre las 34 y 37 semanas de gestación para las mujeres estables con placenta acreta. Por otra parte, la Sociedad Internacional de Placenta Anormalmente Invasiva sugiere el parto en edad gestacional ≥ 36 + 0 semanas en mujeres asintomáticas sin antecedentes de parto prematuro; y el parto, alrededor de las 34 + 0 semanas en las mujeres que presentan parto prematuro previo, múltiples episodios de sangrado menor o un solo episodio de sangrado importante.

La mayoría de las guías, incluida la publicada por la Sociedad Española de Ginecología y Obstetricia, recomiendan la finalización de la gestación en la semana 36-37 si el estado clínico de la paciente lo permite, teniendo en cuenta los antecedentes obstétricos (como el parto prematuro anterior y la longitud cervical) y consideraciones logísticas (como la distancia a un centro especializado).

Procedimiento

El conocimiento del tipo de invasión placentaria es fundamental a la hora de planificar el parto. En la evaluación prenatal, se pueden presentar escenarios diferentes que reflejan distintos patrones de invasión. Dados los riesgos de hemorragia masiva durante el intento de extracción de la placenta en presencia de acretismo, ante una sospecha de PAS basada en técnicas de imagen y/o factores de riesgo clínicos, la primera opción de tratamiento más razonable y segura es la histerec-tomía total tras la extracción fetal. Este enfoque disminuye la pérdida de sangre y las complicaciones asociadas.

En cuanto a la técnica quirúrgica, aunque es frecuente usar la incisión de Pfannenstiel, es recomendable la laparotomía media para mejorar la visualización del campo quirúrgico y facilitar el acceso. Por otra parte, es aconsejable evitar la lesión de la placenta durante la entrada a la cavidad uterina, alejando la incisión uterina del lecho de la inserción placentaria. Como norma general, es recomendable evitar el desprendimiento de la placenta, ya que el sangrado suele ser masivo y difícil de controlar, debido a la adherencia de los tejidos invadidos, que también son friables debido al rico aporte vascular del área invadida.

> **!** Tras el nacimiento del feto, si el diagnóstico está confirmado y está prevista la realización de una histerectomía, la placenta se deja *in situ* y se realiza la histerorrafia previa a la extirpación uterina para disminuir el sangrado. Sin embargo, cada vez con más frecuencia, se opta por un manejo conservador.

Antes de la cirugía, se recomienda tomar una decisión sobre realizar un manejo conservador o una histerectomía tras la cesárea, en función de la sospecha diagnóstica y de las características de la gestante. Si la paciente opta por un tratamiento conservador con el objetivo de preservar la fertilidad, deberá ser informada de los riesgos de este tratamiento y de los criterios que hacen imposible su realización.

Manejo conservador

Puede plantearse la conservación uterina en las siguientes mujeres, que son candidatas potenciales:

- Pacientes que desean preservar la fertilidad. Se deben asesorar sobre:
  - Riesgos de hemorragia e infección.
  - Posible necesidad de histerectomía intraoperatoria o postoperatoria.
  - Resultados subóptimos (incluida la recurrencia o la hemorragia en futuros embarazos).
- Pacientes con alto riesgo de hemorragia en la histerectomía o de lesión de otros órganos, que podría evitarse manteniendo la placenta *in situ*.
- Posibilidad de resección de la placenta debido a un acretismo focal.

La placenta se deja *in situ* tras la extracción fetal. El cordón umbilical se liga sobre la inserción placentaria y la histerotomía se cierra de forma estándar.

En función de la presentación clínica y la presencia de sangrado, puede complementarse con:

- Tratamiento mecánico: balón de Bakri u otros taponamientos.
- Suturas compresivas del útero, como la técnica de B-Lynch o Ho-Cho.
- Tratamiento quirúrgico: resección en cuña del lecho sangrante y reparación en bloque.

• Embolización de las arterias uterinas como técnica adyuvante al quirúrgico tras la exéresis de la placenta, o antes de la histerectomía, para evitar el sangrado.

En algunos casos, esto se hace de manera profiláctica; en otros, bajo demanda para controlar la hemorragia posparto.

No se administra oxitocina profiláctica de forma rutinaria tras la extracción fetal, porque puede provocar una separación parcial de la placenta y, a su vez, un aumento del sangrado. Sin embargo, si la placenta se ha extirpado en su mayor parte o por completo, o si el sangrado es profuso, se deben administrar medicamentos uterotónicos. Se ha aplicado con éxito la resección histeroscópica placentaria tardía para acelerar la resolución de la placenta o el tratamiento del sangrado tardío, pero la experiencia es limitada.

> ❗ La histerectomía de intervalo diferido es otra opción; particularmente, para las pacientes con placenta percreta, pero no existen datos de alta calidad sobre las ventajas y desventajas en comparación con la histerectomía tras la cesárea planificada.

No se debe usar terapia adyuvante con metotrexato, ya que no hay evidencia de que mejore ningún resultado cuando la placenta se deja *in situ*. Sin embargo, hay evidencia clara de aumento de la toxicidad del fármaco en asociación a técnicas de desvascularización uterina. Tampoco existe evidencia para el uso de mifepristona o misoprostol.

Diversos estudios retrospectivos han descrito tasas de éxito de un 78 % con reabsorción espontánea de la placenta en el 75 % de los casos en una media de 13 semanas con tratamiento conservador, y un 6 % de morbilidad materna grave con complicaciones asociadas, como sangrado vaginal persistente, endometritis y sepsis, formación de pólipos placentarios y fístulas vesicouterinas o fracaso del tratamiento con indicación de histerectomía diferida.

Por otra parte, los resultados reproductivos a largo plazo parecen ser subóptimos, pero los datos son limitados. Aunque parece haber un mayor riesgo de desarrollar sinequias intrauterinas, la mayoría de las mujeres que desean otro embarazo pueden concebir, pero tienen un mayor riesgo de placenta acreta recurrente.

Conservación uterina con resección placentaria

La conservación uterina con resección placentaria puede tener éxito sin un riesgo excesivo en dos entornos clínicos:

• **Acretismo focal:**
  - Por sospecha prenatal por hallazgos ecográficos o detectado durante el parto debido a una hemorragia y/o una placenta parcialmente retenida.
  - Son candidatas potenciales las mujeres con un área focal de PAS claramente delineada: área adherente < 50 % de la superficie anterior del útero y un borde accesible de miometrio sano.
  - En estos casos, es probable que el procedimiento sea menos invasivo que la alternativa de histerectomía tras la cesárea.

  - El tratamiento implica la sutura del lugar de sangrado, o la eliminación de una pequeña porción de tejido uterino que contiene la placenta adherida focalmente.
• **Placenta acreta del fondo o posterior.** En contraste con la placenta acreta anterior, el sangrado después de la extracción de la placenta acreta en esta localización se controla más fácilmente mediante radiología intervencionista y con cirugía conservadora.

Respecto a la recurrencia en los embarazos futuros, en dos estudios de cohortes retrospectivos, el PAS ocurrió en el 22-29 % de los siguientes embarazos en las mujeres manejadas con éxito de forma conservadora. Las mujeres que desean nuevo embarazo deben conocer este riesgo.

Tratamiento farmacológico y dispositivos

Respecto al tratamiento farmacológico y los dispositivos, es importante tener en cuenta las siguientes consideraciones:

• El ácido tranexámico inhibe la degradación de la fibrina y reduce el riesgo de muerte por sangrado posparto. Sin embargo, su eficacia específicamente en PAS (como tratamiento para el sangrado activo o como agente profiláctico) es incierta.
• Se está investigando el uso de factor VIIa recombinante para el control de la hemorragia obstétrica, pero no se ha informado ampliamente sobre el uso específico para el sangrado de la placenta acreta.
• Se debe disponer de una sonda Foley de tres vías y *stents* ureterales en caso de que se necesiten para evaluar la integridad de las vías urinarias. Esto es crítico en los casos en los que se requiere la resección de la vejiga.
• La colocación preoperatoria de endoprótesis ureterales puede ser útil en todas las mujeres con PAS, especialmente en aquellas con placenta percreta, dada la probabilidad de que la histerectomía se complique con episodios urológicos adversos de mayor gravedad en este contexto.
• La embolización de la arteria uterina a través de la arteria ilíaca interna mediante radiología intervencionista puede reducir el sangrado antes de la histerectomía y durante esta, o cuando se opta por un tratamiento conservador.
• El valor de la embolización hipogástrica bilateral intraoperatoria sigue siendo controvertido, ya que no está exento de complicaciones, y no es posible predecir qué pacientes tienen más probabilidades de beneficiarse de este procedimiento. Hasta que no se realice un ensayo multicéntrico aleatorizado, el papel del procedimiento no estará claro.

Es imprescindible realizar una exploración orientada a la detección de signos de acretismo placentario en las gestantes con factores de riesgo (fundamentalmente, antecedente de cesárea y placenta previa), ya que el diagnóstico antenatal permite planificar la finalización de la gestación en un entorno óptimo, con el fin de disminuir su potencial morbimortalidad.

El tratamiento de primera línea del acretismo placentario es la cesárea con histerectomía inmediata, dejando la placenta *in situ*, aunque se puede plantear un manejo conservador en pacientes con deseo genésico no completado.

VASA PREVIA

Los vasos sanguíneos fetales del cordón umbilical están dentro de las membranas placentarias entre el orificio interno del cuello uterino y la presentación fetal. Normalmente, el cordón umbilical está protegido por tejido placentario o gelatina de Wharton, que actúa como tejido protector y de soporte en sustitución de la adventicia de los vasos umbilicales. En *vasa previa*, esta protección está ausente y la compresión de los vasos por parte de la presentación puede provocar desaceleraciones del corazón fetal y bradicardia.

> **!** Los *vasa previa* suponen un alto riesgo de morbilidad y mortalidad fetal grave hemorrágica, debido al sangrado fetal por la lesión de los vasos fetales, que pueden romperse simultáneamente en la rotura espontánea o yatrogénica de las membranas amnióticas.

Se describen tres tipos de *vasa previa*:

- Tipo I. Con inserción velamentosa o marginal del cordón umbilical.
- Tipo II. Vasos membranosos que conectan los lóbulos de una placenta bilobulada o la placenta y un lóbulo succenturiado.
- Tipo III. Uno o más vasos *boomerang* grandes que atraviesan las membranas a lo largo del margen de la placenta, como en el caso de una placenta previa en resolución. Representa el 5,7 % de los casos de *vasa previa*.

Se compararon las características y los resultados obstétricos (tasa de la prueba de reagina automatizada, diagnóstico prenatal, parto por cesárea emergente, edad gestacional al momento del parto y mortalidad neonatal) entre los tipos I y III de *vasa previa*, y todos los resultados de interés fueron similares. La evidencia actual sobre los *vasa previa* tipo III es escasa; se justifican más estudios. Los vasos sanguíneos aberrantes a 2 cm del OCI tienen implicaciones similares a los *vasa previa*.

Prevalencia

Se trata de una afección infrecuente que afecta a 1/1.300-1/2.500 partos. Se describen los siguientes factores de riesgo:

- Técnicas de reproducción asistida.
- Placentas bajas o placenta previa en el segundo trimestre.
- Placentas bilobuladas o succenturiadas en el segmento uterino inferior.
- Gestaciones múltiples.
- Aumenta hasta uno de cada 50 casos cuando se combina una inserción velamentosa del cordón en una placenta de inserción baja.

Patogenia

La patogenia es desconocida, similar a la de la inserción velamentosa del cordón. Una hipótesis propone que la inserción inicial del cordón es central, pero esta ubicación se vuelve progresivamente periférica cuando el cordón umbilical no puede seguir la migración de una placenta muy baja, ya que la mitad prolifera activamente hacia el útero bien vascularizado, el fundus (trofotropismo), y la otra mitad involuciona.

Factores de riesgo

Los factores de riesgo son los siguientes:

- Inserción velamentosa del cordón.
- Inserción del cordón umbilical en el tercio inferior del útero en la ecografía del primer trimestre.
- Placenta previa o placenta de implantación baja en ecografía del segundo trimestre.
- Lóbulo placentario succenturiado o placenta bilobulada.
- Fecundación *in vitro*.
- Gestación múltiple.

Cuadro clínico

En las imágenes por ecografía, se observa el área sonolúcida lineal que pasa sobre el orificio interno. Con la eco-Doppler se confirma el flujo (**Fig. 20-4**).

En el 80 % de los casos, se asociará a una placenta previa, baja, bilobulada o succenturiada, y la inserción del cordón será velamentosa o marginal. Al examen físico, los vasos pulsátiles pueden ser palpables en el examen digital.

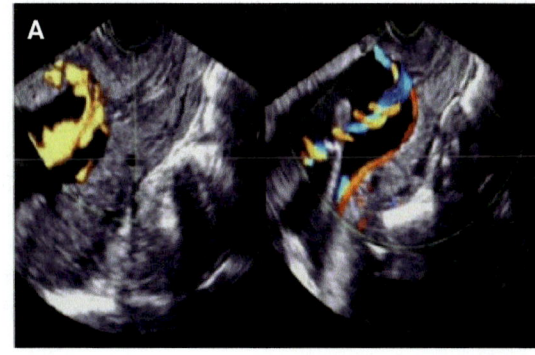
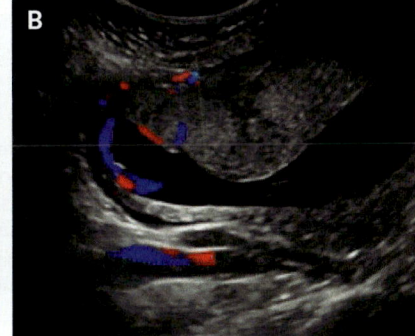

Figura 20-4. Visualización de casos de *vasa previa*. Cordón umbilical adyacente y próximo al orificio cervical interno. **A)** Cordón umbilical adyacente al orificio cervical; **B)** Vascularización placentaria sobre el orificio cervical interno.

> **!** La presentación clínica más frecuente es la aparición de metrorragia de sangre roja tras la rotura de membranas (espontánea o artificial), asociada a sospecha de sufrimiento fetal (registro cardiotocográfico patológico con deceleraciones, bradicardia, patrón sinusoidal).

El cuadro clínico consiste en:

- Riesgo de rotura de *vasa previa* por rotura espontánea o yatrogénica de las membranas.
- Sangrado fetal, hipotensión, anomalías en la frecuencia cardíaca fetal.

La hemorragia de Benckiser es una complicación obstétrica grave que se produce tras la rotura de los *vasa previa*. El sangrado fetal sin rotura de membranas es infrecuente. La muerte fetal por exanguinación puede ocurrir en cuestión de minutos. No hay pérdida de sangre materna. En una minoría de casos, la sospecha de *vasa previa* en el segundo trimestre se resuelve con la evolución de la gestación.

En un estudio retrospectivo de cohortes multicéntrico, el 14 % de los casos se resolvieron espontáneamente a la mediana de edad gestacional estimada de 27 semanas (rango de 19-34 semanas).

El cociente de posibilidades para la resolución cuando se identificó *vasa previa* antes de las 24 semanas de gestación, frente a la identificación más tarde en la gestación, fue de 7,9 (intervalo de confianza del 95 %: 2,1 a 29,4).

- Restricción del crecimiento fetal, el tipo 1 se asoció a un peso medio al nacer más bajo y un peso placentario más bajo.
- La probabilidad de complicaciones de parto de emergencia fue mayor (34 y 35 semanas).
- Riesgo de comprimir *vasa previa* por el descenso de la presentación fetal.
- Las tasas de mortalidad perinatal son bajas con diagnóstico prenatal y el manejo adecuado.
- En las gestaciones gemelares monocoriónicas, la tasa de mortalidad perinatal es alta para ambos gemelos, incluso si los *vasa previa* se asocian a uno solo, debido a la presencia de anastomosis vasculares placentarias.

Diagnóstico

Mejora los resultados perinatales de forma significativa, con una mayor supervivencia y una menor necesidad de transfusión neonatal. Se requiere un alto índice de sospecha al realizar ecografías de detección. La detección sistemática de *vasa previa* no se realiza generalmente.

> **!** Es viable introducir un programa de detección en dos etapas para el diagnóstico de *vasa previa* basado en una ecografía transvaginal a las 20-22 semanas de gestación para aquellas pacientes con inserción velamentosa del cordón en la ecografía de rutina de 11-13 semanas y placenta de implantación baja en la exploración de 20 a 22 semanas.

La estrategia de detección en dos etapas se puede incorporar a la práctica clínica de rutina y podría reducir potencialmente la tasa de muerte fetal. La viabilidad y la rentabilidad requieren investigación en estudios multicéntricos prospectivos en hospitales que brinden atención rutinaria del embarazo.

La Sociedad de Obstetras y Ginecólogos de Canadá recomienda que, si se encuentra placenta baja en la ecografía del segundo trimestre, se debe realizar una evaluación adicional para la inserción del cordón placentario. Se puede considerar la ecografía transvaginal para evaluar el OCI en las mujeres con alto riesgo de *vasa previa*, incluidas aquellas con inserción baja o velamentosa del cordón, placenta bilobulada o succenturiada o sangrado vaginal.

El Royal College of Obstetricians and Gynecologists del Reino Unido reconoce que el rendimiento de la ecografía en el diagnóstico de *vasa previa* en el momento de la exploración rutinaria de anomalías fetales tiene una alta precisión diagnóstica con una baja tasa de falsos positivos, pero concluye que hay evidencia insuficiente para la detección universal de *vasa previa* en el momento de la exploración de anomalías fetales de rutina en la mitad del embarazo en la población general, y que, aunque la detección de ultrasonido dirigida de embarazos con mayor riesgo de *vasa previa* puede reducir la pérdida perinatal, el equilibrio entre beneficio y daño permanece indeterminado y se requiere más investigación en esta área.

Según la Sociedad Internacional de Ultrasonido en Ginecología y Obstetricia, se puede incorporar a la práctica clínica habitual una estrategia de detección de *vasa previa* en dos etapas, lo que podría reducir potencialmente la tasa de mortinatalidad.

El diagnóstico prenatal facilita un manejo obstétrico óptimo. Reduce el número de cesáreas emergentes y la muerte fetal intrauterina.

Las herramientas para realizar el diagnóstico prenatal son las siguientes:

- Ecografía transvaginal con eco-Doppler color. Su precisión diagnóstica es alta. Las normas, según la Sociedad Internacional de Ultrasonido en Ginecología y Obstetricia, son las siguientes:
  - Identificar el sitio de inserción del cordón placentario en la placenta en cada embarazo. Visualizar el trayecto del vaso previo hasta su inserción a nivel placentario o del cordón.
  - Evaluar la placenta para asegurarse de que solo hay una masa placentaria.
  - Identificar el borde inferior de la placenta y su relación con el orificio interno.
  - Buscar «burbujas» y «líneas» cuando se evalúe el segmento uterino inferior y el cuello uterino.
  - Un grupo de vasos aparentemente orientados en diferentes direcciones sugiere la presencia de una inserción velamentosa del cordón.
  - Revaluar el segmento inferior más tarde en casos de placenta previa o previa marginal. Por crecimiento del segmento uterino inferior, los *vasa previa* pueden resolverse hasta en un 25 % de los casos, y los vasos están a más de 2 cm del orificio interno; sin embargo, puede que esta distancia no evite todos los casos de rotura del vaso. Se

ha de repetir la evaluación con exploración transvaginal del segmento uterino inferior hacia el término.
- Ecografía 3D. No supera a la ecografía 2D.
- Resonancia magnética, en caso de que existan dudas por la ecografía.

Se ha de sospechar ante un sangrado vaginal con rotura de las membranas y anomalías en la frecuencia cardíaca fetal (patrón sinusoidal o bradicardia).

Diagnóstico diferencial

El diagnóstico diferencial es el siguiente:

- Presentación fúnica (cordón):
  – Un bucle de cordón umbilical sobre el orificio cervical.
  – Los vasos umbilicales están rodeados por la gelatina de Wharton y pueden alejarse del OCI si se mueve el útero o si se coloca a la paciente en posición de rodillas o de Trendelenburg.
- Vasos cervicouterinos. Eco-Doppler pulsado para diferenciar los vasos fetales de los vasos cervicales.
- Las varices cervicales no atraviesan el orificio, son tortuosas. A veces hay plexo venoso.
- Banda amniótica o separación corioamniótica:
  – Estructura sonolúcida que cruza el orificio cervical.
  – Eco-Doppler color negativa.

Actitud obstétrica

Se recomienda aplicar el siguiente algoritmo:

- Confirmar el diagnóstico a principios del tercer trimestre.
- Corticoesteroides prenatales. Administración de un ciclo de betametasona antes de las 34 semanas. Con factores de riesgo para parto en los próximos 7 días, incluso administrar antes.
- Monitorización ambulatoria frente a monitorización hospitalaria:
  – Ingreso en pacientes con factores de riesgo entre 30-34 semanas.

– Registro ambulatorio: sin factores de riesgo. Realizar dos veces por semana.
- Intervenciones en investigación: ablación con láser fetoscópico para el tratamiento de los *vasa previa* tipo 2 con resultados variables.

Parto y vía del parto

El objetivo es evitar el inicio del trabajo de parto, rotura prematura de membranas y el parto prematuro yatrogénico. Se recomienda manejo expectante antes de las 34 semanas.
La cesárea de emergencia se indica en caso de:

- Inicio de parto.
- Rotura preparto de membranas.
- Prueba sin estrés no reactiva o desaceleraciones variables persistentes.
- Sangrado vaginal junto con patrón alterado del registro cardiotocográfico:
  – Detectar sangre fetal: prueba de Apt o Kleihauer-Betke.
  – La sangre tipo 0 negativo debe estar disponible para la transfusión de emergencia de un recién nacido gravemente anémico.

La cesárea programada se establece a las 34 y 35 + 6 semanas. El Colegio Americano de Obstetras y Ginecólogos y la Sociedad Mexicana de Físicos en Medicina establecen una cesárea planificada a las 34 + 0 y las 37 semanas. Por su parte, la red de investigación colaborativa Obstetrix recomendó las 33 y 34 semanas.

Un modelo de análisis de decisiones concluyó que el momento óptimo para el parto era a las 36 semanas, al sopesar los riesgos de mortalidad intraparto frente a las complicaciones neonatales de la edad gestacional. Una revisión sistemática concluyó que prolongar los embarazos hasta las 36 semanas de gestación parecía ser seguro y beneficioso en los embarazos sin complicaciones.

Respecto a las gestaciones múltiples, no hay evidencia clara para recomendar un enfoque diferente. Se programará a las 32 + 0 o 33 + 0 semanas si el parto es inminente por cuello uterino corto (< 25-30 mm) o amenaza de parto prematuro.

PUNTOS CLAVE

- Existe asociación de la placenta previa a acretismo placentario, *vasa previa* e inserción velamentosa del cordón, embolia de líquido amniótico, malposición fetal y restricción del crecimiento intrauterino.
- El diagnóstico y el tratamiento de la placenta previa y los de la placenta marginal o de inserción baja son diferentes.
- En las pacientes asintomáticas con placenta previa, hay que programar la cesárea entre la semana 36 + 0 y 37 + 6; y en las sintomáticas, se valorará la cesárea urgente.
- Si la distancia del margen placentario al OCI es de al menos 10 mm, se puede plantear parto vaginal; si es menor, se programa la cesárea en la semana 39.

- En el acretismo placentario o PAS, la resonancia magnética ayuda en el diagnóstico, sobre todo en la placenta lateral y posterior. En las pacientes asintomáticas, se programa el parto entre las semanas 36 + 0 y 37 + 6; en las sintomáticas, en la semana 34.
- El tratamiento es histerectomía total tras la extracción fetal, pero se puede optar por un tratamiento conservador.
- En *vasa previa*, el diagnóstico ecográfico prenatal mejora la supervivencia y supone una menor necesidad de transfusión neonatal. Se programa la cesárea en las semanas 34-37.

BIBLIOGRAFÍA

Aissi G, Sananes N, Veujoz M, Felder A, Kasbaoui SM, Trieu NT, et al. Vasa prævia: du diagnostic au pronostic néonatal [Vasa previa: of the diagnosis to neonatal prognosis]. J Gynecol Obstet Biol Reprod (Paris). 2013;42(6):591-5.

Alfirevic Z, Tang AW, Collins SL, Robson SC, Palacios-Jaraquemada J; Ad-hoc International AIP Expert Group. Pro forma for ultrasound reporting in suspected abnormally invasive placenta (AIP): an international consensus. Ultrasound Obstet Gynecol. 2016;47(3):276-8.

Allen L, Jauniaux E, Hobson S, Papillon-Smith J, Belfort MA. FIGO consensus guidelines on placenta accreta spectrum disorders: nonconservative surgical management. Int J Gynaecol Obtet. 2018;140(3):281-90.

American College of Obstetricians and Gynecologists' Committee on Obstetric Practice, Society for Maternal-Fetal Medicine. Medically indicated late-preterm and early-term deliveries: ACOG Committee Opinion, Number 831. Obstet Gynecol. 2021;138(1):e35-9.

American College of Obstetricians and Gynecologists; Society for Maternal-Fetal Medicine. Obstetric Care Consensus No.7: Placenta accreta spectrum. Obstet Gynecol. 2018;132(6):e259-75.

Collins SL, Alemdar B, Van Beekhuizen HJ, Bertholdt C, Braun T, Calda P, et al. International Society for Abnormally Invasive Placenta (ISAIP). Evidence-based guideline for the management of abnormally invasive placenta: recommendations from the International Society for Abnormally Invasive Placenta. Am J Obstet Gynecol. 2019;220(6):511-26.

Collins SL, Ashcroft A, Braun T, Calda P, Langhoff-Roos J, Morel O, et al. European Working Group on Abnormally Invasive Placenta (EW-AIP). Proposal for standardized ultrasound descriptors of abnormally invasive placenta (AIP). Ultrasound Obstet Gynecol. 2016;47(3):271-5.

D'Antonio F, Palacios-Jaraquemada J, Lim PS, Forlani F, Lanzone A, Timor-Tritsch I, et al. Counseling in fetal medicine: evidence-based answers to clinical questions on morbidly adherent placenta. Ultrasound Obstet Gynecol. 2016;47(3):290-301.

Faiz AS, Ananth CV. Etiology and risk factors for placenta previa: an overview and meta-analysis of observational studies. J Matern Fetal Neonatal Med. 2003;13(3):175-90.

Gibbins KJ, Einerson BD, Varner MW, Silver RM. Placenta previa and maternal hemorrhagic morbidity. J Matern Fetal Neonatal Med. 2018;31(4):494-9.

Ioannou C, Wayne C. Diagnosis and management of vasa previa: a questionnaire survey. Ultrasound Obstet Gynecol. 2010;35(2):205-9.

Jansen C, De Mooij YM, Blomaard CM, Derks JB, Van Leeuwen E, Limpens J, et al. Vaginal delivery in women with a low-lying placenta: a systematic review and meta-analysis. BJOG. 2019;126(9):1118-26.

Jansen C, Kleinrouweler CE, Van Leeuwen L, Ruiter L, Mol BW, Pajkrt E. Which second trimester placenta previa remains a placenta previa in the third trimester: a prospective cohort study. Eur J Obstet Gynecol Reprod Biol. 2020;254:119-23.

Jauniaux E, Alfirevic Z, Bhide AG, Belfort MA, Burton GJ, Collins SL, et al. Placenta praevia and placenta accreta: diagnosis and management: Green-top Guideline No. 27a. BJOG. 2019;126(1):e1-48.

Jauniaux E, Ayres-de-Campos D, Langhoff-Roos J, Fox KA, Collins S; FIGO Placenta Accreta Diagnosis and Management Expert Consensus Panel. FIGO classification for the clinical diagnosis of placenta accreta spectrum disorders. Int J Gynaecol Obstet. 2019;146(1):20-4.

Jauniaux E, Collins S, Burton GJ. Placenta accreta spectrum: pathophysiology and evidence-based anatomy for prenatal ultrasound imaging. Am J Obstet Gynecol. 2018;218(1):75-87.

Long SY, Yang Q, Chi R, Luo L, Xiong X, Chen ZQ. Maternal and neonatal outcomes resulting from antepartum hemorrhage in women with placenta previa and its associated risk factors: a single-center retrospective study. Ther Clin Risk Manag. 2021;17:31-8.

Morlando M, Collins S. Placenta accreta spectrum disorders: challenges, risks, and management strategies. Int J Womens Health. 2020;12:1033-45.

Oyelese Y, Smulian JC. Placenta previa, placenta accreta, and vasa previa. Obstet Gynecol. 2006;107(4):927-41.

Pavalagantharajah S, Villani LA, D'Souza R. Vasa previa and associated risk factors: a systematic review and meta-analysis. Am J Obstet Gynecol MFM. 2020;2(3):100117.

Ranzini AC, Oyelese Y. How to screen for vasa previa. Ultrasound Obstet Gynecol. 2021;57(5):720-5.

Reddy UM, Abuhamad AZ, Levine D, Saade GR; Fetal Imaging Workshop Invited Participants. Fetal imaging: executive summary of a joint Eunice Kennedy Shriver National Institute of Child Health and Human Development, Society for Maternal-Fetal Medicine, American Institute of Ultrasound in Medicine, American College of Obstetricians and Gynecologists, American College of Radiology, Society for Pediatric Radiology, and Society of Radiologists in Ultrasound Fetal Imaging Workshop. J Ultrasound Med. 2014;33(5):745-57.

Silver RM. Abnormal placentation: placenta previa, vasa previa, and placenta accreta. Obstet Gynecol. 2015;126(3):654-68.

Society for Maternal-Fetal Medicine (SMFM). Electronic address: pubs@smfm.org; Gyamfi-Bannerman C. Society for Maternal-Fetal Medicine (SMFM) Consult Series #44: Management of bleeding in the late preterm period. Am J Obstet Gynecol. 2018;218(1):B2-8.

Sunna E, Ziadeh S. Transvaginal and transabdominal ultrasound for the diagnosis of placenta praevia. J Obstet Gynaecol. 1999;19(2):152-4.

Vahanian SA, Lavery JA, Ananth CV, Vintzileos A. Placental implantation abnormalities and risk of preterm delivery: a systematic review and metaanalysis. Am J Obstet Gynecol. 2015;213(suppl 4):S78-90.

Véliz F, Núñez A, Selman A. Acretismo placentario: un diagnóstico emergente. Abordaje quirúrgico no conservador. Rev Chil Obstet Ginecol. 2018;83(5):513-26.

Zhang W, Geris S, Beta J, Ramadan G, Nicolaides KH, Akolekar R. Prevention of stillbirth: impact of two-stage screening for vasa previa. Ultrasound Obstet Gynecol. 2020;55(5):605-12.

Control del bienestar fetal anteparto. Crecimiento intrauterino retardado. Macrosomía fetal y relación con obesidad materna

21

L. Yago Lisbona y A. Cabana Navia

OBJETIVOS

- Conocer los diferentes métodos y técnicas utilizadas en las pruebas de control del bienestar fetal anteparto, como la monitorización electrónica fetal, el perfil biofísico fetal y la medición del líquido amniótico.
- Comprender los fundamentos del control del bienestar fetal anteparto, incluyendo su importancia en la detección temprana de posibles complicaciones durante el embarazo.
- Reconocer los criterios de interpretación de los resultados de las pruebas de control del bienestar fetal anteparto, incluyendo los parámetros normales y las posibles anomalías o alteraciones que podrían indicar la necesidad de intervención médica.
- Identificar los conceptos básicos del crecimiento fetal restringido, incluyendo sus causas, factores de riesgo y consecuencias potenciales para la salud del feto y la madre.
- Evaluar críticamente la evidencia científica más reciente sobre el crecimiento fetal restringido, incluyendo los enfoques de manejo, la eficacia de las intervenciones y los resultados maternos y neonatales.
- Reconocer la importancia de la detección precoz y el seguimiento adecuado del crecimiento fetal restringido para minimizar los riesgos asociados y tomar decisiones informadas sobre el manejo obstétrico.
- Identificar los factores de riesgo maternos y fetales que pueden estar relacionados con el crecimiento fetal restringido, como la hipertensión, el tabaquismo, la malnutrición o las complicaciones placentarias.
- Aplicar los conocimientos adquiridos para brindar una atención integral y segura a las mujeres embarazadas, colaborando con otros profesionales de la salud en la evaluación y seguimiento del embarazo.

CONTROL DEL BIENESTAR FETAL ANTEPARTO

Las pruebas para la evaluación fetal anteparto se basan en la premisa de que el feto responde a la hipoxemia crónica con una secuencia detectable de cambios biofísicos, que comienza con signos de adaptación fisiológica y que potencialmente termina con signos de descompensación fisiológica.

El principal objetivo del control fetal anteparto es identificar aquellos fetos con pérdida del bienestar fetal crónico para planificar estrategias dirigidas a evitar un acontecimiento adverso.

La evidencia disponible hasta el momento es escasa, ya que no existen estudios aleatorizados concluyentes al respecto. Además, las estrategias disponibles no son capaces de hacer una predicción de episodios agudos, como un desprendimiento de la placenta.

Véanse los entornos clínicos más comunes en los que normalmente se realizan las pruebas fetales antes del parto (**Tablas 21-1**, **21-2** y **21-3**).

Las principales técnicas para la evaluación fetal son el control de los movimientos fetales, el registro cardiotocográfico (RCTG) no estresante, el RCTG estresante (prueba de Posse),

Tabla 21-1. Patología materna de base

- Diabetes materna
- Hipertensión crónica
- Lupus eritematoso sistémico
- Enfermedad cardíaca materna
- Enfermedad renal materna
- Síndrome antifosfolipídico
- Trombofilias
- Anemia de células falciformes
- Otras enfermedades médicas concomitantes
- Infecciones maternas (virus de la inmunodeficiencia humana, etcétera)

Tabla 21-2. Factores de riesgo epidemiológicos

- Edad materna avanzada
- Obesidad (índice de masa corporal > 30)
- Hábitos tóxicos (tabaquismo, alcoholismo)

la estimulación vibroacústica y el uso de la ecografía para la evaluación del líquido amniótico, el perfil biofísico fetal (PBF) y el peso fetal estimado (PFE). El estudio eco-Doppler no ha demostrado ser un buen factor predictivo del bienestar fetal, excepto en los casos de insuficiencia placentaria.

Tabla 21-3. Complicaciones obstétricas

- Enfermedad hipertensiva del embarazo
- Crecimiento intrauterino retardado
- Malos antecedentes obstétricos
- Gestación cronológicamente prolongada
- Disminución de los movimientos fetales
- Gestación gemelar
- Isoinmunización Rh
- Colestasis intrahepática
- Alteración del líquido amniótico
- Malformación fetal, anomalía cromosómica, infección fetal
- Anomalías placentarias (*vasa previa*, hematoma placentario)
- Amenaza de parto prematuro
- Rotura prematura de las membranas
- Gestación no controlada
- Traumatismo abdominal

La elección de la técnica depende de múltiples factores, entre los que se encuentran la edad gestacional, la disponibilidad, el deseo de biometría fetal o el seguimiento de una anomalía congénita.

Recuento de movimientos fetales

La evaluación materna de los movimientos fetales se basa en la evidencia de que estos disminuyen en respuesta a la hipoxemia fetal. En cada visita clínica, se debe informar a las pacientes de que deben tener consciencia de la percepción de los movimientos fetales y solicitar atención médica de inmediato si perciben su disminución.

Está consensuado que las pacientes con disminución del movimiento fetal deben someterse a una evaluación fetal adicional; no obstante, la evidencia disponible no respalda un umbral de movimiento fetal que indique cuándo aumenta el riesgo de muerte o lesión fetal. Además, no se ha demostrado que el conteo de movimientos fetales reduzca el riesgo de mortalidad perinatal.

Se han propuesto varios métodos para definir un límite de alarma; los siguientes son cuatro ejemplos de umbrales para asegurar el bienestar fetal:

- Percepción de al menos 10 movimientos fetales durante un máximo de 2 horas cuando la madre está en reposo y concentrada en contar.
- Percepción de al menos 4 movimientos fetales en 1 hora cuando la madre está en reposo y concentrada en contar.
- Percepción de al menos 10 movimientos fetales durante 12 horas de actividad materna normal.
- Percepción de al menos 10 movimientos fetales en 25 minutos en embarazos de 22-36 semanas, y en 35 minutos en embarazos de 37 o más semanas de gestación.

Las disminuciones transitorias de la actividad fetal pueden deberse a estados de sueño fetal (que pueden durar hasta 40 minutos), medicamentos maternos que atraviesan la placenta o tabaquismo materno.

Las pacientes con disminución repentina del movimiento fetal deben ser evaluadas lo antes posible. Se valoran los factores de riesgo maternos, obstétricos y de muerte fetal para descartar factores de riesgo inminentes de muerte fetal y tratar de determinar la causa de la disminución de los movimientos

fetales. Para descartar un compromiso fetal inmediato, se debe realizar una prueba sin estrés o no estresante (NST, por las siglas de *non stress test*). En ausencia de una frecuencia cardíaca fetal (FCF) que justifique un parto de emergencia, se debe obtener un examen de ultrasonido para la biometría fetal y el volumen de líquido amniótico (VLA). Además, se evalúa la morfología fetal si esto no se ha realizado recientemente.

Técnicas cardiotocográficas

Los monitores fetales electrónicos se utilizan para registrar en una gráfica la FCF de forma continua. En la mayoría de los sistemas de monitorización de FCF externos, esta se mide enfocando un haz de ultrasonido en el corazón fetal desde un pequeño dispositivo de ultrasonido eco-Doppler colocado en el abdomen materno. Un monitor interpreta las señales de eco-Doppler que reflejan el movimiento cardíaco.

Una generación reciente de monitores fetales calcula la FCF, la variabilidad de esta y los intervalos QT fetales, a partir de la información obtenida de múltiples electrodos colocados en el abdomen materno. El desarrollo fisiológico del corazón fetal ocurre a lo largo de la gestación y afecta a los patrones de la FCF. Los cambios en la FCF son el resultado de la modulación autonómica en respuesta a muchos factores, incluidos los quimiorreceptores, los barorreceptores, el sistema nervioso central, las catecolaminas y el volumen sanguíneo.

Los sistemas nerviosos parasimpático y simpático ejercen una influencia progresivamente mayor sobre la FCF a medida que avanza la edad gestacional. La inervación parasimpática del corazón está mediada principalmente por el nervio vago, que influye en los nódulos sinoauricular y auriculoventricular. La estimulación parasimpática ralentiza la FCF, y la estimulación simpática del corazón la aumenta.

Con el avance de la edad gestacional, la maduración del sistema parasimpático provoca una disminución de la frecuencia cardíaca inicial, pero, por lo general, no por debajo del rango normal de 110-160 latidos por minuto. La maduración del sistema simpático provoca un aumento en la frecuencia y amplitud de las aceleraciones de la FCF. Antes de las 32 semanas, las aceleraciones pueden aumentar solo 10 latidos por minuto por encima de la línea de base y durar 10 segundos, mientras que, más adelante en la gestación, se esperan aceleraciones de 15 latidos por minuto por encima de la línea de base y con una duración de 15 segundos.

Registro cardiotocográfico no estresante

El NST es el método cardiotocográfico más común de evaluación fetal anteparto. No es invasivo y se puede realizar en cualquier lugar donde se disponga de un monitor fetal electrónico. No hay riesgo directo de daño materno o fetal asociado al NST.

> **!** Un NST es reactivo desde las 32 semanas hasta el término si hay dos o más aceleraciones de la FCF que alcanzan un pico de al menos 15 latidos por minuto por encima de la frecuencia de referencia y duran al menos 15 segundos desde el inicio hasta el final. Una prueba reactiva proporciona evidencia confiable de la oxigenación fetal normal.

Antes de las 32 semanas de gestación, un NST reactivo puede definirse como dos aceleraciones que aumentan al menos 10 latidos por minuto por encima del valor inicial y tienen una duración de al menos 10 segundos. Por su parte, un NST es no reactivo si no cumple con los criterios de aceleración para un NST reactivo. La FCF debe controlarse durante al menos 40 minutos antes de interpretar la prueba como no reactiva.

La ausencia de reactividad puede ser un signo de interrupción de la oxigenación fetal hasta el punto de acidemia metabólica. Otras posibles causas de un NST no reactivo incluyen inmadurez fetal, sueño fetal, tabaquismo materno, anomalías neurológicas o cardíacas fetales, sepsis o ingestión materna de fármacos con efectos cardíacos. El sueño es una causa común y benigna de un NST no reactivo. Generalmente, un NST no reactivo justifica una evaluación adicional, que puede incluir la estimulación vibroacústica para provocar aceleraciones o realizar una prueba de respaldo, como la de Posse o el PBF.

La estimulación vibroacústica puede disminuir el número de NST no reactivos y acortar el tiempo de la prueba sin reducir el valor predictivo de un NST reactivo. Se utiliza una fuente vibroacústica, típicamente una laringe artificial, colocada sobre el abdomen materno, para estimular el movimiento fetal. El estímulo se aplica durante 1-5 segundos y puede repetirse. No se ha evaluado la ubicación óptima y el número de aplicaciones del estímulo. Aunque se practica comúnmente, ni la administración de glucosa materna ni la manipulación fetal manual transabdominal disminuyen significativamente la incidencia de resultados de pruebas no reactivas.

Cambiar la posición de la madre no aumenta la reactividad, siempre que la paciente sea examinada en una posición que no provoque hipotensión por compresión uterina de los grandes vasos. El consumo de cacao y cafeína puede afectar el movimiento fetal, pero no se han evaluado ni la dosis, ni el momento, ni el efecto sobre la reactividad de NST. Ningún ensayo aleatorizado o estudio observacional ha evaluado el efecto de la hidratación materna (oral o intravenosa) sobre la reactividad de la FCF.

Registro cardiotocográfico estresante (prueba de Posse)

Se basa en la respuesta fetal a una reducción transitoria en el suministro de oxígeno fetal durante las contracciones uterinas. Si el feto se vuelve hipoxémico (presión parcial de oxígeno arterial fetal < 20 mmHg), se produce un enlentecimiento reflejo de la FCF, que puede manifestarse clínicamente como desaceleraciones tardías.

Para realizar la prueba, se administra a la paciente una perfusión intravenosa de oxitocina diluida hasta que se registren en el monitor fetal tres contracciones cada 10 minutos. Las contraindicaciones para realizar un RCTG estresante son las mismas que para el trabajo de parto y el parto vaginal, como la placenta previa, los *vasa previa*, algunas cirugías uterinas previas, la malposición fetal, que las pacientes tengan alto riesgo de parto prematuro y la rotura prematura de membranas.

La prueba de Posse no se usa con tanta frecuencia como el NST, dada la amplia disponibilidad de otras pruebas (NST, PBF), que no tienen sus principales inconvenientes: la necesidad de estimular las contracciones con oxitocina intravenosa

y sus contraindicaciones. Sin embargo, la tasa de falsos negativos es muy baja, lo que brinda seguridad de una oxigenación fetal adecuada después de un resultado normal de la prueba.

El RCTG estresante se interpreta de la siguiente manera:

- Prueba negativa (normal): FCF normal sin desaceleraciones tardías.
- Prueba positiva: FCF con desaceleraciones en ≥ 50 % de las contracciones.
- Prueba equívoca o no concluyente: desaceleraciones tardías ocasionales o desaceleraciones variables significativas.
- Prueba insatisfactoria: menos de tres contracciones en 10 minutos o no se puede interpretar por otras razones.

Una prueba positiva indica hipoxemia fetal transitoria durante las contracciones uterinas y puede ser una indicación para el parto, según el escenario clínico. La evaluación adicional podría incluir un PBF y, en el contexto de crecimiento intrauterino retardado, un estudio de velocimetría eco-Doppler.

 El estudio eco-Doppler no ha demostrado ser un buen factor predictivo del bienestar fetal, excepto en los casos de insuficiencia placentaria.

Técnicas sonográficas

Las variables biofísicas fetales agudas están reguladas por centros discretos en el cerebro, que son sensibles tanto a los factores locales como a la retroalimentación de los sensores periféricos. La caída en la concentración de oxígeno necesaria para afectar a la producción de un centro regulador específico del sistema nervioso central y, por lo tanto, necesaria para reducir los requerimientos de oxígeno fetal varía según el centro regulador.

Los dos centros más sensibles al oxígeno son las neuronas cardiorreguladoras, que controlan la aceleración de la FCF, y las neuronas del centro respiratorio fetal, que controlan los movimientos respiratorios fetales. Incluso la hipoxemia leve puede conducir a reducciones en estos parámetros biofísicos. El movimiento fetal tiene un umbral más alto antes de verse afectado por la hipoxemia, y el centro del tono fetal tiene el umbral aún más alto. Como resultado de las diferentes sensibilidades a la hipoxemia, las actividades biofísicas fetales responden a la hipoxemia en una cascada predecible basada en la fisiología: pérdida de las aceleraciones de FCF y de los movimientos respiratorios fetales, seguida de una disminución del movimiento fetal y, finalmente, pérdida del tono fetal. Esta secuencia es clínicamente informativa, ya que permite estimar tanto la presencia de hipoxemia como su gravedad.

El VLA es un parámetro crónico, ya que, por lo general, su disminución en respuesta a la insuficiencia uteroplacentaria ocurre gradualmente. La orina fetal es la fuente predominante de líquido amniótico después de la semana 16 de gestación. Depende principalmente de la perfusión renal, que a su vez refleja la distribución selectiva del gasto cardíaco. El feto responde a la hipoxemia sostenida mediante la redistribución selectiva de su gasto cardíaco, con un flujo preferencial dirigido al cerebro, el corazón, las glándulas suprarrenales y la placenta, a expensas de todos los demás órganos. La redistribución inducida por la hipoxemia del gasto cardíaco da como resultado una disminución de la producción de orina fetal, lo que en última instancia conduce a oligohidramnios y luego a anhidramnios.

Perfil biofísico fetal

El PBF combina el NST con la evaluación fetal ultrasonográfica mediante la asignación de puntos a los siguientes parámetros: movimientos respiratorios fetales, movimientos corporales fetales, tono y movimientos de flexión-extensión y VLA. Así, esta prueba evalúa indicadores tanto de hipoxia aguda (NST, respiración, movimiento corporal, tono) como de hipoxia crónica (VLA).

> ! La puntuación del PBF tiene una correlación lineal directa con el potencial de hidrógeno (pH) fetal. A cada uno de los cuatro parámetros de ultrasonido y al NST se les asigna una puntuación de 0 a 2. A un parámetro normal se le asigna una puntuación de 2; y a uno anormal, una puntuación de 0. La puntuación máxima es 10/10 y la mínima es 0/10 (**Tabla 21-4**).

A un parámetro se le puede asignar una puntuación normal tan pronto como se observa. Debido a que los parámetros agudos están sujetos a los ciclos fetales de sueño y vigilia, el feto debe ser observado continuamente durante al menos 30 minutos antes de asignar 0 puntos a cualquier parámetro agudo. Una puntuación total ≥ 8 es un fuerte indicador de que los niveles de oxígeno fetal y el estado ácido-base son normales y de que el cerebro fetal está bien perfundido y oxigenado, mientras que una puntuación ≤ 4 puede ser un signo de compromiso fetal.

Una puntuación de 6/10 es un resultado equívoco. Un PBF de 6/10 con oligohidramnios como una de las variables anormales combinada con cualquier variable aguda anormal es un hallazgo preocupante. Por lo general, se recomienda el parto por indicaciones fetales si la edad gestacional es lo suficientemente avanzada para mantener la vida extrauterina. En el contexto de rotura de membranas o anomalías en el aparato urinario fetal, el manejo debe ser individualizado. Un PBF de 6/10 con un VLA normal es un resultado verdaderamente equívoco. En dos tercios de los casos, un PBF repetido dentro de las 24 horas arrojará un resultado normal. Si persiste el PBF de 6/10, el parto puede estar indicado en función de la edad gestacional. Si la puntuación del PBF vuelve a la normalidad, entonces es apropiada la vigilancia.

Perfil biofísico modificado

El PBF modificado se desarrolló para simplificar el examen y reducir el tiempo necesario para completar la prueba. Consta del NST como medida de oxigenación aguda y de la evaluación del VLA como medida de oxigenación a largo plazo. El PBF modificado se considera anormal si el NST no es reactivo y/o no hay una columna máxima vertical de líquido amniótico ≥ 2 cm.

La evaluación del NST y del VLA parece ser un factor predictivo tan confiable del bienestar fetal a largo plazo como el PBF completo. Las tasas de falsos negativos para PBF y PBF modificado son muy bajas, pero las tasas de falsos positivos son altas.

Evaluación del volumen de líquido amniótico

La disminución anormal de VLA se denomina *oligohidramnios*, mientras que el incremento anormal se denomina *polihidramnios*. Estos volúmenes extremos, que ocurren hasta en un 10 % de las gestaciones de bajo riesgo, pueden ser causados por una variedad de complicaciones del embarazo, incluida la rotura de membranas antes del trabajo de parto, anomalías congénitas (particularmente aquellas que involucran los aparatos urinario o gastrointestinal fetal), aneuploidia (particularmente trisomía 18) e insuficiencia uteroplacentaria. Además, pueden aumentar el riesgo de una variedad de resultados adversos del embarazo, como compresión o prolapso del cordón umbilical, deformación, mala presentación o muerte del feto y atonía uterina después del parto.

La ecografía es el mejor método para la valoración del VLA. Este se debe evaluar en cada examen de ultrasonido, independientemente de la indicación de la ecografía. La evaluación puede ser cualitativa; evaluación subjetiva por parte del ecografista, sin mediciones ecográficas. Se obtienen imágenes del líquido amniótico; posteriormente, se informa como oligohidramnios, normal o polihidramnios, según la experiencia clínica del ecografista.

En casos dudosos o de alto riesgo, se debe obtener una aproximación más objetiva mediante una medición semicuantitativa; las técnicas más utilizada son:

- Máxima columna vertical. Se realiza midiendo la máxima columna de líquido amniótico libre de partes fetales y cordón umbilical; se considera normal entre 2 y 8 cm.
- Índice de líquido amniótico o de Phelan:
  - Es el valor obtenido de la suma de la máxima columna vertical de líquido amniótico, libre de partes fetales y cordón umbilical, en cada uno de los cuatro cuadrantes

---

Tabla 21-4. Parámetros del perfil biofísico completo

Movimiento fetal: ≥ 3 movimientos del cuerpo o de las extremidades dentro de los 30 minutos posteriores a la observación. 1 episodio de movimiento continuo activo se cuenta como 1 movimiento

Movimientos respiratorios fetales: ≥ 1 episodio de movimiento respiratorio rítmico de ≥ 30 segundos dentro de un período de observación de 30 minutos

Tono fetal: ≥ 1 episodio de extensión de una extremidad fetal o columna fetal con retorno a la flexión, o apertura y cierre de la mano fetal

Volumen de líquido amniótico: CMV ≥ 2 cm. La dimensión horizontal debe ser ≥ 1 cm

NST: ≥ 2 episodios de aceleraciones de FCF de al menos ≥ 15 lpm y al menos ≥ 15 segundos de duración desde el inicio hasta el regreso asociado al movimiento fetal

Se asignan 0 puntos por cualquier criterio que no se cumpla (1 punto no es una opción). CMV: columna máxima vertical; FCF: frecuencia cardíaca fetal; lpm: latidos por minuto; NST: prueba no estresante o sin estrés.

que se delimitan por la intersección de dos líneas perpendiculares en el abdomen materno: la línea media longitudinal con la línea transversal media entre la sínfisis del pubis y el fondo uterino.

– El resultado es referido en centímetros; se considera normal entre 5 y 25 cm.

Existe controversia respecto a cuál es el mejor método. Los dos presentan una sensibilidad mayor del 90 % para detectar normalidad, aunque es algo mejor en la máxima columna vertical; por eso, junto a su mayor simplicidad, se recomienda que este sea el método utilizado en las gestaciones de bajo riesgo. Del mismo modo, es el método de elección en la gestación múltiple.

El índice de líquido amniótico se ha asociado a un sobrediagnóstico de oligohidramnios, sin mejorar los resultados perinatales. La máxima columna vertical se asocia a un sobrediagnóstico de polihidramnios.

> Se recomienda que, ante la sospecha de líquido amniótico disminuido, se utilice la máxima columna vertical; y, ante la sospecha de líquido amniótico aumentado, el índice de líquido amniótico.

CRECIMIENTO INTRAUTERINO RETARDADO

El crecimiento fetal normal está determinado por el potencial de crecimiento genético fetal e influido por factores maternos, fetales y/o placentarios. El crecimiento uterino retardado (CIR) ocurre cuando no se logra el potencial de crecimiento genético por una anomalía de cualquiera de estos factores. Ocurre hasta en el 10 % de los embarazos y es un importante contribuyente a la morbilidad y mortalidad perinatal.

La identificación del CIR es un componente integral de la atención prenatal. Aunque no se dispone de tratamiento prenatal, se puede intensificar la vigilancia y el control del bienestar fetal y optimizar el momento del nacimiento para disminuir la mortinatalidad. Sin embargo, las tasas de detección de CIR son bajas, el riesgo de muerte fetal aumenta ocho veces cuando no se diagnostica y los casos más graves se asocian a los resultados perinatales más adversos incluso cuando se detectan. EL CIR también tiene impactos a largo plazo, incluido el retraso del desarrollo neurológico en la infancia y un mayor riesgo de enfermedad cardiovascular, dislipidemia y diabetes mellitus en la edad adulta.

Definiciones

El feto pequeño para la edad gestacional (PEG) tiene un PFE para edad gestacional y sexo fetal < p10 (*p* es *percentil*) o circunferencia abdominal fetal < p10 y ≥ p3. El CIR supone < p3 o bien circunferencia abdominal fetal < p3 o PFE < p10 con alteración del estudio eco-Doppler.

La diferencia fundamental entre estos dos tipos de alteración en el crecimiento radica en que los fetos con CIR se asocian a peores resultados perinatales, mientras que los fetos PEG, aunque son un subgrupo de fetos con tamaño pequeño, presentan resultados perinatales similares a los de los fetos

con crecimiento normal (origen constitucional), ya que no necesitan adaptación a un ambiente de hipoxemia.

El CIR de aparición temprana (en ausencia de anomalías congénitas) ocurre antes de las 32 semanas de gestación. Se considera en el extremo grave del espectro de CIR, ya que se asocia comúnmente a una función placentaria anormal y un deterioro fetal más temprano, lo que lleva a un parto prematuro. Los embarazos con CIR de inicio temprano tienen un mayor riesgo de preeclampsia, morbilidad y mortalidad perinatal. Por su parte, el CIR de inicio tardío (en ausencia de anomalías congénitas) aparece después de las 32 semanas de gestación. Es más común que el CIR de inicio temprano y se asocia a menores riesgos de morbilidad y mortalidad perinatal, pero el neurodesarrollo puede verse afectado.

Factores de riesgo

Los factores maternos, fetales y placentarios pueden afectar al potencial de crecimiento fetal y no son necesariamente independientes. Por ejemplo, la enfermedad vascular materna puede provocar cambios en la placenta que conduzcan a una insuficiencia placentaria.

> La insuficiencia placentaria es el factor de riesgo más común para el CIR. Otras anomalías placentarias, como la inserción velamentosa del cordón, la placenta circunvalada y la arteria umbilical única, también se han asociado a CIR.

Prenatalmente, la insuficiencia placentaria no se puede medir directamente y es un diagnóstico de exclusión. Por lo general, el CIR se atribuye a insuficiencia placentaria cuando el PFE es < p10 y se han excluido otras causas de CIR (anomalías genéticas fetales, anomalías estructurales fetales, infecciones fetales, uso de sustancias maternas o uso de algunos medicamentos), particularmente si la velocimetría Doppler de la arteria umbilical o de la arteria uterina es anormal.

En cuanto a los factores de riesgo materno, son comunes para el CIR, la enfermedad vascular materna (como la hipertensión crónica), la enfermedad renal, la diabetes, la enfermedad vascular del colágeno y el síndrome antifosfolípido. El consumo de tabaco y otras sustancias (como la cocaína, el alcohol y los opiáceos) son factores de riesgo modificables. La exposición a medicamentos (como ciertos anticonvulsivos y quimioterapéuticos o la warfarina) también puede afectar negativamente al crecimiento fetal.

Por otra parte, los fetos con anomalías genéticas o síndromes y anomalías congénitas tienen un mayor riesgo de CIR. La infección fetal por paludismo, citomegalovirus, sífilis, rubéola, varicela y toxoplasmosis es responsable de alrededor del 5-10 % de los casos.

Diagnóstico

Entre las semanas 20 y 34 de gestación, la altura uterina en centímetros es igual a la edad gestacional en semanas. La medición del tamaño uterino se realiza con la paciente en decúbito supino; es la distancia en centímetros entre el pubis y el fondo uterino.

Las correspondencias son las siguientes:

- 26 semanas, 23 cm.
- 28 semanas, 25 cm.
- 30 semanas, 27 cm.
- 32 semanas, 28 cm.
- 34 semanas, 30 cm.
- 36 semanas, 31 cm.
- 38 semanas, 33 cm.
- 40 semanas, 34 cm.

Si la altura uterina está por debajo del p10 para la edad gestacional, deberá solicitarse una ecografía para calcular el PFE.

Para poder llevar a cabo el diagnóstico ecográfico, son imprescindibles los siguientes requisitos:

- Correcta asignación de un feto a su edad gestacional:
  - Es necesaria una datación rigurosa, a ser posible a partir de la medición de la longitud craneocaudal) en el primer trimestre.
  - Se deberá realizar la datación según lo siguiente:
    - Si la longitud craneocaudal es < 84, se data por la longitud craneocaudal.
    - Si la longitud craneocaudal es > 84 y el diámetro biparietal < 70, se data por el diámetro biparietal.
    - Si el diámetro biparietal > 70 y la fecha de la última regla es desconocida, se data por el perímetro cefálico.
    - Si el diámetro biparietal es > 70 y la fecha de la última regla es certera, se data por la fecha de la última regla.
- Cálculo del PFE a partir de biometría fetal. Se utilizará la fórmula de Hadlock, que emplea:
  - Diámetro biparietal.
  - Perímetro cefálico.
  - Perímetro abdominal.
  - Longitud del fémur.
- Cálculo del percentil en el que se encuentra el peso fetal para la edad gestacional. Es preciso utilizar curvas de referencia adecuadas (http://medicinafetalbarcelona.org/calc/).

Secundariamente a la hipoxia crónica, se van a producir una serie de cambios hemodinámicos que ocurren de forma secuencial y progresiva, y que son el reflejo de la adaptación fetal a la hipoxia.

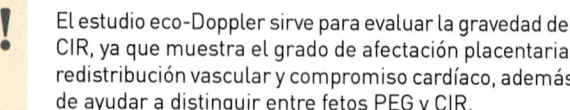

! El estudio eco-Doppler sirve para evaluar la gravedad del CIR, ya que muestra el grado de afectación placentaria, redistribución vascular y compromiso cardíaco, además de ayudar a distinguir entre fetos PEG y CIR.

En los diferentes vasos, se hará el cálculo del índice de pulsatilidad, que evalúa la relación entre el funcionamiento cardíaco y la resistencia periférica. En general, un índice de pulsatilidad elevado es indicativo de altas resistencias en el lecho vascular, mientras que uno bajo es indicativo de baja resistencia distal.

La onda de velocidad de flujo en las arterias uterinas indica la resistencia del flujo sanguíneo en el compartimento vascular materno de la placenta, principalmente de las arterias espirales y arcuatas. De manera fisiológica, la invasión trofoblástica del árbol vascular placentario genera unos vasos de baja resistencia. Ecográficamente, se manifiesta con la desaparición del *notch* sobre la semana 12 y se consigue una disminución de la resistencia alrededor de la semana 20. Cuando la placentación es deficiente o retardada, persiste el *notch*, y la alta resistencia se mantiene o desaparece lentamente (aumento del índice de pulsatilidad medio de las arterias uterinas) (**Fig. 21-1**).

La arteria umbilical permite evaluar si existe una alteración en el aporte de oxígeno y nutrientes, secundaria a una insuficiencia placentaria. Esta onda muestra un flujo anterógrado continuo típico de un circuito de baja resistencia. Con una adecuada placentación, se produce una continua disminución de la resistencia de la arteria umbilical a lo largo de la gestación. El incremento de la resistencia umbilicoplacentaria, secundaria a la obstrucción de las arterias vellositarias, lleva a una disminución progresiva del flujo telediastólico (aumento del índice de pulsatilidad), con desaparición e incluso reversión de este. Una eco-Doppler de la arteria umbilical anormal implica un daño placentario irreversible. El aumento de la resistencia en esta arteria aparece cuando están afectadas en torno al 30 % de las vellosidades. La ausencia de flujo telediastólico o flujo reverso se presenta de promedio 1 semana antes del deterioro fetal agudo, y ocurre cuando al menos están afectadas el 60 % de las vellosidades (**Fig. 21-2**).

La arteria cerebral media (ACM) representa la resistencia vascular de la microcirculación cerebral fetal, y muestra la respuesta circulatoria sistémica fetal. En condiciones normales, esta resistencia se mantiene elevada a lo largo de la gestación, aunque va disminuyendo a medida que esta avanza. Secundariamente a la hipoxia fetal, se produce un incremento de la perfusión cerebral, lo que se traduce en una disminución de la resistencia de la ACM (disminución del índice de pulsatilidad). Es especialmente valiosa para la identificación y

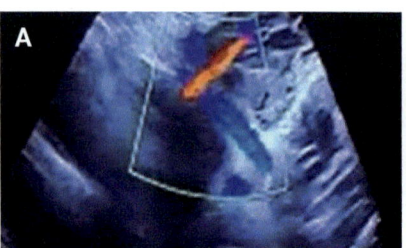

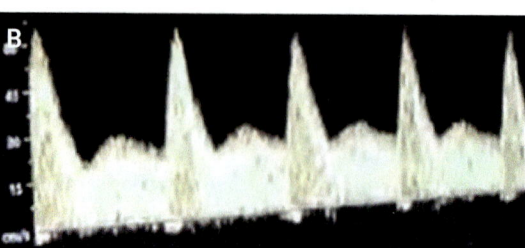

Figura 21-1. Ecografía Doppler de arteria uterina. **A)** Imagen Doppler color que muestra la arteria uterina en aparente cruce con la arteria ilíaca externa. Este es el sitio adecuado para obtener perfiles de onda. **B)** Perfil de ondas de velocidad de la arteria uterina. Aprécianse las velocidades bajas durante la diástole.

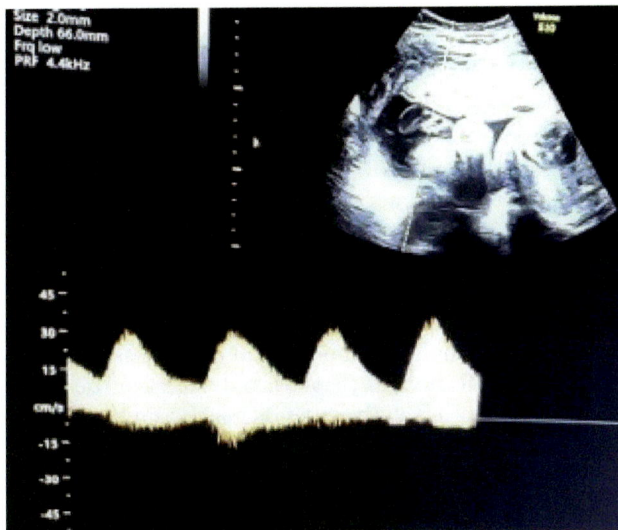

Figura 21-2. Ecografía Doppler de la arteria umbilical. Cordón umbilical normal que muestra la vena y las dos arterias en un corte oblicuo. Perfil de onda de la velocidad de flujo de la arteria umbilical. La arteria umbilical tiene velocidad pulsátil, ya que refleja la sístole y la diástole del ciclo cardíaco. El flujo sanguíneo de la arteria umbilical va hacia el transductor y, por tanto, la onda está trazada sobre la línea que representa el valor de referencia.

predicción de resultados adversos en fetos con CIR de inicio tardío, de forma independiente al valor de la eco-Doppler de la arteria umbilical, que, a menudo, es normal en estos fetos. Precede en varias semanas a la aparición de desaceleraciones tardías en el RCTG. Los fetos con CIR tardío con alteraciones en la ACM tiene peores resultados neuroconductuales al nacer y a los 2 años (**Fig. 21-3**).

El índice cerebroplacentario (ICP) es el resultado de la división entre el índice de pulsatilidad de ACM y el de la arteria umbilical. Mejora la sensibilidad de estas arterias de forma individual, debido a que el incremento de la resistencia placentaria (arteria umbilical) se suele asociar a una disminución de la resistencia cerebral (ACM), y el ICP comienza a disminuir cuando sus componentes sufren cambios moderados, pero todavía se encuentran dentro del intervalo de normalidad.

El istmo aórtico refleja el equilibrio entre la impedancia cerebral y la del sistema vascular sistémico. Un flujo reverso es un signo de deterioro fetal avanzado, y un paso más en la secuencia de deterioro, tras la alteración de la eco-Doppler de la arteria umbilical y la ACM. Las alteraciones en el istmo aórtico preceden a las del ductus venoso en 1 semana, por lo que no es un buen factor predictivo de muerte fetal a corto plazo. En los fetos con CIR de inicio precoz con ductus venoso normal, parece que un istmo aórtico reverso se asocia a alto riesgo de daño neurológico neonatal tardío.

La onda de flujo del *ductus venoso* refleja los cambios de presión en la aurícula derecha durante el ciclo cardíaco (patrón trifásico). En condiciones normales, el flujo sanguíneo del ductus venoso es siempre anterógrado durante todo el ciclo. En la circulación venosa fetal, este es uno de los últimos vasos en verse afectado. La ausencia de flujo o el flujo reverso durante la contracción auricular están asociados a la mortalidad perinatal, independientemente de la edad gestacional. El ductus venoso es el parámetro aislado con mayor potencia para predecir el riesgo a corto plazo de muerte fetal en los fetos con CIR de inicio precoz. Por ello, este signo se considera suficiente para finalizar la gestación a cualquier edad gestacional previa maduración pulmonar. Existe una correlación muy consistente entre las alteraciones de onda del ductus venoso y los estadios finales de acidosis en cordocentesis. Su alteración precede en 48-72 horas a la alteración del PBF (**Fig. 21-4**).

Cuando se desconoce la fecha del embarazo (edad gestacional incierta), es posible que un solo examen de ultrasonido no pueda distinguir un feto que es CIR de un feto de edad gestacional anterior. En estos casos, se requieren ecografías en serie realizadas con al menos 2 semanas de diferencia. Estas deben incluir la medición de la biometría fetal, la evaluación del líquido amniótico y la evaluación eco-Doppler de la arteria umbilical.

El crecimiento normal en los fetos únicos aumenta de aproximadamente 5 g/día a las 14-15 semanas de gestación a 10 g/día a las 20 semanas; y a 30-35 g/día a las 32-34 semanas, después de lo cual hay un menor aumento diario de peso. Si el intervalo de crecimiento es adecuado y los demás parámetros son normales, el CIR es menos probable y los resultados son favorables. En los casos de CIR, es más probable encontrar un crecimiento de intervalo deficiente, oligohidramnios o eco-Doppler anormal de la arteria umbilical.

La relación entre el perímetro cefálico y el perímetro abdominal disminuye linealmente a lo largo del embarazo; una relación > 2 desviaciones estándar por encima de la media para la edad gestacional se considera anormal y un posible signo de CIR asimétrico. Sin embargo, esta relación no es un factor predictivo independiente de un resultado adverso del embarazo o del crecimiento y desarrollo infantil, y un aumento de la relación entre el perímetro cefálico y el perímetro abdominal puede deberse a causas distintas de CIR, por lo que no es útil para el diagnóstico o el pronóstico.

Figura 21-3. Ecografía Doppler de la arteria cerebral media. **A)** Corte transversal de la arteria cerebral media en el polígono de Willis. **B)** Perfil de onda de la velocidad de flujo de la arteria cerebral media. El ángulo entre el haz ultrasónico y el flujo sanguíneo se acerca a 0 grados, por ello se obtiene un valor cercano al valor real de la velocidad de la sangre.

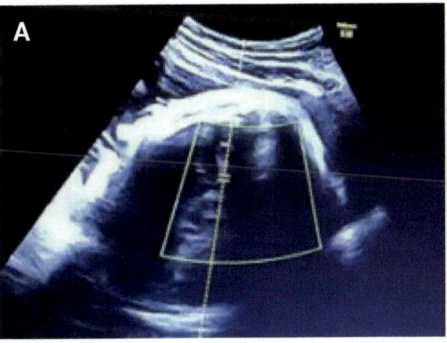
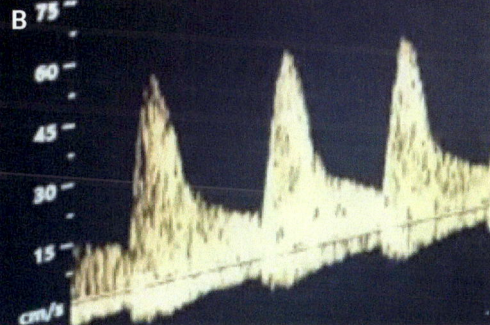

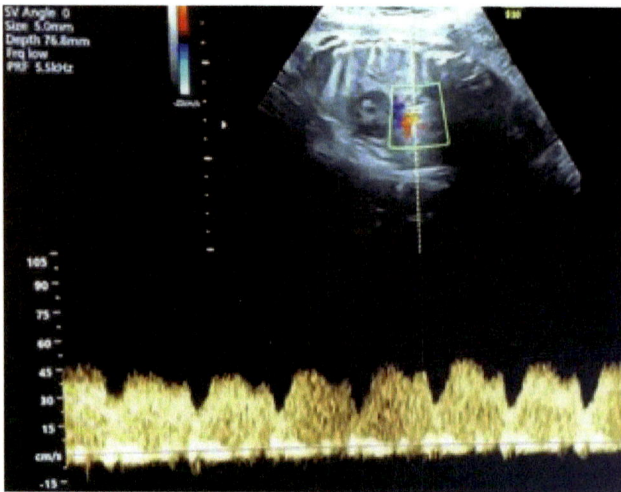

Figura 21-4. Ecografía Doppler del ductus venoso. Corte sagital del cuerpo fetal con el conducto venoso (DV). Perfiles de onda de la velocidad del flujo del conducto venoso en un feto normal.

La curva de crecimiento para las gestaciones múltiples es similar a la de los embarazos únicos hasta aproximadamente las 32 semanas, cuando la velocidad de crecimiento disminuye. En los gemelos bicoriónicos, cada feto tiene un riesgo independiente de CIR basado en los factores de riesgo descritos anteriormente. Los gemelos monocoriónicos tienen un mayor riesgo, debido a un intercambio placentario discordante.

Clasificación

Sobre la base de los hallazgos del estudio eco-Doppler, los fetos con CIR se clasifican en los siguientes estadios:

- **CIR tipo I:**
  - Insuficiencia placentaria leve.
  - Aparición de alguno de los siguientes criterios:
    - PFE < p3.
    - PFE < p10 más alguno/s de los siguientes criterios: índice de pulsatilidad de la arteria umbilical > p95 y/o índice de pulsatilidad ACM < p5 y/o ICP < 0,5 y/o índice de pulsatilidad medio de las arterias uterinas > p95.
- **CIR tipo II:**
  - Insuficiencia placentaria grave.
  - Aparición de alguno de los siguientes criterios:
    - Ausencia de flujo diastólico en arteria umbilical (en > 50 % de los ciclos, medido en asa libre, en ambas arterias umbilicales).
    - Istmo aórtico reverso.
- **CIR tipo III:**
  - Deterioro fetal avanzado, baja sospecha de acidosis fetal.
  - Aparición de alguno de los siguientes criterios:
    - Flujo reverso en la arteria umbilical.
    - Índice de pulsatilidad del ductus venoso > p95.
- **CIR tipo IV:**
  - Alta sospecha de acidosis fetal y alto riesgo de muerte fetal.
  - Flujo reverso en el ductus venoso.
  - RCTG patológico: patrón desacelerativo y/o variabilidad a corto plazo < 3 ms.

Un CIR precoz es aquel que aparece antes de las 32 semanas, y uno tardío es el que aparece con 32 o más semanas de gestación. Siempre que se utilice un protocolo de manejo clínico basado en los estadios previamente descritos, esta clasificación tiene escaso valor desde el punto de vista del manejo clínico. Sin embargo, puede servir para ayudar a comprender mejor las diferentes presentaciones del CIR: el precoz se asocia a insuficiencia placentaria grave y a hipoxia fetal crónica; por este motivo, la eco-Doppler de la arteria umbilical es frecuentemente patológica. En el CIR de inicio tardío, sin embargo, la afectación placentaria suele ser leve; y la eco-Doppler de la arteria umbilical, normal en un gran número de casos. A pesar de ello, en este tipo de CIR, hay una elevada tasa de afectación del ICP y vasodilatación cerebral. Pese a las diferencias, ambos tipos de CIR se asocian a un peor pronóstico a largo plazo en el desarrollo neurológico, cardiovascular y metabólico. La evidencia sugiere que tanto el CIR precoz como el tardío se producen como consecuencia de una enfermedad placentaria, pero no se sabe hasta qué punto se trata del mismo tipo de enfermedad (**Tabla 21-5**).

Manejo

En todos los casos, el manejo consta de:

- **Historia clínica detallada:**
  - Hábitos tóxicos (tabaco, alcohol, drogas, fármacos, actividad laboral).
  - Técnicas de reproducción asistida.
  - Antecedentes obstétricos (peso al nacimiento de hijos previos, preeclampsia, alteraciones del crecimiento, desprendimiento prematuro de placenta normalmente inserta, partos prematuros, abortos de repetición, etcétera).
  - Antecedentes médicos (hipertensión arterial, enfermedades autoinmunitarias, enfermedades renales, etcétera).
- **Exploración materna:**
  - Presión arterial (control ambulatorio dos o tres veces a la semana).
  - Índice de masa corporal.
  - Altura uterina.
- **Analítica:**
  - Hemograma.
  - Coagulación.
  - Bioquímica (perfil hepático y renal).
  - Estudio de proteinuria en muestra aislada (ratio proteinuria/creatininuria).
- **Ecografía:**
  - Estudio eco-Doppler: arteria umbilical, ACM, ICP y arterias uterinas.
  - Si alguno está alterado, se realizará estudio de:
    - Ductus venoso.
    - Estudio morfológico fetal detallado.
    - Marcadores de cromosomopatías.
    - Índice de líquido amniótico.
    - Valoración de la placenta.

Si se trata de un CIR precoz, además, será necesaria la realización de neurosonografía, ecocardiografía y serologías de toxoplasmosis, otras infecciones, rubéola, citomegalovirus

Tabla 21-5. CIR de aparición precoz frente a CIR de aparición tardía		
	CIR de aparición precoz (1-2 %)	**CIR de aparición tardía (3-5 %)**
Dificultad	• Manejo	• Diagnóstico
Patología placentaria	• Grave • Eco-Doppler de la AU alterada • Elevada asociación a preeclampsia	• Moderada • Eco-Doppler de la AU normal • Baja asociación a preeclampsia
Hipoxia	• ++ • Adaptación cardiovascular sistémica	• ± • Adaptación cardiovascular central
Evolución natural	• Sí evolución natural • Feto inmaduro. Elevada tolerancia a la hipoxia	• No evolución natural o rápida evolución • Feto maduro. Poca tolerancia a la hipoxia
Mortalidad-morbilidad	• Alta	• Baja (pero causa frecuente de muerte fetal) • Malos resultados a largo plazo
Prevalencia	• Baja	• Alta

AU: arteria umbilical; CIR: crecimiento intrauterino retardado.

y herpes más virus de la inmunodeficiencia humana más sífilis y malaria (esta última solo en la población de riesgo).

En caso de amniocentesis, se realiza un estudio genético (cariotipo, reacción en cadena de la polimerasa cuantitativa fluorescente y *arrays*) más serologías de toxoplasmosis, otras infecciones, rubéola, citomegalovirus y herpes en caso de menos de 32 semanas y PFE < p3 o asociado a polihidramnios o a otras alteraciones estructurales. Puede estar indicado el cribado de displasias óseas en caso de sospecha.

Dado que no hay ningún tratamiento para el CIR, la principal estrategia de manejo se basa en la evaluación del bienestar fetal y en la decisión del momento más adecuado para la finalización de la gestación.

Las medidas generales son las siguientes:

• Se desaconsejará el reposo absoluto en el domicilio.
• Se recomendará la baja laboral.
• Se deberá promover la eliminación de factores externos, como el tabaquismo o el consumo de drogas.
• Maduración pulmonar fetal:
  – En CIR tipo II o mayor, al diagnóstico (se administrará dosis de recuerdo si hay indicación de finalizar la gestación y han pasado más de 7 días desde la última dosis).
  – En cualquier caso, si se cumplen criterios de finalización en edades gestacionales comprendidas entre 24 + 0 y 34 + 6 semanas.
  – En caso de preeclampsia grave, rotura permanente de membranas o amenaza de parto pretérmino, se realizará según el protocolo específico.
• Neuroprofilaxis con sulfato de magnesio: solo si se cumplen criterios de finalización en edad gestacional con < 32 semanas y tiempo de latencia de al menos 1 hora (ideal 4 horas) hasta el nacimiento.

Seguimiento y control del bienestar fetal

El seguimiento se hará de la siguiente manera:

• **PEG**: NST + ecografía para control de PFE cada 2 semanas.

• **CIR tipo I**: NST y eco-Doppler semanal; estimación de PFE cada 2 semanas.
• **CIR tipo II**: NST y eco-Doppler 2 veces por semana.
• **CIR tipo III**: NST y eco-Doppler cada 24-48 horas.
• **CIR tipo IV**: NST y eco-Doppler cada 12-24 horas; ingreso obstétrico.

En todas las visitas se hará *control eco-Doppler* de arterias uterinas, arteria umbilical, ACM e ICP. Si algún parámetro fetal (arteria umbilical, ACM o ICP) está alterado, se medirá el ductus venoso. Si el índice de pulsatilidad medio de las arterias uterinas es patológico en una exploración (> p95), no será necesario repetirlo en sucesivas exploraciones. La coexistencia con preeclampsia grave requiere de un control fetal más estricto, ya que el deterioro fetal puede ocurrir de forma inesperada en cualquier momento.

Finalización de la gestación

La gestación finaliza:

• **PEG**:
  – A partir de las 40 semanas.
  – Inducción del parto.
• **CIR tipo I**:
  – A partir de las 37 semanas.
  – Inducción del parto.
• **CIR tipo II**:
  – A partir de las 34 semanas.
  – Cesárea.
• **CIR tipo III**:
  – A partir de las 30 semanas.
  – Cesárea.
• **CIR tipo IV**:
  – A partir de las 26 semanas.
  – Cesárea.

La inducción del parto siempre se realizará con monitorización continua en trabajo de parto activo. Si la prueba de Bishop es < 5, se empleará maduración cervical con dispositivos mecánicos (sonda de Foley o balón de Cook) o dispositivos de liberación lenta de prostaglandinas para evitar el riesgo de hiperestimulación uterina; si es > 5, se usará inducción oxitócica.

Pronóstico. Resultados a largo plazo

El pronóstico de los recién nacidos con anomalías anatómicas o genéticas o infección congénita depende de la anomalía específica. La muerte fetal, la muerte neonatal y la morbilidad neonatal son más frecuentes en el CIR que en los recién nacidos con pesos adecuados al nacer para la edad gestacional. El pronóstico empeora con CIR de inicio temprano, CIR grave y flujo telediastólico ausente o revertido en la eco-Doppler de las arterias uterinas. Los riesgos a largo plazo incluyen anomalías del crecimiento, deterioro del neurodesarrollo y mayor riesgo de hipertensión, diabetes mellitus tipo 2, enfermedad coronaria y enfermedad renal crónica en la edad adulta.

Respecto al pronóstico materno, hay una tendencia a repetir nacimientos PEG en embarazos sucesivos. Además, la insuficiencia uteroplacentaria puede manifestarse de diferentes maneras en diferentes embarazos. El CIR, el parto prematuro, la preeclampsia, el desprendimiento y la muerte fetal pueden ser secuelas de la alteración de la función placentaria.

En dosis bajas, el ácido acetilsalicílico puede ser eficaz cuando el CIR es secundario a la preeclampsia. No está indicado sin patología hipertensiva o sin factores de riesgo de preeclampsia. La anticoagulación con heparina no fraccionada o heparina de bajo peso molecular no reduce el riesgo de complicaciones recurrentes del embarazo tardío mediadas por la placenta, como el CIR.

El nacimiento de un recién nacido con CIR puede predecir un mayor riesgo materno de enfermedad cardiovascular a largo plazo. No está claro si se deben recomendar intervenciones para la reducción del riesgo debido a estos antecedentes, pero los cambios de estilo de vida saludable en los pacientes con factores de riesgo tradicionales de enfermedad cardiovascular (p. ej., tabaquismo, sobrepeso y obesidad, dieta poco saludable e inactividad física) son beneficiosos.

MACROSOMÍA FETAL Y RELACIÓN CON OBESIDAD MATERNA

Un feto grande para la edad gestacional es el resultado de un crecimiento excesivo del feto durante el embarazo, con un PFE superior a p97 para una edad gestacional determinada (dos desviaciones estándar por encima de la media). La macrosomía se asocia a un mayor riesgo de complicaciones, particularmente, traumatismo materno y/o fetal durante el parto e hipoglucemia neonatal. Los efectos adversos a largo plazo en estos hijos incluyen obesidad y resistencia a la insulina.

Las mujeres embarazadas con obesidad tienen un mayor riesgo de sufrir una serie de complicaciones maternas y perinatales, y los riesgos crecen con el aumento de la gravedad de la afección. Se ha estimado que una cuarta parte de las complicaciones del embarazo (como la hipertensión gestacional, la preeclampsia, la diabetes gestacional, el parto prematuro y el feto grande para la edad gestacional) son atribuibles a la obesidad o el sobrepeso maternos. Los hijos de embarazadas

con obesidad tienen un mayor riesgo de desarrollarla en la infancia y en la edad adulta.

Dado que no existe una definición estándar de obesidad específica para el embarazo, las pacientes embarazadas a menudo se consideran obesas o no obesas en función de su índice de masa corporal previo al embarazo. Este índice se calcula a partir de la talla y el peso de la mujer, y será el resultado del peso expresado en kilogramos, dividido entre la talla al cuadrado expresada en metros (kg/m²). Se considera un índice de masa corporal normal entre 18,5 y 24,9 kg/m² (**Tablas 21-6** y **21-7**).

Tanto la obesidad previa al embarazo como el aumento de peso durante la gestación desempeñan un papel importante en la determinación del peso al nacer. Las mujeres embarazadas con obesidad tienen un mayor riesgo de tener un recién nacido grande para la edad gestacional. Esta relación es independiente del aumento de la prevalencia de diabetes gestacional en pacientes con obesidad, pero puede estar relacionada con la hiperinsulinemia materna y fetal.

Sheiner *et al.* analizaron los resultados gestacionales en una cohorte de 126.080 partos, excluyendo pacientes con diabetes e hipertensión. Las gestantes obesas (índice de masa corporal > 30 kg/m²) tenían un riesgo aumentado de macrosomía fetal con *odds ratio* de 1,4 (intervalo de confianza del 95 %: 1,2-1,7).

Véanse los factores de riesgo de macrosomía (**Tabla 21-8**).

La pérdida de peso antes del embarazo en pacientes con obesidad puede reducir el riesgo de macrosomía. La intervención antes de la gestación es importante porque es probable que una pérdida de peso sustancial no sea segura durante el embarazo y, a veces, se observa una aceleración del crecimiento fetal ya desde principios hasta mediados del segundo trimestre de gestación.

El examen de ultrasonido bidimensional es la modalidad estándar utilizada para el diagnóstico de macrosomía fetal y feto grande para la edad gestacional. En la población obs-

Tabla 21-6. Perfil biofísico

Clasificación de la obesidad	IMC
Sobrepeso	25-29,9 kg/m²
Obesidad moderada	30-34,9 kg/m²
Obesidad grave	35-39,9 kg/m²
Obesidad mórbida	≥ 40 kg/m²

IMC: índice de masa corporal.

Tabla 21-7. Ganancia ponderal

IMC preconcepcional (kg/m²)	Ganancia de peso recomendada en el embarazo
Mujeres con normopeso (18,5-24,9)	11,5-16 kg
Mujeres con sobrepeso (25-29,9)	7-12,5 kg
Mujeres con obesidad (≥ 30)	5-9 kg

IMC: índice de masa corporal.

Tabla 21-8. Factores de riesgo de la macrosomía

- Obesidad materna
- Diabetes gestacional
- Aumento excesivo de peso gestacional
- Edad materna avanzada
- Multiparidad
- Mujeres hispanas o afroamericanas
- Embarazo postérmino
- Recién nacido macrosómico anterior
- Feto varón
- Síndrome de Beckwith-Wiedemann

tétrica general, la fórmula de Hadlock (que incorpora las mediciones de la circunferencia de la cabeza, la circunferencia abdominal y la longitud del fémur) es más informativa que otros métodos y tiene el valor predictivo más alto en la población no diabética. Una circunferencia abdominal > 35 cm también es predictiva de macrosomía, pero ninguna prueba es altamente sensible y específica.

En un feto grande para la edad gestacional sin otra comorbilidad (como la diabetes gestacional), se programa una ecografía de control de peso a las 38-39 semanas de gestación para valorar la finalización. En caso de PFE > 4.000 g (corresponde al p97 a las 39 semanas de embarazo), se propondrá la finalización de la gestación a partir de las 39 semanas, con el objetivo de disminuir la incidencia de complicaciones maternas y fetales durante el parto. En los casos de PFE > 5.000 g, se finalizará la gestación mediante cesárea electiva a partir de la semana 39. En las mujeres que asocien diabetes gestacional, el PFE para esta indicación es de > 4.500 g.

PUNTOS CLAVE

- El objetivo de la evaluación fetal anteparto es identificar el feto con pérdida del bienestar fetal crónico que se beneficiará de una intervención temprana para evitar un acontecimiento adverso, como la muerte fetal o las lesiones neurológicas.
- Las pruebas de control del bienestar fetal anteparto se basan en la premisa de que el feto responde a la hipoxemia crónica con una secuencia detectable de cambios biofísicos.
- Las principales técnicas para la evaluación del bienestar fetal anteparto son el control de los movimientos fetales, el RCTG no estresante, el RCTG estresante (prueba de Posse), la estimulación vibroacústica y el uso de la ecografía para la evaluación del líquido amniótico, el PBF y el PFE.
- El estudio eco-Doppler no ha demostrado ser un buen factor predictivo del bienestar fetal, excepto en los casos de insuficiencia placentaria.
- Los fetos con CIR asocian peores resultados perinatales, mientras que los fetos PEG presentan resultados perinatales similares a los de los fetos con crecimiento normal.
- El CIR de aparición temprana (en ausencia de anomalías congénitas) ocurre antes de las 32 semanas de gestación. El CIR de inicio tardío (en ausencia de anomalías congénitas) aparece después de las 32 semanas de gestación. Es más común que el CIR de inicio temprano y se asocia a menores riesgos de morbilidad y mortalidad perinatal.

- La insuficiencia placentaria es el factor de riesgo más común para el CIR. Otros factores de riesgo son las anomalías placentarias, las enfermedades maternas (como la hipertensión crónica, la enfermedad renal, la diabetes o el síndrome antifosfolípido), el consumo de tabaco y drogas, así como el uso de medicamentos anticonvulsivos o quimioterapéuticos y la warfarina. Los fetos con anomalías genéticas o infecciones fetales (como el paludismo, el citomegalovirus, la sífilis, la rubéola, la varicela y la toxoplasmosis) tienen un mayor riesgo de CIR.
- El estudio eco-Doppler evalúa la gravedad del CIR, ya que muestra el grado de afectación placentaria, redistribución vascular y compromiso cardíaco, además de ayudar a distinguir entre fetos PEG y CIR. Sobre la base de los hallazgos del estudio eco-Doppler, los fetos con CIR se clasifican en cuatro estadios.
- Las pacientes con obesidad antes del embarazo seguida de un alto aumento de peso durante la gestación tienen los riesgos más altos de complicaciones durante la gestación.
- En un embarazo correctamente fechado, la macrosomía fetal suele estar relacionada con factores constitucionales, la diabetes materna (gestacional o pregestacional) y la obesidad materna o la ganancia de peso gestacional excesiva.

BIBLIOGRAFÍA

American College of Obstetricians and Gynecologists. American College of Obstetricians and Gynecologists' Practice Advisory: low-dose aspirin use for the prevention of preeclampsia and related morbidity and mortality. Washington, D. C.: ACOG; 2021.

Black MH, Sacks DA, Xiang AH, Lawrence JM. The relative contribution of prepregnancy overweight and obesity, gestational weight gain, and IADPSG-defined gestational diabetes mellitus to fetal overgrowth. Diabetes Care. 2013;36(1):56-62.

Bruin C, Damhuis S, Gordijn S, Ganzevoort W. Evaluation and management of suspected fetal growth restriction. Obstet Gynecol Clin North Am. 2021;48(2):371-85.

Crovetto F, Crispi F, Casas R, Martín-Asuero A, Borràs R, Vieta E, et al. Effects of Mediterranean diet or mindfulness-based stress reduction on prevention of small-for-gestational age birth weights in newborns born to at-risk pregnant individuals: The IMPACT BCN Randomized Clinical Trial. JAMA. 2021;326(21):2150-60.

Devoe LD. Antenatal fetal assessment: contraction stress test, nonstress test, vibroacoustic stimulation, amniotic fluid volume, biophysical profile, and modified biophysical profile – an overview. Semin Perinatol. 2008;32(4):247-52.

Ehrenberg HM, Mercer BM, Catalano PM. The influence of obesity and diabetes on the prevalence of macrosomia. Am J Obstet Gynecol. 2004;191(3):964-8.

Figueras F, Meler E, Iraola A, Eixarch E, Coll O, Figueras J, et al. Customized birthweight standards for a Spanish population. Eur J Obstet Gynecol Reprod Biol. 2008;136(1):20-4.

Hospital Clínic, Hospital Sant Joan de Déu, Universitat de Barcelona. Protocolo: Defectos de crecimiento fetal. Barcelona: Fundación Medicina Fetal Barcelona.

Hospital Clínic, Hospital Sant Joan de Déu, Universitat de Barcelona. Protocolo: Macrosomía. Barcelona: Fundación Medicina Fetal Barcelona.

Lees CC, Stampalija T, Baschat AA, Da Silva Costa F, Ferrazzi E, Figueras F, et al. ISUOG Practice Guidelines: diagnosis and management of small-for-gestational-age fetus and fetal growth restriction. Ultrasound Obstet Gynecol 2020;56(2):298-312.

Mari G. Fetal growth restriction: pregnancy management and outcome. UpToDate. 2024 [consultado el 6 de octubre de 2024]. Disponible en: https://www.uptodate.com

Nicolaides K, Rizzo G, Hecher K. Doppler studies in fetal hypoxemic hypoxia. Based on Doppler in obstetrics. Londres: Fetal Medicine Foundation; 2017.

Pels A, Beune IM, Van Wassenaer-Leemhuis AG, Limpens J, Ganzevoort W. Early-onset fetal growth restriction: a systematic review on mortality and morbidity. Acta Obstet Gynecol Scand. 2020;99(2):153-66.

Resnik R. Intrauterine growth restriction. Obstet Gynecol. 2002;99(3):490-6.

Roberge S, Nicolaides K, Demers S, Hyett J, Chaillet N, Bujold E. The role of aspirin dose on the prevention of preeclampsia and fetal growth res-

triction: systematic review and meta-analysis. Am J Obstet Gynecol. 2017;216(2):110-20.e6.

Savchev S, Figueras F, Sanz-Cortes M, Cruz-Lemini M, Triunfo S, Botet F, et al. Evaluation of an optimal gestational age cut-off for the definition of early –and late– onset fetal growth restriction. Fetal Diagn Ther. 2014;36(2): 99-105.

Sheiner E, Levy A, Menes TS, Silverberg D, Katz M, Mazor M. Maternal obesity as an independent risk factor for caesarean delivery. Paediatr Perinat Epidemiol. 2004;18(3):196-201.

Sociedad Española de Ginecología y Obstetricia. Defectos del crecimiento fetal. Documentos de consenso. Madrid: SEGO; 2014.

Xu T, Miao H, Chen Y, Luo L, Guo P, Zhu Y. Association of interpregnancy interval with adverse birth outcomes. JAMA Netw Open. 2022;5(6): e2216658.

Ecografía prenatal u obstrétrica

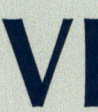

Ecocardiografía fetal. Neurosonografía fetal. Principales indicaciones de cirugía fetal

22

M. P. Carrillo Badillo y M. Neukirch

OBJETIVOS

- Recordar la epidemiología de las malformaciones congénitas cardíacas y neurológicas, así como entender la importancia de su detección precoz.
- Revisar las indicaciones de la ecocardiografía y la neurosonografía avanzada.
- Conocer la sistemática de la exploración ecográfica básica del corazón y del sistema nervioso central, identificar las principales estructuras y memorizar las medidas normales más importantes.
- Evaluar los distintos planos y cortes ecográficos en ecocardiografía y neurosonografía y analizar su relación con la anatomía fetal.
- Definir las principales indicaciones de la cirugía fetal y comentar algunos de sus aspectos técnicos.

ECOCARDIOGRAFÍA FETAL

Las anomalías cardíacas son las malformaciones congénitas graves más frecuentes, con una incidencia del 0,8-1 % de los recién nacidos vivos. Son responsables del 20 % de las muertes neonatales y de cerca del 50 % de la mortalidad infantil debida a malformaciones congénitas. Pueden producir también secuelas en el neurodesarrollo, incluso por afectación intraútero en relación con el déficit de oxígeno por hipoperfusión.

El diagnóstico prenatal de las cardiopatías congénitas es crucial. Por un lado, permite una valoración pronóstica prenatal, de forma que los padres tienen la opción de optar por la interrupción de la gestación en los casos de peor pronóstico, si así lo deciden. Por otro lado, mejora los resultados perinatales en los casos en los que pueda llevarse a cabo una terapia intrauterina o, incluso, permite una planificación óptima del parto en un centro con los medios necesarios y para su manejo inmediato en los casos que lo requieran. En cualquier caso, ayuda a que los padres afronten la situación con más conocimiento, confianza y comprensión de la patología y de las posibles complicaciones.

Sin embargo, las cardiopatías congénitas son las malformaciones más infradiagnosticadas, y las tasas de detección prenatal varían ampliamente en función del país y el tipo de malformación cardíaca. Los errores en la detección prenatal de las cardiopatías congénitas dependen de variables asociadas a los sistemas y programas de salud, al operador y a las características de la paciente. La mejoría en las tasas de detección de los programas de cribado se puede lograr con la introducción de guías clínicas y protocolos, con la implementación de sistemas de redes que faciliten la derivación de los pacientes sospechosos a expertos en cardiología fetal

y con la configuración de los equipos de cardiología perinatal.

> ! Dentro de los programas de exploración cardíaca fetal, existen dos niveles de atención: un nivel básico, dirigido a la población general, y un nivel avanzado, dirigido a la población de riesgo. El 90 % de las cardiopatías congénitas se diagnostican en población de bajo riesgo, de ahí la importancia de llevar a cabo una exploración de cribado sistemática y minuciosa en la población general de gestantes.

La evaluación ecográfica del corazón fetal se realiza fundamentalmente en la exploración morfológica del segundo trimestre (18-22 semanas). No obstante, la ecografía del primer trimestre permite de forma precoz evaluar determinadas estructuras cardíacas (eje cardíaco, corte de cuatro cámaras, ritmo cardíaco, etc.) e incluso sospechar la presencia de una anomalía cardíaca. Una translucencia nucal por encima del percentil 99 aumenta el riesgo de cardiopatía congénita. En esta exploración, pueden obtenerse también otros marcadores que hagan sospechar la existencia de una anomalía cardíaca, como el ductus venoso o la presencia de regurgitación en la válvula tricúspide.

La ecografía morfológica del segundo trimestre debe incluir la exploración básica del corazón fetal; no obstante, se debe ofrecer una exploración cardíaca avanzada a las pacientes que presenten algún factor de riesgo, realizada por personal experto.

Exploración cardíaca básica

La exploración cardíaca básica o de cribado consiste en la realización de cinco cortes axiales (planos de Yagel) desde el abdomen superior hasta el mediastino fetal mediante una suave basculación del transductor en sentido cefálico fetal: abdomen superior (*situs*), cuatro cámaras, vía de salida del ventrículo izquierdo, vía de salida del ventrículo derecho y corte de tres vasos-tráquea.

> ! Añadir los cortes de las vías de salida y de tres vasos-tráquea al corte de cuatro cámaras permite aumentar la tasa de detección de las cardiopatías congénitas desde un 40-57 % hasta un 80-90 %.

Abdomen superior

Permite determinar el *situs* visceral. Se obtiene localizando la presentación y posición fetal para determinar la izquierda y la derecha fetales. Determina la correcta posición de las estructuras del abdomen superior en un plano axial subdiafragmático: estómago a la izquierda del feto, aorta prevertebral izquierda y posterior, vena cava inferior a la derecha y anterior, lo que determina el *situs solitus*. Posteriormente, se desplaza el transductor hacia la cabeza fetal para estudiar la posición de las vísceras torácicas: el corazón está situado en el hemitórax izquierdo (levocardia) y orientado hacia la izquierda (levoápex) (**Fig. 22-1**).

Corte de cuatro cámaras

Se trata de un corte axial del tórax en el que se visualizan las cuatro cámaras (**Fig. 22-2**). Es el que más información aporta.

En él se deben evaluar los siguientes elementos:

- Eje cardíaco, que debe apuntar hacia la izquierda a un ángulo aproximado de 45° ± 20° (2 desviaciones estándar).
- Tamaño cardíaco, que debe ocupar aproximadamente un tercio del área torácica.
- Frecuencia cardíaca fetal regular y a 120-160 latidos por minuto.
- Integridad de la cruz cardíaca: *septum primum*, tabique auriculoventricular y tabique interventricular.
- Ausencia de derrame pericárdico, aunque se considera normal un derrame que no sobrepase la línea de inserción de las válvulas auriculoventriculares y un grosor inferior a 2 mm.

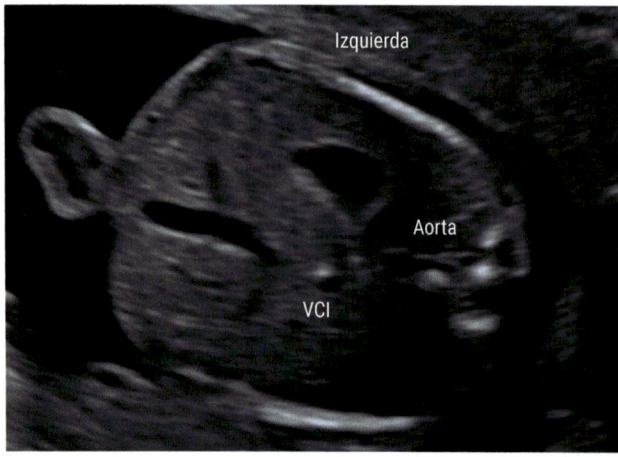

Figura 22-1. Corte de abdomen superior.
VCI: vena cava inferior.

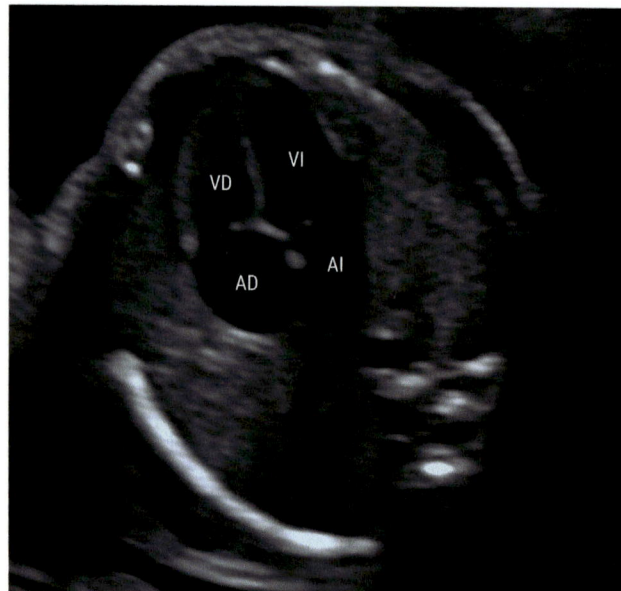

Figura 22-2. Corte de cuatro cámaras.
AD: aurícula derecha; AI: aurícula izquierda; VD: ventrículo derecho; VI: ventrículo izquierdo.

- Cámaras auriculares. Deben ser simétricas y con un foramen oval permeable que ha de batir hacia el interior de la aurícula izquierda. Está presente el *septum primum*, constituido por la parte inferior del tabique interauricular y que forma parte de la cruz cardíaca.
- Cámaras ventriculares, que son dos ventrículos de tamaño similar separados por un tabique interventricular íntegro (desde el ápex hasta la cruz cardíaca), con presencia de la banda moderadora en el ventrículo derecho.
- Válvulas auriculoventriculares (la derecha, tricúspide; la izquierda, mitral). Deben abrirse y cerrarse de forma completa y sincrónica. La válvula tricúspide se inserta ligeramente más apical que la mitral (inserción diferencial normal).
- Venas pulmonares, que drenan en la aurícula izquierda.

Vía de salida del ventrículo izquierdo

En este plano se visualizan los siguientes elementos (**Fig. 22-3**):

- Salida de la aorta desde el ventrículo izquierdo. La aorta se dirige de izquierda a derecha.
- Presencia de continuidad entre el tabique ventricular y la pared anterior de la aorta.
- Adecuada apertura y cierre de la válvula aórtica, que ha de moverse libremente y no estar engrosada.
- Flujo aórtico normal.

Vía de salida del ventrículo derecho

En este plano se valoran los siguientes elementos (**Fig. 22-4**):

- Salida de la arteria pulmonar del ventrículo derecho de derecha a izquierda. Cruza la aorta ascendente en casi un ángulo recto justo por encima de su origen.

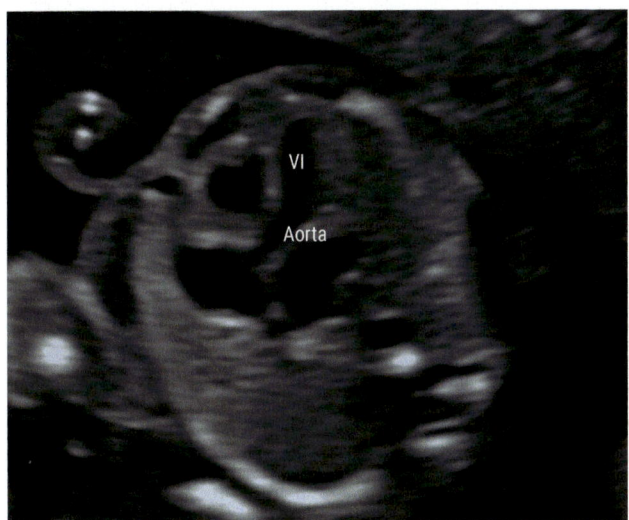

Figura 22-3. Vía de salida del ventrículo izquierdo.
VI: ventrículo izquierdo.

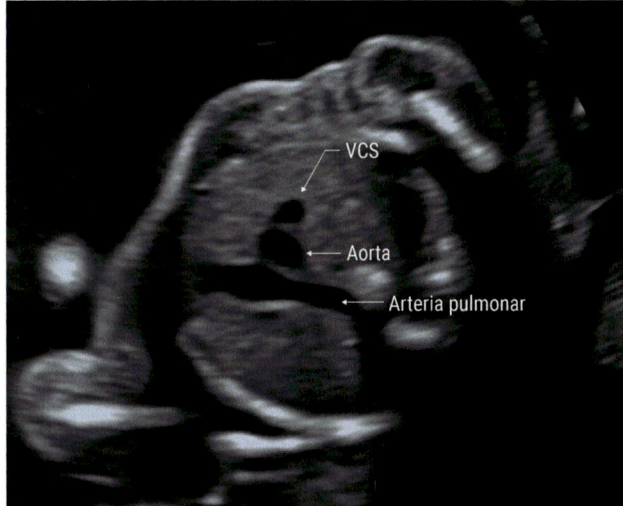

Figura 22-5. Corte de tres vasos.
VCS: vena cava superior.

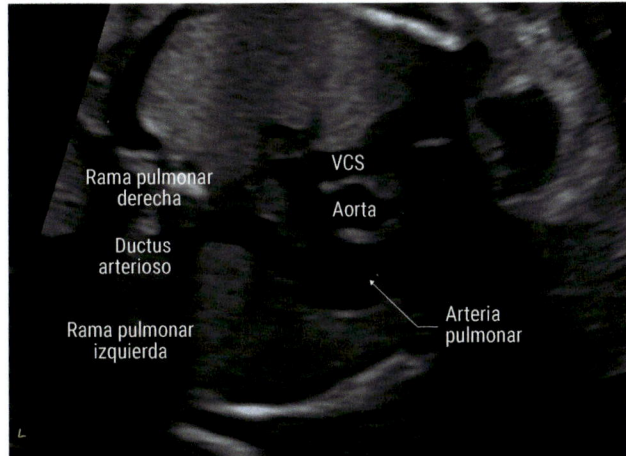

Figura 22-4. Vía de salida del ventrículo derecho.
VCS: vena cava superior.

- Tras un corto tramo, se debe visualizar la división de la arteria pulmonar en sus dos ramas, izquierda y derecha. La rama izquierda se continúa con el ductus arterioso, que conecta a su vez con la aorta descendente.
- La válvula pulmonar, que debe moverse libremente y no estar engrosada.
- Flujo pulmonar normal.

Corte de tres vasos/tres vasos-tráquea

Permite apreciar en un mismo plano tres estructuras vasculares, y sus relaciones entre sí y con las vías respiratorias (**Fig. 22-5**):

- De izquierda a derecha, los vasos disminuyen de diámetro y van de más anterior a posterior en este orden: arteria pulmonar, aorta y vena cava superior.
- La tráquea se identifica como un anillo hiperecogénico que rodea un pequeño espacio lleno de líquido.

- Tanto el arco ductal como el arco aórtico se encuentran a la izquierda de la tráquea y configuran una forma de V, ya que ambos se unen a la aorta descendente.

> La evaluación ecográfica de cribado de anomalías del corazón fetal se realiza con la obtención de los cinco planos descritos por Yagel en 2001: abdomen superior, cuatro cámaras, vía de salida del ventrículo izquierdo, vía de salida del ventrículo derecho y corte de tres vasos-tráquea.

Estudio eco-Doppler color en la exploración cardíaca

La utilización del eco-Doppler color es de gran ayuda en el cribado de las cardiopatías congénitas. Desde el punto de vista técnico, se debe reducir la caja de color a la zona de interés y ajustar la ganancia de color y la escala de velocidad (*pulse repetition frecuency*) según el flujo de menor o mayor velocidad que se ha de evaluar, con un ángulo de insonación lo más próximo a 0°.

El estudio eco-Doppler color ayuda a una mejor identificación de las diferentes estructuras, especialmente cuando existe una mala transmisión acústica por obesidad materna o cicatrices abdominales. También permite confirmarla existencia de estenosis/atresias o insuficiencias valvulares.

En el caso de la exploración cardíaca avanzada, el empleo del eco-Doppler color y el eco-Doppler pulsado es imprescindible. Técnicamente, el pulsado debe realizarse con un ángulo de insonación lo más próximo a 0°, un volumen de muestra ajustado al tamaño de la estructura en estudio, un filtro ajustado y una escala de velocidad adecuada según la velocidad del flujo. El empleo conjunto del eco-Doppler pulsado y del Doppler color permitirá valorar la velocidad y la dirección de la sangre a través de las distintas válvulas y los vasos cardíacos.

Exploración cardíaca avanzada (ecocardiografía)

La ecocardiografía fetal está definida como el examen ultrasonográfico detallado del corazón fetal que permite de forma prenatal identificar y caracterizar alteraciones estructurales, del ritmo o de la función. Este examen es realizado por especialistas en medicina maternofetal, cardiología pediátrica o cardiología fetal.

Técnicamente, se puede realizar en cualquier momento a partir de la semana 12 de gestación. El mejor momento se da entre las semanas 25 y 30; se evalúa la necesidad médica de un diagnóstico precoz frente a la posibilidad de realizar un examen completo. Las indicaciones de la ecocardiografía incluyen tres grupos de riesgo de cardiopatía congénita: materno, familiar y fetal (**Tabla 22-1**).

> **!** Los grupos que presentan mayor riesgo de cardiopatías congénitas son las gestantes con diabetes mellitus pregestacional (hasta el 10 %) y fenilcetonuria (hasta el 16 %), los fetos con cromosomopatías (hasta el 30 %) y aquellos con hidropesía fetal no inmunitaria (hasta el 20 %).

En esta exploración avanzada, a los planos de cribado se añaden los planos de eje corto de los ventrículos y los grandes vasos,

Tabla 22-1. Indicaciones de ecocardiografía avanzada. Riesgo de cardiopatía congénita

Riesgo materno

- Diabetes mellitus pregestacional (4-10 %)
- Fenilcetonuria (12-16 %)
- Enfermedad de tejido conectivo y/o autoanticuerpos (anti-Ro/anti-La) por el riesgo de bloqueo auriculoventricular
- Exposición a teratógenos cardíacos durante la gestación (drogas, como el alcohol; fármacos, como el litio, la warfarina, los antidepresivos o la radiación ionizante) (2-3 %)
- Obesidad (IMC > 40) (1-3 %)

Riesgo familiar

- Un hijo (2 %) o más hijos afectos (10 %)
- Cardiopatía congénita materna (4 %) o paterna (2 %)
- Síndromes o malformaciones asociados a cardiopatía congénita

Riesgo fetal

- Translucencia nucal > p99 entre las semanas 11 y 14 (6 %)
- Flujo ausente/revertido en ductus venoso en primer trimestre (6 %)
- Sospecha de anomalía cardíaca en ecografía de cribado
- Presencia de malformaciones extracardíacas
- Aneuploidia: depende del tipo de anomalía cromosómica
- Arritmias fetales
- Hidropesía fetal no inmunitaria (15-20 %)
- Crecimiento intrauterino restringido si existe exploración cardíaca incompleta o si se asocia a otras malformaciones
- Infección fetal por TORCH, parvovirus B19 y virus Coxsackie
- Polihidramnios si existe exploración cardíaca incompleta o si se asocia a otras malformaciones
- Gestación gemelar monocoriónica (7 %)
- Tratamiento continuado con AINE en el tercer trimestre por el riesgo de restricción del ductus arterioso

AINE: antiinflamatorios no esteroideos; IMC: índice de masa corporal; TORCH: toxoplasmosis, otras infecciones, rubéola, citomegalovirus, herpes.

así como los planos sagitales: arco aórtico, arco ductal y corte bicava. Los planos de ejes cortos se obtienen en la aproximación lateral de la visión de cuatro cámaras, rotando el transductor 90° desde dicho plano. De esta forma, al mover el plano de sección hacia la punta del corazón, se obtiene el eje corto de los ventrículos y, más craneal, el eje corto de los grandes vasos. Estos ejes permiten la evaluación de los músculos papilares de la válvula mitral y de las válvulas auriculoventriculares, y resultan de gran utilidad en el diagnóstico de las lesiones obstructivas de las vías de salida.

Los planos sagitales se obtienen a partir de la imagen de cuatro cámaras, utilizando como punto de rotación la arteria aorta. Si se realizan ajustes menores de la angulación entre 10 y 20°, es posible identificar el arco aórtico, el arco ductal y el eje largo de las venas cava, superior e inferior. Son de utilidad en el diagnóstico de transposición de grandes vasos, coartación de aorta, constricción del ductus arterioso o síndromes de isomerismo cardíaco. El arco aórtico es más craneal, posterior y cerrado que el arco ductal, y presenta una morfología similar a un bastón. En la zona superior, se aprecia la salida de los troncos supraaórticos.

> Además de los cinco planos axiales de la ecografía cardíaca básica, se incluyen dos nuevos cortes en la ecocardiografía avanzada: los planos de ejes cortos y los cortes sagitales.

Biometría de las estructuras cardíacas

La biometría del corazón y de las diferentes estructuras que lo componen son parte esencial de la ecocardiografía fetal; es recomendable el cálculo de los *Z-scores* correspondientes al tamaño de aquellas. Estos expresan el número de desviaciones estándar que se aparta una determinada medida de la media poblacional. Es necesario obtener la medida máxima de cada una de las estructuras cardíacas, por lo que los grandes vasos y las válvulas sigmoideas deben medirse en sístole; y las válvulas auriculoventriculares y las cavidades cardíacas, en diástole. También se realizará la medida del índice cardiotorácico y el eje cardíaco.

La medición del índice cardiotorácico se lleva a cabo en un corte de cuatro cámaras, realizando la medida de la circunferencia torácica, sin incluir piel ni tejido subcutáneo, y la medida del corazón en diástole. Se considera cardiomegalia un índice superior a 0,55 si se mide en perímetros; o bien superior a 0,35 si se mide en áreas.

Evaluación de la función cardíaca fetal

El objetivo del estudio de la funcionalidad cardíaca es diagnosticar la presencia de unos mecanismos de adaptación antes de que se produzca un fallo cardíaco, que se objetivaría como hidropesía, cardiomegalia o insuficiencia tricuspídea. Así, la ecocardiografía funcional permite detectar de forma precoz a aquellos pacientes más susceptibles de desarrollar una patología cardiovascular grave; por tanto, es útil en el diagnóstico precoz y la monitorización.

Actualmente, la valoración de la función cardíaca se realiza en dos grandes grupos: en uno existe un problema cardíaco primario (arritmias, miocardiopatía o patología estructural) y en el otro existe una sospecha de una disfunción cardíaca de cualquier origen.

Hay distintas técnicas para la evaluación de la función cardíaca fetal:

- **Valoración de la diástole o llenado cardíaco:**
  - Medición de la onda de velocidad de flujo del ductus venoso. Es la forma más sencilla de evaluar la función cardíaca, en particular, la diástole o llenado ventricular.
  - Ratio E/A de las válvulas auriculoventriculares. No se utiliza habitualmente porque presenta una gran variabilidad clínica y por el desarrollo dispar en la evolución de la patología cardíaca.
- **Valoración de la sístole o eyección de sangre:**
  - Gasto cardíaco: cálculo mediante la medición de la biometría y de la onda de velocidad de flujo de la aorta.
  - Fracción de eyección: medida mediante un corte de ambos ventrículos modo M. Hay que tener en cuenta que su alteración se produce de forma muy tardía.
- **Medición de tiempos de sístole/diástole:** índice de función miocárdica o índice Tei, que permite medir los tiempos de contracción y relajación isovolumétrica en relación con el tiempo de eyección.
- **Valoración del miocardio:**
  - Se puede evaluar el desplazamiento miocárdico mediante modo M en válvula mitral (*mitral annular plane systolic excursion*) o tricuspídea (*tricuspid annular plane systolic excursion*), o bien empleando eco-Doppler tisular.
  - También se puede evaluar la deformación miocárdica con eco-Doppler tisular o *speckle tracking offline*.

NEUROSONOGRAFÍA FETAL

Las malformaciones del sistema nervioso central (SNC) constituyen uno de los grupos de anomalías congénitas más comunes. La prevalencia de las anomalías cerebrales intracraneales es desconocida, puesto que un grupo importante no se manifiesta hasta una época tardía (edad escolar o posterior). Se estima una incidencia de 1/100 recién nacidos en estudios realizados a largo plazo, lo que supondría aproximadamente un 15 % de las malformaciones congénitas.

Más del 95 % se presentan en pacientes que no pertenecen a grupos de riesgo, y una gran parte de ellas no tienen posibilidad de tratamiento que mejore el resultado, por lo que constituyen lesiones graves y permanentes. Los defectos del tubo neural son las malformaciones del SNC más frecuentes, con una prevalencia de alrededor de 0,5-2:1.000 embarazos.

Aunque el objetivo es la detección prenatal de las anomalías, hay que tener en cuenta que el desarrollo del SNC presenta una serie de peculiaridades diferenciales del resto de órganos. El desarrollo de las diferentes estructuras es progresivo durante todo el embarazo y continúa después del nacimiento. Por esta razón, a lo largo de toda la gestación, las pacientes están expuestas a que puedan producirse alteraciones importantes o malformaciones por el efecto de accidentes o por la presentación de situaciones de riesgo de diferente naturaleza (infecciones, traumatismos, hipoxia, etcétera).

! En la planificación de la detección prenatal de las anomalías del SNC, debe tenerse en cuenta que:

- Los patrones de normalidad cambian con la edad gestacional.
- Las lesiones son progresivas y pasa un tiempo desde que se produce la lesión hasta que la anomalía se hace evidente en la imagen.
- Una ecografía normal del segundo trimestre no excluye una patología que se pueda presentar posteriormente.

Diagnóstico ecográfico de las anomalías del sistema nervioso central

La evaluación neurosonográfica fetal se basa en dos niveles de atención:

- **Ecografía básica:**
  - Se efectúa en todas las gestantes y se basa en el análisis ecográfico y los cortes axiales realizados por vía transabdominal.
  - Si se lleva a cabo de forma correcta, tiene un alto valor predictivo negativo.
- **Neurosonografía detallada:**
  - Se realiza en casos seleccionados por riesgo de anomalía a partir de un listado de indicaciones (**Tabla 22-2**) o ante el diagnóstico o la sospecha de una anomalía del SNC en la ecografía básica.
  - Consiste en un estudio morfológico y biométrico completo de todas las estructuras encefálicas, en el que se añaden cortes coronales y sagitales, y en el que se emplea el acceso transvaginal si la estática fetal lo permite.

Ecografía básica del sistema nervioso central

La evaluación del SNC en la ecografía de cribado comprende el examen de los planos axiales de la cabeza fetal y la evaluación de la columna vertebral. En primer lugar, se debe realizar una evaluación del cráneo fetal. Se llevará a cabo un barrido craneocaudal que evalúe la morfología, la integridad y la densidad ósea del cráneo, así como su tamaño.

Las alteraciones de la morfología craneal pueden asociarse a diversas patologías: la concavidad de los huesos frontales o cráneo «en limón» es un marcador de defecto abierto del tubo neural; cuando, además de los frontales, también existe depresión de los occipitales, lo que se denomina cráneo «en fresa», se trata de un hallazgo que puede encontrarse en el contexto de una trisomía 18.

Los cortes axiales que se han de realizar serían los siguientes:

- Plano transventricular.
- Plano transtalámico.
- Plano transcerebeloso.

Para finalizar la valoración básica del SNC, se debe descartar la presencia de quistes o seudoquistes de cualquier localización, así como la presencia de tumores o nódulos. No obstante, hay que tener en cuenta que determinadas

Tabla 22-2. Indicaciones de neurosonografía fetal avanzada

- Antecedente materno, paterno o en gestación anterior de anomalía del SNC
- Presencia de anomalía fetal extracraneal:
  - Malformaciones faciales, oculares y de las coanas
  - Cardiopatías congénitas; en particular, las conotruncales
  - Determinadas displasias esqueléticas
  - Tumores cardíacos (rabdomiomas)
  - Síndromes genéticos
- Presencia de situación de riesgo de lesión cerebral:
  - Enfermedad materna: fenilcetonuria, trombocitopenia aloinmunitaria, anemia grave
  - Infección: citomegalovirus, toxoplasmosis, rubéola, varicela, virus Zika
  - Tóxicos, drogas: alcohol, cocaína
  - Fármacos: anticoagulantes, antiepilépticos, retinoides, antimetabolitos
  - Riesgo hipóxico-isquémico: complicaciones de la gestación monocoriónica (STFF, CIR selectivo, fallecimiento de un gemelo), CIR grave, cirugía fetal, intervención quirúrgica materna
- Sospecha o diagnóstico de malformación cerebral:
  - Corte transventricular:
    - Tamaño auricular > 10 mm, dilatación de astas anteriores, asimetría ventricular > 2 mm, morfología ventricular anormal, ecogenicidad intraventricular o periventricular
    - Ausencia o anomalía de forma o tamaño de CSP o *cavum vergae*
    - Morfología de la cisura parietooccipital no acorde a edad gestacional
  - Corte transtalámico:
    - Anomalía de la morfología craneal o del tamaño: microcefalia (circunferencia cefálica < 3 desviaciones estándar) o macrocefalia (circunferencia cefálica > 2 desviaciones estándar)
    - Asimetría hemisférica
    - Morfología de la cisura de Silvio no acorde a edad gestacional
  - Corte transcerebeloso:
    - Anomalía de la morfología, simetría o tamaño del cerebelo
    - Anomalía del índice del cuarto ventrículo
    - Anomalía en el tamaño, morfología o simetría de la cisterna magna
    - Cuarto ventrículo comunicado con la cisterna magna por encima de la semana 20
  - Otras anomalías:
    - Alteraciones en la ecogenicidad del parénquima
    - Anomalía del espacio interhemisférico o estructuras de la línea media
    - Aumento del espacio subaracnoideo o alteración de la ecogenicidad
    - Formaciones quísticas intracraneales, axiales o extraaxiales
    - Anomalías vasculares

CIR: crecimiento intrauterino retardado; CSP: *cavum del septum pellucidum*; SNC: sistema nervioso central; STFF: síndrome de transfusión fetofetal.
Adaptada de: Sociedad Española de Ginecología y Obstetricia. Enfermedad trofoblástica gestacional. Prog Obstet Ginecol. 2020;63(3):190-211.

formaciones quísticas no presentan trascendencia, como los quistes de plexos coroideos, los quistes connatales o los quistes interhemisféricos con un cuerpo calloso normal.

Plano transventricular

Los marcadores de este plano son la línea media, que no debe presentar interrupciones, el *cavum* del *septum pellucidum* (CSP), los ventrículos laterales (astas anteriores y posteriores) y la cisura parietooccipital (**Fig. 22-6**).

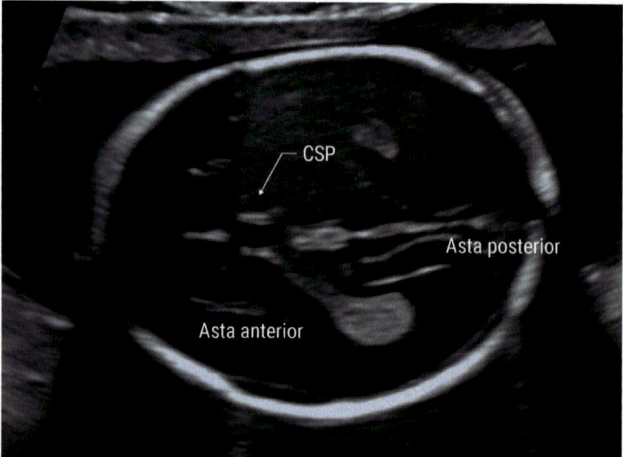

Figura 22-6. Plano transventricular.
CSP: *cavum* del *septum pellucidum*.

Entre las semanas 18 y 36, a la altura del tercio anterior, se debe apreciar siempre el CSP, formado por dos líneas paralelas que separan las astas anteriores de los ventrículos laterales, y que presenta una forma cuadrangular o triangular. La anchura entre sus paredes laterales no debe superar los 10 mm durante toda la gestación. La parte más posterior, situada por detrás del agujero de Monro se denomina *cavum vergae*. Esta cavidad se va colapsando a lo largo de la gestación de atrás hacia delante, y al término se encuentra colapsada por completo en la mayoría de los fetos.

> ❗ El CSP no debe confundirse con las columnas del fórnix, que se encuentran inmediatamente caudales a este y presentan una tercera línea en el centro; este es uno de los errores que puede dar lugar a la falta de detección de la ausencia de CSP o de agenesia de cuerpo calloso.

En los últimos años, hay una tendencia a considerar el CSP dentro de un grupo de estructuras anatómicas denominadas *complejo anterior*, descrito por Cagneaux y Guibaud en 2013. Dicho complejo presenta una forma de ancla e incluye, además del CSP, las astas anteriores de los ventrículos laterales, la cisura interhemisférica, el surco calloso y la rodilla del cuerpo calloso. La identificación de un complejo anterior normal provee de gran cantidad de información sobre el desarrollo de esta zona cerebral mediante una técnica sencilla (**Fig. 22-7**).

> ❗ La visualización del CSP expresa un desarrollo normal del prosencéfalo, y su ausencia es un potente marcador de agenesia del cuerpo calloso y muchas otras anomalías del SNC. Si se descartan otras anomalías y es un hallazgo aparentemente aislado, es importante saber que nunca se podrá excluir la posibilidad de una displasia septoóptica posnatal. Puede ser útil en estos casos la valoración ecográfica del quiasma óptico, puesto que, si este es normal, la displasia septoóptica será menos probable, aunque no la excluye del todo.

En este plano, se realiza sistemáticamente la medida del asta posterior del ventrículo lateral o atrio. Dicha medida

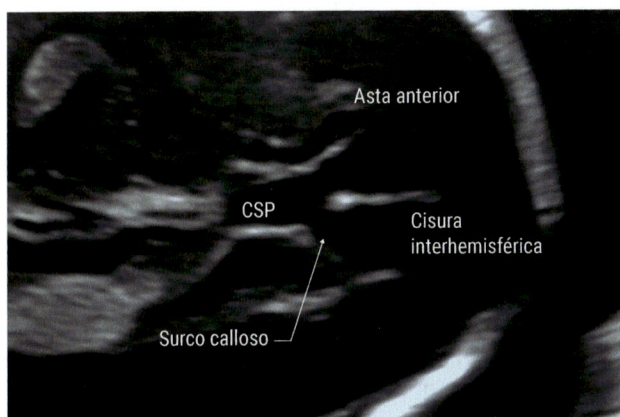

Figura 22-7. Complejo anterior.
CSP: *cavum* del *septum pellucidum*.

debe encontrarse por debajo de 10 mm y es estable a lo largo de la gestación. Debe llevarse a cabo en un plano anatómico estricto, es decir, cuando se visualiza el CSP o las columnas del fórnix, colocando los *calipers* de dentro a dentro, de forma perpendicular al eje del ventrículo y a la altura del pico de la cisura parietooccipital. Aunque la visualización del ventrículo lateral proximal es difícil siguiendo estos criterios, se debe realizar al menos una evaluación cualitativa.

Los ventrículos laterales, tanto las astas anteriores como las posteriores, deben mostrar una morfología normal, de paredes bien definidas, sin ecogenicidades y sin imágenes en su interior diferentes a los plexos coroideos. Hay que valorar igualmente el tejido periventricular. Cuando existe una ventriculomegalia (medida del atrio por encima de 10 mm), hay ocasiones en las que la morfología de esta puede orientar a su diagnóstico; por ejemplo, en el caso de la agenesia de cuerpo calloso, los ventrículos laterales presentan una forma de lágrima con las astas anteriores en paralelo.

La cisura parietooccipital está presente desde la semana 23, y su morfología debe corresponder a la edad gestacional. Esta cisura se considera parte del denominado *complejo posterior*, descrito por Viñals en 2013 (**Fig. 22-8**), y conformado, de anterior a posterior por las fibras del esplenio del cuerpo callo-

so, el surco calloso, la parte posterior de la cisura interhemisférica, las cisuras parietooccipitales y las paredes mediales de las astas posteriores de los ventrículos laterales. La visualización de este complejo es difícil en la semana 20 de gestación, por lo que se aconseja que su valoración se realice a partir de la semana gestacional 26-28.

Plano transtalámico

Es ligeramente inferior y paralelo al transventricular. Se deben identificar las astas frontales de los ventrículos laterales, el CSP, los tálamos simétricos y no fusionados y el giro hipocampal. El tercer ventrículo se encuentra localizado entre ambos tálamos y se identifica como dos líneas paralelas en la línea media (**Fig. 22-9**).

En este corte se miden las siguientes estructuras:

• Diámetro biparietal. Es la distancia comprendida entre el límite externo proximal y el límite externo distal del cráneo.
• Diámetro occipitofrontal. Corresponde a la medida desde el límite externo occipital al externo frontal.
• Circunferencia cefálica. Es la medida del contorno externo del cráneo. Una medida inferior a 3 desviaciones estándar es criterio de microcefalia; y una superior a 2 desviaciones estándar, de macrocefalia.
• Índice cefálico. Es el cociente diámetro biparietal / diámetro occipitofrontal. Ha de estar entre 0,75 y 0,85.

En este corte, también se debe evaluar la presencia de la cisura de Silvio desde la semana 21 de gestación, y su morfología es cambiante en función de la edad gestacional.

Plano transcereberoso

Es un corte más caudal; se obtiene con una discreta angulación del transductor hacia la parte posterior de la cabeza en relación con los cortes previos. Se considera óptimo si incluye el CSP, las astas anteriores de los ventrículos laterales, los tálamos, el cerebelo y la cisterna magna, con una correcta visualización del hueso occipital. No deben apreciarse quistes o seudoquistes (**Fig. 22-10**).

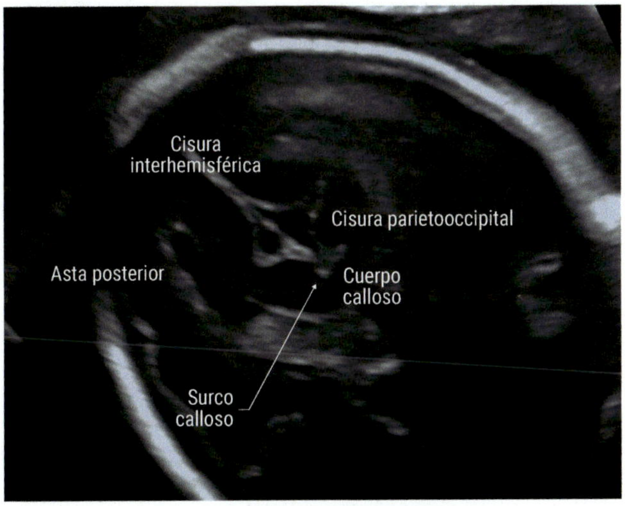

Figura 22-8. Complejo posterior.

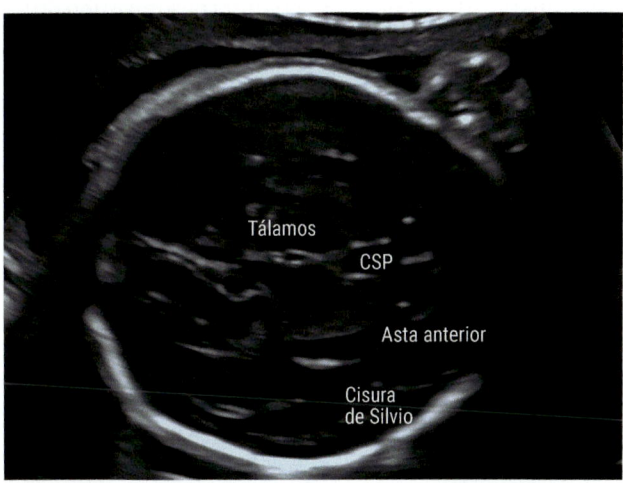

Figura 22-9. Complejo transtalámico.
CSP: *cavum* del *septum pellucidum*.

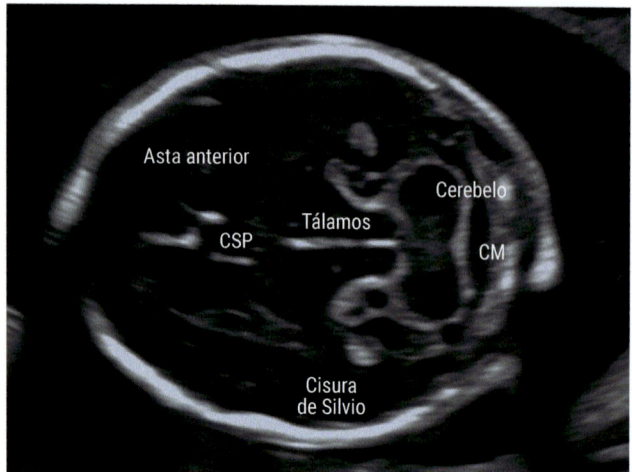

Figura 22-10. Corte transcerebeloso.
CM: cisterna magna; CSP: *cavum* del *septum pellucidum*.

El cerebelo está formado por dos hemisferios simétricos separados por el vermis, algo más pequeño y ecogénico. En este plano, se medirá el diámetro transverso del cerebelo, cuya medida en milímetros coincide con la edad gestacional en semanas hasta la semana 24. Es importante tener en cuenta que el desarrollo del vermis no se completa hasta la semana 20-22, por lo que, si la exploración es demasiado precoz, o si el ángulo de insonación no es correcto, puede darse la falsa sensación de una comunicación entre el cuarto ventrículo y la cisterna magna. No obstante, a partir de la semana 20-22, el cuarto ventrículo debe estar separado de la cisterna magna por la presencia del vermis cerebeloso.

La medida de la cisterna magna se realiza desde el vermis hasta el borde interno del hueso occipital. Los valores normales oscilan entre 2 y 10 mm; si mide más de 10 mm, habrá que plantearse el diagnóstico diferencial entre una malformación de Dandy-Walker (forma «en embudo»), una megacisterna magna, una persistencia del saco de Blake (forma «en reloj de arena»), un quiste aracnoideo o una hipoplasia de vermis cerebeloso. Si mide menos de 2 mm y además se observa un cerebelo curvo con concavidad anterior (signo «de la banana»), se tendrá que pensar en la presencia de una malformación de Arnold Chiari II, que constituye uno de los marcadores más sensibles y específicos de un defecto abierto del tubo neural.

> Dentro de la biometría de la ecografía básica del SNC, se tiene que recordar que tanto las astas posteriores de los ventrículos laterales (atrios) como la cisterna magna deben presentar una medida por debajo de 10 mm durante toda la gestación.

Neurosonografía detallada

El objetivo de la neurosonografía fetal es realizar un estudio en profundidad del SNC cuando exista indicación para ello (v. **Tabla 22-2**), o bien confirmar la presencia de hallazgos sospechosos de patología y alcanzar un diagnóstico certero. Tiene un potencial diagnóstico mayor que la evaluación

transabdominal estándar y debe llevarse a cabo por personal experto en patología del SNC.

La base del examen neurosonográfico avanzado es el enfoque multiplanar, que incluye los cortes sagitales y los coronales, que se obtienen mediante la alineación del transductor con las suturas y las fontanelas de la cabeza fetal. Si el feto se encuentra en presentación cefálica, se puede utilizar un abordaje transabdominal y transvaginal, que provee de imágenes de mayor definición en muchos casos, por la alta frecuencia de esta sonda, y permite la consecución de planos sagitales y coronales con mayor facilidad. En caso de presentación podálica, se podrá emplear un enfoque transfúndico, colocando el transductor de forma paralela al abdomen.

Cortes axiales

La sistemática es similar a la descrita en la ecografía básica; en esta se considera suficiente la evaluación del hemisferio distal. No obstante, en la neurosonografía avanzada resulta fundamental comprobar la morfología y el tamaño de los atrios y las astas anteriores de ambos ventrículos laterales, así como el análisis exhaustivo del parénquima y las cisuras de los dos hemisferios. Para ello, es útil realizar una insonación axial oblicua y completar los hallazgos con los planos coronales.

En el corte transventricular, por tanto, se debe medir el atrio de ambos ventrículos. En el corte transtalámico, se añadirá la medida del tercer ventrículo (**Fig. 22-11**). Este se visualiza como una sola línea ecogénica hasta la semana 24 de gestación y, posteriormente, como dos líneas paralelas y ecogénicas que delimitan una zona anecoica. La medición de su diámetro máximo se realiza colocando los *calipers* en el borde interno de las paredes ventriculares. En el corte transcerebeloso, se debe añadir la valoración del cuarto ventrículo (**Fig. 22-12**). En el plano axial, este debe ser siempre más ancho que largo en los fetos sanos; por tanto, la relación entre el diámetro laterolateral y el anteroposterior es superior a 1. En caso de que este índice esté invertido, habría que sospechar

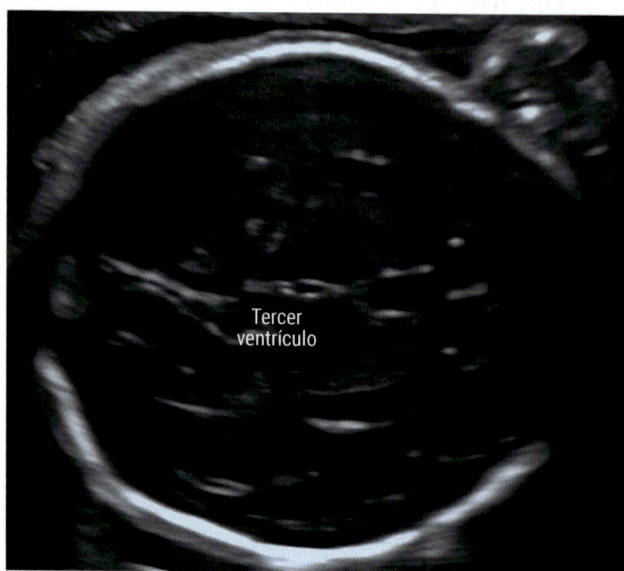

Figura 22-11. Tercer ventrículo.

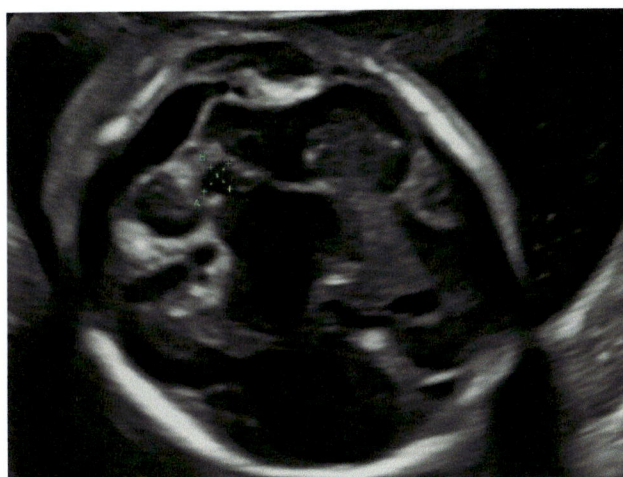

Figura 22-12. Cuarto ventrículo.

la presencia de una patología vermiana, aunque el cuarto ventrículo no esté conectado con la cisterna magna.

Cortes coronales

El corte transfrontal (**Fig. 22-13**) es el más anterior. Pasa a través de las órbitas y el esfenoides. Permite la evaluación de la cisura interhemisférica, la porción más anterior de las astas anteriores de los ventrículos laterales (por delante de la rodilla del cuerpo calloso), así como del parénquima cerebral de los lóbulos frontales.

En el corte transcaudado (**Fig. 22-14**), se debe visualizar el seno longitudinal, la cisura interhemisférica, la rodilla del cuerpo calloso y el CSP. Lateralmente al CSP se encuentran las astas anteriores de los ventrículos laterales y los núcleos caudados. A cada lado, cerca del cráneo, se visualiza la cisura de Silvio. En este plano, se puede evaluar la zona periventricular de las astas anteriores, así como estimar el tamaño de las astas frontales de ambos ventrículos laterales y el espacio

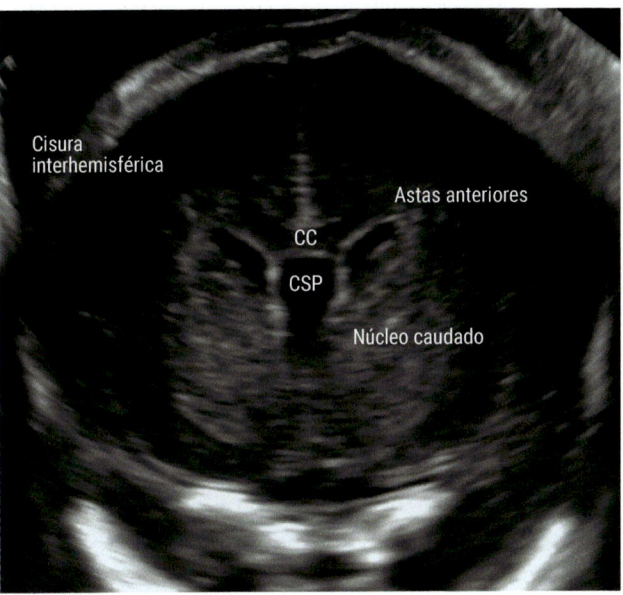

Figura 22-14. Corte transcaudado.
CC: cuerpo calloso; CSP: *cavum* del *septum pellucidum*.

subaracnoideo. La medición de las astas anteriores se realiza de forma craneocaudal, colocando los *calipers* en el borde interno de las paredes ventriculares. En este corte, se puede llevar a cabo la medición de la distancia craneocortical y la distancia senocortical, que informan sobre la dilatación del espacio subaracnoideo, que puede presentarse en caso de hidrocefalia comunicante o atrofia cerebral; no obstante, también puede tratarse de una dilatación sin implicación clínica.

El corte transtalámico (**Fig. 22-15**) se realiza a la altura de los tálamos. En él se identifican las astas anteriores de los

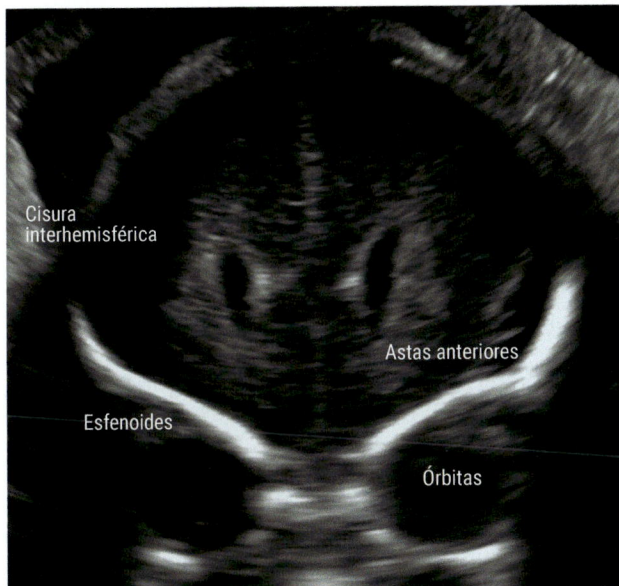

Figura 22-13. Corte transfrontal.

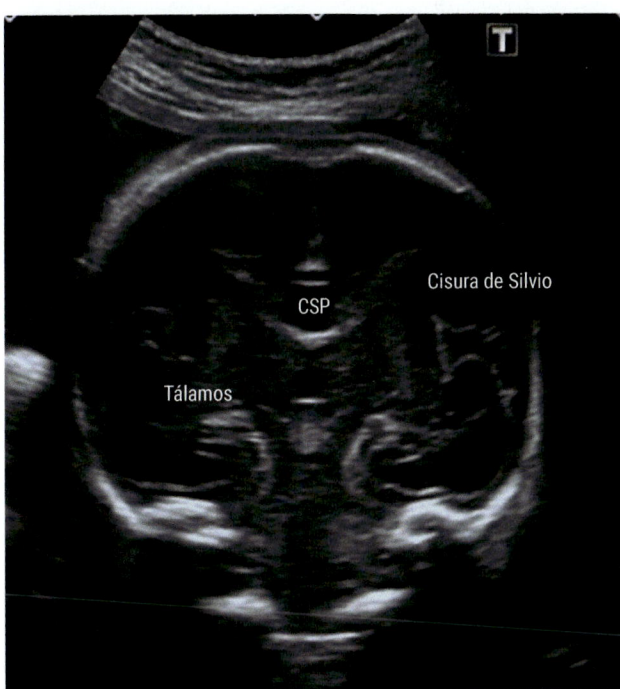

Figura 22-15. Corte coronal transtalámico.
CSP: *cavum* del *septum pellucidum*.

ventrículos laterales, el CSP y el tercer ventrículo entre ambos tálamos. El corte transcerebeloso (**Fig. 22-16**) se obtiene mediante la insonación de la fontanela posterior, que permite la visualización de las astas occipitales de los ventrículos laterales y la cisura interhemisférica con la hoz del cerebro. Por debajo del tentorio se pueden apreciar los hemisferios del cerebelo y el vermis.

Cortes sagitales

El corte sagital medio (**Fig. 22-17**) permite la visualización directa de las estructuras que se encuentran en la línea media: el giro cingular, el cuerpo calloso, el CSP y su parte más posterior (denominada *cavum vergae*), las columnas del fórnix, los tálamos (con el tercer ventrículo entre ellos) y la fosa posterior, por debajo del tentorio, con el vermis cerebeloso, la cisterna magna, el cuarto ventrículo, el tronco del encéfalo y

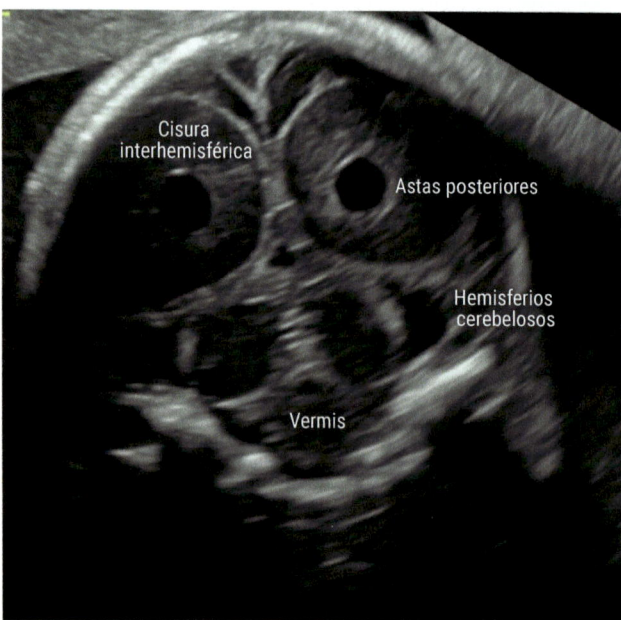

Figura 22-16. Corte coronal transcerebeloso.

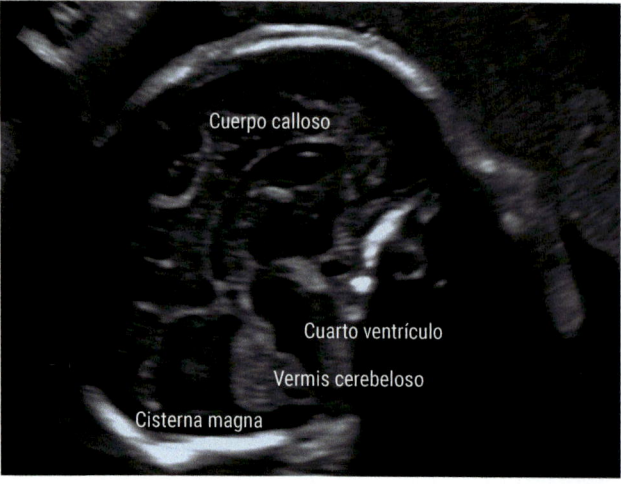

Figura 22-17. Corte sagital medio.

la protuberancia. Permite la estimación del tamaño del cuerpo calloso y del vermis.

El cuerpo calloso se encuentra conformado por cuatro porciones: pico, rodilla, cuerpo y esplenio de delante atrás. La medida de la longitud del cuerpo calloso se realizará desde la parte más anterior de la rodilla hasta la parte posterior del esplenio, que debe alcanzar la cisterna cuadrigémina. Para medir el grosor del cuerpo calloso se colocan los *calipers* en el límite interno de las dos líneas hiperecogénicas que lo delimitan (surco calloso a nivel superior e interfase con el CSP y *vergae* a nivel inferior).

Es muy importante comprobar la presencia del cuerpo calloso, pero es igualmente necesario asegurarse de que la morfología y las medidas se encuentren dentro de la normalidad, puesto que una agenesia total o parcial (o incluso un cuerpo calloso disgenético) presenta un mal pronóstico similar, por las anomalías cerebrales y por la presencia de anomalías asociadas, que son más frecuentes en la agenesia parcial o disgenesia. La medida del vermis cerebeloso se realiza con los diámetros anteroposterior y craneocaudal a la altura del *fastigium*. También puede llevarse a cabo la medida del tallo cerebral.

Los cortes parasagitales son oblicuos al sagital medio y simétricos a cada lado. Permiten la visualización integral de las tres astas de los ventrículos laterales, así como su contenido, el área periventricular y el parénquima cerebral.

Desarrollo cortical

Aunque habitualmente la valoración del desarrollo cortical no se incluye en la exploración básica (excepto en la *Guía de práctica clínica* de la Sociedad Española de Ginecología y Obstetricia, donde se incluye el estudio de la cisura de Silvio y la parietooccipital), su evaluación detallada es parte esencial de la neurosonografía.

El desarrollo cortical es un proceso complejo y se encuentra bajo el control de numerosos genes. Consta de tres etapas que se solapan: proliferación, migración y organización. La alteración de cualquiera de ellas da lugar a diferentes anomalías tanto más graves cuanto más precoz haya sido la lesión.

A lo largo de la vida fetal, se produce la aparición y desarrollo de las cisuras y circunvoluciones, que suelen presentar en su evolución una morfología y profundidad similar en función de la edad gestacional. Dicha morfología ayuda a identificar el correcto desarrollo cortical, en particular, de la etapa de organización.

> **!** Las cisuras y circunvoluciones principales son la cisura de Silvio (debe verse siempre en la semana 21), la parietooccipital (semana 23), la cingulada (semana 27), la calcarina (semana 26) y los surcos convexos (semana 29).

La evaluación de la morfología de la cisura de Silvio y los cambios en su morfología y profundidad a partir de la semana 20-24 muestran la maduración del lóbulo temporal. Se produce la cubierta de la ínsula por el crecimiento del lóbulo temporal, proceso denominado *operculización*. El normal desarrollo de este proceso constituye un buen marcador de desarrollo cerebral normal.

> 💡 En la neurosonografía avanzada se añaden, además de los cortes axiales de la exploración básica del SNC, los cortes sagitales, los coronales y el examen del desarrollo cortical mediante la evaluación de las cisuras y circunvoluciones.

Evaluación de la columna vertebral

Aunque la exploración básica del SNC solo incluye la evaluación del plano sagital, la valoración completa de la columna vertebral incluye los tres planos: el sagital, el coronal y el axial, que se desarrollan en las siguientes líneas.

Plano sagital. La integridad de la piel es el principal signo de normalidad. Las vértebras forman dos líneas paralelas (la anterior, formada por los cuerpos vertebrales; y la posterior, por los procesos laterales) que convergen a la altura del sacro (**Fig. 22-18**). Son signos de anomalía vertebral la pérdida de paralelismo o la presencia de angulaciones o malposiciones de la columna. En este plano se podrá valorar la presencia del cono medular a la altura de la segunda o tercera vértebra lumbar.

Plano coronal. Permite ver los tres puntos vertebrales de osificación alineados y formando una triple línea (la central corresponde a los centros de osificación de los cuerpos vertebrales; y las externas, a los procesos laterales). Estas tres líneas paralelas convergen a la altura del sacro. La disociación en huso de los procesos laterales o la pérdida de alguna de las tres líneas son signos de defecto abierto o cerrado del tubo neural.

Plano axial. El barrido sistemático de toda la columna en plano axial permite confirmar la normalidad del cuerpo vertebral y la identificación del canal vertebral en el centro. La espina bífida abierta se identifica por la forma de U o V que adoptan las vértebras afectas por la falta de fusión de los arcos vertebrales. Para descartar la presencia de una espina bífida, que constituye la malformación fetal cerebral más

frecuente, se debe iniciar la exploración con la evaluación del cráneo fetal, puesto que, si no se aprecia una forma de limón o se aprecia un cerebelo «en banana», la posibilidad de un defecto del tubo neural es muy improbable (**Fig. 22-19**).

> ❗ Los marcadores craneales indirectos de defectos del tubo neural son:
>
> - Signo «del limón» (**Fig. 22-20**). Alteración de la forma craneal por la concavidad externa de los huesos frontales. Esto se debe al descenso de la presión del líquido cefalorraquídeo en el conducto espinal cuando hay un fallo en su cierre.
> - Signo «de la banana» (**Fig. 22-21**). Obliteración de la cisterna magna y alteración de la forma del cerebelo, que pasa a ser curvo y con concavidad anterior. Se debe también a la disminución de la presión de líquido cefalorraquídeo, que produce una herniación del cerebelo a través del foramen magno.
> - Ventriculomegalia. Está presente en el 40-75 % antes de la semana 24 y hasta en el 94 % posteriormente.

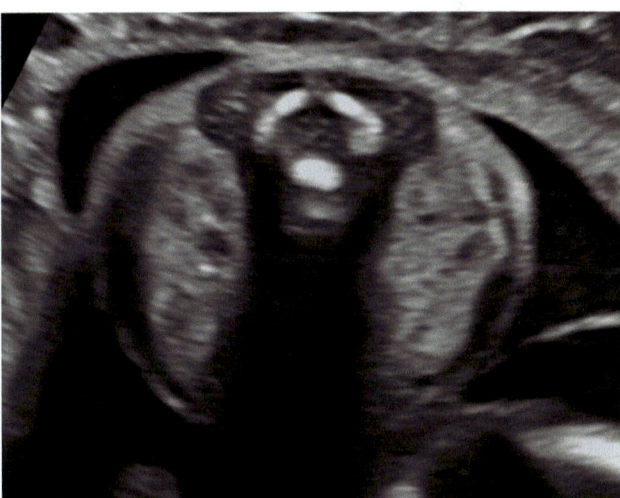

Figura 22-19. Corte axial de columna vertebral.

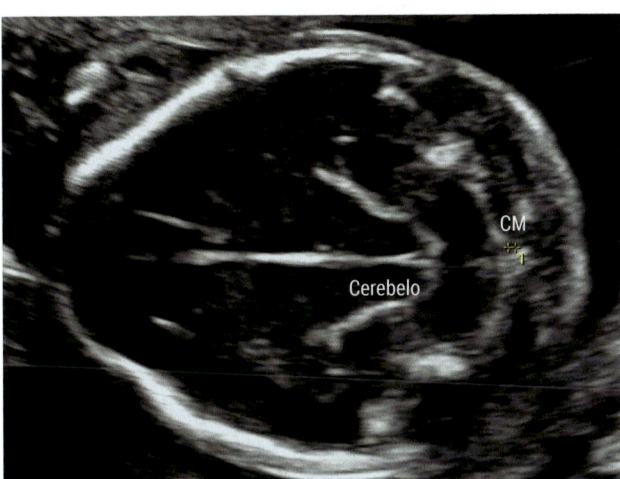

Figura 22-18. Corte sagital de columna vertebral.
CM: cisterna magna.

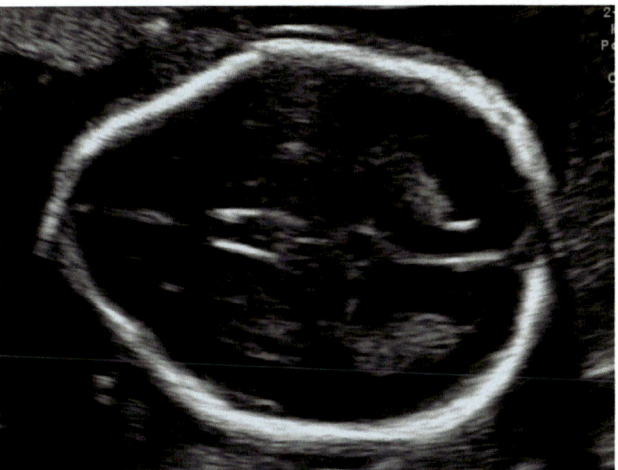

Figura 22-20. Cráneo «en limón».

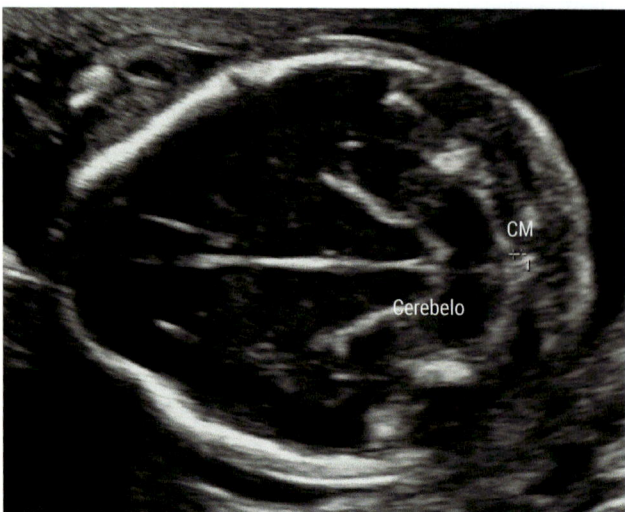

Figura 22-21. Cerebelo «en banana».
CM: cisterna magna.

PRINCIPALES INDICACIONES DE CIRUGÍA FETAL

La primera ocasión en la que se consideró el feto como paciente fue en 1963, momento en el que Liley realizó una transfusión intrauterina en el contexto de una eritroblastosis fetal. Posteriormente, con el desarrollo de la tecnología ecográfica, diversos autores describieron distintas formas de acceso a la cavidad uterina para el tratamiento de anomalías congénitas fetales. No obstante, fue la introducción de la terapia endoscópica la que supuso un revulsivo en la implementación de la cirugía intrauterina; de hecho, es la más frecuentemente empleada.

Actualmente, el número de terapias está en aumento y muy probablemente continúe en crecimiento por el desarrollo tecnológico, los avances en el diagnóstico prenatal y la demanda de los pacientes, cada vez más informados.

> ⚠️ La terapia intrauterina puede llevarse a cabo mediante un procedimiento percutáneo guiado por ecografía, cirugía abierta con histerotomía y técnicas fetoscópicas mínimamente invasivas.

Aunque existe un elevado número de patologías que podrían tratarse intraútero, la selección de dichas anomalías debe seguir una serie de criterios tanto médicos como éticos ya establecidos por Harrison en 1982, y refrendados posteriormente por diversos autores e instituciones, como la International Fetal Medicine and Surgery Society (**Tabla 22-3**).

Sin incluir aquellos procedimientos que se realizan a través de una aguja de mayor o menor calibre (como la transfusión intrauterina de sangre o plaquetas, el drenaje de un hidrotórax o la administración de medicación intravenosa en la taquicardia fetal), las principales indicaciones de la cirugía intrauterina constituyen un amplio grupo de entidades (**Tabla 22-4**).

La cirugía intrauterina supone un riesgo sobreañadido en el desarrollo de la gestación. Sin embargo, debe llevarse a cabo en unas condiciones de mínimo riesgo obstétrico, fetal y, por supuesto, materno. Las dificultades más frecuentes son

---

Tabla 22-3. Criterios para la realización de tratamiento intrauterino

- La identificación de la malformación debe ser precisa; ha de descartarse la presencia de otras malformaciones o anomalías genéticas que constituyan una contraindicación del procedimiento quirúrgico
- La evolución natural y la fisiopatología de la enfermedad son bien conocidas. El pronóstico de la enfermedad y del tratamiento está bien establecido
- No se conoce tratamiento tradicional efectivo
- El tratamiento intraútero ha sido probado en modelos animales y ha demostrado su eficacia
- El procedimiento debería ser realizado por un equipo multidisciplinar entrenado (obstetras, cirujanos pediátricos, radiólogos, genetistas clínicos, anestesistas y neonatólogos)

Tabla 22-4. Indicaciones de cirugía intrauterina en feto, placenta, cordón o membranas

- **Cirugía en el feto**:
  - Hernia diafragmática congénita: colocación de balón intratraqueal por endoscopia
  - Tumores fetales:
    - Teratoma sacrocoxígeo: extirpación quirúrgica mediante técnica EXIT. Coagulación dirigida de vasos nutricios mediante láser, radiofrecuencia o inyección de sustancias esclerosantes
    - Teratoma y tumoraciones cervicales gigantes: facilitar el acceso a vía aérea fetal o extirpación de la tumoración con el empleo de la técnica EXIT
  - Lesiones torácicas ocupantes de espacio:
    - Hidrotórax: colocación de derivación pleuroamniótica
    - MAC, secuestro pulmonar, quistes pulmonares: colocación de derivación pleuroamniótica, coagulación con láser intersticial de arteria nutricia
  - Obstrucción del aparato urinario bajo: colocación de derivación vesicoamniótica
  - Malformaciones cardíacas: dilatación de la estenosis valvular en estenosis aórtica y estenosis pulmonar con septo íntegro
  - Mielomeningocele: protección del defecto por vía endoscópica o abierta
- **Cirugía en la placenta, cordón o membrana**:
  - Complicaciones de la gestación monocoriónica
    - Síndrome de transfusión fetofetal: coagulación láser de las anastomosis placentarias por vía endoscópica
    - Secuencia TRAP: oclusión del cordón en asa libre (láser o bipolar) o en la base de implantación del cordón (radiofrecuencia o coagulación monopolar)
    - Gemelo con anomalía discordante: oclusión del cordón con láser o coagulación bipolar
    - Secuencia TAPS: coagulación láser de las anastomosis placentarias por vía endoscópica
    - Restricción selectiva del crecimiento intrauterino: coagulación láser de las anastomosis placentarias u oclusión selectiva del cordón
  - Banda amniótica: sección de la banda amniótica
  - Corioangioma: coagulación láser de vasos nutricios

EXIT: tratamiento extrauterino intraparto (*ex utero intrapartum treatment*); MAC: malformación adenomatoidea quística; TAPS: secuencia de anemia policitemia gemelar (*twin anemia polycythaemia sequence*); TRAP: secuencia de perfusión arterial reversa (*twin reversed arterial perfusion*).

las relacionadas con el útero y las membranas, y aumentan en función del tiempo de intervención y la complejidad en la manipulación. Teniendo en cuenta todas las vías de abordaje para el tratamiento fetal, la complicación más frecuente es el parto prematuro.

Otras complicaciones de la cirugía intrauterina son la rotura prematura de membranas pretérmino (que alcanza hasta un 15-20 % para cualquier procedimiento que incluya la inserción de un trocar), el despegamiento de las membranas corioamnióticas o la corioamnionitis, cuya incidencia disminuye por debajo de un 1 % con el empleo de profilaxis antibiótica.

La técnica *tratamiento extrauterino intraparto* (conocida como EXIT, por las siglas de *ex utero intrapartum treatment*) constituye una estrategia durante el parto que permite realizar un procedimiento vital sobre el feto mientras se mantiene un soporte circulatorio fetal a través de la circulación placentaria. Este procedimiento permite abordar distintas patologías del feto. Las más frecuentes son la intubación endotraqueal o la traqueostomía para el mantenimiento de la vía aérea en casos de grandes tumores orofaciales, aunque hay otras, como la colocación de cánulas para oxigenación por membrana extracorpórea o la resección de una masa que comprima el mediastino.

Las bases principales de una técnica EXIT son el mantenimiento de la relajación uterina para garantizar el intercambio fetomaterno y la preservación de la circulación uteroplacentaria, lo que evita el desprendimiento de la placenta, con lo que se consigue ganar el tiempo necesario para llevar a cabo una rápida y obligatoria intervención sobre el feto. Se trata de una intervención complicada que debe llevarse a cabo mediante un abordaje multidisciplinario. Este debe realizarse por un equipo altamente capacitado en intervención fetal, para ofrecer los mejores resultados clínicos, y en un ambiente seguro para la madre y el feto.

 PUNTOS CLAVE

- La exploración cardíaca básica se realiza mediante la obtención de cinco cortes axiales: abdomen superior (*situs*), corte de cuatro cámaras, vía de salida del ventrículo izquierdo, vía de salida del ventrículo derecho y corte de tres vasos-tráquea.
- La exploración cardíaca avanzada o ecocardiografía añade los planos de eje corto de los ventrículos y grandes vasos, así como los planos sagitales: arco aórtico, arco ductal y corte bicava, así como la biometría y la evaluación de la funcionalidad cardíaca.
- La evaluación del SNC en la ecografía de cribado básico de anomalías comprende el examen de los planos axiales de la cabeza fetal y la evaluación de la columna vertebral.
- La exploración avanzada del SNC o neurosonografía suma los planos de corte coronal y sagital, además de la biometría de múltiples estructuras neuronales, así como la valoración del correcto desarrollo de la corteza cerebral.
- La valoración completa de la columna vertebral incluye los tres planos: sagital, coronal y axial.
- La cirugía fetal constituye hoy en día una realidad, con un gran número de indicaciones que crece continuamente.

BIBLIOGRAFÍA

American Institute of Ultrasound in Medicine. AIUM practice guideline for the performance of fetal echocardiography. J Ultrasound Med. 2013;32(6):1067-82.

Cagneaux M, Guibaud L. From cavum septi pellucidi to anterior complex: how to improve detection of midline cerebral abnormalities. Ultrasound Obstet Gynecol. 2013;42(4):485-6.

Callen PW, Callen AL, Glenn OA, Toi A. Columns of the fornix, not to be mistaken for the cavum septi pellucidi on prenatal sonography. J Ultrasound Med. 2008;27(1):25-31.

Carvalho JS, Allan LD, Chaoui R, Copel JA, DeVore GR, Hecher K, et al. ISUOG Practice Guidelines (updated): sonographic screening examination of the fetal heart. Ultrasound Obstet Gynecol. 2013;41(3):348-59.

De Robertis V, Sen C, Timor-Tritsch I, Chaoui R, Volpe P, Galindo A, et al. WAPM-World Association of Perinatal Medicine Practice Guidelines: fetal central nervous system examination. J Perinat Med. 2021;49(9):1033-41.

Deprest J, Devlieger R, Srisupundit K, Beck V, Sandaite I, Rusconi S, et al. Fetal surgery is a clinical reality. Semin Fetal Neonatal Med. 2010;15(1):58-67.

Deprest J, Flake A, Gratacós E, Ville Y, Hecher K, Nicolaides K, et al. The making of fetal surgery. Prenat Diagn. 2010;30(7):653-67.

Gratacós E. Terapia y cirugía fetal: indicaciones y resultados actuales. Prog Obstet Ginecol. 2008;51(9):541-8.

Guibaud L. Fetal cerebral ventricular measurement and ventriculomegaly: time for procedure standardization. Ultrasound Obstet Gynecol. 2009;34(2):127-30.

Haratz KK, Shulevitz SL, Leibovitz Z, Lev D, Shalev J, Tomarkin T, et al. Fourth ventricle index: sonographic marker for severe fetal vermian dysgenesis/agenesis. Ultrasound Obstet Gynecol. 2019;53(3):390-5.

Malinger G, Paladini D, Haratz KK, Monteagudo A, Pilu GL, Timor-Tritsch IE. ISUOG Practice Guidelines (updated): sonographic examination of the fetal central nervous system. Part 1: performance of screening examination and indications for targeted neurosonography. Ultrasound Obstet Gynecol. 2020;56(3):476-84.

Monteagudo A, Timor-Tritsch IE. Normal sonographic development of the central nervous system from the second trimester onwards using 2D, 3D and transvaginal sonography. Prenat Diagn. 2009;29(4):326-39.

Muñoz H, Enríquez G, Ortega X, Pinto M, Hosiasson S, Germain A,, et al. Diagnóstico de cardiopatías congénitas: ecografía de cribado, ecocardiografía fetal y medicina de precisión. Rev Med Clín Las Condes. 2023;34(1): 44-56.

Paladini D, Malinger G, Birnbaum R, Monteagudo A, Pilu G, Salomon LJ, , et al. ISUOG Practice Guidelines (updated): sonographic examination of the fetal central nervous system. Part 2: performance of targeted neurosonography. Ultrasound Obstet Gynecol. 2021;57(4):661-671.

Puente J, Gómez Montes E, Galindo A. Exploración cardíaca normal. En: Galindo A, Gratacós E, Martínez J (eds.). Cardiología fetal. Madrid: Marbán; 2015. p. 66-86.

Puerto B, Martínez JM. Epidemiología de las cardiopatías congénitas: etiología, patogenia e incidencia. En: Galindo A, Gratacós E, Martínez J (eds.). Cardiología fetal. Madrid: Marbán; 2015. p. 51-7.

Puerto Navarro B, Arenas Ramírez J, Martínez Ten P, Azumendi Pérez G. Guía de asistencia práctica. Sistemática de la neurosonografía fetal. Sociedad Española de Ginecología y Obstetricia. Prog Obstet Ginecol. 2020;63(3):190-211.

Sociedad Española de Ginecología y Obstetricia. Guía de la exploración ecográfica del corazón fetal. Prog Obstet Ginecol. 2020;63:365-402.

Sociedad Española de Ginecología y Obstetricia. Guías de Asistencia Práctica. Guía sistemática de la exploración ecográfica del segundo trimestre (actualización 2019). Prog Obstet Ginecol. 2016;59:263-74.

Viñals F, Correa F, Gonçalves-Pereira PM. Anterior and posterior complexes: a step towards improving neurosonographic screening of midline and cortical anomalies. Ultrasound Obstet Gynecol. 2015;46(5):585-94.

Wenstrom KD, Carr SR. Fetal surgery. Principles, indications, and evidence. Obstet Gynecol. 2014;124(4):817-35.

Wójcicki P, Drozdowski P. In utero surgery-current state of the art: part I. Med Sci Monit. 2010;16(11):RA237-44.

Yagel S, Cohen SM, Achiron R. Examination of the fetal heart by five short-axis views: a proposed screening method for comprehensive cardiac evaluation. Ultrasound Obstet Gynecol. 2001;17(5):367-9.

Valoración ecográfica del líquido amniótico. Resonancia magnética en obstetricia

23

L. Cerrillos González y M. J. Machado Cano

OBJETIVOS

- Conocer la dinámica y funcionalidad del líquido amniótico.
- Conocer la normalidad o anormalidad de la cantidad de líquido amniótico.
- Poner en práctica medidas correctas de la cantidad de líquido amniótico.
- Conocer la evidencia actual respecto al tratamiento en casos de alteraciones del líquido amniótico.
- Conocer la utilidad de la resonancia magnética en la patología obstétrica.
- Comprender la seguridad de la resonancia magnética para el feto.
- Conocer la rentabilidad diagnóstica de la resonancia magnética.

VALORACIÓN ECOGRÁFICA DEL LÍQUIDO AMNIÓTICO (POLIHIDRAMNIOS, OLIGOHIDRAMNIOS). DIAGNÓSTICO, CONDUCTA OBSTÉTRICA

El líquido amniótico es el fluido que rodea al embrión tras las primeras semanas de gestación. Sus funciones son variadas:

- Protege al feto de posibles traumatismos sobre el abdomen materno.
- Evita la compresión del cordón fetal sobre las paredes del útero.
- Posee efecto antibacteriano.
- Es reservorio de nutrientes.
- Proporciona espacio y los factores de crecimiento necesarios para el desarrollo de los pulmones, del sistema musculoesquelético y del sistema gastrointestinal del feto.

La composición del líquido es fundamentalmente agua (98-99 %). El resto son proteínas, hidratos de carbono, urea, ácido úrico, creatinina, electrólitos, lípidos, enzimas, hormonas y pigmentos. Contiene además células fetales de piel y del aparato respiratorio, intestinal y renal; así como pelo y células sanguíneas. Todas estas sustancias provienen de la orina fetal, de los pulmones fetales y del paso a través de la placenta o de las membranas.

En el segundo trimestre, la formación del líquido amniótico proviene fundamentalmente del feto, mediante la excreción de orina a través del riñón fetal, de la secreción a través del aparato respiratorio y, en menor medida, de la excreción desde las fosas nasales y la cavidad oral. Parece que el volumen del líquido aumenta hasta la semana 34-36 y posteriormente disminuye. Las alteraciones en la cantidad de líquido amniótico, ya sea por defecto o por exceso, se asocian a múltiples resultados adversos.

Existen estudios que comparan los resultados de gestantes con líquido normal y los de gestantes con oligohidramnios; en estas últimas se encuentra un aumento de inducciones, muerte fetal intraútero, alteraciones de la frecuencia cardíaca fetal, ingreso en la unidad de cuidados intensivos neonatales, síndrome de aspiración meconial y muerte neonatal. Un estudio similar encontró que el polihidramnios persistente se asociaba a efectos adversos asociados a patología materna (como la diabetes o la hipertensión) y complicaciones obstétricas (como el parto prematuro, la presentación fetal anormal y las anomalías fetales).

Dinámica del líquido amniótico

El aclaramiento del líquido se produce fundamentalmente a través de la deglución fetal y de la absorción intramembranosa (membrana fetal-membrana fetal). También, pero en menor medida, el líquido se elimina a través de la absorción transmembranosa (membrana fetal-membrana materna).

Las vías intramembranosa y transmembranosa son las únicas que permiten el paso de agua y otros solutos en ambas direcciones, debido al efecto de la osmolaridad, mientras que el resto solo permiten el paso de fluidos en una dirección.

La estimación de la producción de líquido amniótico diario en un feto cerca del término es:

- Diuresis fetal: 800-1200 mL (30 % del peso fetal).
- Secreción pulmonar: 170 mL, cantidad poco importante, más importante de forma cualitativa (fosfolípidos, surfactante).

- Traspaso intramembranoso: 40-50 mL/día. Se produce a través de los vasos placentarios, y en menor medida a través del cordón umbilical y la piel fetal (traspaso de fluidos de un compartimento fetal a otro).
- Secreción oral-nasal: 25 mL.
- Traspaso transmembranas: 10 mL, por el traspaso de agua y solutos entre la sangre materna y el líquido amniótico a través de la decidua y el miometrio (traspaso de fluidos entre la madre y el feto).

Por otra parte, la cantidad de líquido amniótico eliminado cerca del término es:

- Deglución fetal: 500-1.000 mL (20-25 % del peso fetal).
- Pulmón y piel fetales.
- Absorción intramembranosa: corrección final de desequilibrio entre producción y eliminación.

No se conoce exactamente el mecanismo íntimo que regula el volumen del líquido amniótico. Sí se sabe que este es reemplazado completamente cada 24 horas. En el tercer trimestre hay un flujo diario de entrada y salida de 1.000 mL. Sin embargo, el volumen se autorregula y se mantiene estable en la última mitad del embarazo.

Los cambios en la homeostasis fetal afectan a la producción de orina fetal, la deglución y la secreción pulmonar. Si el flujo sanguíneo renal fetal disminuye, puede llegar a producirse una disminución de la producción de orina y el consiguiente oligohidramnios (disminución del líquido amniótico); por el contrario, puede aparecer polihidramnios (exceso de líquido amniótico) secundario, por ejemplo, a la imposibilidad de deglución por una obstrucción a la altura del aparato digestivo, como la atresia esofágica.

Las enfermedades maternas también pueden alterar el volumen del líquido. La deshidratación materna aumenta la osmolaridad, lo que favorece el paso de agua del feto a la madre (vía transmembranosa), lo que a su vez promueve el paso de agua desde el líquido amniótico al feto (presumiblemente, por vía intramembranosa) y produce oligohidramnios. Sin embargo, la hiperglucemia materna genera un aumento de la excreción de orina por parte del feto, con el consiguiente polihidramnios. Estas alteraciones se consideran, por tanto, patológicas.

La orina fetal y la secreción pulmonar contienen factores que aumentan la permeabilidad intramembranosa (vasopresina, aldosterona, angiotensina II y péptido natriurético auricular). La secreción pulmonar se puede ver afectada por las hormonas en sangre fetal, como la arginina y la vasopresina. Por otra parte, cambios en la expresión de acuaporinas en la placenta y las membranas fetales pueden modificar la absorción intramembranosa. Por último, la deglución fetal varía en función de la osmolaridad fetal y de la concentración de angiotensina II. Todos estos intercambios entre el feto y el líquido amniótico, excepto el intramembranoso, se afectan por las necesidades del feto. Algunos estudios en animales parecen demostrar que la absorción intramembranosa aumenta hasta tres veces más de lo normal para evitar el polihidramnios, y este aumento de la absorción intramembranosa podría ser el responsable del oligohidramnios. Es decir, parece que todos estos mecanismos van encaminados

a evitar el polihidramnios y que el oligohidramnios es el efecto de una mala regulación de este proceso.

Medición del líquido

Básicamente, existen dos métodos para estimar el volumen del líquido amniótico mediante ecografía, ambos con una sensibilidad similar:

- Método cualitativo:
  - Consiste en la valoración subjetiva del explorador de la cantidad de líquido y evita el uso de mediciones.
  - Se realiza en todas las ecografías.
- Método semicuantitativo:
  - Se realizará en los casos en los que se sospeche que hay alteraciones del líquido mediante el método cualitativo, o en casos de alto riesgo de alteraciones.
  - Su uso es cuestionable en embarazos de bajo riesgo.

A su vez, el método semicuantitativo puede evaluarse mediante dos técnicas:

- Máxima columna vertical (MCV):
  - Se realiza mediante la medición (en centímetros) de la columna vertical máxima del bolsillo de líquido de mayor dimensión en el cual no aparezcan ni partes fetales ni cordón umbilical, y se mide en ángulo recto respecto al contorno del útero (**Fig. 23-1**). El componente horizontal debe ser de al menos 1 cm. Se consideran valores normales entre 2 y 8 cm.
  - En las gestaciones múltiples, la estimación del volumen del líquido amniótico se debería realizar mediante métodos cualitativos. Si se precisara de un estudio cuantitativo, este se debería realizar mediante MCV, usando los mismos criterios diagnósticos que en los embarazos únicos.
  - En las gestaciones por debajo de las 24 semanas, se debe usar la MCV, ya que no es posible hacer una distribución homogénea en cuadrantes en el abdomen materno.
- Técnica de los cuatro cuadrantes. Índice de líquido amniótico (ILA):

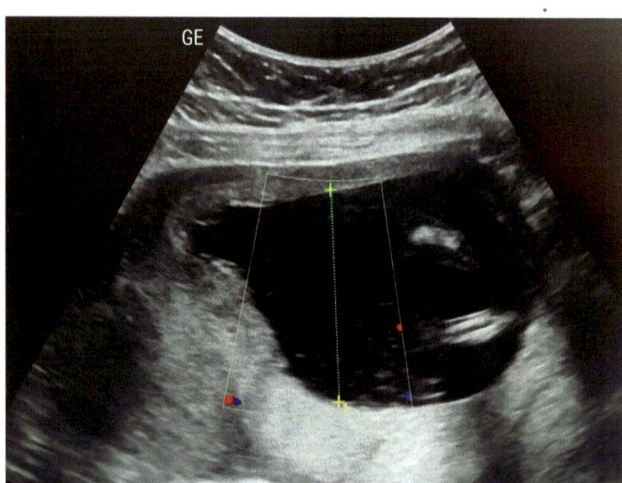

Figura 23-1. Medición del líquido amniótico mediante la máxima columna vertical.

- Consiste en sumar los cuatro bolsillos que resultan de dividir el útero en cuatro partes (**Fig. 23-2**).
- Primeramente, se realiza la división del útero en cuatro cuadrantes utilizando la línea media sagital materna y una línea transversal a mitad de camino entre la sínfisis del pubis y el borde superior del fondo uterino.
- El transductor se mantiene en paralelo al plano sagital materno y perpendicular al coronal, y se mide la MCV del bolsillo de líquido de cada cuadrante para posteriormente sumarlos (**Fig. 23-3**). Se consideran valores normales entre 5 y 25 cm.
- Solo se usa en gestaciones únicas y por encima de las 24 semanas.

Definiciones

El oligohidramnios (u oligoamnios), según diferentes autores y sociedades científicas, se definiría como:

- MCV ≤ 2 cm (Sociedad Española de Ginecología y Obstetricia); < 2 cm (resto de sociedades científicas internacionales) (**Fig. 23-4**). Los casos con una MCV ≤ 1 cm se denominan *oligoanhidramnios* o *anhidramnios*.
- ILA < 5 cm (Sociedad Española de Ginecología y Obstetricia); ≤ 5 cm (UpToDate). Los casos con un ILA ≤ 2 cm son *oligoanhidramnios*.

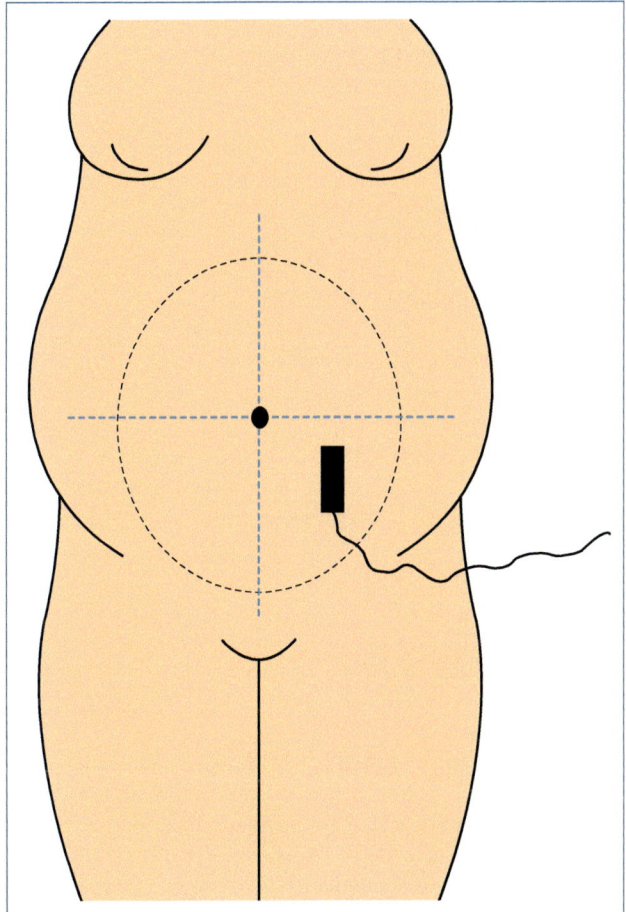

Figura 23-2. Esquema de técnica de cuatro cuadrantes.

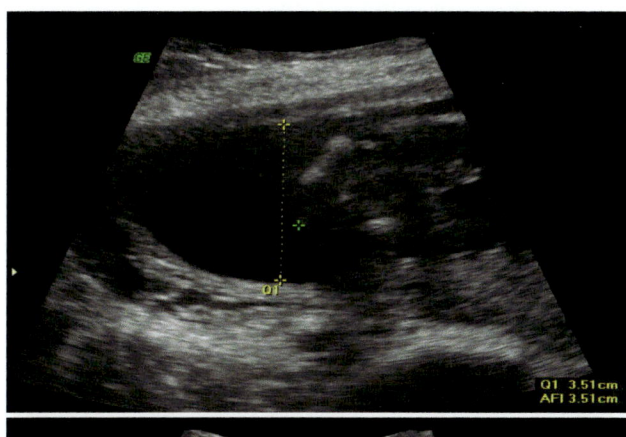

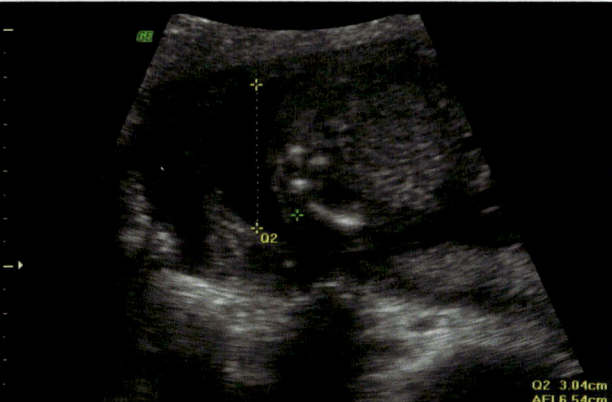

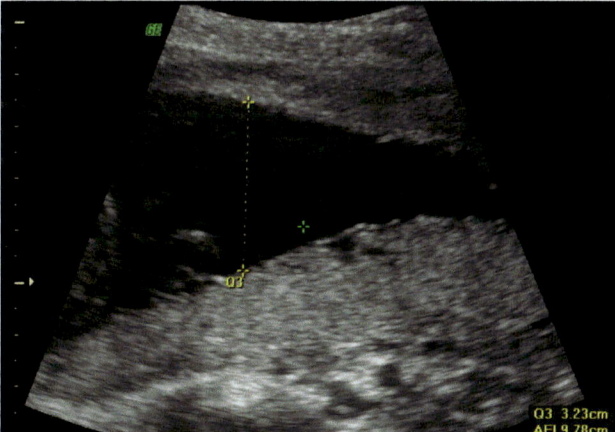

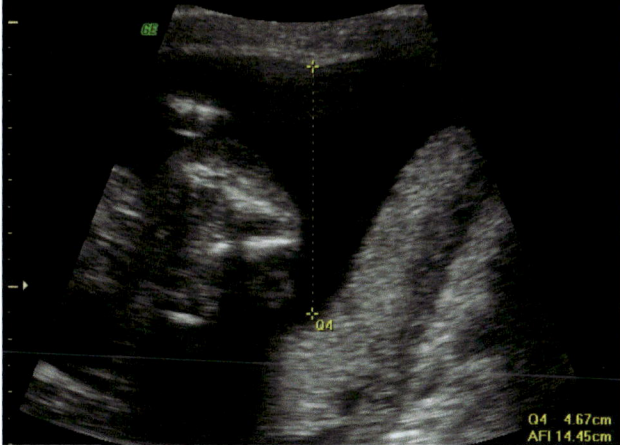

Figura 23-3. Técnica de cuatro cuadrantes de estimación del volumen del líquido amniótico (índice de líquido amniótico).

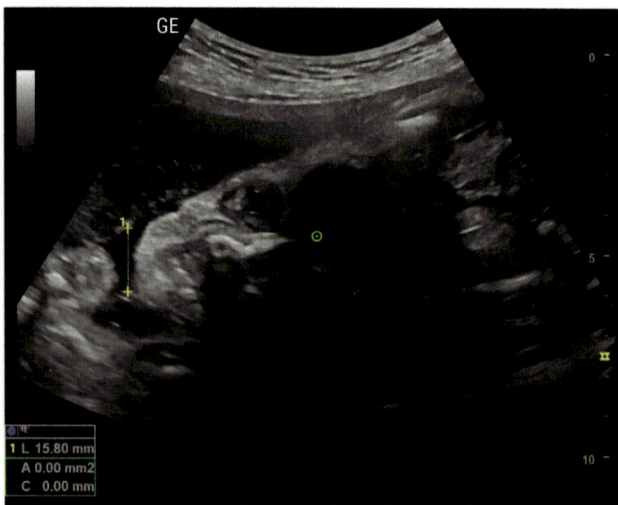

Figura 23-4. Diagnóstico de oligohidramnios mediante la medición de la máxima columna vertical.

> ⚠ El uso del ILA aumenta la tasa de diagnóstico de oligo-hidramnios y de inducciones, sin mejorar los resulta-dos perinatales.

El polihidramnios, según diferentes autores y sociedades científicas, se definiría como:

- MCV ≥ 8 cm (Sociedad Española de Ginecología y Obs-tetricia); leve: 8-11 cm; moderado: 12-15 cm; grave: > 15 cm (**Fig. 23-5**).
- ILA: ≥ 25 cm (Sociedad Española de Ginecología y Obstetricia); leve: 25-29 cm; moderado: 30-34 cm; grave: ≥ 35 cm.

Oligohidramnios

Es más frecuente a partir de las 37 semanas de gestación. Algunos autores recomiendan el uso de MCV ante la sospecha de oligohidramnios, pues el ILA se asocia a un sobrediagnóstico, lo que aumenta la tasa de inducciones y cesáreas sin mejorar los resultados perinatales.

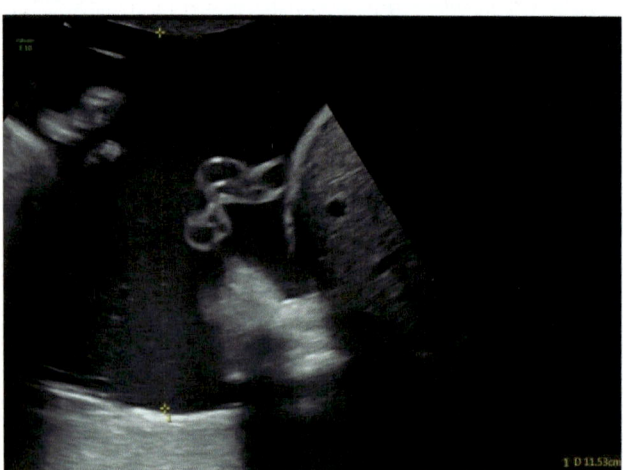

Figura 23-5. Polihidramnios: máxima columna vertical.

El oligohidramnios leve e idiopático no parece asociarse a resultados perinatales adversos; sin embargo, sí empeora los resultados cuando se asocia a otras patologías, como el retraso del crecimiento intrauterino o la hipertensión.

Etiología

La etiología puede ser:

- **Idiopática** (es la causa más frecuente).
- **Materna**:
  - Enfermedad materna que causa insuficiencia uteropla-centaria.
  - Placentaria o de las membranas:
    - Rotura prematura de membranas.
    - Desprendimiento de placenta.
    - Síndrome de transfusión fetofetal.
    - Trombosis o infarto placentario.
- **Fetal**:
  - Anomalías cromosómicas.
  - Anomalías congénitas, especialmente las asociadas a afec-tación en la producción de orina.
  - Retraso del crecimiento intrauterino.
  - Rotura prematura de membranas.
  - Infecciones.
  - Embarazo postérmino.
- **Farmacológica**, por afectación de la función renal fetal (puede ser reversible):
  - Inhibidores de la enzima convertidora de angiotensina.
  - Antiinflamatorios no esteroideos, durante más de 48 horas y a partir de las 20 semanas (p. ej., la indometacina).
  - Trastuzumab.

La aparición de oligohidramnios antes de las 10 semanas es infrecuente.

En el segundo trimestre, se asocia a:

- Patología genitourinaria.
- Aneuploidias y alteraciones del sistema nervioso central, esquelético y cardiovascular, entre otros.
- Rotura prematura de membranas.

El pronóstico dependerá de la causa subyacente y de la gravedad del cuadro. A medida que avanza el embarazo, disminuye el líquido amniótico; sobre todo, en el pos-término.

Seguimiento

Tras el diagnóstico, se debe realizar una búsqueda de las posibles causas:

- Biometría fetal y búsqueda de malformaciones fetales, mar-cadores de anomalías cromosómicas y anomalías placenta-rias; estudio del aparato genitourinario fetal, la inserción de cordón, el número de vasos umbilicales y el sexo fetal; se ofertará un estudio genético en los casos en que se encuen-tre alguna anomalía estructural.
- Descarte de la rotura prematura de membranas.

- Realización de una serología TORCH (toxoplasma *gondii*, rubéola, citomegalovirus y virus del herpes simple) si no tiene una reciente, además del parvovirus B19.

El uso del eco-Doppler es cuestionable en casos de oligohidramnios idiopático. En casos de gestación pretérmino, se puede realizar un seguimiento ambulatorio mediante registro cardiotocográfico cada 1-2 semanas asociado a MCV/ILA, con baja tasa de muerte fetal inesperada.

También se puede realizar un perfil biofísico completo. Se realizará la biometría fetal cada 2-3 semanas para el estudio de alteraciones del crecimiento fetal, y se realizará eco-Doppler solo en casos de retraso del crecimiento intrauterino.

Tratamiento

Se ha descrito que la hidratación materna con 1-2 L de agua o soluciones hipotónicas podría aumentar la cantidad de líquido, aunque son necesarios más estudios que confirmen esta información. La amnioinfusión se ha descrito como técnica para mejorar la cantidad de líquido, pero no parece ser efectiva. En casos secundarios a tratamientos farmacológicos, se ha descrito la reversión a la normalidad tras el cese del tratamiento.

Pronóstico

En el primer trimestre, el pronóstico es malo. En el segundo trimestre, dependerá de las causas y de la gravedad, aunque el pronóstico es malo, excepto en casos secundarios a una amniocentesis. En el tercer trimestre, hay una relación inversa entre la cantidad de líquido amniótico y los resultados adversos. La insuficiencia placentaria y la compresión de cordón se asocian a alteraciones en el registro cardiotocográfico fetal, con el consiguiente aumento de cesáreas y prueba de Apgar con puntuación baja.

> **!** En las pacientes a término con oligohidramnios idiopático, y dado el riesgo algo aumentado de resultados adversos (como el bajo peso fetal, la aspiración meconial, la cesárea y el ingreso en la unidad de cuidados intensivos neonatal), se recomienda la finalización del embarazo. Por este motivo, ante el hallazgo de un oligohidramnios en el tercer trimestre, la mayoría de las sociedades científicas aconsejan la finalización de la gestación a partir de la semana 36 + 0-37 + 6.

En el caso de que la condición cervical sea desfavorable, la maduración cervical se debe realizar con métodos mecánicos o con prostaglandinas de liberación controlada. En estas situaciones, durante el parto, es frecuente la presencia de desaceleraciones variables asociadas a compresión de cordón. Se ha descrito la amnioinfusión como una técnica que podría evitar esta compresión.

Polihidramnios

Si en el caso del oligohidramnios se recomienda el uso de la columna máxima para estimar el volumen del líquido amniótico, para el diagnóstico del polihidramnios es el ILA el método recomendado porque, según algunos autores, la MCV se asocia a un sobrediagnóstico, lo que aumenta la tasa de inducciones y cesáreas sin mejorar los resultados perinatales.

Etiología

La etiología es la siguiente:

- Idiopática (causa más frecuente).
- Anomalías estructurales y cromosómicas, como la trisomía 18, atresias gastrointestinales (30 % en el segundo trimestre).
- Estados que producen alto gasto cardíaco fetal (anemia fetal).
- Síndrome de transfusión fetofetal.
- Diabetes mellitus materna mal controlada.
- Enfermedades neuromusculares fetales.
- Infecciones fetales (parvovirus B19, lúes, etcétera).
- Síndrome de Bartter (segundo trimestre).

Pruebas complementarias

Tras el diagnóstico, se debe realizar una búsqueda de las posibles causas:

- Biometría fetal y búsqueda de malformaciones fetales, marcadores de anomalías cromosómicas y anomalías placentarias. Se ha de ofertar un estudio genético (*microarray*), especialmente en casos graves.
- Estudio de la velocidad pico de la arteria cerebral media (descarte de anemia secundaria a isoinmunización o a infecciones).
- Descarte de diabetes materna mediante sobrecarga oral de glucosa. Alta sospecha en caso de macrosomía fetal.
- En las infecciones congénitas es poco probable que exista polihidramnios de forma aislada. Generalmente, suelen asociarse a otros marcadores ecográficos, como ventriculomegalia, calcificaciones cerebrales, etcétera.
- Descarte de hidropesía de causa inmunitaria o no inmunitaria (prueba de Coombs indirecta).

Seguimiento

En los casos de polihidramnios leve/moderado, tras el diagnóstico, se realizará un registro cardiotocográfico asociado a un perfil biofísico completo; posteriormente, se repetirá cada 1-2 semanas hasta las 37 semanas. A partir de entonces, se realizará el estudio semanal hasta la finalización.

En los casos de polihidramnios graves, tras el diagnóstico, se realizará un registro cardiotocográfico asociado a un perfil biofísico completo; posteriormente, se repetirá cada semana hasta las 37 semanas. A partir de entonces, se realizará el estudio semanal hasta la finalización.

Pronóstico

En los casos en los que el polihidramnios es aislado y en los casos leves, el pronóstico suele ser bueno. Sin embargo, un alto porcentaje de polihidramnios graves se asocian a anomalías fetales.

Esta alteración se asocia a resultados adversos fetales, como parto prematuro, rotura prematura de membranas, prolapso de cordón, presentación anómala fetal, desprendimiento de placenta, distocia de hombros, distrés respiratorio y anomalías fetales. También está descrito un aumento de los ingresos en unidad de cuidados intensivos neonatales y de la mortalidad perinatal.

En cuanto a los resultados maternos, existe una mayor incidencia de cesáreas (habitualmente por su asociación a macrosomía), atonía uterina y hemorragia posparto.

Tratamiento

Respecto al tratamiento, hay que tener en cuenta los siguientes aspectos:

- Estaría indicado en pacientes muy sintomáticas, con embarazo único y polihidramnios idiopático grave (ILA ≥ 35 cm o MCV ≥ 16 cm).
- La amniorreducción mejora el malestar y la disnea materna. Sin embargo, no hay evidencia de que el procedimiento prolongue la gestación o reduzca el riesgo de parto prematuro. Bajo control ecográfico y con una aguja de 18-20 G, se realiza una extracción controlada con presión negativa mediante una botella de succión de vacío o una bomba de vacío a una velocidad de 100-125 mL por minuto hasta un total de 2-2,5 L como máximo o hasta que el ILA se reduzca a 15-20 cm o la columna máxima descienda por debajo de 8 cm.
- En las pacientes de menos de 32 semanas con dinámica uterina y en las que no está indicada la amniorreducción, o ya se ha realizado, podría utilizarse la indometacina (25 mg, cuatro veces al día) durante 48 horas. En las gestantes de más de 32 semanas, si se usa la indometacina durante más de 3 días, existe un riesgo de cierre prematuro del ductus arterioso.
- Se finaliza la gestación a partir de las 37 semanas en los casos más graves; incluso a partir de la 34 en casos muy sintomáticos y refractarios al tratamiento.
- En los casos idiopáticos y leves, se deben realizar controles semanales y finalizar a las 39-40 semanas, pues se ha descrito un aumento de la mortalidad fetal a partir de las 40 semanas.
- La maduración cervical estaría indicada en las gestantes con cuello uterino desfavorable, aunque se recomienda que el uso de prostaglandinas y oxitocina se realice con precaución, por el riesgo aumentado de atonía y hemorragia posparto.
- El uso de uteroestimulantes en gestantes con polihidramnios se ha asociado a un aumento del riesgo de embolia de líquido amniótico, por lo que hay que utilizarlos con mucha cautela y bajo una estrecha vigilancia.

- Para el diagnóstico del polihidramnios, el ILA es el método recomendado.
- No hay evidencia de que la amniorreducción prolongue la gestación o reduzca el riesgo de parto prematuro.
- Se finaliza la gestación a partir de las 37 semanas en los casos más graves.
- En los casos idiopáticos y leves, se deben realizar controles semanales y finalizar a las 39-40 semanas.

RESONANCIA MAGNÉTICA EN OBSTETRICIA

La RM se ha convertido en los últimos años en una herramienta complementaria a la ecografía. En muchos casos, permite ofrecer a los profesionales información adicional muy útil a la hora de realizar un correcto asesoramiento a la gestante en ciertas anomalías fetales.

La Sociedad Internacional de Ultrasonido en Obstetricia y Ginecología, en la guía de 2023 para el uso de RM fetal, establece que el propósito de la RM es complementar un examen ecográfico previo, ya sea para confirmar los hallazgos ecográficos o para ampliar la información.

Al igual que la ecografía, es una técnica no invasiva. Ofrece algunas ventajas respecto a ella, pero también tiene algunos inconvenientes. Al contrario que la ecografía, la RM no está limitada por la obesidad materna, la posición fetal o la osificación de los huesos del cráneo. Su resolución de contraste y su campo de visión son mayores. No obstante, su disponibilidad es menor, tiene mayor coste y necesita profesionales muy entrenados en su interpretación. Realizada e interpretada correctamente, la RM no solo puede contribuir al diagnóstico, sino también al pronóstico fetal, así como a la planificación del parto y al manejo perinatal.

Inicialmente, el uso de la RM estaba muy limitado por los movimientos fetales. Sin embargo, en la actualidad, la posibilidad de usar secuencias ultrarrápidas permite la obtención de imágenes en pocos segundos, y disminuye los artefactos por movimiento.

Campo de fuerza

Inicialmente, no se recomendaba usar campos de fuerza > 1,5 T, por el temor a efectos nocivos sobre el feto. Los campos de fuerza 3 T proporcionan imágenes con mayor resolución y mejor relación señal/ruido que con 1,5 T.

Los datos actuales no han documentado de manera concluyente ningún efecto nocivo de la RM 1,5 T y 3 T en el desarrollo del feto, por lo que el uso de campos de fuerza 3 T se puede considerar seguro en cualquier trimestre de la gestación. La imagen ponderada en T2 es el pilar de la RM fetal.

Seguridad

Aunque inicialmente existían ciertos temores sobre el posible riesgo teratogénico del campo magnético sobre la organogénesis o sobre las consecuencias biológicas del aumento de la temperatura en los tejidos fetales, en la actualidad no hay ninguna evidencia de que la RM conlleve ningún riesgo para el feto. En este sentido, hasta no hace mucho, la mayoría de los protocolos recomendaba retrasar el uso de la RM hasta pasadas las semanas 18-20, no solo porque la rentabilidad era muy baja, sino porque se temía que pudiera influir en la embriogénesis fetal.

El Colegio Americano de Radiología, en su reciente guía para el uso de la RM fetal, no recomienda ninguna consideración especial para ningún trimestre del embarazo. Es decir, que las pacientes embarazadas pueden someterse a una RM en cualquier etapa del embarazo si la relación entre el riesgo y el beneficio justifica que se realice el estudio, aunque sí es cierto que la rentabilidad diagnóstica mejora mucho a partir de las semanas 22-24.

Respecto al uso de contraste con gadolinio, hay que tener en cuenta que este es un producto catalogado como categoría C de la Administración de Alimentos y Medicamentos de Estados Unidos. Los estudios han demostrado que los agentes de contraste para RM a base de gadolinio atraviesan la barrera placentaria y entran la circulación fetal. Desde allí, se filtran en los riñones del feto y luego se excretan en el líquido amniótico. En esta ubicación, las moléculas de quelato de gadolinio pueden permanecer durante un tiempo indeterminado antes de ser finalmente reabsorbidas y eliminadas. Cuanto más tiempo permanezca la molécula de quelato en este espacio, mayor será el potencial de disociación del ion gadolinio de su molécula de quelato.

> **!** No está claro el impacto de los iones de gadolinio libres sobre el feto, pero hay algunas publicaciones que encuentran un mayor riesgo de padecer dermatitis y enfermedades reumatológicas en los niños expuestos en su período intrauterino. Por estos motivos, se desaconseja de manera rutinaria el uso de contraste de gadolinio en la RM fetal. Si se decide usar, hay que evaluar minuciosamente la relación entre los riesgos y los beneficios.

Indicaciones

En obstetricia, la RM se indica en los siguientes casos:

- Confirmación de hallazgos ecográficos no concluyentes.
- Sospecha de patología fetal tras un estudio ecográfico normal.
- Estudio de enfermedades abdominales maternas (tumoración anexial, sospecha de apendicitis, etcétera).
- Embarazos con alto riesgo de presentar anomalías: hijo anterior con anomalías cromosómicas o antecedentes familiares de primer grado de defecto congénito.
- Dificultad de acceso ecográfico por circunstancias fetales, como la posición fetal o el descenso de la cabeza fetal hacia la pelvis materna.
- Limitaciones de la ecografía por el hábito corporal materno (obesidad), el oligohidramnios, la posición de la placenta o la interposición de partes óseas.
- Asesoramiento prenatal en términos de pronóstico y planificación para los profesionales y para los progenitores.

Aplicaciones

Aunque en la actualidad cualquier órgano o sistema puede beneficiarse de la RM fetal en términos de diagnóstico radiológico, la rentabilidad de esta prueba está claramente demostrada en una serie de enfermedades o alteraciones.

Sistema nervioso central

En el sistema nervioso central, las aplicaciones son las siguientes:

- Sospecha de anomalías congénitas cerebrales:
  - Ventriculomegalia.
  - Agenesia del cuerpo calloso.
  - Anomalías del *cavum* del *septum pellucidum*.
  - Holoprosencefalia.
  - Anomalías de la fosa posterior.
  - Anomalías de la migración neuronal.
  - Masas quísticas o sólidas.
- Sospecha de anomalías vasculares:
  - Malformaciones vasculares.
  - Infartos.
  - Hemorragias.
  - Complicaciones neurológicas de las gestaciones monocoriónicas.
- Sospecha de anomalías congénitas de la columna vertebral:
  - Defectos del tubo neural.
  - Teratomas sacrocoxígeos.
  - Síndrome de regresión caudal.
  - Anomalías vertebrales.

> **!**
> - La RM es superior a la ecografía en los trastornos de la migración, las alteraciones del cuerpo calloso y la patología de la fosa posterior.
> - La ventriculomegalia es la indicación más común de la solicitud de una RM fetal. Esta ofrece, además de una gran precisión diagnóstica, la posibilidad de detectar anomalías ocultas asociadas.

La etiología y el pronóstico de la ventriculomegalia son muy variables, desde una variante normal que requerirá seguimiento ecográfico en los casos más leves hasta malformaciones multisistémicas graves y de muy mal pronóstico posnatal. Se ha dicho que la ventriculomegalia es «la punta de un iceberg», porque tras esta se pueden ocultar múltiples anomalías intracraneales y extracraneales.

> **!** La morfología del sistema ventricular cambia a lo largo de la vida fetal, debido a la progresiva sulcación y maduración de la corteza cerebral. El tamaño ventricular no cambia durante la vida fetal, pero sí el volumen del parénquima cerebral. El diámetro de los atrios ventriculares se mantiene estable durante todo el embarazo, y es por ello por lo que se ha elegido esta localización como la zona de referencia para monitorizar el tamaño de los ventrículos laterales durante el embarazo.

La ecografía prenatal es la técnica de elección para el diagnóstico y seguimiento de la ventriculomegalia fetal. Generalmente, se detecta en la ecografía de la semana 20, midiendo la anchura de los atrios de los ventrículos laterales en un corte axial del cráneo fetal. La ventriculomegalia se diagnostica cuando la medida de los atrios en plano axial es > 10 mm.

> ❗ La detección de anomalías de la migración cortical, signos de hemorragia o destrucción cortical es la principal ventaja de la RM fetal comparada con la ecografía. Además, la presencia de anomalías asociadas a la ventriculomegalia se asocia a una menor probabilidad de un desarrollo neurológico adecuado.

Estos estudios se pueden realizar en máquinas de 1,5 T o 3 T. Se ha mostrado que la RM 3 T permite apreciar con mayor detalle las capas de la corteza cerebral y estructuras pequeñas. El estudio se inicia realizando secuencias potenciadas en T2 en los tres planos (sagital, axial y coronal), incluyendo todo el útero materno, con un espesor de corte de 5-7 mm. A continuación, se evalúa el cráneo fetal utilizando secuencias rápidas potenciadas en T2 (*single shot*) de 3 mm en los tres planos y, al menos, una secuencia axial en T1.

> ❗ Las secuencias T2 son las que más información anatómica proporcionan. Deben repetirse hasta obtenerlas en el plano óptimo. Las secuencias T1 y difusión son útiles en la ventriculomegalia para excluir hemorragia y/o isquemia cerebral.

En la RM, la medición del atrio se realiza en el plano axial a la altura de los tálamos; y en el plano coronal, a la altura del glomo de los plexos coroideos. Tanto en la exploración ecográfica como en la RM, el diámetro atrial debe medirse de pared interna a pared interna de los ventrículos laterales (**Figs. 23-6** y **23-7**). Existe una excelente correlación entre las mediciones de la ecografía y la RM, especialmente en el plano coronal. En el plano axial puede haber una diferencia de 1-2 mm.

> ❗ La RM también puede ser útil para el cribado de fetos con antecedentes familiares de anomalías cerebrales, como la esclerosis tuberosa, la disgenesia de cuerpo calloso o la lisencefalia. Es muy útil en el diagnóstico de anomalías vasculares. La hemorragia intracraneal puede ser el resultado de una malformación vascular subyacente, una coagulopatía, un traumatismo o un episodio hipóxico-isquémico. La RM fetal sirve para visualizar productos sanguíneos, que se verán como áreas de hiposeñal en T2 o hiperseñal en T1 en la matriz germinal o dentro del sistema ventricular.

En la evaluación de la columna vertebral, hay situaciones en que la RM fetal puede ofrecer aportaciones muy útiles, como es el caso de los defectos de tubo neural o los teratomas sacrocoxígeos (**Fig. 23-8**).

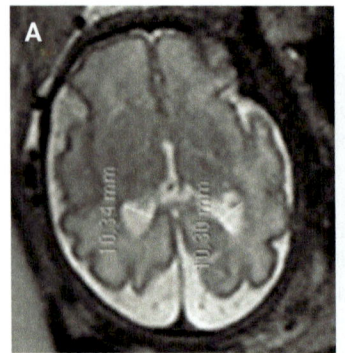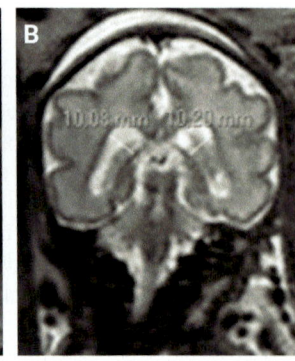

Figura 23-6. Medición del atrio ventricular mediante resonancia magnética fetal en los planos axial (**A**) y coronal (**B**) en T2.

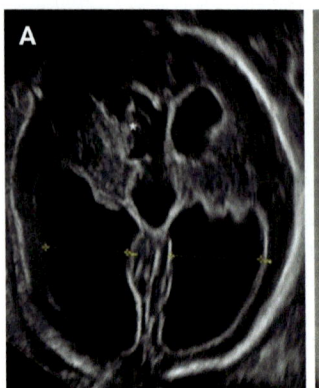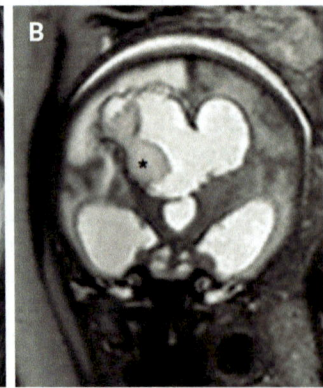

Figura 23-7. A) Ecografía prenatal en el plano axial. **B**) Resonancia magnética coronal. Se identifica un trombo (asterisco) en el asta frontal del ventrículo lateral derecho de los ventrículos laterales con alteración de la señal de la sustancia blanca adyacente y dilatación de los ventrículos laterales (diámetro transverso atrial de 25 mm) y el tercer ventrículo.

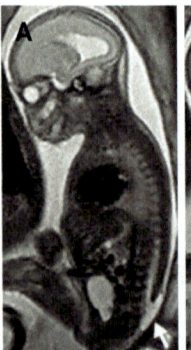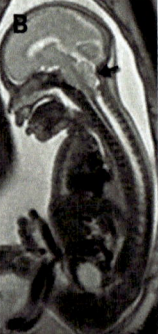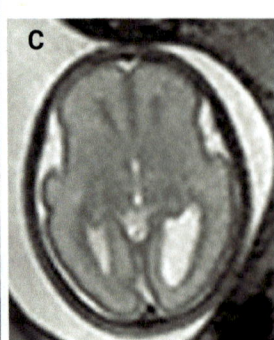

Figura 23-8. Resonancia magnética de la columna fetal en plano sagital (**A** y **B**) y axial del cráneo (**C**) de un feto con un mielomeningocele (flecha blanca), con herniación del cerebelo a través del foramen magno (flecha negra) y dilatación del asta posterior del ventrículo lateral izquierdo.

Cráneo, cara y cuello

En el cráneo, la cara y el cuello, la RM se indica en estas situaciones:

- Masas de la cara y el cuello:
  - Anomalías vasculares o linfáticas.
  - Bocio.

– Teratomas.
– Hendiduras faciales.
– Quistes congénitos y masas quísticas.
• Obstrucción de las vías respiratorias. Las imágenes de RM pueden ser muy útiles para el asesoramiento del manejo perinatal del neonato.

Tórax

Las indicaciones de la RM para el tórax son las siguientes:

• Malformaciones congénitas de las vías respiratorias y de los pulmones.
• Hernia diafragmática congénita.
• Derrames (pulmonar, cardíaco).
• Masas mediastínicas.
• Sospecha de atresia esofágica.
• Linfangiectasia (primaria o secundaria a cardiopatía congénita).

Las anomalías torácicas congénitas son malformaciones poco comunes que requieren un diagnóstico preciso para orientar el posible tratamiento prenatal y posnatal. La ecografía prenatal es el método estándar para evaluar las anomalías torácicas fetales, debido a su amplia disponibilidad, su naturaleza no invasiva y la posibilidad de ofrecer imágenes de alta resolución en tiempo real. Además, el eco-Doppler permite determinar el flujo vascular de algunas lesiones.

En las últimas décadas, la RM fetal se ha convertido en una valiosa herramienta para el diagnóstico y, sobre todo, el manejo de lesiones torácicas, debido a su alta precisión diagnóstica (98 % de sensibilidad) y su valor pronóstico, como ocurre en las hernias diafragmáticas, por ejemplo.

Las ventajas de la RM en la evaluación del tórax fetal son su mejor definición anatómica, por su capacidad multiplanar, la mejor caracterización de los tejidos y la cuantificación de los volúmenes pulmonares.

La evaluación de las anomalías torácicas fetales con RM se puede realizar con máquinas de 1,5 T o 3 T. Se utilizan secuencias T2 estándar de eco espín rápido de un solo disparo en los tres planos ortogonales y, al menos, una secuencia en T1 (fundamentalmente, en el plano coronal).

> **!** Las alteraciones torácicas que más se benefician de la RM son la hernia diafragmática congénita, la malformación congénita de las vías respiratorias pulmonares, el secuestro broncopulmonar y las lesiones híbridas.

En comparación con la ecografía, en la hernia diafragmática congénita, la RM permite una mejor visualización del defecto del diafragma y del contenido herniado. El hígado y el meconio dan señales de alta intensidad en secuencias T1; por este motivo, la RM es muy útil para identificar su presencia en la cavidad torácica (**Fig. 23-9**).

> **!** La RM es útil para evaluar los volúmenes pulmonares y el grado de hipoplasia pulmonar. El volumen pulmonar fetal total se obtiene como la suma de las áreas pulmonares fetales en cada corte multiplicada por el grosor del corte. Luego, este volumen pulmonar se compara con el volumen pulmonar esperado para la edad gestacional. La relación entre el volumen pulmonar fetal observado y el esperado refleja la gravedad de la hipoplasia pulmonar. Los fetos con un volumen pulmonar fetal total observado inferior al 25 % del esperado tienen una mayor probabilidad de requerir oxigenación por membrana extracorpórea o de desarrollar hipertensión pulmonar grave después del nacimiento, así como de presentar mayores tasas de mortalidad.

Esta valoración también puede ser útil para casos con riesgo de hipoplasia pulmonar, como el oligohidramnios, el onfalocele, las masas pulmonares y las displasias musculoesqueléticas. El volumen del hígado herniado en la hernia diafragmática congénita se calcula dividiendo el porcentaje de hígado herniado por el volumen pulmonar fetal total; los números más altos se asocian a un peor pronóstico posnatal.

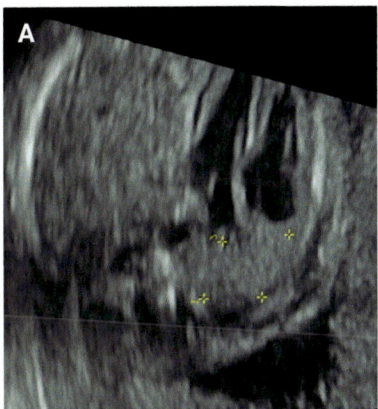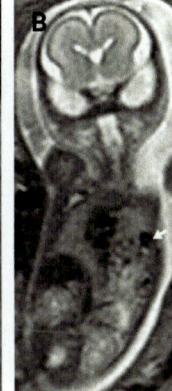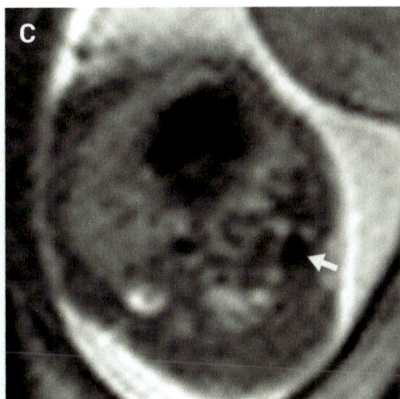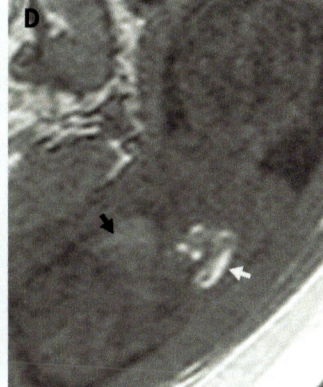

Figura 23-9. Hernia diafragmática izquierda. **A)** Una imagen de ultrasonido axial muestra el área del pulmón izquierdo que se está midiendo (cursores). **B y C)** Las imágenes coronales (**B**) y axiales (**C**) T2 de un solo disparo muestran múltiples asas intestinales en el hemitórax izquierdo, debido a una hernia diafragmática congénita. **D)** La imagen coronal T1 muestra meconio con señal T1 alta dentro de las asas intestinales herniadas en el hemitórax izquierdo (flecha blanca). Obsérvese el hígado (flecha negra) con señal T1 alta debajo del hemidiafragma derecho intacto.

! Las malformaciones congénitas de la vía aérea (antiguamente conocidas como *malformación adenomatoidea quística*) consisten en la proliferación anormal y desorganizada de tejido bronquial no funcionante y en comunicación con la vía aérea. El aporte arterial se realiza a través de las arterias pulmonares, y el drenaje venoso depende de las venas pulmonares. Tienen predilección por los lóbulos inferiores con igual predilección por derecha o izquierda; son raros los bilaterales.

Se diferencian tres tipos:

- Tipo I (macroquístico). Con quistes entre 2 y 10 cm. Es la forma más común y con mejor pronóstico.
- Tipo II (macroquístico con un componente microquístico). Con quistes < 2 cm; se puede asociar a otras malformaciones, como la agenesia renal.
- Tipo III (microquístico). Con quistes < 0,5 cm. Es la variante menos frecuente y la que peor pronóstico tiene.

El diagnóstico diferencial incluye el secuestro pulmonar, la malformación híbrida y la hernia diafragmática congénita. Se sospechará el secuestro pulmonar si la lesión no comunica con la vía aérea y recibe aporte arterial sistémico.

! El secuestro pulmonar es una anomalía formada por tejido pulmonar no funcionante, sin conexión con el árbol traqueobronquial. Presenta un aporte vascular sistémico anómalo desde la aorta torácica o abdominal (**Fig. 23-10**). Su drenaje venoso depende del tipo de secuestro: en el caso de secuestro intralobular, es pulmonar; en el extralobular, sistémico. La localización más frecuente es en el segmento posterobasal del pulmón izquierdo. Un 15 % de las veces el secuestro pulmonar puede localizarse en la zona subdiafragmática.

En la ecografía, las lesiones macroquísticas muestran quistes más grandes rodeados de tejido ecogénico (**Fig. 23-11**), mientras que las lesiones microquísticas son predominantemente lesiones sólidas hiperecogénicas que pueden contener microquistes visibles. Estas lesiones pueden volverse isoecoicas con respecto al parénquima pulmonar circundante durante el tercer trimestre.

! En la RM, las lesiones macroquísticas aparecen como lesiones quísticas uniloculares o multiloculares de alta señal en T2 de tamaño variable con paredes delgadas (v. **Fig. 23-10**). Algunas lesiones que contienen componentes predominantemente hipointensos en T2 se correlacionan con malformaciones congénitas de las vías respiratorias pulmonares de histología primitiva, y son más resistentes a la terapia con corticoides en comparación con las malformaciones congénitas tradicionales de las vías respiratorias pulmonares.

Patología abdominal

Las indicaciones de la RM para la patología abdominal son las que se enumeran en las siguientes líneas:

- Tumores abdominales, como hemangiomas, neuroblastomas, teratomas y masas suprarrenales o renales.
- Anomalías genitourinarias complejas.
- Malformaciones de la cloaca y anorrectales.
- Anomalías renales en casos de oligohidramnios grave.
- Defectos complejos de la pared abdominal (**Fig. 23-12**).

Para estudiar la obstrucción intestinal, la RM es superior a la ecografía, ya que puede mostrar todo el abdomen en múltiples planos, identificar el número y la ubicación de las asas intestinales dilatadas y localizar el sitio de la obstrucción. La RM también puede caracterizar el contenido de las asas intestinales identificando el meconio, con su característica señal alta en T1.

La ecografía prenatal puede evaluar con precisión la ubicación, el tamaño y la ecogenicidad de los riñones y su pared, así como el contenido de la vejiga urinaria. En la ureterohidronefrosis, la RM puede delinear la anatomía de todo el aparato urinario, debido a su gran campo de visión y al efecto de contraste que ofrece la orina. Además, tiene como ventajas la capacidad multiplanar y la posibilidad de seguir el recorrido completo de los uréteres hasta su inserción en la vejiga.

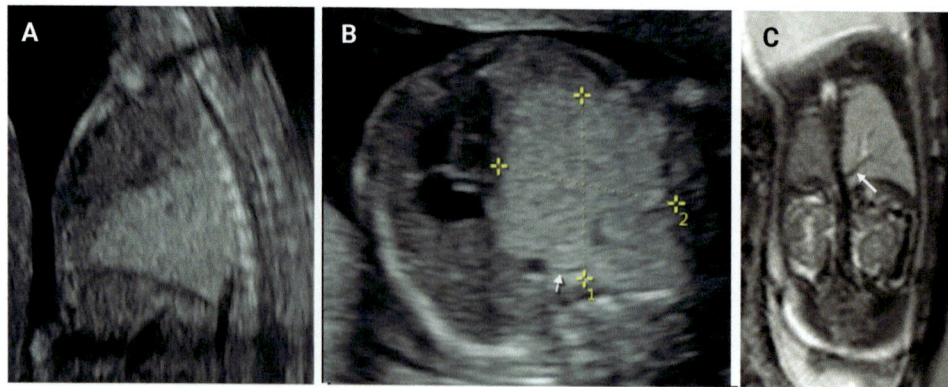

Figura 23-10. Secuestro pulmonar. **A** y **B)** Las imágenes de ultrasonido sagital (**A**) y axial (**B**) demuestran una lesión pulmonar hiperecoica en el lóbulo inferior izquierdo (calibradores en **B**), que desplaza levemente el corazón hacia la derecha con una estructura hipoecoica lineal que ingresa en él, lo que sugiere una alimentación. Vaso (flecha en **B**). **C)** La resonancia magnética fetal se realizó a las 21 semanas de gestación. Las imágenes coronales en T2 de un solo disparo confirman la presencia de una gran lesión en el pulmón izquierdo, con señal T2 alta y homogénea y un vaso de alimentación que surge de la aorta torácica descendente.

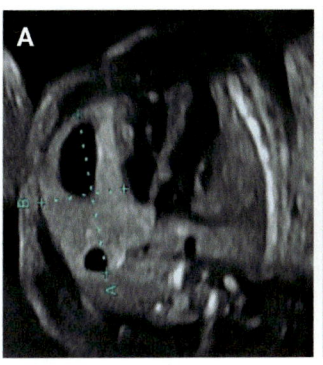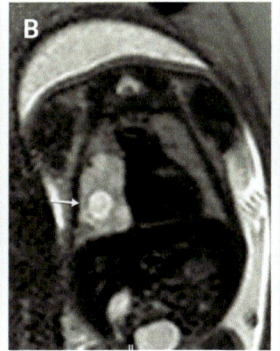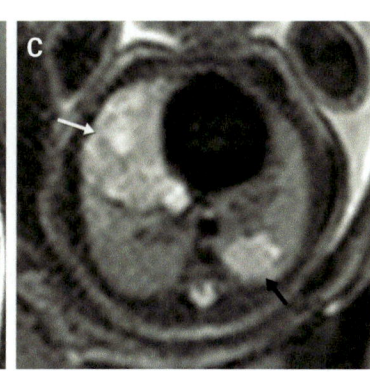

Figura 23-11. A) Una imagen de ultrasonido axial del tórax muestra una lesión pulmonar hiperecoica con dos lesiones macroquísticas en el lóbulo medio del pulmón derecho. **B** y **C)** Las imágenes coronal (**B**) y axial (**C**) en T2 de un solo disparo confirman la presencia de una masa pulmonar con múltiples quistes en el lóbulo medio y una segunda lesión en el lóbulo inferior izquierdo.

- La RM puede caracterizar el contenido de las asas intestinales identificando el meconio, con su característica señal alta en T1.
- En la ureterohidronefrosis, la RM puede delinear la anatomía de todo el aparato urinario, debido a su gran campo de visión y al efecto de contraste que ofrece la orina.

Sistema musculoesquelético

Para el sistema musculoesquelético, las indicaciones de RM son:

- Evaluación de masas en las extremidades, como malformaciones linfáticas y el síndrome de Klippel-Trénaunay-Weber.
- Displasias esqueléticas.
- Confirmación de sospechas de anomalías en las extremidades.

Complicaciones del embarazo múltiple monocoriónico

Las indicaciones de RM para las complicaciones del embarazo múltiple monocoriónico son:

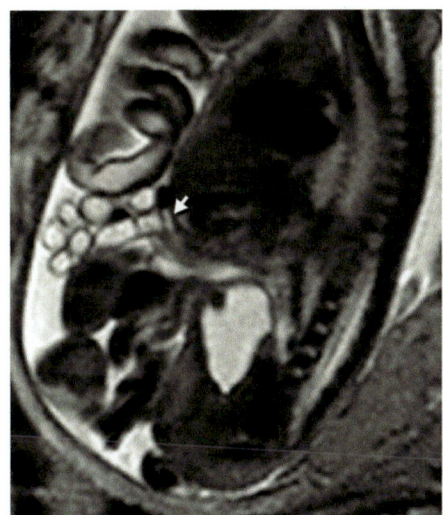

Figura 23-12. La resonancia magnética sagital T2 demostró un defecto paraumbilical derecho en las de la pared abdominal anterior (flecha). Se observaron asas de intestino delgado y grueso flotando libremente en la cavidad amniótica con meconio y líquido amniótico entre ellas.

- Delimitación de la anatomía vascular antes del tratamiento con láser de gemelos monocoriónicos.
- Evaluación de la morbilidad neurológica tras la muerte de un gemelo.

Asesoramiento en cirugía fetal

En el asesoramiento en cirugía fetal, las indicaciones de la RM son las siguientes:

- Defectos del tubo neural.
- Teratoma sacrocoxígeo.
- Procesos obstructivos de las vías aéreas.
- Masas torácicas.
- Hernia diafragmática congénita.
- Obstrucción urinaria baja.
- Obstrucción intestinal.

Patología placentaria

La RM puede ser útil en el manejo de la patología placentaria, como en el caso de la enfermedad trofoblástica gestacional y las anomalías de la implantación; básicamente, las alteraciones del espectro de la placenta acreta.

> **!** La mayoría de los estudios publicados no demuestran una clara ventaja diagnóstica entre la ecografía y la RM en el ámbito de la patología del espectro de la placenta acreta: las tasas son muy similares en sensibilidad y especificidad. De hecho, cada una tiene unas ventajas e inconvenientes que pueden ser complementadas por la otra.

La ventaja de la ecografía es que tiene una mayor resolución espacial y temporal, y la posibilidad de evaluar la vascularización mediante la flujometría eco-Doppler. La resonancia, por su parte, ofrece un mayor campo de visión, así como mayor penetración y contraste en sus imágenes.

La resonancia puede ser más útil que la ecografía en tres escenarios clínicos:

- Placenta de localización posterior, porque la vejiga no se puede utilizar para ayudar a aclarar la interfaz placentaria-miometrial.

- Evaluación de la profundidad de la afectación miometrial y parametrial.
- Evaluación del miometrio y la placenta en las porciones más laterales de la histerotomía.

Los signos que se pueden encontrar en el espectro de la placenta acreta son:

- Protuberancia uterina dentro de la vejiga.
- Interrupción de la pared de la vejiga.
- Pérdida de la línea hipointensa retroplacentaria en imágenes T2.
- Vascularización anormal del lecho placentario.
- Bandas intraplacentarias oscuras en imágenes T2.
- Adelgazamiento miometrial.
- Masa exofítica focal.

Aspectos técnicos

La edad gestacional es importante para elegir el momento óptimo de la prueba. Antes de las 18 semanas, el estudio de RM fetal puede brindar una información muy limitada, debido al pequeño tamaño del feto y a la cantidad de movimientos.

> ! • El movimiento fetal es uno de los factores más limitantes de la RM fetal. Sin embargo, utilizando técnicas de adquisición rápida u otras técnicas de disparo único, los cortes se obtienen en menos de 1 segundo. Es posible que las secuencias tengan que repetirse si el movimiento degrada la imagen de la región de interés.
> • Una secuencia de disparo único de espín-eco ponderada en T2 revela una anatomía excelente. Las imágenes potenciadas en T1 de adquisición rápida con secuencias de eco de gradiente discriminan menos anatómicamente, pero ayudan a definir ciertas características del tejido o líquido fetal, como grasa, hemorragia, hígado y meconio en el intestino.

Cerebro fetal

Las secuencias de imágenes deben incluir imágenes ponderadas en T2 axiales, coronales y sagitales. El grosor de corte óptimo es de 2-3 mm; pero, en algunos pacientes, puede ser necesario un grosor de corte de 4-5 mm. La secuencia rápida de eco de gradiente T1 debe realizarse en el plano coronal o axial si se sospecha que se trata de una hemorragia, o que el contenido es de grasa, por ejemplo, un tumor con contenido graso.

Columna vertebral fetal

Las secuencias de imágenes deben incluir imágenes ponderadas en T2 axiales, coronales y sagitales de la columna vertebral. El espesor de corte óptimo es de 2-3 mm; pero, en algunos pacientes, puede ser necesario un espesor de corte de 4-5 mm, debido a la consideración de la relación señal/ruido. Se puede realizar una secuencia rápida de eco de gradiente T1 si se sospecha una lesión que contiene grasa.

Cara y cuello fetal

Las secuencias de imágenes deben incluir imágenes ponderadas en T2 axiales, coronales y sagitales de la cara y el cuello del feto. Se debe utilizar un espesor de corte de hasta 5 mm. Se debe realizar una secuencia rápida de eco de gradiente T1 en el plano apropiado si se sospecha grasa o hemorragia.

> Las imágenes sagitales repetitivas, incluido el cine en tiempo real, pueden ser útiles para visualizar líquido en la orofaringe si se sospecha una lesión del paladar o del esófago proximal, ya que el líquido amniótico hace las funciones de contraste.

Tórax fetal

Las secuencias de imágenes deben incluir imágenes ponderadas en T2 axiales, coronales y sagitales. El grosor del corte debe ser de hasta 5 mm. Se puede realizar una secuencia rápida de eco de gradiente T1 en el plano coronal o sagital para evaluar el hígado y el meconio en casos de hernia diafragmática congénita.

Las secuencias *steady state free precession*, también conocidas como *fast imaging employing steady state acquisition*, y las imágenes de cine se pueden utilizar para perfeccionar la evaluación del corazón y las masas vasculares.

Abdomen fetal

Las secuencias de imágenes deben incluir imágenes ponderadas en T2 axiales, coronales y sagitales. El grosor del corte debe ser de hasta 5 mm. La secuencia rápida de eco de gradiente T1 se puede realizar en el plano coronal o sagital para evaluar el hígado, el meconio, la grasa o la hemorragia.

Volumetría fetal

Varios estudios han establecido volúmenes y ecuaciones de peso derivados de la RM. Los más utilizados son los volúmenes pulmonares para predecir la hipoplasia. También se ha estimado el peso fetal. Cuando se midan estructuras que contengan líquidos, es importante recordar que las mediciones obtenidas por resonancia son generalmente alrededor de un 10 % mayores que las obtenidas con ultrasonido.

Imágenes dinámicas

Los estudios han demostrado la utilidad de secuencias de cine para evaluar el movimiento de las extremidades fetales, la deglución, la respiración y el movimiento cardíaco. La sedación es opcional y según la decisión de la paciente, por motivos principalmente de claustrofobia o ansiedad, en cuyo caso se puede administrar un ansiolítico. Algunas guías recomiendan el ayuno de 4 horas para disminuir los artefactos de movimiento de las asas intestinales. Se debe vaciar la vejiga antes de la prueba. La paciente se coloca en decúbito supino o en decúbito lateral izquierdo en el caso de edad gestacional avanzada. Inicialmente, se realizan unas secuencias localizadoras del abdomen materno para valorar la posición fetal. A continuación, se realizan imágenes en los tres planos ortogonales centradas en la región de interés.

Se emplean secuencias ultrarrápidas potenciadas en T2 y secuencias balanceadas (*fast imaging employing steady state acquisition*) con el objetivo de disminuir el artefacto de los movimientos fetales. Las imágenes potenciadas en T1 son más difíciles de obtener, por su mayor duración. Su valor reside en la detección de sustancias hiperintensas, como los productos de degradación de la hemoglobina en el contexto de una hemorragia, la mielina en el sistema nervioso central o el meconio en el colon.

El empleo de secuencias de difusión se ha extendido en los últimos años, y sirve para la valoración de patología del sistema nervioso central (isquemia, hemorragia) y la identificación de parénquima renal (los riñones displásicos muestran menor restricción que los normales). La secuencia T2 eco de gradiente es útil para detectar microsangrados o calcificaciones. La imagen ponderada en T2 es el pilar de la RM fetal; generalmente, se logra utilizando secuencias ponderadas en T2 potenciadas con secuencias rápidas.

Las imágenes ponderadas en T1 se adquieren por el uso de secuencias de gradiente de eco bidimensional a 1,5 T. Una duración promedio de 15 segundos permite la realización del estudio durante una suspensión de la respiración materna, lo cual facilita la adquisición de imágenes que se encuentran libres de artefactos de movimiento. Las imágenes ponderadas en T1 identifican metahemoglobina en la hemorragia subaguda, calcificaciones y meconio.

Las secuencias de disparo único de alta resolución son utilizadas para la visualización de estructuras óseas, calcificaciones y productos de la degradación de la sangre, como la desoxihemoglobina (lo cual sugiere un sangrado reciente) o hemosiderina (que representa una hemorragia más vieja).

 PUNTOS CLAVE

- Las alteraciones en la cantidad de líquido amniótico, ya sea por defecto o por exceso, se asocian a múltiples resultados adversos.
- El aclaramiento del líquido se produce a través de la deglución fetal y de la absorción intramembranosa (membrana fetal-membrana fetal); también, pero en menor medida, de la absorción transmembranosa (membrana fetal-membrana materna).
- La estimación de la cantidad de líquido amniótico por ecografía debe realizarse de forma cualitativa.
- En caso de sospecha de alteración de la cantidad de líquido amniótico, o en gestaciones de riesgo, el método empleado debe ser el semicuantitativo.
- En el método de la MCV, se considera normal una medida entre 2 y 8 cm.
- En el método de cuatro cuadrantes (ILA), los valores entre 5 y 25 cm son normales.
- El método de MCV debe emplearse en casos de sospecha de oligohidramnios, en embarazos múltiples y en embarazos menores de 24 semanas.
- El método de cuatro cuadrantes (ILA) se debe usar en la sospecha de polihidramnios.
- La causa más frecuente de oligohidramnios es idiopática.
- La sistemática de estudio del oligohidramnios en el segundo trimestre incluye biometría fetal y búsqueda de malformaciones fetales, marcadores de anomalías cromosómicas y anomalías placentarias, estudio del aparato genitourinario fetal, la inserción de cordón, número de vasos umbilicales y sexo fetal. Se ofertará estudio genético en los casos en que se encuentre alguna anomalía estructural. Se debe realizar una serología TORCH y asociar parvovirus B19.
- El seguimiento de oligohidramnios en gestaciones pretérmino se puede realizar de forma ambulatoria mediante registro cardiotocográfico cada 1-2 semanas asociado a MCV/ILA, con baja tasa de muerte fetal inesperada. Se realizará eco-Doppler solo en casos de retraso del crecimiento intrauterino.
- Ante el hallazgo de un oligohidramnios en el tercer trimestre, la mayoría de las sociedades científicas aconsejan la finalización de la gestación entre la semana 36 + 0 y 37 + 6.

- La causa más frecuente de polihidramnios es idiopática.
- Tras el diagnóstico de polihidramnios, hay que descartar las siguientes patologías: anomalías estructurales (fundamentalmente, gastrointestinales, nefrourológicas y del sistema nervioso central), estados que producen alto gasto cardíaco fetal (anemia fetal), diabetes mellitus materna mal controlada y enfermedades neuromusculares fetales e infecciones fetales (parvovirus B19, lúes, etcétera).
- La sistemática de estudio de una gestante con polihidramnios incluye los siguientes elementos: búsqueda de malformaciones fetales, marcadores de anomalías cromosómicas, estudio de la velocidad pico de la arteria cerebral media fetal, sobrecarga oral de glucosa para descartar diabetes gestacional y estudio serológico de infecciones congénitas.
- La amniorreducción en el polihidramnios está indicada en casos muy sintomáticos con ILA ⩾ 35 cm o MCV ⩾ 16 cm.
- La RM no está limitada por la obesidad materna, la posición fetal o la osificación de los huesos del cráneo. Tiene mayor resolución de contraste y mayor campo de visión.
- Los movimientos fetales limitan su resolución, pero el uso de secuencias ultrarrápidas permite reducir los artefactos.
- El uso de campos de fuerza 3T es seguro en cualquier trimestre de la gestación.
- Se desaconseja el uso de gadolinio en la RM fetal.
- Las secuencias en T2 revelan una anatomía excelente. Las imágenes en T1 discriminan menos anatómicamente, pero ayudan a definir ciertos elementos, como grasa, hemorragia, hígado y meconio en el intestino.
- La ventriculomegalia fetal es la indicación más común de la RM en el embarazo.
- La RM es superior a la ecografía en los trastornos de la migración, las alteraciones del cuerpo calloso y la patología de la fosa posterior.
- Las secuencias T2 son las que más información anatómica ofrecen.
- Las secuencias T1 ofrecen ventajas en la detección de hemorragias o isquemia cerebral.
- La RM es muy útil en el diagnóstico de anomalías vasculares cerebrales.

(Continúa)

PUNTOS CLAVE *(cont.)*

- La RM sirve para visualizar productos sanguíneos, que se verán como áreas de hiposeñal en T2 o hiperseñal en T1.
- En la evaluación de la columna vertebral, la RM fetal puede ofrecer aportaciones muy útiles, como es el caso de los defectos de tubo neural o los teratomas sacrocoxígeos.
- En las últimas décadas, la RM fetal se ha convertido en una valiosa herramienta para el diagnóstico y, sobre todo, el manejo de lesiones torácicas.
- Las alteraciones torácicas que más se benefician de la RM son la hernia diafragmática congénita, la malformación congénita de las vías respiratorias pulmonares y el secuestro broncopulmonar, ya que esta técnica permite evaluar los volúmenes pulmonares y el grado de hipoplasia.
- La RM es superior a la ecografía para estudiar la obstrucción intestinal, ya que puede mostrar todo el abdomen en múltiples planos, identificar el número y la ubicación de las asas intestinales dilatadas y localizar el sitio de la obstrucción.
- En el sistema renal, la RM puede delinear la anatomía de todo el aparato urinario, debido a su gran campo de visión y al efecto de contraste que ofrece la orina.
- La mayoría de los estudios publicados no demuestran una clara ventaja diagnóstica entre la ecografía y la RM en el ámbito de la patología del espectro de la placenta acreta.

BIBLIOGRAFÍA

Bauserman M, Nathan R, Lokangaka A, McClure EM, Moore J, Ishoso D, et al. Polyhydramnios among women in a cluster-randomized trial of ultrasound during prenatal care within five low and low-middle income countries: a secondary analysis of the first look study. BMC Pregnancy Childbirth. 2019;19(1):258.

Caro-Domínguez P, Victoria T, Bueno Gómez M, Sainz-Bueno JA. Magnetic resonance imaging of fetal abdominal pathology: a complementary tool to prenatal ultrasound. Pediatr Radiol. 2023;53(9):1829-41.

Caro-Domínguez P, Victoria T, Ciet P, De la Torre E, Toscano AC, Díaz LG, et al. Prenatal ultrasound, magnetic resonance imaging and therapeutic options for fetal thoracic anomalies: a pictorial essay. Pediatr Radiol. 2023; 53(10):2106-19.

Committee Opinion No. 723: Guidelines for Diagnostic Imaging During Pregnancy and Lactation. Obstet Gynecol. 2017;130(4):e210-6.

Crimmins S, Mo C, Nassar Y, Kopelman JN, Turan OM. Polyhydramnios or excessive fetal growth are markers for abnormal perinatal outcome in euglycemic pregnancies. Am J Perinatol. 2018;35(2):140-5.

De Oliveira Carniello M, Oliveira Brito LG, Sarian LO, Bennini JR. Diagnosis of placenta accreta spectrum in high-risk women using ultrasonography or magnetic resonance imaging: systematic review and meta-analysis. Ultrasound Obstet Gynecol. 2022;59(4):428-36.

Fratelli N, Fichera A, Prefumo F. An update of diagnostic efficacy of ultrasound and magnetic resonance imaging in the diagnosis of clinically significant placenta accreta spectrum disorders. Curr Opin Obstet Gynecol. 2022;34(5):287-91.

Hofmeyr GJ, Gülmezoglu AM. Maternal hydration for increasing amniotic fluid volume in oligohydramnios and normal amniotic fluid volume. Cochrane Database Syst Rev. 2000;2002(2):CD000134.

Jarre A, Llorens Salvador R, Montoliu Fornas G, Montoya Filardi A. Valor de la resonancia magnética cerebral en fetos con sospecha ecográfica de agenesia del cuerpo calloso. Radiología. 2017;59(3):226-31.

Karahanoglu E, Akpinar F, Demirdag E, Yerebasmaz N, Ensari T, Akyol A, et al. Obstetric outcomes of isolated oligohydramnios during early-term, full-term and late-term periods and determination of optimal timing of delivery. J Obstet Gynaecol Res. 2016;42(9):1119-24.

Kehl S, Schelkle A, Thomas A, Puhl A, Meqdad K, Tuschy B, et al. Single deepest vertical pocket or amniotic fluid index as evaluation test for predicting adverse pregnancy outcome (SAFE trial): a multicenter, open-label, randomized controlled trial. Ultrasound Obstet Gynecol. 2016;47(6):674-9.

McClure EM, Nathan RO, Saleem S, Esamai F, Garces A, Chomba E, et al. First look: a cluster-randomized trial of ultrasound to improve pregnancy outcomes in low income country settings. BMC Pregnancy Childbirth. 2014; 14:73.

Nabhan AF, Abdelmoula YA. Amniotic fluid index versus single deepest vertical pocket as a screening test for preventing adverse pregnancy outcome. Cochrane Database Syst Rev. 2008;2008(3):CD006593.

Owen J, Albert PS, Buck Louis GM, Fuchs KM, Grobman WA, Kim S, et al. A contemporary amniotic fluid volume chart for the United States: The NICHD Fetal Growth Studies-Singletons. Am J Obstet Gynecol. 2019;221(1):67.e1-12.

Pasupathy D, Denbow ML, Rutherford MA; Royal College of Obstetricians and Gynaecologists. The combined use of ultrasound and fetal magnetic resonance imaging for a comprehensive fetal neurological assessment in fetal congenital cardiac defects: scientific Impact paper No. 60. BJOG. 2019; 126(7):e142-51.

Prayer D, Malinger G, De Catte L, De Keersmaecker B, Gonçalves LF, Kasprian G, et al. ISUOG Practice Guidelines (updated): performance of fetal magnetic resonance imaging. Ultrasound Obstet Gynecol. 2023;61(2): 278-87.

Rabie N, Magann E, Steelman S, Ounpraseuth S. Oligohydramnios in complicated and uncomplicated pregnancy: a systematic review and meta-analysis. Ultrasound Obstet Gynecol. 2017;49(4):442-9.

Reddy UM, Abuhamad AZ, Levine D, Saade GR; Fetal Imaging Workshop Invited Participants. Fetal imaging: executive summary of a joint Eunice Kennedy Shriver National Institute of Child Health and Human Development, Society for Maternal-Fetal Medicine, American Institute of Ultrasound in Medicine, American College of Obstetricians and Gynecologists, American College of Radiology, Society for Pediatric Radiology, and Society of Radiologists in Ultrasound Fetal Imaging Workshop. J Ultrasound Med. 2014;33(5):745-57.

Shrem G, Nagawkar SS, Hallak M, Walfisch A. Isolated oligohydramnios at term as an indication for labor induction: a systematic review and meta-analysis. Fetal Diagn Ther. 2016;40(3):161-73.

Asistencia al parto normal y patológico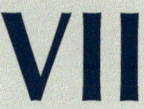

Control del bienestar intraparto

24

M. C. González Macías, M. Castillo Lara y J. J. Fernández Alba

OBJETIVOS

- Conocer las bases fisiopatológicas de la hipoxia fetal intraparto y los mecanismos de adaptación de los que dispone el feto.
- Conocer los distintos tipos de monitorización fetal intraparto existentes (registro cardiotocográfico, STAN®, saturación de oxígeno fetal, potencial de hidrógeno de calota fetal, lactato fetal, etcétera).
- Identificar las situaciones en las que es preciso el empleo de cada uno de los métodos de monitorización intraparto.
- Conocer la técnica para la realización de ecografía intraparto y cuándo debe usarse.
- Reconocer la hipoxia fetal intraparto, de manera que se llegue a un correcto diagnóstico, se prevengan sus complicaciones y/o se prescriba un adecuado tratamiento (intraútero).
- Detectar las posibles complicaciones derivadas de la hipoxia fetal y su tratamiento.

CONTROL DEL BIENESTAR INTRAPARTO

El parto constituye un proceso fisiológico en el que se pueden producir episodios hipóxicos de manera repetitiva. En condiciones normales, un feto sano es capaz de compensar estos episodios por medio de diferentes procesos fisiológicos. Cuando estos mecanismos adaptativos fallan o se saturan, la hipoxia puede producir daños fetales.

 El bienestar fetal hace referencia a aquella situación en la que el feto recibe un aporte adecuado tanto de oxígeno como de nutrientes, suficiente para su crecimiento y desarrollo normal.

Como mecanismo de adaptación a la hipoxia, el feto presenta una alteración de la frecuencia cardíaca fetal (FCF) por activación o inhibición del nodo sinusal, que está modulado por el sistema nervioso autónomo (simpático-parasimpático). Este mecanismo sirve para monitorizar el proceso de adaptación fetal intraparto de manera indirecta.

 Es importante entender que la monitorización fetal intraparto es un concepto que no valora otras patologías feto-maternas, por lo que no asegura la indemnidad del feto, sino que es un recurso que avisa de que no existe un proceso hipóxico extremo que ponga en riesgo al feto, es decir, que pueda causarle la muerte o una parálisis cerebral de origen hipóxico.

La hipoxia fetal sucede por la disminución del intercambio de oxígeno y nutrientes en la placenta (ya sea por las contracciones, la presión arterial materna elevada, un déficit placentario u otra causa). El objetivo principal de la monitorización fetal es detectar los fetos en riesgo de hipoxia con la suficiente anticipación como para que se pueda actuar y así prevenir las posibles secuelas. La vigilancia intraparto es necesaria para identificar esos fetos que están en riesgo y mejorar su resultado perinatal. Hoy en día se conocen diferentes métodos de monitorización fetal intraparto.

Hipoxia fetal intraparto

Para una mayor comprensión de la hipoxia fetal intraparto, a continuación se desarrolla la fisiopatología, los mecanismos de adaptación fetal y la monitorización, tanto biofísica como bioquímica.

Fisiopatología

La sangre que llega a la placenta ya ha sido previamente utilizada por la madre. Por ello, la disponibilidad de oxígeno para el intercambio con la sangre fetal es limitada; como consecuencia, el feto vive en un ambiente bajo en oxígeno. El feto sano, además de la placenta en sí misma, posee mecanismos de compensación que le permiten, tanto en reposo como en condiciones de dinámica uterina establecida, no verse afectado por esta situación de hipoxia continua (**Tabla 24-1**).

Mecanismos de adaptación fetal

A continuación, se desarrollan los mecanismos de adaptación fetal.

- **Aumento de la masa eritrocitaria (poliglobulia) y de la fracción de hemoglobina fetal**. Este mecanismo se desarrolla como el intento de captar más oxígeno en la placenta.

Tabla 24-1. Condiciones necesarias para un adecuado aporte de oxígeno

Es necesario	Potenciales dificultades
• Aporte sanguíneo adecuado al territorio uteroplacentario	• Presión arterial materna • Anemia materna grave
• Adecuado llenado del espacio intervelloso	• Desprendimiento de la placenta • Dinámica uterina excesiva

• Intercambio gaseoso óptimo en la placenta	• Directamente proporcional:
	  – A la superficie placentaria
	  – A la constante de difusión del oxígeno en el tejido placentario
	  – Al gradiente de presiones maternofetales
	• Inversamente proporcional al espesor placentario

• Circulación fetal adecuada	• Alteraciones circulatorias del cordón o del propio feto

Aparece en situaciones de hipoxia crónica y es de instauración lenta, por lo que, aunque se ponga en marcha, no es posible identificarlo intraparto claramente.

- **Aumento de la afinidad de la hemoglobina fetal por el oxígeno**. Entre los mecanismos fetales de adaptación, destaca la elevada afinidad de la hemoglobina fetal por el oxígeno. La presión de oxígeno más alta en la sangre fetal se encuentra en la vena umbilical, y habitualmente no es superior a 30 mmHg. La hemoglobina fetal tiene una curva de disociación desplazada a la izquierda, y su p50 (presión de oxígeno que se asocia a una saturación de la hemoglobina del 50 % a temperatura y potencial de hidrógeno [pH] estándar) es menor. Esto significa que, para la misma presión parcial de oxígeno (pO_2), a la misma temperatura y pH, la hemoglobina fetal alcanza una mayor saturación de oxígeno. Esto, que podría en teoría suponer una dificultad para la liberación de oxígeno en los tejidos, realmente no es un factor limitante, ya que, cuando el dióxido de carbono se desplaza de los tejidos a la sangre, se produce un desplazamiento a la derecha de la curva de disociación de la hemoglobina fetal, lo cual facilita la transferencia del oxígeno a los tejidos.
- **Reserva de oxígeno fetal**. Si el aporte de oxígeno al feto disminuye, este tiene la capacidad de aumentar su extracción de la sangre y disminuir la pO_2 arterial fetal sin disminuir la oxigenación tisular. Esto permite al feto compensar una disminución aguda del aporte de oxígeno. Si el aporte sigue disminuyendo, al final este sistema falla y el consumo tisular disminuye, con lo cual los tejidos entran en metabolismo anaerobio, con la consecuente producción de ácido láctico, lo que conduce a la acidemia metabólica.
- **Cambios en la FCF**. El equilibrio entre el sistema nervioso simpático (cardioacelerador) y el parasimpático (cardiomoderador) se produce de manera dinámica y rápida ante los diferentes estímulos que actúan sobre el feto. El sistema nervioso simpático se activa ante hipoxia leve (depleción de noradrenalina que estimulará el sistema simpático) y ante la fiebre materna. Por su parte, el parasimpático lo hace cuando se presenta una hipoxia grave (depresión miocárdica directa y estímulo del reflejo vagal) y ante compresión de la cabeza

fetal. Se conoce que, de manera fisiológica, aquellas situaciones que producen una hipoxia en el feto estimulan el sistema nervioso autónomo. En principio, se estimularán los barorreceptores periféricos, que producirán una liberación de catecolaminas en las glándulas suprarrenales y, en consecuencia, una elevación de la FCF por estimulación del sistema nervioso simpático (cardioacelerador). La estimulación de estos barorreceptores también contribuye a la vasoconstricción periférica y a la consecuente vasodilatación central (redistribución de flujo), que intenta proteger los órganos considerados esenciales (cerebro, miocardio). Se produce asimismo un aumento de la glucosa circulante por la activación de la glucogenólisis. Si se observa que la variabilidad se mantiene adecuada y existen aceleraciones, se puede presuponer una buena preservación del sistema nervioso central. En los casos en que la hipoxia se mantiene, el feto puede entrar en acidosis con el aumento de ácido láctico en sangre, la activación de los quimiorreceptores y la actuación del sistema nervioso parasimpático (cardiomoderador). Esta situación se traducirá en el registro cardiotocográfico (RCTG) en una disminución de la variabilidad, la ausencia de aceleraciones y la aparición de desaceleraciones tardías. Poco a poco, si no se corrige el problema, la FCF continuará disminuyendo como reflejo de la afectación miocárdica por la acidosis y la falta de oxígeno.

Monitorización biofísica

Dentro de la monitorización biofísica se abordan el RCTG, el RCTG computarizado, la auscultación fetal intermitente y el análisis del segmento ST.

Registro cardiotocográfico

El RCTG constituye una herramienta adecuada para evaluar las fluctuaciones entre los dos sistemas nerviosos autónomos (simpático/parasimpático), mediante la valoración de la denominada variabilidad de la FCF. Para que se pueda valorar un RCTG, es preciso definir los parámetros que se evalúan en esta prueba diagnóstica y conocer los límites de la normalidad para cada uno de ellos, con el fin de clasificarlos correctamente (**Tabla 24-2**).

El RCTG es una prueba diagnóstica con una sensibilidad elevada para la detección de la hipoxia fetal (superior al 95 %), pero con una especificidad y un valor predictivo positivo bajos. Esto se debe, en gran medida, al hecho de que presenta dificultades en su interpretación, con una elevada variabilidad interobservador e intraobservador.

En un RCTG se deben valorar:

- La línea de base.
- La variabilidad.
- Los ascensos.
- Las desaceleraciones.
- La dinámica uterina.

Línea de base

La línea de base se define como la FCF media por minuto aproximada durante un período de 10 minutos, excluyendo

Tabla 24-2. Conceptos y definiciones en la monitorización fetal mediante registro cardiotocográfico

Concepto	Definición	Límites normales
Línea de base	• FCF media aproximada por minuto durante un segmento de 10 segundos, excluyendo las aceleraciones y desaceleraciones y los períodos de variabilidad marcada	• 110-160 lpm
Variabilidad	• Fluctuaciones de la FCF • Diferencia entre la FCF mínima y máxima de un segmento sin aceleraciones ni desaceleraciones	• 5-25 lpm
Ascensos	• Aumento brusco de la FCF sobre la línea de base	• 15 lpm sobre la línea de base • Duración > 15 segundos y < 2 minutos

Desaceleraciones variables	• Disminución brusca de la FCF	• < 30 segundos desde el comienzo hasta el nadir
		 • Son las más frecuentes
		 • Forma de V
		 • La disminución es > 15 lpm, y la duración > 15 segundos pero < 2 minutos
		 • Se producen por la activación de los barorreceptores, por aumentar la presión sistémica fetal debido a la compresión funicular
		 • Criterios de gravedad que podrían suponer hipoxia fetal:
		   – Retardo respecto a la contracción
		   – Regla de los 60: más de 60 segundos de duración, con descenso > 60 lpm respecto de la línea de base y nadir < 60 lpm
		   – Ascenso lento a la línea base
		   – > 50 % de las contracciones
		   – Caída > 30 latidos, en más del 30 % de las contracciones durante > 30 minutos
		   – Pérdida del *shouldering*
		   – Morfología bifásica (W) o de U
		   – Ausencia de variabilidad durante la desaceleración

Desaceleraciones precoces	• Disminución gradual y recuperación de la FCF, generalmente simétrica, asociada a la contracción uterina	• > 30 segundos desde el comienzo hasta el nadir • El nadir coincide con el acmé de la contracción (imagen especular) • Se asocian a la compresión de la calota fetal • No se relacionan con la hipoxia ni la acidosis

(Continúa)

Tabla 24-2. Conceptos y definiciones en la monitorización fetal mediante registro cardiotocográfico *(cont.)*

Concepto	Definición	Límites normales
Desaceleraciones tardías	• Disminución gradual y recuperación de la FCF, generalmente simétrica, asociada a la contracción uterina	• > 30 segundos el comienzo hasta el nadir • El nadir se halla retrasado en el tiempo con respecto al acmé de la contracción • Alertan de la activación de los quimiorreceptores fetales por la hipoxia mantenida • Se puede sospechar acidosis metabólica si: – Se encuentran en > 30 % de las contracciones > 30 minutos – Si cumplen los criterios de 60 segundos
Desaceleración prolongada o bradicardia	• Si no recupera tras 3 minutos, se habla de bradicardia fetal	
Patrón sinusoidal	• Se caracteriza por tener una línea de base normal (120-160 lpm), pero con las siguientes características: – Oscilación de 2-5 ciclos por minuto – Amplitud de 5-15 lpm por encima y debajo de la línea de base – Variabilidad a corto plazo disminuida o silente – Duración de al menos 10 minutos	• El patrón sinusoidal se ha asociado a anemia fetal grave, efecto de fármacos (sobre todo con opioides), hipoxia o asfixia fetal, así como a otras circunstancias no patológicas, como ciclos de sueño del feto y movimientos fetales de succión; por lo que deberá ser evaluado teniendo en cuenta muchas otras variables, además del RCTG
Patrón seudosinusoidal Taquicardia	• Se define como el patrón en el que se alternan períodos de oscilación de la línea de base con otros con una FCF y variabilidad normales • Elevación mantenida de la línea de base durante más de 10 minutos	• Se relaciona con posible daño neurológico • Moderada > 160 lpm • Grave > 180 lpm • Valorar posibles causas y tratamiento: – Fiebre materna – Corioamnionitis – Fármacos – Anemia fetal o materna – Hipertiroidismo materno

FCF: frecuencia cardíaca fetal; lpm: latidos por minuto; RCTG: registro cardiotocográfico.

las aceleraciones, las deceleraciones y los períodos de variabilidad marcada (**Fig. 24-1**). Debe durar un mínimo de 2 minutos en un segmento de 10 minutos; en caso contrario, se habla de FCF basal indeterminada (**Fig. 24-2**).

Variabilidad

El concepto *variabilidad* se refiere a las fluctuaciones de la FCF que caracterizan a la línea de base como irregular, tanto en su amplitud como en su frecuencia. En concreto, puede definirse como la diferencia media entre la FCF mínima y la máxima en un segmento de 1 minuto sin aceleraciones ni deceleraciones, en latidos por minuto (**Fig. 24-3**).

En condiciones normales, entre el sistema nervioso simpático y el parasimpático, existe una interacción que responde a diversos estímulos y necesidades fetales. En condiciones normales, en las que no hay hipoxia, el tiempo transcurrido entre dos latidos fetales no es uniforme. Esa diferencia de tiempo entre dos latidos es lo que se conoce con el término variabilidad.

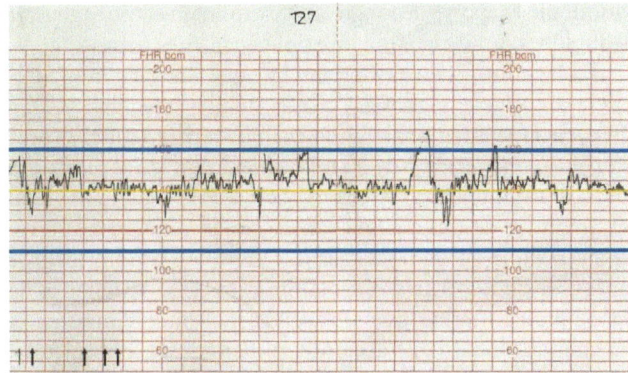

Figura 24-1. Registro cardiotocográfico que muestra una línea de base normal.

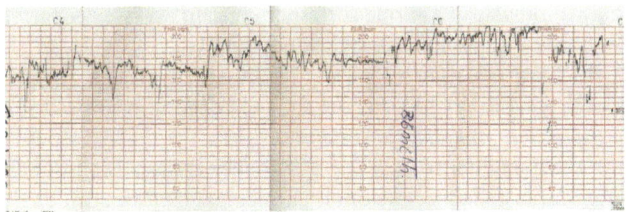

Figura 24-2. Registro cardiotocográfico que muestra taquicardia fetal.

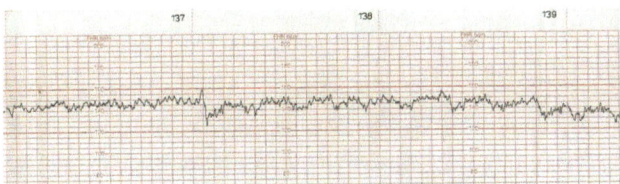

Figura 24-3. Registro cardiotocográfico que muestra adecuada variabilidad.

Se pueden distinguir dos tipos de variabilidad (**Fig. 24-4**):

- Variabilidad a corto plazo, que es la diferencia media del intervalo entre dos latidos, controlada principalmente por el parasimpático.
- Variabilidad a largo plazo, que es la amplitud y periodicidad de los cambios, controlada por el simpático.

> **!** El concepto *cycling* o alternancia de patrones hace referencia a un patrón cardiográfico fetal en el que alternan períodos de variabilidad normal con ascensos con otros con variabilidad disminuida en el que pueden no verse aceleraciones. Estos períodos aparentemente silentes no deben durar más de 50-60 minutos (normalmente suelen ser de unos 30 minutos) y reflejan períodos de sueño fetal. La alternancia sueño/vigilia se relaciona con bienestar fetal, ausencia de hipoxia/acidosis y madurez neurológica; es más frecuente observarlo en fetos a término (**Fig. 24-5**).

Sin embargo, si el período de disminución de la variabilidad se prolonga, se han de realizar más pruebas para descartar una pérdida del bienestar fetal y actuar en consecuencia.

Aceleraciones

Las aceleraciones se definen como un aumento brusco de la FCF (**Fig. 24-6**).

Tienen las siguientes características:

- En fetos de 32 semanas o menos:
  - Aumento de 15 latidos por minuto o más de la línea de base.
  - Duración de 15 segundos o más desde su inicio hasta su retorno a la línea de base.
- En fetos de más de 32 semanas:
  - Aumento de 10 latidos por minuto o más sobre la línea de base.
  - Duración de 10 segundos o más.

Desaceleraciones

Las desaceleraciones se definen como el descenso brusco de la FCF con respecto a la línea de base de un mínimo de 15 latidos por minuto de amplitud y una duración mayor o igual a 15 segundos (**Fig. 24-7**).

Se producen como respuesta refleja para disminuir el gasto cardíaco cuando el feto está sometido a un estrés hipóxico o mecá-

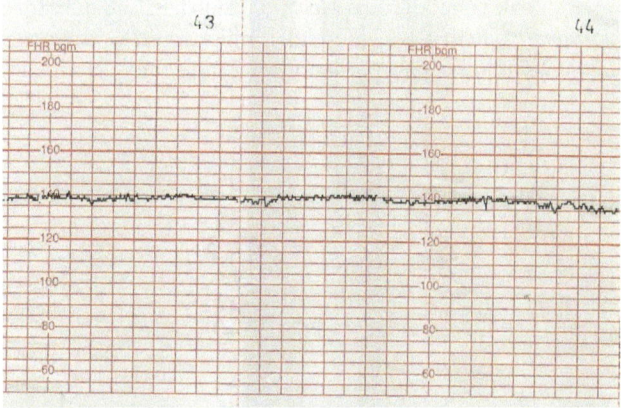

Figura 24-4. Registro cardiotocográfico que muestra variabilidad disminuida.

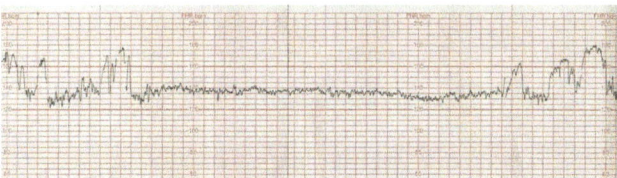

Figura 24-5. Registro cardiotocográfico que muestra período *cycling*.

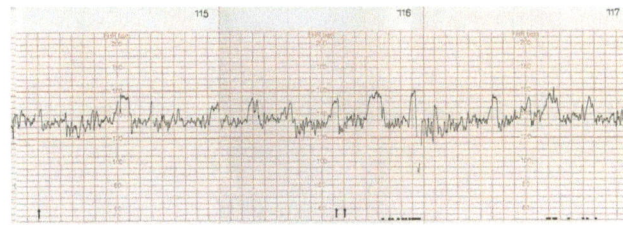

Figura 24-6. Registro cardiotocográfico que muestra ascensos.

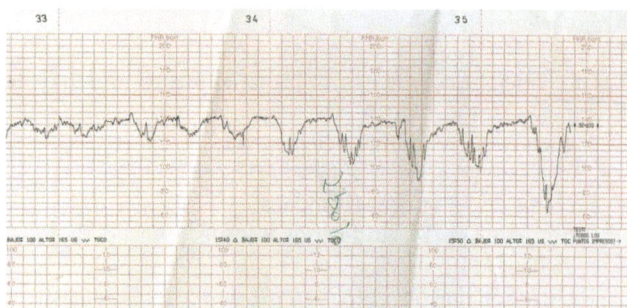

Figura 24-7. Registro cardiotocográfico que muestra desaceleraciones.

nico, para ayudar a mantener el metabolismo aeróbico del miocardio. Existen diferentes clases, en función de su duración y de su relación con la contracción y el tiempo que tardan en aparecer.

Dinámica uterina

La dinámica uterina viene definida por la frecuencia e intensidad de las contracciones uterinas. Para valorarla, hay que evaluar las contracciones y el tono uterinos (**Figs. 24-8** y **24-9**).

El tono de base uterino es aquel que permanece en el útero tras relajarse al finalizar la contracción. Oscila entre 8 y 12 mmHg y sus variaciones se conocen como *hipotonía* (tono basal < 8 mmHg) e *hipertonía* (tono basal > 12 mmHg). Las hipertonías tienen mayor implicación clínica, pues pueden alterar el flujo uteroplacentario,

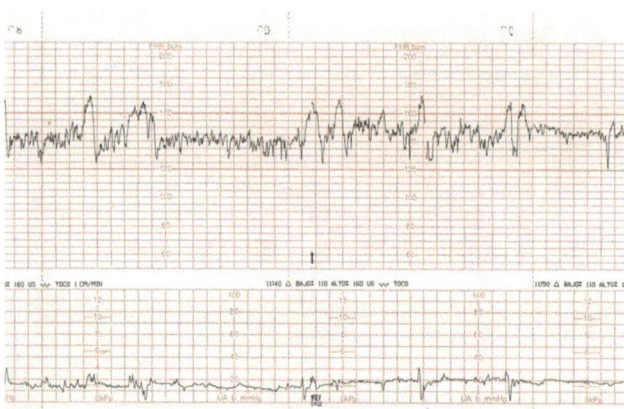

Figura 24-8. Registro cardiotocográfico que muestra ausencia de dinámica uterina.

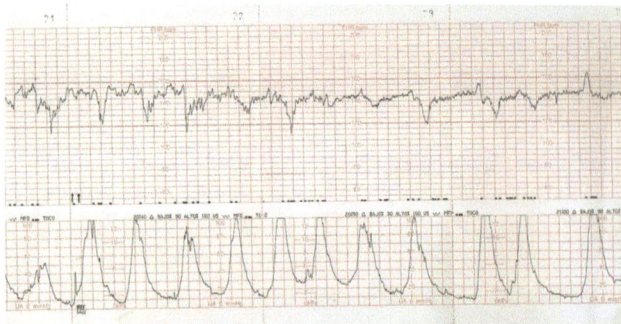

Figura 24-9. Registro cardiotocográfico que muestra dinámica uterina regular.

disminuir el aporte de sangre al espacio intervelloso y generar situaciones de hipoxia fetal si se prolongan en el tiempo.

En las contracciones uterinas, hay que valorar varios parámetros, como la frecuencia, la intensidad y la regularidad. La frecuencia se calcula valorando cuántas contracciones se producen en una ventana de 10 minutos y haciendo el promedio para 30 minutos. Durante la fase activa del parto, lo habitual es presentar de tres a cinco contracciones cada 10 minutos, mientras que en las fases más iniciales (fase prodrómica) se aprecian de dos a tres cada 10 minutos. Las anomalías de la dinámica uterina que se motivan por alteraciones en la frecuencia de las contracciones se denominan bradisistolia (frecuencia inferior a tres cada 10 minutos) y taquisistolia (frecuencia superior a cinco cada 10 minutos). En la hiposistolia, las contracciones son de menor intensidad a lo que correspondería en esa fase del parto; en la hipersistolia, son de mayor intensidad a lo que correspondería en esa fase del parto.

Existen diferentes clasificaciones del RCTG (**Tabla 24-3**).

El National Institute for Health and Care Excellence clasifica las características del RCTG como *satisfactorias*, *no satisfactorias* y *patológicas*; esta es la clasificación más aceptada internacionalmente (**Tabla 24-4**). Valora la historia clínica de la gestante (edad gestacional, patologías, medicación, etc.), así como el curso del parto y las circunstancias clínicas de la paciente en cada momento (integridad de las membranas y color del líquido amniótico, entre otras).

Esta clasificación propone una actuación en función de tres categorías:

- Tranquilizador, si todas las características son satisfactorias.
- No tranquilizador, si presenta dos características satisfactorias y una no satisfactoria.
- Patológica, si presenta dos o más características no satisfactorias o una o más características patológicas.

Tabla 24-3. Clasificación del registro cardiotocográfico según la sociedad clínica

Guía clínica	Año de publicación	Categorías
ACOG	2001	• I • II • III
SOGC	2002	• Normal • Anormal
SEGO	2004	• Normal • Anormal
SEGO	2011	• Tranquilizador • No tranquilizador • Anormal • Preterminal
FIGO	2015	• Normal • Sospechoso • Patológico
NICE	2022	• Tranquilizador • No tranquilizador • Patológico

ACOG: Colegio Americano de Obstetras y Ginecólogos; FIGO: Federación Internacional de Obstetras y Ginecólogos; NICE: National Institute for Health and Care Excellence; SEGO: Sociedad Española de Ginecología y Obstetricia; SOGC: Sociedad Canadiense de Obstetras y Ginecólogos.

Tabla 24-4. Clasificación del registro cardiotocográfico según el National Institute for Health and Care Excellence			
Características	**Línea de base**	**Variabilidad**	**Desaceleraciones**
Satisfactorias	• 110-160 lpm	• 5-25 lpm	• Sin desaceleraciones o con deceleraciones precoces • Desaceleraciones variables sin mal pronóstico durante menos de 90 minutos
No satisfactorias	• 100-109 lpm • 161-180 lpm	• < 5 lpm durante 30-50 minutos o • > 25 lpm durante 15-25 minutos	• Variables sin mal pronóstico durante 90 minutos o más • Variables con alguna característica de mal pronóstico < 50 % de las contracciones durante 30 minutos o más • Variables con mal pronóstico en el 50 % de las contracciones durante < 30 minutos • Desaceleraciones tardías en el 50 % de las contracciones < 30 minutos, sin factores de riesgo maternos o fetales
Patológicas	• < 100 lpm • > 180 lpm	• < 5 lpm durante > 50 minutos • > 25 lpm durante > 25 minutos • Sinusoidal	• Variables con alguna característica de mal pronóstico en el 50 % de las contracciones durante 30 minutos (menos si hay factores de riesgo maternos o fetales) • Desaceleraciones tardías durante 30 minutos (menos si hay factores de riesgo maternos o fetales) • Bradicardia aguda o deceleración prolongada mayor de 3 minutos

lpm: latidos por minuto.

Si el RCTG se clasifica como *no tranquilizador*, es aconsejable evaluar las constantes vitales maternas e iniciar medidas conservadoras: cambios posturales, hidratación (por vía intravenosa, con administración de solución de lactato de Ringer), suspensión de la perfusión de oxitocina intravenosa (si existen hipertonía o taquisistolia) o administración de tocolíticos. Si se clasifica como *patológico*, se deberá ofertar la realización de un pH de calota fetal y se actuará dependiendo de su resultado o, si fuera preciso, se finalizará el parto de la manera más rápida.

Registro cardiotocográfico computarizado

La interpretación computarizada del RCTG podría utilizarse para detectar objetivamente anomalías en los patrones de FCF. En los estudios publicados hasta la fecha, el uso de esta durante el trabajo de parto no mejora los resultados clínicos para las madres o los recién nacidos.

Auscultación fetal intermitente

La monitorización electrónica fetal continua en mujeres de bajo riesgo se ha asociado a un aumento de intervencionismo que no mejora los resultados perinatales.

> ! A las mujeres sanas con un embarazo de bajo riesgo se les debería ofrecer y recomendar auscultación intermitente para monitorizar el bienestar fetal. La Sociedad Española de Ginecología y Obstetricia propone que se realice una auscultación fetal intermitente en las gestaciones de bajo riesgo, siempre que se cumpla la ratio matrona-gestante 1:1. Si esto no es posible, se deberá realizar una monitorización continua de la FCF.

Análisis del segmento ST

El miocardio fetal es sensible a la hipoxia de forma similar al tejido cerebral. Sobre esta base, se propuso analizar las alteraciones en el segmento ST del electrocardiograma fetal para medir así de forma indirecta la repercusión de la hipoxia en el feto. Mediante un electrodo inserto en el cuero cabelludo fetal, se registra la función cardíaca fetal. Teóricamente, la hipoxemia fetal producirá un ascenso o descenso en el segmento ST. Se desarrolló un sistema (STAN®) para el análisis computarizado de dichas alteraciones, como complemento de un RCTG no tranquilizador en gestaciones a término (37 semanas o más). Diversos estudios demostraron una sensibilidad del 38-90 % y una especificidad del 83-90 % para la detección de acidemia fetal. Aunque los resultados fueron inicialmente prometedores, los estudios posteriores no han demostrado una mejora significativa en los resultados perinatales ni un descenso en los índices de cesárea en comparación con el uso de RCTG (no obstante, se observó una disminución en la necesidad de realización de pH de calota, partos instrumentales y acidosis metabólica). Se trata de una técnica invasiva y costosa, por lo que está en desuso y actualmente no forma parte de las guías clínicas vigentes.

Monitorización bioquímica

En la monitorización bioquímica se estudian la pulsioximetría fetal, el pH de calota fetal y el lactato fetal.

Pulsioximetría fetal (saturación arterial de oxígeno fetal)

La pulsioximetría fetal es un método que realiza una monitorización intraparto de la saturación arterial de oxígeno (saturación periférica de oxígeno [SpO$_2$]) en sangre fetal a través de medios ópticos (un sensor en la mejilla fetal). Como ocurre con otros métodos invasivos, está contraindicado en infecciones genitales activas. En la búsqueda de métodos para comprobar el bienestar fetal y la ausencia de hipoxia en el parto, ya en el año 1992 se habla de la utilización de la pulsioximetría como método de control de la saturación de oxígeno.

Es complejo medir la cantidad de oxígeno en sangre fetal. El 99 % del oxígeno presente en la sangre se encuentra unido

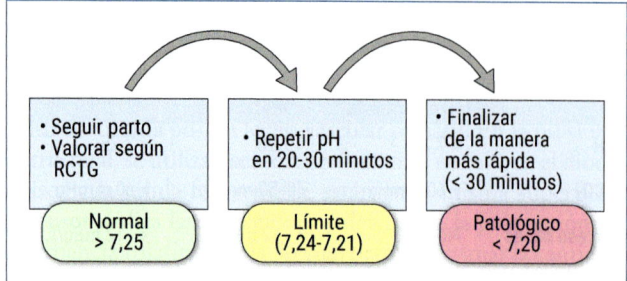

Figura 24-12. Algoritmo de decisión según los valores del pH en microtoma de sangre fetal.
pH: potencial de hidrógeno; RCTG: registro cardiotocográfico.

Lactato fetal

El lactato constituye un metabolito cuya determinación sirve para determinar no solo la hipoxia tisular, sino también la perfusión tisular. Se utiliza para detectar a los fetos que se encuentran en riesgo de hipoxia y acidosis. Todavía no está muy extendido su uso en España, pero sí se emplea en países como Australia, Francia o Suecia, y tiene las mismas indicaciones y contraindicaciones que la determinación del pH de sangre fetal.

Si bien para el análisis de pH de calota hacen falta unos 30-50 μL de sangre, para la determinación del lactato fetal es suficiente una cantidad de 5 μL. Muchos de los dispositivos disponibles para determinar el pH de sangre de calota fetal permiten ya medir los niveles de lactato. De todos modos, no existen estudios que hayan demostrado que exista una mayor capacidad predictiva para los resultados perinatales (como la encefalopatía hipóxica-isquémica o una prueba de Apgar más baja) utilizando el lactato en comparación con el pH (**Fig. 24-13**).

ECOGRAFÍA INTRAPARTO

La ecografía intraparto representa un método objetivo, eficaz y fiable con multitud de funciones estudiadas: valoración de la progresión de la segunda y la tercera fase del parto (evaluando la posición y la progresión del parto), programación de partos instrumentales, visualización de vueltas de cordón en RCTG con presencia de deceleraciones, evaluación del grosor miometrial o posibles roturas uterinas y control del bienestar fetal intraparto, entre otras.

Según la revisión de la bibliografía, se encontró una asociación entre la alteración del estudio eco-Doppler durante el trabajo de parto y el compromiso de dicho feto. Sin embargo, los estudios mostraron una capacidad limitada del estudio ecográfico para predecir hipoxia fetal (sufrimiento fetal). Actualmente no existe evidencia (ensayos aleatorizados o clínicos) que apoye el uso de eco-Doppler fetal intraparto. La ecografía intraparto es una herramienta aún en desarrollo. Su uso presenta limitaciones en la predicción de la finalización del parto, así como en la evaluación del bienestar fetal intraparto.

DIAGNÓSTICO/INTERPRETACIÓN DEL REGISTRO SOBRE LA BASE DE LA FISIOPATOLOGÍA DE LA HIPOXIA FETAL

El RCTG constituye la herramienta de la que se dispone para establecer una sospecha de hipoxia fetal. Hay que tener en cuenta que, al permanecer el feto en el interior de la gestante, es solo este método indirecto el que permitirá sospechar el problema. A pesar de las limitaciones que presenta debido a su baja especificidad, continúa siendo el método de control utilizado en el estudio del bienestar fetal, principalmente durante la fase activa de parto.

Para interpretar correctamente el RCTG, nunca se ha de olvidar valorarlo en su contexto, teniendo en cuenta la edad gestacional, el estado materno, los fármacos, la patología fetal y cualquier circunstancia que podría afectar al trazado. Para la actitud que se tome ante el trazado no tranquilizador, también se han de tener en cuenta determinadas características clínicas, como la paridad, la cirugía previa, el peso fetal estimado o la fase del parto.

Hipoxia aguda

Se produce cuando en un feto con un trazado cardiotocográfico previamente normal aparece una desaceleración profunda. Implica una disminución de pH fetal de 0,01/minuto (**Fig. 24-14**).

Inicialmente hay que descartar:

- Accidentes mayores intraparto (como desprendimiento prematuro de placenta normalmente inserta, rotura uterina o prolapso de cordón).
- Yatrogenia:
  - Taquisistolia.
  - Hipotensión materna.

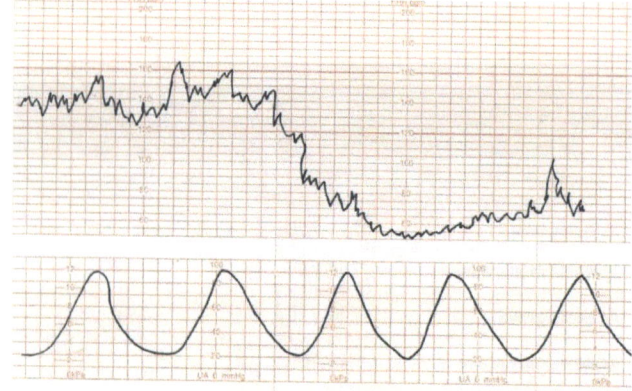

Figura 24-14. Esquema que muestra hipoxia aguda.

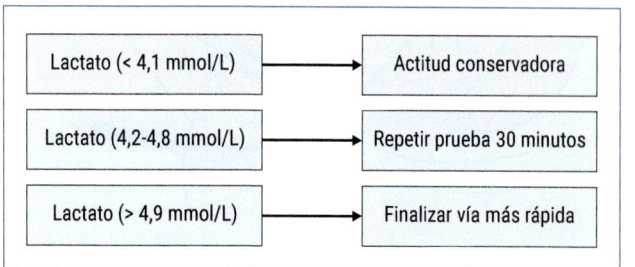

Figura 24-13. Algoritmo de decisión según los valores del lactato fetal.

En ausencia de estas causas, el 95 % de los fetos se habrá recuperado a los 9 minutos.

Hipoxia subaguda

En la hipoxia subaguda se encuentra una bajada tan profunda y brusca como en la aguda. En este tipo de hipoxia, el feto está más tiempo en desaceleración que en la línea basal normal. Aunque consigue recuperar una FCF normal, inmediatamente vuelve a descender por debajo de 120 latidos por minuto.

Las desaceleraciones variables, a veces tardías, en forma de U son características en el registro. Deben cumplir la regla de los 60 segundos durante más de 30 minutos y en más del 30 % de las contracciones.

La hipoxia aguda puede causarla una compresión transitoria del cordón o una dinámica uterina inadecuada por exceso de contracciones. Durante la fase activa del parto, el exceso de pujos también puede ocasionarla. Cuando se soluciona la causa que la motiva, se recupera la situación de bienestar fetal. En esta situación, el pH fetal disminuye 0,01 cada 2-3 minutos (**Fig. 24-15**).

Hipoxia progresiva

En la hipoxia progresiva, la disminución en el aporte de oxígeno se mantiene en el tiempo, con lo que es posible apreciar una evolución en el trazado del RCTG. Inicialmente, tras la desaceleración, se produce un ascenso en la FCF por secreción de catecolaminas por parte del feto, que con esto intenta mantener el adecuado aporte de oxígeno al cerebro y al miocardio, fundamentalmente. Es lo que se conoce como *hipoxia progresiva compensada* (**Fig. 24-16**).

Si no se soluciona la situación que produce la hipoxia, el cerebro comenzará a acusarla, con lo que se verán una disminución de la variabilidad de la FCF, desaceleraciones más amplias y profundas y, finalmente, un descenso progresivo de la línea de base por la acidosis metabólica, hipoxia miocárdica y la repercusión cerebral, lo que se conoce como *patrón de escalera a la muerte* o *hipoxia progresiva descompensada* (**Fig. 24-17**).

Hipoxia crónica

La hipoxia crónica se establece cuando el déficit de oxigenación fetal no se corrige durante un tiempo prolongado. En ocasiones, puede producirse antes si se parte de un feto con reservas bajas de oxígeno o con poca capacidad de adaptación, como puede suceder en el crecimiento intrauterino retardado. Es decir, la situación de hipoxia crónica y estado fetal preterminal es más frecuente si la situación fetal previa al parto ya es patológica.

En estos casos, se produce una disminución de la variabilidad con aumento o disminución de la línea de base y desaceleraciones suaves que no se acompañan de aceleraciones compensadoras (**Fig. 24-18**). Cuando se pierde totalmente la variabilidad, es extremadamente urgente la extracción fetal, ya que esta situación se ha asociado a una mortalidad perinatal del 39 %. Si la disminución de la variabilidad aparece

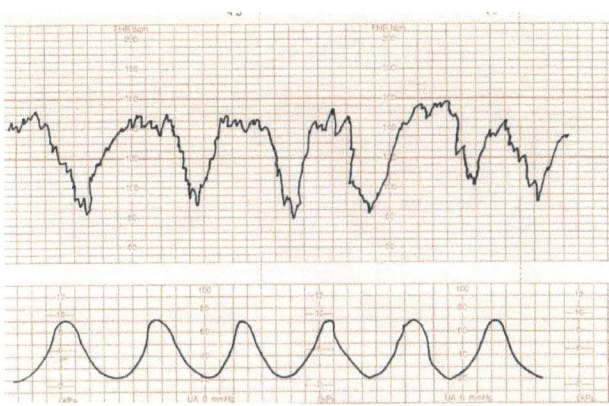

Figura 24-15. Esquema de hipoxia subaguda.

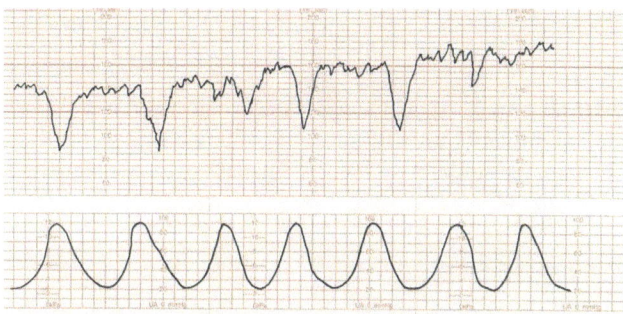

Figura 24-16. Esquema que muestra hipoxia progresiva compensada.

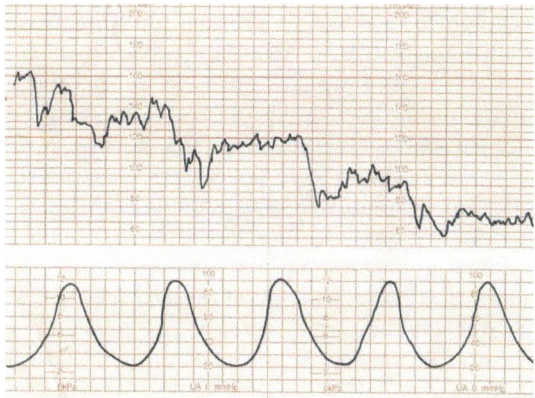

Figura 24-17. Esquema que muestra hipoxia progresiva descompensada.

desde el primer momento en que se coloca el RCTG y la sospecha es que la hipoxia se puede haber producido antes de instaurarse el parto, se tendrá que valorar la vía de parto más adecuada para cada feto (p. ej., en caso de crecimiento intrauterino retardado con eco-Doppler patológico, más allá del tipo II, se decidirá finalizar el parto mediante cesárea para evitar el estrés que sufre dicho feto durante el trabajo de parto).

COMPLICACIONES

La asfixia perinatal se define como la situación fetal alrededor del parto en la que se produce un déficit en el aporte de

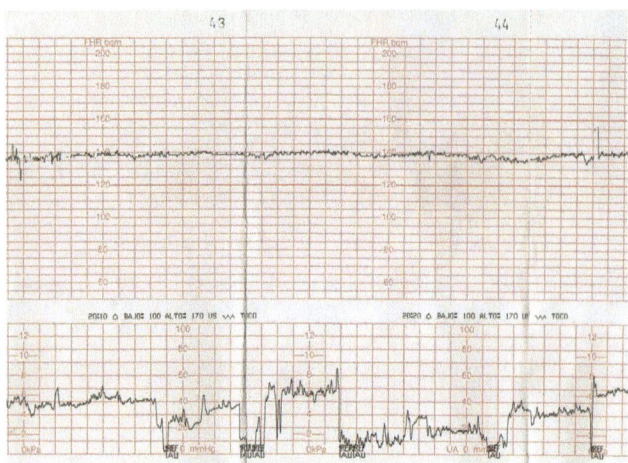

Figura 24-18. Registro cardiotocográfico que muestra disminución de la variabilidad.

oxígeno y en la oxigenación tisular. La encefalopatía hipóxico-isquémica es un síndrome neurológico que se produce en fetos por encima de las 35 semanas como consecuencia de la asfixia.

Asfixia perinatal

La asfixia perinatal se define como la situación fetal alrededor del parto en la que se produce un déficit en el aporte de oxígeno y en la oxigenación tisular. Durante el parto, se puede producir una acidosis respiratoria fetal por acumulación de ácido carbónico en el feto por disminución en la transferencia fetomaterna de dióxido de carbono. Si la situación no se resuelve, el feto entra en glucólisis anaerobia (sin oxígeno), la cual precisa un consumo de glucosa nueve veces mayor que el aeróbico para obtener la energía necesaria. Además, en esta vía metabólica se producen ácido láctico y pirúvico, con entrada en acidosis metabólica y en hipoglucemia por depleción de las reservas de glucógeno. La acidosis mixta (respiratoria y metabólica), junto con la hipoglucemia, tiene consecuencias en todos los órganos fetales, con especial relevancia en el cerebro y el corazón.

Pulmón

En condiciones normales de aporte de oxígeno, tan solo el 8 % del gasto ventricular fetal corresponde al territorio pulmonar, por lo que la influencia de este órgano en la redistribución del gasto cardíaco en casos de hipoxia es limitada. Sin embargo, la repercusión directa de la hipoxia en los pulmones sí tiene relevancia, ya que provoca una marcada vasoconstricción que aumenta la resistencia vascular que se mantiene tras el parto, lo que produce una situación de insuficiencia respiratoria en el neonato, independiente de la edad gestacional al nacimiento.

Intestino

En la hipoxia, los órganos no vitales (como el territorio esplácnico y el aparato digestivo) sufren una disminución en su aporte de oxígeno. En el intestino, la hipoxia puede provocar un incremento de la motilidad y relajación del esfínter anal con expulsión de meconio. Aunque esta expulsión puede ser completamente fisiológica en el contexto del proceso de maduración del intestino normal, su existencia obliga cuando menos a valorar otros datos, como la consistencia del meconio en sí (el meconio espeso es un signo de posibilidad de deterioro fetal) o el trazado del RCTG, ya que, si es normal, es menos probable la pérdida de bienestar fetal.

Cambios hematológicos

En situación de hipoxia, se produce un aumento del hematócrito fetal como mecanismo de aumento de la capacidad de transporte de oxígeno.

Comportamiento fetal

En general, en situaciones de hipoxia, los movimientos fetales, los movimientos respiratorios y los movimientos reactivos a estímulos disminuyen, probablemente como un mecanismo de ahorro de energía.

Sistema cardiovascular

Respecto a la redistribución del gasto cardíaco, en situación de hipoxia, como se ha explicado, el feto es capaz de realizar una redistribución de la circulación sanguínea, primando los órganos que considera esenciales, esto es, el corazón, el cerebro y las glándulas suprarrenales. Además, disminuye el flujo de forma importante en el territorio pulmonar y algo menos en las vísceras, el tejido esquelético y el músculo. Si la hipoxia se agrava, el flujo en estos territorios «secundarios» puede llegar a cesar. Finalmente, si no se resuelve la situación, también en los territorios primordiales disminuirá el flujo y fracasará la oxigenación tisular.

En la hipoxia prolongada, también se ha comprobado que se produce un aumento del paso de sangre de la vena umbilical a la vena cava inferior por el ductus venoso, pero sin aumentar el flujo de sangre a través del foramen oval, por lo que este mecanismo no aumenta la oxigenación miocárdica ni cerebral.

Respecto a los cambios en el miocardio y la función cardíaca, la FCF está controlada por el sistema nervioso autónomo; el sistema nervioso simpático propicia la taquicardia, y, en casos de hipoxia, inicialmente actúa este sistema y puede observarse una taquicardia transitoria.

Inicialmente, la hipoxia puede provocar un aumento de la variabilidad. Pero, si se mantiene la hipoxia, se observará cómo la variabilidad va disminuyendo: primero, la variabilidad a corto plazo; y, si persiste esta situación, se afectará también la variabilidad a largo plazo.

Encefalopatía hipóxico-isquémica

Como ya se ha destacado, la hipoxia mantenida conduce a la instauración de un metabolismo anaerobio de la glucosa con entrada en acidosis metabólica e hipoglucemia. Esto produce en el cerebro una disminución de la producción de energía y apoptosis neuronal, lo que puede acarrear un daño permanente (**Tabla 24-9**).

En el momento de la hipoxia, la sangre cerebral se dirige principalmente al tronco del encéfalo, el cerebelo y los ganglios de la base, por lo que, inicialmente, las lesiones serán principalmente hemisféricas. Si la hipoxia se mantiene, el feto entrará en acidosis metabólica y peroxidación de los ácidos grasos mediante los radicales libres de oxígeno, fenómeno que por sí mismo produce daño celular. Finalmente, todos estos procesos conducen a la muerte celular por necrosis y apoptosis. Tras el nacimiento, la enfermedad progresa de forma que, incluso meses después, se pueden producir procesos de muerte celular en el cerebro dañado.

La incidencia de encefalopatía hipóxico-isquémica en países desarrollados varía entre 1 y 8 por cada 1.000 nacidos vivos. En países en desarrollo, estas cifras ascienden hasta 25 recién nacidos por cada 1.000.

> ⚠ Resulta especialmente importante tomar medidas para prevenir esta patología, ya que la mortalidad alcanza hasta el 27 % en las formas moderadas y hasta el 50 % en las formas graves antes del alta hospitalaria, y posteriormente estos niños también presentan una mortalidad aumentada por las complicaciones derivadas de las secuelas graves del neurodesarrollo, que llegan al 80 % de los casos de encefalopatía hipóxico-isquémica grave.

Por otro lado, los niños que sobreviven precisan durante toda su infancia, y a veces durante toda la vida, seguimiento y apoyo multidisciplinar para paliar en la mayor medida posible los problemas que se vayan presentando.

Aunque en el 3,8 % de los casos la causa es desconocida, en casi el 70 % de los casos esta se debe a circunstancias del embarazo y a problemas en el parto. Por ello, se han de vigilar estrechamente los partos en los que coexista alguna circuns-

Tabla 24-10. Factores de riesgo para la encefalopatía hipóxico-isquémica

Factores de riesgo preparto	Factores de riesgo intraparto
• Estados hipertensivos del embarazo	• Rotura de membranas prolongada
• Diabetes	• Alteraciones en el RCTG que sugieran pérdida de bienestar fetal
• Crecimiento intrauterino retardado	• Meconio
• Oligohidramnios	• Circulares de cordón con repercusión fetal
• Trombofilia materna con repercusión fetal	• Distocia de hombros
• Enfermedades maternas que influyen en el desarrollo fetal	• Fallo de instrumentación obstétrica
• Edad gestacional mayor de 41 semanas	• Desprendimiento prematuro de membrana normalmente inserta
• Cesárea anterior/cirugía uterina previa	• Rotura uterina
• Alteraciones de la placenta y/o cordón:	• Prolapso de cordón
– Placenta previa	• Embolia de líquido amniótico con *shock* materno
– Inserción velamentosa del cordón	• Rotura de vasos previos
	• Transfusión fetomaterna

RCTG: registro cardiotocográfico.

tancia previa de riesgo y actuar en todos los partos ante la sospecha de hipoxia mantenida (**Tabla 24-10**).

TRATAMIENTO

A continuación, se estudiarán las maniobras uterinas y las que se realizan sobre el recién nacido.

Maniobras intrauterinas

Durante el parto, se deberán identificar posibles causas de hipoxia fetal que sean reversibles y tratarlas. Ante la sospecha de hipoxia, se debe actuar bajo la regla de los 3 minutos (**Tabla 24-11**).

Medidas de soporte a la madre

Ante patrones fetales sospechosos de acidosis o hipoxemia, deberá evaluarse de manera integral a la gestante, incluyendo la toma de constantes vitales. No existe evidencia de mejoría en el trazado del RCTG con la oxigenoterapia, sueroterapia o administración de suero glucosado. Sí estará indicado administrar alguna de las terapias citadas (o todas ellas) a una paciente deshidratada o hipoglucémica, o para corregir alteraciones en sus constantes vitales.

Hipotensión materna

Se puede producir como consecuencia de una deshidratación, una vasodilatación periférica asociada al uso de anestesia regional, una estimulación vagal o una combinación de varias de estas causas. Por eso, se debe tomar la presión arterial en el caso de una bradicardia fetal. La compresión aortocava

Tabla 24-9. Manifestaciones clínicas para el diagnóstico de encefalopatía isquémica

Manifestaciones	Anormalidades sistémicas
• Alteración del nivel de consciencia	• Hematológicas
• Convulsiones	• Renales
• Dificultad para iniciar y mantener la respiración	• Cardíacas
• Parálisis cerebral, cuadriplejia espástica o parálisis cerebral discinética	• Hepáticas
• Reflejos primitivos anormales	
• Prueba de Apgar < 5 a los 5 y 10 minutos	
• Acidemia (pH en sangre fetal/neonatal ≼ 7) (exceso de bases ≥ 12 mmol/L (o ambos)	
• Reflejos primitivos anormales	

pH: potencial de hidrógeno.

Tabla 24-11. Tiempos de actuación ante sospecha de hipoxia fetal aguda	
Tiempos de actuación	**Actuación**
3 minutos	• Avisar al obstetra • Revisar las circunstancias clínicas de la gestante • Asegurar la vía intravenosa (pruebas cruzadas si procede) • Detener oxitocina • Iniciar tocolítico si hay hipertonía uterina
6 minutos	• Intervenciones para mejorar la oxigenación fetal • Avisar a un segundo obstetra, anestesia y quirófano • Realizar tacto vaginal para valorar la vía del parto • Explicar a la gestante y su pareja la necesidad de cesárea emergente si no mejora
9 minutos	• Traslado al quirófano • Parto vaginal (instrumental) si es posible, frente a cesárea emergente • Avisar al pediatra
12 minutos	• Prepararse para cesárea
15 minutos	• Cesárea emergente (incisión de Misgav-Ladach/Joel Cohen)

sospechar una hipoxia aguda o subaguda, se aconseja además la administración de tocolíticos inmediatamente, para mejorar la perfusión placentaria y revertir la hipoxia fetal, principalmente ritodrina (aunque también podría usarse atosibán, por sus menores efectos secundarios). Si bien durante mucho tiempo ha habido reticencias al uso de tocolíticos antes del parto o cesárea por el riesgo de hemorragia posparto, existe poca evidencia que sostenga esta teoría. En general, el tiempo medio de actuación del tocolítico es de 2-5 minutos, tras el cual se valoraría la respuesta en el RCTG (**Fig. 24-19**).

Maniobras sobre el recién nacido

Los anticonvulsivos se pueden administrar tanto si el recién nacido ha sufrido convulsiones (para tratarlas) como si no las ha sufrido (para prevenirlas). Se pueden encontrar formas leves de encefalopatía hipóxico-isquémica en las que la recuperación es completa o con secuelas mínimas del neurodesarrollo en 3 días sin necesidad de hipotermia. Aquellas formas moderadas y graves de las que se sospecha que pueden dejar secuelas neurológicas graves y/o permanentes (o incluso llevar a la muerte del neonato) se benefician del tratamiento con hipotermia corporal a 33,5 °C durante 72 horas y recalentamiento lento en 24 horas; el tratamiento comienza en las primeras 6 horas de vida.

se produce en el parto cuando la gestante se encuentra en decúbito supino, lo que disminuye la perfusión placentaria y el retorno venoso materno, por lo que se aconsejará a la gestante colocarse en decúbito lateral izquierdo.

Hiperactividad uterina

La taquisistolia se puede asociar a hipoxia fetal, aunque no siempre. Por ello, ante un RCTG no satisfactorio, se tomarán medidas para reducir la frecuencia e intensidad de las contracciones uterinas. La primera acción sería suspender la perfusión de oxitocina o retirar las prostaglandinas vaginales en caso de que se estuvieran administrando. En el caso de

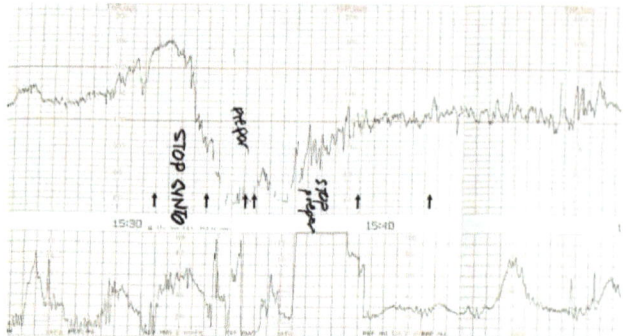

Figura 24-19. Registro cardiotocográfico que muestra recuperación fetal tras el tratamiento de hiperactividad uterina.

 PUNTOS CLAVE

- Hay que evaluar cada gestación al inicio del parto para planificar la monitorización fetal intraparto más adecuada en cada caso.
- Para la valoración del RCTG, es fundamental situar el caso en su contexto clínico.
- Se han de detectar las gestantes con factores de alto riesgo de hipoxia fetal crónica anteparto que precisen un control de bienestar fetal diferente, ya que estos factores de

riesgo aumentan 10 veces el riesgo de que ocurra un episodio adverso.
- En la evaluación de los registros no tranquilizadores, se tienen que conocer las herramientas de las que se dispone para el adecuado diagnóstico y manejo de la situación.
- Es importante realizar una adecuada interpretación del RCTG, teniendo en cuenta las bases fisiopatológicas y de adaptación fetal a la hipoxia.

BIBLIOGRAFÍA

American College of Obstetricians and Gynecologists. Management of intrapartum fetal heart rate tracings. Obst Gynecol. 2010;116(5):1232-40.

American College of Obstetricians and Gynecologists Committee on Obstetric Practice. ACOG Committee Opinion. Number 258, September 2001. Fetal pulse oximetry. Obstet Gynecol. 2001;98(3):523-4.

Ayres-de-Campos D, Spong CY, Chandraharan E; FIGO Intrapartum Fetal Monitoring Expert Consensus Panel. FIGO consensus guidelines on intrapartum fetal monitoring: cardiotocography. Int J Gynaecol Obstet. 2015;131(1):13-24.

Bhide A, Chandraharan E, Acharya G. Fetal monitoring in labor: implications of evidence generated by new systematic review. Acta Obstet Gynecol Scand. 2016;95(1):5-8.

Cabero Roura L. Bienestar fetal durante el parto. Métodos de control. En: Cabero Roura L, Saldívar Rodríguez D, Cabrillo Rodríguez E (eds.). Obstetricia y medicina maternofetal. 1ª ed. Madrid: Editorial Médica Panamericana; 2007. p. 439-40.

Chandraharan E. Handbook of CTG interpretation. Cambridge: Cambridge University Press; 2017.

Dall'Asta A, Kumar S. Prelabor and intrapartum Doppler ultrasound to predict fetal compromise. Am J Obstet Gynecol MFM. 2021;3(6S):100479.

East CE, Begg L, Colditz PB, Lau R. Fetal pulse oximetry for fetal assessment in labour. Cochrane Database Syst Rev. 2014;2014(10):CD004075.

East CE, Leader LR, Sheehan P, Henshall NE, Colditz PB. Intrapartum fetal scalp lactate sampling for fetal assessment in the presence of a non-reassuring fetal heart rate trace. Cochrane Database Syst Rev. 2010;(3):CD006174.

Fernández Andrés I, Martínez Montero I. Pulsioximetría fetal. Nuevo método de control fetal intraparto. Estudio comparativo con técnicas invasivas acerca del bienestar fetal. Anales Sis San Navarra. 2004;27(2):179-89.

Garriguet López J, Trejo Bravo I, Ruiz Bravo P, Ruiz García A, López Villegas S, Gómez de Hita R, et al. Valor de la pulsioximetría fetal en la obstetricia actual. Prog Obstet Ginecol. 2007;50(11):632-9.

González NL, Parache J, Fabre E. Fisiopatología de la asfixia fetal. En: Fabre E (ed.). Manual de asistencia al parto y puerperio normal. Zaragoza; 1995.

Greenberg M, Druzin M. Evaluación fetal preparto. En: Landon MB, Galan HL, Jauniaux ERM, Driscoll DA, Berghella V, Grobman WA, et al. (eds.). Obstetricia. Embarazos normales y de riesgo. 7ª ed. Barcelona: Elsevier; 2019. p. 230-54.

INFANT Collaborative Group. Computerised interpretation of fetal heart rate during labour (INFANT): a randomised controlled trial. Lancet. 2017;389(10080):1719-29.

Mannheimer PD, Fein ME, Casciani JR. Physio-optical considerations in the design of fetal pulse-oximetry sensors. Eur J Obstet Gynecol Reprod Biol. 1997;72(suppl):S9-19.

Manning FA, Platt LD, Sipos L. Antepartum fetal evaluation: development of a fetal biophysical profile. Am J Obstet Gynecol. 1980;136(6):787-95.

Mansano RZ, Beall MH, Ross MG. Fetal ST segment heart rate analysis in labor: improvement of intervention criteria using interpolated base deficit. J Matern Fetal Neonatal Med. 2007;20(1):47-52.

Mínguez J, Sánchez Sánchez R, Perales A, Monleón Sancho J, Domínguez R, Monleón J. Pulsioximetría fetal. Nuevo método de control fetal intraparto. Estudio comparativo con técnicas invasivas acerca del bienestar fetal. Prog Obstet Ginecol. 1999;42(90):9032-43.

Monleón Sancho J, Desantes D, Domínguez R, Perales A, Mínguez J, Monleón J. Pulsioximetría fetal en el parto normal en presentación cefálica. Prog Obstet Ginecol. 1998;41(5):269-74.

National Institute for Health and Care Excellence. Intrapartum care for healthy women and babies. Clinical guideline [CG190]. Londres: NICE; 2014 [actualizado 2017].

Neilson JP. Fetal electrocardiogram (ECG) for fetal monitoring during labour. Cochrane Database Syst Rev. 2015;(12):CD000116.

Norén H, Luttkus AK, Stupin JH, Blad S, Arulkumaran S, Erkkola R, et al. Fetal scalp pH and ST analysis of the fetal ECG as an adjunct to cardiotocography to predict fetal acidosis in labor – a multi-center, case controlled study. J Perinat Med. 2007;35(5):408-14.

Papazian O. Encefalopatía hipóxica-isquémica neonatal. Medicina (B. Aires). 2018;78(supl 2): 36-41.

Sociedad Española de Ginecología y Obstetricia. Guía de asistencia práctica SEGO. Monitorización fetal intraparto. Madrid: SEGO; 2004.

Usman S, Hanidu A, Kovalenko M, Hassan WA, Lees C. The sonopartogram. Am J Obstet Gynecol. 2023;228(suppl 5):S997-1016.

Vayssiere C, Haberstich R, Sebahoun V, David E, Roth E, Langer B. Fetal electrocardiogram ST-segment analysis and prediction of neonatal acidosis. Int J Gynaecol Obstet. 2007;97(2):110-4.

Wiberg-Itzel E, Lipponer C, Norman M, Herbst A, Prebensen D, Hansson A, et al. Determination of pH or lactate in fetal scalp blood in management of intrapartum fetal distress: randomised controlled multicentre trial. BMJ. 2008;336(7656):1284-7.

Williams KP, Galerneau F. Fetal heart rate parameters predictive of neonatal outcome in the presence of a prolonged deceleration. Obstet Gynecol. 2002;100(5 Pt 1):951-4.

Anomalías de posición

25

N. Pardeiro Salvador, V. Engels Calvo y L. M. San Frutos Llorente

OBJETIVOS

- Describir las distintas malposiciones.
- Analizar el diagnóstico de las distintas malposiciones.
- Revisar los mecanismos de asistencia de las distintas malposiciones.

INTRODUCCIÓN

La gran mayoría de las presentaciones cefálicas son de vértice, es decir, perfectamente flexionadas, y la fontanela presente en el tacto vaginal durante el trabajo de parto es la posterior o fontanela lambdoidea. El punto de referencia de la presentación es el occipucio, y el diámetro fetal presentado a la pelvis es el suboccipitobregmático, que mide 9,5 cm. En efecto, la relativa desproporción cefalopélvica natural presiona la cabeza fetal y la obliga a flexionarse, con el fin de reducir el diámetro anteroposterior del polo cefálico del feto.

Sin embargo, el 5 % de los fetos se encuentran en una mala posición cefálica, como el occipucio posterior, el occipucio transversal, la cara, la frente o el bregma. En estos últimos casos, el mecanismo de flexión no se produce y tiene lugar una extensión del polo cefálico. Esta extensión puede ser completa o más o menos incompleta. Las presentaciones en extensión incluyen las presentaciones de cara con extensión total (tres tercios), de frente (extensión parcial: dos tercios) y de bregma (extensión parcial: un tercio).

Esta extensión cefálica modificará los diámetros fetales presentados a la pelvis materna durante el trabajo de parto, y puede presentar una evolución distócica. De modo que, en el parto, estas modalidades requerirán una vigilancia y asistencia obstétrica específica.

PRESENTACIÓN DE CARA

La presentación de cara corresponde a la extensión total de la cabeza (tres tercios de extensión). Esta extensión forzada de la cabeza, que hace que el occipucio entre en contacto con la espalda, se acompaña de una lordosis muy pronunciada de la columna vertebral del feto. El punto de referencia de la presentación es el mentón, y el diámetro que se presenta a la pelvis es el submentobregmático, que mide 9,5 cm.

Sin embargo, el diámetro que se encuentra inmediatamente por encima de este es el sincipitopreesternal, que mide

de media 13,5 cm y que es, generalmente, incompatible con el diámetro de la pelvis. La evolución del parto variará en función de la posición que ocupe el mentón; es posible el parto en una variedad mentoanterior, pero es imposible si este se coloca en una variedad mentoposterior.

Se estima que la incidencia oscila entre el 0,8 y el 3 %. En cuanto a la etiología, no hay una verdadera causa, sino factores favorecedores. Las primíparas y las grandes multíparas se verían más afectadas. Hay autores que indican que la laxitud de la cincha abdominal y la hipotonía incrementan el riesgo en las multíparas. Al contrario, la hipotrofia uterina de las primíparas también es apuntada por algunos autores como una causa.

Actualmente, no parece que la estrechez pélvica sea un factor importante, aunque históricamente se ha considerado que las pelvis ligeramente aplanadas o platipeloides (más frecuentes en la etnia negra) dificultan la adaptación de la cabeza fetal al estrecho superior. La macrosomía favorece las presentaciones de cara. Para otros autores, en cambio, el bajo peso (prematuro o hipotrófico) permite que el feto pueda descender con el cuello parcialmente extendido.

La frecuencia de malformaciones fetales (como anencefalia, dolicocefalia, fetos acráneos o con encefalomielomeningocele) aumenta de forma significativa. Los tumores cervicales son excepcionales, pero siempre deben buscarse por ecografía en el caso de una presentación de cara primaria (bocio, linfagiomas, teratoma).

Por último, conviene mencionar las causas ovulares, que comprenden la placenta previa, el polihidramnios, la brevedad o la circular de cordón. El *polihidramnios* suele encontrarse como un factor asociado, secundario a la presentación de cara, por compresión del esófago, que dificulta la deglución del líquido amniótico. Aunque la asociación es controvertida, pues el polihidramnios puede ser la causa que ocasiona la deflexión de la cabeza o bien una consecuencia de ella. La *placenta previa* se menciona a menudo, porque se cree que es la causa de la mala acomodación fetal, en particular, su forma marginal posterior.

En cuanto al diagnóstico, se encuentran disponibles varias herramientas para diagnosticar esta malposición.

Por un lado, a la palpación abdominal se evidenciará una presentación alta, por encima del pubis, con un polo cefálico muy voluminoso, y podrá palparse el signo «del hachazo» o golpe de hacha de Budín, que es una hendidura que separa la región occipital del dorso fetal. Asimismo, el dorso fetal puede ser cóncavo más que convexo, y los latidos cardíacos fetales se transmiten mejor por el tórax y se auscultan con más claridad en el lugar donde están localizadas las partes pequeñas del feto.

Por otro lado, el tacto vaginal permite establecer el diagnóstico. Se percibe una masa blanduzca en la que se distinguen los arcos orbitarios, la nariz y, sobre todo, el mentón en forma de herradura en uno de los extremos del diámetro encajado. La identificación del mentón permite definir una de las cuatro variedades de la presentación, variedades anteriores (mentoilíaca izquierda y derecha anterior) o posteriores (mentoilíaca izquierda y derecha posterior). Asimismo, se identifican dos prominencias blandas, que corresponden a las mejillas. En el momento del diagnóstico, casi el 60 % de las presentaciones faciales son mentoanteriores, el 26 % son mentoposteriores y 15 % son mentotransversas.

Hay que realizar diagnóstico diferencial con la presentación de nalgas y con la presentación de frente. En la presentación de nalgas, la boca se puede confundir con el ano y la nariz con la prominencia del sacro, equivocación denominada *clásico error de Pajot*. Para evitarlo, se ha descrito el signo de Beck, mientras que, en la presentación de cara, el orificio de la boca marca el vértice de un triángulo cuyos otros dos ángulos están constituidos por los relieves de los maxilares superiores, y en las nalgas el orificio (ano) está situado en el mismo plano horizontal que los dos relieves óseos formados por las dos tuberosidades isquiáticas.

Para distinguir la presentación de cara de la de frente, hay que tener en cuenta que, en la presentación de frente, el tacto vaginal resalta por un lado la fontanela mayor (que no se alcanza en la presentación de cara) y por otro lado la nariz y las órbitas, pero el mentón no se palpa.

Respecto al mecanismo del parto, la primera fase o encajamiento suele ser fácil, debido a las bajas dimensiones de la presentación para el estrecho superior (9,5 cm de diámetro). Por lo general, se hace en un diámetro oblicuo; pero, cuando la pelvis es aplanada, la orientación se hace de acuerdo con su diámetro transversal. El descenso es fácil al principio, y luego está limitado por la llegada del diámetro preesternosincipital al estrecho superior. El descenso se bloquea y la rotación hacia delante del mentón es esencial para llevarlo hacia la abertura del arco púbico. La cabeza puede entonces flexionarse girando alrededor del eje del pubis y logra desolidarizarse del tronco: este es el mecanismo para retraer el mentón alrededor de la sínfisis y permitir que el parto prosiga.

En las presentaciones mentoanteriores, la rotación de 45° se hace casi siempre sin dificultad; en las mentoposteriores, la rotación del mentón hacia delante adquiere una importancia crucial: debe recorrer un trayecto de 135°. Esta rotación puede no tener lugar. La cabeza permanece entonces en la variedad mentoposterior y se hunde en la excavación, mientras que el gran diámetro de solidarización preesternosincipital se bloquea

en el estrecho superior. En esta situación, el cuello del feto se alarga, la presentación se encaja y el parto se hace imposible.

Cuando el mentón ha girado hacia delante, logra colocarse en la abertura del arco púbico por elongación forzada del cuello. La parte submentoniana se fija bajo el pubis, y luego el desprendimiento se efectúa por flexión cefálica. Se ven sucesivamente la nariz, los ojos y los arcos orbitarios; luego, la frente y la fontanela mayor; y, por último, el occipucio. El estiramiento del periné es muy importante porque este recibe mucha presión, por lo que se deben realizar maniobras de soporte perineal y de ralentización de la presentación. Es el sentido clínico del obstetra el que dicta la episiotomía, si es necesaria, que no debe ser sistemática.

Respecto al modo de proceder, los tactos vaginales deben ser cuidadosos, y su número, limitado, debido al riesgo de excoriación de la piel o incluso de los ojos. Si la bolsa está intacta, no debe romperse antes de la dilatación completa. Sin embargo, el diagnóstico de presentación de cara se hace con mayor frecuencia después de la rotura de las membranas. La progresión de la dilatación debe ser regular y el mentón debe girar hacia delante. Hasta la dilatación completa, el modo de proceder consiste en la espera y la vigilancia.

La duración del trabajo de parto debe ser normal y no se debe permitir una prolongación excesiva. En cambio, la presentación desciende a menudo más lentamente que en la presentación de vértice y el encajamiento solo se produce cuando la dilatación es completa. Por otra parte, la monitorización fetal es esencial. Se prefiere la vía externa para mantener intacta la bolsa y evitar lesiones al feto. Las desaceleraciones variables son más frecuentes que en caso de presentación de vértice. Parece que se deben a fenómenos de compresión de la cabeza del feto o de obstáculos para la circulación carotídea. En la práctica no reflejan necesariamente un estado fetal no tranquilizador, pero su interpretación no siempre es fácil.

La perfusión de oxitocina está contraindicada por algunos, debido al riesgo de rotura uterina, y es recomendada por otros, ya que reduce la tasa de cesárea sin alterar el pronóstico fetal. Esto se justifica en caso de no progresión de parto después de haber descartado formalmente cualquier otra causa de distocia y bajo vigilancia tocográfica. La analgesia se puede indicar de la misma manera que para el parto en presentación de vértice; la analgesia epidural es la mejor técnica.

En el período expulsivo, durante el desprendimiento, la protección del periné debe ser la principal preocupación. Para tratar de evitar desgarros perineales graves, la cabeza debe deflexionarse al máximo, rechazando el mentón hacia abajo en dirección al coxis, hasta que esté lo suficientemente bajo, y su punta muy por encima del subpubis. Esto tiene la ventaja de reducir la presión sobre el periné posterior. Después del desprendimiento del mentón, se flexiona la cabeza mediante una maniobra a través del periné. El desprendimiento del occipucio debe retrasarse para que no sea demasiado rápido.

Actualmente, las maniobras manuales indicadas en otras épocas si el parto no se producía de forma espontánea tienen un lugar muy limitado. Los intentos de transformarla en una presentación de vértice son rechazados por todos los autores. La histórica versión por maniobras internas también está prohibida, debido a las dificultades potenciales.

En las presentaciones mentoposteriores persistentes y con dilatación completa, puede proponerse una tentativa cautelosa de rotación manual, si bien, hoy en día, una variedad que persiste en posición posterior es una indicación de cesárea antes del enclavamiento. En esta técnica, el obstetra inserta la mano profundamente en el cuello dilatado más allá de 8 cm (y preferiblemente en dilatación completa); se localiza el maxilar superior; la mano se coloca sobre la mejilla (no sobre el mentón) y se ejerce una presión firme hacia delante, mientras que la mano abdominal engancha el hombro anterior y lo gira al mismo tiempo.

Tampoco está permitido realizar el fórceps con rotación «en los huesos» en las variantes mentoposteriores persistentes. El fórceps solo debería utilizarse en la parte baja de la excavación pélvica en una variedad anterior. Sin embargo, incluso en la parte baja, este no parece ser el instrumento ideal para sujetar una cabeza en extensión, porque el punto de apoyo se aplica a la altura de la unión parietooccipital, particularmente frágil.

Cuando se requiere ayuda instrumental para la parte baja de la excavación de una variedad mentoanterior, las espátulas son sin duda el mejor instrumento. El principio mecánico es la propulsión, de modo que la presentación queda libre dentro de las cucharas y no se aplica ninguna fuerza nociva en las zonas frágiles del polo cefálico fetal. La ventosa no es apta para la asistencia instrumental en caso de presentación de cara y puede generar complicaciones graves.

La cesárea es la solución recomendada cuando la vía vaginal es difícil o imposible. Las indicaciones específicas son la interrupción de la progresión de la presentación, el estancamiento de la dilatación y, sobre todo, la ausencia de rotación de las variedades mentoposteriores.

El pronóstico materno y fetal ha mejorado de manera significativa a medida que ha mejorado la capacidad de vigilancia y se han abandonado los procedimientos de instrumentación traumática. La mortalidad materna es nula y la morbilidad es la misma que en las presentaciones cefálicas. En cuanto al pronóstico neonatal, la mortalidad ha disminuido drásticamente.

Inmediatamente después del nacimiento, el aspecto del recién nacido es característico: está en opistótonos y tiene una lordosis dorsal alta. Su cabeza está en extensión, es dolicocéfalo y tiene la cara hinchada por la presencia de una bolsa serosanguínea cuyo máximo se encuentra en los labios y las mejillas; el llanto es a menudo ronco.

De la revisión de las publicaciones, se desprende cierto grado de consenso: la condena de las maniobras traumatizantes (fórceps alto, versión) y de la prolongación del trabajo de parto más allá de 12 horas, así como la preferencia por la cesárea en caso de parto difícil.

PRESENTACIÓN DE FRENTE

Es la extensión parcial del polo cefálico en dos tercios en el estrecho superior. Se puede hablar de presentación de frente solo si la cabeza está fijada al estrecho superior. Esta definición más bien restrictiva excluye las fases frontales de la presentación de cara, que es probable que evolucione aún más hacia una extensión completa (en tres tercios) y se convierta en eutócica. Es infrecuente, entre uno de cada 1.000 y uno de cada 600 nacimientos. Se encuentran las mismas causas favorecedoras y los mismos mecanismos que en la presentación de cara, con las mismas restricciones.

El punto de referencia de la presentación es la nariz, el diámetro anteroposterior es el sincipitomentoniano de 13,5 cm, que puede ser sustituido, en caso de abertura de la boca, por el sincipitofacial de 13 cm. Este diámetro está más allá de las posibilidades de encajamiento de una pelvis normal. Las variedades nasotransversas son las más frecuentes. Las nasoposteriores son excepcionales y las nasoanteriores son raras.

En las variedades nasoanteriores, mientras la cabeza sea móvil, puede flexionarse o extenderse, y la presentación se constituye definitivamente después de su fijación. El encajamiento es muy rara vez posible, ya que se logra mediante descenso y modelado. En primer lugar, puede producirse una ligera extensión que apoya el mentón bajo la sínfisis, seguida de una ligera flexión y un descenso del occipucio. Esto solo es posible a costa de un modelado muy grande y una reducción plástica que expone al feto a un peligro real. Aquí también el mentón debe girar hacia delante, ya que la abertura de la boca disminuye el diámetro (el feto muerde la sínfisis) y la rotación permite que la cabeza descienda. La expulsión se realiza fijando la glabela y la raíz de la nariz bajo la sínfisis, lo que permite el descenso y luego la flexión acentuada y la expulsión del occipucio. A continuación, se expulsan la cara y el vértice. Lo que hay que recordar es que, en la gran mayoría de los casos, se produce interrupción del descenso, enclavamiento y bloqueo.

La palpación durante el trabajo de parto revela una presentación verticalizada, elevada y fija; la prominencia del occipucio se percibe en el mismo lado que el plano de la espalda, con un surco como «en hachazo», menos marcado que en las presentaciones de cara.

El tacto vaginal permite el diagnóstico, sobre todo después de la rotura de las membranas, la cabeza está fija y la frente se percibe en el centro de la excavación. En una parte lateral de la excavación se palpa la fontanela mayor con sus cuatro ángulos, en el otro lado está la raíz de la nariz. Es una protuberancia piramidal, de consistencia dura y característica, coronada por los arcos de las cejas y los globos oculares. La boca y el mentón nunca se alcanzan a tocar.

Hay variedades de encajamiento, en el diámetro oblicuo izquierdo, nasa ilíaca izquierda anterior y posterior, y nasa ilíaca derecha anterior y posterior. El diagnóstico diferencial es la presentación de cara en su inicio.

El modo de proceder es sencillo; una vez realizado el diagnóstico de presentación de frente, si hay duda sobre una fase frontal de la presentación de cara, se pueden esperar 1-2 horas en ausencia de un estado fetal no tranquilizador, ya que, si la frente se convierte en una cara, el parto natural es posible. Sin embargo, si no hay cambio previsible en la presentación, la indicación de cesárea debe establecerse sin demora para evitar complicaciones.

Estas complicaciones ya se han descrito, e incluyen enclavamiento o fracaso del encajamiento, que conduce a la hipertonía uterina, lo que conduce al riesgo de rotura uterina y de hipoxia fetal. En las presentaciones de frente desatendidas se han descrito hemorragias del alumbramiento, escaras del segmento inferior con úlcera vesical por presión y fístula vesicovaginal.

La mortalidad y la morbilidad neonatales son muy bajas, debido a la rapidez con que se realiza la cesárea. En casos excepcionales en los que el parto se ha producido de forma natural, la bolsa serosanguínea se sitúa en la frente y los ojos, y el cráneo sufre una deformación plástica muy importante.

PRESENTACIÓN DE BREGMA

La cabeza está ligeramente en extensión (un tercio). La fontanela mayor es el punto declive en el eje del canal pelvigenital. El punto de referencia de la presentación es la frente y el diámetro es el occipitofrontal. A menudo desconocida, la presentación de bregma se confunde regularmente con una presentación occipitoposterior mal flexionada o con una presentación de frente. La frecuencia es muy variable, debido a la falta de identificación, pero se estima que es del 1 %. Se encuentran las mismas causas favorecedoras que en la presentación de cara.

La fontanela mayor ocupa el centro del área del estrecho superior. El diámetro anteroposterior de la presentación es el occipitofrontal, orientación en el diámetro oblicuo; la mayor parte del tiempo, la región frontal hacia delante. Sin embargo, algunos autores consideran que solo las variedades frontoposteriores son verdaderas presentaciones de bregma (extensión de un tercio), y consideran que las variedades frontoanteriores son en realidad presentaciones de vértice muy mal flexionadas.

En lo que se refiere al encajamiento y al descenso, la progresión se realiza sin dificultad en la pelvis menor. En cuanto al mecanismo de desprendimiento, la raíz de la nariz se fija bajo la sínfisis púbica, y la cabeza se flexiona primero alrededor de este punto fijo como alrededor de un pivote. Luego, en la vulva, se desprenden los frontales, los parietales y el occipucio. El suboccipucio se apoya en la comisura posterior y en la horquilla vulvar. La cabeza se extiende y la cara se desprende por debajo de la sínfisis.

El tacto vaginal permite identificar la presentación durante el trabajo de parto tras la rotura de membranas: en el centro del área de tacto, la fontanela mayor con sus cuatro ángulos, mientras que la fontanela menor nunca se toca, a diferencia de lo que ocurre con las presentaciones de vértice en las variedades occipitoposteriores. A veces, con dilatación completa, se puede sentir la muesca nasal y los arcos superciliares, pero sin palpar nunca la nariz por completo.

La presentación de bregma es potencialmente distócica. Un tratamiento activo es a menudo necesario, debido a la lenta progresión de la dilatación. La analgesia epidural es útil, debido a la intensidad de los dolores posteriores. Es preferible respetar las membranas durante el mayor tiempo posible. La duración del trabajo de parto es muy variable: en general, más larga que en las presentaciones de vértice. La tasa de cesárea es cercana a la observada en la presentación de vértice.

El expulsivo es bastante largo porque la progresión es lenta y se hace en masa. Las lesiones perineales son más frecuentes porque el periné es sometido a presión, lo que requiere una vigilancia particular por parte del obstetra. La práctica de la episiotomía nunca es sistemática. Si es necesario, se puede utilizar una ayuda instrumental.

El pronóstico materno es bueno si se respetan los plazos normales del trabajo de parto. La deformación de la cabeza fetal es mínima si el parto es muy rápido. En la mayoría de los casos, la bolsa serosanguínea se sitúa en la región bregmática delante de la fontanela mayor.

POSICIÓN OCCIPITOPOSTERIOR

En el mecanismo de parto normal, el encajamiento de la presentación puede realizarse en posiciones posteriores. En condiciones normales, la cabeza, para desprenderse, debe en estos casos girar 135° hasta colocarse en posición occipitopúbica. En determinadas ocasiones, no lo hace así, sino que la cabeza gira 45° y dirige el occipucio hacia atrás. Son los partos en posición occipitoposterior u occipitosacra. Esta es la malposición más frecuente; es importante porque se asocia a anomalías en el parto que pueden conducir a consecuencias maternas y neonatales adversas, particularmente el parto instrumental o la cesárea.

La prevalencia depende de cómo y cuándo se haga el diagnóstico. A término, antes del parto o en una etapa precoz del parto, los estudios reportan que el 15-50 % de los fetos están en una posición occipitoposterior. Sin embargo, solo el 5 % de los partos vaginales ocurren en occipitoposterior, debido a que la mayoría de los fetos rotan espontáneamente a una posición anterior durante el parto, normalmente justo antes de la dilatación completa o durante esta.

Entre los factores de riesgo de una posición occipitoposterior al nacimiento, se incluyen la nuliparidad, la obesidad, la posición occipitoposterior en un parto anterior, la anestesia epidural, el peso fetal > 4 kg, la edad gestacional por encima de 41 semanas, la raza negra, la edad materna mayor de 35 años, la placenta anterior y las pelvis pequeñas (particularmente, el arco subpúbico estrecho).

Se ha prestado especial atención a la anestesia epidural, debido a que es un factor modificable. Si esta anestesia es un factor de riesgo para la posición occipitoposterior al nacer es controvertido. La mayoría de los estudios, pero no todos, han observado que es más probable que se aplique anestesia epidural cuando la posición fetal al nacer es occipitoposterior que cuando es occipitoanterior. Las líneas de evidencia sugieren que la relajación de la musculatura pélvica de la anestesia epidural puede inhibir la rotación de occipitoposterior a occipitoanterior, lo que resulta en una posición occipitoposterior persistente. Estos datos también cuestionan la hipótesis de que las parturientas con fetos occipitoposteriores solicitan epidurales con más frecuencia que aquellas con fetos occipitoanteriores porque la posición occipitoposterior causa un trabajo de parto más doloroso, lo que explica la asociación.

Las consecuencias maternas de una posición occipitoposterior incluyen la prolongación de las dos primeras etapas del parto y la detención de la segunda. Determinados estudios han demostrado que la segunda etapa dura aproximadamente 45 minutos más en una posición occipitoposterior que en una anterior. Debido a que se prolongan los tiempos, las madres tienen mayor probabilidad de recibir intervenciones que aceleran el parto, como la rotura artificial de membranas, el aumento de la perfusión de oxitocina o un parto operativo.

Comparado con una posición occipitoanterior, el porcentaje de parto vaginal instrumental se incrementó de un 24 % a un 44 %, mientras que la ratio de cesáreas lo hizo de un 14 %

a un 42 %. Otras consecuencias maternas son el riesgo de daño esfinteriano, los intentos fallidos de fórceps o ventosas, así como la prolongación de los ángulos de la histerotomía en la cesárea.

Las consecuencias neonatales incluyen un aumento del riesgo de puntuación de Apgar < 7, así como de acidemia en el cordón, presencia de meconio, traumatismo obstétrico e ingreso en la unidad de cuidados intensivos.

Respecto al diagnóstico, en la segunda etapa de parto se puede sospechar si hay *caput succedaneum* significativo o asinclitismo, o si el trabajo de parto es prolongado. El diagnóstico se realiza cuando el examen vaginal digital identifica la posición anterior de las suturas frontal (metópica) y coronal del feto y la fontanela anterior.

Sin embargo, el examen físico es subjetivo, y su precisión depende de la experiencia del operador. Cada vez más, los estudios han informado de que la ecografía es una herramienta más precisa y objetiva para la evaluación de la posición de la cabeza fetal. Por lo tanto, se debe considerar el examen de ultrasonido para confirmar la posición occipitoposterior cuando se planea un parto vaginal operatorio o, en casos de incertidumbre diagnóstica en la segunda etapa, cuando se requiere información precisa para la toma de decisiones clínicas.

En cuanto a la técnica de ultrasonido, el transductor se sostiene transabdominalmente en la posición transversal, justo por encima de la sínfisis del pubis, y la posición occipitoposterior se diagnostica cuando las órbitas fetales miran hacia el transductor. También se puede seguir la posición de la columna fetal para identificar el occipucio fetal. Si se piensa en la parte superior de la cabeza fetal, que se presenta como la esfera de un reloj, las posiciones del occipucio > 3:30 y < 8:30 pueden considerarse occipitoposteriores. La flexión se infiere si el mentón descansa sobre el pecho en una vista de perfil. Si se utiliza un monitor externo de frecuencia cardíaca fetal, debe retirarse o apagarse temporalmente durante el examen de ultrasonido, ya que puede interferir en la claridad de las imágenes de diagnóstico.

El manejo de una posición occipitoposterior se basa en gran medida en la experiencia de los autores, la opinión de los expertos y los datos de observación, debido a la ausencia de grandes ensayos aleatorizados, con la excepción de la posición materna y la rotación digital/manual. Por otro lado, la posición occipitoposterior anteparto no predice la posición fetal al nacer ni un resultado adverso. Por lo tanto, el diagnóstico de mala posición no debe buscarse antes del parto; si se diagnostica, no es necesaria ninguna intervención.

A veces se recomienda a las pacientes embarazadas que realicen ejercicios para facilitar la rotación anterior del feto, pero no hay evidencia convincente de que estas maniobras sean efectivas o que se justifique alguna intervención para reducir la tasa de parto por cesárea.

Igualmente, no es necesario buscar el diagnóstico de posición occipitoposterior en la primera etapa del trabajo de parto y, si se diagnostica, no es necesaria ninguna intervención. La mayoría de las malposiciones rotan espontáneamente hacia el occipucio anterior. En la primera etapa, la posición occipitoposterior es un mal factor predictivo de la eventual necesidad de un parto por cesárea; ni la rotación digital/manual ni la

posición materna de manos y rodillas han demostrado ser beneficiosas. Además, la rotación digital/manual en la primera etapa puede provocar el prolapso del cordón umbilical o de piezas pequeñas si la cabeza se suelta, y tiene menos éxito que la rotación en la segunda etapa.

El manejo expectante también es apropiado para la posición occipitoposterior al principio de la segunda etapa, siempre que el patrón de frecuencia cardíaca fetal sea tranquilizador y el trabajo de parto esté progresando. Aunque la posición occipitoposterior en esta etapa aumenta las posibilidades de parto por cesárea, el 50-80 % de los fetos occipitoposteriores rotarán espontáneamente al occipucio anterior al comienzo de la segunda etapa, lo que justifica un abordaje expectante.

Los fetos en posición occipitoposterior persistente con un trazado de la frecuencia cardíaca fetal normal pueden continuar descendiendo a un ritmo razonable y nacer espontáneamente desde esta posición, o el descenso puede prolongarse o detenerse, a pesar de las contracciones uterinas adecuadas y los esfuerzos de expulsión de la madre. El manejo óptimo de la detención de la segunda etapa asociada a la posición occipitoposterior no está claro. Se han realizado pocos ensayos aleatorizados y estudios no aleatori zados que comparan los diversos enfoques (rotación frente a manejo expectante, rotación manual o con fórceps, parto vaginal operatorio desde la posición occipitoposterior, parto por cesárea).

Para las pacientes con una segunda etapa prolongada y una pelvis clínicamente adecuada para la rotación, se intenta la rotación digital/manual a la posición occipitoanterior, que tiene una alta tasa de éxito (hasta el 93 %); puede aumentar la probabilidad de parto vaginal y acortar la segunda etapa, y tiene un bajo riesgo de complicaciones maternas y fetales (p. ej., laceración cervical o sufrimiento fetal que requiere un parto expedito).

Tan pronto como el descenso se ralentiza, se realiza la rotación durante la segunda etapa, ya que la rotación digital/manual tiene más probabilidades de éxito antes de una detención que después de que esta se haya producido, y la rotación espontánea es menos probable después de la detención. Se espera hasta que el descenso sea más lento para intervenir, en lugar de hacerlo de forma rutinaria al comienzo de la segunda etapa, porque los metanálisis de ensayos aleatorizados no han demostrado los beneficios de la rotación digital/manual profiláctica.

Si la rotación tiene éxito, la paciente continúa pujando y se trata de acuerdo con los estándares clínicos habituales. Si no lo tiene, ella continúa pujando y la intervención posterior depende del progreso del trabajo de parto y del estado fetal. Si se detiene el descenso (p. ej., no desciende después de 1 hora de empuje adecuado) o la preocupación por el seguimiento de la frecuencia cardíaca fetal justifica el parto, se intentará un parto vaginal operatorio desde la posición occipitoposterior (es decir, sin rotación a occipitoanterior) si el punto anterior del cráneo fetal está ≥ 2 cm más allá de las espinas isquiáticas, el peso fetal estimado es < 4.000 g y hay un amplio espacio entre el occipucio fetal y el sacro/coxis materno.

Al evaluar la estación, es importante determinar si el diámetro biparietal ha pasado a través de la entrada pélvica (no más de una quinta parte de la cabeza fetal debe ser palpable abdominalmente si el vértice está enganchado), ya que el moldeado extremo puede sugerir estar falsamente encajado. Si no se cumplen los requisitos para un parto vaginal quirúrgico seguro, se realiza un parto por cesárea.

La evaluación por ultrasonido antes de la rotación no se realiza de manera rutinaria, salvo cuando no se está seguro de la posición precisa de la cabeza y la columna. Algunos realizan de forma rutinaria una ecografía previa a la rotación porque creen que es necesaria para confirmar el diagnóstico de posición occipitoposterior y la información sobre la posición de la columna fetal puede mejorar las tasas de éxito para la rotación digital/manual.

Se han descrito varias técnicas para la rotación manual. Si la paciente no tiene la anestesia adecuada y no puede tolerar la rotación, un bloqueo pudendo u opiáceos intravenosos pueden proporcionar una analgesia adecuada. La vejiga materna se vacía antes del procedimiento. Generalmente, se comienza el proceso de rotación entre contracciones.

La mano del operador se inserta en la vagina con la palma hacia arriba. La rotación se realiza colocando las puntas de los dedos índice y medio en el segmento anterior de la sutura lambdoidea cerca de la fontanela posterior. Los dedos se usan para flexionar y desalojar ligeramente la cabeza, girándola a la posición occipitoanterior mediante la rotación conjunta de la mano y el antebrazo del operador. El pulgar puede usarse para ejercer una suave presión hacia abajo en la parte anterior del hueso parietal para ayudar en la rotación.

La rotación también se puede realizar colocando los cuatro dedos del operador detrás del hueso parietal posterior con la palma hacia arriba y el pulgar sobre el hueso parietal anterior. La mano derecha se usa para la posición occipitoposterior izquierda; y la izquierda, para la posición occipitoposterior derecha. La cabeza se sujeta con las puntas de los dedos y el pulgar. Durante una contracción, se anima a la paciente a empujar, y el operador intenta flexionar y rotar la cabeza fetal hacia delante utilizando la mano y el antebrazo juntos. La presión leve y ocasional hacia arriba puede ayudar a desplazar ligeramente la cabeza y facilitar la rotación.

Es posible que sea necesario mantener la cabeza del feto en su lugar durante algunas contracciones para evitar la rotación hacia la posición posterior, y también es posible que se requieran múltiples intentos de rotación. La realizada antes de un parto vaginal operatorio aumenta poco o nada el riesgo para la madre o el feto.

Los criterios habituales para la realización de un parto vaginal operatorio se aplican a la posición occipitoposterior. Aunque a menudo es exitosa, esta posición se asocia a una tasa significativamente mayor de parto vaginal quirúrgico fallido que la occipitoanterior. Se elige el instrumento (fórceps, espátulas o ventosa) en función de los factores individuales de la paciente, sopesando los riesgos relativos de éxito y de lesión del esfínter rectal.

Los instrumentos rotacionales (p. ej., rotación de fórceps de Kjelland, rotación de espátulas de Thierry) para la posición occipitoposterior persistente solo deben ser realizados por médicos con habilidad y experiencia en la realización de estos procedimientos, debido al alto riesgo de posibles complicaciones. El parto directo desde la posición occipito-

posterior en lugar de la rotación es preferible en las pacientes que en el examen clínico tienen amplio espacio entre el occipucio fetal y el sacro/coxis materno, y cuando la pelvis es demasiado estrecha para permitir la rotación anterior (pacientes con una pelvis antropoide con un diámetro transversal estrecho y pacientes con una pelvis androide con un arco estrecho).

Si se utilizan fórceps, debe ejercerse tracción hacia abajo hasta que la ceja despeje la sínfisis del pubis, y luego la cabeza debe flexionarse para reducir el riesgo de desgarro del esfínter anal durante la extracción. La decisión de intentar un parto asistido por fórceps desde la posición occipitoposterior frente a la rotación digital/manual a occipitoanterior y extracción se basa en la evaluación clínica de la madre y el feto. Se prefiere el parto asistido con fórceps desde la posición occipitoposterior en las pacientes con espacio en la parte posterior de la pelvis y un segmento anterior estrecho. Aquellas con amplio espacio anteriormente y un feto en posición occipitoposterior persistente pueden beneficiarse de la rotación digital/manual a occipitoanterior seguida de la extracción desde la posición occipitoanterior.

Se pueden usar fórceps clásicos, como Tucker-McLane o Elliot, utilizando la maniobra de Scanzoni, aunque es preferible utilizar un fórceps de Kjelland sin maniobra de Scanzoni; si hay un descenso favorable, se puede incluso retirar el fórceps. En la maniobra de Scanzoni, los fórceps se aplican como si la cabeza fuera occipitoanterior, y luego la cabeza se flexiona y gira a la posición occipitoanterior. Para facilitar el procedimiento, puede ser útil elevar la cabeza a una estación más alta antes de la rotación. Después de esta, un ligero tirón de las ramas ayuda a fijar la cabeza en la posición anterior. Las ramas, que están boca abajo después de la rotación, se retiran y se vuelven a colocar una a la vez, de modo que una pinza inmovilice la cabeza y evite la reversión espontánea a la posición occipitoposterior. Entonces, se puede lograr la extracción de la cabeza asistida por fórceps desde la posición anterior.

Si se usa la ventosa, se deben hacer ciertos ajustes, porque el punto de flexión en las presentaciones occipitoposteriores se ubica en una parte posterior y más profunda en la vagina que en las presentaciones occipitoanteriores. Específicamente, la copa debe colocarse mucho más profundamente en la vagina posterior. Generalmente, esta acomodación requiere un dispositivo de vacío con una copa discoide, en lugar de una forma de campana, y un cable de tracción no fijo en lugar de un vástago firme.

Para satisfacer estas necesidades, se han diseñado copas especiales para una presentación occipitoposterior. Un ejemplo sería la ventosa Bird posterior, diseñada especialmente para la posición occipitoposterior del feto, con puerto de vacío en el lateral de la ventosa. Esto, junto con su perfil bajo, permite una inserción más sencilla.

Aunque las lesiones del esfínter anal ocurren más comúnmente con los partos occipitoposteriores y los partos vaginales operatorios, no se realiza la episiotomía de forma rutinaria, ya que no está claro que esta produzca un mejor resultado general que no realizarla. Si una episiotomía está clínicamente indicada, una mediolateral produce menos laceraciones de cuarto grado que una de línea media.

Para finalizar, el parto por cesárea se realiza utilizando técnicas estándar. La cabeza fetal puede estar profundamente encajada e impactada.

POSICIÓN OCCIPITOTRANSVERSA

La posición occipitotransversa es un tipo de malposición cefálica fetal en la que la sutura sagital y las fontanelas se alinean de 0° a < 15° desde el plano transverso de la pelvis materna. Aunque la posición es común antes de que comience el trabajo de parto, la mayoría de los fetos occipitotransversos giran espontáneamente durante el trabajo de parto a medida que el feto desciende y sale en la posición occipitoanterior o, con menor frecuencia, en la posición occipitoposterior. Por lo general, la persistencia de la posición occipitotransversa durante el trabajo de parto resulta en una prolongación o detención del descenso, lo que requiere una rotación médica o un parto por cesárea. Hasta el 50 % de los fetos tienen una posición occipitotransversa al comienzo del trabajo de parto, pero la prevalencia cae al 19-20 % en la segunda etapa y al 3-8 % en el momento del parto.

Si bien el examen digital vaginal de la posición fetal es el estándar aceptado para el diagnóstico de la posición occipitotransversa, la evaluación ecográfica de la posición fetal puede ser útil si el examen clínico es equívoco. Se puede realizar un examen de ultrasonido transvaginal, transperineal o transabdominal, aunque los enfoques transvaginal y transperineal tienden a proporcionar imágenes más claras cuando la cabeza se encuentra en una estación baja, porque se elimina la sombra de la pelvis ósea materna.

Si se utiliza el ultrasonido para determinar la posición fetal durante el trabajo de parto, se recomienda que sea un obstetra con experiencia en ecografía quien lo haga. La sutura sagital fetal y las fontanelas son palpables en el diámetro transverso de la pelvis. Una oreja fetal puede palparse superiormente debajo de la sínfisis; y la otra, inferiormente por encima del sacro/coxis.

Si el occipucio (fontanela posterior) está del lado izquierdo de la madre, la posición es occipitotransversa izquierda; si el occipucio (fontanela posterior) está del lado derecho de la madre, la posición es occipitotransversa derecha. La occipitotransversa izquierda es más común que la derecha. La característica de diagnóstico clave mediante ecografía para la identificación de la posición occipitotransversa es la ubicación de las órbitas fetales: una órbita es anterior y la otra es posterior. Si ambas órbitas están a la izquierda materna, entonces la posición fetal es occipitotransversa derecha. Si ambas están a la derecha materna, entonces la posición es occipitotransversa izquierda. Si se realiza una exploración transperineal o transvaginal, el eco de la línea media cerebral es horizontal o casi horizontal después de acoplar la cabeza. La columna fetal suele ser lateral, pero también puede ser anterior o posterior.

En el contexto de la posición occipitotransversa, el asinclitismo anterior o posterior, definido como la rotación de la sutura sagital hacia afuera o hacia la sínfisis púbica, respectivamente, puede resultar en un diagnóstico erróneo de posición occipitotransversa como occipitoanterior u occipitoposterior si una sutura lambdoidea se confunde con la sutura sagital en el examen físico. Esta puede ser una distinción difícil de hacer al final del trabajo de parto si hay *caput* y moldura. Determinar la posición de las orejas puede ayudar a evitar este diagnóstico erróneo. El feto está en posición occipitotransversa si se palpa una oreja debajo de la sínfisis púbica a las 12 en punto y se palpa otra a las seis en punto. Si las orejas fetales se palpan a las tres en punto y a las nueve en punto, entonces el feto es occipitoanterior u occipitoposterior.

Durante el curso del trabajo de parto, aproximadamente el 80 % de los fetos en la posición occipitotransversa giran hacia delante a la posición occipitoanterior, aproximadamente el 10-15 % giran hacia atrás a la posición occipitoposterior y el resto permanece en posición occipitotransversa. La frecuencia de posiciones occipitotransversas en el parto parece ser similar en pacientes con anestesia neuroaxial y sin esta, en contraste con la posición occipitoposterior, que parece ser más probable que persista en pacientes con anestesia neuroaxial.

Los fetos muy pequeños (p. ej., los muy prematuros) pueden nacer en la posición occipitotransversa, pero otros fetos occipitotransversos deben rotar hacia delante o hacia atrás para poder pasar a través de los huesos pélvicos maternos y nacer por vía vaginal. Aquellos que no giran y descienden después de al menos 2 horas de empuje activo se pueden dividir en dos subconjuntos.

Se diferencian la detención transversal alta (por encima de la estación +2 [en una escala de -5 cm a +5 cm]) y la detención transversal baja (profunda; detención en la estación +2 o por debajo de esta [en una escala de -5 cm a +5 cm]).

Se cree que la detención transversal es el resultado de la limitación de la rotación por parte de la pelvis ósea y/o de una fuerza inadecuada para inducir la rotación a partir de las contracciones o los pujos maternos. Aunque la detención transversal puede ocurrir con cualquier tipo de pelvis, es más común con la platipeloide (plana) o android.

Con una pelvis platipeloide, el amplio eje transversal de la entrada pélvica acomoda fácilmente el diámetro occipitofrontal largo de la cabeza fetal cuando entra en la pelvis, lo que da como resultado la posición occipitotransversa; sin embargo, puede haber un espacio inadecuado en la parte media de la pelvis para permitir el descenso continuo en la posición occipitotransversa; también se impide la rotación natural a la posición occipitoanterior u occipitoposterior. De manera similar, la entrada pélvica de la pelvis android inicialmente acomoda fácilmente la cabeza en la posición occipitotransversa, pero la inclinación hacia delante del sacro impide el descenso profundo y la rotación natural hacia la posición occipitoanterior u occipitoposterior.

Al comienzo de la segunda etapa, es preferible el manejo expectante a la rotación manual siempre que haya algún descenso con el tiempo y el patrón de frecuencia cardíaca fetal sea tranquilizador, dada la falta de evidencia sólida de mejores resultados y el potencial de daño con la intervención. La rotación parcial o completa puede ocurrir espontáneamente siempre que ocurra el descenso.

Si el progreso se detiene durante el transcurso de la segunda etapa, ese es el momento en que se considera realizar la rotación manual. No está claro si hay un beneficio en la rotación más temprana que tardía durante la segunda etapa. Debido a que existe algún riesgo, aunque pequeño, de prolapso del cordón umbilical o lesión fetal o materna durante la rotación, la práctica habitual es un período de conducta expectante para ver si la rotación ocurre por sí sola durante la segunda etapa, especialmente cuando se produce el descenso. Aunque no realizar una rotación manual puede alargar la segunda etapa y resultar en una rotación potencialmente más desafiante si la cabeza sufre un impacto significativo, el manejo expectante también puede resultar en una extracción más fácil si el descenso progresa a una estación más baja y/o la cabeza gira a una posición no transversa.

La posición occipitotransversa de la cabeza fetal resulta en una detención transversa profunda y una desproporción pelvicocefálica. Las opciones de parto incluyen la rotación manual o digital, la autorrotación con tracción mediante una ventosa, la rotación con fórceps o la cesárea. En una rotación digital, los dedos índice y medio están colocados en la parte del hueso parietal anterior, que se superpone al hueso occipital en el área de la fontanela posterior, y se aplica una suave presión con la punta de los dedos para rotar la fontanela posterior hacia arriba y hacia la sínfisis del pubis. En una rotación manual, la presión de rotación se aplica con la mano debajo del hueso parietal posterior y el pulgar en el hueso parietal anterior.

Dos metanálisis de pequeños ensayos aleatorios evaluaron la utilidad de la rotación digital/manual de la mala posición. El primero, una revisión sistemática y metanálisis de ensayos clínicos publicada en el *American Journal of Obstetrics and Gynecology* en marzo de 2022, comparó la rotación manual profiláctica con un procedimiento de rotación simulada o sin rotación en la segunda etapa en embarazos en los que las malas posiciones occipitoposteriores y occipitotransversas se confirmaron mediante ecografía (seis ensayos aleatorizados, 1.002 pacientes). Los principales hallazgos fueron que la rotación manual no dio lugar a una diferencia clara en la tasa de parto vaginal espontáneo (riesgo relativo: 1,07; intervalo de confianza del 95 %: 0,95-1,20) ni en ningún otro resultado materno o fetal. En un análisis de subgrupos de fetos occipitoposteriores, la rotación manual redujo la duración de la segunda etapa en aproximadamente 13 minutos (intervalo de confianza del 95 %: -23 a -3).

El segundo metanálisis fue publicado en junio de 2022, también en el *American Journal of Obstetrics and Gynecology*, y fue similar (siete ensayos aleatorizados, 1.402 participantes). Los principales hallazgos fueron que la rotación manual aumentó ligeramente la tasa de parto vaginal espontáneo en el grupo general (riesgo relativo: 1,09; intervalo de confianza del 95 %: 1,03-1,16), pero el resultado ya no fue significativo después de la estratificación por paridad o técnica utilizada, o para la posición occipitotransversa cuando las posiciones occipitotransversas y occipitoposteriores fueron analizadas por separado. Aunque hubo una reducción en las malas posiciones occipitotransversas y occipitoposteriores en el momento del parto, esto no condujo a diferencias significativas en las tasas de parto por cesárea u operación vaginal ni en los resultados neonatales.

Por el contrario, un gran estudio de cohortes retrospectivo publicado en enero de 2011 en el *Journal of Maternal-Fetal and Neonatal Medicine* encontró que las pacientes con fetos en posiciones occipitotransversas u occipitoposteriores que tenían una prueba de rotación manual en la segunda etapa (n = 731) tenían un riesgo sustancialmente menor de parto por cesárea (*odds ratio* ajustada: 0,12; intervalo de confianza del 95 %: 0,09-0,16) que aquellas que no tuvieron una prueba de rotación manual (n = 2.527). La intervención se asoció a un mayor riesgo de laceración cervical (2,2 % frente al 1,0 %).

Cuando se utiliza una ventosa, la rotación solo debe lograrse por tracción y no mediante movimientos de la ventosa. Al aplicar tracción en la dirección correcta, la flexión y asinclitismo de la cabeza se puede corregir y la autorrotación ocurre cuando la cabeza desciende en virtud de la anatomía de la pelvis. El uso de una rotación con el movimiento debe evitarse, ya que las fuerzas cortantes sobre la cabeza fetal pueden provocar lesiones en el cuero cabelludo, especialmente con el uso de una copa de metal.

La colocación adecuada de la copa es esencial, y la selección de un diseño de copa apropiado para la situación clínica es importante. Una ventosa rígida es ventajosa sobre una ventosa blanda porque permite una mayor tracción, que a menudo se necesita para la autorrotación desde la posición occipitotransversa. Un vástago flexible permite la colocación y el movimiento del dispositivo dentro del espacio limitado de la vagina. Es más probable que ocurra la autorrotación anterior cuando la aplicación del cótilo y la tracción provoquen una flexión de la cabeza en lugar de una deflexión. El extractor de vacío en sí no debe manipularse para girar la cabeza.

La rotación de la cabeza fetal se puede intentar con un fórceps de Kjelland. Antes de utilizarlo, es fundamental identificar abdominalmente el dorso fetal y el occipucio en el examen vaginal. La rama anterior o posterior puede aplicarse primero dependiendo de la preferencia del obstetra. La anterior puede ser posicionada según el método directo, el método de *madame* Lachapelle o el método inverso o clásico.

Conviene recalcar la importancia de que estos partos operativos rotacionales los realicen profesionales con experiencia en este tipo de procedimientos, debido al alto grado de complejidad. El método más utilizado en este medio es el de *madame* Lachapelle. Requiere la colocación inicial de la hoja anterior sobre el hueso parietal posterior con la curva cefálica aplicada directamente al feto. Luego, la hoja se avanza suavemente alrededor de la cara y el hueso frontal hasta que descanse sobre la oreja fetal anterior.

Una posición anormal (p. ej., occipitotransversa) es corregida girando los mangos de las ramas y dirigiendo el occipucio fetal a la posición anterior para emerger debajo de la sínfisis del pubis. El riesgo de lesiones se puede minimizar evitando el exceso de torsión durante la rotación, la rotación en la dirección incorrecta, la rotación forzada o la rotación combinada con tracción. En un parto rotacional, los movimientos de la tracción y la rotación siempre deben estar separados, a menos que la rotación ocurra espontáneamente con la tracción. La rotación debe evitarse durante una contracción uterina.

Una revisión sistemática y metanálisis publicada en diciembre de 2015 en el *Current Opinion in Obstetrics and Gynecology* incluyó 23 estudios (5.870 partos) para evaluar la seguridad y la eficacia del uso del fórceps de Kjelland. Se realizaron búsquedas en bases de datos electrónicas de todos los estudios clínicos que informaron de datos primarios sobre el uso del fórceps de Kjelland, y se evaluó su riesgo de sesgo mediante la escala de Newcastle-Ottawa. Agruparon la tasa de episodios de resultados adversos informados después del uso de fórceps de Kjelland, incluida una comparación directa con la ventosa rotatoria. El metanálisis de comparación directa reveló una mayor tasa de fallos con la ventosa rotatoria en comparación con la de Kjelland. No hubo diferencia estadísticamente significativa en el riesgo de resultados maternos adversos entre los dos grupos. Hubo un mayor riesgo de traumatismo neonatal en el grupo con ventosa, pero no hubo diferencias significativas en otros resultados neonatales.

PUNTOS CLAVE

- Es fundamental saber cómo diagnosticar las distintas malposiciones que pueden ocurrir en el parto, así como conocer cuáles tienen indicación de cesárea.
- La ecografía intraparto puede ser de utilidad cuando el tacto vaginal no permite un diagnóstico correcto de la posición.

- Existen distintas maniobras, tanto manuales como mediante parto operativo, para las posiciones occipitoposteriores y occipitotransversas. Deben ser ejecutadas por profesionales con experiencia.

BIBLIOGRAFÍA

Blanc J, Castel P, Mauviel F, Baumstarck K, Bretelle F, D'Ercole C, et al. Prophylactic manual rotation of occiput posterior and transverse positions to decrease operative delivery: the PROPOP randomized clinical trial. Am J Obstet Gynecol. 2021;225(4):444.e1-8.

Burd J, Gómez J, Berghella V, Bellussi F, De Vries B, Phipps H, et al. Prophylactic rotation or malposition in the second stage of labor: a systematic review and meta-analysis of randomized controlled trials. Am J Obstet Gynecol MFM. 2022;4(2):100554.

Caughey AB. Occiput transverse position. UpToDate. 2023 [consultado el 9 de octubre de 2024]. Disponible en: https://www.uptodate.com

Holcroft Argani C, Satin AJ. Occiput posterior position. UpToDate. 2024 [consultado el 9 de octubre de 2024]. Disponible en: https://www.uptodate.com

Galerneau F. Face and brow presentations in labor. UpToDate. 2023 [consultado el 9 de octubre de 2024]. Disponible en: https://www.uptodate.com

Warren RB, Arulkumaran S. Best practice in labour and delivery. Cambridge: Cambridge University Press; 2009.

Asistencia al parto normal y cuidados del recién nacido

26

N. Pardeiro Salvador, V. Engels Calvo y L. M. San Frutos Llorente

OBJETIVOS

- Definir el parto normal y el parto no intervenido.
- Describir las etapas y los mecanismos del parto.
- Analizar la asistencia al parto normal.
- Revisar los mecanismos de adaptación fetal a la vida extrauterina.
- Integrar la exploración y reanimación del recién nacido.

DEFINICIONES

El parto es un proceso fisiológico y, por tanto, en la mayoría de los casos no precisa intervención por parte del médico ni de la matrona. El *Documento de consenso de asistencia al parto normal* de la Sociedad Española de Ginecología y Obstetricia recoge las definiciones de parto normal y de parto no intervenido.

Este documento define como parto normal el trabajo de parto de una gestante sin factores de riesgo durante la gestación, que se inicia de forma espontánea entre las semanas 37 y 42 y que, tras una evolución fisiológica de la dilatación y el parto, termina con el nacimiento de un recién nacido normal que se adapta de forma adecuada a la vida extrauterina. El alumbramiento y el puerperio inmediato deben, igualmente, evolucionar de forma fisiológica. Es el único tipo de parto susceptible de ser atendido como un parto no intervenido. Se han de realizar, por tanto, el menor número posible de procedimientos activos, pero sin olvidar que, como cualquier trabajo de parto, este obliga a una vigilancia exhaustiva del estado materno y fetal.

> ! Sobre la base de la definición de parto normal, la Sociedad Española de Ginecología y Obstetricia define el parto no intervenido (parto sin medicalizar no intervenido) como el trabajo de parto que, por reunir las características descritas en la definición de parto normal, es asistido sin la utilización de procedimientos terapéuticos que alteren su fisiología. En la asistencia al parto no intervenido, es igualmente fundamental la labor de vigilancia del estado maternofetal, así como la asistencia psicológica a la parturienta y a su familia por parte del personal asistencial (matrona y auxiliar de enfermería).

ETAPAS DEL PARTO

Se pueden distinguir tres etapas en un parto: la primera etapa o período de dilatación, la segunda etapa o período expulsivo y la tercera etapa o período de alumbramiento.

Primera etapa o período de dilatación

La primera etapa comienza con el inicio del parto y termina con la dilatación completa. A su vez, esta etapa, tanto en la práctica clínica como en la literatura médica, se ha subdividido en dos fases: la fase latente y la fase activa. La fase latente comienza con el inicio del parto y se caracteriza por la presencia de contracciones variables en cuanto a intensidad y duración. Se acompaña de borramiento cervical y progresión lenta o escasa de la dilatación hasta los 4 cm. La fase activa se caracteriza por el aumento en la regularidad, intensidad y frecuencia de las contracciones y la rápida progresión de la dilatación. Puede ser definida teniendo en cuenta criterios exclusivos de dilatación cervical, desde los 4 cm a los 10 cm de dilatación, o incluyendo la percepción de la mujer, como, por ejemplo, el inicio de contracciones regulares hasta el comienzo de los pujos.

La duración de la primera etapa establecida del trabajo de parto varía entre las mujeres primíparas (8 horas en promedio; es poco probable que dure más de 18 horas) y las multíparas (5 horas en promedio; es poco probable que dure más de 12 horas).

Es esencial identificar patrones de trabajo de parto anormales e iniciar las intervenciones apropiadas, porque el trabajo de parto prolongado se asocia a un aumento de la morbilidad perinatal. Friedman fue el primero en representar una curva de parto y dividir el trabajo en varias etapas y fases. La progresión anormal del trabajo de parto en la fase activa se definió como dilatación cervical < 1,2 cm/hora en las nulíparas y

371

< 1,5 cm/hora en las multíparas. Ningún cambio apreciable en la dilatación cervical en presencia de una contracción uterina adecuada > 2 horas se consideró como parto detenido.

Estos conceptos han llegado a regir el manejo del parto. Sin embargo, estos criterios creados hace 50 años pueden no ser ya aplicables a las poblaciones obstétricas contemporáneas y para el manejo obstétrico actual. El aumento de la edad materna y el tamaño del cuerpo materno y fetal ha hecho que el trabajo de parto sea un proceso más desafiante. Además, ciertas intervenciones obstétricas frecuentes (inducción, analgesia epidural y uso de oxitocina) pueden alterar el proceso natural del parto.

Zhang *et al.* llevaron a cabo en 2010 un estudio observacional multicéntrico retrospectivo con el objetivo de utilizar datos contemporáneos en un número elevado de parturientas con inicio espontáneo de parto para determinar patrones y estimar la duración del parto en los Estados Unidos. Elaboraron curvas de duración promedio del parto en función de la paridad en embarazos únicos a término con inicio espontáneo de trabajo de parto, parto vaginal y resultados neonatales normales.

Estos autores observaron que, en las multíparas, el parto parecía acelerarse después de 6 cm de dilatación cervical. Paridad 2 entró en la fase activa antes que paridad 1. Por el contrario, la curva de parto promedio para las nulíparas no mostró un claro punto de inflexión. Los autores elaboraron tablas que mostraron la duración del parto de 1 cm de dilatación al siguiente. Los percentiles 95 indican que, con 4 cm, se podría tardar más de 6 horas para progresar a 5 cm, mientras que, con 5 cm, puede llevar más de 3 horas progresar a 6 cm. Sorprendentemente, las medianas y los percentiles 95 de la duración del trabajo de parto antes de los 6 cm fueron similares entre nulíparas y multíparas. Solo después de los 6 cm las multíparas mostraron un trabajo de parto más rápido que las nulíparas, lo cual es coherente con las curvas de parto. Esta tabla también sugiere que, a los 6 cm o más tarde, casi todas las mujeres que tuvieron parto vaginal y resultados neonatales normales tuvieron un percentil 95 de la primera etapa del trabajo de menos de 2 horas, particularmente las multíparas. También elaboraron los percentiles 95 de la duración acumulada del trabajo de parto desde el ingreso en parto único, a término en nulíparas con inicio espontáneo del trabajo de parto, parto vaginal y resultados neonatales normales.

Para una evaluación más objetiva de la prolongación y detención del trabajo de parto, un partograma puede ser una herramienta útil. Dicha herramienta se utilizó originalmente para prevenir el parto prolongado y detenido en países en desarrollo. La característica central del partograma recomendado por la Organización Mundial de la Salud consta de dos líneas rectas diagonales paralelas basadas en la fase de máxima pendiente de la curva de Friedman. La línea de alerta comienza a los 4 cm de dilatación hasta el punto de dilatación completa a razón de 1 cm/hora, lo que indica que la atención es necesaria si la dilatación del cuello uterino es inferior a 1 cm/hora a partir de 4 cm. La línea de acción es paralela y está 4 horas a la derecha de la línea de alerta.

El partograma presentado por Zhang *et al.* difiere del de la Organización Mundial de la Salud en tres aspectos. Primero, estos autores no consideran la línea de alerta necesaria en los Estados Unidos, ya que la mayoría de las mujeres dan a luz en el entorno hospitalario. Segundo, sus percentiles 95, equivalentes a la línea de acción, son líneas de escalera de tipo exponencial en lugar de líneas rectas porque la dilatación cervical no se registra como una medida continua, esto es, son más coherentes con la fisiología de la dilatación acelerada al final de la primera etapa. Por último, permite una progresión mucho más lenta del trabajo de parto antes de los 6 cm de dilatación, pero mucho más corta que 4 horas después de los 6 cm.

> La primera etapa del parto comienza con el inicio de este y termina con la dilatación completa. A su vez, esta primera etapa, tanto en la práctica clínica como en la literatura médica, se ha subdividido en dos fases: la fase latente y la fase activa.

Segunda etapa o período expulsivo

Las definiciones de la segunda etapa del parto consideran que este comienza con la dilatación cervical completa y finaliza con el nacimiento del feto.

Se divide también en dos períodos:

- Período latente o pasivo. Dilatación completa en presencia o no de contracciones involuntarias.
- Período activo. El polo cefálico fetal se encuentra en un IV plano, existen contracciones de expulsivo o hay una voluntad materna de realizar pujos.

La duración de este período varía de una mujer a otra. Se considera una duración normal hasta 4 horas para las nulíparas con anestesia epidural, hasta 3 horas en las nulíparas sin anestesia y las multíparas con anestesia y hasta un máximo de 2 horas en las multíparas sin anestesia epidural.

Se recomienda ofrecer un parto instrumental si existe preocupación por el bienestar del bebé o hay una segunda etapa prolongada.

> Las definiciones de la segunda etapa del parto consideran que este comienza con la dilatación cervical completa y finaliza con el nacimiento del feto.

Tercera etapa o período de alumbramiento

La tercera etapa del parto es la que transcurre entre el nacimiento y la expulsión de la placenta. La mayor complicación en este período es la hemorragia posparto, que sigue siendo un motivo de preocupación primordial, ya que es la responsable de la cuarta parte de las muertes maternas en el mundo. El grado de pérdida sanguínea se asocia a la rapidez con que la placenta se separa del útero y a la efectividad de la contracción uterina.

El parto de la placenta y de las membranas consta de dos partes. En primer lugar, sucede el desprendimiento de la placenta; y, a continuación, la expulsión al exterior. Los fenómenos que determinan el desprendimiento placentario empiezan ya al final del embarazo y continúan durante el parto. La placenta experimenta un proceso de envejecimiento paulatino que va a afectar a las vellosidades de anclaje, que son las que la fijan a la decidua. Este proceso se debe a la degeneración hialina de los depósitos de fibrina (estría de Nitabuch), que produce la debilitación de las conexiones que fijan la placenta.

Luego, después del parto, el útero experimenta un intenso proceso de retracción, con disminución de su capacidad para acomodarse a las nuevas condiciones mecánicas. El útero se constituye así en una masa casi sólida de músculo, cuyas paredes tienen un espesor de varios centímetros. Después va a manifestar actividad contráctil y, por efecto de las contracciones, disminuye aún más, así como el área de superficie uterina donde está implantada la placenta. Para adaptarse a esta, la placenta aumenta de espesor, pero por su elasticidad limitada tiene que plegarse: se ponen tensas las conexiones con la decidua, así como los vasos uteroplacentarios. La tensión llega a ser tan intensa que se rompe a la altura del área esponjosa de la decidua basal; se derrama sangre en distintos puntos y se disecan las estructuras placentodeciduales en la zona profunda de la capa esponjosa, lo que contribuye aún más al desprendimiento de la placenta. Así que la formación del hematoma retroplacentario es más bien el resultado de la separación que su causa, pero contribuye a esta.

Clásicamente, se describen dos formas de desprendimiento: si la placenta se encuentra inserta en el fondo, el hematoma retroplacentario será central; pero, si la placenta se inserta baja y sus membranas son cortas, se empezará a desprender por los lados y el mecanismo de desprendimiento será lateral. El único interés entre ambas formas de desprendimiento es que en el primero (Schultze) no hay pérdida sanguínea hasta que la placenta aparece y sale por la vulva, invertida, por su cara fetal, mientras que, en el desprendimiento tipo Duncan, fluye sangre por los genitales ya desde el comienzo del desprendimiento.

Una vez desprendida la placenta, por la acción de nuevas contracciones uterinas, esta y las membranas penetran sucesivamente en el segmento inferior y en el canal cervicovaginal hasta que aparece en la vulva, si bien algunas veces, por el estado de decúbito supino en que está la parturienta, no son suficientes las contracciones para su expulsión total, y se necesita una ligera presión uterina para completarla. En el parto de una mujer en cuclillas, cae la placenta por la acción de la gravedad, pero, al estar acostada, esto no ocurre. Aquí termina el alumbramiento, y entran en acción (cuando el útero queda totalmente vacío) los mecanismos de hemostasia que se estudiarán a continuación.

Hoy se sabe que el desprendimiento de la placenta en el parto natural o no intervenido es simultáneo a la expulsión del feto. Con las últimas contracciones uterinas (en las que todo el organismo de la mujer trabaja para expulsar al feto) se consigue que, a la vez que sale el feto, se exprima el útero detrás de las nalgas y se desprenda la placenta. Tan solo si el feto es extraído muy rápidamente es posible que el útero quede vacío y entre en fase de reposo durante 5-10 minutos; luego, empiezan las contracciones de alumbramiento y ocurre lo explicado clásicamente.

Simultáneamente a la producción del desprendimiento, entran en juego una serie de mecanismos que van a procurar la hemostasia de la herida de la zona uterina donde estaba implantada la placenta. Estos han sido bien estudiados por Greenberg, que los describe en cuatro fases: la primera fase o de miotaponamiento se basa en la formación de las llamadas *ligaduras vivientes de Pinard*, y al útero así fuertemente contraído se le denomina *globo de seguridad*, garantía de la hemostasia. Las siguientes fases son la de trombotaponamiento, la fase de indiferencia miouterina y la fase de contracción uterina fija.

Entre los más constantes signos de desprendimiento, se pueden citar los signos uterinos, como el triple signo de Schroeder y la pérdida hemática en el desprendimiento lateral; y los signos funiculares, como los signos de Ahlfeld, de Strassman, de Fabre o del pescador, de Hohenbichler o torsión del cordón umbilical y el signo de Kustner, el más habitualmente investigado.

El signo de Schroeder se refiere a la palpación del útero a 3 cm sobre el ombligo y lateralizado a la derecha; al ser expulsada la placenta, el útero se palpa contraído por debajo de la altura del ombligo. El signo de Ahlfeld consiste en que, cuando la placenta se está desprendiendo, se puede observar el descenso del cordón umbilical. Por su parte, en el signo de Strassman, mientras una de las manos mantiene el cordón umbilical, la otra determina movimientos en el fondo uterino; puede ser negativo si la mano que mantiene el cordón recibe la propagación, o positivo si los movimientos del fondo uterino no se propagan al cordón, lo que revela descenso de la placenta. En el signo de Fabre o del pescador, se coloca una mano sobre el fondo uterino y se realizan pequeñas sacudidas desde el cordón para ver si estas se perciben en el fondo; es positivo cuando no se transmiten dichas trepidaciones (la placenta está desprendida), y negativo cuando sucede lo contrario. Por último, en el signo de Kustner, cuando la placenta no se ha desprendido, al presionar sobre la sínfisis del pubis se produce un retroceso del cordón umbilical hacia la vagina; cuando ya se produce el desprendimiento, el cordón no retrocede.

La duración de la tercera etapa del parto es importante porque la prevalencia de la hemorragia posparto se incrementa cuando su duración se alarga, aunque no hay criterios universalmente aceptados sobre la duración óptima del alumbramiento.

 La tercera etapa del parto es la que transcurre entre el nacimiento y la expulsión de la placenta. La mayor complicación en este período es la hemorragia posparto, que sigue siendo un motivo de preocupación primordial, ya que es la responsable de la cuarta parte de las muertes maternas en el mundo. El grado de pérdida sanguínea se asocia a la rapidez con que la placenta se separa del útero y a la efectividad de la contracción uterina.

Puerperio

Puede definirse como el período que transcurre desde el momento en que el útero expulsa la placenta hasta un límite variable, generalmente 6 semanas, en que vuelve a la normalidad el organismo femenino. Se caracteriza por una serie de transformaciones progresivas de orden anatómico y funcional que hacen regresar paulatinamente todas las modificaciones gravídicas casi *ad integrum* (involución puerperal), y se dice *casi* porque siempre quedan estigmas indelebles que indican que hubo un parto, aún después de muchos años.

La involución, especialmente del aparato genital, y el establecimiento de la lactancia son los hechos más característicos del puerperio; en general, esta última condiciona que no se recupere el ciclo genital hasta al cabo de unos meses.

Clásicamente, este período se divide en:

- Puerperio inmediato: las primeras 24 horas.
- Puerperio precoz o propiamente dicho: desde el día 2 a los días 7-10 (primera semana).
- Puerperio tardío: hasta los 40-45 días (retorno de la menstruación).

Algunos consideran un puerperio alejado, que quizá puede ser interesante, sobre todo en los casos de lactancia, y que se extenderá desde los 45 días hasta un límite impreciso. El puerperio precoz se extiende durante la primera semana posparto, y es cuando ocurre la máxima involución genital, coincidiendo clínicamente con la mayor expulsión de loquios y la instauración de la lactancia.

MECANISMO DEL PARTO

Se entiende por *mecanismo del parto* los movimientos, adaptaciones y cambios de posición y actitud que debe realizar el feto u objeto del parto para atravesar el canal del parto bajo el impulso del motor (contracciones uterinas y músculos abdominales maternos).

Canal del parto

El ser humano tiene una pelvis inusual. La forma distintiva de la pelvis de los homínidos es probablemente el resultado de una adaptación a la marcha bípeda. Se compone de dos huesos de la cadera que se unen anteriormente a través de la sínfisis del pubis (3,5 cm de largo) y que posteriormente se articulan con el sacro (12 cm de largo) en la articulación sacroilíaca. Cada hueso de la cadera se compone de tres huesos que se unen en el acetábulo: el pubis, el isquion y el ilion. La pelvis femenina está inclinada hacia delante en relación con la columna vertebral. El ángulo de inclinación es variable entre diferentes individuos y entre diferentes razas; en las mujeres caucásicas adultas, la inclinación de la pelvis suele ser de unos 55° en el plano horizontal. La inclinación o inclinación pélvica depende de la posición, y aumenta con el crecimiento hasta la edad adulta.

La pelvis «verdadera» está delimitada anteriormente por la sínfisis del pubis, por la línea iliopectínea lateralmente y por el sacro posteriormente. Está compuesta por una entrada, una cavidad y una salida. La pelvis femenina se puede clasificar en cuatro formas básicas: ginecoide (que es la pelvis femenina clásica y la más común), androide (con la entrada en forma de corazón, una cavidad en forma de embudo y la salida angosta), antropoide (la entrada es ovalada con el mayor diámetro anteroposterior, la cavidad es larga y estrecha) y platipeloide (entrada aplanada con un diámetro anteroposterior en

la entrada más corto que una pelvis ginecoide y un diámetro transversal más ancho). La forma final de la pelvis femenina parece estar determinada por la cultura y el entorno, así como por la genética, lo que sugiere que la edad de adquisición de la postura erguida podría desempeñar un papel vital.

La entrada de una pelvis ginecoide de tamaño adecuado suele tener más de 12 cm en la parte anteroposterior y 13,5 cm en el diámetro transversal. La entrada está delimitada anteriormente por la cresta púbica, posteriormente por el promontorio del sacro y lateralmente por la línea iliopectínea. El diámetro anteroposterior de la entrada pélvica también se conoce como el *conjugado verdadero*. Sin embargo, clínicamente, el diámetro más importante es el *conjugado obstétrico*, que es la línea entre el promontorio del sacro y la parte más interna de la sínfisis del pubis; suele ser mayor de 10 cm. La línea entre el promontorio sacro y el punto más bajo de la sínfisis se denomina *diagonal conjugada*.

La cavidad media es espaciosa pero poco profunda, con diámetro tanto anteroposterior como transversal, por lo general de aproximadamente 12,5 cm. El canal del parto se estrecha hacia abajo en la sección transversal a la altura de las espinas isquiáticas, pero todavía mide más de 10 cm. En una pelvis ideal, las espinas isquiáticas no se indentan de manera prominente en la cavidad pélvica. La salida pélvica está delimitada por la cara inferior del arco púbico anteriormente, la punta del coxis posteriormente y las tuberosidades isquiáticas y los ligamentos convergentes lateralmente, con diámetros de 12,5 cm anteroposteriormente y 11 cm transversalmente. A través de estas diversas curvas y canales óseos, el feto tiene que pasar para lograr un parto vaginal exitoso.

Cabeza fetal

En comparación con el cráneo adulto, el cráneo fetal está formado por un cráneo grande y una cara relativamente pequeña. El cráneo fetal está compuesto por nueve huesos (el occipital, dos parietales, dos frontales, dos temporales, el esfenoides y el etmoides). Los primeros cinco son de importancia clínica durante el nacimiento. Estos huesos se mantienen unidos por membranas, también llamadas *suturas*, que permiten su movimiento y superposición durante el trabajo de parto. La unión entre los dos huesos parietales se llama *sutura sagital*; entre los dos huesos frontales, *sutura frontal*; entre los dos huesos frontales y los dos parietales, *sutura coronal*; y la sutura entre los dos huesos parietales y el hueso occipital, *lambdoidea*. La unión en forma de diamante donde las dos suturas coronales se encuentran con las suturas frontal y sagital se denomina *fontanela anterior*; y la unión triangular entre la sutura sagital y las dos suturas lambdoideas, *fontanela posterior*.

El moldeado es el proceso mediante el cual la relación anatómica entre los huesos del cráneo cambia como respuesta a presiones o fuerzas externas. El moldeado ocurre en el trabajo de parto en un grado variable a medida que la cabeza fetal desciende en el canal de parto, lo que permite que aquella se acomode a la geometría de este. El moldeado suele ser más marcado cuando hay una pelvis parcialmente contraída, ya que esta reduce el diámetro de la parte de presentación de la cabeza fetal y ayuda a descender y progresar hacia un parto vaginal.

Con fines descriptivos, la cabeza fetal se ha dividido en regiones que ayudan a definir la parte más baja que se presenta en el examen vaginal durante el trabajo de parto. El *vértice* es el área entre la fontanela anterior y posterior, y se extiende hasta las eminencias parietales de cada lado. El *occipucio* es la zona que se encuentra detrás de la fontanela posterior. El área de la fontanela anterior se llama *bregma*; y la que se encuentra frente a la fontanela anterior a la raíz de la nariz, *frente*. Por último, el área entre la raíz de la nariz y el mentón es la *cara*.

El grado de flexión de la cabeza fetal durante el trabajo de parto determina qué región del cráneo fetal se presenta y, por lo tanto, se describen líneas que corresponden al diámetro de la región de presentación de la cabeza. El suboccipitobregmático (vértice completamente flexionado) y el submentobregmático (cara) son los diámetros más estrechos, con 9,5 cm cada uno. El diámetro más ancho es de 13,5 cm, que es el sincipitomentoniano, de una presentación de frente, y los otros diámetros son el suboccipitofrontal (10,5 cm) y el occipitofrontal (11,5 cm); estos últimos se ven con presentaciones de vértice deflexionadas.

Caput succedaneum es el término que hace referencia a la extravasación serohemática subcutánea que suele ocurrir en un trabajo de parto especialmente prolongado (aunque no siempre) y cuando el vértice es la parte de presentación. Es un edema blando que puede extenderse sobre la línea de sutura. Por lo general, se resuelve a los pocos días después del nacimiento, aunque en muy raras ocasiones puede provocar alopecia. La rotura prematura de membranas antes del trabajo de parto parece ser un factor predisponente para la formación de *caput succedaneum* en el útero. La presencia de *caput succedaneum* grave puede dificultar la definición de la posición del feto en la segunda etapa del trabajo de parto; sin embargo, parece tener solo una influencia mínima en el potencial de hidrógeno (pH) de la sangre obtenida del cuero cabelludo durante el muestreo de sangre fetal.

Estática fetal

Para lograr un parto vaginal seguro y exitoso, y minimizar los riesgos de complicaciones para la madre y el bebé, se debe determinar la situación, la presentación y la posición del feto al comienzo de la primera etapa del trabajo de parto.

La situación describe la relación del eje longitudinal fetal con el del útero. Es longitudinal (más del 99 % de los bebés a término únicos), transversal (0,3 %) u oblicua. Las situaciones oblicuas suelen cambiar durante el curso del trabajo de parto a longitudinales o transversales. Las causas principales de la situación transversa persistente en el embarazo incluyen prematuridad, multiparidad, embarazo múltiple, placenta previa, placenta fúndica, polihidramnios, fibromas uterinos, anomalías uterinas congénitas, muerte fetal intrauterina y masas extrauterinas que obstruyen el canal del parto. En comparación con los bebés que presentan una situación longitudinal al comienzo del trabajo de parto, se ha encontrado que los que están en situación transversa tienen un pH más bajo, una probabilidad más alta de desarrollar acidosis grave, menor peso al nacer y más probabilidad de mantener traumatismo de parto y efectos residuales a largo plazo.

La presentación del feto es la parte más baja del cuerpo fetal dentro del canal de parto que se puede sentir durante un examen vaginal. La presentación puede ser cefálica o podálica. En presentación cefálica, la descripción de la presentación depende del grado de flexión de la cabeza fetal. A término, la mayoría de los bebés se presentan por el vértice. Sin embargo, una cabeza deflexionada puede dar como resultado una presentación de frente o cara. En las situaciones transversas u oblicuas, la presentación suele ser el hombro o, en raras ocasiones, el cordón umbilical. En presentación podálica, la descripción de la presentación depende de la relación de las extremidades inferiores con las caderas fetales. Con la presentación franca de nalgas, ambos muslos están flexionados y ambas rodillas extendidas, que es lo más común (65 %). La presentación de nalgas completa es cuando tanto los muslos como las rodillas están flexionados (25 %). Menos común es la presentación de nalgas incompletas, cuando una cadera está flexionada mientras que la otra está extendida (10 %).

La posición fetal se refiere a la relación de un punto de referencia, que es un punto fácilmente definible en la periferia de la presentación, generalmente una prominencia ósea, con puntos fijos de la pelvis materna. El denominador del vértice es el occipucio. Para la cara, el denominador es el mentón (*mentum*); para el hombro, el acromion, aunque por razones prácticas se toma como referencia la espalda; y para la presentación de nalgas es el sacro. Un occipucio del lado izquierdo es más común que un occipucio derecho. De cualquier lado, el occipucio se puede colocar en la parte anterior, transversalmente o posterior, lo que da como resultado ocho posibles posiciones diferentes. Los mismos principios se aplican a cada una de las otras tres presentaciones al describir la relación de su denominador con la pelvis materna.

El asinclitismo describe la relación del plano sagital de la cabeza fetal con los planos coronales de la sínfisis del pubis y el promontorio sacro. Por lo general, los planos no son paralelos y la norma es un ligero grado de asinclitismo. El asinclitismo puede ser posterior (de Litzmann), si la sutura sagital está más cerca de la sínfisis del pubis, y penetra primero en la pelvis el parietal posterior; o anterior (de Naegele), si la sutura sagital está más cerca del promontorio y penetra, por tanto, primero en la pelvis el parietal anterior, lo que realmente es patológico. Sin embargo, en el asinclitismo posterior, con las contracciones del parto, avanza el parietal anterior por detrás de la sínfisis del pubis y la presentación se convierte en sinclítica al tiempo que desciende.

La actitud describe la relación de las diversas partes del feto con otras partes del cuerpo, por ejemplo, los brazos cruzados sobre el pecho o paralelos a los lados. Durante los últimos meses del embarazo, con la cabeza, el tronco y las extremidades fetales flexionados, la actitud universal es la de flexión.

La conformación del feto es un cilindro compuesto de tres segmentos separados por dos facilidades de flexión: en la cintura, cuya facilidad de flexión es lateral; y a nivel del cuello, anteroposterior. Pero las contracciones uterinas que actúan sobre el cilindro fetal solo van a ser mecánicamente eficaces si la presentación está adosada, en contacto con el canal del parto. Así que el primer requisito es un buen contacto con este canal, que es lo que se llama *hermetización interna*. Se mantiene íntegra la bolsa de las aguas sin estar dilatados ni el cuello ni el canal vaginal.

Cuando ya está dilatado el canal blando, se produce una hermetización más completa, y se introduce en su primera porción el feto conformado. Entonces, el canal blando se adosa y contacta con las paredes de la pelvis, de forma que la pared externa del útero llega a ponerse en contacto con la propia pared pélvica. Se produce así una hermetización externa. Para la adecuada progresión, las contracciones uterinas y abdominales solo pueden ser mecánicamente eficaces si existe una buena hermetización.

Con lo expuesto, ya es posible analizar los movimientos que realiza el feto para salir a través del canal del parto, y que clásicamente se dividen en las seis etapas que se desarrollan en las siguientes líneas.

- **Flexión y acomodación de la cabeza al estrecho superior.** La actitud más frecuente del feto (flexión) se ve exagerada con los primeros impulsos de progresión, lo que determina un aumento en la flexión de la cabeza. Efectivamente, al descender la cabeza, encuentra resistencia, sea por parte del cuello uterino, de las paredes de la pelvis o del suelo de esta. Durante este movimiento, el mentón es apretado sobre el tórax fetal, y el diámetro occipitofrontal de la presentación, más largo, es sustituido por el suboccipitobregmático, más corto (de 12 a 9,5 cm). El brazo de palanca anterior es más largo; por tanto, la cabeza, al encontrar resistencia por delante, se flexiona. En tal actitud, el diámetro mentoccipital y el eje de la pelvis deben coincidir; para acomodarse al estrecho superior, la cabeza fetal orienta primero su diámetro occipitofrontal, y después el suboccipitobregmático, en el diámetro transverso o en uno de los oblicuos de dicho estrecho.
- **Descenso y encajamiento de la cabeza.** Una vez acomodada la cabeza al estrecho superior, las contracciones uterinas la empujan y la hacen descender a través de la pelvis menor de manera sinclítica, esto es, pasaje por el estrecho superior de los dos parietales al mismo tiempo y al mismo nivel; el eje longitudinal cefálico fetal coincide con el eje pelviano, y la sutura sagital ocupa el diámetro transverso del estrecho superior, de modo que está equidistante del pubis y del promontorio. Cuando la cabeza alcanza el tercer plano de Hodge (espinas ciáticas), la sutura sagital está algo más rechazada hacia atrás; y se encuentra más abajo el parietal anterior que el posterior; existe, por tanto, un ligero asinclitismo anterior. La cabeza fetal realiza así un movimiento en «badajo de campana» en su descenso a lo largo del canal del parto. Y se dice que la cabeza está encajada cuando su perímetro máximo (suboccipitobregmático en la presentación de vértice) ha pasado el estrecho superior. No obstante, como esto sería complicado de comprobar con una radiografía, una ecografía u otros métodos, en la práctica es más fácil hacer un tacto y comprobar que la cabeza está encajada cuando el punto guía ha llegado al tercer plano de Hodge.
- **Rotación interna de la cabeza.** Tras el encajamiento, se produce una rotación interna de la cabeza, mediante la cual esta se coloca de tal manera que la sutura sagital

ocupa el diámetro anteroposterior del estrecho inferior, mientras que el biparietal se ofrece al transverso de dicho estrecho. Tal rotación es diferente según la variedad de posición del punto guía. Así, pueden distinguirse tres tipos de rotación: *a)* rotación corta (45°, de occipitoilíaca izquierda anterior a occipitoanterior, o de occipitoilíaca izquierda posterior a occipitosacra); *b)* rotación media (90°, de occipitoilíaca izquierda transversa a occipitoanterior); y *c)* rotación larga (135°, de occipitoilíaca izquierda posterior a occipitoanterior [u occipitopúbica]). Los tres tiempos mencionados de flexión, encajamiento y rotación interna no son movimientos aislados, independientes, sino frecuentemente simultáneos. La cabeza puede rotar en la parte alta de la excavación; otras veces lo hace con un movimiento helicoidal o de tornillo a partir del tercer plano de Hodge (esta última es la forma más frecuente). Finalmente, puede rotar ya en el periné, lo que es visible desde el exterior. La rotación alta es más frecuente en las primíparas, y la baja o perineal lo es en las multíparas. Las variedades posteriores rotan generalmente a anterior, aunque en el 3 % de los casos lo hacen hacia occipitosacra. En la zona donde se produce la rotación, se encuentran los músculos elevadores del ano, y son muchos los hechos que hablan a favor de que estas estructuras participan en la producción de la rotación interna. Los elevadores delimitan un orificio en el suelo de la pelvis (hiato urogenital), cuyo diámetro sagital es mayor que el transversal, que es más estrecho por delante que por detrás. La rotación probablemente sea una acomodación de la cabeza fetal a este orificio. El hecho de que, en esta rotación, la nuca del feto gire siempre hacia delante puede deberse a que la parte occipital presenta un diámetro transversal más pequeño que las restantes partes del cráneo, y puede por ello adaptarse mejor a la parte ventral, estrecha, del orificio formado por ambos elevadores. La rotación poco habitual a occipitosacra se debería al periné dilatado y flácido de las multíparas; de hecho, esta rotación es tres veces más frecuente en estas que en las primíparas.

- **Desprendimiento de la cabeza.** En el 98,5 % de los casos, la cabeza se desprende en una posición occipitoanterior; y en el 1,5 %, en occipitosacra. En general, se señala que, en las posiciones occipitoanteriores u occipitopúbicas, la cabeza se desprende por un movimiento de deflexión. Se pensaba que dicha deflexión se iniciaba cuando el diámetro biparietal alcanzaba las tuberosidades isquiáticas, con la nuca del feto apoyándose en el borde inferior de la sínfisis del pubis y con este borde sirviendo como eje. Sin embargo, Borrell y Fernström demostraron mediante exploraciones radiológicas que la cabeza recorre toda la parte distal del conducto del parto en flexión, y presenta continuamente el diámetro más ventajoso (el suboccipitobregmático), de manera que las partes blandas de la madre se someten a una mínima tensión. Así, el feto es impulsado hacia delante sin que pueda observarse, realmente, un movimiento de rotación alrededor de un eje situado debajo de la sínfisis del pubis. Ha de salir la mayor parte de la cabeza, a veces incluso hasta el mentón, para que entonces se observe un movimiento de extensión. No obstante, la mayoría de los autores siguen explicando el desprendimiento de la cabeza por un mecanismo de extensión. En los casos en que el occipucio gira hacia atrás, y aparece una posición occipitosacra, el desprendimiento de la cabeza es más dificultoso. La cabeza se flexiona fuertemente y, no obstante, el diámetro que se presenta no es el suboccipitobregmático, sino el occipitofrontal, bastante más grande (12 cm). Según Borell y Fernström, esto se debe a que en las posiciones posteriores no se puede producir la flexión dorsal a la altura de la unión de la columna cervical con la dorsal, sino que, por el contrario, se produce una discreta flexión ventral, lo cual favorece que se presente el diámetro frontooccipital. Mediante este movimiento de flexión, se exteriorizan la fontanela mayor, la menor y el occipital; posteriormente, el occipucio se fija en la comisura posterior de la vulva y la cabeza realiza un movimiento de deflexión, y aparecen debajo de la sínfisis, la nariz, la boca y el maxilar inferior. Este cuarto tiempo o desprendimiento de la cabeza va asociado al encajamiento o descenso de los hombros en el diámetro transverso o en el oblicuo opuesto del estrecho superior al que se encajó la cabeza.

- **Rotación externa de la cabeza e interna de los hombros.** Una vez desprendida la cabeza, esta se queda con la nuca mirando hacia arriba, la cara hacia abajo, y la sutura sagital en el diámetro anteroposterior. Los hombros están en el estrecho medio, en el diámetro transverso o en el diámetro oblicuo opuesto al que se encajó la cabeza. Pues bien, no inmediatamente, sino tras una nueva contracción, los hombros sufren una rotación interna para acomodar su diámetro biacromial al diámetro anteroposterior del estrecho inferior, como ya lo hiciera la cabeza. En este momento, la cabeza sufre una rotación externa de 90°, se coloca en el diámetro transversal y mira la nuca hacia el muslo materno del lado de la posición previa del punto guía (en una posición izquierda, la nuca se colocará a la izquierda); por esto se le ha llamado *movimiento de restitución*. Este movimiento se debe fundamentalmente a los mismos factores pelvianos (óseos y blandos) que provocan la rotación interna de la cabeza.
- **Desprendimiento de los hombros y del resto del feto.** La cabeza colocada en posición transversa desciende bajo la acción de las contracciones uterinas; y sucede lo mismo con los hombros, que ocupan el diámetro anteroposterior del estrecho inferior. Aparece bajo la sínfisis pubiana el hombro anterior y se desprende hasta el deltoides; después, aprovechando el *facilium* de flexión lateral a la altura de la cintura, se produce una flexión hacia arriba, y se desprende el hombro posterior totalmente. La cabeza cae de nuevo y se completa la expulsión del hombro y el brazo anterior. Algunos autores describen que, en el parto natural, el resto del tronco y las nalgas se desprenden tras haber realizado los mismos movimientos que la cabeza y los hombros. Otros afirman que se desprenden sin un mecanismo determinado. No obstante, la expulsión del resto del feto es tan rápida que, aunque existieran muchos movimientos, no se apreciarían.

Para lograr un parto vaginal seguro y exitoso y minimizar los riesgos de complicaciones para la madre y el bebé, se debe determinar la situación, la presentación y la posición del feto al comienzo de la primera etapa del trabajo de parto.

DIRECCIÓN MÉDICA DEL PARTO (ASISTENCIA AL PARTO NORMAL)

Las recomendaciones aquí recogidas se basan en la *Guía de práctica clínica sobre la atención al parto normal* del Ministerio de Sanidad y Política Social del año 2010, el último documento de consenso de la Sociedad Española de Ginecología y Obstetricia de asistencia al parto y el *Intrapartum care for healthy women and babies*, publicado en la guía del National Institute for Health and Care Excellence en 2014.

En general, se intentará evitar el ingreso de aquellas gestantes que no cumplan los criterios para considerar que están en fase activa de parto (dinámica uterina regular, borramiento cervical > 50 % y una dilatación de 3-4 cm).

Al ingreso, se realizará la valoración clínica y obstétrica habitual, que implica la evaluación del riesgo, la toma de constantes, la exploración vaginal, la comprobación del estado fetal con monitorización cardiotocográfica, la verificación de las analíticas previas y la realización, si fuera preciso, de los estudios necesarios (grupo y Rh, serologías, pruebas de coagulación, etcétera).

Tan importante como lo anterior resulta valorar las necesidades de la mujer. La paciente podrá estar acompañada en todo momento por la persona que ella elija. Se debe facilitar a la parturienta la adopción de la posición que le reporte un mayor confort (sentada, acostada, deambulando, etc.). El enema es opcional (por solicitud de la mujer o por necesidad). No hay que restringir la ingesta de líquidos (agua, té, zumo) durante el trabajo de parto, sobre todo en procesos prolongados.

Se recomienda que las mujeres sean informadas de que las bebidas isotónicas son eficaces para combatir la cetosis, y por ello, preferibles a la ingesta de agua, mientras que se deben evitar los lácteos y los alimentos sólidos, si bien se puede permitir que las pacientes con trabajos de parto que progresan normalmente ingieran comidas livianas si lo necesitan.

Siempre que sea posible, hay que favorecer la micción espontánea; se deja el sondaje vesical solo si es necesario. Por otro lado, se puede permitir a la gestante el uso de ropa personal e interior, así como tener objetos personales, escuchar música, etcétera.

En otro orden de cosas, hay que informar a la paciente de los medios de los que el centro dispone para el alivio del dolor. La analgesia de elección es la epidural, en la menor dosis posible que permita el control del dolor, con el fin de producir el mínimo bloqueo motor y permitir que la parturienta deambule o adopte aquella postura que le aporte una mayor comodidad. Es importante facilitar apoyo psicológico y medidas físicas coadyuvantes (si se dispone de ellas), sin olvidar que, si la parturienta desea analgesia epidural, la monitorización fetal debe ser continua.

El documento de consenso de la Sociedad Española de Ginecología y Obstetricia recoge que, si bien no hay datos para que se pueda evaluar la eficacia de tener canalizada una vía intravenosa durante el parto, la prudencia aconseja tener una vía canalizada y salinizada por si más adelante fuera preciso el tratamiento intravenoso. Sin embargo, en las gestantes que deseen un parto no intervenido y no exista riesgo de hemorragia posparto, podría obviarse la canalización de una vía venosa. La mujer ha de saber que, en caso de necesidad y según los protocolos, en determinadas circunstancias será necesario administrar algunos medicamentos (oxitócicos, ergotínicos) o realizar profilaxis antibiótica (rotura prematura de membranas, *Streptococcus agalactiae*, fiebre intraparto, etc.), pero siempre será informada previamente de la conveniencia de dicha aplicación.

La toma de constantes (presión arterial, pulso y temperatura) se realiza cada 2 horas. El control fetal se puede realizar con monitorización cardiotocográfica (continua o intermitente) o con auscultación fetal intermitente cada 15 minutos, durante 60 segundos después de una contracción. El control clínico mediante auscultación intermitente solo es admisible si se dispone de una matrona por parto. Cuando se realice el control clínico, la valoración de la frecuencia cardíaca fetal y de la dinámica uterina ha de quedar correctamente registrada en la historia clínica.

Se deberá realizar monitorización continua en aquellos casos en que aparezcan datos de alarma (alteración de la frecuencia cardíaca fetal, anomalías de la dinámica uterina, líquido teñido, fiebre intraparto, etc.) o la situación clínica así lo aconseje (analgesia epidural, estimulación con oxitocina, etc.), así como en los partos intervenidos.

> **!** Ante variaciones de la frecuencia cardíaca fetal que se alejen de los patrones considerados normales y que supongan una situación de riesgo de pérdida del bienestar fetal, se recomienda, si las condiciones lo permiten, la realización de otros estudios que aporten más información sobre el estado fetal.

Desde el momento en que se considere que la mujer está de parto, se recomienda emplear un partograma para registrar los datos obtenidos durante la evolución del parto, así como todas las incidencias, las indicaciones y los tratamientos realizados.

El número de tactos ha de ser el mínimo que permita valorar con seguridad la evolución del parto. Suele ser suficiente uno cada 2-4 horas o antes si el equipo obstétrico lo cree conveniente. Se practicará también un tacto vaginal tras la amniorrexis, antes de la administración de analgesia epidural, tras la aparición de un registro cardiotocográfico patológico sin causa aparente o cuando la paciente presente deseos de realizar pujos. Se recomienda utilizar agua corriente si se necesita un lavado antes de un examen vaginal; no es necesario el uso de antisépticos.

> **!** Se considera *dinámica uterina eficaz* aquella que permite la progresión del parto sin efectos adversos para la madre o el feto. En aquellos casos en que la auscultación se realice de forma intermitente, la valoración de la dinámica podrá ser manual y/o mediante registro externo.

El empleo de la oxitocina se limitará a los casos de necesidad. No se considera necesaria si el progreso del parto es el adecuado. Su uso va ligado directamente a la obtención de una dinámica adecuada al momento del parto. Si se emplea oxitocina, la monitorización del parto deberá realizarse de forma continua.

No se debe realizar amniotomía de rutina. Se practicará en el caso de que la dilatación no progrese adecuadamente o en aquellas situaciones que precisen del acceso al feto, por ejemplo, la monitorización interna o la realización de un pH.

> **!** Resulta imprescindible proporcionar un soporte emocional adecuado. Esto incluye identificar e intentar eliminar las causas de miedo y ansiedad, así como favorecer un clima de confianza y respeto a la intimidad de la mujer durante la evolución del parto. Esta etapa debe estar rodeada de una atmósfera grata y tranquilizadora. Además, hay que ser sensible a las necesidades culturales y a las expectativas de las parturientas y su familia.

Esto también implica transmitir a la gestante y sus familiares más cercanos, de forma comprensible, completa y concisa, la información disponible sobre el estado actual del parto, y darles el apoyo humano que este momento requiere, para que, conociendo la realidad de los hechos, puedan tranquilizarse; así como mantener un estado satisfactorio de higiene y confort: posición cómoda, masaje corporal, lavado perineal, no necesidad de rasurado, cambio de sábanas, empapador, etc. Se hará partícipe al acompañante de su colaboración en dicha actividad.

Asistencia al expulsivo

El equipo obstétrico mantendrá preferentemente una conducta expectante durante el expulsivo, siempre que esto sea compatible con las condiciones de salud maternas y fetales. Si las condiciones del parto lo permiten, la mujer podrá estar acompañada por la persona que desee. Si fuera necesario realizar un parto instrumental o una cesárea, la presencia del acompañante dentro de la sala de partos será discrecional y dependerá del personal asistencial que esté atendiendo el parto.

> **!** El manejo más fisiológico del expulsivo debería ser el de esperar a que la mujer sienta ganas de empujar. Si los pujos son efectivos, se dejará que los haga de la forma que ella desee para su comodidad, facilitando en el momento del expulsivo la visualización del periné para protegerlo adecuadamente.

En función de las disponibilidades de cada centro, se valorará la posibilidad de dar a luz en el paritorio o, si la mujer lo desea, en la silla de partos o en la cama. Es importante dar la opción a que la mujer adopte la posición que desee durante el expulsivo, siempre que se respeten los principios de calidad asistencial y control del estado fetal.

En este período, el riesgo de acidosis fetal es más elevado; por ello, es recomendable realizar una monitorización continua de la frecuencia cardíaca fetal. Si se realiza una auscultación intermitente, se hará cada dos o tres contracciones o cada 5 minutos, durante 60 segundos después de una contracción.

Al igual que durante la dilatación, no se debe restringir la posibilidad de ingesta de líquidos, y se ha de informar a la mujer sobre la evolución del parto en todo momento, de forma veraz y adecuada a sus conocimientos. Hay que favorecer la micción espontánea. Si la parturienta no orina o no lo ha hecho en cantidad adecuada, se practicará un sondaje vesical.

> **!** Durante el expulsivo, se debe valorar no solo su duración, sino también su progreso. En ausencia de compromiso fetal, si la dinámica uterina es adecuada, la colaboración de la madre es buena y no existen problemas maternos que lo contraindiquen, se acepta como duración normal hasta 4 horas para las nulíparas con anestesia epidural, hasta 3 horas en las nulíparas sin anestesia y las multíparas con anestesia y hasta un máximo de 2 horas en las multíparas sin anestesia epidural.

La falta de progreso y detención del descenso implica mal pronóstico, por lo que, en estos casos, se deberá extremar la vigilancia fetal y replantear la actuación obstétrica.

En cuanto al periné, son varias las consideraciones que se han de tener en cuenta. En primer lugar, no se rasurará el periné de forma rutinaria. En segundo lugar, es importante realizar una adecuada protección del periné para minimizar el riesgo de desgarros. Para facilitar la distensión perineal y el desprendimiento de la cabeza fetal, se pueden usar compresas calientes o sustancias lubricantes, evitando el masaje continuo de vulva y periné. Además, la expulsión de la cabeza fetal ha de hacerse de la forma más lenta y controlada posible.

> **!** • La práctica de la episiotomía ha de ser restrictiva, limitada únicamente a los casos en los que, a criterio de quien asiste el parto, se considere necesaria (parto instrumental, sospecha de compromiso fetal). La técnica recomendada es la de episiotomía mediolateral, comenzando en la comisura posterior de los labios menores y dirigida habitualmente hacia el lado derecho. El ángulo respecto del eje vertical deberá estar entre 45° y 60° de realizar la episiotomía. Esta no debe realizarse de forma rutinaria en mujeres con antecedente de desgarros de tercer o cuarto grado.
> • La presión sobre el fondo uterino podrá ser utilizada solo con la intención de ayudar al desprendimiento de la cabeza, pero en ningún caso para facilitar el descenso de la presentación. Se debe practicar el menor número posible de tactos vaginales.

Por último, tanto si se trata de un parto no intervenido como de un parto instrumental, se deben adoptar las máximas medidas de limpieza y asepsia durante el expulsivo. Se usarán paños estériles con la frecuencia adecuada para mantener el espacio asistencial lo más limpio posible. Tanto el personal asistencial como los acompañantes usarán gorros y mascarillas; la sutura de una episiotomía o desgarro de periné se considera un procedimiento quirúrgico, por lo que se deben aplicar las normas habituales de asepsia.

> El equipo obstétrico mantendrá preferentemente una conducta expectante durante el expulsivo, siempre que esto sea compatible con las condiciones de salud maternas y fetales. Si las condiciones del parto lo permiten, la mujer podrá estar acompañada por la persona que desee. Si fuera necesario realizar un parto instrumental o una cesárea, la presencia del acompañante dentro de la sala de partos será discrecional y dependerá del personal asistencial que esté atendiendo el parto.

Asistencia al alumbramiento

Existen dos enfoques contradictorios para el manejo de la tercera etapa del parto: el manejo activo y el manejo fisiológico o expectante. El manejo expectante es un enfoque no intervencionista, todavía ampliamente utilizado. Incluye la no utilización rutinaria de fármacos uterotónicos, la no sección del cordón hasta que la pulsación haya cesado y la salida de la placenta por esfuerzo materno. Los factores que contribuyen a la elección de este método son el deseo de una experiencia más natural durante el nacimiento, la creencia de que el manejo activo es innecesario en mujeres de bajo riesgo y el deseo de evitar los efectos asociados al uso de los uterotónicos habituales. Sobre la base de las guías del National Institute for Health and Care Excellence, el manejo fisiológico se asocia a un riesgo aproximado del 29 ‰ de una hemorragia de más de 1 L y a un riesgo aproximado del 40 ‰ de una transfusión de sangre.

Generalmente, el manejo activo implica al médico o a la matrona, y la principal ventaja asociada descrita es la reducción de la incidencia de la hemorragia posparto. El manejo activo de la tercera etapa implica un paquete de atención que comprende los siguientes componentes: el uso rutinario de fármacos uterotónicos (10 UI de oxitocina intramuscular con la salida del hombro anterior o inmediatamente después del nacimiento del bebé), el pinzamiento tardío y el corte del cordón, así como la tracción controlada del cordón después de signos de separación de la placenta. Según la guía del National Institute for Health and Care Excellence, se asocia a un riesgo aproximado del 13 ‰ de una hemorragia de más de 1 L y a un riesgo aproximado del 14 ‰ de una transfusión de sangre.

Se recomienda diagnosticar una tercera etapa prolongada del trabajo de parto si no se completa tras 30 minutos del nacimiento con manejo activo o tras 60 minutos del parto con manejo fisiológico. Tras revisar y comprobar su integridad, la placenta se tratará como cualquier otro producto biológico.

Tras el parto, se debe revisar el periné (y el canal del parto si hay un sangrado), para proceder a la sutura necesaria, empleando anestesia local si fuera preciso. Se finalizará con el aseo de la mujer, su ropa y su cama.

Tras el parto, la madre permanecerá en el área durante las dos primeras horas del posparto inmediato. Durante este período, se controlará el estado general, las constantes, la contracción uterina, las pérdidas hemáticas y, en caso de epidural, se valorará la recuperación de la sensibilidad y la movilidad de las extremidades inferiores. En condiciones normales, el traslado a la planta se hará sin separar a la madre de su hijo.

Existen dos enfoques contradictorios para el manejo de la tercera etapa del parto: el manejo activo y el manejo fisiológico o expectante.

MECANISMOS DE ADAPTACIÓN DEL FETO A LA VIDA EXTRAUTERINA EN EL NACIMIENTO

La transición exitosa de la vida intrauterina a la extrauterina depende de cambios fisiológicos significativos que ocurren al nacer. En casi todos los bebés, estos cambios se completan con éxito en el parto sin necesidad de asistencia especial. Sin embargo, alrededor del 10 % de los bebés necesitará alguna intervención, y menos del 1 % requerirá medidas intensivas de reanimación al nacer.

Circulación y oxigenación fetal

Para entender los mecanismos de adaptación del feto a la vida extrauterina, conviene recordar algunos conceptos sobre la circulación y oxigenación fetal intraútero.

Antes del parto, el feto depende de la placenta para el intercambio de gases y nutrientes con la circulación materna. La baja resistencia vascular de la placenta y la alta resistencia vascular de los pulmones fetales llenos de líquido dan como resultado cortocircuitos de derecha a izquierda característicos de la circulación fetal.

En el feto, la placenta tiene la resistencia vascular más baja y recibe el 40 % del gasto cardíaco fetal, lo que da como resultado una presión sistémica baja. Por el contrario, los pulmones están llenos de líquido, lo que da como resultado una alta resistencia vascular y, en consecuencia, una cantidad significativamente menor de gasto cardíaco va a los pulmones. Se estima que el flujo sanguíneo pulmonar oscila entre el 11 y el 25 % del gasto ventricular combinado.

En el feto se producen dos cortocircuitos de derecha a izquierda, debido a la alta resistencia vascular pulmonar y la baja presión sistémica a través del foramen oval (sangre desviada de la aurícula derecha a la izquierda) y del ductus arterioso (sangre desviada de la arteria pulmonar a la aorta).

Desde la placenta, la sangre oxigenada fluye a través de la vena umbilical y se divide al ingresar al abdomen del feto. La mayoría fluye a través del ductus venoso hacia la vena cava inferior y luego hacia la aurícula derecha; la sangre restante perfunde el hígado. La sangre que se origina en el ductus venoso ingresa a la aurícula derecha y, debido a un efecto de flujo, se desvía en gran medida a través del foramen oval hacia el lado izquierdo del corazón y la aorta.

Por el contrario, la sangre menos oxigenada de la vena cava superior y la vena cava inferior distal al ductus venoso fluye desde la aurícula derecha hacia el ventrículo derecho con una mezcla mínima con la sangre oxigenada que se origina en el ductus venoso. Casi todo el gasto del ventrículo derecho (90 %) pasa por alto el pulmón y se desvía a través del ductus arterioso, permeable a la aorta descendente distal al origen de las arterias carótidas. Esta sangre desoxigenada se transporta a través de la aorta y las arterias umbilicales hasta la placenta, donde libera dióxido de carbono y productos de desecho y recoge oxígeno y nutrientes.

La concentración de oxígeno intrauterino es baja en comparación con la que se observa en la vida extrauterina. La sangre fetal más oxigenada se encuentra en la vena umbilical, con una presión parcial de oxígeno de hasta 55 ± 7 mmHg. La saturación de oxígeno disminuye cuando se mezcla con el retorno venoso, por lo que la sangre que regresa a la placenta tendrá una presión parcial de oxígeno de 15-25 mmHg.

A pesar de la baja concentración de oxígeno en el feto, existe una oxigenación adecuada de los tejidos, debido a varios factores, como la mayor afinidad por el oxígeno de la hemoglobina fetal, el menor consumo de oxígeno en la vida intrauterina o el flujo sanguíneo diferencial fetal, de modo que los órganos vitales reciben sangre con un grado relativamente alto de oxígeno.

La baja concentración de oxígeno fetal mantiene la arquitectura de la circulación fetal al causar constricción vascular pulmonar, lo que mantiene la resistencia vascular pulmonar en un nivel alto, de manera que se promueve la derivación de derecha a izquierda a través del foramen oval y el ductus arterioso.

Transición a la vida extrauterina

Para lograr con éxito la transición de la vida intrauterina a la extrauterina cuando se pinza el cordón umbilical al nacer, el recién nacido debe realizar rápidamente cambios fisiológicos en la función cardiopulmonar.

 Una transición exitosa se caracteriza por el aclaramiento del líquido alveolar, la expansión pulmonar, los cambios circulatorios con aumentos en la perfusión pulmonar y la presión sistémica y el cierre de los cortocircuitos de derecha a izquierda.

A continuación, se desarrollan los mecanismos que contribuyen a la eliminación del líquido alveolar.

• **Trabajo de parto**. Los estudios en modelos de cordero han ayudado a dilucidar una mejor comprensión de la regulación del líquido alveolar. La secreción líquida impulsada por cloruro predomina durante la gestación, lo que estira el pulmón y promueve el crecimiento y desarrollo pulmonar. Durante la gestación tardía, en respuesta al aumento de las concentraciones de catecolaminas y otras hormonas, el epitelio pulmonar pasa de la secreción activa de cloruro y líquido a los espacios aéreos a la reabsorción activa de sodio y líquido. El aumento de la tensión de oxígeno al nacer mejora la capacidad del epitelio para transportar sodio y aumenta la expresión génica del canal de sodio epitelial, y promueve una mayor reabsorción del líquido alveolar. El fracaso de la adaptación hormonal y la falta de aumento en la expresión génica del canal de sodio epitelial se asocia con dificultad respiratoria al nacer.

- **Respiraciones iniciales.** Las respiraciones efectivas iniciales del recién nacido generan presiones transpulmonares altas: se han medido presiones esofágicas medias de 52 cmH$_2$O durante la inspiración y 71 cmH$_2$O durante la espiración en recién nacidos a término. La presión hidrostática negativa inicial impulsa el líquido alveolar desde los espacios aéreos hacia el intersticio y, posteriormente, hacia la vasculatura pulmonar y los vasos linfáticos.
- **Compresiones torácicas.** Aunque alguna vez se pensó que era el mecanismo principal para la limpieza alveolar, la presión sobre la pared torácica del bebé durante el parto probablemente solo contribuye en menor medida a la limpieza del líquido alveolar.

En cuanto a la expansión pulmonar, con la primera respiración efectiva, el movimiento del aire comienza a medida que cae la presión intratorácica; empieza con presiones de menos de 5 cmH$_2$O. El aumento de la presión inspiratoria expande los espacios aéreos alveolares y establece la capacidad residual funcional. La expansión pulmonar también estimula la liberación de surfactante, lo que reduce la tensión superficial alveolar, aumenta la distensibilidad y estabiliza la capacidad residual funcional.

Con el pinzamiento del cordón umbilical, la placenta, con su baja resistencia vascular, se elimina de la circulación neonatal, lo que provoca un aumento de la presión arterial sistémica neonatal. Al mismo tiempo, la expansión pulmonar reduce tanto la resistencia vascular pulmonar como la presión de la arteria pulmonar.

Estos dos cambios disminuyen el *shunt* fetal de derecha a izquierda en el ductus arterioso, lo que resulta en un aumento del *shunt* de izquierda a derecha en el ductus arterioso, lo que a su vez resulta en un aumento del flujo sanguíneo a través de las arterias pulmonares y los pulmones. El cambio a la derivación de izquierda a derecha después del parto da como resultado un aumento en el volumen sistólico ventricular, que se asocia a un aumento en la saturación de oxígeno cerebral. Con el aumento de la perfusión y expansión pulmonar, aumenta la saturación de oxigenación neonatal, lo que estimula el cierre del ductus arterioso.

Además, el aumento del flujo sanguíneo arterial pulmonar eleva el retorno venoso pulmonar a la aurícula izquierda y la presión auricular izquierda. A medida que aumenta la presión de la aurícula izquierda y disminuye la presión de la aurícula derecha, disminuye el cortocircuito de derecha a izquierda a través del foramen oval. El cierre de este ocurre cuando la presión de la aurícula izquierda excede la presión de la aurícula derecha.

EXPLORACIÓN Y REANIMACIÓN DEL RECIÉN NACIDO

Existe la recomendación de registrar la puntuación de la prueba de Apgar de forma rutinaria al minuto 1 y a los 5 minutos para todos los nacimientos, así como el tiempo desde el nacimiento hasta el inicio de las respiraciones regulares.

Siempre que se pueda, la reanimación del recién nacido se hará en la misma sala de partos, en presencia de los padres; se evitará la separación de la madre y el recién nacido durante la primera hora de vida y hasta haber completado la primera toma.

Exploración del recién nacido

Si el bebé nace en malas condiciones (por respiración anormal, frecuencia cardíaca o tono), hay que seguir las recomendaciones para la reanimación neonatal y tomar muestras de sangre del cordón umbilical para el análisis de gases en sangre, después de pinzar el cordón umbilical.

- En caso de nacimiento en malas condiciones, es necesario continuar evaluando y registrando la situación del bebé hasta que mejore y se estabilice.
- Siempre que sea posible, se promoverá inmediatamente después del parto el contacto piel con piel entre la madre y el recién nacido, así como el inicio de la lactancia precoz en la sala de partos. Ello es extensivo al caso de las cesáreas.

Para mantener la temperatura correcta, se recomienda cubrir y secar al recién nacido con una manta o toalla previamente calentada, a la vez que se mantiene el contacto con la madre. La posición ideal de la madre será semiincorporada entre 30° y 45°, con una almohada debajo de la cabeza; las fosas nasales del recién nacido han de quedar libres. La madre debe estar despierta; si detectara cambios de coloración o respiración irregular o ausente, ha de avisar.

Si la mujer no puede realizar el contacto piel con piel por motivos médicos y así lo desea, será el acompañante quién mantendrá contacto con el recién nacido, manteniendo las mismas normas de seguridad.

La comadrona ha de mantener una vigilancia con observación intermitente del recién nacido, sobre todo en las primíparas o gestantes con criterios de riesgo.

En la medida de lo posible, hay que evitar la separación de una mujer y su bebé dentro de la primera hora del nacimiento para procedimientos posnatales de rutina (p. ej., pesarlo, medirlo y bañarlo), a menos que estas medidas sean solicitadas por la mujer o sean necesarias para el cuidado inmediato del bebé. Es decir, hay que registrar pronto el perímetro cefálico, la temperatura corporal y el peso al nacer, pero siempre después de la primera hora del nacimiento.

> ❗ Es importante realizar un examen inicial para detectar cualquier anomalía física importante e identificar cualquier problema que requiera derivación, así como para asegurarse de que cualquier examen o tratamiento del bebé se realiza con el consentimiento de los padres y en su presencia o, en su defecto, con su conocimiento.

Reanimación del recién nacido

Si se precisaran maniobras básicas de reanimación, estas se realizarán en el área de atención al recién nacido situada dentro del paritorio. Si se precisaran maniobras de reanimación más profundas, a criterio del equipo que atienda al recién nacido, estas se realizarán en un área más adecuada para tal fin. Las recomendaciones de las guías se basan en una amplia experiencia clínica y pruebas limitadas, porque los ensayos aleatorizados son difíciles de realizar en la sala de partos.

> ❗ La siguiente discusión cumple con las pautas de reanimación neonatal para cuidados de reanimación neonatal de la American Heart Association, la American Academy of Pediatrics, el International Liaison Committee on Resuscitation y el European Resuscitation Council. Estas guías comienzan con una evaluación rápida del estado clínico del recién nacido sobre la base de las siguientes preguntas:
>
> - ¿El bebé nació a término?
> - ¿Tiene el bebé buen tono muscular?
> - ¿Está el bebé respirando o llorando?
>
> Si la respuesta a las tres preguntas es afirmativa, el recién nacido no necesita reanimación, no debe separarse de la madre y se trata con atención neonatal de rutina.

Para los bebés que requieren una intervención adicional, los pasos básicos (ABC) en la reanimación en cualquier grupo de edad siguen siendo aplicables. Sin embargo, varios aspectos de la reanimación neonatal son únicos y conducen a diferencias en los pasos iniciales de reanimación.

Las guías mencionadas recomiendan el siguiente enfoque:

- Estabilización inicial (proporcionar calor, secar, estimular, posicionar y despejar las vías respiratorias si es necesario).
- Respiración (ventilación y oxigenación).
- Compresiones torácicas.
- Administración de adrenalina (epinefrina) y/o expansión de volumen.

> ❗ La decisión de avanzar de un paso al siguiente está determinada por la respuesta del bebé a la intervención de reanimación aplicada basada en el esfuerzo respiratorio y la frecuencia cardíaca.

No se requieren más acciones de reanimación si el bebé responde a la intervención inicial con respiraciones espontáneas adecuadas y una frecuencia cardíaca de > 100 latidos por minuto. Sin embargo, para los bebés que no responden adecuadamente a las intervenciones iniciales y que presentan jadeo continuo, apnea, dificultad para respirar, cianosis o frecuencia cardíaca < 100 latidos por minuto, se requieren intervenciones adicionales.

Es vital que cada paso se realice de manera óptima porque los esfuerzos de reanimación subsiguientes dependen del éxito de los pasos anteriores. La atención inadecuada para garantizar la integridad y la eficacia de los pasos anteriores pondrá en peligro la utilidad de las acciones posteriores y expondrá innecesariamente a los bebés a una intervención más intensiva cuando solo requieran los pasos anteriores de reanimación.

 PUNTOS CLAVE

- Es fundamental conocer las definiciones de *parto normal* y *parto no intervenido*, así como las distintas etapas y mecanismos del parto.
- El parto es un proceso fisiológico importante en la vida de una mujer. Hay que conseguir respetar los deseos maternos sin poner en peligro la vida de la madre y del feto. Se ha de llevar a cabo una asistencia al parto normal basada

en la evidencia científica recogida en las guías de práctica clínica.
- La mayoría de los recién nacidos son capaces de amoldarse al medio exterior gracias a unos mecanismos de adaptación sin necesidad de reanimación. Conviene saber qué recién nacidos precisan de esta y cómo se realiza.

BIBLIOGRAFÍA

Ministerio de Sanidad y Política Social. Guía de práctica clínica sobre la atención al parto normal. Madrid: Ministerio de Sanidad y Política Social; 2010.
National Institute for Health and Care Excellence. Intrapartum care for healthy women and babies. Londres: NICE; 2014.
Sociedad Española de Ginecología y Obstetricia. Documento de consenso de asistencia al parto. Madrid: SEGO; 2010.

Warren RB, Arulkumaran S. Best practice in labour and delivery. Cambridge: Cambridge University Press; 2009.
Zhang J, Landy HJ, Ware Branch D, Burkman R, Haberman S, Gregory KD, et al. Contemporary patterns of spontaneous labor with normal neonatal outcomes. Obstet Gynecol. 2010;116(6):1281-7.

Inducción del parto y maduración cervical

27

R. Orozco Fernández

OBJETIVOS

- Reconocer la importancia de la fisiología natural del parto, incluyendo las fases del trabajo de parto y los procesos biológicos de maduración cervical.
- Aprender a identificar y comprender las indicaciones clínicas que justifican la inducción del parto, como el embarazo postérmino, la preeclampsia o la diabetes gestacional.
- Adquirir conocimientos detallados sobre los métodos de maduración cervical, que incluyen agentes farmacológicos, como prostaglandinas, y métodos mecánicos, como el balón de Foley.
- Entender los protocolos para la inducción farmacológica, incluyendo el uso de oxitocina y la administración segura y efectiva de estos medicamentos.
- Ser capaz de evaluar el estado cervical utilizando la prueba de Bishop y otros métodos de diagnóstico para planificar la inducción del parto.
- Comprender las preocupaciones de seguridad y los posibles riesgos asociados a la inducción del parto, así como las estrategias para mitigarlos.
- Fomentar el uso de prácticas basadas en la evidencia y las recomendaciones de las guías clínicas actuales para la inducción del parto.
- Entender los aspectos legales y éticos relacionados con la inducción del parto, incluyendo el consentimiento informado y la autonomía del paciente.
- Desarrollar habilidades de comunicación efectiva para discutir opciones, riesgos y expectativas con las pacientes de manera comprensiva y respetuosa.
- Promover la importancia de la actualización constante en este campo, teniendo en cuenta la investigación emergente y las nuevas tecnologías que podrían influir en las prácticas de inducción del parto en el futuro.

INTRODUCCIÓN

La inducción del parto y la maduración cervical son dos prácticas médicas estrechamente vinculadas que son esenciales para el cuidado y manejo de una gran cantidad de embarazos; en especial, de aquellos que presentan complicaciones o que se prolongan más allá del término esperado. Ambos procedimientos, aunque pueden ser rutinarios en la obstetricia moderna, requieren un alto grado de conocimiento y entendimiento médico, debido a la complejidad de su naturaleza y la variedad de factores que pueden influir en su éxito.

La inducción del parto es un proceso mediante el cual se inicia el trabajo de parto de manera no natural, usualmente a través de la utilización de fármacos u otras intervenciones médicas. Esta práctica se utiliza cuando los riesgos de continuar con el embarazo superan los de finalizarlo, y puede indicarse por una variedad de factores, que incluyen preeclampsia, diabetes gestacional o que el embarazo haya durado más de 41 semanas (embarazo cronológicamente prolongado). Aunque la inducción del parto puede ser un procedimiento común, la decisión de inducir debe tomarse con sumo cuidado, teniendo en cuenta tanto la salud de la madre como la del feto.

En paralelo, la maduración cervical es un proceso natural que sucede en los últimos días de gestación, y es esencial para el inicio del trabajo de parto. Incluye una serie de cambios que experimenta el cuello uterino, como su reblandecimiento, borrado y dilatación, para permitir el paso del feto durante el parto. En algunas situaciones, este proceso necesita ser estimulado de forma artificial como parte de la inducción del parto.

A lo largo de este capítulo, se proporcionará una visión integral y detallada de la inducción del parto y la maduración cervical. Se iniciará con una revisión de los fundamentos fisiológicos de la maduración cervical y el parto, seguida por un análisis de las distintas indicaciones para la inducción del parto y la maduración cervical. Posteriormente, se explorarán las diversas técnicas utilizadas para la inducción del parto y la maduración cervical, incluyendo los métodos farmacológicos y físicos. También se evaluarán los diversos factores que pueden influir en el éxito de la inducción del parto, y se considerarán las posibles complicaciones y riesgos asociados a este procedimiento.

La inducción del parto y la maduración cervical son temas de gran relevancia e interés en la práctica obstétrica moderna, y son objeto de una continua investigación y debate. Este capítulo tiene como objetivo proporcionar a los profesionales de la medicina una revisión detallada y actualizada de esta materia, para que puedan tomar decisiones informadas y centradas en el paciente.

FISIOLOGÍA DE LA MADURACIÓN CERVICAL

El cuello uterino es una estructura dinámica y altamente especializada que desempeña un papel crítico en la gestación y el parto. Durante la mayor parte del embarazo, permanece cerrado y formado para mantener al feto en el útero. Sin embargo, a medida que se aproxima el parto, debe sufrir una serie de cambios biofísicos y bioquímicos para permitir la salida del feto, un proceso conocido como *maduración cervical*. Estos cambios se caracterizan por el reblandecimiento, el acortamiento y la dilatación del cuello uterino, que se presentan de manera espontánea o pueden ser inducidos artificialmente.

A nivel molecular, la maduración cervical es regulada por una serie de mediadores bioquímicos, entre los cuales destacan las prostaglandinas, las enzimas del colágeno, la elastina, la hialuronidasa y las citocinas, como las siguientes:

- Interleucina 1. Tiene propiedades proinflamatorias y se encuentra en altas concentraciones en el cuello uterino durante el parto.
- Interleucina 6. Es similar a la interleucina 1: también es proinflamatoria y se encuentra en altas concentraciones en el cuello uterino durante el parto.
- Interleucina 8. Es una quimiocina que atrae a los leucocitos al cuello uterino, con lo que contribuye a la respuesta inflamatoria.
- Factor de necrosis tumoral alfa. Citocina proinflamatoria que desempeña un papel importante en la respuesta inmunitaria y ha sido implicada en la maduración cervical.

Estos mediadores interactúan y contribuyen al proceso de remodelación del colágeno, el principal componente del tejido conectivo del cuello uterino.

> **!** Las prostaglandinas, en particular la prostaglandina E_2 y la prostaglandina $F_{2\alpha}$, desempeñan un papel crucial en la maduración cervical. Se ha demostrado que la administración exógena de estas sustancias promueve el reblandecimiento y la dilatación del cuello uterino, y que su producción endógena aumenta durante el embarazo y alcanza su pico durante el parto.

Uno de los aspectos más destacados de la maduración cervical es la remodelación del tejido conectivo. El cuello uterino está compuesto en gran parte por tejido conectivo, que contiene una red de fibras de colágeno. Durante la mayor parte del embarazo, este colágeno está altamente reticulado, proporciona una resistencia considerable y mantiene el cuello uterino rígido y cerrado.

Sin embargo, durante la maduración cervical, las fibras de colágeno se descomponen, lo que conduce a un ablanda-

miento y dilatación del cuello uterino, un proceso que se cree que está mediado por las enzimas:

- **Metaloproteinasas de la matriz (MMP):**
  - Son una familia de enzimas que descomponen las proteínas de la matriz extracelular, incluyendo el colágeno.
  - Se activan durante la maduración cervical y contribuyen a la remodelación del tejido cervical al descomponer el colágeno.
  - Entre las MMP más relevantes para la remodelación cervical se incluyen las siguientes: MMP-1, MMP-2, MMP-8 y MMP-9.
- **Proteínas inhibidoras de MMP:**
  - Regulan las actividades de las MMP al inhibirlas.
  - Que haya un aumento en la actividad de las MMP sin una correspondiente elevación en las proteínas inhibidoras de MMP puede llevar a un aumento de la descomposición del colágeno y a la remodelación del tejido cervical.

Además de la remodelación del colágeno, el aumento del flujo sanguíneo y la infiltración de leucocitos (principalmente neutrófilos y macrófagos) también son parte integral del proceso de maduración cervical. Estos cambios son promovidos por las citocinas y otras moléculas inflamatorias, y contribuyen a la remodelación del tejido cervical y a la posterior dilatación del cuello uterino.

Es importante destacar que, aunque el entendimiento de la fisiología de la maduración cervical ha avanzado considerablemente, todavía hay aspectos del proceso que no se entienden completamente. Por ejemplo, el papel exacto de determinadas hormonas (como la progesterona y la relaxina) sigue siendo objeto de investigación. Asimismo, el mecanismo por el cual el feto y la placenta desencadenan el inicio del proceso de maduración cervical es aún poco claro.

Aún queda mucho por aprender, aunque se han hecho progresos significativos en la comprensión de la fisiología de la maduración cervical. Probablemente, los futuros estudios en este campo proporcionarán nuevas ideas que podrían utilizarse para mejorar las técnicas de inducción del parto y mejorar los resultados perinatales.

En las próximas secciones, se discutirán en detalle las indicaciones y técnicas para la inducción artificial de la maduración cervical, así como los factores que pueden influir en su éxito (**Fig. 27-1**).

MÉTODOS PARA LA INDUCCIÓN DEL PARTO

La inducción del parto es un procedimiento que se utiliza para estimular el parto antes de que este comience de forma natural. A continuación, se estudiarán los diversos métodos considerando su eficacia, seguridad, costos, efectos secundarios y las indicaciones apropiadas para cada uno.

Métodos farmacológicos

Los métodos farmacológicos incluyen las prostaglandinas, la oxitocina y la mifepristona.

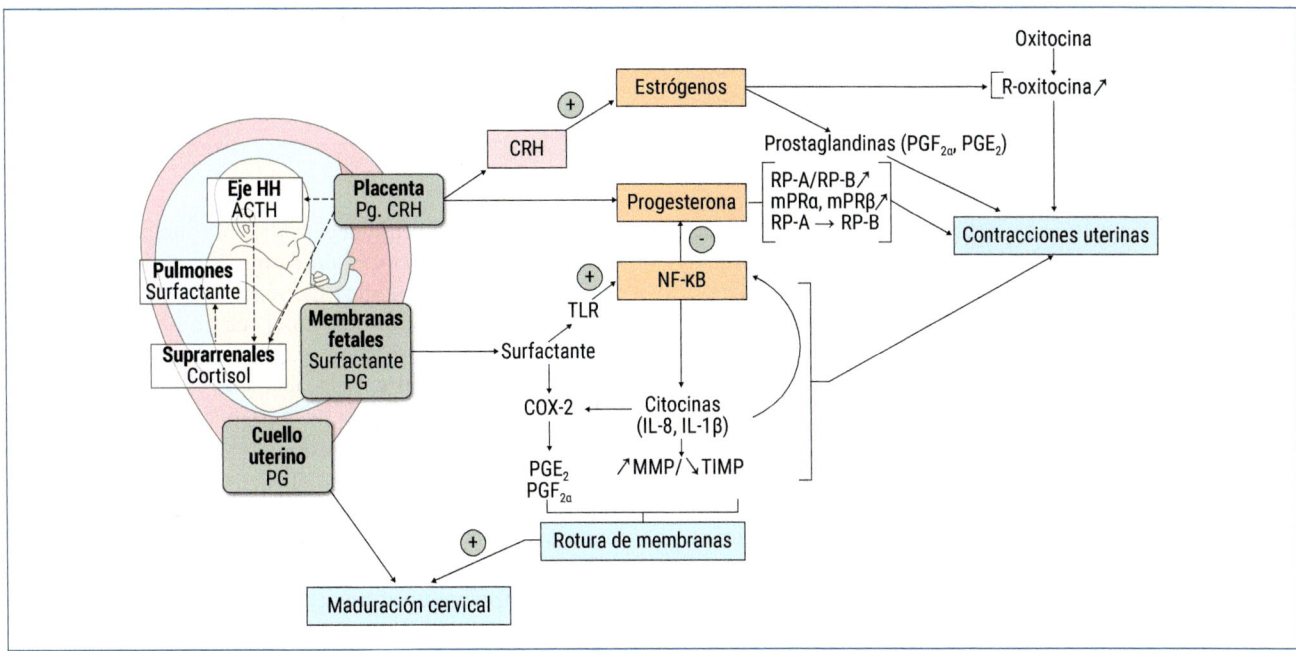

Figura 27-1. Fisiología del trabajo de parto.
ACTH: corticotropina; COX: ciclooxigenasa; CRH: hormona liberadora de corticotropina; HH: hipotálamo-hipofisario ; IL: interleucina; MMP: metaloproteinasas de la matriz; mPRα: receptor de progesterona de membrana alfa; mPRβ: receptor de progesterona de membrana beta; NF-kB: factor nuclear potenciador de las cadenas ligeras kappa de las células B activadas; PG: prostaglandina; RP-A: receptor de progesterona isoforma A; RP-B: receptor de progesterona isoforma B; TIMP: proteínas inhibidoras de metaloproteinasa de matriz; TLR: receptores tipo Toll.

Prostaglandinas

Estos medicamentos se administran por vía vaginal u oral para estimular las contracciones uterinas y madurar el cuello uterino. Su eficacia ha sido demostrada en múltiples estudios, y han mostrado un rápido inicio del trabajo de parto en comparación con otros métodos.

Las prostaglandinas son lípidos bioactivos que desempeñan un papel crítico en la iniciación y mantenimiento del trabajo de parto. En el contexto del parto, se utilizan principalmente dos tipos: la dinoprostona, una forma de prostaglandina E_2, y el misoprostol, un análogo de la prostaglandina E_1.

La dinoprostona (prostaglandina E_2) es un agente inductor del parto que se usa comúnmente, debido a su capacidad para realizar diversas funciones esenciales durante el proceso del parto. Induce cambios bioquímicos y morfológicos en el cuello uterino que son esenciales para este proceso. Estos cambios, conocidos colectivamente como *maduración cervical*, incluyen el ablandamiento, el acortamiento, el adelgazamiento y la dilatación del cuello uterino.

> ! Los cambios de la maduración cervical se consiguen mediante la regulación de las enzimas que degradan el colágeno, específicamente las MMP. Estas son capaces de descomponer el colágeno, la proteína principal que proporciona fuerza y rigidez al cuello uterino. A medida que se degrada el colágeno, el cuello uterino se ablanda, lo que permite la dilatación necesaria para el paso del feto.

Además de su papel en la maduración cervical, la dinoprostona también promueve las contracciones uterinas, al aumen-

tar la producción de mioinositol trifosfato y la concentración de calcio intracelular, lo que resulta en una mayor actividad contráctil de la musculatura lisa del útero.

La dinoprostona es uno de los métodos de inducción de parto preferidos por obstetras y pacientes, por la comodidad de su uso, la seguridad asociada al dispositivo de liberación de prostaglandinas, su rápida posibilidad de retirada y el bajo número de veces que es necesario explorar a la paciente durante su utilización.

> ! Una vez retirado el dispositivo, se recomienda esperar alrededor de 30 minutos antes de continuar con la infusión oxitócica. Este tiempo permite que cualquier efecto residual de la dinoprostona disminuya, lo que reduce el riesgo de hiperestimulación uterina, que podría ocurrir si la administración se realizara de forma simultánea (**Fig. 27-2**).

El misoprostol es un análogo sintético de la prostaglandina E_1 y se usa *off-label* para la inducción del parto. Aunque es similar a la dinoprostona en sus efectos, hay algunas diferencias clave.

> ! Al igual que la dinoprostona, el misoprostol induce la maduración cervical mediante la regulación de las MMP, lo que resulta en la degradación del colágeno y la suavización del cuello uterino.

El misoprostol también promueve las contracciones uterinas, pero su mecanismo es ligeramente diferente. Mientras

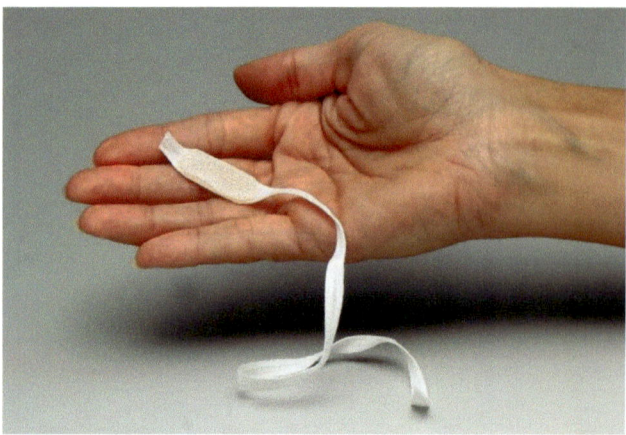

Figura 27-2. Dispositivo vaginal liberador de dinoprostona.

que la dinoprostona aumenta la producción de mioino-sitol trifosfato y la concentración de calcio intracelular, el misoprostol parece funcionar principalmente a través de la activación de la vía de la adenilato-ciclasa y el aumento de las concentraciones de monofosfato de adenosina cíclico, lo que resulta en la estimulación de las contracciones uterinas.

Requiere de exploraciones repetidas para su administración en función del protocolo de cada centro hospitalario; estas se realizan cada 4-6 horas. De igual forma, entre la última dosis de misoprostol y el comienzo de infusión oxitócica, se recomienda esperar aproximadamente 4 horas (**Fig. 27-3**).

> **!** A pesar de su eficacia, el uso de las prostaglandinas puede estar asociado a una serie de efectos secundarios, incluyendo la hiperestimulación uterina, que puede llevar a cambios en el ritmo cardíaco fetal y puede requerir una cesárea de emergencia. Otros efectos secundarios pueden incluir náuseas, vómitos, diarrea y, raras veces, fiebre.

El uso de dinoprostona o misoprostol depende de varios factores, incluyendo las circunstancias clínicas individuales y las guías de práctica locales.

Algunas consideraciones generales son las siguientes:

• En general, la Organización Mundial de la Salud recomienda la dinoprostona como primera elección para la inducción del parto cuando está disponible.
• En situaciones en las que la dinoprostona no está disponible, el misoprostol es una opción eficaz y de bajo costo. Sin embargo, este tiene que usarse con precaución, debido a su potencial para causar una sobreestimulación uterina que puede llevar a complicaciones, como la rotura uterina; así como el número de veces repetidas que precisa su administración para lograr una alta eficacia.
• En las mujeres con una cicatriz uterina previa (p. ej., después de una cesárea), el uso de misoprostol debe evitarse, debido al mayor riesgo de rotura uterina.

• En términos de costo-efectividad, las prostaglandinas pueden ser un enfoque rentable en comparación con otros métodos de inducción del parto, especialmente en casos en los que el cuello uterino no es favorable.

Oxitocina

La oxitocina, una hormona peptídica producida por el hipotálamo, y almacenada y liberada por la hipófisis posterior, es un agente farmacológico comúnmente utilizado para la inducción del parto. Su principal función es estimular las contracciones del útero durante el nacimiento y promover la liberación de leche durante la lactancia.

El mecanismo de acción de la oxitocina en la inducción del parto es la estimulación de las contracciones del útero. Las células del músculo liso del útero contienen receptores de esta sustancia. Cuando se une a los receptores, activa una serie de fenómenos intracelulares que resultan en la contracción del músculo uterino. En concreto, la unión de la oxitocina a sus receptores provoca un aumento en la concentración de calcio intracelular, principalmente a través de la liberación del calcio de las reservas intracelulares y el aumento de la entrada de este elemento a través de los canales de calcio sensibles al voltaje. Esta mayor concentración de calcio intracelular induce la contracción de las células musculares lisas del útero. Además de las contracciones uterinas, la oxitocina también facilita la maduración cervical, al promover la remodelación del tejido conectivo cervical.

Generalmente, la administración de oxitocina para la inducción del parto se realiza a través de una infusión intravenosa controlada. Se inicia con una dosis baja que se aumenta gradualmente hasta obtener un patrón adecuado de contracciones. Este enfoque gradual es necesario para evitar la sobreestimulación uterina y minimizar los riesgos para la madre y el feto.

La oxitocina es particularmente eficaz en las mujeres cuyo cuello uterino ya está maduro (o «favorable»), y se utiliza con frecuencia cuando el parto necesita ser inducido por razones médicas (p. ej., preeclampsia, diabetes gestacional, rotura prematura de membranas) o cuando el embarazo se ha prolongado más allá de la fecha prevista.

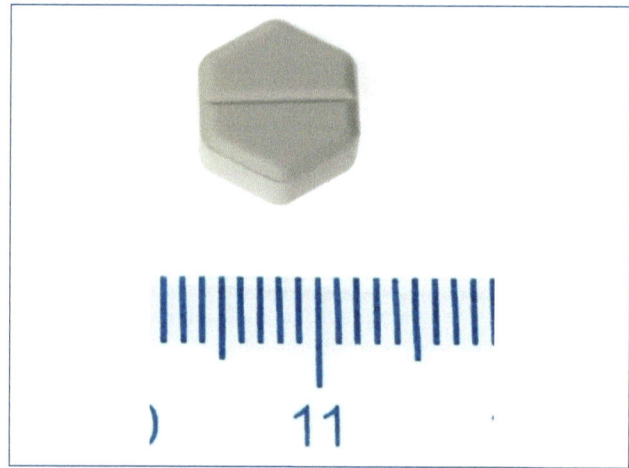

Figura 27-3. Comprimido liberador de misoprostol.

- Aunque la oxitocina es generalmente segura y eficaz para la inducción del parto, su uso puede estar asociado a ciertos riesgos, como la taquisistolia uterina, la rotura uterina y los cambios en la frecuencia cardíaca fetal. Por lo tanto, durante la administración de esta sustancia, es esencial una monitorización cuidadosa de la madre y el feto.
- La oxitocina es una molécula sensible a la temperatura: debe ser almacenada y transportada en condiciones de refrigeración entre 2 °C y 8 °C. El incumplimiento de estas condiciones puede resultar en la degradación de la molécula, lo que reduciría su eficacia terapéutica.

Esto puede suponer un desafío significativo en regiones del mundo donde las infraestructuras de refrigeración y transporte pueden ser insuficientes. Los países con climas cálidos, en particular, pueden enfrentar dificultades para mantener la cadena de frío necesaria para preservar la potencia de la oxitocina. Como resultado, en algunas regiones de bajos y medianos ingresos, se ha reportado un número considerable de productos de oxitocina de baja calidad o degradados.

La Organización Mundial de la Salud y otros organismos están trabajando para abordar este problema. Se están explorando varias soluciones potenciales, que incluyen la mejora de la cadena de suministro y la cadena de frío, el desarrollo de formulaciones de oxitocina más estables térmicamente y la capacitación de los trabajadores de la salud sobre la importancia del manejo adecuado de este agente farmacológico.

Mifepristona

La mifepristona es un antagonista del receptor de la progesterona que se utiliza comúnmente en combinación con prostaglandinas para la interrupción del embarazo en los dos primeros trimestres. Sin embargo, también ha demostrado tener un papel potencial en la inducción del parto a término.

La mifepristona actúa bloqueando los receptores de progesterona, una hormona crucial para mantener el embarazo. Esta acción interrumpe el soporte de progesterona al embarazo, lo que puede inducir la dilatación del cuello uterino y las contracciones uterinas, y facilitar así el parto. Además, al bloquear los receptores de progesterona, la mifepristona también puede aumentar la sensibilidad del útero a las prostaglandinas, lo que potencia su efecto para inducir el parto.

En estudios clínicos, en comparación con el misoprostol solo, la mifepristona ha demostrado ser más efectiva para inducir el parto en mujeres con embarazos a término, utilizada en combinación con misoprostol, dentro de las primeras 24 horas.

Es importante destacar que, aunque la mifepristona ha demostrado ser eficaz en la inducción del parto, su uso en este contexto no está actualmente aprobado en todos los países. Además, debido a su mecanismo de acción, tiene el potencial de causar el aborto en etapas tempranas del embarazo, por lo que debe usarse con precaución y solo bajo la supervisión de un profesional capacitado.

En general, la mifepristona puede ser una herramienta valiosa en la inducción del parto, particularmente en situaciones donde las intervenciones convencionales pueden no ser efectivas o estar contraindicadas. Sin embargo, se necesita más investigación para establecer las dosis óptimas, el tiempo de administración y la seguridad a largo plazo de este fármaco en el contexto de la inducción del parto.

Métodos no farmacológicos

Los métodos no farmacológicos son el despegamiento de membranas, el balón de Foley, el balón de Cook y la amniotomía.

Despegamiento de membranas

El despegamiento de membranas, también conocido como *sweeping* o más comúnmente como *maniobra de Hamilton*, es un método no farmacológico que implica despegar manualmente las membranas amnióticas del cuello uterino.

A pesar de que el despegamiento de membranas es una intervención mínimamente invasiva, este método ha demostrado ser efectivo en la inducción del parto, particularmente en las mujeres que están cerca de su fecha probable de parto o ya la han pasado.

La realización de la maniobra puede causar incomodidad durante el procedimiento y puede estar asociada a sangrado leve o contracciones irregulares después de este. No requiere medicación ni hospitalización.

Balón de Foley

El balón de Foley se utiliza para la dilatación mecánica del cuello uterino. El balón se inserta en el cuello uterino y luego se infla. Este método ha demostrado ser efectivo y seguro, con menos riesgo de hiperestimulación uterina en comparación con las prostaglandinas.

Un estudio en *The New England Journal of Medicine* encontró que, en las mujeres primigestas, es menos probable que la inducción con un balón de Foley resulte en una cesárea que la inducción con misoprostol.

Además, el balón de Foley puede ser particularmente útil en situaciones en las que se desea evitar el uso de prostaglandinas debido a una cicatriz uterina previa. Sin embargo, puede ser incómodo para la mujer y requerir más tiempo para inducir el parto en comparación con estas.

Existen algunos riesgos asociados al uso del balón de Foley; estos incluyen una rotura prematura de las membranas o la infección amniótica si las condiciones de asepsia no son las adecuadas. Sin embargo, en general, el balón de Foley se considera una opción segura y efectiva para la inducción del parto (**Fig. 27-4**).

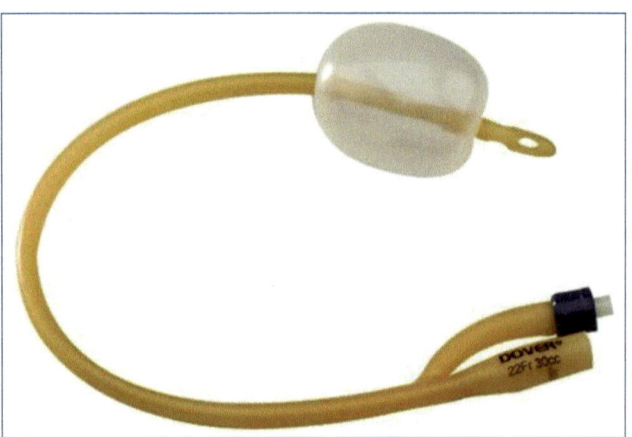

Figura 27-4. Sonda de Foley para inducción del parto.

Balón de Cook

El balón de Cook, al igual que el de Foley, es un tipo de catéter utilizado para la dilatación cervical mecánica. La inducción del parto mediante el uso de un balón de Cook se realiza de manera similar al procedimiento con el balón de Foley. Sin embargo, el diseño del de Cook es algo diferente y ofrece algunas variaciones en su uso.

El balón de Cook es un catéter de doble balón. En lugar de tener un solo balón que se infla en el cuello uterino, tiene dos: uno que se coloca en el cuello uterino y otro que se sitúa en el espacio por encima este, pero por debajo de las membranas amnióticas (el espacio extraamniótico). Ambos balones se inflan una vez que se colocan en la posición correcta. La idea detrás de este diseño es que la presión ejercida por los dos balones en el cuello uterino puede ayudar a dilatarlo más eficazmente.

> **!** Al igual que sucede con el balón de Foley, el balón de Cook se considera una opción segura y efectiva para la inducción del parto, y puede ser particularmente útil en situaciones en las que el uso de medicamentos para la inducción del parto está contraindicado.

No obstante, es importante mencionar que la elección del método de inducción del parto debe basarse en las circunstancias individuales de cada mujer, teniendo en cuenta su historial médico, las características de su embarazo y sus preferencias personales. Algunas pacientes pueden encontrar que el procedimiento de colocación de un balón de Cook es más incómodo que el uso de medicamentos para la inducción del parto (**Fig. 27-5**).

Amniotomía

La amniotomía, o rotura artificial de las membranas, es otro método no farmacológico de inducción del parto. Puede utilizarse solo o en combinación con oxitocina. Permite la liberación de prostaglandinas naturales y puede acelerar el parto. Sin embargo, una vez realizada la amniotomía, el parto debe suceder dentro de un tiempo determinado, debido al riesgo de infección.

Este método puede ser menos costoso que otros, pero puede estar asociado a un aumento en las intervenciones médicas, incluyendo la cesárea. Además, la amniotomía puede llevar a la compresión o prolapso del cordón umbilical, lo que puede requerir una vigilancia cuidadosa. En términos de efectividad, algunos estudios han sugerido que la amniotomía puede ayudar a reducir la duración del trabajo de parto sin aumentar el riesgo de cesárea o de infección intrauterina.

Doble método de inducción del parto

El doble método o la inducción combinada utiliza tanto métodos mecánicos como farmacológicos para inducir el parto, generalmente con el objetivo de aumentar la eficacia de la inducción y reducir el tiempo hasta el parto. Por lo general, esto podría implicar el uso de un balón de Foley o de Cook para la dilatación mecánica del cuello uterino, en combinación con un agente de maduración cervical, como la dinoprostona o el misoprostol, o con oxitocina para estimular las contracciones.

El objetivo de este enfoque combinado es maximizar las ventajas de ambos tipos de inducción. Los métodos mecánicos pueden ser efectivos para madurar un cuello uterino inmaduro, mientras que los métodos farmacológicos son eficaces para desencadenar contracciones regulares una vez que el cuello uterino está maduro.

Además, el uso de un método mecánico puede reducir la necesidad de altas dosis de oxitocina y puede disminuir el riesgo de hiperestimulación uterina. Del mismo modo, la adición de un agente farmacológico puede ayudar a acelerar el proceso de inducción una vez que se ha logrado la maduración cervical.

> **!** Las investigaciones han sugerido que la inducción combinada puede ser más efectiva que los métodos de inducción únicos para lograr un parto vaginal dentro de un período específico.

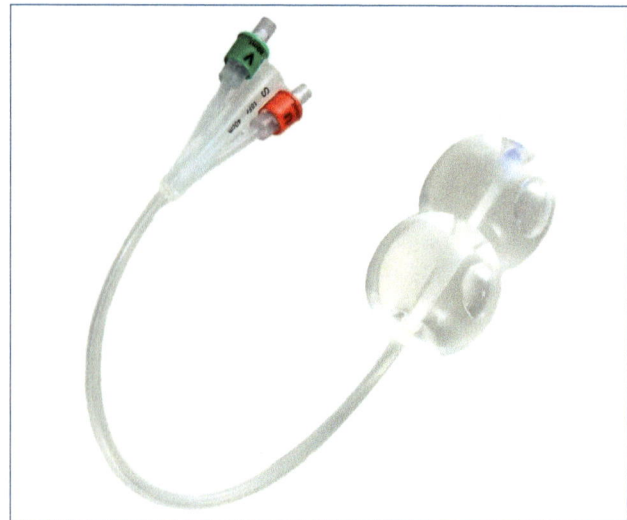

Figura 27-5. Balón de Cook de maduración cervical para la inducción del parto.

Es importante tener en cuenta que este enfoque combinado no es apropiado para todos los embarazos y puede no ser recomendable en ciertas situaciones, como en las mujeres con antecedentes de cesárea, debido al riesgo aumentado de rotura uterina.

Selección del método de inducción del parto

La elección del método de inducción debe basarse en las características individuales de la mujer y del feto, la madurez del cuello uterino y la disponibilidad y el conocimiento de los métodos de inducción en la configuración particular. Las decisiones deben tomarse en el contexto de la atención centrada en la mujer, teniendo en cuenta las circunstancias clínicas, las preferencias de la paciente y la seguridad del feto.

Antes de seleccionar un método de inducción, se realiza un examen para evaluar el estado del cuello uterino. Esto se conoce como la prueba de Bishop. Esta evaluación considera varios factores, incluyendo la dilatación, el borramiento, la posición, la consistencia y la estación del cuello uterino.

Es más probable que un cuello uterino favorable o maduro (prueba de Bishop > 6) responda bien a la oxitocina. Un cuello uterino desfavorable o inmaduro (prueba de Bishop < 6) puede necesitar un método de maduración, como las prostaglandinas o el balón, antes de pasar a otros métodos de inducción (**Fig. 27-6** y **Tabla 27-1**).

El estado de salud de la madre y el feto también influye en la elección del método. Si tienen alguna enfermedad que los ponga en riesgo, se puede elegir un método que permita un control más estrecho del proceso de trabajo de parto. Algunas enfermedades específicas del embarazo pueden influir en la elección del método de inducción; por ejemplo, las cicatrices uterinas previas.

Las preferencias de la madre también desempeñan un papel importante en la selección del método. Algunas mujeres pueden preferir métodos menos invasivos o que permitan un inicio más natural del trabajo de parto. Por otro lado, la experiencia y habilidad que tenga el equipo médico con diferentes métodos de inducción también influirá en la elección.

Es importante destacar que todos estos métodos deben ser llevados a cabo por profesionales capacitados y en un entorno que pueda proporcionar una vigilancia y una atención adecuadas. Además, se debe informar a las mujeres sobre los beneficios y riesgos asociados a cada método de inducción del parto, para que puedan tomar una decisión informada (**Fig. 27-7**).

INDICACIONES PARA LA INDUCCIÓN DEL PARTO Y LA MADURACIÓN CERVICAL

La inducción del parto es una intervención común en obstetricia. Según la Organización Mundial de la Salud, entre un 20 y un 30 % de los partos a nivel mundial son inducidos por algún motivo. En España, las cifras se sitúan en torno al 25 %.

Sin embargo, a pesar de su frecuencia, la indicación para la inducción del parto debe ser cuidadosamente evaluada y justificada. Esto se debe a que puede estar asociada a un mayor riesgo de intervención médica, incluida la cesárea, en comparación con el parto espontáneo.

Cada centro sanitario debe disponer de sus propios protocolos, que han de incluir los criterios maternos y fetales por los que está aceptado realizar una inducción del parto y maduración cervical. Esta práctica no debe generalizarse sin motivo o causa justificativa. Algunos ejemplos se mostrarán a continuación.

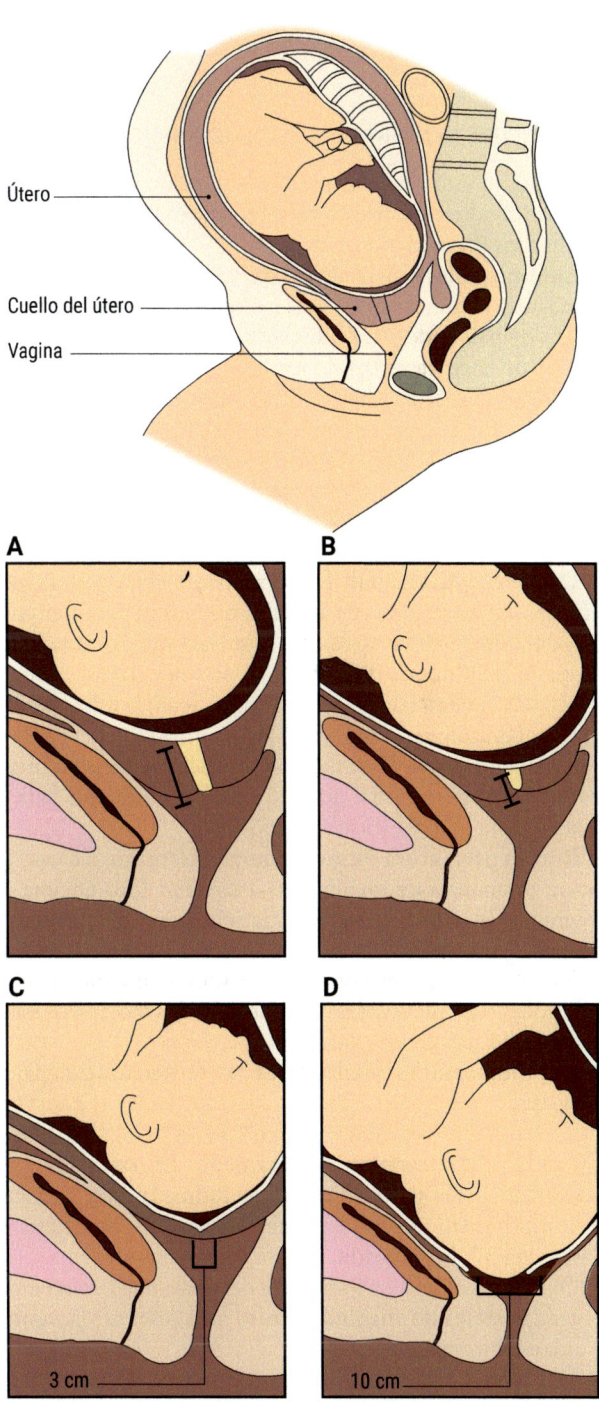

Figura 27-6. Borramiento y dilatación cervical. **A)** Cuello del útero sin borramiento ni dilatación. **B)** Cuello del útero borrado en un 50 % y no dilatado. **C)** Cuello del útero borrado en un 100 % y dilatado a 3 cm. **D)** Cuello del útero dilatado por completo a 10 cm.

Tabla 27-1. Prueba de Bishop para la valoración de las condiciones cervicales

Puntuación	0	1	2	3
Consistencia	Firme	Medio	Blando	
Posición	Posterior	Medio	Anterior	
Borramiento	0-30	40-50	60-70	> 80
Dilatación	0	1-2	3-4	> 5
Altura	–3	–1 –2	0	+1 +2

Indicaciones médicas para la inducción del parto

Las indicaciones médicas para la inducción del parto, que pueden dividirse en maternas y fetales, incluyen las que se detallan en las siguientes líneas.

Enfermedades hipertensivas del embarazo. La inducción del parto está indicada en todos los casos de estas enfermedades, principalmente en la preeclampsia, para prevenir la progresión de la enfermedad. Los métodos de inducción deben ser individualizados y basados en la presentación clínica, el estado del cuello uterino y las preferencias de la mujer. Como norma general y sin profundizar en la gravedad de la enfermedad hipertensiva del embarazo, la inducción del parto está indicada en mujeres con preeclampsia a partir de las 37 semanas de gestación.

Diabetes gestacional. En las mujeres con diabetes gestacional, especialmente en aquellas que no pueden ser controladas con medidas dietéticas y/o medicación, puede ser necesaria la inducción del parto para prevenir complicaciones maternas y fetales, como la macrosomía fetal, la hipertensión en el embarazo y el parto distócico. La inducción del parto se recomienda a las 38-39 semanas de gestación para las mujeres con diabetes gestacional que requieren medicación para el control de la glucosa (insulinización).

Rotura prematura de membranas a término. En caso de rotura prematura de membranas a término (por encima de la semana 34 + 6 de gestación), la inducción del parto está indicada para prevenir la infección materna y fetal. La oxitocina y las prostaglandinas son los métodos más comúnmente utilizados. Hay que recordar que los métodos mecánicos están contraindicados en esta situación.

Las indicaciones fetales para la inducción del parto incluyen:

- Crecimiento intrauterino retardado. En estos casos, la inducción del parto puede estar indicada para prevenir la morbilidad y mortalidad fetal como máximo hasta la semana 37 de gestación.
- Oligohidramnios. La inducción del parto puede estar indicada en casos de oligohidramnios para prevenir la morbilidad y mortalidad fetal.
- Óbito fetal. La muerte fetal intrauterina después de las 24 semanas de gestación es una indicación inmediata para la inducción del parto, con el objetivo de evitar determinados trastornos, como podrían ser la coagulación intravascular diseminada u otros riesgos maternos.

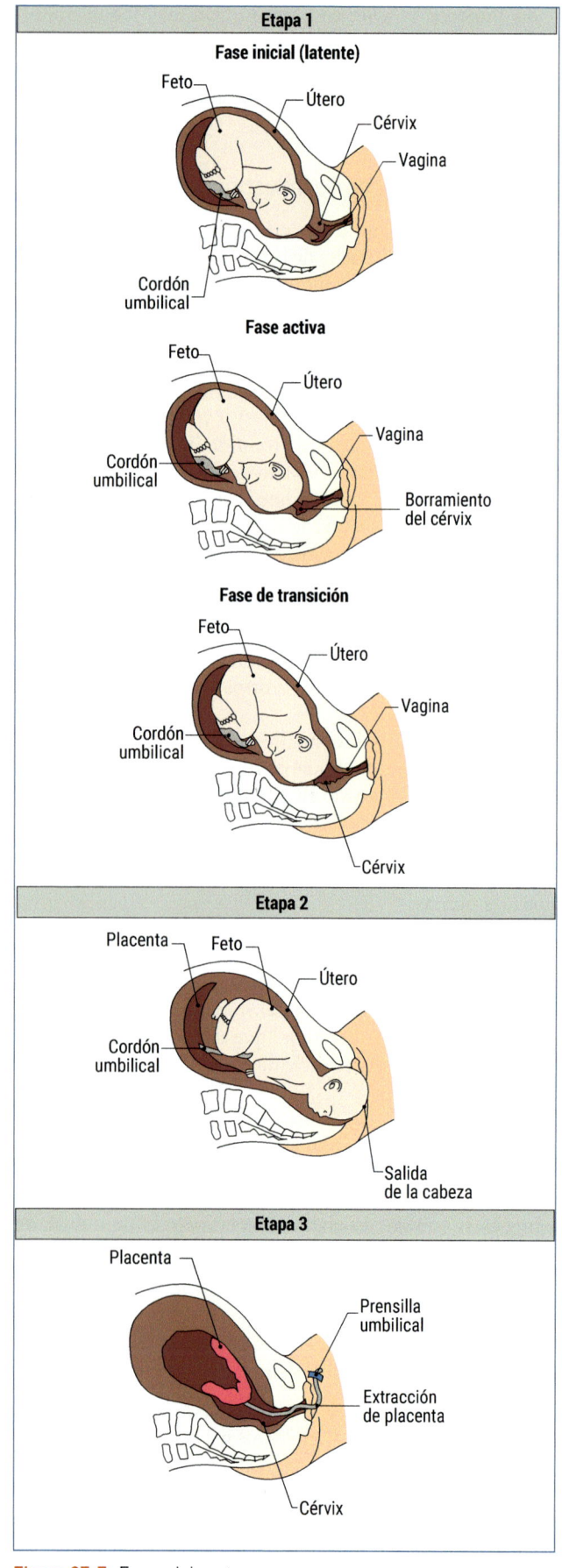

Figura 27-7. Fases del parto.

- Embarazo postérmino:
  - Un embarazo se considera postérmino cuando supera las 42 semanas de gestación.
  - Aunque la mayoría de los embarazos postérmino no presentan complicaciones, el riesgo de ciertos problemas aumenta a medida que el embarazo se prolonga más allá de este punto, como la muerte fetal, la aspiración meconial, el parto distócico y el aumento de necesidad de una cesárea, entre otros. Por causa de estos riesgos, la inducción del parto se recomienda a menudo para embarazos postérmino.
  - Según las pautas del Colegio Americano de Obstetras y Ginecólogos, la inducción debería ser considerada a las 41 semanas de gestación, y se tendría que realizar antes de las 42 semanas en ausencia de complicaciones maternas o fetales que justifiquen una intervención más temprana.
  - Los métodos utilizados en los embarazos postérmino son los mismos que se utilizan para otros tipos de inducción.

Inducción del parto en la semana 39 de gestación

La inducción del parto en la semana 39 de gestación ha sido objeto de discusión en los últimos años. La evidencia científica está cambiando la percepción tradicional (de la espera segura hasta la semana 41 de gestación) a favor de la inducción programada en la semana 39, con la finalidad de reducir la morbilidad y mortalidad perinatal y materna. Aunque esta práctica clínica está respaldada por diversos estudios y metanálisis, sigue siendo un tema de debate en la comunidad médica.

Numerosos estudios y metanálisis sugieren que la inducción electiva del parto en la semana 39 puede reducir la necesidad de cesárea y la morbilidad y mortalidad perinatal.

> **!** El ensayo titulado «A randomized trial of induction versus expectant management», conocido como ARRIVE, es uno de los más citados sobre la inducción del parto en la semana 39 de gestación. Proporcionó evidencia convincente de los beneficios de la inducción del parto a las 39 semanas en las primíparas. Sin embargo, este estudio también ha recibido críticas en relación con su aplicabilidad en diferentes contextos y poblaciones, y respecto a la factibilidad de su implementación en los sistemas de atención de salud con recursos limitados.

Es esencial tener en cuenta que, aunque la inducción en la semana 39 puede reducir algunos riesgos, también puede introducir otros. Entre estos se incluyen el aumento del tiempo de parto, una mayor intervención médica, la posibilidad de fracaso de la inducción y la necesidad de una cesárea de emergencia. Por otro lado, los posibles beneficios incluyen la reducción de la morbimortalidad materna y neonatal, el control programado de los recursos del hospital y la posibilidad de evitar un embarazo postérmino y sus posibles complicaciones.

La decisión de inducir el parto en la semana 39 debe tomarse en un contexto individualizado, teniendo en cuenta la salud materna y fetal, la paridad, el estado del cuello uterino, las preferencias de la madre y la disponibilidad de los recursos hospitalarios. A pesar de la creciente evidencia en favor de la inducción en esta semana, aún es necesario realizar más investigaciones para comprender completamente las consecuencias de esta práctica en diferentes contextos y poblaciones e involucrar a la paciente en la toma de decisiones sobre esta.

Maduración cervical

Antes de la inducción del parto, se debe evaluar el estado del cuello uterino. Si está inmaduro, se pueden usar varios métodos para ayudar a su maduración. Estos métodos pueden ser farmacológicos o mecánicos.

FACTORES QUE INFLUYEN EN EL ÉXITO DE LA INDUCCIÓN

Para maximizar las probabilidades de éxito de la inducción del parto, es esencial tener en cuenta varios factores que pueden influir en el proceso. Estos pueden ser maternos o fetales, o estar relacionados con las condiciones específicas del embarazo y el parto.

Los factores maternos que pueden influir en el éxito de la inducción del parto son los siguientes:

- Edad materna. Las mujeres de mayor edad pueden tener un mayor riesgo de inducción fallida, aunque las razones no están claras y pueden ser multifactoriales.
- Índice de masa corporal de la madre antes del embarazo. Se ha encontrado que las mujeres con sobrepeso y obesidad tienen una mayor tasa de fracaso de la inducción.
- Paridad (número de partos previos). Las mujeres que han tenido partos previos tienden a tener una mayor tasa de éxito en la inducción del parto que las primíparas.

Los factores fetales son los siguientes:

- Peso fetal. Los fetos con un peso mayor pueden ser más difíciles de inducir.
- Presentación fetal. Una presentación de vértice (cabeza hacia abajo) puede facilitar un parto inducido más que una de nalgas (existen países donde sigue recomendándose la inducción del parto en presentación no cefálica).
- Condiciones cervicales:
  - El estado del cuello uterino antes de la inducción es un factor clave en el éxito de la inducción.
  - Un cuello uterino favorable (prueba de Bishop > 6) aumenta las probabilidades de un parto vaginal exitoso después de la inducción.
- Integridad de la bolsa amniótica. Las mujeres cuyas membranas se han roto antes de la inducción pueden tener una mayor tasa de éxito en el parto.
- Edad gestacional. Es más probable que la inducción sea exitosa si se realiza después de las 39 semanas de gestación.
- Complicaciones del embarazo. Por ejemplo, la preeclampsia, la diabetes gestacional o el crecimiento intrauterino retardado también pueden afectar el éxito de la inducción del parto.
- Inducción previa. Los antecedentes exitosos de inducción pueden indicar una mayor probabilidad de éxito en futuras inducciones.

Existen varias herramientas de pronóstico que se han desarrollado para ayudar a predecir el éxito de la inducción del parto:

- Prueba de Bishop:
  - Se utiliza para evaluar la madurez del cuello uterino y predecir si la inducción del parto será exitosa.
  - Evalúa cinco características del cuello uterino: posición, consistencia, dilatación, borramiento y altura de la presentación.
  - Se le asigna a cada característica una puntuación de 0 a 3; la puntuación total puede variar de 0 (cuello uterino inmaduro) a 13 (cuello uterino maduro).
  - Generalmente, una puntuación de Bishop de 6 o más indica que es probable que la inducción del parto sea exitosa.
- Nomograma de Arias:
  - Se basa en tres variables: la edad gestacional, la paridad y la prueba de Bishop.
  - Generalmente, una puntuación más alta en el nomograma de Arias indica una mayor probabilidad de éxito en la inducción del parto.

Existen varias calculadoras de pronóstico de la inducción del parto que han sido desarrolladas para proporcionar un porcentaje estimado de éxito basado en las características individuales de cada paciente. A menudo, estas calculadoras se basan en un modelo de regresión multivariante que considera varios factores predictivos de éxito.

La calculadora de Grobman es un ejemplo de calculadora de pronóstico de la inducción del parto. Fue desarrollada por un equipo de investigadores de la Universidad de Chicago y se basa en datos de más de 11.000 mujeres que fueron sometidas a una inducción del parto. Proporciona una probabilidad estimada de parto vaginal después de la inducción basada en siete factores predictivos: edad materna, índice de masa corporal, raza/etnia, paridad, puntuación de la prueba de Bishop, estado del cuello uterino y paridad.

Es importante tener en cuenta que, aunque estas calculadoras pueden ser útiles para proporcionar una estimación del éxito de la inducción del parto, no son perfectas. La decisión final siempre debe basarse en una discusión individualizada entre la mujer y su médico.

RIESGOS Y COMPLICACIONES DE LA INDUCCIÓN DEL PARTO

La inducción del parto es un procedimiento común y generalmente seguro que puede ser beneficioso tanto para la madre como para el feto cuando está correctamente indicado. Sin embargo, como cualquier intervención médica, no está exenta de riesgos y potenciales complicaciones. Estas varían dependiendo del método de inducción utilizado, la condición de la madre y del feto y otros factores individuales. En general, las complicaciones pueden ser maternas o fetales.

Las complicaciones maternas son las siguientes:

- Hiperestimulación uterina. Algunos métodos de inducción, especialmente aquellos que utilizan prostaglan-

dinas u oxitocina, pueden causar contracciones uterinas demasiado fuertes o frecuentes, lo que puede llevar a un estrés fetal o al desprendimiento de la placenta (**Fig. 27-8**).
- Infección. La inducción del parto puede aumentar el riesgo de infección intrauterina, especialmente si el trabajo de parto es largo o si las membranas han sido rotas durante un largo período.
- Hemorragia posparto. La inducción del parto se ha asociado a un aumento del riesgo de hemorragia posparto, especialmente en las mujeres con partos prolongados o en aquellas a las que se les ha administrado oxitocina.
- Rotura uterina. Este es un episodio raro pero particularmente grave. Puede ocurrir especialmente en mujeres que han tenido cesáreas o cicatrices uterinas previas. Se trata de una emergencia obstétrica que precisa de una actuación emergente (**Fig. 27-9**).

Las complicaciones fetales son:

- Estrés fetal. Algunos métodos de inducción pueden causar contracciones uterinas muy fuertes o frecuentes, lo que puede reducir el suministro de oxígeno al feto y causar estrés fetal.
- Infección. Si las membranas permanecen rotas durante un largo período, existe un mayor riesgo de infección intrauterina.

Cada método de inducción tiene sus propios riesgos potenciales y beneficios:

- Oxitocina. Puede causar hiperestimulación uterina, que puede llevar a estrés fetal. También se ha asociado a un mayor riesgo de hemorragia posparto.
- Prostaglandinas. Pueden causar hiperestimulación uterina, que puede llevar a estrés fetal. También pueden aumentar el riesgo de rotura uterina, especialmente en las mujeres con una cesárea previa.
- Métodos mecánicos. El balón se considera un método de inducción bastante seguro. Sin embargo, puede ser incómodo para la madre y puede llevar más tiempo que otros métodos. Raramente, puede causar rotura de membrana.
- Amniotomía. Puede aumentar el riesgo de infección intrauterina si el trabajo de parto es prolongado. También puede causar un prolapso del cordón umbilical, aunque esto es raro.

Es importante tener en cuenta que, aunque estos riesgos existen, la mayoría de las inducciones del parto se realizan sin complicaciones graves. La elección del método debe basarse en una evaluación individualizada de la madre y el feto, teniendo en cuenta los beneficios potenciales de la inducción en comparación con los riesgos potenciales.

Además, es crucial que todas las mujeres a las que se les ofrezca una inducción del parto reciban información completa y comprensible sobre los beneficios y riesgos potenciales, para que puedan tomar una decisión informada sobre su atención.

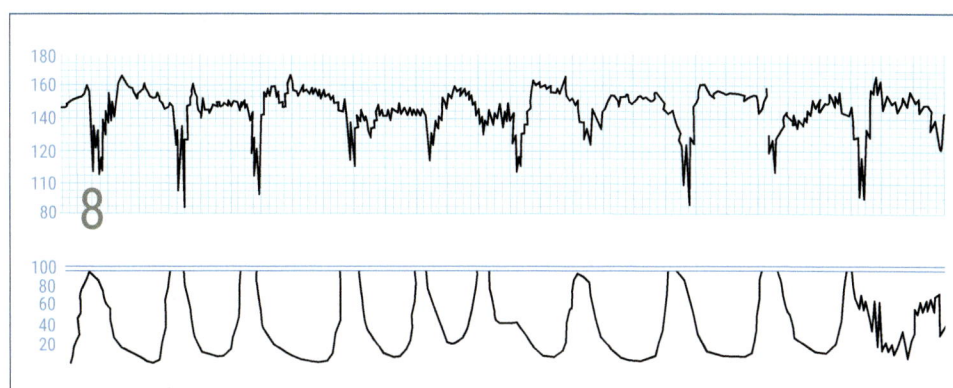

Figura 27-8. Hiperestimulación uterina.

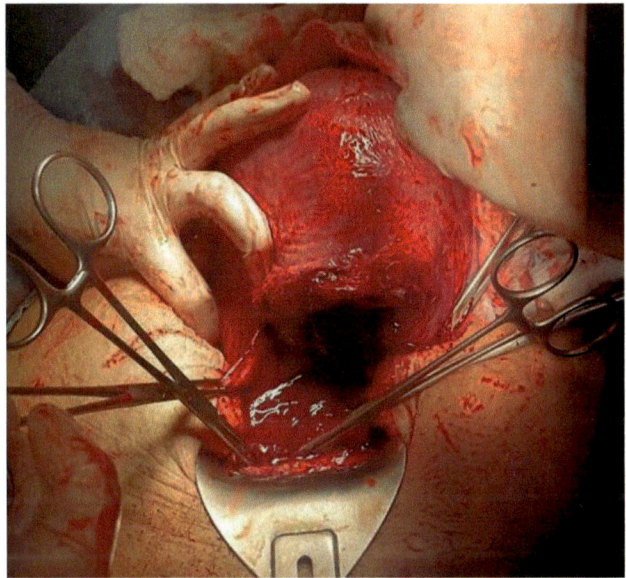

Figura 27-9. Rotura uterina.

INNOVACIONES RECIENTES Y DIRECCIONES FUTURAS EN LA INDUCCIÓN DEL PARTO

El dinamismo de la práctica médica requiere una evolución constante en las estrategias y técnicas utilizadas en la atención sanitaria. En el ámbito de la inducción del parto y la maduración cervical, han surgido importantes innovaciones que prometen un futuro de mayor eficacia, seguridad y personalización. A continuación, se estudiarán las últimas tendencias y avances emergentes, con un enfoque especial en la inteligencia artificial y la adopción de métodos de inducción combinados.

Innovaciones recientes

En el corazón de las innovaciones recientes en la inducción del parto se encuentra el uso de dispositivos mecánicos para la dilatación cervical, como los balones y los dispositivos de dilatación por hidroflación. Estos han demostrado ser efectivos en la maduración cervical y en la reducción de la dependencia de las prostaglandinas y la oxitocina, lo que disminuye los efectos secundarios y aumenta la seguridad del procedimiento.

Paralelamente, los protocolos de inducción basados en la evidencia están ganando terreno en la práctica obstétrica. El objetivo de estos protocolos es estandarizar la atención y pro-porcionar pautas claras basadas en la mejor evidencia científica disponible. Los beneficios son múltiples, incluyendo la reducción de las tasas de cesáreas y de las complicaciones perinatales.

En el contexto de una creciente digitalización de la atención sanitaria, la telemedicina también está desempeñando un papel en la inducción del parto. Se ha demostrado que las consultas de telemedicina pueden ser útiles para la monitorización del progreso del trabajo de parto y el seguimiento posnatal.

Innovación en los enfoques de inducción: el método combinado

Uno de los avances más prometedores es la adopción de un enfoque combinado para la inducción del parto, utilizando tanto métodos farmacológicos como mecánicos. Este enfoque doble se ha mostrado eficaz en varios estudios: posibilita una maduración cervical más eficiente y un parto más rápido, con menos complicaciones que los métodos de inducción convencionales.

Direcciones futuras y el papel de la inteligencia artificial

La medicina personalizada está asumiendo un papel cada vez más importante en la atención sanitaria. En el contexto de la inducción del parto, se están realizando investigaciones para desarrollar enfoques de inducción que se adapten a las circunstancias individuales y a los factores de riesgo de cada paciente. Este es un campo prometedor que podría mejorar significativamente los resultados perinatales.

En este sentido, la inteligencia artificial y el aprendizaje automático representan una promesa real para la medicina personalizada. Estas tecnologías pueden ayudar a predecir el éxito de la inducción del parto y personalizar los planes de tratamiento. Por ejemplo, se están desarrollando algoritmos de aprendizaje automático que pueden predecir con precisión el éxito de la inducción del parto basándose en una serie de variables clínicas. Este tipo de herramientas podrían permitir a los médicos identificar a las pacientes que tienen más probabilidades de beneficiarse de la inducción y adaptar sus estrategias para maximizar el éxito y minimizar los riesgos.

A pesar de las enormes posibilidades que ofrece la inteligencia artificial, su implementación en la práctica clínica debe realizarse con precaución. Antes de su uso generalizado, es esencial garantizar que los algoritmos sean justos, transparentes y estén validados en poblaciones representativas. Además, al manejar los datos de los pacientes, se deben tener en cuenta consideraciones éticas y de privacidad.

El futuro de la inducción del parto y la maduración cervical está lleno de oportunidades y retos. Los avances en la tecnología y la investigación están impulsando innovaciones que pueden mejorar la eficacia, la seguridad y la personalización de estos procedimientos. Sin embargo, para garantizar los mejores resultados para las madres y los neonatos, la adopción de estas innovaciones debe hacerse de manera considerada y basada en la evidencia.

Las innovaciones en tecnología de monitorización fetal están desempeñando un papel vital para mejorar la seguridad durante la inducción del parto. Los avances en este campo, así como la introducción de ciertas herramientas, como la elastografía por ultrasonido para evaluar la madurez cervical, son ejemplos notables de cómo la tecnología está ayudando a los profesionales de la salud a tomar decisiones más informadas y seguras durante la inducción.

ASPECTOS ÉTICOS Y CONSENTIMIENTO INFORMADO EN LA INDUCCIÓN DE PARTO

La inducción del parto, al igual que todos los procedimientos médicos, se encuentra sujeta a significativas consideraciones éticas y legales. Es esencial obtener un consentimiento informado de la paciente. La decisión de proceder con la inducción del parto debe equilibrar los riesgos y beneficios tanto para la madre como para el feto.

Aspectos éticos

La ética médica se basa en cuatro principios fundamentales: beneficencia, no maleficencia, autonomía y justicia. La inducción del parto se cruza con estos principios de diversas maneras. La beneficencia y no maleficencia implican hacer lo que sea en beneficio del paciente y evitar causar daño, respectivamente. En el caso de la inducción del parto, esta se considera éticamente justificable si los riesgos para la madre y/o el feto de continuar

con el embarazo superan los riesgos asociados a la inducción. Por tanto, la justificación para la inducción del parto siempre debe basarse en una evaluación clínica cuidadosa y completa.

La autonomía, es decir, el derecho de la paciente a tomar sus propias decisiones médicas, es un principio esencial que entra en juego en la inducción del parto. Sin embargo, existen situaciones de conflicto en las que la decisión de la madre de rechazar una inducción recomendada puede poner en peligro su vida o la del feto. Aunque la autonomía del paciente es un derecho fundamental, también lo es el deber del médico de evitar daños. Aquí es donde entra en juego el principio de justicia, que se refiere a la distribución equitativa de los beneficios, riesgos, costos y recursos en la atención sanitaria.

Consentimiento informado

En el contexto de la inducción del parto, el consentimiento informado debe obtenerse siguiendo los protocolos establecidos, que incluyen la explicación completa de los beneficios esperados, los riesgos potenciales, las alternativas disponibles y el derecho a rechazar el procedimiento.

Además, este proceso debe realizarse en un ambiente de respeto y apoyo, garantizando que la madre entienda completamente la información proporcionada. También es esencial que la paciente sepa que puede retirar su consentimiento en cualquier momento.

Aspectos legales y jurisprudencia

En términos legales, el respeto a la autonomía de la madre y el deber de los médicos de proteger la vida y la salud tanto de la madre como del feto pueden entrar en conflicto. Si bien en muchos países no hay jurisprudencia que obligue a una paciente a someterse a una inducción contra su voluntad, los médicos pueden encontrar dilemas legales y éticos en situaciones en las que la negativa de la madre a la inducción podría poner en riesgo su vida o la del feto.

 PUNTOS CLAVE

- La inducción del parto es un componente esencial de la atención obstétrica que se utiliza en diversas situaciones clínicas para optimizar los resultados maternos y perinatales.
- Se trata de una intervención médica que debe ser personalizada: tiene que adaptarse a las circunstancias individuales de cada paciente y al contexto clínico. En este sentido, es esencial contar con una comprensión sólida de las indicaciones para la inducción del parto.
- La seguridad es un aspecto clave en la inducción del parto. Aunque generalmente se considera segura, no está exenta de riesgos y complicaciones. Estos riesgos pueden ser mitigados en gran medida mediante la elección adecuada de los métodos de inducción y el seguimiento cuidadoso durante el proceso.
- Las recientes innovaciones en la práctica de la inducción del parto, como el uso de métodos combinados y la aplicación de la inteligencia artificial para predecir su éxito, ofrecen un gran potencial para mejorar la eficacia y la seguridad de esta intervención. Sin embargo, es fundamental que se sigan realizando investigaciones para validar estos

enfoques y garantizar que se implementen de manera justa y transparente.
- Es esencial resaltar la importancia de obtener un consentimiento informado antes de proceder a la inducción del parto. Los profesionales sanitarios tienen la responsabilidad de informar a las pacientes de las indicaciones, los beneficios y los riesgos de esta herramienta, y de respetar su autonomía en la toma de decisiones, velando tanto por el interés materno como por el fetal.
- En definitiva, la inducción del parto es una herramienta valiosa en la atención obstétrica que, cuando se utiliza de manera adecuada e informada, puede mejorar los resultados maternos y neonatales. La continua investigación y la innovación en este campo son esenciales para optimizar aún más su eficacia y seguridad, y para ofrecer una atención obstétrica de alta calidad y centrada en la paciente.
- Para un análisis más profundo del tema, se recomienda continuar estudiando los protocolos de inducción del parto, y de cada una de las casuísticas descritas, de la Sociedad Española de Ginecología y Obstetricia.

BIBLIOGRAFÍA

Ahmed RHM, Sweed MSE, El-Bishry GA, Hassan RK. Oxytocin versus oral misoprostol for induction of labor in pregnant women with term prelabor rupture of membranes: a randomized clinical trial. Reprod Sci. 2023;30(12):3507-14.

Al-Matary A, Alsharif SA, Bukhari IA, Baradwan S, Alshahrani MS, Khadawardi K, et al. Cervical osmotic dilators versus dinoprostone for cervical ripening during labor induction: a systematic review and meta-analysis of 14 controlled trials. Am J Perinatol. 2024;41(S 01):e2034-46.

American College of Obstetricians and Gynecologists. ACOG Practice Bulletin No. 107: Induction of labor. Obstet Gynecol. 2009;114(2 Pt 1): 386-97.

American College of Obstetricians and Gynecologists. Ethical considerations in inductions of labor. ACOG Committee Opinion No. 814. Obstet Gynecol. 2021;137(5):e56-62.

Bellussi F, Melamed N, Barrett J, Berghella V. Term prelabor rupture of membranes: immediate induction is the optimal management. Am J Obstet Gynecol MFM. 2023;5(10):101094.

Bishop EH. Pelvic scoring for elective induction. Obstet Gynecol. 1964;24: 266-8.

Bogaerts AF, Devlieger R, Nuyts E, Witters I, Gyselaers W, Van den Bergh BR. Effects of lifestyle intervention in obese pregnant women on gestational weight gain and mental health: a randomized controlled trial. Int J Obes (Lond). 2013;37(6):814-21.

Boulvain M, Kelly A, Lohse C, Stan C, Irion O. Mechanical methods for induction of labour. Cochrane Database Syst Rev. 2001;(4):CD001233.

Bushman ET, Thompson N, Gray M, Steele R, Jenkins SM, Tita AT, et al. Influence of estimated fetal weight on labor management. Am J Perinatol. 2020;37(3):252-7.

Duff P, Birsner M. Maternal and perinatal infectionin pregnancy: bacterial. En: Gabbe SG, Niebyl JR, Simpson JL, Landon MB, Galan HL, Janiaux ERM, et al. (eds.). Obstetrics: normal and problem pregnancies. 7ª ed. Filadelfia: Elsevier; 2017. p. 1130-46.

Flament E, Blanc-Petitjean P, Koch A, Deruelle P, Le Ray C, Sananès N. Women satisfaction on choosing the cervical ripening method: oral misoprostol versus balloon catheter. Eur J Obstet Gynecol Reprod Biol X. 2023;19: 100202.

Fonseca JE, Rodríguez JL, Maya Salazar D. Validation of a predictive model for successful vaginal birth after cesarean section. Colomb Med (Cali). 2019;50(1):13-21.

Ford B, Anderson A, Nichols C. Membrane sweeping at term to induce labor. Am Fam Physician. 2022;106(1):21A-B.

Frederiks F, Lee S, Dekker G. Risk factors for failed induction in nulliparous women. J Matern Fetal Neonatal Med. 2012;25(12):2479-87.

Fuchs AR, Fuchs F. Endocrinology of human parturition: a review. Br J Obstet Gynaecol. 1984;91(10):948-67.

Fumagalli S, Antolini L, Cosmai G, Gramegna T, Nespoli A, Pedranzini A, et al. Development and validation of a predictive model to identify the active phase of labor. BMC Pregnancy Childbirth. 2022;22(1):641.

Grobman WA, Rice MM, Reddy UM, Tita ATN, Silver RM, Mallett G, et al. Labor Induction versus expectant management in low-risk nulliparous women. N Engl J Med. 2018;379(6):513-23.

Halilzade I, Halilzade Mİ, Sert ÜY, Alkan M, Keskin HL. Can transvaginal cervical elastography predict the success of induction of labor with oxytocin? Z Geburtshilfe Neonatol. 2023;227(4):277-80.

Hannah ME, Hannah WJ, Hellmann J, Hewson S, Milner R, Willan A. Induction of labor as compared with serial antenatal monitoring in post-term pregnancy. A randomized controlled trial. The Canadian Multicenter Post-term Pregnancy Trial Group. N Engl J Med. 1992; 326(24):1587-92.

Hannah ME, Ohlsson A, Farine D, Hewson SA, Hodnett ED, Myhr TL, et al. Induction of labor compared with expectant management for prelabor rupture of the membranes at term. TERMPROM Study Group. N Engl J Med. 1996;334(16):1005-10.

Hughes BL, Gyamfi-Bannerman C. Society for Maternal-Fetal Medicine (SMFM) Consult Series #48: Immediate delivery versus expectant management for term prelabor rupture of membranes (PROM): a systematic review. Am J Obstet Gynecol. 2020;223(2):B2-8.

Hypertension in pregnancy. Report of the American College of Obstetricians and Gynecologists' Task Force on Hypertension in Pregnancy. Obstet Gynecol. 2013;122(5):1122-31.

Kavanagh J, Kelly AJ, Thomas J. Sexual intercourse for cervical ripening and induction of labour. Cochrane Database Syst Rev. 2001;2001(2): CD003093.

Kenyon S, Boulvain M, Neilson JP. Antibiotics for preterm rupture of membranes. Cochrane Database Syst Rev. 2010;(8):CD001058.

Levine LD, Downes KL, Elovitz MA, Parry S, Sammel MD, Srinivas SK. Mechanical and pharmacologic methods of labor induction: a randomized controlled trial. Obstet Gynecol. 2016;128(6):1357-64.

Lydon-Rochelle M, Holt VL, Easterling TR, Martin DP. Risk of uterine rupture during labor among women with a prior cesarean delivery. N Engl J Med. 2001;345(1):3-8.

Lyerly AD, Little MO, Faden R. The second wave: toward responsible inclusion of pregnant women in research. Int J Fem Approaches Bioeth. 2008;1(2): 5-22.

Martin JA, Hamilton BE, Osterman MJ, Curtin SC, Matthews TJ. Births: final data for 2013. Natl Vital Stat Rep. 2015;64(1):1-65.

Minkoff H, Chervenarics FA. Elective primary cesarean delivery. N Engl J Med. 2003;348(11):946-50.

Mishanina E, Rogozinska E, Thatthi T, Uddin-Khan R, Khan KS, Meads C. Use of labour induction and risk of cesarean delivery: a systematic review and meta-analysis. CMAJ. 2014;186(9):665-73.

Nethery E, Levy B, McLean K, Sitcov K, Souter VL. Effects of the ARRIVE (A Randomized Trial of Induction Versus Expectant Management) trial on elective induction and obstetric outcomes in term nulliparous patients. Obstet Gynecol. 2023;142(2):242-50.

Obermeyer Z, Powers B, Vogeli C, Mullainathan S. Dissecting racial bias in an algorithm used to manage the health of populations. Science. 2019;366(6464):447-53.

Park KH, Hong JS, Shin DM, Kang WS. Prediction of failed labor induction in parous women at term: role of previous obstetric history, digital examination and sonographic measurement of cervical length. J Obstet Gynaecol Res. 2009;35(2):301-6.

Pradhan S, Bhandary S. Telemedicine and obstetrics. Int J Telemed Appl. 2020;2020:7212876.

Rayburn WF, Zhang J. Rising rates of labor induction: present concerns and future strategies. Obstet Gynecol. 2002;100(2):164-7.

Sánchez-Ramos L, Olivier F, Delke I, Kauntzines AM. Labor induction versus expectant management for postterm pregnancies: a systematic review with meta-analysis. Obstet Gynecol. 2003;101(6):1312-8.

Sharma C, Jaryal S, Soni A. Foley catheter (80 vs 60 mL) and misoprostol for labor induction in nulliparous women: a randomized controlled trial. Am J Obstet Gynecol MFM. 2023;5(8):101026.

Sheiner E, Levy A, Feinstein U, Hallak M, Mazor M. Risk factors and outcome of failure to progress during the first stage of labor: a population-based study. Acta Obstet Gynecol Scand. 2002;81(3):222-6.

Smith GC, Pell JP, Dobbie R. Caesarean section and risk of unexplained stillbirth in subsequent pregnancy. Lancet. 2003;362(9398):1779-84.

Ten Eikelder ML, Oude Rengerink K, Jozwiak M, De Leeuw JW, De Graaf IM, Van Pampus MG, et al. Induction of labour at term with oral misoprostol versus a Foley catheter (PROBAAT-II): a multicentre randomised controlled non-inferiority trial. Lancet. 2016;387(10028): 1619-28.

Tita AT, Szychowski JM, Boggess K, Saade G, Longo S, Clark E, et al. Adjunctive azithromycin prophylaxis for cesarean delivery. N Engl J Med. 2016;375(13):1231-41.

Turrentine M, Ramírez M, Monga M, Gandhi M, Swaim L, Tyer-Viola L, et al. Rapid cycle deliberate practice versus reflective debriefing for neonatal resuscitation training: a randomized controlled trial. Obstet Gynecol. 2019;133(6):1072-80.

Wapner RJ, Sorokin Y, Thom EA, Johnson F, Dudley DJ, Spong CY, et al. Single versus weekly courses of antenatal corticosteroids: evaluation of safety and efficacy. Am J Obstet Gynecol. 2006;195(3):633-42.

Weeks A, Alfirevic Z, Faundes A. Misoprostol for induction of labour: a systematic review. Lancet. 2005;366(9487):717-25.

Wennerholm UB, Hagberg H, Brorsson B, Bergh C. Induction of labor versus expectant management for post-date pregnancy: is there sufficient evidence for a change in clinical practice? Acta Obstet Gynecol Scand. 2009;88(1): 6-17.

Wing DA, Brown R, Plante LA, Miller H, Rugarn O, Powers BL. Misoprostol vaginal insert and time to vaginal delivery: a randomized controlled trial. Obstet Gynecol. 2013;122(2 Pt 1):201-9.

Wood S, Cooper S, Ross S. Does induction of labour increase the risk of caesarean section? A systematic review and meta-analysis of trials in women with intact membranes. BJOG. 2014;121(6):674-85.

World Health Organization. WHO recommendations for induction of labour. Ginebra: World Health Organization; 2011.

Zaki MN, Hibbard JU, Kominiarek MA. Contemporary labor patterns and maternal age. Obstet Gynecol. 2013;122(5):1018-24.

Zerbo O, Modaressi S, Chan B, Goddard K, Lewis N, Bok K, et al. Autism risk in offspring can be assessed through quantification of male sperm mosaicism. Nat Med. 2020;26(1):143-50.

Zhang J, Troendle J, Reddy UM, Laughon SK, Branch DW, Burkman R, et al. Contemporary cesarean delivery practice in the United States. Am J Obstet Gynecol. 2010;203(4):326.e1-10.

Parto instrumental

28

J. Duro Gómez y J. Alcolea Santiago

OBJETIVOS

- Conocer las indicaciones, la incidencia y la evolución del parto instrumental.
- Identificar las condiciones bajo las que se debe realizar con seguridad un parto instrumental.
- Aprender el manejo de los distintos dispositivos empleados en el parto instrumental, así como cuándo se ha de utilizar cada uno de ellos.
- Establecer el manejo posparto instrumentado.

INTRODUCCIÓN

El parto vaginal instrumental se basa en la aplicación de un instrumento (fórceps, espátulas, ventosa) sobre la cabeza fetal para su extracción, mediante tracción de esta y/o ampliación del canal del parto. Los partos vaginales instrumentados representan alrededor del 15-20 % de todos los partos vaginales. Este porcentaje puede variar según el centro o la región a la que se haga referencia.

Aunque las indicaciones pueden ser diversas, lo que está claro es que, durante el manejo del parto, deben aplicarse las medidas que han se han demostrado útiles para reducir el número de partos instrumentados: todas las mujeres deben ser alentadas a contar con el acompañamiento continuo durante el parto, utilizar oxitocina cuando la progresión del parto no sea adecuada, posponer los pujos si se ha usado anestesia epidural, utilizar la rotación manual en variedades posteriores y ser flexibles en el límite de tiempo de expulsivo si existe progresión del parto. Además, el uso del partograma y la adopción de posiciones verticales o laterales reducirán la necesidad de parto instrumental. Todo esto contribuirá a reducir la morbilidad asociada al parto instrumental. No hay pruebas suficientes para apoyar la hipótesis de que evitar la analgesia epidural reduce su incidencia.

En definitiva, el objetivo del parto instrumental es «imitar» las condiciones de un parto vaginal espontáneo, con la menor morbilidad materna y neonatal.

CONDICIONES PARA EL PARTO INSTRUMENTAL

Se estudiarán a continuación las condiciones necesarias para que se dé un parto vaginal instrumental.

Exploración

Las condiciones de la exploración son las siguientes:

- Palpación de la cabeza se en ≤ $^1/_5$ por el abdomen.
- Presentación cefálica.
- Cuello uterino completamente dilatado y rotura de las membranas.
- Conocimiento preciso de la presentación fetal para lograr la colocación adecuada del instrumento (incluso, si es preciso, mediante valoración ecográfica).
- Correcta evaluación del abdomen, la pelvis materna, la posición y la variedad fetal, el bienestar fetal y la dinámica uterina. Es recomendable que todo ello quede reflejado en el partograma.

Condiciones maternas

Las condiciones maternas son:

- Consentimiento informado:
  - No es necesario que sea por escrito, basta el consentimiento verbal tras una explicación clara.
  - Se ha de explicar a la paciente la indicación, los beneficios y los posibles riesgos, así como las alternativas (si las hay), de manera que quede constancia.
- Bloqueo regional de preferencia o bloqueo pudendo en casos urgentes.
- Vejiga materna vacía.
- Asepsia en la técnica.

Condiciones del equipo obstétrico

A continuación, se enumeran las condiciones del equipo obstétrico para efectuar el parto vaginal instrumental:

- Equipo entrenado, con el conocimiento, la experiencia y las habilidades necesarios para utilizar los instrumentos.

- Instalaciones adecuadas y personal de apoyo disponibles.
- Plan alternativo en caso de fracaso.
- Preparación para las complicaciones que puedan surgir (distocia de hombros, hemorragia posparto, etcétera).
- Personal capacitado en reanimación neonatal.

La episiotomía ya no se considera una condición necesaria para la instrumentación. No obstante, puede ser recomendable su uso de forma individualizada (hay menor probabilidad de desgarro del esfínter anal).

FRACASO DEL PARTO INSTRUMENTAL

Las mayores tasas de fracaso están asociadas a:

- Índice de masa corporal materno > 30.
- Peso fetal estimado > 4.000 g.
- Variedades posteriores.
- Fórceps medios o cuando se palpa $^1/_5$ de la cabeza por el abdomen.

El uso de instrumentos en forma secuencial se asocia a un mayor riesgo de traumatismo para el niño. Sin embargo, se deben evaluar los riesgos de una cesárea después del fallo de la ventosa frente al riesgo de un fórceps tras el empleo de dicha ventosa.

El uso de fórceps de desprendimiento después de la ventosa puede ser preferible para evitar una cesárea con potenciales complicaciones y morbimortalidad asociada. La cesárea tras el período expulsivo, en comparación con el parto instrumental, se asocia a un mayor riesgo de hemorragia obstétrica y un mayor período de ingreso tanto en planta rutinaria como en la unidad de cuidados intensivos neonatal. Por otro lado, debe tenerse en consideración el riesgo de traumatismo neonatal y/o hemorragia intracraneal asociado al uso secuencial de los instrumentos.

CLASIFICACIÓN DEL PARTO INSTRUMENTAL

En la instrumentación de salida (cuarto plano de Hodge), la calota fetal está visible en el introito sin necesidad de separar los labios; por tanto, el punto guía de la presentación llega al suelo pélvico. La sutura sagital se encuentra en el diámetro anteroposterior de la pelvis, o bien es necesaria una rotación de menos de 45°.

En la instrumentación baja (tercero y cuarto planos de Hodge), el punto guía está a más de 2 cm de las espinas ciáticas, pero aún no ha llegado al suelo pélvico. En este estadio se encuentran dos subdivisiones: a) rotación de 45° o menos desde la posición en occipitoanterior; y b) rotación de más de 45° desde la posición en occipitoanterior.

En la instrumentación media (tercer plano de Hodge), el punto guía se encuentra a menos de 2 cm de las espinas ciáticas, pero las ha sobrepasado. También se puede subdividir: a) rotación de 45° o menos desde la posición en occipitoanterior; y b) rotación de más de 45° desde la posición en occipitoanterior.

En la instrumentación alta (menor del tercer plano de Hodge), el punto guía de la presentación no llega a las espinas

ciáticas. En esta situación, por lo general, se contraindica la realización de un parto instrumentado (**Tabla 28-1**).

ROTACIÓN MANUAL

El procedimiento de rotación manual puede ayudar a modificar la presentación. De esta forma, se puede conseguir el éxito del parto instrumental.

La rotación manual se debe acompañar de estas dos condiciones:

- Debe realizarse en dilatación completa.
- Tras la rotación, para el mantenimiento de la cabeza fetal en occipitoanterior, es necesaria la presencia de contracciones y de pujos maternos.

Existen dos tipos de técnicas para tal fin. En una de ellas, primero, se introduce la mano en la vagina con la palma hacia arriba; después, se flexiona la cabeza fetal y se la desencaja levemente; y, por último, se rota el occipucio a anterior mediante pronación o supinación del antebrazo. En la otra técnica, primero, se colocan los dedos a lo largo de la sutura lambdoidea; después, se gira la cabeza fetal hasta occipitoanterior realizando una presión suave y un movimiento rotacional.

INDICACIONES Y CONTRAINDICACIONES DEL PARTO INSTRUMENTAL

Las indicaciones maternas son las siguientes:

- Afecciones maternas que desaconsejen una segunda fase de parto prolongada y/o contraindiquen la maniobra de Valsalva (desprendimiento de retina, enfermedades cardiovasculares, malformaciones vasculares cerebrales, etcétera).
- Agotamiento materno, falta de cooperación o analgesia excesiva.
- Estancamiento del expulsivo.

Además, el parto vaginal instrumental se indica también cuando existe sospecha de pérdida de bienestar fetal y condiciones para asistir al parto por vía vaginal.

Por otra parte, en las pacientes nulíparas, se determina *progresión inadecuada del parto* cuando la segunda fase de este tiene una duración de > 3 horas con anestesia locorregional y > 2 horas sin esta; en las multíparas, se determina cuando la segunda fase del parto dura > 2 horas con anestesia locorregional y > 1 hora sin esta. En estos casos, es fundamental asegurar que hay una adecuada dinámica uterina; cuando no haya sospecha de pérdida de bienestar fetal, se puede ser flexible en el límite de tiempo del expulsivo siempre que se

Tabla 28-1. Tipos de instrumentación
• De salida
• Baja: – Rotación < 45°   – Rotación > 45°
• Alta

evidencie progresión (hasta 4 horas en las pacientes nulíparas con anestesia locorregional). Ninguna indicación es absoluta y siempre se debe considerar cada caso de manera individualizada.

Las contraindicaciones son de dos tipos:

- Que no se cumplan todas las condiciones necesarias.
- Las enfermedades óseas desmineralizantes del feto.

MANEJO DEL PARTO INSTRUMENTAL

A continuación, se tratará por separado el empleo de cada instrumento utilizado en el manejo del parto vaginal instrumental.

Fórceps

Consta de dos ramas independientes con tres partes: cuchara, articulación y mango. Las cucharas son cóncavas para adaptarse a la cabeza fetal y fenestradas para aligerar el instrumento y mejorar la presa. La articulación puede ser fija o móvil.

Hay dos modelos:

- Kjelland, con ramas cruzadas con articulación móvil (**Figs. 28-1** y **28-2**).
- Simpson, con ramas cruzadas con articulación fija.

Su mecanismo de acción es una palanca de tercera clase (prensión, rotación y tracción). Para que la prensa sea correcta, debe ser parietomalar (abarca el parietal y llega a la apófisis cigomática del hueso malar).

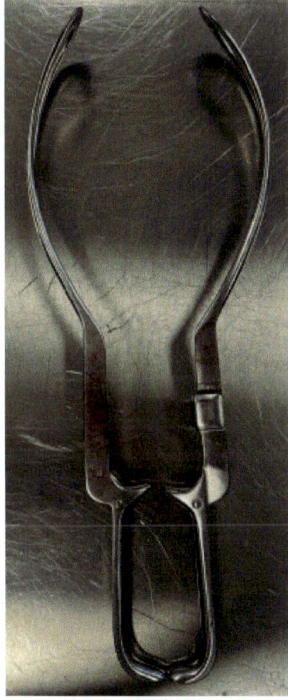

Figura 28-1. Fórceps de Kjelland sin articular.

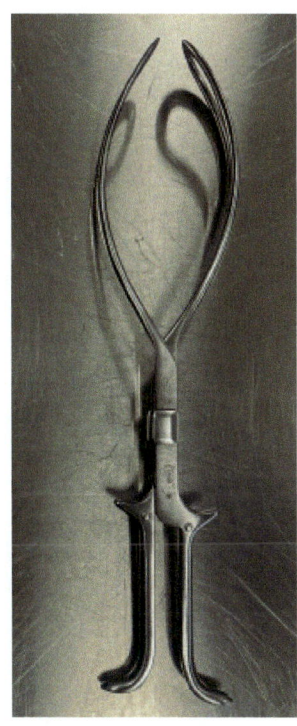

Figura 28-2. Fórceps de Kjelland articulado.

La técnica de aplicación es la siguiente:

1. Presentación del instrumento.
2. Desarticulación del fórceps.
3. Introducción de las cucharas (primero la rama posterior). Maniobra de *madame* Lachapelle. Si se necesita aplicar mucha fuerza para introducir alguna de las ramas, esta debe sacarse y hay que empezar de nuevo la maniobra.
4. Articulación de las ramas.
5. Tacto de comprobación de que no se ha pellizcado entre las cucharas y la cabeza fetal ningún tejido materno o parte fetal.
6. Comprobación de la presa.
7. Tracción de prueba para comprobar que desciende la presentación fetal.
8. Tracción suave, preferiblemente coordinada con las contracciones y los pujos maternos. La dirección de la tracción será perpendicular al plano de la pelvis siguiendo el canal del parto, de forma que la cabeza realice la deflexión espontáneamente.

La técnica para la realización de un fórceps seguro es la que se expone a continuación:

1. Se insertan las ramas sin contracción ni pujo materno, cogiendo el mango como si se tratara del arpa de un violín con los dedos.
2. Se introducen dos dedos en la vagina, de manera que se permita insinuar la cuchara en la vagina y se note el salto en la articulación de la falange distal de la punta de la cuchara.
3. Se permite que la curvatura pélvica y cefálica hagan deslizar la cuchara de forma natural.
4. Se comprueba que la sutura sagital está en el medio, que la fontanela menor queda por encima del borde de las ramas y que se puede introducir un dedo entre la fenestración de la cuchara y la cabeza fetal.
5. Entre cada tracción se pueden desarticular las ramas para disminuir la presión sobre el feto.
6. Una vez que se inicia la deflexión, hay que realizarla con la mano no dominante, mientras con la otra se controla el periné.
7. Cuando se fijan las protuberancias parietales, se ven en la vulva, se pueden extraer las ramas en orden inverso a su entrada y se permite una finalización espontánea del parto para reservar el periné.

Dentro de las complicaciones maternas más frecuentes, se encontrarán laceraciones, fístulas, incontinencia urinaria o anal (tanto de gases como de heces), dolor perineal crónico, dispareunia y trastornos sexuales. La experiencia y una buena técnica pueden ayudar a su disminución. Las complicaciones fetales son la parálisis del nervio facial y las fracturas craneales con depresión ósea.

Ventosa o vacuo

La ventosa consta de tres partes fundamentales:

- Campana o cazoleta. Puede ser metálica o de plástico (**Figs. 28-3** y **28-4**); estas últimas, a su vez, pueden ser rígidas o flexibles.

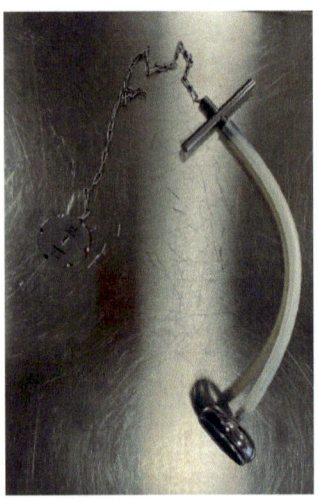

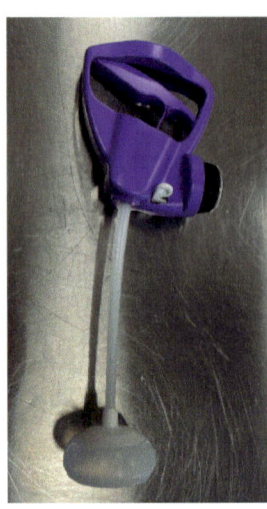

Figura 28-3. Ventosa de cazoleta metálica.

Figura 28-4. Ventosa de cazoleta plástica.

- Sistema de tracción.
- Dispositivo de vacío con manómetro.

Los modelos son:

- Kiwi: campana de plástico rígida.
- Medela: campana de silicona flexible.
- Metálica.

Respecto al mecanismo de acción, el dispositivo se fija a la presentación mediante presión negativa. Se practica la extracción fetal mediante tracciones sincrónicas a la contracción. Aunque no es en sí mismo un instrumento rotador, puede facilitar la autorrotación.

La técnica de aplicación es la siguiente:

1. Se aplica la campana sobre la sutura sagital, lo más próxima posible al occipucio, con el centro de la campana a 2-3 cm de este.
2. Se comprueba la ausencia de interposición de tejidos maternos entre la campana y el cuero cabelludo fetal.
3. Se hace el vacío. La presión de vacío máxima con el vacuo Medela no debe sobrepasar los –80 kPa (–600 mmHg).
4. Se tracciona con la mano dominante; con la otra, se controlan los posibles movimientos de la campana y el descenso de la presentación.
5. Ser retira el vacío y se desprende la cazoleta antes del desprendimiento de los hombros fetales.

Las contraindicaciones específicas del instrumento son las siguientes:

- Prematuridad (contraindicación absoluta si se está en menos de 34 semanas; relativa entre las semanas 34 y 36 + 6).
- Antecedente traumático sobre el cuero cabelludo (potencial de hidrógeno [pH] de calota, electrodo cefálico para la monitorización de la frecuencia cardíaca fetal; contraindicación relativa).

- Sospecha de macrosomía (contraindicación relativa).
- Diátesis hemorrágicas fetales.
- Presentación de cara o frente.
- Malformaciones de la cabeza fetal (anencefalia, hidrocefalia).

Por lo que respecta a las complicaciones maternas que pueden aparecer tras este tipo de parto, cabe destacar que son similares a las de un parto no instrumental, a diferencia del parto con fórceps (hay menos desgarro que con el fórceps). Entre las complicaciones fetales, se encuentran las abrasiones y laceraciones del cuero cabelludo, el cefalohematoma (entre el hueso y el periostio), la hemorragia subgaleal (entre el periostio y el tejido celular subcutáneo), la hemorragia intracraneal y la hemorragia retiniana.

Espátulas

La espátula consta de dos palancas independientes, metálicas y no fenestradas. Cada una tiene dos partes: empuñadura y espátula/cuchara (**Fig. 28-5**).

El modelo más comúnmente utilizado es la espátula de Thierry. Separa los tejidos blandos del canal del parto y empuja desde arriba la cabeza fetal.

La técnica de aplicación es la siguiente:

1. Introducción de las ramas. Las ramas se mantienen paralelas entre sí y con relación a la sutura sagital del feto.
2. Se realizan movimientos de separación y una ligera tracción en la dirección del eje pélvico, sin perder el paralelismo con la sutura sagital.

La complicación materna más frecuente es el desgarro perineal. Las complicaciones fetales pueden ser la parálisis del plexo braquial, mínimos hematomas y erosiones epidérmicas. Por otra parte, la espátula es el instrumento que mejores resul-

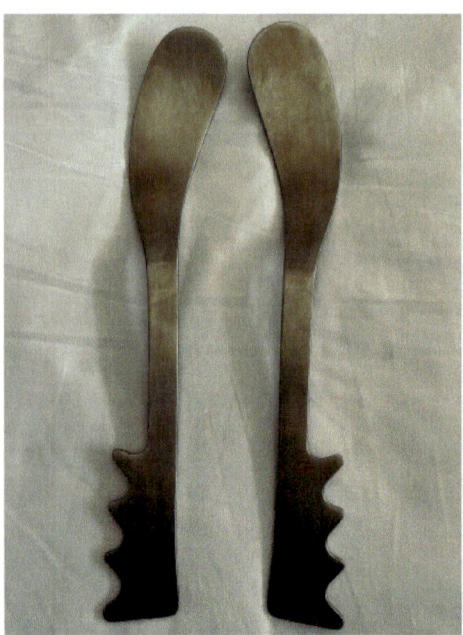

Figura 28-5. Espátulas.

tados obtiene en la prueba de Apgar y las cifras de mortalidad perinatal.

FRACASO DE LA TÉCNICA

En determinadas circunstancias, se deberá abandonar la instrumentación.

> **!** La técnica fracasa y, por tanto, hay que cambiar de instrumento o realizar una cesárea cuando:
>
> - Se encuentra dificultad para la aplicación del instrumento.
> - No se evidencia descenso de la presentación fetal con tracción moderada durante la contracción.
> - No se produce la resolución del parto en 10 minutos si se usa un fórceps o en 20 minutos si se usa un vacuo.
> - No se consigue la extracción fetal tras tres tracciones con el fórceps o cinco con el vacuo.
> - Se ha escapado más de tres veces la campana de la ventosa.

CUIDADOS EN EL POSPARTO

Los cuidados del parto vaginal instrumental son los siguientes:

- Profilaxis tromboembólica:
  - El parto instrumentado en un tercer plano y rotador se considera un factor de riesgo de enfermedad tromboembólica del embarazo.
  - Por eso, se debe realizar una evaluación adecuada y en conjunto de todos los factores de riesgo presentes en cada paciente, para practicar la tromboprofilaxis adecuada en caso de que sea necesario.
- Analgesia. Se realizará pauta analgésica de paracetamol y antiinflamatorios no esteroideos alternos por vía intravenosa u oral.
- Monitorización de la diuresis:
  - El parto instrumentado es un factor predisponente para la aparición de retención urinaria posparto.
  - Debe documentarse la primera micción de la paciente para la detección precoz de una retención aguda de orina.
- Profilaxis antibiótica:
  - No está indicada de manera rutinaria.
  - Se realizará cuando exista lesión del esfínter anal de tercer o cuarto grado.
- Fisioterapia del suelo pélvico:
  - Si la visita de la cuarentena se realiza en un centro, se debe practicar una buena anamnesis y la exploración del suelo pélvico.
  - Si se detecta incontinencia urinaria, fecal o de gases, se remitirá a la paciente a la unidad específica.

Las mujeres deben ser alentadas a optar por un parto vaginal espontáneo en un embarazo posterior, por existir una alta probabilidad de éxito. La probabilidad de lograr un parto vaginal espontáneo es de aproximadamente el 80 %, incluso para las mujeres que han sufrido partos vaginales instrumentales complicados. El consejo para el futuro debe ser prudente con las mujeres que han experimentado un desgarro de tercer o cuarto grado, especialmente si es sintomático, ya que estas pacientes pueden tener mayor riesgo de aumentar el daño anorrectal con un parto posterior.

PUNTOS CLAVE

- Durante el manejo del parto, deben ponerse en práctica las medidas que han demostrado ser útiles para reducir el número de partos instrumentados.
- Existen unas condiciones maternas y obstétricas que se deben conocer antes de aplicar el parto instrumental. Asimismo, hay que saber identificar cuándo ha fracasado este, para optar por otras alternativas para la finalización del parto.
- Se encuentran disponibles cuatro tipos de instrumentación:
- de salida, baja, media o alta. Dependiendo de la altura de la presentación, algunos instrumentos están indicados o contraindicados.
- Se deben conocer las indicaciones y contraindicaciones de cada uno de los instrumentos para el parto vaginal instrumental, y hay que tenerlas claras.
- Se ha de prestar especial atención a los cuidados posparto en caso de pacientes con parto vaginal instrumental.

BIBLIOGRAFÍA

Hospital Clínic, Hospital Sant Joan de Déu, Universitat de Barcelona. Protocolo: amenaza de parto pretérmino. Barcelona: Fundación Medicina Fetal Barcelona; 2018.

Hospital Universitario Virgen de las Nieves. Protocolos de Obstetricia. Parto instrumental. Granada: Hospital Universitario Virgen de las Nieves; 2020.

Ministerio de Sanidad y Política Social. Guía de práctica clínica sobre la atención al parto normal. Vitoria-Gasteiz: Ministerio de Sanidad y Política Social; 2010.

Sociedad Española de Ginecología y Obstetricia. Protocolo SEGO. Parto Instrumental. Medicina Perinatal. Madrid: SEGO; 2013.

Valenti EA, Almada RD, Presta E, Gowdak A. Guía de práctica clínica: parto instrumental. Revista del Hospital Materno Infantil Ramón Sardá. 2010; 29(3):123-33.

Cesárea

29

I. Puig Marzal, M. Muñoz Contreras, R. M. Gallego Pozuelo y M. Valenciano Rodríguez

OBJETIVOS

- Saber que la cesárea es la intervención quirúrgica mediante la cual se extrae el feto por vía abdominal (laparotomía) mediante la apertura uterina (histerotomía), y que es uno de los procedimientos quirúrgicos más antiguos.
- Conocer que esta técnica no ha dejado de evolucionar o cambiar en sus indicaciones, técnicas de realización e incidencia, y que incluso es una cuestión de actual controversia en algunas facetas.
- Dominar las indicaciones más frecuentes y las distintas técnicas, con todos sus pasos detallados, en función de la evidencia científica disponible al respecto.
- Ser conscientes de sus complicaciones más frecuentes y saber cómo prevenirlas.
- Estudiar los grupos de Robson, que permiten clasificar las cesáreas.
- Aprender cómo se reduce la incidencia de las cesáreas.

INDICACIONES DE CESÁREA

Las indicaciones de la cesárea han variado a lo largo del tiempo. Esta técnica ha pasado de ser una intervención que se realizaba en situaciones de extrema necesidad (sobre todo para salvar la vida de la madre) a convertirse en una cirugía realizada, en algunos casos, exclusivamente por deseo materno, lo que ha llegado a ser objeto de debate. Por orden, las causas de cesárea más frecuentes son la distocia, la presentación anómala y el riesgo de pérdida de bienestar fetal. Las indicaciones de cesárea pueden dividirse en programadas (electivas) o urgentes.

Cesáreas electivas/programadas

Se considera que una cesárea ha sido electiva cuando la vía del parto se decide antes del inicio de este. Si se realiza con el parto iniciado o de manera no programada, aunque la vía laparotómica hubiera sido decidida previamente, se considera una cesárea electiva no programada.

Las cesáreas programadas tienen una mayor incidencia de morbilidad respiratoria neonatal que en los recién nacidos por parto vaginal. No obstante, esta incidencia también es mayor que en los neonatos por cesárea urgente. Por eso, hay que valorar los riesgos y beneficios cuidadosamente para programar una cesárea antes de la semana 39.

 Las cesáreas electivas se deben programar a partir de la semana 39 de gestación para evitar la morbilidad neonatal, fundamentalmente la respiratoria.

Cesáreas urgentes

La cesárea urgente es la que se realiza ante circunstancias vitales o accidentales tanto maternas como fetales. Puede ser anteparto o intraparto. Las cesáreas urgentes se pueden clasificar en función del tiempo máximo en el que deben practicarse, ya que realizar todas ellas con excesiva premura se ha relacionado con un mayor riesgo de morbilidad maternofetal. Véase esta clasificación (Tabla 29-1), aunque es importante resaltar que estos tiempos no deben usarse como estándares clínicos ni para juzgar la calidad asistencial en casos individuales.

TÉCNICAS QUIRÚRGICAS DE CESÁREA

Existen distintas técnicas quirúrgicas estandarizadas que se han utilizado ampliamente a lo largo de la historia (Tabla 29-2). Sin embargo, la mayoría de los obstetras personalizan estas técnicas en función de sus preferencias y las circunstancias individuales de cada caso. UpToDate publicó al respecto un documento que indicaba con niveles de evidencia la técnica idónea paso por paso, lo que puede facilitar la elección a los cirujanos.

Cuidados preoperatorios

Es recomendable realizar una consulta de preanestesia si es posible, especialmente en los casos de mayor riesgo quirúrgico.

Tabla 29-1. Clasificación de las cesáreas por su urgencia

Categoría	Descripción	Tiempo	Ejemplos
1	Amenaza inmediata para la vida de la madre o el feto	20-30 minutos	• Prolapso de cordón con RCTG patológico • DPPNI con afectación materna y/o fetal • pH fetal < 7 • Rotura uterina • Bradicardia fetal
2	Compromiso materno o fetal que no amenaza la vida de manera inmediata	30-75 minutos	• Prolapso de cordón sin RCTG patológico • DPPNI sin afectación materna ni fetal • pH fetal < 7,20 • Detención de la dilatación en cesárea anterior • RCTG sin posibilidad de pH
3	Necesidad de extracción fetal temprana, pero no hay compromiso materno o fetal	De 75 minutos al día siguiente	
4	Cesárea programada		

DPPNI: desprendimiento prematuro de placenta normalmente inserta; pH: potencial de hidrógeno; RCTG: registro cardiotocográfico.

Todas las pacientes que vayan a someterse a una cesárea deberían tener un hemograma en el mes previo a la cirugía.

Profilaxis de la aspiración broncopulmonar

La Sociedad Española de Ginecología y Obstetricia recomienda administrar un anti-H_2 (ranitidina) y/o un antiácido oral con el fin de disminuir la acidez gástrica, así como preparar la cirugía con 6 horas de ayuno. UpToDate permite líquidos claros hasta 2 horas antes de la cesárea.

Profilaxis antibiótica

Tradicionalmente, se administraba antibiótico tras clampar el cordón para evitar el paso al neonato. Sin embargo, se ha demostrado que administrarlo antes de la incisión de la piel disminuye un 50 % las complicaciones infecciosas.

Se debe administrar tratamiento antibiótico profiláctico preoperatorio en todas las cesáreas antes de realizar la incisión cutánea. En pacientes no alérgicas, se administrará de primera elección cefazolina por vía intravenosa.

En todas las pacientes que no estén recibiendo tratamiento antibiótico, debe administrarse lo siguiente:

• Cefazolina por vía intravenosa en la hora previa a la incisión en la piel: 2 g si < 120 kg, 3 g si > 120 kg. El Colegio Americano de Obstetras y Ginecólogos recomienda una dosificación distinta: 1 g si < 80 kg, 2-3 g si > 80 kg. Si la pérdida hemática fuera superior a 1.500 mL o la cirugía

Tabla 29-2. Técnicas quirúrgicas de cesárea

	Pfannenstiel	Joel-Cohen	Misgav-Ladach	Misgav-Ladach modificada
Incisión de la piel	Pfannenstiel	Joel-Cohen	Joel-Cohen	Pfannenstiel
Disección del tejido celular subcutáneo	Instrumental	Roma	Roma	Roma
Disección de la fascia	Instrumental	Roma	Roma	Roma
Apertura del peritoneo	Instrumental	Roma	Roma	Roma
Histerotomía	Incisión superficial y ampliación roma	Incisión superficial y ampliación roma	Incisión superficial y ampliación roma	Incisión superficial y ampliación roma
Extracción de la placenta	Manual	Espontánea	Manual	Espontánea
Histerorrafia	Una capa con puntos sueltos	Una capa con puntos sueltos	Una capa con sutura continua	Una capa con sutura continua
Cierre del peritoneo	Sutura	No sutura	No sutura	Sutura
Cierre de la fascia	Sutura entrecortada	Sutura entrecortada	Sutura continua	Sutura continua
Cierre del tejido celular subcutáneo	No sutura	No sutura	No sutura	No sutura
Cierre de la piel	Sutura continua	Sutura continua	Puntos de colchonero	Sutura continua

se prolongara más de 4 horas, sería recomendable administrar una nueva dosis.

- Añadir azitromicina 500 mg si hay rotura prematura de membranas o período activo de parto.
- El tratamiento en las pacientes alérgicas a la penicilina sería clindamicina 900 mg por vía intravenosa más gentamicina 5 mg/kg por vía intravenosa. En las cesáreas intraparto o en la rotura prematura de membranas, se añadiría la azitromicina.
- No se administrará cefazolina en las pacientes que estén recibiendo profilaxis antibiótica por *Streptococcus agalactiae* positivo, pero sí azitromicina si lo precisan.
- En las mujeres en tratamiento con gentamicina y ampicilina por corioamnionitis, solo se añadiría clindamicina 900 mg o metronidazol 500 mg.

Tromboprofilaxis

En las pacientes de bajo riesgo, sería suficiente la compresión física y la deambulación precoz. En las de alto riesgo, sería necesario añadir heparina de bajo peso molecular, así como insistir en la necesidad de iniciar la deambulación a las 8 horas de la cirugía (si es posible, a las 4 horas).

La clasificación del riesgo debe estar basada en las características maternas y las guías de tromboprofilaxis existentes; en función de estas, se decidirá la duración del tratamiento, desde la total deambulación a las 6 semanas posparto o el tiempo que precise en función de que los factores de riesgo persistan o no lo hagan.

Prevención y tratamiento de la hemorragia posparto

Es recomendable administrar ácido tranexámico por vía intravenosa antes de la incisión en la piel y un uterotónico (oxitocina o carbetocina, en función del riesgo y la disponibilidad del centro) tras la salida del hombro anterior fetal para disminuir la incidencia de hemorragia posparto.

No es necesario realizar reserva de sangre con pruebas cruzadas en todas las pacientes; sí lo es en las de mayor riesgo de sangrado (placenta previa, síndrome de HELLP [síndrome con hemólisis, elevación de enzimas hepáticas y descenso de las plaquetas], anemia grave durante la gestación, cuatro o más cesáreas previas, coagulopatías).

Sondaje vesical

No hay suficiente evidencia para recomendar el sondaje vesical permanente en la cesárea o para no recomendarlo. Sin embargo, hasta el momento, para mejorar el campo quirúrgico y disminuir la retención urinaria, se prefiere su colocación.

> **!** La Sociedad Española de Ginecología y Obstetricia recomienda sondaje vesical permanente en todas las pacientes con anestesia neuroaxial.

Preparación de la piel

En el caso de que exista vello en la zona de la incisión, este debe ser recortado, en lugar de rasurado con cuchilla, para disminuir el riesgo de infección.

> Se recomienda el uso de clorhexidina como antiséptico en la cesárea.

La piel debe ser lavada con clorhexidina jabonosa o con clorhexidina con solución alcohólica; en este segundo caso, hay que esperar al menos 3 minutos a que el alcohol se seque suficientemente para que no sea inflamable; por eso, en caso de cesárea urgente, siempre será preferible la solución jabonosa de clorhexidina.

Apertura de la pared abdominal

En este apartado, se estudiarán los aspectos relacionados con la intervención en la pared abdominal: la incisión en la piel, el tejido subcutáneo, la fascia, los músculos rectos del abdomen y el peritoneo.

Incisión en la piel

Es de elección la incisión transversa, por ofrecer menor dolor postoperatorio, menor riesgo de hernia y mejor resultado estético. Podría plantearse una incisión vertical si el profesional cree que la incisión transversa no va a ofrecer campo suficiente o la paciente tiene diátesis hemorrágica, ya que en ese caso la incisión transversa podría aumentar el riesgo de hematoma.

No debe hacerse incisión vertical con intención de disminuir el tiempo de apertura, ya que esta parece ahorrar solamente 1 minuto en la primera cesárea y dos en la cesárea iterativa, en comparación con la incisión transversa.

Las incisiones transversas más utilizadas son:

- Incisión de Pfannenstiel, ligeramente curvada, 2-3 cm sobre la sínfisis púbica.
- Incisión de Joel-Cohen (técnica de Misgav-Ladach), recta, 3 cm sobre la línea que une las espinas ilíacas superiores, ligeramente más cefálica que la incisión de Pfannenstiel.

Es de elección la incisión de Joel-Cohen, ya que en varios estudios controlados ha demostrado menor fiebre, menor dolor postoperatorio, menor pérdida hemática, menor tiempo quirúrgico y menor estancia hospitalaria. En ocasiones, la incisión de Pfannenstiel es preferida porque obtiene un mejor resultado estético, ya que queda más baja en el abdomen materno. Las diferencias en morbilidad entre ellas, aunque estadísticamente significativas, no son clínicamente importantes. Respecto a realizar la incisión con bisturí frío o eléctrico, no existe superioridad demostrada de una técnica frente a la otra, por lo que puede dejarse a preferencia del cirujano (**Fig. 29-1**).

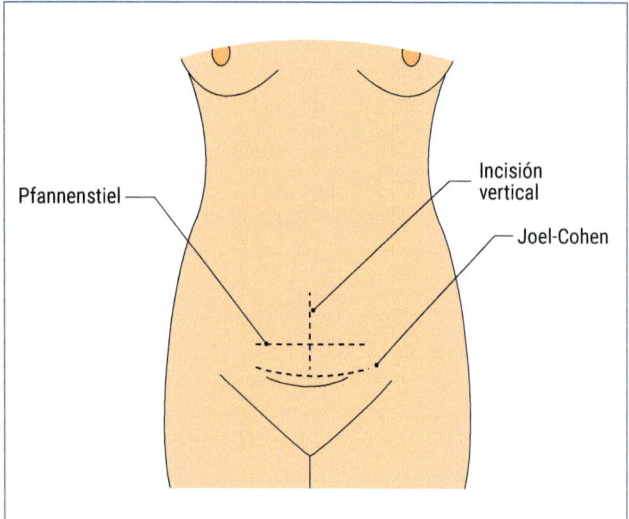

Figura 29-1. Incisiones cutáneas de cesárea.

Tejido subcutáneo

No hay estudios aleatorizados al respecto que comparen técnicas. Parece preferible la disección roma del tejido para reducir las posibilidades de dañar los vasos circundantes. En caso de disección con bisturí, es recomendable incidir en los 3 cm centrales y, desde ahí, ampliar con disección roma manual (es parte de la técnica de cesárea de Joel-Cohen/Misgav-Ladach).

Fascia

Habitualmente, se realiza una pequeña incisión transversa medial con el bisturí, que se amplía lateralmente con tijeras o de forma roma con los dedos (incisión de Joel-Cohen/técnica de Misgav-Ladach). No existe evidencia suficiente en la actualidad para elegir una técnica frente a otra.

Músculos rectos del abdomen

La separación de los rectos se hace habitualmente de forma roma. Es recomendable evitar la sección transversa de estos (técnica de Maylard) para preservar la funcionalidad de los músculos en los primeros meses poscesárea.

Peritoneo

Debe hacerse de forma roma para minimizar la lesión inadvertida del intestino, la vejiga u otros órganos, aunque la apertura incisional es aceptable si es cuidadosa. La entrada extraperitoneal está contemplada en la técnica de Maylard, aunque la mayoría de los cirujanos no están familiarizados con ella. Parece disminuir las náuseas intraoperatorias y el dolor postoperatorio al evitar el contacto de la sangre, el líquido amniótico y el vérnix con la cavidad peritoneal, aunque los estudios que apoyan esta afirmación son pequeños. Podría ser útil en pacientes con adherencias firmes entre el segmento uterino y el peritoneo.

Procedimientos de apertura de la cavidad abdominal

Para separar los tejidos durante la cirugía, pueden utilizarse valvas o separadores de un solo uso de tipo aro, sin que haya diferencias entre ellos en los metanálisis realizados. Respecto al despegamiento de la vejiga, se ha visto que omitir este procedimiento no incrementa el riesgo de lesiones (vesicales, pérdida hemática, aumento del tiempo de hospitalización); sin embargo, realizarlo aumenta el tiempo quirúrgico una media de 1-3 minutos, por lo que la disección de la plica vesicouterina no está recomendada. Podría tener utilidad en los casos en los que la extracción fetal se prevea dificultosa y pueda desencadenar una ampliación de la incisión uterina (voluntaria o no), ya que facilitaría la sutura posterior del desgarro. En las cesáreas electivas no programadas sin dinámica uterina previa, puede ser necesario despegar la vejiga para realizar la incisión en el segmento uterino.

Histerotomía

La incisión uterina debe adecuarse al tamaño y la posición fetal, así como a las particularidades de la paciente (existencia de miomas, planes genésicos de la paciente). Se prefiere siempre la incisión transversa (incisión de Munro Kerr) por un menor riesgo de rotura uterina en los siguientes embarazos.

La incisión vertical tendría cabida en los segmentos uterinos pobremente desarrollados en los que se espere extracción dificultosa (presentación de nalgas en prematuros extremos, transversas con dorso posterior). También en la patología en el segmento uterino (miomas o placenta acreta o previa ubicada en esa zona, adherencias vesicales firmes), extracción *post mortem* o fetos extremadamente grandes en los que prácticamente se asuma que se va a tener que ampliar la incisión transversa en J o T. La incisión vertical presenta un riesgo de dehiscencia o rotura uterina del 4-9 % en futuras gestaciones.

La incisión debe iniciarse con bisturí frío, abriendo 2-3 cm de manera cuidadosa, adelgazando poco a poco el miometrio y separando en lo posible el feto para disminuir las posibilidades de lesionarlo. Posteriormente, se amplía la incisión con el dedo índice de la mano dominante del cirujano para entrar en la cavidad de forma roma. Se amplía la incisión de manera roma en sentido cefalocaudal. Habitualmente, es necesario que la incisión tengo al menos 10 cm de longitud.

Las siguientes técnicas pueden resultar útiles para evitar la lesión fetal:

- Elevar con una pinza Allis los límites superior e inferior del miometrio.
- Aplicar el aspirador sobre la incisión para mejorar la visualización sin sangrado.
- Si es posible, mantener las membranas intactas hasta completar la incisión.

Extracción fetal

Algunos estudios han encontrado relación entre el tiempo de incisión uterina hasta la extracción fetal y los gases en cordón o la prueba de Apgar. Se colocan los dedos del cirujano bajo la curvatura de la cabeza fetal, y se elevan los extremos sin flexionar la muñeca y sin utilizar el segmento uterino inferior como punto de apoyo para palanca. De esta forma, se orienta el occipucio fetal hacia el exterior. Es posible ayudarse de cierta presión en el fundus uterino, presión que realizará el ayudante o el obstetra con la mano opuesta (**Fig. 29-2**).

Clampado del cordón umbilical

Es recomendable retrasar el clampado 30-60 segundos en todos los neonatos que no requieran reanimación inmediata. Esta técnica obtiene mejores niveles de hemoglobina, depósitos de hierro y adaptación neonatal. Es especialmente importante en recién los nacidos pretérmino, pero se recomienda en los fetos a término también.

Debe estar presente un profesional sanitario adecuadamente entrenado para atender al recién nacido; que sea un pediatra sénior, un residente o una matrona especializada dependerá del riesgo de complicaciones neonatales. El clampado ha de realizarse piel con piel entre la madre y el neonato siempre que sea posible, ya que esto mejora las tasas de lactancia materna y la adaptación al medio del recién nacido.

 Siempre que sea posible, es recomendable retrasar el clampado de cordón 30-60 segundos. Este debe realizarse piel con piel en la cesárea siempre que sea posible.

Extracción placentaria

Es recomendable realizar una tracción ligera del cordón a la vez que se administra oxitocina, en lugar de realizar una extracción manual. Esta se ha relacionado con un mayor riesgo de endometritis y una mayor pérdida hemática.

Se recomienda cambiar los guantes tras la extracción de la placenta, ya que esto parece disminuir el riesgo de infección de la herida quirúrgica un 16-60 %. El repaso de la cavidad uterina con una gasa parece estimular la contracción uterina; sin embargo, la evidencia disponible (aunque escasa) indica que podría no existir diferencia entre realizarlo o no. La dilatación cervical es

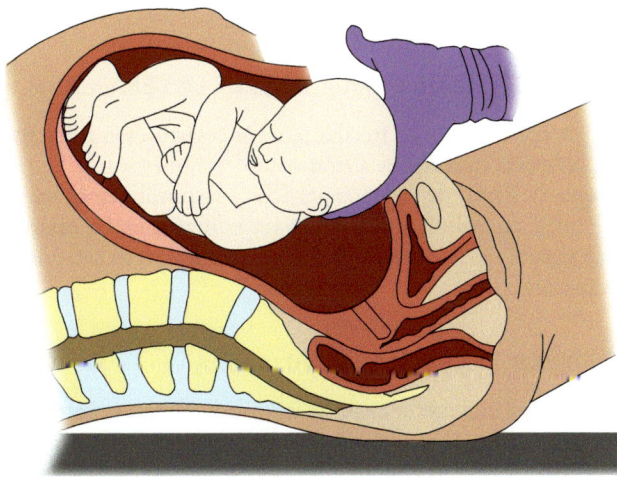

Figura 29-2. Extracción fetal en cefálica.

innecesaria tanto en las pacientes de parto como en aquellas que no hayan tenido dinámica uterina; no está recomendada.

 La extracción placentaria debe realizarse mediante tracción ligera del cordón en lugar de la extracción manual.

Histerorrafia

La exteriorización del útero para su sutura parece aumentar las náuseas intraoperatorias y los *scores* de dolor a las 6 horas, y también parece que no cambia la hemoglobina postoperatoria de la madre. Aunque la evidencia es pobre, no estaría recomendado de inicio. Respecto a la inclusión del endometrio en la sutura del miometrio, los estudios disponibles parecen indicar que evitar el endometrio reduciría la aparición de nicho en la cicatriz uterina.

La elección del tipo de sutura depende del cirujano, puesto que no se han encontrado diferencias significativas entre las distintas variedades. Aunque las suturas barbadas parecen disminuir el tiempo quirúrgico, las suturas monofilamento parecen incrementar el grosor miometrial en la zona de la cicatriz. Las suturas con agentes antimicrobianos incorporados podrían disminuir el riesgo infeccioso, pero, por el momento, los resultados han sido discordantes.

Si la paciente no ha cumplido aún su deseo genésico, es recomendable realizar el cierre del miometrio en dos capas, ya que esta técnica parece incrementar el grosor de este en la zona de la cicatriz, aunque no haya demostrado disminuir el riesgo de rotura uterina en las gestaciones subsiguientes. Si, por el contrario, la paciente no desea más gestaciones, la sutura en una capa acortará el tiempo quirúrgico (aproximadamente en 6 minutos); debe realizarse sin cruzar.

 • Se debe evitar la inclusión del endometrio en la histerorrafia, para disminuir la incidencia de istmocele.
• La histerorrafia debe realizarse en dos capas. Si se realiza en una sola, ha de hacerse sin cruzar.

No hay estudios que comparen la sutura continua frente a la discontinua, por lo que la decisión puede dejarse a la elección del cirujano. Algunos autores recomiendan el cierre de la serosa con una sutura continua no cruzada para realizar la hemostasia y minimizar la exposición de la cicatriz con intención de disminuir las adherencias, aunque no parece haber evidencia al respecto.

Cierre de la pared abdominal

Se debe repasar la cavidad abdominal para asegurarse de la hemostasia antes del cierre esta, y se ha de realizar el recuento de compresas y material como en cualquier otra cirugía.

Cierre de la fascia

La fascia será responsable de la competencia de la pared abdominal, por lo que su cierre debe tenerse muy en cuenta. La evidencia científica dice que ha de usarse una sutura continua, de reabsorción lenta, con una longitud cuatro veces mayor que el tamaño de la incisión.

Tejido subcutáneo

Habitualmente, se sutura con puntos sueltos de sutura reabsorbible si el grosor de la capa es > 2 cm; en pacientes con < 2 cm de grosor no ha demostrado beneficio.

 Se recomienda suturar el tejido celular subcutáneo > 2 cm en la cesárea, ya que reduce el riesgo de complicaciones de la herida quirúrgica.

Procedimientos innecesarios

Por no haber demostrado beneficio, por producir perjuicio o por el elevado número de pacientes necesarias que se han de tratar, se desaconsejan las siguientes prácticas:

- Reaproximación de los rectos.
- Lavado abdominal.
- Lavado de la incisión previo al cierre.
- Soluciones antiadherencias abdominales.
- Aproximación del peritoneo parietal.
- Drenajes.

Cierre de la piel

En un metaanálisis de estudios aleatorizados, la sutura reabsorbible tuvo menores complicaciones de la herida que las grapas. Esto se debió principalmente a una menor tasa de separación de los bordes (riesgo relativo: 0,29; intervalo de confianza del 95 %: 0,20-0,43). No hubo diferencias en la tasa de infección, el seroma o el reingreso; tampoco en el resultado estético, el dolor al alta o la satisfacción de la paciente. La sutura requiere 7 minutos más para su realización. En muchos de los trabajos, las grapas se habían retirado a los 4 días. Retrasar su retirada podría reducir el riesgo de dehiscencia.

No hay evidencia suficiente en este momento para recomendar un tipo de sutura frente a otro. La sutura trenzada parece reducir las complicaciones frente a la monofilamento, pero los intervalos de confianza en este estudio son cercanos al 1. La sutura barbada reduce el tiempo quirúrgico y podría tener un mejor resultado estético, pero los estudios son escasos y están hechos en cirugías distintas de la cesárea.

Técnicas modificadas

La técnica modificada más usada es la técnica de Pelosi o Joel-Cohen modificada (v. **Tabla 29-2**). Cada vez hay más demanda de la cesárea centrada en la familia, también llamada *cesárea natural* o *cesárea provínculo*.

Siempre que médicamente sea posible sin poner en riesgo ni a la madre ni al recién nacido, las siguientes prácticas serían recomendables:

- Reducir el ruido en el quirófano y las conversaciones ajenas al procedimiento.

- Ofrecer a la paciente la posibilidad de reproducir música elegida por ella (se ha demostrado que esto disminuye la ansiedad de la madre y aumenta su satisfacción).
- Evitar la sedación materna.
- Disminuir la luz en las zonas que no la precisen.
- Usar paños transparentes o recolocarlos para permitir que la madre pueda ver el nacimiento de su hijo.
- Permitir que la salida fetal por la histerotomía sea una combinación de la ayuda médica, los pujos maternos y la contracción uterina.
- Liberar una mano a la madre para que pueda tocar al recién nacido.
- Favorecer el contacto piel con piel.

Este tipo de cesárea favorece una mejor experiencia de parto y mayores tasas de lactancia.

Cuidados postoperatorios

Parece que retirar la sonda vesical inmediatamente tras el cierre de la piel reduce el riesgo de infección del aparato urinario. No obstante, debe confirmarse la micción espontánea en las 4-6 horas posteriores a la retirada de la sonda. La Sociedad Española de Ginecología y Obstetricia no recomienda retirarla hasta 12 horas después.

Es recomendable iniciar la deambulación a partir de las 4 horas tras la cesárea. Hay que asegurar al menos 5-10 minutos de deambulación al menos cuatro veces al día. Esta medida reduce el riesgo de íleo paralítico y tromboembolia, y mejora la restauración del tránsito intestinal.

Se puede reintroducir la ingesta oral a las 2 horas poscesárea, y es aconsejable mascar chicle 15 minutos tres veces al día. La Sociedad Española de Ginecología y Obstetricia recomienda reiniciar la ingesta oral a las 6 horas tras la cesárea. No es necesario realizar un hemograma posquirúrgico en pacientes asintomáticas sin anemia previa ni sangrado excesivo, aunque muchos obstetras lo hacen por prudencia.

 Es recomendable iniciar la deambulación de manera precoz a las 4 horas poscesárea, y reanudar la ingesta a las 2-6 horas.

COMPLICACIONES QUIRÚRGICAS DE LA CESÁREA

La complicación más frecuente de la cesárea es la infección de la herida quirúrgica. Otras complicaciones son la hemorragia, la lesión de órganos pélvicos y la tromboembolia. El riesgo de morbilidad materna grave es mayor en las cesáreas intraparto; especialmente, cuando esta se realiza en la segunda etapa del parto.

Complicaciones a corto plazo

Las complicaciones a corto plazo son la fiebre, la infección de la herida quirúrgica, la hemorragia, la lesión de órganos pélvicos, la tromboembolia venosa, la mortalidad materna, la seudoobstrucción intestinal, la tromboflebitis pélvica o de la vena ovárica, los trastornos mentales poscesárea y los riesgos fetales y neonatales.

Fiebre

Las causas más frecuentes de fiebre en las primeras 24-48 horas son la endometritis, las infecciones del aparato respiratorio, las atelectasias o la pielonefritis. Cuando la fiebre es persistente o de inicio más tardío, las causas más frecuentes son la tromboflebitis, el absceso pélvico, los productos de la concepción retenidos o la fiebre medicamentosa. Hay que valorar también la ingurgitación mamaria o la presencia de mastitis.

Infección de la herida quirúrgica

Aparecen complicaciones de la herida quirúrgica (hematoma seroma, infección, dehiscencia) en el 1-2 % de las cesáreas. La infección suele aparecer entre el cuarto y el séptimo día, y los patógenos más frecuentes son *Staphylococcus epidermidis* o *aureus*, *Escherichia coli* o *Proteus mirabilis*. Cuando la infección aparece de manera más precoz (24-48 horas), suele deberse a estreptococos betahemolíticos, y se desarrolla con más frecuencia fiebre alta o celulitis. La fascitis necrosante es una complicación menos común (0,18 %), pero puede suponer una amenaza real para la vida de la paciente.

Para prevenir esta complicación, no es recomendable practicar una única intervención, sino poner en marcha un paquete de medidas, en las que habría que incluir profilaxis antibiótica, recorte del vello público en lugar del rasurado con cuchilla, lavado con clorhexidina y alumbramiento con tracción dirigida del cordón, así como medidas de concienciación para el personal.

Hemorragia

La pérdida hemática estimada en una cesárea común es aproximadamente 1.000 mL; un 18 % perderá más de 1.500 mL. Un 2-4 % de las cesáreas primarias requerirán una transfusión. Para disminuir esta complicación, se recomienda la administración rutinaria de oxitocina tras la extracción del recién nacido.

Lesión de órganos pélvicos

Puede ocurrir una lesión de órganos pélvicos en un 0,2-0,5 % de los casos en primeras cesáreas. Es más frecuente en las subsiguientes. Para su correcto manejo, es fundamental el diagnóstico precoz.

Tromboembolia venosa

En las 6 semanas poscesárea, el riesgo de episodio tromboembólico está aumentado respecto al de los partos vaginales (44,8 frente 14,5 de cada 100.000 nacimientos). El riesgo es mayor en las cesáreas urgentes que en las programadas. Para disminuirlo, es importe valorar el riesgo tromboembólico de forma individual y administrar tromboprofilaxis con heparina de bajo peso molecular cuando sea necesario.

Mortalidad materna

Es infrecuente en países de altos ingresos. Cuando aparece, se relaciona más con la causa que promovió la cesárea que con la cesárea en sí.

Seudobstrucción intestinal

Un 10-20 % de las cesáreas tendrán algún tipo de adinamia ileal moderada o grave en el postoperatorio.

Tromboflebitis pélvica o de la vena ovárica

Es una complicación infrecuente que se desarrolla con fiebre que persiste, a pesar de antibióticos, y dolor abdominal que aparece a la semana en la zona de la vena afecta. Solo un 20 % de los casos tendrán correlación radiológica. El diagnóstico se realiza con la sospecha clínica y la angiotomografía axial computarizada.

Trastornos mentales poscesárea

La cesárea aumenta las probabilidades de depresión posparto. Las complicaciones mentales mejoran cuando se da un mejor estado basal en el momento de la cesárea y con una mayor preparación psicológica para la maternidad y la crianza. Es relevante el manejo en este nivel, teniendo en cuenta que la paciente no solo vive un posparto, sino también un postoperatorio.

Riesgos fetales y neonatales

Los riesgos fetales y neonatales son los siguientes: *a)* una mayor probabilidad de taquipnea transitoria del recién nacido, especialmente en las pacientes que no han iniciado trabajo de parto; y *b)* la mayor probabilidad de síndrome de distrés respiratorio.

Complicaciones a largo plazo

Los riesgos a largo plazo incluyen placentación anormal, *abruptio*, rotura uterina, istmocele, dolor o adormecimiento cutáneos en la cicatriz, endometriosis de pared o hernia abdominal, adherencias, subfertilidad, óbito fetal anteparto y parto pretérmino.

En lo que se refiere al recién nacido, el parto por cesárea parece aumentar las probabilidades de que la criatura padezca alergias alimentarias, asma y obesidad; y de que sea hospitalizado en la infancia. Probablemente, esto se encuentre relacionado con la ausencia de contacto con la microbiota vaginal de la madre, que debe colonizarlo. El «sembrado» vaginal no ha demostrado paliar este efecto y no está recomendado.

Un metanálisis ha encontrado mayor riesgo relativo en las cesáreas de autismo y trastorno por déficit de atención, pero la evidencia al respecto aún es escasa. Por otro lado, merece especial atención el espectro de la placenta acreta: su incidencia aumenta progresivamente con la realización de cesáreas (cuatro en 1.000, 10 en 1.000 y 28 en 1.000 para la primera, la segunda y la tercera cesárea); el incremento en la tasa de cesáreas, junto con las técnicas de reproducción asistida, parece ser la causa de la creciente importancia de esta patología.

GRUPOS DE ROBSON

Con la intención de obtener grupos de pacientes comparables en cuanto a riesgos y beneficios en la realización de una cesárea, en 2001, Robson publicó un sistema de 10 grupos con riesgo similar. Cuatro pilares forman la base de esta clasificación: *a)* antecedentes obstétricos; *b)* progreso del parto; *c)* categoría del embarazo; y *d)* edad gestacional. Clasificar las indicaciones de cesárea permite comparar entre centros y facilita la observación de tendencias de descenso o ascenso de incidencia en ellos.

Los 10 grupos de Robson son:

1. Nulíparas con un feto único en presentación cefálica, de 37 semanas o más de embarazo, que han iniciado el parto de forma espontánea.
2. Nulíparas con un feto único en presentación cefálica, de 37 semanas o más de embarazo, que han sido sometidas a inducción o a cesárea antes del inicio del parto.
3. Multíparas sin cesárea previa, con un feto único en presentación cefálica, de 37 semanas o más de embarazo, que han iniciado el parto de forma espontánea.
4. Multíparas sin cesárea previa, con un feto en presentación cefálica, de 37 semanas o más de embarazo, que han sido sometidas a inducción o a cesárea antes del inicio del parto.
5. Multíparas con al menos una cesárea previa, con un feto único en presentación cefálica, de 37 semanas o más de embarazo.
6. Nulíparas con un feto único en presentación podálica.
7. Multíparas con un feto único en presentación podálica, incluyendo aquellas con cesárea previa.
8. Todas las mujeres con embarazo múltiple, incluyendo aquellas con cesárea previa.
9. Todas las mujeres con feto único en posición transversa u oblicua, incluyendo aquellas con cesárea previa.
10. Todas las mujeres con un feto único en presentación cefálica de menos de 37 semanas de embarazo, incluyendo aquellas con cesárea previa.

El resultado óptimo en todos estos grupos debe ser la menor morbimortalidad materna y perinatal con la mayor satisfacción materna posible. Estos resultados pueden variar en función del contexto cultural, económico y social, no solo por los condicionantes médicos u obstétricos descritos en los grupos.

ESTRATEGIAS PARA LA REDUCCIÓN DE LA TASA DE CESÁREAS

En las últimas décadas, la tasa de cesáreas ha ido en aumento sin que esto haya mejorado los datos de morbimortalidad grave en madres y neonatos. El descenso en esta tasa es importante. Si la tasa es superior a la indicada, aumenta el número de complicaciones maternas a corto plazo, como la hemorragia, el daño a órganos pélvicos, las infecciones y la trombosis o tromboembolia; también se incrementan el dolor posparto y la estancia hospitalaria. Para los recién nacidos, se ha descrito una mayor morbilidad respiratoria, hipertensión pulmonar persistente e ingresos en la unidad de cuidados intensivos neonatal.

A largo plazo, hay mayor riesgo de placentación anormal para la madre en las gestaciones subsiguientes; es de especial relevancia el espectro de placenta acreta. El aumento de cesáreas en los últimos años ha sido el factor más relevante en el acrecentamiento de la incidencia de esta patología. La aparición de adherencias (que causa obstrucción intestinal, subfertilidad y complicaciones en cirugías posteriores) y el riesgo de rotura uterina en siguientes gestaciones son también relevantes. Si, por el contrario, la tasa de cesáreas es inferior a la adecuada, puede aumentar la mortalidad neonatal y materna.

En 1985, la Organización Mundial de la Salud recomendó una tasa de cesáreas no superior al 10-15 %. Sin embargo, estudios posteriores más amplios observaron que la mortalidad maternofetal disminuía con tasas superiores al 19 %. La tasa de cesáreas óptima no está clara por el momento, y depende de los países en los que se compare.

En la actualidad, existen estudios con un nivel I de evidencia que ofrecen intervenciones capaces de disminuir la tasa de cesáreas; estas se detallan a continuación:

- **Inducción del parto en la semana 39**. En 2018, se publicó el ensayo titulado «A randomized trial of induction versus expectant management» (se conoce como ARRIVE), que demostró que la inducción en las nulíparas en la semana 39-39 + 4 frente al manejo hasta la semana 40 + 5 reducía la tasa de cesáreas (18,6 % frente al 22,2 %; riesgo relativo: 0,84; intervalo de confianza del 95 %: 0,76-0,93), además de disminuir el número de trastornos hipertensivos del embarazo o las necesidades de apoyo respiratorio en los neonatos.

- **Pujos precoces en lugar de tardíos en expulsivo**. En 2018, un estudio multicéntrico aleatorizado con pacientes nulíparas con anestesia neuroaxial comparó los pujos maternos iniciados en el momento de dilatación completa con los iniciados más tardíamente. La tasa de cesáreas fue similar en ambos grupos, pero el inicio precoz de los pujos obtuvo menor incidencia de corioamnionitis, hemorragia posparto y acidosis neonatal.

- **Rotación manual en la segunda etapa del parto en casos de malposición fetal con distocia**. Múltiples estudios han demostrado que intentar la rotación manual en malposiciones de la cabeza fetal tiene una alta tasa de éxito y reduce la tasa de cesáreas y la segunda etapa del parto.

- **Instrumentación obstétrica con fórceps o ventosa en la segunda etapa del parto**. El parto instrumentado realizado con una buena indicación y un obstetra experimentado tiene una alta tasa de éxito, y reduce el número de cesáreas sin que esto sea a costa del recién nacido. El parto mediante fórceps o ventosa se ha asociado a un bajo riesgo de morbilidad neonatal, y el riesgo de hemorragia (subdural, cerebral, intraventricular o subaracnoidea) es similar al de la cesárea intraparto. Mientras la cesárea ha ido aumentando en los últimos años, el parto instrumentado ha disminuido; los obstetras experimentados en este campo son cada vez menos.

- **Recomendaciones del Colegio Americano de Obstetras y Ginecólogos.** Este colegio ha publicado una serie de recomendaciones adicionales para evitar la cesárea. En función del momento de intervención, se dividirán en anteparto o intraparto. Las anteparto son las siguientes: *a)* evitar la ganancia excesiva de peso durante la gestación (recomendación fuerte con evidencia de calidad moderada); *b)* valorar la estática fetal en la semana 36 con la intención de realizar una versión cefálica externa en caso de presentación distinta a cefálica (recomendación fuerte, bajo nivel de evidencia); *c)* proponer que se intente parto vaginal en las gestaciones gemelares bicoriónicas con el primer feto en cefálica (recomendación fuerte, evidencia de calidad moderada); y *d)* solo programar cesáreas por macrosomía en los fetos con peso estimado ≥ 4,5 kg en las pacientes diabéticas y ≥ 5 kg en las pacientes sin diabetes (recomendación débil, bajo nivel de evidencia). Las recomendaciones intraparto son las que se enumeran a continuación:

a) maduración cervical antes de la inducción en las pacientes con cuello uterino desfavorable;
b) usar los siguientes valores de referencia para el fallo de inducción: de más de 24 horas para la etapa latente del parto y más de 12-18 horas con oxitocina tras la rotura

prematura de membranas (recomendación fuerte con evidencia de calidad moderada);
c) definiciones actualizadas del parto estacionado en la primera etapa (p. ej., falta de progreso en la fase activa, a pesar de la rotura de membranas y 4 horas de actividad uterina adecuada o tras al menos 6 horas de oxitocina con actividad uterina inadecuada y sin cambios cervicales), permitiendo el parto en pacientes con progresión lenta pero persistente (recomendación fuerte con evidencia de calidad moderada);
d) definiciones actualizadas del fallo de expulsivo en segunda etapa de parto (recomendación fuerte con evidencia de calidad moderada);
e) estimulación de la calota fetal con registros cardiotocográficos anormales o indeterminados para asegurar el bienestar fetal (recomendación fuerte con bajo nivel de evidencia);
f) amnioinfusión para mejorar el registro cardiotocográfico (recomendación fuerte con evidencia de alta calidad).

Cochrane publicó una revisión en 2018 en la que defendía un modelo colaborativo entre matronas y obstetras tanto anteparto como intraparto para optimizar la tasa de cesáreas. Para que los centros puedan implantar estrategias de mejora, es importante que estos sean conscientes de su tasa de cesáreas.

PUNTOS CLAVE

- Para evitar la morbilidad neonatal, fundamentalmente respiratoria, las cesáreas electivas se deben programar a partir de la semana 39 de gestación.
- El tiempo decisión-incisión debe ser aquel con el que se obtengan los mayores beneficios y se soporten los menores riesgos maternos y fetales. Es razonable que el tiempo se adapte a las circunstancias y la logística locales.
- Se recomienda solicitar un hemograma antes de una cesárea no urgente a todas aquellas mujeres que no dispongan de uno previo en el tercer trimestre de la gestación.
- Antes de realizar la incisión cutánea, se debe administrar tratamiento antibiótico profiláctico preoperatorio en todas las cesáreas.
- La pauta antibiótica de elección será cefazolina por vía intravenosa más azitromicina 500 mg si hay período activo de parto o rotura prematura de membranas.
- Se recomienda el uso de clorhexidina alcohólica como antiséptico en la cesárea.
- Se recomienda realizar la incisión transversa de Joel-Co-

hen, ya que está asociada a una menor incidencia de fiebre puerperal y a un menor tiempo quirúrgico.
- La extracción de la placenta se realizará mediante tracción controlada del cordón umbilical, ya que se asocia a un menor riesgo de endometritis y a una menor pérdida hemática.
- Es aceptable la sutura del útero con una o dos capas. Si se decide suturar en una sola capa, se recomienda realizar una sutura continua sin cruzar.
- Se recomienda suturar el tejido celular subcutáneo mayor de 2 cm en la cesárea, ya que así se reduce el riesgo de complicaciones de la herida quirúrgica.
- Debe recomendarse la deambulación (4-8 horas) y la ingesta (2-6 horas) de manera precoz tras la cirugía.
- Para reducir la tasa de cesáreas, debe ponerse en práctica un paquete de medidas. Entre estas, deben incluirse las siguientes: revisión de los tiempos de indicación de detención del parto, realización de versiones cefálicas externas y rotación manual en la segunda fase del parto.
- Para aprovechar las oportunidades de mejora, los centros deben conocer su tasa de cesáreas.

BIBLIOGRAFÍA

Berghella V. Cesarean birth: Postoperative planning, complications, and long-term sequelae. UpToDate. 2024 [consultado el 9 de octubre de 2024]. Disponible en: https://www.uptodate.com.

Berghella V. Cesarean birth: preoperative planning and patient preparation. UpToDate. 2024 [consultado el 9 de octubre de 2024]. Disponible en: https://www.uptodate.com

Berghella V. Cesarean birth: surgical technique. UpToDate. 2024 [consultado el 9 de octubre de 2024]. Disponible en: https://www.uptodate.com

Berghella V. Repeat cesarean birth. UpToDate. 2024 [consultado el 9 de octubre de 2024]. Disponible en: https://www.uptodate.com

Berghella V, Cahill AG. Optimal cesarean birth rate. UpToDate. 2024 [consultado el 9 de octubre de 2024]. Disponible en: https://www.uptodate.com

Grobman WA, Rice MM, Reddy UM, Tita ATN, Silver RM, Mallett G, et al. Labor induction versus expectant management in low-risk nulliparous women. N Engl J Med. 2018;379(6):513-23.

Norwitz ER. Cesarean birth on patient request. UpToDate. 2023 [consultado el 9 de octubre de 2024]. Disponible en: https://www.uptodate.com

Sheen JJ. Cesarean birth: overview of issues for patients with obesity. UpToDate. 2024 [consultado el 9 de octubre de 2024]. Disponible en: https://www.uptodate.com

Sociedad Española de Ginecología y Obstetricia. Guía práctica de asistencia: cesárea. Madrid: SEGO; 2015.

Parto en la presentación de nalgas

30

J. Sánchez Romero y J. Herrera Giménez

 OBJETIVOS

- Conocer la epidemiología de la presentación no cefálica.
- Interpretar el ensayo Term Breech Trial y sus críticas.
- Conocer el manejo de la presentación no cefálica.
- Entender la versión cefálica externa (VCE) y las intervenciones para aumentar la tasa de éxito.
- Saber cuáles son las complicaciones derivadas de la VCE.
- Comprender la dinámica del parto en presentación podálica.
- Entender las maniobras del expulsivo en el parto en presentación podálica.
- Aprender cuáles son las complicaciones derivadas del parto en presentación podálica.

INTRODUCCIÓN

La estática fetal se va modificando desde el inicio de la gestación hasta su finalización. La presentación no cefálica ocurre en un 40-60 % de los casos entre las semanas 19 y 24. Y desde entonces disminuye progresivamente hasta un 20 % en torno a la semana 28, y un 3-4 % en las gestaciones a término, lo que supone una presentación de nalgas cada 25-30 nacimientos (**Fig. 30-1**). La presentación no cefálica conlleva un aumento del riesgo de morbimortalidad neonatal y materna.

 Un 3-4 % de las gestaciones a término presentan una presentación no cefálica.

En torno a las 28-32 semanas de gestación, se produce una espontánea y drástica reducción de la presentación no cefálica, puesto que se consigue así un mejor aprovechamiento y ocupación de la cavidad uterina. Después de las 32 semanas de gestación, la presentación cefálica también se puede producir de manera espontánea (4 %), sobre todo cuando acontecen ciertas circunstancias favorecedoras, como la multiparidad, el polihidramnios, etcétera.

En aquellas gestaciones con una presentación no cefálica, en la mayoría de los casos (50-80 %), no se encuentra una causa que favorezca la presentación podálica, pero en el porcentaje restante sí se pueden asociar distintos factores maternos (como nuliparidad, alteraciones en la morfología uterina [malformaciones, miomas] y estenosis pélvica), factores fetales (como prematuridad, bajo peso, embarazo múltiple, anomalías morfológicas, cromosomopatías e hipomovilidad) y factores ovulares (como anomalías en la inserción placentaria [placenta previa o cornual], cordón umbilical corto o

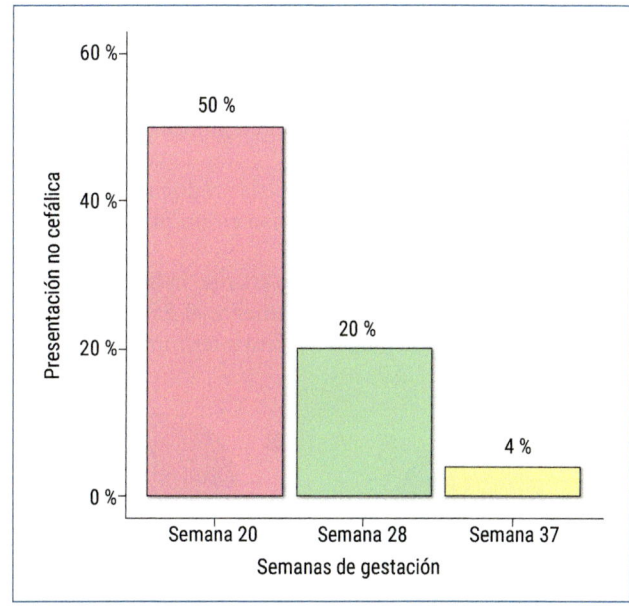

Figura 30-1. Prevalencia de la presentación no cefálica a lo largo de la gestación.

funcionalmente corto [circulares] y alteraciones del volumen de líquido amniótico [polihidramnios u oligohidramnios]). A medida que se acerca el término de la gestación, la versión espontánea a presentación cefálica es menos probable.

La presentación de nalgas es aquella en la que la pelvis de un feto en situación longitudinal está en contacto con el estrecho superior de la pelvis materna. También recibe el nombre de presentación podálica o pelviana.

La presentación no cefálica constituye una distocia del objeto del parto por presentación anómala. La importancia clínica de la presentación podálica viene determinada por el hecho de que se asocia a una mayor morbimortalidad perinatal, debido principalmente a una mayor frecuencia de prematuridad, bajo peso, malformaciones fetales, placenta previa, anomalías uterinas, prolapso de cordón y parto múltiple, y a una elevada tasa de cesáreas.

Clasificación de la presentación de nalgas

Desde un punto de vista clínico, la presentación de nalgas se puede clasificar en función de la posición relativa de los miembros inferiores y de las nalgas fetales respecto al abdomen materno (**Fig. 30-2**):

- **Presentación de nalgas puras, simples o francas**:
  - Los miembros inferiores del feto están extendidos en flexión ventral, de tal forma que los pies se encuentran a la altura de los hombros.
  - La presentación la constituye exclusivamente la pelvis fetal, que es la determinante en la dilatación del cuello.
  - Es la variedad más frecuente (65-70 % de las nalgas a término) y favorable para el parto vaginal.
- **Presentación de nalgas completas**:
  - El feto está sentado con las articulaciones de las caderas y las rodillas flexionadas.
  - Los miembros inferiores, al formar parte de la presentación, incrementan los diámetros de esta.
  - Su frecuencia es el 5 % al término de la gestación de nalgas.
- **Presentación de nalgas incompletas**:
  - Presentación de nalgas con uno o ambos pies o rodillas en la vagina.
  - Durante el parto es cuando puede producirse el prolapso de los pies o las rodillas; quedan en un plano inferior a la pelvis fetal.
  - Es más frecuente y manifiesto cuando la bolsa está rota.
  - Su frecuencia es aproximadamente el 25-30 % de las presentaciones de nalgas del feto a término.

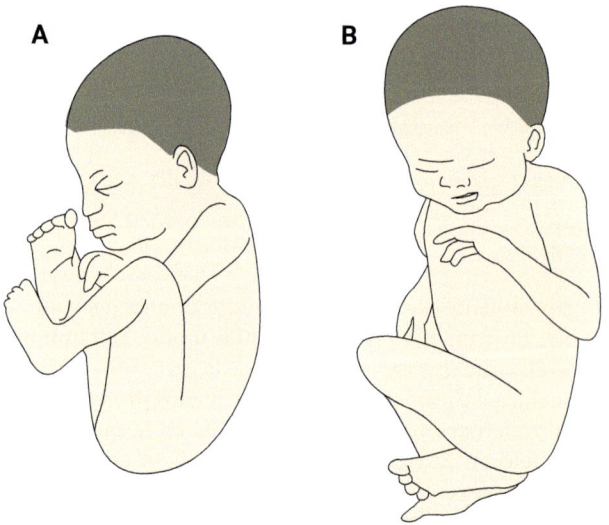

Figura 30-2. A) Presentación de nalgas puras. **B)** Presentación de nalgas completas.

La situación fetal transversa también constituye un tipo de distocia del objeto del parto por situación anómala, aunque es menos frecuente (1 %) que la presentación podálica. La situación es la posición relativa de la columna vertebral del feto en relación con la de la madre. En la situación transversa, los ejes longitudinales materno y fetal forman un ángulo de 90°; en la oblicua, describen un ángulo agudo; se suelen describir conjuntamente, porque no difieren ni clínicamente ni en la conducta obstétrica. En la situación transversa, la cabeza se sitúa en la fosa ilíaca; las nalgas, en la otra fosa; y uno de los hombros, en el estrecho superior de la pelvis. Así, la cabeza puede estar hacia la izquierda o a la derecha. El acromion es el punto guía de la presentación.

Riesgos de la presentación podálica

Los riesgos derivados del parto en presentación podálica pueden afectar a la madre o al feto. Respecto a este, pueden relacionarse con el parto o con la presentación fetal en sí. La presentación de nalgas, en sí misma, conlleva una mayor morbimortalidad neonatal y materna.

En el año 2000, se publicó un ensayo clínico multicéntrico de especial relevancia: el Term Breech Trial (TBT). Fue un estudio muy novedoso, pero a su vez recibió muchas críticas metodológicas. El TBT concluyó en el seguimiento inicial que las pacientes aleatorizadas a una cesárea electiva tenían menor riesgo de morbimortalidad neonatal que el grupo aleatorizado a parto vaginal. El ensayo recibió muchas críticas metodológicas, y en el seguimiento a 2 años no se reportaron estas diferencias.

En el año 2006, en respuesta al TBT, Goffinet publicó el estudio Presentation et Mode d'Accouchement (conocido como PREMODA), que es un multicéntrico, descriptivo y cuatro veces más grande que el TBT. Incluye datos de 8.105 mujeres de 174 centros de Francia y Bélgica, y emplea los mismos parámetros de resultados (mortalidad perinatal y morbilidad neonatal grave) que el TBT. El estudio es descriptivo, y el porcentaje de mujeres que intentaron el parto vaginal varió entre los diferentes centros (47,8-89,0 %). En conjunto, la tasa de cesáreas programadas fue del 69 %; se intentó el parto vaginal en el 31 %. Es decir, son datos coherentes con una no aleatorización. De las mujeres que intentaron el parto vaginal, el 71 % tuvieron el parto por vía vaginal, con una tasa media global de parto vaginal del 22,5 %. Todos los casos fueron monitorizados durante el parto y se realizó a todas las parturientas una ecografía antes de parto o al inicio de este. Se hizo una radiopelvimetría en el 82 % de los casos.

Aunque no son estrictamente comparables, los resultados del estudio PREMODA contrastan con los del TBT. No hubo diferencias en la mortalidad perinatal ni en la morbilidad neonatal grave entre el intento de parto vaginal y la cesárea electiva. La única diferencia fue que el intento de parto vaginal presentó una tasa más elevada < 4 de la prueba de Apgar a los 5 minutos. En definitiva, este estudio señala que, en aquellos centros donde la práctica del parto vaginal de nalgas sea una práctica habitual y donde existan criterios estrictos de selección y atención del parto, el parto vaginal de un feto a término en presentación podálica es una opción segura.

La mujer debe ser informada de que el parto vaginal de un feto único a término en presentación podálica es una opción razonable en un hospital que disponga de un protocolo específico tanto para la selección de las candidatas como para el control y atención del parto.

 La presentación de nalgas, en sí misma, conlleva una mayor morbimortalidad neonatal y materna.

Riesgo fetal

La morbimortalidad en los partos de nalgas es elevada, debido sobre todo a la prematuridad y sus complicaciones: malformaciones asociadas al parto de nalgas, rotura prematura de membranas, desprendimiento prematuro de placenta normalmente inserta, prolapso de cordón y atrapamiento de la cabeza fetal. La mortalidad del parto de nalgas por vía vaginal es superior a la del parto en cefálica. Sin embargo, tras la selección cuidadosa de los casos y la conducción adecuada del parto, la mortalidad neonatal es aproximadamente del 2 ‰ y la morbilidad neonatal grave a corto plazo es aproximadamente de un 2 %.

A continuación, se analizarán las complicaciones propias del parto vaginal en presentación podálica: el prolapso de cordón y el atrapamiento de la cabeza fetal. El prolapso de cordón se produce hasta en un 7,4 % de las mujeres que inician un parto en podálica. La incidencia cambia en función de la variedad: 0-2 % para las nalgas puras, 5-10 % para las nalgas completas y 25 % en las incompletas. Es más frecuente entre las multíparas (6 %) que entre las nulíparas (3 %). Se asocia a un índice de mortalidad de hasta el 38,5 %.

El atrapamiento de la cabeza fetal o distocia de cabeza última ocurre hasta en el 8,5 % de los partos de nalgas. Este porcentaje es superior en los fetos con edad gestacional inferior a 32 semanas, cuando la cabeza tiene un volumen relativo superior al tronco fetal. También ocurre con mayor frecuencia en nulíparas o en la presentación de pies. El atrapamiento de la cabeza se produce cuando el conjugado obstétrico (diámetro pélvico retropúbico) imposibilita la salida de la cabeza y del tronco fetal. A esto contribuye la falta de moldeamiento de la cabeza fetal. Sus consecuencias son las lesiones neurológicas y la asfixia y/o la muerte fetal.

En el parto vaginal con presentación podálica también se pueden producir traumatismos fetales (prevalencia del 0,3-6 %), como lesiones medulares y vertebrales, que se dan en fetos con hiperextensión cefálica, osteodiastasis occipital, parálisis de Erb y del nervio facial, etc. El mecanismo que produce el traumatismo durante el parto se relaciona con la dificultad en la manipulación del feto. La presencia de un brazo nucal, cuando uno o ambos brazos se envuelven alrededor de la parte posterior del cuello, ocurre en el 0-5 % de los partos de nalgas y en el 9 % de las extracciones de nalgas, y puede condicionar la presencia de un traumatismo neonatal, que incluye la lesión del plexo braquial en el 25 % de los casos. El riesgo de esta complicación puede reducirse si se evita la extracción rápida del cuerpo del feto durante el parto.

Ciertas anomalías congénitas se dan con mayor frecuencia en las presentaciones de nalgas, como la luxación congénita de cadera, que es la anomalía más frecuente en las presentaciones podálicas.

Riesgo materno

La morbimortalidad materna se asocia más a la cesárea que al parto vaginal. En términos generales, la cesárea electiva primaria, comparada con el parto vaginal, se asocia a un incremento del riesgo de parada cardíaca (*odds ratio*: 5,1), complicaciones de herida quirúrgica (*odds ratio*: 5,1), histerectomía (*odds ratio*: 3,2), infección puerperal grave (*odds ratio*: 3,0), complicaciones anestésicas (*odds ratio*: 2,3), tromboembolia venosa (*odds ratio*: 2,2) y hemorragia que requiere histerectomía (*odds ratio*: 2,1).

La cesárea electiva se asocia a un mayor riesgo de acretismo placentario, cistostomía, lesión de órganos vecinos (intestinal, ureteral o ileal), necesidad de ventilación postoperatoria, ingreso en la unidad de cuidados intensivos, transfusión de cuatro o más unidades de sangre, duración del tiempo quirúrgico y estancia hospitalaria. Este riesgo se incrementa con el número de cesáreas.

 En la presentación de nalgas, la morbimortalidad materna se asocia más a la cesárea que al parto vaginal.

PARTO DE NALGAS

En condiciones normales, el cuerpo del feto presenta tres diámetros importantes: cabeza, cintura escapular y cintura pélvica. En las presentaciones podálicas, los tres segmentos realizan un parto independiente, por lo que se puede afirmar que existe un parto de las nalgas, un parto de los hombros (más anchos que las caderas) y un parto de la cabeza (de mayor volumen que los hombros).

Debido a que la distancia entre las nalgas y los hombros es mayor que la altura de la excavación pélvica, el parto de las nalgas se produce sin que los hombros ni la cabeza estén en la pelvis. El diámetro bitrocantéreo y el diámetro biacromial son paralelos, por lo que es normal que se encajen siguiendo el mismo diámetro oblicuo de la pelvis materna. Por el contrario, el diámetro sagital de la cabeza es perpendicular a los dos anteriores y se encajará utilizando un diámetro oblicuo de la pelvis materna.

Mecanismo del parto de nalgas

La atención al parto en presentación podálica debe realizarse de manera espontánea. Es decir, se debe dejar que evolucione el parto de forma espontánea, mantener una dinámica uterina adecuada e incluir la estimulación oxitócica si es preciso, siempre con un control estricto y limitándose a practicar una episiotomía, si es necesario con el fin de facilitar la salida del feto.

Siguiendo los conceptos clásicos del mecanismo del parto (**Fig. 30-3**), se pueden diferenciar las siguientes etapas en el parto de nalgas:

1. Acomodación del polo pelviano al estrecho superior de la pelvis.
2. Descenso y encajamiento del diámetro bitrocantéreo fetal a uno de los diámetros oblicuos de la pelvis materna.

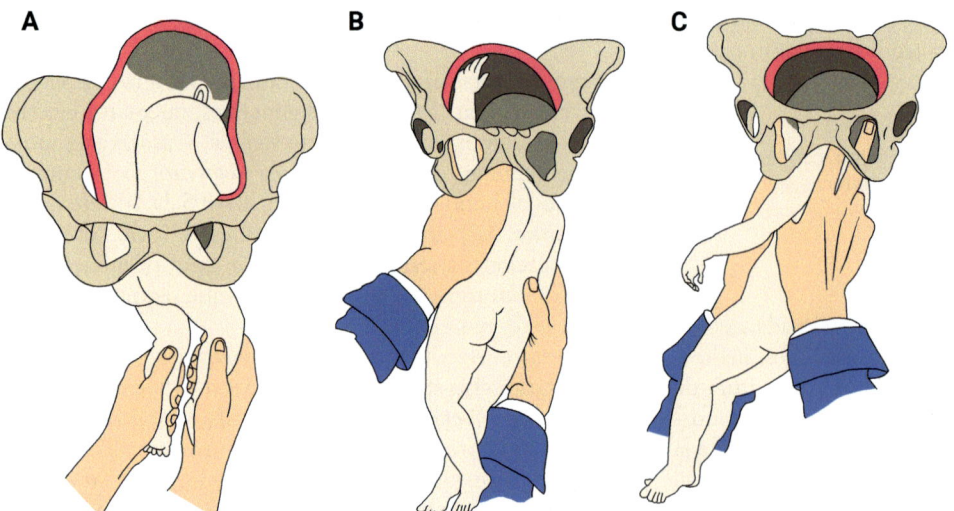

Figura 30-3. **A**) Parto de las nalgas. **B**) Parto de los hombros. **C**) Parto de la cabeza en un parto de nalgas.

3. Acomodación del polo pelviano al estrecho inferior, por rotación del diámetro bitrocantéreo fetal al diámetro anteroposterior de la pelvis materna.
4. Desprendimiento del polo pelviano y rotación externa (el sacro fetal rota hacia una posición púbica de la madre).
5. Acomodación del diámetro biacromial del feto al estrecho superior de la pelvis materna.
6. Descenso y encajamiento de los hombros, siguiendo el mismo diámetro oblicuo que el polo pelviano.
7. Acomodación de los hombros al estrecho inferior (rotación interna), al mismo tiempo que el polo cefálico se acomoda al estrecho superior en el diámetro oblicuo opuesto al que utilizaron los hombros y las nalgas. Salvo en casos de extrema urgencia, debe evitarse la manipulación fetal hasta este momento con el fin de evitar la distocia de los brazos fetales.
8. Desprendimiento de los hombros y simultáneamente descenso y encajamiento de la cabeza.
9. Acomodación de la cabeza al estrecho inferior mediante una rotación interna que hace que el occipucio se coloque debajo de la sínfisis del pubis.
10. Desprendimiento de la cabeza mediante su flexión, utilizando el occipucio como punto de apoyo (**Fig. 30-4**).

Este es el mecanismo de parto típico, en el cual el desprendimiento fetal en occipitopúbica supone que el feto ha tenido que realizar una rotación interna de 45° o 135°, según la posición inicial fuera anterior (sacroilíaca derecha anterior o sacroilíaca izquierda anterior) o posterior (sacroilíaca izquierda posterior o sacroilíaca derecha posterior), respectivamente.

Maniobras del parto de nalgas

Cuando se asiste el parto en la presentación de nalgas, es frecuente que se requiera su asistencia manual. El parto se deja evolucionar de forma espontánea hasta que se ha producido la salida del tronco, con el objetivo de reducir la probabilidad de brazo nucal (distocia de hombros). A partir de ese momento, el tocólogo interviene ya de una manera activa para lograr el parto de los hombros y de la

cabeza. Para ello dispone de diversas maniobras que deberá escoger según su capacitación y la modalidad de posición que adopte el feto.

Sin embargo, el obstetra debe participar activamente cuando sospeche una pérdida de bienestar fetal durante el expulsivo, o haya un tiempo excesivamente prolongado desde la salida de las nalgas hasta la salida de la cabeza (5 minutos) o desde la salida del ombligo hasta la salida de la cabeza (3 minutos). Clásicamente, se realizaba un asa de cordón; sin embargo, esta práctica ha caído en desuso y no se recomienda.

La *gran extracción* consiste en la extracción completa del feto en presentación podálica antes de que las nalgas hayan sido expulsadas por el introito vulvar. Por su elevada morbimortalidad, la gran extracción debe proscribirse en el parto de nalgas con feto único y vivo. En las gestaciones únicas, quizá la única indicación sería ante una urgencia intraparto,

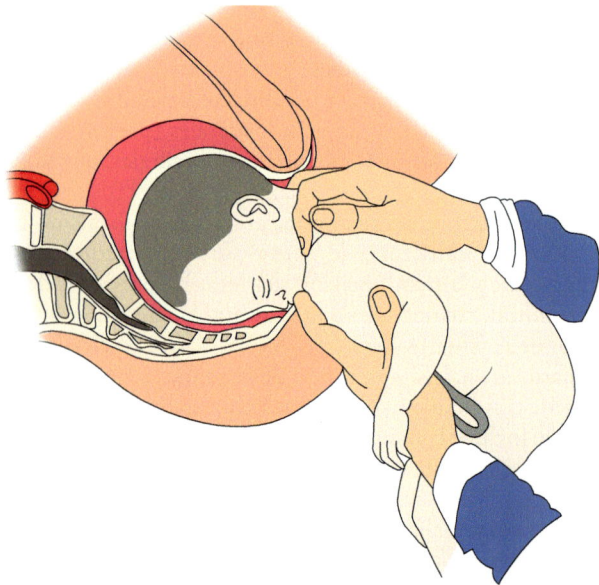

Figura 30-4. Salida de la cabeza fetal en el parto de nalgas.

como sería el caso en que, estando la nalga casi desprendida, el feto presentara una bradicardia grave. De hecho, en el manejo obstétrico actual, la gran extracción únicamente estaría indicada para completar la extracción de un segundo gemelo en situación transversa (con realización previa de una versión interna).

Para el desprendimiento de los hombros fetales, se pueden realizar las siguientes maniobras:

• **Maniobra de Bracht** (**Fig. 30-5**):
  – Con ella se pretende la extracción de los hombros y la cabeza conjuntamente.
  – Una vez expulsado el tronco fetal y cuando aparece por la vulva la punta de la escápula, el obstetra flexiona las extremidades del feto sobre el tronco, y, con las palmas de las manos sobre el dorso y los dedos pulgares sobre los muslos fetales, bascula el cuerpo fetal sobre el abdomen materno.
  – Es conveniente que un ayudante realice una ligera presión a través del abdomen materno para ayudar a que la cabeza se flexione y descienda.
• **Maniobra de Müller**:
  – Se emplea para lograr el desprendimiento de los hombros.
  – Se rota el tronco fetal para situar el diámetro biacromial del feto, coincidiendo con el anteroposterior del estrecho inferior.
  – Se tracciona del feto con ambas manos hacia abajo, logrando el desprendimiento del hombro anterior en situación subpúbica; a continuación, se realiza la maniobra contraria, traccionando el feto hacia arriba y logrando la expulsión del hombro posterior en situación sacra.
• **Maniobra de Rojas-Lövset**:
  – Se realiza para el desprendimiento de los hombros, pero en este caso se tracciona del tronco fetal una vez insinuada ya la escápula en el periné, y se realiza una rotación

de 90° para conseguir la extracción del hombro anterior en situación púbica.
  – Se repite la misma maniobra rotando al feto 180° en sentido inverso, y se realiza una tracción hacia abajo para conseguir el desprendimiento del otro hombro también debajo del pubis.
  – Es muy importante que, al realizar la extracción de los hombros, el dorso del feto no quede orientado hacia atrás, ya que ello supondría tener que realizar la extracción de la cabeza en posición occipitosacra, lo cual debe evitarse siempre.

Si los hombros se han desprendido mediante una de las dos últimas maniobras descritas, la extracción de la cabeza se realiza en un tiempo ulterior; para ello, se encuentran disponibles las maniobras que se explican a continuación.

Maniobra de Mauriceau. El tocólogo coloca al feto cabalgando sobre su antebrazo e introduce los dedos índice y medio de la mano en la vagina, en busca de la boca del feto, para ayudar a la flexión y rotación de la cabeza y para hacerla descender hasta que la zona suboccipital quede por debajo de la sínfisis púbica (**Fig. 30-6**). Mientras, la otra mano se

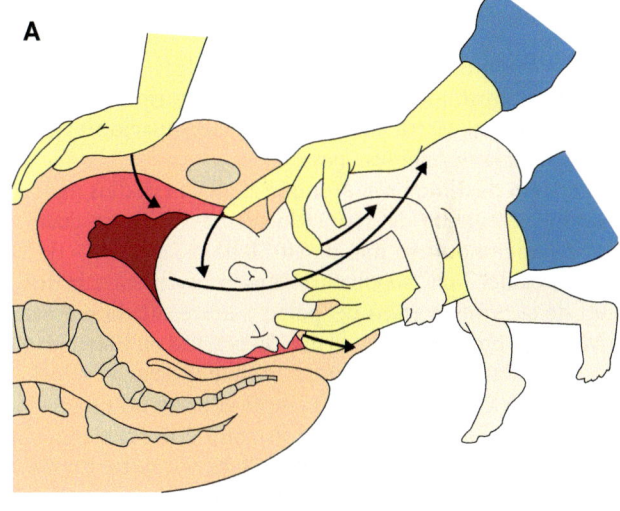

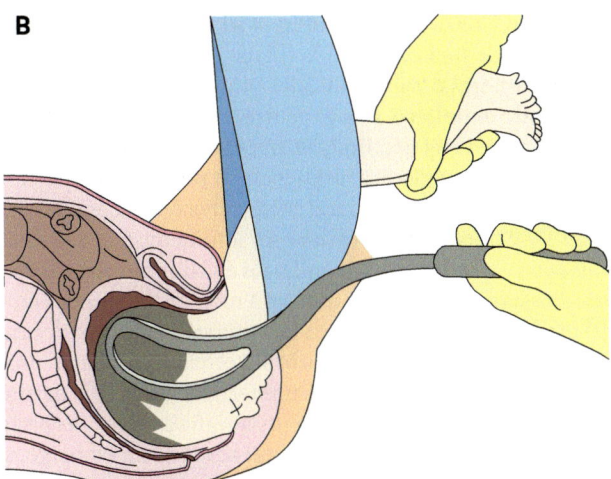

Figura 30-6. A) Maniobra de Mauriceau. **B)** Uso del fórceps de Piper para la salida de la cabeza fetal.

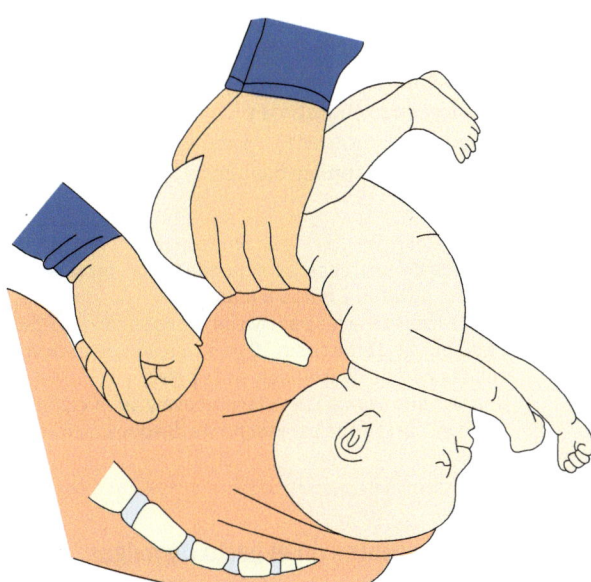

Figura 30-5. Maniobra de Bracht.

coloca sobre los hombros y el occipucio fetal, ayudando a la flexión. Una vez conseguida esta y el descenso de la cabeza fetal, se eleva progresivamente el tronco fetal sobre el abdomen materno hasta lograr el desprendimiento de la cabeza flexionada. Las maniobras de tracción, así como las de flexión, deben realizarse con cuidado para evitar lesiones medulares en el feto. Esta maniobra se indica para la extracción de la cabeza última cuando está encajada. Si la cabeza está por encima del estrecho superior de la pelvis y deflexionada, se han descrito otras maniobras, como la de Champetier de Ribes y la de Wiegand-Martin, que son bastante traumáticas para el feto y deben evitarse.

Fórceps de cabeza última. Constituye una buena alternativa a la maniobra de Mauriceau, con la ventaja de que la tracción sobre la cabeza se realiza sobre la zona parietomalar del feto, que es muy resistente (v. **Fig. 30-6**). La aplicación del fórceps es sencilla: se siguen los mismos criterios que en la presentación cefálica, pero se visualiza mejor dónde se colocan las ramas del fórceps. Se requiere que un ayudante mantenga al feto en una situación que permita ver bien la colocación del fórceps. Para estas situaciones, existe un fórceps idóneo, que es el de Piper, pero puede utilizarse cualquiera de los otros modelos, siempre que el obstetra conozca la técnica.

Recomendaciones en el parto de nalgas

Para las recomendaciones del parto de nalgas, no existe una evidencia tan sólida como en el caso del parto cefálico; sin embargo, existe cierto consenso sobre las situaciones que se analizan en las siguientes líneas.

Período de dilatación. Aunque algunos estudios mostraban un incremento del resultado perinatal adverso cuando el parto se prolongaba más de 20-30 horas, el análisis de los resultados del TBT no encontró una relación entre la duración de la primera etapa del parto y un resultado perinatal adverso. El progreso de la dilatación cervical en presencia de dinámica uterina adecuada es un indicador de una evolución favorable del parto. Se considera que el parto no progresa si la dilatación cervical se detiene durante 2 horas o más. En el estudio PREMODA, solo el 1,4 % de los partos tardaron más de 7 horas en pasar de 5 cm de dilatación a 10 cm de dilatación. Con la dinámica uterina adecuada, se recomienda la práctica de una cesárea si la dilatación cervical se detiene durante 2 horas o más.

Período expulsivo. Como ocurre con el período de dilatación, tampoco hay unanimidad respecto a la duración y conducción de este período. En ausencia de pujos, el tiempo para que la nalga descienda hasta el suelo pélvico se ha establecido entre 1 y 2 horas; y el parto debe ser inminente tras 1 hora de pujos en las primíparas o 30 minutos en las multíparas. Otros estudios han establecido la duración total de la segunda etapa del parto en 30-60 minutos. Se ha observado que la prolongación de la segunda etapa del parto se correlaciona con un peor pronóstico perinatal. El análisis multivariante del TBT mostró que la duración de la fase pasiva de la segunda etapa del parto no se asoció a un resultado perinatal adverso; sin embargo, sí que se asoció significativamente a un peor resultado perinatal cuando la fase activa de la segunda etapa del parto superaba los 60 minutos. La duración de la fase pasiva de la segunda etapa

del parto puede durar hasta 90 minutos, lo que permite que las nalgas desciendan en la pelvis. Una vez que comienza la fase activa y se inician los pujos, el parto debe ser inminente después de 60 minutos. Los pujos maternos son esenciales para un parto seguro y han de ser alentados.

Inducción del parto. La evidencia sobre la inducción del parto en la presentación podálica es escasa, aunque la inducción en esta presentación puede ser considerada si las condiciones individuales son favorables.

Estimulación del parto con oxitocina. La oxitocina podrá ser utilizada para corregir una dinámica uterina inadecuada tras la administración de analgesia neuroaxial. Puede considerarse aceptable la utilización de oxitocina en casos de ausencia de progresión de la dilatación con hipodinamia primaria, tras valorar la existencia de una adecuada proporción fetopélvica.

Amniorrexis. No parece que la rotura artificial de la bolsa amniótica o el manejo conservador del parto tengan influencia en los resultados perinatales, por lo que la amniorrexis se puede practicar con precaución cuando esté clínicamente indicada.

Monitorización fetal. Existe suficiente evidencia de alta calidad que demuestra la falta de superioridad de la monitorización electrónica continua de la frecuencia cardíaca fetal sobre la auscultación intermitente, tanto en las gestaciones de bajo riesgo como en las de alto riesgo. La presentación de nalgas a término no es, por tanto, una indicación por sí misma para la monitorización electrónica fetal. Sin embargo, dado que los factores evitables más importantes entre las causas de muerte perinatal en los partos de nalgas son la vigilancia subóptima durante el parto y, en particular, una inadecuada valoración del bienestar fetal, la mayoría de las publicaciones recomiendan la monitorización electrónica continua de la frecuencia cardíaca fetal. Durante el período expulsivo, el descenso de la nalga y la entrada de la inserción del cordón umbilical en la pelvis se asocian generalmente a una mayor incidencia de compresión del cordón y deceleraciones variables, por lo que se requiere la monitorización electrónica fetal continua.

Analgesia durante el parto. La analgesia se utilizará con los mismos criterios que en la presentación cefálica. Sin embargo, dada la alta probabilidad de tener que practicar maniobras para la extracción de los hombros y la cabeza fetales, se aconseja que, llegado este momento, la mujer cuente con algún tipo de analgesia eficaz, preferiblemente, neuroaxial.

- Con la dinámica uterina adecuada, se recomienda la práctica de una cesárea si la dilatación cervical se detiene durante 2 horas o más.
- La duración de la fase pasiva de la segunda etapa del parto puede durar hasta 90 minutos, lo que permite que las nalgas desciendan en la pelvis.
- Una vez que comienza la fase activa y se inician los pujos, el parto debe ser inminente después de 60 minutos.

Situaciones emergentes en el parto de nalgas

En el transcurso del parto de nalgas, se pueden producir modificaciones de la evolución normal de su mecanismo, y se pueden presentar diversas complicaciones que dificultan o imposibilitan la expulsión fetal y/o producen lesiones al feto.

Las modificaciones y complicaciones más frecuentes son las siguientes (**Fig. 30-7**):

- **Prolapso o descenso de un solo pie**:
  - Si es el anterior, no se modifica el mecanismo del parto.
  - Si se trata del posterior, el feto debe realizar un giro de 180° para que se convierta en anterior, dado que la flexión lateral del tronco es mucho más fácil por el lado de la pierna descendida.
  - De cualquier forma, el prolapso de un miembro debe considerarse un acontecimiento adverso para el parto vaginal.
- **Distocia de hombros**:
  - Generalmente, se encuentra en relación con la tracción intempestiva del cuerpo fetal por parte del que asiste el parto para lograr el encajamiento de los hombros.
  - Se produce cuando uno de los brazos (o los dos) se elevan junto a la cabeza fetal e impide que esta se encaje.
  - El pronóstico es desfavorable, pues la reposición no se suele lograr sin fracturas del húmero o de las clavículas del feto.
- **Parto rápido de la cabeza fetal**. La brusca expulsión de la cabeza fetal, con la consiguiente descompresión brusca, puede originar una hemorragia intracraneal, así como lesiones traumáticas en el cuello del feto.
- **Atrapamiento de la cabeza o distocia de cabeza última**:
  - Es una causa importante de morbimortalidad perinatal.
  - Se produce cuando la cabeza queda retenida por no lograr encajarse.

- El uso del fórceps es de gran utilidad para la asistencia a la salida de la cabeza fetal.
- Se produce fundamentalmente en tres situaciones:
  - Rotación de la cabeza a posición occipitosacra. Constituye una grave complicación, pues el mentón, al chocar con la sínfisis del pubis, va a dificultar el desprendimiento de la cabeza.
  - Actitud de la cabeza en deflexión:
    - La deflexión o hiperextensión primitiva de la cabeza es más frecuente en las multíparas, en las placentas de inserción baja, en los úteros con miomas, en los partos prematuros, en los fetos con malformaciones y en los casos de circulares apretadas de cordón.
    - La actitud de la cabeza puede evaluarse ecográfica y/o radiográficamente.
    - Cuando el ángulo entre las vértebras cervicales y una línea trazada por la prolongación craneal del eje principal de las vértebras dorsales superiores es mayor de 90°, no se debe dejar evolucionar el parto por vía vaginal.
  - Dilatación cervical incompleta. Es una situación que conlleva el atrapamiento de la cabeza fetal.

VERSIÓN CEFÁLICA EXTERNA

La versión cefálica externa (VCE) es un procedimiento por el que, mediante la manipulación fetal a través de la pared abdominal materna, se rota al feto desde una presentación no cefálica a la cefálica con el fin de realizar un intento de parto vaginal. Existe consenso en la literatura médica en que un parto en cefálica es preferible a un parto en podálica o una cesárea. El objetivo de la VCE es transformar presentaciones no cefálicas en presentaciones cefálicas, que tienen una mayor probabilidad de parto vaginal normal y menor riesgo de complicaciones. La VCE consigue eliminar el factor de riesgo obstétrico individual, aumentar las probabilidades de parto vaginal y ser una medida eficaz en la disminución de la tasa de cesáreas.

En términos generales, la VCE tiene una tasa de éxito del 50 % cuando no se emplean fármacos (ni analgesia ni tocólisis) y una tasa de complicaciones del 5 %. Sin embargo, cuando se utiliza tocólisis con ritodrina y analgesia raquídea, la tasa de éxito puede elevarse hasta el 78 %, con una tasa de complicaciones del 10-15 % (incluyendo complicaciones mayores y menores).

La VCE está indicada en todas las gestantes que presenten un feto en una presentación diferente de la cefálica a partir de la semana 37 y que no presenten ninguna contraindicación para el parto vaginal. Se debe realizar a término (≥ 37 semanas). Si bien practicar la versión a las 34-35 semanas se ha asociado a una mayor tasa de éxito, no conlleva una disminución de la tasa de cesáreas y puede aumentar el riesgo de parto pretérmino.

La Sociedad Española de Ginecología y Obstetricia (SEGO) propone las siguientes contraindicaciones absolutas por la VCE:

- Circunstancias que por sí mismas contraindiquen el parto vaginal, por ejemplo:
  - Placenta previa.
  - Malformaciones que impidan el parto vaginal.

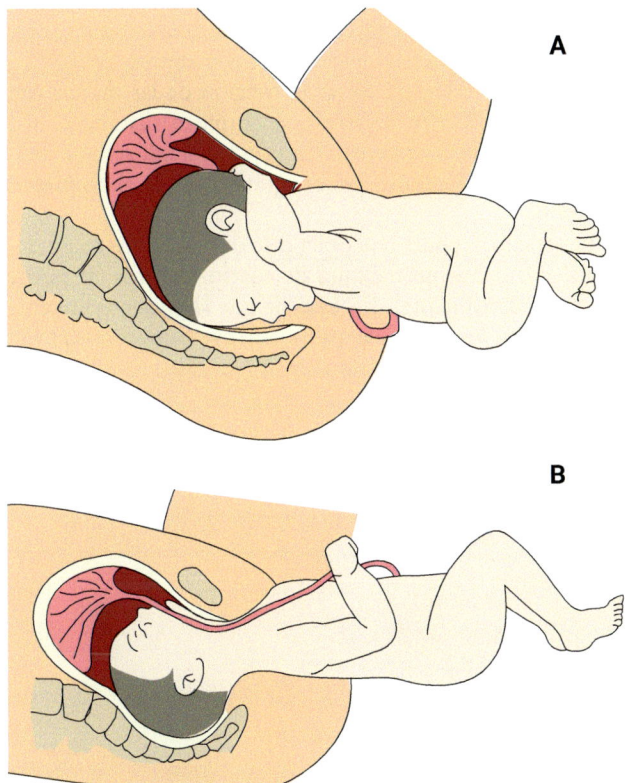

Figura 30-7. A) Distocia de hombros en el parto de nalgas. **B)** Rotación occipitosacra.

– Determinados riesgos de transmisión vertical de infecciones.
• Isoinmunización Rh.
• Feto muerto.
• Compromiso fetal.
• Signos de desprendimiento placentario.
• Preeclampsia grave o síndrome de HELLP (síndrome con hemólisis, aumento de enzimas hepáticas y descenso de las plaquetas).
• Alteraciones de la coagulación.

Respecto a las contraindicaciones relativas, existe un consenso mucho menos extendido y debe individualizarse cada caso. Ciertamente, muchas de estas contraindicaciones son variables asociadas a un menor éxito de la técnica y no a su perjuicio del procedimiento en sí mismo.

Por ello, la SEGO propone las siguientes condiciones como contraindicaciones relativas:

• **Oligohidramnios o anhidramnios**:
  – Existen pocas publicaciones respecto a la VCE en anhidramnios.
  – La tasa de éxito en las gestantes con anhidramnios secundario a una rotura prematura de membranas es similar a la de la población general.
  – Sin embargo, la tasa de parto vaginal posterior se ve muy penalizada, sobre todo a expensas de cesárea urgente por prolapso de cordón.
• **Trabajo activo de parto**:
  – Existen pocas publicaciones respecto a la VCE en trabajo activo de parto.
  – Aunque teóricamente la tasa de éxito debe disminuir con el aumento del tono uterino que se produce durante la primera fase del parto, la tasa de éxito no se ha visto afectada en las series de casos publicadas.
• **Gestación múltiple**. Recientemente, se han publicado series de casos en los que se realiza la VCE en el primer feto.
• **Malformación uterina**.
• **Dos cesáreas anteriores**. El antecedente de una única cesárea previa no parece ser razón para no intentar una VCE.

Cuando se plantee realizar la VCE en situaciones en las que exista una contraindicación relativa, se debe consensuar el caso con el equipo que atiende a la paciente y con la pareja. Estos casos deben llevarse a cabo en centros especializados y con amplia experiencia, con acceso inmediato a un quirófano obstétrico y con las garantías propias de seguridad.

 La VCE es un procedimiento que consigue eliminar el factor de riesgo obstétrico individual, aumentar las probabilidades de parto vaginal y ser una medida eficaz en la disminución de la tasa de cesáreas.

Técnica de la versión cefálica externa

Para realizar la VCE, se aconseja situar a la paciente en posición de Trendelenburg 15°. En función del eje de giro del feto sobre el propio eje fetal, se han descrito dos técnicas para la VCE. Ambas comparten un primer tiempo en el que se elevan las nalgas del feto y se desimpactan de la pelvis materna.

Posteriormente, se procede a la rotación fetal (**Fig. 30-8**):

• Técnica de *forward-roll*. Es la más utilizada. Consiste en guiar la rotación fetal de modo que el dorso fetal se presente al fondo uterino.
• Técnica de *back-flip*. Se guía la rotación fetal presentando el dorso fetal al segmento uterino.

El procedimiento puede ser realizado por un profesional sanitario o por dos. Cuando un profesional lo realiza, con una mano se desimpacta la nalga, y con la otra se guía la cabeza fetal hacia la pelvis materna. Cuando se realiza por dos profesionales, uno de ellos desimpacta la nalga y el otro desciende la cabeza fetal hacia la pelvis materna.

Por lo general, para evitar la fricción de las manos con la piel del abdomen materno, se emplean sustancias que aumenten el deslizamiento. En la actualidad, se ha extendido el uso del propio gel ecográfico sobre el abdomen materno.

La versión se podrá repetir en caso de fracaso. Es recomendable no superar un máximo de cuatro intentos (se puede repetir semanalmente). En caso de que la paciente presente una molestia excesiva o de que se objetive compromiso fetal, se deberá desistir del intento.

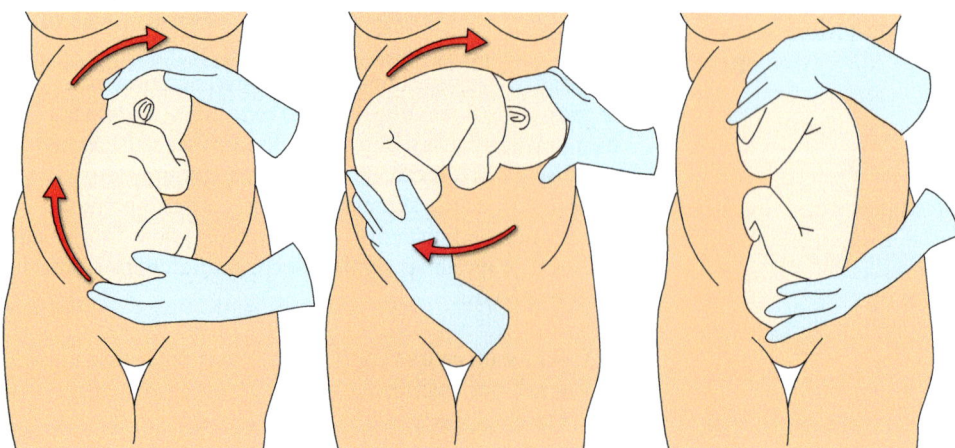

Figura 30-8. Técnica de *forward-roll* para la versión cefálica externa.

La VCE es un procedimiento seguro con un bajo número de complicaciones graves. No obstante, se deben conocer los riesgos y posibles efectos adversos de la técnica. La tasa de complicaciones de la VCE es del 5 %, aunque se eleva con el uso de tocólisis y analgesia (10-15 %). Las complicaciones más habituales son las alteraciones transitorias de la frecuencia cardíaca fetal, el sangrado vaginal, la dinámica uterina sintomática, la rotura prematura de membranas y el prolapso de cordón.

Hay que considerar la posibilidad de transfusión fetomaterna, por lo que, en los casos en los que la madre sea Rh negativo, debe administrarse inmunoprofilaxis.

Factores que influyen en la tasa de éxito

Se han descrito una serie de factores que influyen en la tasa de éxito y de complicaciones del procedimiento. En aras de simplificar la comprensión, se agruparán en factores no modificables y factores modificables.

Factores no modificables

Los factores no modificables que influyen en la tasa de éxito de la VCE son:

- Paridad. La multiparidad está asociada a mayor tasa de éxito, con una *odds ratio* cercana a 2.
- Índice de masa corporal:
  - La tasa de éxito de la VCE disminuye con un índice de masa corporal elevado.
  - En las mujeres con un índice ≥ 40 kg/m^2, la tasa de éxito es del 58,5 %, frente al 65 % que tendrían las pacientes con un índice normal.
  - El estudio multivariable mantiene esta disminución en la tasa de éxito (*odds ratio*: 0,62; intervalo de confianza del 95 %: 0,54-0,71).
- Posición relativa de la placenta. Su influencia en la tasa de éxito es controvertida, aunque parece que aumenta cuando la placenta es posterior (*odds ratio*: 2,85; intervalo de confianza del 95 %: 1,87-4,36).
- Cantidad de líquido amniótico. La tasa de éxito se relacionaba con la cantidad de líquido amniótico, de manera que, a mayor índice de líquido amniótico, mayor es la tasa de éxito.
- Posición fetal. La VCE tiene mayores probabilidades de éxito cuando se realiza en gestaciones con fetos en situación transversa o en nalgas completas (variedad pies).
- Volumen de vejiga de orina. El vaciado de la vejiga antes de la VCE incrementa la tasa de éxito del procedimiento.

Otros factores estudiados no han demostrado tener influencia en la tasa de éxito, como la cesárea anterior o el peso fetal estimado por ecografía.

Factores modificables

Existe una serie de actuaciones que se han llevado a cabo para aumentar la tasa de éxito de la VCE:

- Analgesia:
  - La VCE es una maniobra que puede producir dolor. La analgesia permite disminuir la defensa involuntaria materna y aumentar la satisfacción y la tasa de éxito del procedimiento.
  - Es posible utilizar:
    - Analgesia inhalatoria. El óxido nitroso se puede emplear como analgésico. No parece tener un efecto en la tasa de éxito, pero sí disminuye de manera significativa el dolor asociado al procedimiento.
    - Analgesia intravenosa. Ciertos analgésicos intravenosos (como el remifentanilo) disminuyen el dolor asociado a la VCE y pueden aumentar la tasa de éxito.
    - Analgesia locorregional. La analgesia raquídea aumenta la tasa de éxito de la VCE y disminuye el dolor asociado al procedimiento.
  - Algunos grupos han valorado el uso de otros fármacos, como paracetamol y propofol; los resultados son prometedores.
- Tocólisis:
  - El aumento del tono uterino es uno de los factores que dificultan la realización de la VCE. Cuanto más relajado esté el útero, más sencillo resultará el giro fetal durante la maniobra.
  - El agente tocolítico más eficaz son los betamiméticos (ritodrina; riesgo relativo: 1,68; intervalo de confianza del 95 %: 1,14-2,48), aunque también se ha analizado el papel de los antagonistas del calcio, los antagonistas del receptor de la oxitocina (atosibán) y los donadores de óxido nítrico.
- Posición materna. La postura más favorecedora durante la maniobra de la VCE es la posición de Trendelenburg con la vejiga vacía.

También se han estudiado otros factores modificables, como la estimulación vibroacústica o la amnioinfusión, aunque no existe evidencia suficiente sobre su efecto en la VCE.

Parto tras una versión cefálica externa exitosa

Tras una VCE, el parto vaginal es más probable que una cesárea. No obstante, la posibilidad de que el parto finalice mediante cesárea es mayor en los partos en cefálica cuando esta presentación ocurre tras una versión que cuando la presentación cefálica ocurre de forma espontánea. También se observa un incremento de la tasa de parto instrumental. El porcentaje de cesáreas puede superar el doble de las efectuadas en los partos con presentación cefálica espontánea. La posibilidad de que el parto finalice por vía vaginal es menor en las pacientes nulíparas y en aquellos partos cuyo inicio es inducido.

Existen diversas teorías que intentan explicar por qué la probabilidad de cesáreas y de parto instrumental es mayor. Se ha planteado que los fetos en presentación podálica tienen un comportamiento biológico diferente, con menor tolerancia al estrés, y que aquellos fetos menos encajados tienen más éxito en la versión, y que esa falta de encajamiento puede determinar que tampoco se encajen en el parto; también existe la teoría de que el éxito de la versión depende de un menor tono uterino, y de que esa falta de tono puede influir en una dinámica no efectiva durante el parto. Una última teoría planteada es la posibilidad de que las pelvis maternas más estrechas favorezcan la presentación podálica y dificulten el parto vaginal cuando se consigue una versión exitosa.

CESÁREA ELECTIVA

Antes de realizar una cesárea indicada por presentación podálica, es imperativo confirmar la persistencia de dicha presentación ante la posibilidad de una versión espontánea. En términos generales, la cesárea en la presentación podálica debe realizarse practicando incisiones de acceso a la altura de la pared abdominal y el útero; estas han de ser lo suficientemente amplias como para permitir una cómoda extracción fetal. Ante la eventualidad de problemas de extracción de la cabeza última, es recomendable tener a mano un fórceps. Se ha sugerido la utilización de tocolíticos en caso de extracciones dificultosas.

La cesárea electiva debe practicarse con 39 semanas, lo que permite la posibilidad de versión espontánea (4 %) y evita el riesgo de problemas respiratorios. La técnica de la extracción fetal en la cesárea a través de la histerotomía es semejante a las maniobras que se realizan en el parto vaginal.

MANEJO ACTUAL DE LA PRESENTACIÓN NO CEFÁLICA

En la actualidad, en el manejo de la presentación podálica, se pueden ofrecer las siguientes opciones:

- VCE. La SEGO propone que se ofrezca a todas las gestantes con una presentación no cefálica que no tengan contraindicaciones para el parto vaginal.
- Intento de parto vaginal en podálica:
  - La SEGO ha propuesto unos criterios de selección de pacientes para el parto vaginal de nalgas.
  - La mujer debe ser informada de que el parto vaginal de un feto único a término en presentación podálica es una opción razonable en un hospital que disponga de un protocolo específico tanto para la selección de las candidatas como para el control y atención del parto.
  - Cesárea electiva. Se realizará en la semana 39, y se ofrece a las gestantes con presentación no cefálica con contraindicaciones para el parto vaginal o que rechacen los procedimientos anteriores.

El análisis de la literatura médica sustenta el hecho de que el parto vaginal de un feto único en presentación podálica a término puede ser razonable bajo las directrices de protocolos hospitalarios que incluyan criterios tanto de selección de candidatas como de conducción del parto. La introducción de criterios de selección para el intento de parto vaginal en la presentación podálica ha hecho que disminuyan las cifras de morbimortalidad entre los neonatos nacidos por esta vía.

La SEGO propone los siguientes criterios de selección para el parto vaginal en podálica (**Tabla 30-1**):

- Paridad:
  - En la actualidad, se puede considerar que no debe ser un factor influyente.
  - No se han encontrado diferencias en la morbimortalidad entre nulíparas y multíparas.
- Edad materna:
  - No se puede considerar como criterio excluyente para un intento de parto vaginal.
  - No hay datos que permitan establecer una asociación entre la edad materna y los resultados perinatales.
- Peso fetal estimado:
  - Se puede intentar un parto vaginal en podálica en fetos con un peso estimado inferior a 4.000 g.
  - El parto en podálica en fetos con crecimiento intrauterino retardado o con un peso fetal estimado inferior a 2.800 g se ha asociado a una mayor tasa de resultado perinatal adverso.
  - En general, solo debe permitirse el intento de parto vaginal en fetos con crecimiento intrauterino adecuado.
  - A pesar de la imprecisión del 10 % de la ecografía para estimar el peso fetal estimado, es el mejor método de estimación.
  - Es recomendable realizar una ecografía inmediatamente antes del parto para determinar la vitalidad fetal, la ausencia de grandes malformaciones, la variedad de nalgas, la actitud de la cabeza y, también, para estimar el peso fetal.
- Diámetro biparietal. No existe ninguna evidencia para recomendar su medición, ni tampoco un valor máximo a partir del cual se pueda contraindicar el intento de parto vaginal.
- Dimensiones y morfología de la pelvis:
  - Debe realizarse una estimación de la amplitud pélvica para valorar la vía de parto.
  - Esta valoración puede llevarse a cabo mediante métodos clínicos.
  - Algunos protocolos antiguos incluyen la valoración radiológica de la pelvis (radiopelvimetría), pero no existen medidas precisas para su adecuación.
  - El mejor indicador de una apropiada proporción fetopélvica es el adecuado progreso del parto.

Tabla 30-1. Criterios de selección de candidatas a intento de parto de nalgas por vía vaginal
Experiencia suficiente del obstetra
Nalgas puras o completas
Crecimiento fetal adecuado con peso fetal estimado <4.000 g
Pelvis normal
Ausencia de malformaciones fetales que puedan causar distocia fetal
Cabeza fetal flexionada o en situación indiferente
Progreso adecuado del parto
Ausencia de contraindicación médica u obstétrica al parto vaginal
Posibilidad de acceso rápido a quirófano

- Actitud de la cabeza fetal:
  - Se determinará mediante ecografía; solamente la actitud en flexión o la indiferente son subsidiarias de intento de parto vaginal.
  - Cuando el cuello fetal está hiperextendido hasta un ángulo mayor de 90°, el parto vaginal se acompaña de una incidencia del 70 % de lesiones de la médula espinal del feto, por lo que dichas gestaciones deben finalizarse mediante cesárea.
  - La comprobación debe hacerse al inicio del trabajo del parto y no antes, dado que la extensión del cuello fetal depende de la musculatura cervical y puede modificarse con el tiempo.
- Variedad de la presentación:
  - Solo las presentaciones de nalgas puras o completas son susceptibles de intento de parto vaginal.

  - Las modalidades de nalgas incompletas o pies se asocian a una incidencia elevada de patología de cordón, que puede condicionar una situación de hipoxia, así como un riesgo elevado de atrapamiento de la cabeza fetal, debido a una dilatación cervical incompleta.

- Se puede intentar un parto vaginal en presentación podálica en fetos con un peso estimado superior a 2.800 g e inferior a 4.000 g.
- Se puede intentar un parto vaginal en presentación podálica cuando la cabeza fetal esté flexionada o en situación indiferente.

PUNTOS CLAVE

- La presentación podálica *per se* supone un aumento de la morbimortalidad fetal y materna.
- La morbimortalidad materna parece asociarse más a la cesárea que al parto vaginal en la presentación de nalgas.
- El parto de nalgas se considera parto estacionado cuando la dilatación cervical se detiene durante 2 horas o más.
- En el parto de nalgas, puede producirse distocia de hombros y atrapamiento de la cabeza fetal.

- La duración de la fase pasiva de la segunda etapa del parto de nalgas puede durar hasta 90 minutos, lo que permite que las nalgas desciendan en la pelvis.
- La fase activa del expulsivo en el parto de nalgas puede durar 60 minutos como máximo.
- La VCE es una técnica efectiva para reducir la tasa de cesáreas por presentación no cefálica.
- El uso de analgesia y tocólisis incrementa notablemente la tasa de éxito de la VCE.

BIBLIOGRAFÍA

Burgos J, Rodríguez L, Cobos P, Osuna C, Del Mar Centeno M, Larrieta R, et al. Management of breech presentation at term: a retrospective cohort study of 10 years of experience. J Perinatol. 2015;35(10):803-8.

External Cephalic Version: ACOG Practice Bulletin, Number 221. Obstet Gynecol. 2020;135(5):e203-12.

Goffinet F, Carayol M, Foidart JM, Alexander S, Uzan S, Subtil D, et al.; PRE-MODA Study Group. Is planned vaginal delivery for breech presentation at term still an option? Results of an observational prospective survey in France and Belgium. Am J Obstet Gynecol. 2006;194(4):1002-11.

Hannah ME, Hannah WJ, Hewson SA, Hodnett ED, Saigal S, Willan AR. Planned caesarean section versus planned vaginal birth for breech presentation at term: a randomised multicentre trial. Lancet. 2000;356(9239):1375-83.

Herrera Giménez J, Burgos San Cristóbal J, Martín Gómez M, Orozco Fernández R. Versión cefálica externa. En: Sociedad Española de Ginecología y Obstetricia. Documentos de Consenso SEGO. Madrid: SEGO; 2021. p. 53-124.

Hofmeyr GJ, Kulier R, West HM. External cephalic version for breech presentation at term. Cochrane Database Syst Rev. 2015;2015(4):CD000083.

Miño Mora M, García Hernández JA, Fernández-Llebrez del Rey L, Orós López D. Parto en presentación de nalgas. En: Sociedad Española de Ginecología y Obstetricia. Documentos de consenso SEGO. Madrid: SEGO; 2021. p. 11-70.

Sánchez-Romero J, López-Pérez J, Flores-Muñoz AB, Méndez-Martínez MJ, Araico-Rodríguez F, Mendiola-Olivares J, et al. Sedation with propofol plus paracetamol in external cephalic version: an observational study. J Clin Med. 2022;11(3):489.

Sociedad Española de Anestesiología, Reanimación y Terapéutica del Dolor. Protocolos asistenciales de la sección de anestesia obstétrica de la SEDAR. Madrid: SEDAR; 2021.

Sociedad Española de Ginecología y Obstetricia. Parto en la presentación de nalgas a término. Prog Obstet Ginecol. 2011;54(10):540-62.

Sociedad Española de Ginecología y Obstetricia. Versión Cefálica Externa. Prog Obstet Ginecol. 2015;58(7):337-40.

Analgesia obstétrica

31

L. Castro Portillo y R. M. Ostos Serna

OBJETIVOS

- Conocer la repercusión del dolor en el parto.
- Analizar la necesidad de una adecuada analgesia intraparto en las gestantes.
- Conocer los factores que influyen en la variabilidad en la percepción del dolor en el parto.
- Comprender la fisiopatología del dolor relacionado con el parto.
- Relacionar los diferentes métodos analgésicos en el parto, tanto los farmacológicos como los no farmacológicos.
- Saber cuál es la técnica de administración de la analgesia epidural intraparto, así como cuáles son sus indicaciones, contraindicaciones y efectos adversos.
- Evaluar las mejores opciones analgésicas intraparto según cada caso concreto.

JUSTIFICACIÓN

El dolor del parto constituye una importante preocupación para la mujer embarazada, y se ve afectado por el procesamiento de múltiples factores biopsicosociales que conllevan una importante variabilidad en la percepción de la intensidad de dicho dolor.

Así, hay mujeres que (muy ocasionalmente) paren de forma prácticamente inesperada, y otras que califican el dolor del parto como el más intenso que experimentarán en su vida. Tras un parto, si se interroga a las mujeres sobre la intensidad de su dolor, un 20 % de ellas lo describirá como insoportable, el 30 % como grave, el 35 % como moderado y solo el 15 % como mínimo. En España, en el año 2018, de los 250.704 partos atendidos en los hospitales españoles, 157.665 (el 62,9 %) recibieron analgesia locorregional intraparto; esta tendencia es ascendente en este medio.

Esta experiencia dolorosa no solo no aporta beneficio alguno a la paciente, sino que además ejerce un efecto psicológico negativo y una hipoperfusión placentaria mediada por el consumo aumentado de oxígeno, la hiperventilación (con la consiguiente alcalosis respiratoria materna) y el incremento del gasto cardíaco, de la presión arterial y de los valores plasmáticos de catecolaminas y cortisol como respuesta al estrés.

Se ha demostrado que una sensación de control personal sobre los procesos de toma de decisiones durante el trabajo de parto se correlaciona con la satisfacción materna general con este. En este sentido, un estudio con 100 mujeres que se sometieron a un parto por vía vaginal concluye que la satisfacción respecto al alivio del dolor se asoció a la sensación de tener el control y participar en la toma de decisiones. Estos resultados sugieren que las mujeres deben participar en esta toma de decisiones respecto al alivio de su dolor intraparto, para lo que antes han de ser informadas sobre las técnicas de alivio del dolor durante el trabajo de parto, con el objeto de considerar sus opciones cuidadosamente y con tiempo.

La analgesia intraparto debe ofrecerse a todas las mujeres en trabajo de parto; salvo negativa expresa de la paciente o contraindicación médica, no existe ninguna razón que justifique que no se alivie el dolor: los obstetras deben estar implicados activamente en su aplacamiento como últimos responsables del proceso del parto, y tienen que contar siempre con la colaboración de un equipo multidisciplinar para obtener mejores resultados en términos de seguridad, eficacia y satisfacción.

VARIABILIDAD EN LA PERCEPCIÓN DEL DOLOR EN EL PARTO

La forma en que se experimenta el dolor es un reflejo de las circunstancias emocionales, motivacionales, cognitivas, sociales y culturales del individuo.

En los procesos fisiológicos y psicológicos que rodean el parto (incluida la experiencia del dolor), influyen diversos factores biopsicosociales, entre los que se encuentran:

- Paridad. Durante las primeras etapas del trabajo de parto (antes de los 5 cm de dilatación), las nulíparas experimentan mayor dolor sensorial que las multíparas.
- Posición y movilidad. Una revisión sistemática de la Chochrane realizada por Gupta *et al.* encontró una reducción en la percepción de dolor intenso durante el período expulsivo del trabajo de parto en aquellas mujeres que utilizaron cualquier posición vertical o lateral, en comparación con aquellas que adoptaron el decúbito supino.

- Inicio del trabajo de parto. Según multitud de publicaciones (entre otras, un estudio publicado en la guía del National Institute for Health and Care Excellence en 2008), los partos inducidos son más dolorosos que los de inicio espontáneo.
- Posiciones anormales del feto. La posición occipitoposterior se asocia a una mayor intensidad del dolor.
- Progresión rápida o prolongada.
- Fases avanzadas (dilatación > 7 cm).
- Rotura de membranas.
- Edad materna avanzada.
- Obesidad.
- Anomalías estructurales de la espalda.
- Tolerancia a los opioides.
- Antecedente de dismenorrea.
- Experiencia de partos previos.
- Etnia y elementos culturales.
- Nivel educativo.
- Entorno físico y cultural del parto.
- Grado de apoyo emocional proporcionado por los cuidadores clínicos y los acompañantes: una revisión Cochrane sobre el apoyo continuo para las mujeres durante el parto concluyó que aquellas que recibieron apoyo continuo tenían probabilidad de tener un trabajo de parto más corto, más probabilidades de tener un parto vaginal espontáneo y menos probabilidades de recibir analgesia intraparto o de informar insatisfacción con la experiencia de su parto.

Grantly Dick-Read, el famoso defensor del *parto natural*, sugirió que el miedo y la ansiedad pueden producir una tensión muscular resultante en una mayor percepción del dolor. En el pasado siglo, evolucionaron varias filosofías de control del dolor encaminadas a romper el descrito ciclo miedo-tensión-dolor, como la preparación a través de la educación y la relajación para aliviar la tensión, el entrenamiento autógeno, la autosugestión, la biorretroalimentación (o *biofeedback*), la hipnosis, la meditación, el yoga y otras estrategias.

FISIOPATOLOGÍA DEL DOLOR EN EL PARTO

El dolor se origina en diferentes regiones anatómicas durante las fases del trabajo de parto (**Fig. 31-1**).

En la primera fase del trabajo de parto (desde su inicio hasta alcanzar la dilatación completa), el dolor se presenta durante las contracciones y es de naturaleza visceral; se origina en el útero y en el cuello uterino por distensión de los tejidos y la dilatación. Se transmite a través de los nervios espinales T10-L1 y puede referirse a la pared abdominal, la región lumbosacra, las crestas ilíacas, los glúteos y los muslos.

La fase de transición (desde la primera fase tardía hasta el inicio de la segunda fase del trabajo de parto) se asocia a una mayor entrada nociceptiva a medida que la mujer comienza a experimentar dolor somático por distensión vaginal.

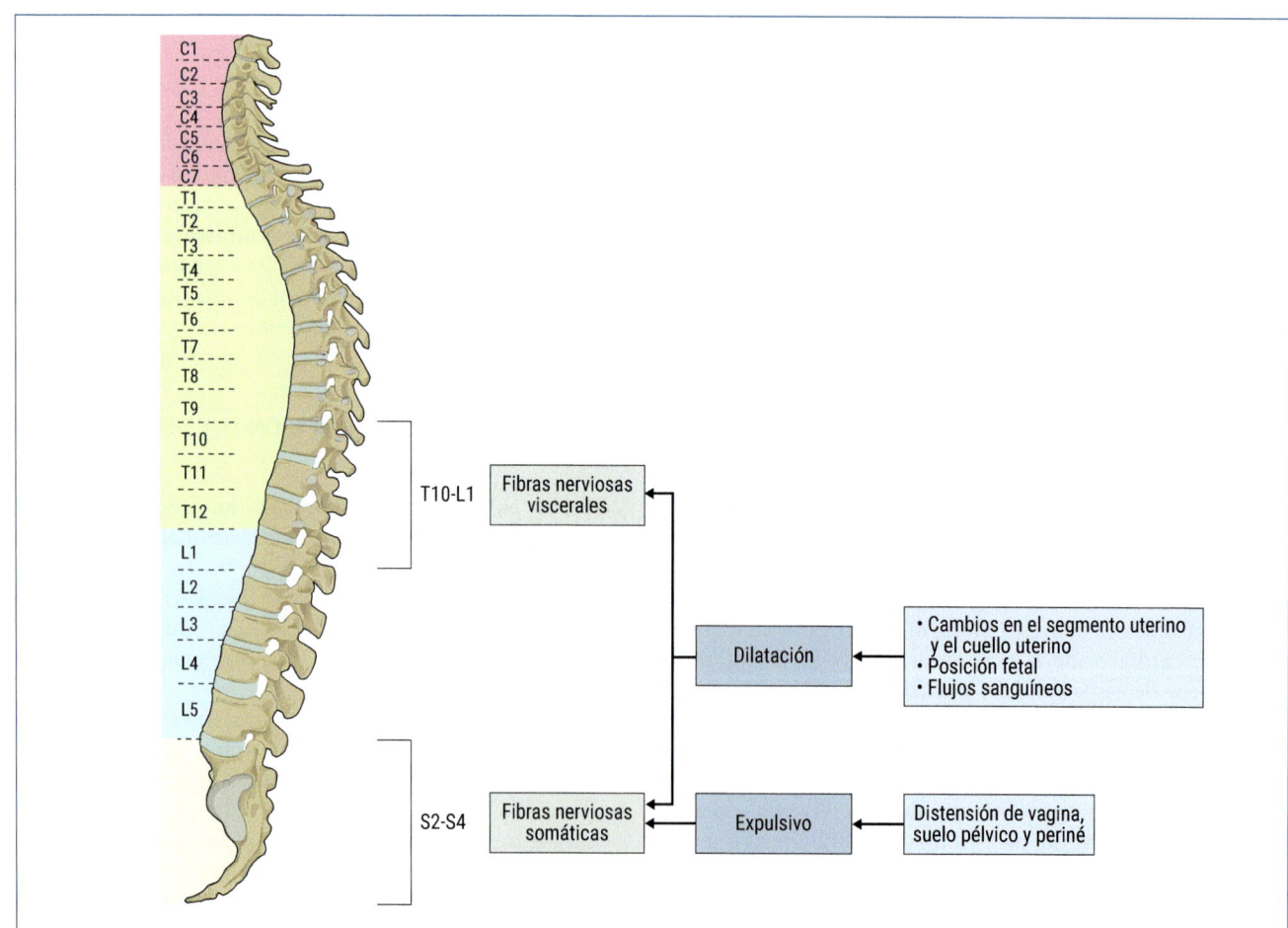

Figura 31-1. Dolor en las regiones anatómicas durante las fases del trabajo de parto.

En la segunda fase del trabajo de parto (la fase del expulsivo), se incluye una combinación de dolor visceral por las contracciones uterinas y la sobredistensión cervical, y un dolor somático por distensión de los tejidos vaginal y perineal. La señal del dolor somático se transmite a la médula espinal a través del nervio pudendo (S2, S3 y S4). Durante esta etapa, la parturienta también experimenta presión rectal y una necesidad imperiosa de pujar y expulsar el feto a medida que la parte que se presenta desciende hacia la salida pélvica. Es un dolor generalmente menos duradero, pero de mayor intensidad, que el experimentado en la primera fase.

 En la primera fase del trabajo de parto, el dolor es de naturaleza visceral y secundario a las contracciones; se transmite a través de los nervios T10-L1. En la segunda fase, se añade a este tipo de dolor uno somático y secundario a la distensión de los tejidos y a la compresión de la presentación; este dolor se transmite a través del nervio pudendo S2-S4.

EFECTOS ADVERSOS DEL DOLOR EN EL PARTO

El dolor en el trabajo de parto conlleva cambios fisiológicos y psicológicos importantes (**Tabla 31-1**), derivados de una respuesta neuroendocrina ante el estrés, lo que repercute en diferentes órganos tanto maternos como fetales. Estas respuestas al dolor en el ámbito cardiopulmonar son generalmente bien toleradas por aquellas gestantes sanas. No obstante, las mujeres afectas de alguna enfermedad cardiopulmonar, preeclampsia o fetos vulnerables podrían desarrollar respuestas patológicas. La importancia de la analgesia intraparto efectiva radica fundamentalmente en la reducción o eliminación de estos efectos adversos al aliviar el dolor.

A continuación, se analizan los efectos adversos del dolor en el parto.

- **Hiperventilación.** Acompaña constantemente y de forma intermitente al dolor del parto. Resulta en una hipocapnia capaz de inhibir el impulso ventilatorio que causa hipotermia materna y fetal. Además, se produce un estado de alcalosis respiratoria que desplaza la curva de la oxihe-

moglobina hacia la izquierda, lo que dificulta la afinidad del oxígeno por la hemoglobina materna y, por tanto, disminuye la transmisión del oxígeno de la gestante al feto a través de la placenta. Esta alcalosis, si alcanza valores graves, puede causar vasoconstricción uteroplacentaria, con la consecuente disminución del flujo sanguíneo fetal y del suministro de oxígeno. La analgesia epidural revierte estos efectos ventilatorios adversos del dolor.

- **Efectos neurohumorales.** Las catecolaminas plasmáticas elevadas como respuesta al estrés producido por el dolor aumentan la resistencia vascular periférica materna y disminuyen la perfusión uteroplacentaria, lo que conlleva una reducción en la oxigenación fetal, causa acidosis fetal y reduce la frecuencia cardíaca fetal . La sedación con pentobarbital u óxido nitroso y la analgesia epidural o intratecal con fentanilo han demostrado reducir las concentraciones de adrenalina materna circulante y revertir estos efectos.
- **Efectos psicológicos.** El dolor no controlado en el parto se asocia a un mayor riesgo de depresión posparto y trastorno de estrés postraumático.

 La hiperventilación y su consiguiente alcalosis respiratoria, el aumento de las catecolaminas maternas circulantes y los efectos psicológicos del dolor incontrolado durante el parto son efectos indeseados del dolor durante el trabajo de parto que pueden conllevar efectos nocivos tanto para la madre como para el feto.

MÉTODOS NO FARMACOLÓGICOS

En términos generales, las intervenciones no farmacológicas tienen como objetivo principal ayudar a las gestantes a que sobrelleven el dolor durante el trabajo de parto, mientras que las intervenciones farmacológicas tienen como finalidad esencial el alivio del dolor del trabajo de parto. No obstante, se sabe que el dolor durante el trabajo de parto es multifactorial y que existe cierta superposición. Además, algunas intervenciones se aprenden en clases prenatales de preparación al alumbramiento y se llevan a cabo antes del trabajo de parto (hipnosis, biorretroalimentación o *biofeedback*, aromaterapia, yoga, musicoterapia, acupuntura, masaje, reflexología o estimulación nerviosa eléctrica transcutánea), mientras que otras se administran solo durante este trabajo (inyección subcutánea de agua estéril, inmersión en agua y métodos farmacológicos).

Hipnosis

La hipnosis se ha descrito como un estado de atención focalizada limitada, con la consciencia reducida de los estímulos externos y una mayor respuesta a las sugestiones, que son comunicaciones verbales o no verbales que dan como resultado cambios aparentemente espontáneos en la percepción, el estado de ánimo o el comportamiento. Estas comunicaciones terapéuticas se dirigen al subconsciente de la persona, y las respuestas son independientes de cualquier esfuerzo o razonamiento consciente.

Tabla 31-1. Efectos adversos del dolor grave intraparto
Aumento del consumo de oxígeno
Hiperventilación, hipocapnia, alcalosis respiratoria
Inhibición gástrica
Aumento de la acidez gástrica
Lipólisis
Aumento de las resistencias vasculares periféricas, del gasto cardíaco y de la presión arterial
Disminución de la perfusión placentaria
Descoordinación de la dinámica uterina
Depresión posparto y trastorno de estrés postraumático

Determinados avances en neuroimagen han llevado a una mayor comprensión de los cambios neurofisiológicos que ocurren durante la analgesia inducida por la hipnosis. Así, la tomografía por emisión de positrones ha demostrado que la circunvolución cingulada anterior del sistema límbico es una de las regiones del cerebro afectadas por la modulación hipnótica del dolor. La supresión de la actividad neuronal entre la corteza sensorial y el sistema límbico/la amígdala parece inhibir la interpretación emocional de las sensaciones experimentadas como dolor.

Las mujeres en trabajo de parto pueden aprender la autohipnosis para reducir el dolor de las contracciones, técnica mediante la que se enseña a la paciente a inducirse a sí misma un estado de consciencia similar a la meditación; da como resultado que las experiencias normalmente percibidas no alcancen la consciencia. En este estado mental, se utilizan declaraciones positivas como sugerencias para lograr el objetivo de aliviar o reducir el miedo, la tensión y el dolor, de manera que el acto fisiológico del nacimiento pueda progresar de una manera cómoda para la madre. Existe la idea errónea de que el individuo en estado hipnótico pierde el control de sus pensamientos y acciones. Las mujeres que utilizan la autohipnosis para el trabajo de parto tienen pleno control y son conscientes de lo que les sucede a ellas y a quienes las rodean.

Biorretroalimentación o *biofeedback*

Quienes se someten a esta técnica terapéutica reciben entrenamiento para mejorar su salud y bienestar a través de señales provenientes de sus propios cuerpos (temperatura, frecuencia cardíaca, tensión muscular). El principio que subyace es que los cambios en los pensamientos y emociones pueden resultar en cambios en el funcionamiento del cuerpo.

Este método tiene como objetivo obtener el control sobre las respuestas fisiológicas con la ayuda de los siguientes instrumentos, que siempre han utilizarse bajo la supervisión de expertos:

- Dispositivos electrónicos, como los electromiógrafos, que miden la tensión muscular.
- Medidores que muestran cambios en la emisión de calor por la piel y reflejan cambios en el flujo sanguíneo.
- Sensores de respuesta galvánica de la piel que evalúan el volumen de sudor producido bajo estrés midiendo la conductividad de la piel.
- Electroencefalógrafos, que miden la actividad cerebral.
- Electrocardiógrafos, para controlar la frecuencia y el ritmo cardíacos. Pueden ser útiles para aliviar la taquicardia.
- Dispositivos de control de la respiración, para promover la relajación y disminuir los síntomas de la ansiedad y la hiperventilación.

Inyección de agua estéril intracutánea o subcutánea

En diferentes estudios, se ha demostrado que las inyecciones intracutáneas o intradérmicas de agua estéril en la piel sobre el sacro alivian el dolor del trabajo de parto. Estas inyecciones podrían ser de especial utilidad para aquellos centros donde no hay acceso a la analgesia epidural y para las pacientes que quieren evitar la medicación durante el trabajo de parto. Se postula que su funcionamiento se basa en la liberación de opioides endógenos.

Inmersión en agua

Consiste en la inmersión en agua tibia de la gestante durante cualquier etapa del trabajo de parto, de manera que el abdomen quede completamente sumergido en una piscina o bañera más grande que un baño doméstico normal. Esta técnica puede emplearse en una o más etapas del trabajo de parto y puede tener cualquier duración. La flotabilidad del agua permite que la mujer se mueva más fácilmente que en tierra y puede facilitar las interacciones neurohormonales del trabajo de parto, optimizar el progreso de este trabajo y aliviar el dolor. Además, puede asociar una mejor percusión uterina, contracciones menos dolorosas y un trabajo de parto más corto con menos intervenciones. Si la inmersión se realiza hasta los hombros, se reduce la presión arterial, debido a la vasodilatación de los vasos periféricos y la redistribución del flujo sanguíneo.

Se sugiere que aumenta la satisfacción materna y la sensación de control y que el feto se beneficia de la relajación materna, ya que esto optimiza la percusión placentaria y la liberación de opioides endógenos. Asimismo, cuando la mujer ve reducido su miedo, se optimiza la liberación de oxitocina, lo que estimula contracciones efectivas. Además, al fomentar la flexión, la facilidad de movilidad en el agua puede mejorar la posición fetal.

Aromaterapia

Consiste en el uso de aceites esenciales que se masajean sobre la piel o se inhalan mediante una infusión de vapor o un quemador, aprovechando los poderes curativos de las plantas. Su mecanismo de acción no está claro, ya que los estudios que analizaron los efectos psicológicos y fisiológicos de estos aceites esenciales no mostraron cambios en los parámetros fisiológicos (como la presión arterial o la frecuencia cardíaca), pero sí indicaron mejoría en el estado de ánimo y la ansiedad. Se cree que aumentan la secreción de los neurotransmisores sedantes, estimulantes y relajantes propios del cuerpo (paracrinos y endocrinos).

Técnicas de relajación

Las técnicas de relajación, como el yoga o la musicoterapia, son intervenciones para la mente y el cuerpo basadas en el desarrollo de la consciencia de la tensión muscular; practican su liberación y a menudo mantienen la relajación, junto con la respiración concentrada, la meditación y la visualización. Algunos estudios demuestran que pueden tener un efecto calmante y proporcionar distracción del dolor y la tensión.

Acupuntura y acupresión

La acupuntura implica la inserción de agujas finas en diferentes partes específicas del cuerpo; con la *acupresión*, se aplica presión en dichos puntos concretos. El objetivo de ambas técnicas es tratar enfermedades y aliviar el dolor mediante la estimulación de estos puntos. Los puntos de acupuntura utilizados para reducir el dolor del parto se encuentran en las manos, los pies y las orejas.

Se han descrito varias teorías sobre cómo funciona exactamente la acupuntura. Una de ellas propone que la estimulación de las fibras táctiles bloquea los impulsos del dolor en las «puertas del dolor» de la médula espinal, de manera que es menos probable que los impulsos de las fibras del dolor alcancen el tronco encefálico, el tálamo y la corteza cerebral. Otra teoría sugiere que la acupuntura estimula que el cuerpo libere endorfinas, que reducen el dolor.

Masajes y reflexología

El masaje implica la manipulación de los tejidos blandos del cuerpo para ayudar a relajar la tensión muscular y calmar al individuo. Podría utilizarse en la zona lumbosacra en el trabajo de parto para relajar la tensión muscular de la espalda. Eso o un ligero masaje abdominal (*effleurage*) podría aliviar el dolor, ayudar con la relajación e inhibir la transmisión sensorial en las vías del dolor, además de mejorar el flujo sanguíneo y la oxigenación de los tejidos.

La reflexología propone puntos reflejos en los pies que corresponden a órganos y estructuras del cuerpo, y postula que el dolor puede reducirse mediante una manipulación suave de ciertas partes del pie o por la presión en estas, para lograr con ello un efecto analgésico en otras zonas del cuerpo.

Estimulación nerviosa eléctrica transcutánea

Utiliza un dispositivo que emite impulsos eléctricos de bajo voltaje, que varían en frecuencia e intensidad, a través de electrodos colocados generalmente en la zona inferior de la espalda y el autocontrol de las corrientes eléctricas por las propias gestantes mediante un dispositivo manual.

Se cree que los pulsos eléctricos estimulan las vías nerviosas de la médula espinal que bloquean la transmisión del dolor. De acuerdo con la teoría del control de la puerta de Melzack, la transmisión del dolor se inhibe mediante la estimulación de fibras nerviosas táctiles sensoriales aferentes que transportan impulsos hacia el sistema nervioso central. También se ha sugerido que los estímulos dolorosos resultan en la liberación de opioides endógenos que median la experiencia del dolor.

Además, se cree que, al reducir la ansiedad, aumentar la sensación de control y proporcionar distracción, aumenta la sensación de bienestar y, por tanto, se reduce el dolor durante el trabajo de parto. También hay estudios que demuestran que la estimulación nerviosa eléctrica transcutánea puede reducir la duración del trabajo de parto, al suprimir la liberación de las catecolaminas, que podrían inhibir las contracciones uterinas y retrasar el progreso del parto.

MÉTODOS FARMACOLÓGICOS

Los métodos farmacológicos incluyen la analgesia inhalada, los fármacos opioides y los no opioides, el bloqueo nervioso con anestésico local y la analgesia neuroaxial.

Analgesia inhalada

La analgesia inhalada durante el trabajo de parto consiste en la inhalación de concentraciones subanestésicas de fármacos anestésicos mientras la gestante permanece despierta y sus reflejos laríngeos se encuentran intactos. Estos fármacos incluirían el isoflurano, el sevoflurano, el tricloroetileno en aire, el metoxiflurano, el ciclopropano, el protóxido de nitrógeno.

Las concentraciones de óxido nitroso, enflurano, isoflurano y metoxiflurano no disminuyen significativamente la percepción dolorosa de las contracciones uterinas. Sin embargo, el óxido nitroso en oxígeno al 50 % se utiliza ampliamente en la práctica obstétrica moderna, debido a la facilidad de su administración, la ausencia relativa de potencial inflamable, la ausencia de olor desagradable, la ausencia de efecto sobre las contracciones uterinas, la falta de informes sobre hipertermia maligna, la mínima toxicidad, la prácticamente nula depresión del sistema cardiovascular y un rápido inicio y eliminación del cuerpo de la mujer, del feto y del recién nacido.

> Las concentraciones de óxido nitroso, enflurano, isoflurano y metoxiflurano no disminuyen significativamente la percepción dolorosa de las contracciones uterinas. Sin embargo, el óxido nitroso en oxígeno al 50 % se utiliza ampliamente en la práctica obstétrica moderna.

La mujer puede autoadministrarse la analgesia inhalada bajo supervisión de forma intermitente (interrumpiendo la administración cuando la contracción desaparece; esta es la forma de administración recomendada) o continua (inhalando durante la contracción y tras esta). No obstante, se han documentado posibles asociaciones de infertilidad, aborto espontáneo, parto prematuro e hipervitaminosis B$_{12}$ con una exposición prolongada al óxido nitroso, por lo que deberían medirse regularmente las concentraciones de óxido nitroso ante una administración de forma continua.

Otros posibles efectos adversos del óxido nitroso son la somnolencia materna, las alucinaciones, los vómitos, la hiperventilación y la tetania. La hipoxia materna o la fetal quedan relegadas a efectos adversos infrecuentes ante exposiciones excesivamente prolongadas.

El mecanismo de acción de la analgesia inhalada sigue siendo incierto, pero parece que su acción anestésica está relacionada con la supresión de la actividad de la red reticuloendotelial en el tronco encefálico. Se ha planteado la hipótesis de que el óxido nitroso induce la liberación de opiáceos endógenos en el área gris periacueductal del mesencéfalo, lo que podría modular los estímulos del dolor a través de las vías nerviosas descendentes de la médula espinal.

Opioides

La mayoría de las unidades obstétricas de países desarrollados ofrecen opioides parenterales junto con instilaciones para analgesia epidural. Estos fármacos son relativamente económicos. En ciertos países, está ampliamente extendido el uso de petidina, meptazinol, diamorfina, morfina, nalbufina, fentanilo y remifentanilo durante el trabajo de parto. A nivel global, la petidina es el opiáceo más utilizado, aunque preocupan los efectos maternos que produce, como la capacidad disminuida para la participación en la toma de decisiones, la sedación, la hipoventilación, la hipotensión, el trabajo de parto prolongado (al dificultar la movilidad ante una somnolencia excesiva), la retención de orina, las náuseas y vómitos y la lentitud en el vaciado gástrico.

Además, los opioides atraviesan fácilmente la placenta por difusión pasiva, y pueden provocar depresión respiratoria neonatal e hipotermia. Se estima que un recién nacido puede tardar 3-6 días en eliminar la petidina y su metabolismo (norpetidina) de su organismo.

Algunos estudios observacionales han informado de efectos de los opioides en el recién nacido, como la inhibición de la succión y la disminución del estado de alerta, lo que da lugar a un retraso en la adquisición de una lactancia materna efectiva y una interrupción de esta más temprana.

 Se ha demostrado que la petidina afecta significativamente a la variabilidad de la frecuencia cardíaca fetal, así como a las aceleraciones y desaceleraciones durante el trabajo de parto, lo que podría tener también consecuencias para la mujer.

Fármacos no opioides

Son fármacos que tienen acciones analgésicas, antipiréticas, sedantes y antiinflamatorias. En este grupo se incluyen el paracetamol, los antiinflamatorios no esteroideos y los antiespasmódicos, como la escopolamina. En combinación con otros medicamentos con poder analgésico, el paracetamol y los antiinflamatorios no esteroideos pueden mostrarse eficaces en el alivio del dolor leve-moderado e incluso del moderado-intenso.

Este grupo de fármacos actúan en alguno de los cambios químicos producidos como consecuencia de una lesión o daño tisular, que generalmente conllevan inflamación y una mayor sensibilidad al dolor. Sin embargo, existen límites para el dolor a partir de los cuales estos fármacos pierden eficacia (*efecto techo*): una vez alcanzado este nivel, consumir más no conllevará un alivio del dolor. Por otra parte, estos fármacos son bastante seguros, dado que su uso no es prolongado.

Bloqueo nervioso con anestésico local

El bloqueo pudendo y el paracervical son los más comúnmente realizados desde hace décadas. El bloqueo pudendo se realiza mediante la inyección de un anestésico local alrededor del tronco del nervio pudendo en la segunda etapa del trabajo de parto, sobre todo cuando va a realizarse un parto instrumentado. En esta etapa, debido al descenso de la presentación fetal, el foco principal del dolor se encuentra en la parte inferior de la vagina, el periné y la vulva, zonas inervadas por las raíces nerviosas S2-S4 a través del nervio pudendo. Su infiltración con anestésico local a la altura de las espinas isquiáticas conduce a la analgesia de estas áreas. Antes de la generalización del uso de la analgesia epidural en obstetricia,

esta era la opción preferida de analgesia intraparto. También pueden utilizarse como complemento a la analgesia epidural, ya que en ocasiones esta puede tener algo de preservación sacra.

El bloqueo paracervical se realiza mediante la infiltración de anestésico local en el cuello uterino, generalmente en dos localizaciones de su porción vaginal en los fondos de saco vaginales, con una profundidad de 3-7 mm. Esta infiltración interrumpe las fibras sensoriales viscerales de la parte inferior del útero, el cuello uterino y la parte superior de la vagina (T10-L1), a medida que pasan a través del plexo uterovaginal (plexo de Frankenhauser) a cada lado del cuello uterino.

Analgesia neuroaxial

Es una técnica de bloqueo central que consiste en la inyección de un anestésico local con opioides o sin estos en la región inferior de la columna vertebral, cerca de los nervios que transmiten los estímulos dolorosos del útero y el canal de parto.

La analgesia neuroaxial es la terapia más eficaz y utilizada para el alivio del dolor durante el trabajo de parto. La epidural, la espinal-epidural combinada (CSE) y otras técnicas neuroaxiales centrales (como la punción dural epidural, la espinal de una sola administración y la analgesia espinal continua) se encuentran entre las muchas opciones. En la mayoría de los casos, estas técnicas brindan una excelente analgesia con riesgo mínimo tanto para la madre como para el feto.

 La analgesia neuroaxial es la terapia más eficaz y utilizada para el alivio del dolor durante el trabajo de parto.

Los anestésicos locales inhiben la conducción nerviosa y bloquean los canales de sodio en las membranas de las células nerviosas; así, se impide la propagación de los impulsos nerviosos a su través. La analgesia resultante del bloqueo de los impulsos de los nervios sensoriales a medida que cruzan el espacio epidural debe ser evidente dentro de los 10-20 minutos posteriores a la administración.

El anestésico que fluye en el espacio epidural ejerce un efecto específico en función de su concentración; afecta a todas las modalidades sensitivas de los nervios bloqueados en diversos grados, de modo que la administración de una dosis más baja de anestésico bloquea de forma selectiva y parcial los estímulos dolorosos y conserva la función motora, mientras que dosis más altas provocan un bloqueo sensorial y motor completo, lo que limita la movilidad durante el trabajo de parto, y conlleva su prolongación y más riesgo de parto instrumentado. El bloqueo de nervios simpáticos ocurre en concentraciones variables y se manifiesta como vasodilatación e hipotensión. Otros efectos adversos reportados son la retención de orina, los escalofríos, la fiebre, el *tinnitus* o acúfeno, los temblores y la depresión respiratoria y cardiovascular.

Más recientemente, se ha extendido el uso de una concentración más baja de anestésico local en combinación con una variedad de opioides para brindar un efecto analgésico al mismo tiempo que se permite que la mujer mantenga cierta función motora, como la capacidad para moverse durante el trabajo de parto y la facultad de pujar.

Fundamentalmente, este tipo de analgesia comprende el alivio del dolor y la preparación para la anestesia quirúrgica.

Alivio del dolor. Es adecuado para las mujeres en trabajo de parto, independientemente de la paridad, la dilatación cervical y la estática y altura de la presentación fetal, siempre y cuando no existan contraindicaciones. El Colegio Americano de Obstetras y Ginecólogos y la Sociedad Americana de Anestesistas coinciden en que la solicitud materna es indicación suficiente para el alivio de dolor durante el trabajo de parto. Debe bloquear T10-L1 para la primera etapa de este trabajo y extenderse a S2-S4 durante su primera etapa tardía y su segunda etapa, y puede iniciarse en cualquiera de sus etapas. La provisión de una analgesia adecuada durante el trabajo de parto puede mitigar los efectos cardiovasculares, respiratorios y gastrointestinales adversos de las catecolaminas secretadas como respuesta al dolor en la madre. También puede mejorar la perfusión uteroplacentaria y disminuir la incidencia de depresión y dolor posparto persistentes.

Preparación para la anestesia quirúrgica. Se debe considerar la administración temprana de analgesia neuroaxial durante el trabajo de parto tanto para las gestantes de alto riesgo como para aquellas que probablemente requieran anestesia quirúrgica para el parto quirúrgico. El objetivo de la colocación del catéter epidural de forma temprana en este entorno es reducir la necesidad de anestesia general para un parto por cesárea no planificado o para la anestesia durante el manejo de la hemorragia posparto. Podría considerarse especialmente en las siguientes situaciones: *a)* gestación gemelar; *b)* preeclampsia; *c)* cesárea anterior; *d)* registro cardiotocográfico poco tranquilizador; *e)* antecedentes de hemorragia posparto previa; *f)* obesidad (índice de masa corporal > 40) con anatomía desafiante para procedimientos neuroaxiales o con apnea obstructiva del sueño; *g)* vía aérea difícil; y *h)* antecedentes personales o familiares de hipertermia maligna. Una vez colocado el catéter, debe dosificarse para la analgesia del trabajo de parto y evaluarse con frecuencia para garantizar la funcionalidad; en caso de mal funcionamiento, hay que reemplazarlo.

La preparación para la analgesia neuroaxial del trabajo de parto implica:

- Evaluación preanestésica, en la que han de constar:
  - Los antecedentes médicos generales, obstétricos y anestésicos de la paciente.
  - Un examen físico específico que incluya los signos vitales, las vías respiratorias, el corazón, los pulmones y la espalda.
- Evaluación de laboratorio:
  - No se requieren análisis de laboratorio de rutina antes de iniciar el bloqueo neuroaxial en las mujeres sanas.
  - Un recuento de plaquetas puede estar indicado en pacientes seleccionadas, como aquellas con trombocitopenia conocida, las usuarias de heparina durante más de 4 días y aquellas con antecedentes de hemorragia y/o signos de coagulación intravascular diseminada.
- Consentimiento informado, que debe incluir los riesgos y beneficios de las opciones disponibles para la analgesia del trabajo de parto vaginal y por cesárea.
- Acceso intravenoso.

- Verificación del equipo. Debe asegurarse la disponibilidad del equipo de vía aérea de emergencia y medicamentos de reanimación.
- Monitores.
- Tiempo de espera antes del procedimiento: destinado a identificar a la paciente, confirmar el procedimiento correcto, verificar el consentimiento y revisar el estado de la coagulación y/o la dosis y el momento de los medicamentos administrados antes de la técnica (sobre todo, en aquellos casos donde se haya realizado tromboprofilaxis).
- Asepsia.

 En las mujeres sanas, antes de iniciar el bloqueo neuroaxial, no se requieren análisis de laboratorio de rutina.

El posicionamiento óptimo de la paciente es fundamental para el éxito de este tipo de analgesia. Tanto la posición sedente como la de decúbito lateral se utilizan con eficacia. Esta última opción queda especialmente relegada a los casos de dilatación cervical avanzada, pacientes con síncope vasovagal o riesgo alto de prolapso de cordón.

En cuanto a la monitorización de las constantes, se diferencian dos momentos:

- Durante el inicio de la analgesia neuroaxial:
  - La saturación de oxígeno y la frecuencia cardíaca maternas deben medirse continuamente mediante el oxímetro de pulso.
  - La presión arterial debe medirse cada 5 minutos durante 15-20 minutos o hasta que la paciente esté hemodinámicamente estable.
  - La frecuencia cardíaca fetal debe controlarse al menos antes y después del inicio de la analgesia neuroaxial.
- Durante el mantenimiento de la analgesia neuroaxial:
  - La presión arterial debe medirse cada 30 minutos o más frecuentemente en casos de hipotensión materna y de registros cardiotocográficos poco tranquilizadores.
  - La frecuencia cardíaca fetal debe controlarse según el protocolo institucional.
  - El control del dolor, la función motora y el nivel sensorial deben evaluarse a intervalos regulares para garantizar un bloqueo funcionante.

Respecto a la elección de la técnica neuroaxial que se ha de aplicar, la epidural continua y la CSE son las más utilizadas, aplicando las siguientes consideraciones generales:

- Las técnicas espinales (porción espinal del CSE, espinal de administración única y espinal continua) proporcionan un inicio más rápido de analgesia simétrica (incluida la analgesia sacra) que una técnica epidural convencional, aunque rara vez se utilizan las espinales de administración única y las espinales continuas.
- Las técnicas continuas (epidural continua, componente de catéter del CSE y espinal continua) brindan analgesia durante todo el trabajo de parto y el parto, con la opción de convertirse rápidamente en anestesia quirúrgica para el parto quirúrgico.

- La analgesia epidural requiere dosis más altas de fármacos que la analgesia espinal. En la práctica clínica actual, se utilizan comúnmente bajas concentraciones de anestésico local para las soluciones epidurales del trabajo de parto (bupivacaína al 0,0625-0,1 % o ropivacaína al 0,08-0,1 %), por lo que el riesgo de toxicidad sistémica es bajísimo.
- Se puede colocar un catéter espinal continuo (la menos común de las técnicas neuroaxiales) después de una punción dural accidental al introducir el catéter directamente en el espacio intratecal. Es fundamental etiquetar este catéter como raquídeo para evitar la inyección de altas dosis de anestesia local, que pueden provocar una anestesia raquídea alta.

La elección entre las técnicas epidural convencional y CSE a menudo está determinada por la situación clínica, los protocolos institucionales, el equipo disponible y la preferencia del anestesista. La CSE puede proporcionar beneficios sobre la epidural tradicional, como un inicio más rápido de la analgesia (3-5 minutos) y una menor necesidad de analgesia de rescate; sin embargo, se ha asociado a mayor incidencia de prurito y bradicardia fetal.

En cuanto a la técnica de la analgesia epidural, se coloca una aguja epidural bajo el espacio intermedio lumbar L2-L3, y se introduce a través de ella un catéter en el espacio epidural, tras lo cual se retira la aguja, se asegura el catéter y se conecta a un sistema de bomba de infusión. La aguja epidural suele ser de calibre 17 o 18 y de 8,89 cm de largo, con marcas en la superficie a intervalos de 1 cm. Agujas más largas, de hasta 15 cm, están disponibles para pacientes con obesidad grave. Se utiliza una jeringa de pérdida de resistencia para identificar el espacio epidural, con baja resistencia entre el émbolo y el interior del cilindro de la aguja. Esta jeringa se llena con solución salina, aire o una combinación de ambos, y se conecta a la aguja epidural cuando la punta de esta se engancha en el ligamento interespinoso. A medida que la aguja avanza con presión sobre el émbolo, se produce la pérdida de resistencia una vez que la punta de aquella sobrepasa el ligamento amarillo hacia el espacio epidural, y el contenido de la jeringa se inyecta fácilmente.

La aguja epidural se puede insertar mediante un abordaje en la línea media o paramedial (esta última se destina más a inserciones torácicas medias o altas). Se palpa el espacio intermedio entre dos procesos espinosos en el nivel espinal elegido, y se inyecta a este nivel lidocaína al 1 % en la línea media con una aguja de calibre 25 hasta producir un pequeño habón en la piel; se infiltra inicialmente el tejido subcutáneo y se continúa posteriormente a través del ligamento supraespinoso hasta el ligamento interespinoso. Posteriormente, se inserta la aguja epidural con estilete en un ángulo recto o con una leve inclinación cefálica, y se avanza a través del ligamento supraespinoso y dentro del ligamento interespinoso, donde debe notarse una sensación de firmeza. Una vez anclada la punta de la aguja en el ligamento interespinoso, hay que retirar el estilete y conectar la jeringa de pérdida de resistencia aplicando una presión suave al émbolo mientras se avanza lentamente.

El ligamento amarillo es más resistente que el interespinoso, y se identifica por una mayor resistencia a la inyección a medida que avanza la aguja. Una vez que se haya perdido dicha resistencia, hay que detener el avance de la aguja para evitar una punción dural accidental. En este momento, la punta de la aguja se encuentra en el espacio epidural, por lo que se retirará la jeringa y se contarán las marcas en el eje visible de la aguja epidural para calcular la profundidad del espacio epidural desde la piel. Después, se pasa el catéter epidural a través de la aguja, hasta que la marca de 20 cm esté en el centro de la aguja; entonces, se retira con cuidado la aguja sobre el catéter; hay que fijarse en la marca del catéter en la piel y retirar este hasta dejar 4-6 cm en el espacio epidural.

Se ha de conectar el conector del catéter y hay que asegurarse de que no haya líquido cefalorraquídeo o sangre en este (lo que indicaría una colocación intratecal o intravascular), para lo cual se aspira suavemente con una jeringa de 3 mL. Se coloca un vendaje transparente sobre el lugar de inserción y se fija a la espalda de la paciente.

Se puede utilizar una dosis de prueba (3 mL de lidocaína al 1,5 % con adrenalina [epinefrina] 1:200.000) para asegurarse de la correcta colocación del catéter epidural. La aparición de taquicardia aguda dentro del primer minuto (que indicaría colocación intravascular del catéter) o un bloqueo motor denso dentro de los 5 minutos (que indicaría colocación intratecal) constituyen una dosis de prueba positiva, y habría que considerar la recolocación del catéter.

La CSE combina el inicio rápido y el bloqueo denso de la anestesia espinal con la flexibilidad para prolongar la analgesia con catéter epidural. Lo más común es colocar la punta de una aguja epidural convencional en el espacio epidural; después, se inserta una aguja espinal larga (calibre 25-27) a través de la aguja epidural para inyectar medicamentos espinales; posteriormente, se extrae la aguja espinal y se enhebra el catéter epidural de manera normal. También hay equipos especializados con una aguja epidural de doble luz. Al insertar la aguja espinal larga a través de la aguja epidural se puede sentir una ligera resistencia al salir de la aguja epidural, tras lo cual hay que seguir avanzando y detenerse al sentir un chasquido cuando se perforan la duramadre y las membranas aracnoideas. Tras ello, se retira el estilete de la aguja espinal para comprobar el flujo de líquido cefalorraquídeo que debe fluir ante una correcta colocación, y se puede conectar la jeringa espinal e inyectar el medicamento intratecal. Posteriormente, se retira la aguja espinal, se deja la aguja epidural en su lugar y se inserta el catéter epidural a través de la aguja, como se ya se ha desarrollado antes.

Se pueden administrar dosis completas de anestésicos locales espinales para lograr una anestesia quirúrgica adecuada o una administración secuencial, lo que produce menos hipotensión que las dosis completas. El volumen y la dosis total de anestésico local son los dos factores más importantes relacionados con el fármaco que influyen en la extensión y densidad dermatomal del bloqueo sensitivo y motor. Un pequeño volumen de anestésico local altamente concentrado dará como resultado un bloqueo denso de extensión dermatomal limitada limitada al nivel espinal de la inyección del fármaco. Por el contrario, la inyección de la misma dosis en una solución de baja concentración y gran volumen dará como resultado un bloqueo sensitivo dermatomal generalizado de baja densidad. Para la anestesia quirúrgica, se requiere un bloqueo denso; uno menos denso es deseable para la analgesia.

La analgesia espinal de un solo disparo implica la inyección espinal (intratecal) de anestésicos locales sin colocar un catéter epidural. Su inicio analgésico es rápido, pero la duración está limitada por la de la acción del fármaco inyectado.

Puede estar indicada en las siguientes circunstancias clínicas:

- Multípara en trabajo de parto avanzado que progresa rápidamente y puede beneficiarse de un inicio rápido de analgesia espinal sin necesidad de un bloqueo prolongado.
- Ante la previsión de inserción difícil del catéter epidural, pueden usarse inyecciones espinales repetidas o se puede volver a intentar un procedimiento epidural una vez que la paciente se sienta más cómoda.

Anestésicos locales

En este tipo de anestesia, los anestésicos locales más ampliamente extendidos son los siguientes (**Tabla 31-2**):

- Bupivacaína:
  - De acción prolongada, provoca neurotoxicidad y cardiotoxicidad dependientes de la dosis.
  - Se absorbe desde el espacio epidural, con una dosis máxima de 2 mg/kg inyectados en este durante un corto período.
  - La bupivacaína al 0,75 % está contraindicada para la anestesia obstétrica, por haber informado toxicidad sistémica letal en este uso.
- Lidocaína. De acción corta, sin síntomas neurológicos transitorios asociados a su uso epidural.
- Ropivacaína. Es un 40 % menos potente que la bupivacaína en la anestesia epidural, y puede causar menos bloqueo motor que esta a niveles equivalentes de bloqueo sensorial, con un perfil de seguridad superior.
- Levobupivacaína. Similar a la bupivacaína, pero menos cardiotóxica.

- 2-cloroprocaína:
  - Tiene un inicio de acción rápido y una acción de corta duración.
  - A menudo se usa para cirugía urgente.
  - Su toxicidad sistémica es rara al utilizarse vía epidural, debido a su rápida metabolización.

Anestésicos adyuvantes

Además, se encuentran disponibles algunos fármacos adyuvantes cuya adición puede acortar la latencia, prolongar la duración de la anestesia y aumentar la densidad del bloqueo sensorial y motor.

Opioides

Mejoran el efecto analgésico de los anestésicos locales a través de un mecanismo sinérgico. Cruzan la duramadre y las membranas aracnoideas para llegar al líquido cefalorraquídeo y se unen a los receptores de opioides en el asta dorsal de la médula espinal.

Puede haber un efecto de techo analgésico con dosis crecientes de opioides neuroaxiales, de modo que haya un aumento de los efectos secundarios sin una analgesia necesariamente mejorada. Los efectos adversos más comunes son el prurito, las náuseas y vómitos y la retención urinaria.

Lipofílicos. Se distribuyen fácilmente por la grasa epidural; por tanto, sus concentraciones en el líquido cefalorraquídeo son más bajas que las de los opioides hidrofílicos.

- Fentanilo:
  - Tiene un inicio de acción de 5-15 minutos y una breve duración de analgesia (1-2 horas).
  - Para optimizar la anestesia/analgesia intraoperatoria, se suele administrar en combinación con el anestésico local en bolo en dosis de 50-100 mg.
  - Por lo general, se combina con un anestésico local de baja concentración y acción prolongada en dosis de 1,5-

Tabla 31-2. Anestésicos locales

Fármaco	Concentración de formulaciones disponibles	Inicio de acción (minutos)	Duración de la anestesia (minutos)	
			Sin adrenalina	Con adrenalina
Bupivacaína	• 0,25 % • 0,5 % • 0,75 %	20	165-225	180-240
Lidocaína	• 1 % • 1,5 % • 2 %	15	60-90	90-120
Ropivacaína	• 0,25 % • 0,5 % • 0,75 % • 1 %	15-20	90-180	150-200
Levobupivacaína	• 0,25 % • 0,5 % • 0,75 %	15-20	150-225	150-240
2-cloroprocaína	• 2 % • 3 %	10-15	45-60	60-90

2 mg/mL para la analgesia epidural continua del trabajo de parto, o de 2-5 mg/mL para la analgesia postoperatoria.

- Sufentanilo:
  - Tiene tiempos de inicio y acción similares a los del fentanilo.
  - Tiene una potencia cinco veces mayor que la del fentanilo.
  - Generalmente, se reserva en combinación con anestésico local en bolo en dosis de 5-15 mg, para optimizar la anestesia/analgesia intraoperatoria.

Hidrofílicos:

- Morfina:
  - Generalmente, se administra para analgesia postoperatoria en bolo de 1-5 mg, con un inicio en 30-60 minutos y una duración de hasta 24 horas.
  - También se puede administrar como infusión epidural continua en dosis de 0,1-0,4 mg cada hora.
  - Puede asociar depresión respiratoria retardada hasta 6-18 horas tras su administración.
- Hidromorfona:
  - Es más lipofílica que la morfina.
  - Puede administrarse con un analgésico local tanto para analgesia intraoperatoria como postoperatoria en bolo en dosis de 0,4-1,5 mg, con un inicio en 15-30 minutos y una duración de hasta 18 horas.

Agonistas α-adrenérgicos

Se pueden agregar a las soluciones epidurales de anestésico local para prolongar la duración de la acción, mejorar la analgesia y, en el caso de la adrenalina, disminuir la absorción sistémica de los anestésicos locales.

- Adrenalina:
  - La vasoconstricción que provoca reduce la absorción vascular del anestésico local desde el espacio epidural, lo que prolonga el efecto analgésico, reduce los niveles sanguíneos de anestesia local y disminuye el riesgo de toxicidad sistémica por aquel.
  - Puede aumentar también la anestesia epidural mediante la actividad directa sobre los receptores α-adrenérgicos en el asta dorsal de la médula espinal.
  - Es más eficaz si se combina con lidocaína y cloroprocaína, dado que es de acción más corta que la bupivacaína y la ropivacaína; en estos últimos casos, el efecto de la adrenalina dura menos que el de estos fármacos y no logra prolongar sus consecuencias tan eficazmente.
- Clonidina:
  - Su adición a las soluciones de anestésico local puede prolongar la duración del bloqueo sensorial y reducir los requisitos postoperatorios de opiáceos.
  - Sus efectos adversos (hipotensión, bradicardia, sedación, boca seca) han limitado su uso.

Bicarbonato de sodio

Aumenta el potencial de hidrógeno (pH) de la solución, lo que acrecienta la proporción de anestésico local que está dis-ponible para entrar en la vaina del nervio y cruzar las membranas, lo que a su vez da como resultado una mayor velocidad de inicio.

Por lo general, se agrega 1 mL de bicarbonato de sodio al 8,4 % a cada 10 mL de lidocaína, cloroprocaína o lidocaína con adrenalina.

Rara vez se añade a soluciones de bupivacaína, ya que se elegirían otros anestésicos locales si se deseara un inicio rápido.

Inicio de la analgesia epidural

En cuanto al inicio de la analgesia epidural, una vez colocado y asegurado el catéter, el procedimiento es el siguiente. En primer lugar, tras la aspiración negativa, se inyectan 10-20 mL de solución epidural premezclada para iniciar el bloqueo (p. ej., bupivacaína al 0,0625-0,1 % con 2 µg/mL de fentanilo o ropivacaína al 0,08-0,1 % con 2 µg/mL de fentanilo) en incrementos de 5 mL con aspiración entre inyecciones. Alternativamente, el bloqueo puede iniciarse con un volumen menor de anestésico local más concentrado (p. ej., 6-10 mL de bupivacaína al 0,125 % o ropivacaína al 2 %) combinado con opioides (p. ej., 50-100 µg de fentanilo o 5-10 µg de sufentanilo) con dosis de prueba o sin ella. No obstante, estas dosis pueden provocar más bloqueo motor que las soluciones más diluidas. En segundo lugar, se mide la presión arterial materna cada 5 minutos durante al menos 15-20 minutos, hasta que se estabilice, mientras se evalúa la frecuencia cardíaca fetal y el alivio del dolor.

Analgesia epidural de mantenimiento

Se inicia la analgesia epidural de mantenimiento mediante la administración continua y/o intermitente de una solución diluida de anestésico local con opioide, a menudo la misma solución utilizada para el inicio de la analgesia epidural. Esta analgesia debe continuarse durante las etapas segunda y tercera del trabajo de parto. Históricamente, era frecuente que el obstetra solicitara la suspensión de la analgesia epidural en las últimas etapas del trabajo de parto para mejorar los pujos maternos y, por tanto, reducir la necesidad de parto instrumentado, aunque esta práctica no está respaldada por la literatura médica o las guías de práctica clínica en la actualidad.

Generalmente, para el mantenimiento de la analgesia epidural, se administra la solución epidural con una bomba de infusión mediante diferentes variedades:

- **Técnicas de infusión epidural continua**:
  - Reducen la carga de trabajo del médico.
  - Disminuyen las fluctuaciones del dolor.
  - Contribuyen a una mayor satisfacción de la paciente.
  - Pueden reducir los riesgos de toxicidad sistémica del anestésico local y la inestabilidad hemodinámica en comparación con grandes bolos manuales de anestésicos locales.
  - No eliminan el bloqueo motor ni la necesidad de bolos de rescate.

- **Anestesia epidural controlada por la paciente:**
  - Permiten que la paciente se autoadministre un bolo de solución epidural, con una infusión de fondo continua o sin esta.
  - Cuando se asocia una infusión continua de fondo, se puede reducir la necesidad de intervenciones médicas no programadas y mejorar la analgesia materna, en comparación con el uso exclusivo de anestesia epidural controlada por la paciente.
  - Los factores culturales, las expectativas de la mujer y su capacitación influyen en la eficacia, ya que se requiere la participación de la paciente.
  - Los regímenes comunes incluyen una variedad de infusiones de fondo con las siguientes configuraciones de anestesia epidural controlada por la paciente:
    - 8-10 mL de bupivacaína al 0,0625 % con 2 mg/mL de fentanilo cada 10 minutos.
    - 6-8 mL de bupivacaína al 0,1 % con 2 mg/mL de fentanilo cada 15 minutos.
    - 10 mL de ropivacaína al 0,1 % con 2 mg/mL de fentanilo cada 10-15 minutos.
- **Bolo epidural intermitente programado:**
  - Permite que la bomba de infusión administre bolos epidurales a intervalos predeterminados.
  - Frente a técnicas de infusión epidural continua, un metanálisis de 27 estudios que incluyó a 3.133 pacientes informó de:
    - Un control superior del dolor durante las primeras 4 horas después del inicio de la epidural.
    - Un riesgo reducido de dolor irruptivo.
    - Una tendencia hacia menos debilidad motora con el uso del bolo epidural intermitente programado.
    - No se encontraron diferencias con otros efectos secundarios.
  - El mecanismo para mejorar la analgesia con esta variedad puede relacionarse con la alta presión inyectada asociada a la técnica de bolo automatizado y la distribución favorable de grandes volúmenes de solución epidural.

Cada vez más centros utilizan el bolo epidural intermitente programado con anestesia epidural controlada por la paciente con soluciones epidurales de anestesia local y opiáceos de baja concentración (p. ej., bupivacaína al 0,0625 % con fentanilo 2 µg/mL o ropivacaína al 0,1 % con sufentanilo 0,3 µg/mL). La bomba suele programarse con un intervalo bomba-bolo de 5-10 mL cada 30-60 minutos, comenzando después de la colocación del catéter epidural o combinada espinal-epidural, además de una anestesia epidural controlada por la paciente. Cuando se usa el bolo epidural intermitente programado, es esencial mantener la vigilancia de bloqueo espinal alto o espinal total; particularmente, si se usa un anestésico local concentrado, ya que las dosis en bolo programadas se administran a intervalos predeterminados.

Después del inicio de la anestesia epidural, las pacientes necesitan una monitorización similar a la requerida para una anestesia epidural que englobe:

- **Manejo hemodinámico:**
  - Presión arterial:
    - El objetivo depende del escenario y el estado clínico de la paciente (p. ej., en las mujeres sometidas a cesárea, el objetivo es mantener la presión arterial sistólica cerca de la línea de base, debido a la preocupación por la percusión uteroplacentaria).
    - Los líquidos intravenosos mitigan la gravedad de la hipotensión inducida por la anestesia epidural, por lo que se administra profilácticamente un bolo rápido de solución cristaloide intravenosa en el momento de la colocación del catéter epidural.
    - Ante una hipotensión establecida postepidural, se pueden administrar líquidos de forma rápida por vía intravenosa, además de vasopresores (p. ej., 5-10 mg de efedrina en bolo intravenoso, 50-100 mg de fenilefrina en bolo intravenoso o 0,20-0,75 mg/kg·minuto de infusión de fenilefrina intravenosa).
  - Frecuencia cardíaca:
    - La bradicardia debe tratarse de inmediato con atropina (0,4-0,6 mg por vía intravenosa) o glucopirrolato (0,2-0,4 mg por vía intravenosa) y efedrina (5-10 mg por vía intravenosa en bolo, repetida según sea necesario hasta los 25-50 mg).
    - Si la bradicardia asocia hipotensión, debe administrarse adrenalina (5-10 mg por vía intravenosa) y repetirse según sea necesario.
    - Para la bradicardia grave o la parada cardíaca, se deben iniciar protocolos de soporte vital avanzado cardíaco.
- **Evaluación del nivel de bloqueo.** Se puede detectar un nivel sensorial de 10-15 minutos después de la inyección epidural del anestésico local.
- **Solución de problemas de anestesia inadecuada:**
  - Varios factores pueden contribuir a la anestesia inadecuada o al bloqueo «parcheado», como la extensión dermatomal inadecuada del bloqueo sensorial o segmentos dermatomales «perdidos», aunque haya una extensión cefálica y caudal adecuada, y densidad inadecuada del bloqueo.
  - Se pueden utilizar las siguientes estrategias para la anestesia epidural inadecuada:
    - Extensión de la cobertura dermatomal inadecuada: se administra anestésico local en incrementos de 3-5 mL.
    - Segmentos dermatomales «perdidos» o densidad del bloqueo inadecuada: se inyecta el 20-25 % de la dosis inicial 20-25 minutos después de esta o se agregan adyuvantes (fentanilo, sufentanilo, adrenalina) si aún no se han usado.
    - Bloqueo unilateral:
      - Puede resultar de la migración de la punta del catéter hacia el espacio epidural lateral o hacia un agujero intervertebral.
      - Se puede inyectar una solución de 5-10 mL de anestésico local adicional en incrementos de 3-5 mL o se puede retirar el catéter 1 cm y administrar un bolo de anestésico local adicional.

- En caso de ineficacia de las medidas descritas:
  - Se reemplaza el catéter epidural como parte de una técnica epidural o anestesia combinada espinal-epidural, anestesia espinal o se abandona la técnica neuroaxial.
  - La anestesia espinal debe inducirse con cuidado después de una anestesia epidural fallida, por el mayor riesgo de anestesia espinal alta o total.

Recuperación de la anestesia epidural

Tras la anestesia epidural, las pacientes deben recuperarse en una sala de recuperación para el control hemodinámico y del retroceso del nivel sensitivo de la anestesia. Cuando se retira el catéter epidural, debe revisarse su punta: hay que asegurarse de que esté intacta y de que el catéter se haya retirado por completo. Si el catéter no se desliza hacia fuera con una tracción suave, puede ser útil situar a la paciente en la misma posición que se usa cuando se coloca el catéter epidural.

A la hora de administrar una analgesia neuroaxial, hay algunas situaciones clínicas especiales que se deberían considerar como situaciones de riesgo:

- Uso de medicación antitrombótica y antiagregante.
- Trombocitopenia.
- Trastornos neurológicos.

Respecto al uso de la medicación citada, hay que decir en primer lugar que el sangrado es la principal complicación de la medicación antitrombótica. Cuando este se produce en el espacio cerrado del conducto raquídeo, el hematoma en expansión podría ejercer presión sobre la médula espinal o la cola de caballo, lo que podría conllevar isquemia e infarto de la médula espinal, y suponer una lesión neurológica grave o paraplejia. Tras la administración de la analgesia neuroaxial, el eventual sangrado proviene más comúnmente del plexo venoso del espacio epidural, aunque puede desarrollarse en los espacios subdurales o subaracnoideos. Este sangrado se refiere al hematoma epidural espinal, cuya incidencia tras la analgesia neuroaxial es desconocida, aunque, según estudios retrospectivos, podría ser muy baja. Véanse los factores de riesgo para su desarrollo (**Tabla 31-3**); su forma de presentación más frecuente es mediante la aparición de dolor y déficits neurológicos progresivos.

El riesgo de hematoma epidural espinal es mayor cuando el sistema hemostático de la paciente es anormal, ya sea en el momento en que se coloca la aguja en el espacio neuroaxial o en el de la extracción de un catéter neuroaxial continuo. En todas las pacientes que toman medicamentos que afectan a la hemostasia, el momento de la analgesia neuroaxial debe coordinarse con la interrupción y la reanudación de los medicamentos antitrombóticos, para minimizar el riesgo de sangrado. La medicación específica y el momento de la última dosis son información crítica para el anestesista que planifica estos procedimientos. Generalmente, aquellas pacientes que reciben más de un medicamento que afecta a la hemostasia no deben recibir analgesia neuroaxial.

Según la literatura médica, la incidencia del hematoma epidural espinal tras la analgesia neuroaxial parece ser menor en

Tabla 31-3. Factores de riesgo para desarrollar un hematoma epidural tras la anestesia neuroaxial

Anomalías hemostáticas: coagulopatía inducida por fármacos, trombocitopenia, insuficiencia renal, preeclampsia
Edad avanzada
Sexo femenino
Osteoporosis
Anomalías de la columna
Analgesia epidural frente a anestesia raquídea
Administración de múltiples fármacos que afectan a la hemostasia
Procedimientos neuroaxiales difíciles

las pacientes obstétricas que en las no obstétricas. A menudo, la necesidad de analgesia neuroaxial obstétrica es impredecible; el retraso de su administración para permitir un intervalo apropiado desde la última administración de un medicamento antitrombótico puede ser indeseable o dañino. Véase el desarrollo de los tiempos de espera según la dosis de heparina de bajo peso molecular (HBPM) (**Fig. 31-2**).

En las pacientes usuarias de medicamentos antitrombóticos, el uso de una técnica espinal de un solo disparo, en lugar de una epidural, puede disminuir el riesgo de hematoma epidural espinal, ya que las estimaciones del riesgo son mayores con agujas más grandes (epidural frente a espinal) y en técnicas con catéteres continuos.

Respecto a los fármacos antitrombóticos y antiagregantes más frecuentemente utilizados en la práctica diaria, se deben tener en cuenta algunas consideraciones (**Tabla 31-4**). En comparación con la heparina no fraccionada, la HBPM tiene una semivida más prolongada, se asocia a una menor incidencia de trombocitopenia inducida por heparina, no se puede revertir por completo con protaminas y no se puede evaluar con tiempo de tromboplastina parcial activado. Los niveles de antifactor Xa, cuando estén disponibles, se pueden medir para evaluar el efecto de la HBPM, pero no se han determinado niveles seguros para la realización de la anestesia neuroaxial. En 2016, la Administración de Alimentos y Medicamentos de Estados Unidos emitió una advertencia de seguridad sobre el momento de la anestesia neuroaxial en pacientes que recibían HBPM para disminuir el riesgo de hemorragia, basada en el informe de 100 hematomas espinales en pacientes con analgesia espinal o epidural que estaban recibiendo dosis profilácticas de enoxaparina. Las HBPM difieren respecto a sus propiedades químicas, sus dosis y sus semividas, por lo que las recomendaciones para el momento de la anestesia neuroaxial se basan en el fármaco específico, la dosis y la frecuencia de administración. Por el riesgo de trombocitopenia inducida por heparina, debe realizarse un recuento de plaquetas en las usuarias de HBPM antes de la analgesia neuroaxial, aunque determinadas sociedades, como la Sociedad de Anestesia Obstétrica y Perinatología, no consideran necesaria esta práctica.

Por otra parte, no hay evidencia de mayor riesgo de hematoma epidural espinal en las usuarias de ácido acetilsalicílico (aspirina) y otros antiinflamatorios no esteroideos. En las

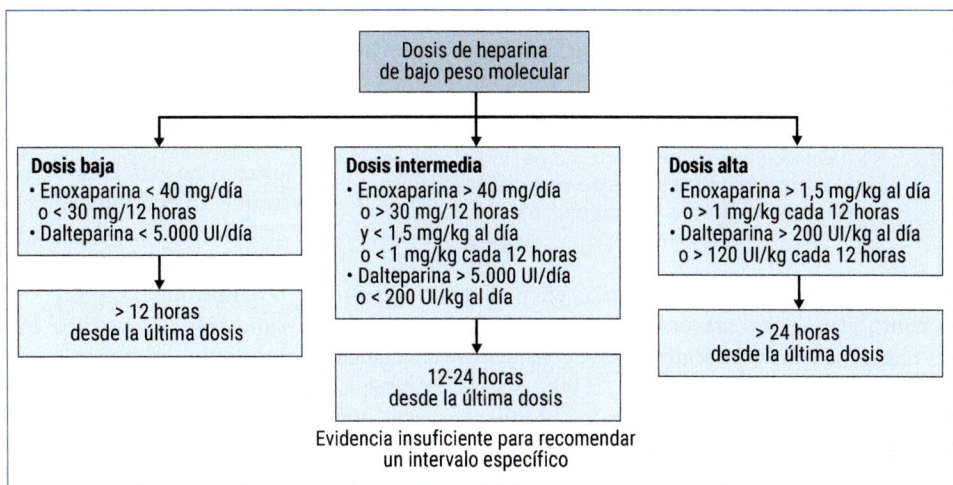

Figura 31-2. Tiempos de espera según la dosis de heparina de bajo peso molecular.

Tabla 31-4. Tiempos para la administración de analgesia neuroaxial en usuarias de anticoagulantes y antiagregantes

Anticoagulante	Intervalo desde la última dosis hasta la colocación/retirada	Intervalo desde la colocación/retirada hasta la siguiente dosis	Comentarios
HBPM			
Profiláctica • Enoxaparina 30 mg/12 horas • Enoxaparina 40 mg/24 horas • Dalteparina 2.500-5.000 UI/24 horas • Tinzaparina 3.500 UI/24 horas • Tinzaparina 50-75 UI/kg cada 24 horas	• > 12 horas	• Primera dosis > 12 horas tras procedimiento neuroaxial; dosis siguientes > 24 horas tras primera dosis • Para la dosis de dos veces al día: retirar catéter > 4 horas antes de la primera dosis • Para una dosis diaria única durante la epidural continua: retirar el catéter 12 horas antes de la siguiente dosis de HBPM, y la dosis posterior debe ser > 4 horas tras la extracción	• No mantener el catéter epidural con dosificación de dos veces al día • El catéter epidural se puede mantener con una dosis diaria, sin administrar ningún otro fármaco antihemostático
Terapéutica • Enoxaparina 1 mg/kg cada 12 horas • Enoxaparina 1,5 mg/kg cada 24 horas • Dalteparina 100-120 UI/kg cada 12 horas • Dalteparina 200 UI/kg cada 24 horas • Tinzaparina 175 UI/kg cada 24 horas	• > 24 horas	• > 4 horas tras retirada de catéter	• No usar dosis terapéuticas con el catéter colocado
AAS	• Puede continuarse el tratamiento	• Puede continuarse el tratamiento	• Afecta a la función plaquetaria durante la vida de la plaqueta (hasta 7 días). Han de evitarse las técnicas neuroaxiales con AAS si se prevé el uso postoperatorio temprano de otros fármacos antihemostáticos (incluida la heparina)

AAS: ácido acetilsalicílico; HBPM: heparina de bajo peso molecular.

pacientes que reciben otros medicamentos antitrombóticos, el ácido acetilsalicílico debe suspenderse 7-10 días antes de la anestesia neuroaxial, dado que causa disfunción plaquetaria durante la vida de estas. No hay consenso entre las diferentes sociedades científicas sobre la necesidad de suspender el ácido acetilsalicílico cuando se utiliza sin asociar otros medicamentos antitrombóticos. Mientras que la American Society of Regional

Anesthesia and Pain Medicine no recomienda cambios en el momento de los procedimientos neuroaxiales o la extracción del catéter en pacientes que utilizan ácido acetilsalicílico solo, la European Society of Anesthesiology and Intensive Care/European Society of Regional Anesthesia recomienda suspenderlo si se consume en dosis altas (≥ 200 mg/día) durante 3 días en pacientes con recuento plaquetario normal y 7 días en aquellas que lo presenten alterado, y esperar 6 horas hasta su nueva administración tras la retirada del catéter o tras la aplicación de la técnica en caso de dosis única neuroaxial.

 No hay evidencia de mayor riesgo de hematoma epidural espinal en las usuarias de ácido acetilsalicílico y otros antiinflamatorios no esteroideos.

Respecto a la trombocitopenia, en pacientes con un recuento plaquetario mayor de 70.000×10^6/L, la analgesia neuroaxial se considera segura. Debe considerarse el balance riesgo/beneficio entre 50.000 y 70.000; y debe evitarse la analgesia neuroaxial por debajo de las 50.000 plaquetas, por el riesgo de hematoma espinal epidural.

En cuanto a los trastornos neurológicos, para las pacientes con tumores intracraneales, debe obtenerse una consulta neurológica o neuroquirúrgica antes de proceder a la analgesia neuroaxial para preguntar específicamente al especialista si la punción de la duramadre podría resultar en una hernia cerebral. Si hubiera signos clínicos y radiológicos de efecto masa significativo u obstrucción del flujo de líquido cefalorraquídeo, es probable que la paciente presentara un alto riesgo de hernia cerebral tras la punción y, por lo general, no se debería realizar la analgesia neuroaxial. Generalmente, las pacientes con hipertensión intracraneal idiopática no tienen riesgo de hernia cerebral tras una eventual punción dural; se conoce que la analgesia espinal continua, epidural y espinal-epidural combinada puede incluso prevenir los aumentos de la presión intracraneal que pueden producirse en estas pacientes durante el parto en relación con el dolor y los pujos. En las pacientes con antecedente de accidente cerebrovascular, las técnicas neuroaxiales son de elección, a menos que estén contraindicadas por la anticoagulación o el impacto del accidente cerebrovascular en la anatomía y la fisiología intracraneal. No hay consideraciones especiales en cuanto a la analgesia neuroaxial en pacientes con esclerosis múltiple.

Los efectos secundarios más frecuentes de la analgesia neuroaxial incluyen los que se desarrollan a continuación.

Hipotensión. El bloqueo simpático inducido por la anestesia neuroaxial provoca vasodilatación y disminución del retorno venoso al corazón, lo que puede conllevar hipotensión materna, que se define como el descenso de la presión arterial sistólica por debajo de 100 mmHg o una reducción > 20 % del valor inicial. Asimismo, puede darse un descenso en la presión arterial tras el alivio repentino del dolor. La anestesia raquídea puede provocar una hipotensión más rápida y profunda en comparación con la anestesia epidural, y alcanza una incidencia del 70 %. Una estrategia práctica para evitarla durante el inicio de la anestesia neuroaxial para la cesárea incluye la administración de un bolo rápido de cristaloides intravenosos (500-1.000 mL) en el momento de la inducción/colocación neuroaxial junto con la administración profiláctica de vasopresores (fenilefrina 50 µg/minuto). Una vez establecida la hipotensión sintomática, puede tratarse fácilmente con fenilefrina 40-80 µg o efedrina 5-10 mg y líquidos intravenosos. No está recomendada la administración profiláctica de vasopresores en la analgesia neuroaxial del trabajo de parto.

Prurito. Es un efecto secundario común de la administración de opioides neuroaxiales, y es relativamente breve tras administrar opiáceos liposolubles (fentanilo y sufentanilo) respecto a cuando se utilizan hidrosolubles (morfina e hidromorfona). La etiología no está clara, pero se sabe que el prurito no está causado por la liberación de histamina, por lo que no está indicado el tratamiento con antihistamínico; es más eficaz la administración de una pequeña dosis de un antagonista opioide (naloxona 40-80 µg por vía intravenosa o naltrexona 6 mg por vía oral). Dosis más altas o en infusión podrían revertir la analgesia. Otros fármacos que se han mostrado útiles para prevenir y/o tratar el prurito inducido por opioides incluyen el propofol, los antagonistas de la serotonina y los glucocorticoides.

Náuseas y vómitos. Estos síntomas se presentan comúnmente en el período periparto, con analgesia neuroaxial o sin esta. Pueden estar causadas por el dolor de las contracciones, por la administración de opioides o por la hipotensión. Reducen estos síntomas la administración de ondansetrón, metoclopramida, dexametasona o escopolamina transdérmica.

Retención urinaria. Tanto los anestésicos locales como los opioides pueden causar una disminución de la capacidad para detectar una vejiga llena y vaciarla. Esto podría ser menos común con soluciones epidurales de baja concentración utilizadas comúnmente en comparación con las soluciones de mayor concentración que se utilizaban en el pasado.

Fiebre. La etiología es desconocida y hay que realizar un buen diagnóstico diferencial con procesos febriles de causa infecciosa intraparto.

Escalofríos. Pueden aparecer con analgesia neuroaxial o sin esta. Los escalofríos debidos a la analgesia neuroaxial podrían ser causados en parte por la vasodilatación inducida por el bloqueo simpático, con redistribución del calor corporal desde el centro hacia la periferia. Pueden calentarse con mantas térmicas o sistemas de calentamiento de aire. En caso de ser necesario, es posible administrar adicionalmente petidina intravenosa en dosis de 12,5-25 mg.

 Los efectos secundarios más frecuentes de la analgesia neuroaxial incluyen la hipotensión, el prurito, las náuseas y vómitos, la retención urinaria, la fiebre y los escalofríos.

Las complicaciones más frecuentes de la analgesia neuroaxial se enumeran a continuación.

Toxicidad sistémica del anestésico local. Ocurre más comúnmente tras la inyección inadvertida de un gran volumen de anestesia local en alta concentración en una vena epidural, por lo que es poco frecuente en la analgesia del trabajo de parto, debido a la baja concentración de anestésico local utilizada. La presentación clínica es muy variable. Debe sospecharse siempre que se produzcan cambios fisiológicos tras la administración de anestesia local, progresando desde una excitación del sistema nervioso central (entumecimiento perioral, sabor metálico, ansiedad o cambios en el estado mental, espasmos musculares, convulsiones) seguida de la inhibición de este (somnolencia, coma y depresión respiratoria), la excitación cardiovascular (taquicardia, hipertensión) y, en casos extremos, la inhibición (bradicardia, hipotensión) y paro cardiovascular. Hay que tener en cuenta que la progresión puede ser rápida en la paciente embarazada por los cambios fisiológicos derivados del estado gestante; por ello, hay que detectar esta toxicidad y tratarla con celeridad. Se debe mantener la oxigenación y ventilación, suprimir las convulsiones y realizar un adecuado soporte cardiovascular, además de detener la inyección y solicitar una emulsión de lípidos y organizar un eventual baipás cardiopulmonar en caso de evolución rápida.

Anestesia inadecuada. Según diferentes estudios, puede darse en un 12-17 % de las ocasiones. Su etiología es multifactorial: depende no solo de la técnica, sino también de las características intrínsecas de la paciente y del material y la tecnología utilizados. Se debe evaluar la calidad y la ubicación del dolor para determinar la etiología y el tratamiento, la posición del catéter y el funcionamiento del equipo; y hay que verificar el nivel sensorial del bloqueo. Si el catéter parece bien colocado, se puede considerar la posibilidad de una nueva dosis, de la siguiente manera: *a)* en caso de dolor leve, se han de administrar uno o dos bolos a través de la anestesia epidural controlada por la paciente o un complemento de alto volumen con una solución diluida de anestésico local (8-10 mL) con opioide similar a la solución epidural o sin este, tras lo cual hay que considerar el aumento de la tasa de bomba basal o la disminución de los intervalos de dosificación de bolos; *b)* si hay dolor moderado-intenso, se administra un bolo más concentrado (p. ej., 6-10 mL de bupivacaína al 0,125 %); *c)* en caso de dolor unilateral, se coloca a la paciente en posición lateral con el lado sin analgesiar abajo, se retira el catéter 1 cm y se administra un bolo (p. ej., 8-10 mL de bupivacaína al 0,125 %) y, si el dolor persiste después de 20 minutos, se reemplaza el catéter epidural; *d)* si hay dolor sacro, se plantea la posibilidad de haber alcanzado la dilatación completa y se valora si es necesario un reemplazo del catéter epidural y si es posible un parto vaginal próximo (una opción es administrar un bolo de 6-10 mL de bupivacaína al 0,125 % o dosis equipotentes de ropivacaína con 50-100 µg de fentanilo epidural o sin este); y *e)* en caso de dolor persistente tras el bolo, si continúa un mal control del dolor o hay un nivel sensorial inadecuado tras una recarga, se considera el reemplazo temprano del catéter.

Bloqueo motor. La combinación de anestésico local con opioides permite el uso de dosis más bajas de cada agente farmacológico, lo que minimiza la posibilidad de bloqueo motor para permitir la preservación de la capacidad de pujar (a veces incluso la deambulación), mantener la satisfacción materna y reducir la incidencia del parto instrumental.

Bloqueo neuroaxial alto. La anestesia espinal total puede resultar de una inyección no reconocida en el espacio subaracnoideo o subdural, de la transferencia de fármaco del espacio epidural al espacio subaracnoideo a través de un desgarro dural o de una sobredosis de medicamento inyectado en el espacio subaracnoideo. Por lo general, ocurre unos minutos después de la administración del anestésico local, pero también puede ocurrir hasta 40 minutos después con cambios posturales. Los signos y síntomas incluyen un bloqueo simpático, sensorial y motor ascendente rápido con bradicardia, hipotensión, disnea y dificultad para tragar o fonar; puede progresar a pérdida del conocimiento y depresión respiratoria.

Cefalea pospunción dural. Aparece en sedestación o bipedestación. Se debe a la fuga de líquido cefalorraquídeo a través de una punción dural, ya sea intencionada o no. El mecanismo de la cefalea en estos casos no está claro, pero parece involucrar la vasodilatación cerebral y/o tracción de las estructuras intracraneales. La mayoría se resolverá en 7-10 días si no se trata. El tratamiento conservador con analgésicos orales y cafeína puede estar indicado si la paciente no desea un parche de sangre epidural o si el dolor no es grave. El parche de sangre epidural es el tratamiento de elección, y es efectivo en el 95 % de los casos, aunque la cefalea puede reaparecer; consiste en la inyección de sangre de la paciente en el espacio epidural para formar un coágulo sobre el defecto dural.

Neumoencéfalo. La inyección de aire en el espacio subaracnoideo durante el bloqueo neuroaxial puede provocar la aparición aguda de cefalea intensa y otros signos y síntomas neurológicos. Puede ocurrir con una punción dural accidental si se utiliza aire en lugar de la solución salina para la prueba de pérdida de resistencia en la identificación del espacio epidural. El tratamiento de esta complicación es sintomático.

Hematoma epidural espinal. Como ya se ha mencionado, se trata de la hemorragia en el neuroeje ocasionada al perforar un vaso sanguíneo con la aguja y/o catéter. Hay una incidencia reportada en las pacientes obstétricas del 0-0,6 por cada 100.000 catéteres epidurales. Los síntomas de presentación más comunes en los hematomas epidurales espinales neurológicamente significativos son el bloqueo motor y sensorial progresivo y la disfunción intestinal o vesical. Esta complicación es algo más frecuente en las pacientes con trastornos de la coagulación y tratamiento anticoagulante.

Depresión respiratoria. La depresión respiratoria clínicamente significativa tras la administración de opioides neuroaxiales es rara en las dosis habituales, aunque el riesgo aumenta con la administración previa o concomitante de opioides sistémicos. En los opioides liposolubles podría ocurrir a las 2 horas de la administración, mientas que con los hidrosolubles puede no darse hasta más de 12 horas después de esta. Su tratamiento consiste en la administración de naloxona con la dosis ajustada según el efecto, con incrementos de 40-80 µg por vía intravenosa, seguida de una infusión en dosis suficiente como para mantener una frecuencia respiratoria adecuada hasta que el efecto del opioide haya desaparecido (p. ej., 1-2 µg/kg·minuto).

Dolor de espalda. Está relacionado con un traumatismo tisular en el lugar del procedimiento neuroaxial. Puede permanecer durante varios días, pero diversos estudios han descartado la correlación entre la analgesia neuroaxial y el dolor de espalda a largo plazo.

Neuropatía posparto. Las complicaciones neurológicas asociadas a la anestesia neuroaxial son extremadamente raras. La lesión neurológica podría ser resultado de un traumatismo por la aguja o el catéter, toxicidad por fármacos, hematoma epidural espinal o infección, y puede implicar una lesión medular o de las raíces nerviosas o la vascularización neuroaxial. Generalmente, las neurópatas posparto tienen etiología obstétrica por la compresión de los nervios del plexo lumbosacro por la cabeza fetal, compresión neural extrínseca por los elementos de la mesa de partos o por isquemia secundaria al estiramiento prolongado de los nervios ante una flexión extrema de la cadera y no causado por la analgesia neuroaxial.

Infección grave. El absceso epidural y la meningitis son complicaciones poco comunes, pero potencialmente catastróficas, de los procedimientos neuroaxiales. El absceso epidural es más frecuente tras los catéteres epidurales prolongados, mientras que la meningitis es más frecuente tras las punciones durales, ya sean dadas intencionadamente en una anestesia espinal o de forma accidental durante un procedimiento epidural.

Por otra parte, la analgesia neuroaxial puede desencadenar algunos efectos fetales, directamente (por la transferencia placentaria de anestésicos locales u opioides) o indirectamente (a través de los efectos maternos); se estudian en las siguientes líneas.

Perfusión placentaria. El lecho placentario depende totalmente de la presión arterial materna, por lo que la hipotensión provocada por el bloqueo neuroaxial puede provocar una disminución de la oxigenación fetal y un deterioro del patrón de la frecuencia cardíaca. No obstante, en ausencia de hipotensión, se ha demostrado que los anestésicos locales epidurales mejoran el flujo sanguíneo intervelloso, tienen un efecto mínimo sobre la vascularización umbilical evaluada mediante eco-Doppler y se asocian a una mejora del estado ácido-base neonatal.

Bradicardia fetal. El inicio de la analgesia neuroaxial puede seguirse de anomalías en la frecuencia cardíaca fetal como resultado de la hipotensión materna o la hiperactividad uterina. En ausencia de hipotensión, las anomalías transitorias de la frecuencia cardíaca fetal, en este contexto, se relacionan presumiblemente con una reducción de la adrenalina circulante materna tras el inicio rápido de la analgesia y la pérdida de los efectos relajantes beta-simpaticomiméticos de la adrenalina sobre el miometrio. Generalmente, la bradicardia fetal tras el inicio rápido de la analgesia se presenta dentro de los primeros 15 minutos; cuando se maneja con las medidas habituales, no produce acidemia fetal, puntuación baja en la prueba de Apgar o la necesidad de cesárea. El tratamiento de la bradicardia fetal tras la analgesia neuroaxial debe incluir lo siguiente: *a)* suspensión de la oxitocina intravenosa; *b)* decúbito lateral para aliviar la compresión aortocava; *c)* administración de oxígeno suplementario; *d)* corrección de la hipotensión; *e)* estimulación de la calota fetal; y *f)* si hay hipertensión persistente o taquisistolia, se administran tocolíticos.

Con el objetivo de reducir o eliminar los efectos nocivos sobre el progreso o el resultado del trabajo de parto y el parto,

la práctica de la anestesia obstétrica ha evolucionado, por lo que cabe destacar las consideraciones que se presentan a continuación.

Momento de la analgesia neuroaxial. Se ha demostrado que el momento de la administración de la analgesia neuroaxial (temprana o tardía en el trabajo de parto) no tiene efecto sobre la tasa de cesáreas u otros resultados obstétricos, lo que apoya la recomendación de administrar la analgesia epidural cuando la paciente lo solicite si está claramente en trabajo de parto, pero sin tener que esperar a una dilatación cervical concreta.

Parto por cesárea. Múltiples ensayos han demostrado que la analgesia neuroaxial no aumenta el riesgo de parto por cesárea.

Parto instrumental. La analgesia neuroaxial con altas concentraciones de anestésico local puede aumentar el riesgo de parto instrumental. Sin embargo, la práctica estándar de la anestesia obstétrica ahora implica el uso de soluciones de anestésico local/opioide de baja concentración para minimizar el grado de bloqueo motor y para preservar la capacidad de pujo en la segunda etapa del trabajo de parto.

Duración del trabajo de parto. Puede disminuir la duración de la primera etapa del trabajo de parto y prolongar la segunda etapa del trabajo de parto en un grado variable.

> Se ha demostrado que el momento de la administración de la analgesia neuroaxial (temprana o tardía en el trabajo de parto) no tiene efecto sobre la tasa de cesáreas u otros resultados obstétricos.

Los efectos de la analgesia neuroaxial sobre la lactancia materna son controvertidos y difíciles de estudiar. La literatura médica publicada es insuficiente para realizar recomendaciones sobre este tema. Múltiples factores de la paciente afectan a la probabilidad de que se instaure la lactancia materna en el período posparto y a largo plazo. En comparación con los opioides sistémicos para la analgesia del trabajo de parto, las técnicas neuroaxiales dan como resultado niveles de opioides fetales más bajos o insignificantes; por lo tanto, se esperaría que interfirieran menos en los comportamientos de alimentación neonatal.

En ausencia de hipotensión materna antes del parto, la analgesia neuroaxial no tiene efecto negativo sobre el neonato. Los opioides sistémicos o epidurales entran rápidamente en la circulación materna, atraviesan la placenta y se equilibran con la circulación fetal. Sin embargo, con las bajas concentraciones de opioides liposolubles y anestésico local utilizadas para la analgesia del trabajo de parto, rara vez se provoca acumulación fetal, depresión respiratoria neonatal o puntuaciones bajas en la prueba de Apgar o en pruebas neuroconductuales del neonato.

Tabla 31-5. Eficacia de las diferentes técnicas de analgesia intraparto

Eficacia demostrada	Eficacia probable	Eficacia con evidencia insuficiente
• Epidural • Espinal-epidural combinada • Analgesia inhalada	• Inmersión en agua • Técnicas de relajación • Acupuntura • Masajes • Bloqueo nervioso con anestésico local • Fármacos no opioides	• Hipnosis • Biorretroalimentación o *biofeedback* • Inyección de agua estéril • Aromaterapia • Estimulación nerviosa eléctrica transcutánea • Opioides parenterales

PUNTOS CLAVE

- En la percepción del dolor influyen múltiples factores biopsicosociales, que deben tenerse en cuenta de forma individualizada a la hora de manejar el dolor de la gestante en trabajo de parto.
- La sola petición de la mujer es indicación suficiente para la analgesia intraparto (siempre en ausencia de contraindicaciones para esta).
- La analgesia neuroaxial es el tipo de analgesia intraparto de elección.
- Se deben conocer las alternativas a la analgesia neuroaxial y su eficacia demostrada (Tabla 31-5) para considerar su utilización ante la contraindicación o el rechazo por parte de la paciente de la analgesia neuroaxial.

- La analgesia neuroaxial es segura en las usuarias de anticoagulantes y antiagregantes en dosis bajas, teniendo en cuenta algunas consideraciones respecto de los tiempos de administración.
- La analgesia neuroaxial es segura en las gestantes con un recuento plaquetario superior a 70.000 × 10⁶/L.
- La analgesia neuroaxial puede ocasionar alteraciones transitorias en el registro cardiotocográfico. Hay que saber cómo manejarlas.
- La analgesia neuroaxial no altera la progresión del trabajo de parto ni incrementa la tasa de cesáreas.
- La analgesia neuroaxial con las dosis habituales a baja concentración no tiene repercusiones en el neonato ni en la lactancia materna.

BIBLIOGRAFÍA

ACOG Committee Opinion #295: pain relief during labor. Obstet Gynecol. 2004;104(1):213.

ACOG Practice Bulletin No. 209 Summary: obstetric analgesia and anesthesia. Obstet Gynecol. 2019;133(3):595-7.

Ader L, Hansson B, Wallin G. Parturition pain treated by intracutaneous injections of sterile water. Pain. 1990;41(2):133-8.

Anim-Somuah M, Smyth RM, Cyna AM, Cuthbert A. Epidural versus non-epidural or no analgesia for pain management in labour. Cochrane Database Syst Rev. 2018;5(5):CD000331.

Bonica JJ, McDonald JS. The pain and childbirth. En: Bonica JJ (ed.). The management of pain. 2ª ed. Filadelfia: Lea & Febiger; 1990. p. 1313-43.

Cheek TG, Gussche B, Gaiser RB. The pain in childbirth and its effect on the mother and fetus. En: Chestnut DH (ed.). Obstetric anaesthesia: principles and practice. 2ª ed. St. Luis: Mosby-Year Book; 1999. p. 320-35.

Cyna AM, McAuliffe GL, Andrew MI. Hypnosis for pain relief in labour and childbirth: a systematic review. Br J Anaesth. 2004;93(4):505-11.

Garland D, Jones KC. Waterbirths: supporting practice with clinical audit. MIDIRS Midwifery Digest. 2000;10(3):333-6.

Grangier L, Martínez de Tejada B, Savoldelli GL, Irion O, Haller G. Adverse side effects and route of administration of opioids in combined spinal-epidural analgesia for labour: a meta-analysis of randomised trials. Int J Obstet Anesth. 2020;41:83-103.

Hägerdal M, Morgan CW, Sumner AE, Gutsche BB. Minute ventilation and oxygen consumption during labor with epidural analgesia. Anesthesiology. 1983;59(5):425-7.

Hollmén AI, Jouppila R, Jouppila P, Koivula A, Vierola H. Effect of extradural analgesia using bupivacaine and 2-chloroprocaine on intervillous blood flow during normal labour. Br J Anaesth. 1982;54(8):837-42.

Horlocker TT, Vandermeuelen E, Kopp SL, Gogarten W, Leffert LR, Benzon HT. Regional anesthesia in the patient receiving antithrombotic or thrombolytic therapy: American Society of Regional Anesthesia and Pain Medicine Evidence-Based Guidelines (Fourth Edition). Reg Anesth Pain Med. 2018;43(3):263-309.

Jones L, Othman M, Dowswell T, Alfirevic Z, Gates S, Newburn M, et al. Pain management for women in labour: an overview of systematic reviews. Cochrane Database Syst Rev. 2012;2012(3):CD009234.

Leffert L, Butwick A, Carvalho B, Arendt K, Bates SM, Friedman A, et al. The Society for Obstetric Anesthesia and Perinatology consensus statement on the anesthetic management of pregnant and postpartum women receiving thromboprophylaxis or higher dose anticoagulants. Anesth Analg. 2018;126(3):928-44.

Lowe NK. The nature of labor pain. Am J Obstet Gynecol. 2002;186(5 suppl nature):S16-24.

McCrea BH, Wright ME. Satisfaction in childbirth and perceptions of personal control in pain relief during labour. J Adv Nurs. 1999;29(4):877-84.

Melzack R. The myth of painless childbirth. Pain 1984;19(4):321-37.

Mhyre JM. Why do pharmacologic test doses fail to identify the unintended intrathecal catheter in obstetrics? Anesth Analg. 2013;116(1):4-5.

National Institute for Health and Clinical Excellence. Intrapartum care: care of healthy women and their babies during childbirth. Clinical Guideline 55. Londres: NICE; 2007.

Practice guidelines for obstetric anesthesia: an updated report by the American Society of Anesthesiologists Task Force on Obstetric Anesthesia and the Society for Obstetric Anesthesia and Perinatology. Anesthesiology. 2016;124(2):270-300.

Reynolds F, Sharma SK, Seed PT. Analgesia in labour and fetal acid-base balance: a meta-analysis comparing epidural with systemic opioid analgesia. BJOG. 2002;109(12):1344-53.

Shnider SM, Abboud TK, Artal R, Henriksen EH, Stefani SJ, Levinson G. Maternal catecholamines decrease during labor after lumbar epidural anesthesia. Am J Obstet Gynecol. 1983;147(1):13-5.

Sng BL, Leong WL, Zeng Y, Siddiqui FJ, Assam PN, Lim Y, et al. Early versus late initiation of epidural analgesia for labour. Cochrane Database Syst Rev. 2014;(10):CD007238.

Stevensen CJ. The psychophysiological effects of aromatherapy massage following cardiac surgery. Complement Ther Med. 1995;2:27-35.

Rotura prematura de membranas. Corioamnionitis. Prolapso de cordón

32

M. León Molina, I. M. Consuegra Garrido y M. C. Martín-Albo Prieto

OBJETIVOS

- Conocer el diagnóstico de la rotura prematura de membranas (RPM).
- Comprender las distintas posibilidades de manejo que existen en la RPM a término.
- Evaluar la RPM pretérmino (RPMP), analizando el manejo expectante y su tratamiento frente a las ventajas de finalización inmediata ante la aparición de complicaciones.
- Reconocer las complicaciones en la RPMP.
- Adquirir los conocimientos necesarios para elaborar un correcto diagnóstico diferencial de la fiebre en la gestante.
- Identificar y conocer los criterios diagnósticos de la corioamnionitis.
- Conocer los tipos de prolapso del cordón, así como la etiopatogenia y los factores de riesgo.
- Identificar los síntomas y signos del prolapso del cordón para hacer un diagnóstico correcto.
- Dominar el manejo intraparto del prolapso del cordón.

ROTURA PREMATURA DE MEMBRANAS

La rotura prematura de membranas (RPM) se define como la rotura espontánea de las membranas antes del inicio de las contracciones uterinas regulares. Puede ocurrir a término (≥ 37 semanas de gestación) o pretérmino (< 37 semanas de gestación), en cuyo caso se denomina RPM pretérmino (RPMP). La RPM que ocurre durante el segundo trimestre se refiere a la que se da entre las semanas 16 y 24 de gestación; esta es una definición arbitraria, ya que puede variar el límite de la viabilidad. La frecuencia de RPM a término es un 8 %; la pretérmino, un 1 %; y la previable, < 1 % de los embarazos.

Etiología

La RPM tiene una etiología multifactorial, pero la edad gestacional en la que sucede puede orientar sobre la causa. A término, cambios fisiológicos sobre las membranas combinados con fuerzas de cizallamiento por las contracciones conducen a un debilitamiento de dichas membranas, que puede llevar a su rotura antes del inicio de parto. De ahí la importancia de esperar al inicio de parto espontáneo o inducirlo. Más del 50 % de las pacientes con manejo expectante estarán en trabajo de parto activo en menos de 1 día, y el 95 % en 3 días, pero tienen mayor riesgo de desarrollar infección que las que son inducidas.

En la RPMP no se puede establecer una causa cierta; aunque se relaciona en un 50 % de los casos con infección intraamniótica, es posible que sea causa o consecuencia de la rotura de membranas. Otras causas identificables serían las secundarias a un procedimiento invasivo de la cavidad amniótica (amniocentesis, cirugía fetal, fotocoagulación láser endoscópica en tratamiento de síndrome de transfusión feto-fetal), hemorragias persistentes, sobredistensión uterina, causas inmunitarias, etc. Son factores de riesgo para RPMP la infección del aparato genital inferior, el antecedente de RPMP en gestación anterior, el sangrado anteparto o el tabaco.

Diagnóstico

La presentación clínica es la salida de líquido claro por la vagina. Pueden ser en grandes o pequeñas cantidades, de forma continua o intermitente; incluso algunas pacientes describen sensación de humedad.

Si no se evidencia en la exploración la salida de líquido amniótico, se puede realizar:

- Ecografía:
  - Hay que valorar la cantidad de líquido amniótico.
  - El oligohidramnios (índice de líquido amniótico ≤ 5 cm o columna máxima < 2 cm) es evidencia presuntiva de RPM.
  - Además, el ultrasonido permite determinar la posición e información adicional sobre el estado fetal.
- Debe evitarse el examen digital cervicovaginal antes del trabajo de parto, ya que se ha asociado a un mayor riesgo de infección intrauterina.
- Pruebas de laboratorio. Se encuentran disponibles distintas pruebas comerciales:
  - La proteína de unión al factor de crecimiento similar a la insulina 1 (prueba Actim PROM).
  - La proteína placentaria alfa-microglobulina-1 (prueba AmniSure).
- Registro cardiotocográfico: evalúa el bienestar fetal.

- La evaluación materna incluye la valoración de las contracciones y los signos de infección (fiebre, taquicardia fetal, leucocitosis materna). Un recuento de glóbulos blancos > 20.000/μL o una desviación izquierda marcada sugieren corioamnionitis.

Manejo

La conducta va a depender de la edad gestacional. Los siguientes grupos mantienen una actitud distinta.

Rotura prematura de membranas a término (≥ 37 semanas de gestación)

El punto clave ante una RPM a término sin complicaciones es decidir si se tiene una actitud expectante o se inicia un manejo activo. La evidencia actual sugiere practicar la inducción lo antes posible, a menos que existan contraindicaciones, en cuyo caso el parto mediante cesárea se realizaría cuanto antes.

La finalidad del manejo activo es disminuir el riesgo de infección neonatal y materno, además de reducir el riesgo de otras complicaciones graves aunque infrecuentes, como el prolapso del cordón. En caso de manejar con actitud expectante, se recomienda desarrollar un límite de tiempo para esta actitud; los signos de infección u otras complicaciones del embarazo son indicación para decidir su finalización.

Un metanálisis publicado en 2021 de nueve ensayos clínicos aleatorizados incluyó a casi 3.800 pacientes con gestaciones únicas ≥ 36 semanas de gestación con RPM que fueron inducidas con oxitocina ≤ 12 horas frente a > 12 horas después de la rotura de la membrana. En comparación con el manejo expectante (que osciló entre 24 y 96 horas en la mayoría de los ensayos), la inducción en ≤ 12 horas dio como resultado menor riesgo de corioamnionitis (5,3 % frente al 9,9 %; riesgo relativo: 0,62; intervalo de confianza del 95 %: 0,40-0,97), endometritis (2,4 % frente al 4,2 %; riesgo relativo: 0,59; intervalo de confianza del 95 %: 0,40-0,87), sepsis neonatal (6,1 % frente al 11,8 %; riesgo relativo: 0,46; intervalo de confianza del 95 %: 0,27-0,79), menor número de ingresos en una unidad de cuidados intensivos neonatales (6,4 % frente al 12,0 %; riesgo relativo: 0,54; intervalo de confianza del 95 %: 0,43-0,69), menor tiempo entre la RPM y el parto (12,68 horas, intervalo de confianza del 95 %: 16,15 a 9,21), mayor probabilidad de dar a luz dentro de las 24 horas posteriores a la RPM (91 % frente al 46 %; riesgo relativo 1,93; intervalo de confianza del 95 %: 1,59-2,35). No hubo diferencias significativas en la tasa de nacimientos por cesárea (9,8 % frente al 10,1 %; riesgo relativo: 0,97; intervalo de confianza del 95 %: 0,79-1,08).

 Ante la RPM a término, la evidencia actual sugiere manejo activo del parto.

Manejo activo

En pacientes sin contraindicaciones para el trabajo de parto y el parto vaginal, la oxitocina puede ser la primera alternativa. Las ventajas de esta sustancia sobre las prostaglandinas es la mayor facilidad para titular y un menor coste según la prostaglandina utilizada; además, la oxitocina se relaciona con un menor riesgo de corioamnionitis e infección neonatal.

La maduración cervical con prostaglandinas es la alternativa a la inducción directa con oxitocina ante pacientes con cuello uterino desfavorable. Se puede utilizar misoprostol prostaglandina E_1 o E_2.

El catéter con globo no se recomienda para la maduración cervical. Existe poca evidencia de seguridad y eficacia; el riesgo de infección intraamniótica aumenta en comparación con las prostaglandinas y la oxitocina.

Como primera alternativa para inducir el parto, pueden utilizarse prostaglandinas u oxitocina.

Conducta expectante

Tras sopesar los riesgos y beneficios de la inducción frente al manejo expectante, las pacientes con embarazos sin complicaciones pueden optar por el manejo expectante si tienen pruebas fetales tranquilizadoras, sin contraindicaciones para el trabajo de parto y el parto vaginal, sin signos de corioamnionitis clínica u otras complicaciones médicas u obstétricas que aumenten el riesgo maternofetal si el parto se retrasa.

Son factores de riesgo para infección neonatal la corioamnionitis clínica (*odds ratio*: 5,89 y $p < 0,0001$), el estado de *Streptococcus* del grupo B (SGB) materno positivo (frente a negativo o desconocido, *odds ratio*: 3,08, $p < 0,0001$), siete a ocho exámenes digitales vaginales (frente a 0 a 2, *odds ratio*: 2,37; $p = 0,04$), de 24 a < 48 horas desde la rotura de membranas al trabajo de parto activo (frente a < 12 horas, *odds ratio*: 1,97; $p = 0,02$), ≥ 48 horas desde la rotura de membranas al trabajo de parto activo (frente a < 12 horas, *odds ratio*: 2,25; $p = 0,01$) y antibióticos maternos antes del parto (*odds ratio*: 1,63; $p = 0,05$).

Los pacientes con líquido amniótico teñido de meconio fueron excluidos del ensayo TermPROM. El líquido amniótico teñido de meconio se ha asociado a un mayor riesgo de corioamnionitis clínica y cultivos de líquido amniótico positivos, patrones de frecuencia cardíaca fetal intraparto poco tranquilizadores y síndrome de aspiración de meconio. Sin embargo, no hay evidencia de que la inducción inmediata del trabajo de parto reduzca el riesgo de estas complicaciones; por lo tanto, el líquido amniótico ligeramente teñido de meconio no es una fuerte contraindicación para el manejo expectante si este es el enfoque que elige la paciente y la evaluación fetal anteparto es tranquilizadora. En algunos de estos casos, la tinción similar al meconio es pigmento de hemoglobina residual de una hemorragia decidual. En ausencia de datos de ensayos aleatorizados para guiar las recomendaciones de la práctica, la inducción y la monitorización fetal continua son razonables cuando el meconio es espeso.

Por otra parte, no existen datos sólidos sobre los que basar una recomendación sobre la duración máxima del manejo expectante en las pacientes sin complicaciones del embarazo que justifiquen el parto. En el estudio TermPROM, que limitó el manejo expectante a 96 horas después de la rotura, el riesgo de corioamnionitis pareció aumentar significativamente después de 24 horas, lo que sugiere que 24 horas es un límite razonable.

Un estudio de cohortes retrospectivo de 166 pacientes con RPM a término encontró que la inducción del trabajo de parto en ≤ 6 horas se asoció a una exposición significativamente menor a los antibióticos, una latencia más corta hasta el parto, una estancia hospitalaria más corta y una incidencia más baja de cardiotocograma no tranquilizador, aunque no hubo diferencias en los resultados neonatales.

 El manejo expectante puede ser posible en gestaciones sin complicaciones con estabilidad materna y fetal. La duración recomendada de manejo expectante es 24 horas para empezar con el manejo activo del parto.

Respecto al manejo expectante hospitalario o domiciliario, cuando el grupo de estudio TermPROM comparó los resultados del manejo expectante en el hogar con el manejo expectante en el hospital, los resultados mostraron que las pacientes que fueron enviadas a casa tenían más probabilidad de desarrollar corioamnionitis clínica (10,1 % frente al 6,4 %). En el análisis de regresión logística múltiple, las pacientes tratadas en el hogar tenían un mayor riesgo de infección del recién nacido (*odds ratio*: 1,9; intervalo de confianza del 95 %: 1,00-3,90) y las nulíparas tratadas en el hogar tenían un mayor riesgo de recibir antibióticos antes del parto (*odds ratio*: 1,52; intervalo de confianza del 95 %: 1,04-2,24). Otro riesgo de la gestión domiciliaria es la posibilidad de un parto rápido antes de que la paciente pueda llegar al hospital.

La profilaxis con antibióticos para la RPM a término o casi a término no se asocia a ningún beneficio en los resultados maternos o neonatales. Sin embargo, en las mujeres con latencia de más de 12 horas, los antibióticos profilácticos se asocian a tasas significativamente más bajas de corioamnionitis en un 51 % de los casos y de endometritis en un 88 %, aunque no se mostraron mejoras estadísticas en los resultados neonatales. Aunque en la práctica clínica es habitual el uso de antibióticos, los datos actuales no son suficientes para que se pueda establecer ninguna recomendación a favor o en contra del uso profiláctico de antibióticos en las RPM a término.

Por otra parte, ante una RPM a término con cultivos positivos para SGB, se debe iniciar de inmediato la profilaxis antibiótica intravenosa materna para reducir el riesgo de aparición temprana de la enfermedad neonatal por SGB. Un análisis del TermPROM para SGB positivo evaluó la infección neonatal para los grupos de inducción con gel vaginal de prostaglandina E$_2$, expectante y oxitocina. Las tasas de infección neonatal fueron del 2,5 % para el grupo de inducción con oxitocina y > 8 % para todos los demás grupos, por lo que se recomienda el manejo activo ante SGB positivo.

Rotura prematura de membranas pretérmino (24-37 semanas de gestación)

La RPMP es causa de un tercio de los nacimientos prematuros, y también es el factor identificable más común asociado al parto prematuro. El manejo de la RPMP es uno de los temas más controvertidos de la medicina perinatal. Los puntos de discordia incluyen el diagnóstico preciso en los casos problemáticos, el manejo expectante frente a la intervención, el uso de tocolíticos, la duración de la profilaxis antibiótica, el momento de la administración de corticoides prenatales, los métodos de prueba para infección materna y/o fetal o el momento del parto.

Se deben evaluar los siguientes elementos: la edad gestacional, la presencia o ausencia de infección materna y fetal, la presencia o ausencia de trabajo de parto, la presentación fetal, el bienestar fetal, la expectativa de madurez fetal basada en la edad gestacional, el estado cervical y la disponibilidad del nivel adecuado en la atención neonatal. La detección de infecciones por métodos estándar es útil para guiar la terapia con antibióticos, pero el cultivo vaginal no lo es, ya que la flora vaginal normalmente es polimicrobiana.

La decisión clave que se ha de tomar es elegir entre finalizar la gestación o manejar de manera expectante. El feto prematuro precoz (< 34 semanas), que, por lo demás, es estable, se beneficiará de prolongar el embarazo para reducir la morbilidad relacionada con la prematuridad. El feto prematuro tardío (de 34 + 0 a 36 + 6 semanas) también puede beneficiarse, aunque hay menos consenso en esta edad gestacional, ya que se deben sopesar los riesgos de complicaciones asociadas a la RPMP y sus secuelas con respecto a la infección intrauterina, el desprendimiento de placenta y el prolapso del cordón umbilical.

Se debe finalizar la gestación ante una infección intrauterina, el desprendimiento de placenta o las pruebas fetales poco tranquilizadoras. En estas condiciones, el bienestar fetal puede deteriorarse rápidamente con el manejo expectante, y no existen intervenciones terapéuticas disponibles además del parto. Una posición inestable con un alto riesgo de prolapso del cordón es una indicación para el parto en lugar de un manejo expectante, pero el equilibrio entre los riesgos de prolapso del cordón y el nacimiento de un parto muy prematuro o extremadamente prematuro también debe considerarse individualmente.

En ausencia de complicaciones, existe consenso de que las pacientes con RPMP antes de las 34 + 0 semanas deben ser monitorizadas. Además, han de ser manejadas de manera expectante al menos hasta las 34 + 0 semanas de gestación, y habrá que finalizar la gestación a partir de esta edad gestacional.

Corticoterapia

Se debe administrar un ciclo de corticoides a los embarazos en los que se produce RPM entre las semanas 23 y 33 + 6 de gestación. Esta recomendación ha demostrado disminuir un 30-60 % la muerte neonatal, el síndrome de dificultad respiratoria, la hemorragia intraventricular, la enterocolitis necrosante y la duración de la asistencia respiratoria neonatal, sin aumentar el riesgo de infección materna o neonatal.

Se puede considerar un ciclo de corticosteroides para las pacientes que presentan RPMP de las 34 + 0 a las 36 + 6 semanas de gestación, que van a ser manejadas de manera expectante, no han recibido un ciclo previo de corticoides y cuyo parto está programado para > 24 horas y < 7 días.

También se considerará una dosis de recuerdo de betametasona en los embarazos de hasta 34 semanas de gestación que cumplen con alto riesgo de parto dentro de los 7 días y exposición previa a corticosteroides prenatales hace más de 14 días. Se deben evitar los cursos múltiples (es decir, más de un solo curso de rescate), ya que estos no brindan un beneficio adicional significativo y pueden ser perjudiciales.

 Se debe administrar un ciclo de corticoides a los embarazos en los que se produce RPM entre las semanas 23 y 33 + 6 de gestación.

Cultivos para la detección de infecciones

Ante los factores de riesgo para enfermedades de transmisión sexual, se recomienda el cribado de dichas infecciones (virus de la inmunodeficiencia humana, sífilis, gonorrea, clamidia, etc.). Por otra parte, se debe realizar cribado de SGB al ingreso, ya que estos embarazos tienen un alto riesgo de parto prematuro. La terapia antibiótica profiláctica administrada para prolongar la latencia proporcionará un tratamiento adecuado en caso SGB positivo. La quimioprofilaxis específica para SGB está indicada si los resultados de la prueba de SGB son positivos o desconocidos y el parto es inminente.

Si el manejo es expectante, el régimen antibiótico profiláctico debe proporcionar profilaxis adecuada para mujeres colonizadas por SGB. Si el cultivo de la paciente es positivo, se debe reanudar la profilaxis específica para la colonización por SGB cuando la paciente se ponga de parto posteriormente.

La detección de vaginosis bacteriana o *Trichomonas* es controvertida, puesto que las pruebas son de baja sensibilidad, pero el tratamiento puede ser beneficioso. No se debe realizar cultivo de *Mycoplasma*, puesto que la azitromicina es el antibiótico estándar en el tratamiento antibiótico para aumentar la latencia, por lo que no es necesario realizar cribado.

Terapia antibiótica profiláctica

La infección puede ser causa o consecuencia de la RPMP. El objetivo de la terapia con antibióticos es reducir la frecuencia de infecciones maternas y fetales; y retrasar el inicio del trabajo de parto prematuro (prolongar la latencia) y la necesidad de un parto prematuro indicado. En la actualidad, no hay evidencia que permita recomendar una pauta sobre otras, y se desconoce cuál es el antibiótico de elección, así como la pauta que ofrece mejores resultados.

Los antibióticos de uso más común y la cobertura que ofrecen son:

- Ampicilina: SGB, listeria, *Enterococcus* spp., *Gardnerella vaginalis* y algunos anaerobios.
- Gentamicina: *Escherichia coli* y otras enterobacterias.
- Cefoxitina: *E. coli*, enterobacterias y anaerobios.
- Clindamicina: muchos gérmenes anaerobios y micoplasmas (aunque no *Ureaplasma* spp). Pueden existir resistencias a SGB.
- Eritromicina y macrólidos (azitromicina, claritromicina): *U.* spp. Pueden existir resistencias a SGB.

Algunas de las pautas antibióticas propuestas son:

- Ampicilina 2 g por vía intravenosa cada 6 horas más eritromicina 250 mg por vía intravenosa cada 6 horas durante 48 horas, seguido de 5 días con amoxicilina y eritromicina oral.
- Ampicilina 1 g por vía intravenosa cada 6 horas más gentamicina 80 mg cada 8 horas más azitromicina 1 g por vía oral cada 72 horas hasta 1 semana.
- Ampicilina 2 g por vía intravenosa cada 6 horas durante 48 horas, seguido de amoxicilina 500 mg cada 8 horas por vía oral hasta 1 semana. Adicionalmente, se puede dar una dosis de azitromicina (1 g por vía oral).
- Azitromicina en dosis única (1 g por vía oral) más cefuroxima 750 mg cada 6 horas por vía intravenosa durante 48 horas, seguida de cefuroxima 500 mg cada 12 horas por vía oral 5 días más.

En caso de alergia a la penicilina, se pueden emplear pautas con clindamicina (900 mg por vía intravenosa cada 8 horas) y gentamicina (4,5 mg/kg cada 24 horas por vía intravenosa) durante 48 horas, seguido de clindamicina por vía oral, 600 mg cada 8 horas durante 5 días.

Si además de alergia a la penicilina, hay SBG resistencia a clindamicina, se recomienda azitromicina (1 g por vía oral al ingreso) y vancomicina 20 mg/kg cada 8 horas (dosis única máxima 2 g) durante 48 horas.

No parece que las pautas que se administran durante más de 7 días aporten beneficio alguno.

Tocólisis

La indicación principal de tocólisis en RPMP es retrasar el parto 48 horas para permitir la administración de un ciclo de corticoides. También puede utilizarse para el traslado de una paciente a un centro con un nivel más alto de atención neonatal. En general, no se administran tocolíticos más de 48 horas, ni en pacientes que han instaurado trabajo de parto (dilatación mayor de 4 cm), ante signos de corioamnionitis, pruebas fetales poco tranquilizadoras, desprendimiento prematuro de placenta o alto riesgo de prolapso del cordón.

Neuroprotección fetal

En una gestación por debajo de 32 semanas, ante la sospecha de un parto inminente, se administrará sulfato de magnesio hasta el parto o durante 12-24 horas para reducir el riesgo de parálisis cerebral neonatal.

Hospitalización frente a manejo ambulatorio

Inicialmente, se realiza el ingreso para realizar antibioterapia intravenosa y control del bienestar maternofetal, sin que exista evidencia sobre la frecuencia óptima sobre la que realizar los controles. No existe consenso ni evidencia suficiente sobre el control domiciliario; puede recomendarse en casos de RPMP estable. El factor de riesgo que asocia una latencia más corta hasta el parto es el oligohidramnios, seguido de RPMP < 26 semanas o presentación fetal no cefálica.

Finalización de la gestación

Está indicado finalizar la gestación ante infección intrauterina, desprendimiento prematuro de placenta, pruebas fetales poco tranquilizadoras o alto riesgo de prolapso del cordón. Se recomienda el parto en las gestaciones con RPM a término (≥ 37 semanas de gestación). En las gestaciones < 34 semanas, como se ha descrito, si la madre y el feto se encuentran estables, se indica manejo expectante. Entre las semanas 34 y 36 + 6, se valora el beneficio de lograr una edad gestacional más avanzada en el momento del parto, que se ve contrarrestada por los riesgos asociados a RPM prolongada (infección, desprendimiento de placenta y prolapso del cordón umbilical), por lo que generalmente suele indicarse finalizar la gestación.

Con respecto a la vía del parto, en ausencia de contraindicaciones para el trabajo de parto y el parto vaginal, la mayoría de las pacientes tendrán un parto vaginal espontáneo o inducido; se realizará cesárea según las indicaciones estándar.

Una vez indicado el parto, se realizará la exploración vaginal para determinar la maduración cervical según la prueba de Bishop. Si el cuello uterino es favorable (puntuación de la prueba de Bishop ≥ 6), se administra oxitocina para la inducción del parto según los protocolos estándar. Si el cuello uterino es desfavorable, se administra prostaglandina para la maduración del cuello uterino. La prostaglandina E$_2$ es una alternativa razonable; existe menor evidencia con el misoprostol.

No se recomienda el uso de catéter con balón intracervical para la maduración cervical, ya que los datos sugieren que la introducción de un cuerpo extraño probablemente aumenta el riesgo de infección.

CORIOAMNIONITIS

La corioamnionitis es la inflamación aguda de las membranas placentarias (corion y amnios), acompañada de la infección de su contenido (feto, cordón umbilical y líquido amniótico); normalmente se debe a una infección polimicrobiana.

La prevalencia de dicha infección se estima en torno al 1-3 % entre los partos a término con membranas íntegras, y del 6-10 % de los que presentan RPM; dicho porcentaje es más elevado en los partos pretérmino o RPMP (40-70 %).

Es una complicación del embarazo asociada a una gran morbimortalidad materna y fetal. A nivel fetal, se ha descrito una puntuación menor en la prueba de Apgar, sepsis, así como mayor riesgo de parálisis cerebral y otras discapacidades en el neurodesarrollo. En cuanto a la morbilidad materna, se ha evidenciado mayor riesgo de hemorragia puerperal (mayor índice de histerectomía obstétrica), endometritis, sepsis y síndrome de distrés respiratorio del adulto. En ambos casos, se describe un aumento de mortalidad.

Históricamente, dicha infección se ha denominado *corioamnionitis*; aunque este término sigue siendo de uso común, en la actualidad puede emplearse *infección intraamniótica*. Los anatomopatólogos utilizan el término *corioamnionitis histológica* para describir la inflamación, sin asociarse los hallazgos microbiológicos o clínicos típicos de la infección. En 2015, se recomendó el empleo del término *triple I*, ya que aúna la infección y/o la inflamación intrauterina.

Etiología

La vía más frecuente es la ascendente: migración de la flora cervicovaginal a través del canal cervical. En raras ocasiones se puede producir por contigüidad (tras pruebas invasivas, como amniocentesis, fetoscopia) o hematógena (en caso de bacteriemia materna por *Listeria monocytogenes*).

Es típicamente polimicrobiana (flora vaginal y/o entérica); los más frecuentemente relacionados son los micoplasmas genitales (*Ureaplasma* y *Mycoplasma*); en contraposición, cuando se produce infección transplacentaria de microorganismos en la circulación materna (*L. monocytogenes, Staphylococcus aureus*), son un único patógeno.

Otros frecuentemente asociados (vía ascendente), son los anaerobios (*G. vaginalis, Bacteroides* spp.), bacilos gramnegativos entéricos y SGB. Los anaerobios son los que más se relacionan con la infección intraamniótica en las gestaciones pretérmino.

Factores de riesgo

La prolongación del parto y el mayor tiempo de rotura de membranas son los factores de riesgo más relacionados con la infección intraamniótica.

Se han asociado otros, como los siguientes:

- Múltiples exploraciones vaginales (en situaciones de RPM).
- Infecciones previas en el aparato genital.
- Líquido amniótico meconial.
- Corioamnionitis previa.
- Nuliparidad.
- Insuficiencia cervical.
- Monitorización interna.
- Maduración cervical mediante técnicas mecánicas.
- Hábitos tóxicos (alcohol, tabaco).

 Hay que sospechar corioamnionitis en los siguientes casos: amenaza de parto prematuro < 26 semanas, dinámica uterina resistente a tocólisis, RPM asociada a oligohidramnios o RPM pretérmino, RPM > 48 horas.

Criterios diagnósticos

Se sospechará corioamnionitis o triple I ante fiebre materna (≥ 38 °C) y la presencia de al menos de uno de los siguientes criterios:

- Taquicardia fetal (>160 latidos por minuto durante ≥ 10 minutos).
- Leucocitosis >15.000/µL (sin corticoides).
- Flujo cervical purulento.

Esta clasificación no engloba la taquicardia materna, la irritabilidad o dinámica uterina u otros marcadores infecciosos analíticos (proteína C-reactiva [PCR]) (antiguos criterios diagnósticos de la corioamnionitis clínica de Gibbs), aunque su presencia refuerza el diagnóstico.

Para confirmar el diagnóstico, se deberá realizar una amniocentesis, siempre y cuando la técnica lo permita. Si no, el diagnóstico se basará en los criterios clínico-analíticos previos, descartando otros focos posibles de infección.

El diagnóstico sería confirmatorio con uno de los siguientes criterios:

- Gérmenes en el líquido amniótico en tinción de Gram.
- Glucosa en el líquido amniótico ≤ 5 mg/dL.
- Cultivo en líquido amniótico positivo.

En el líquido amniótico, se solicitará lo siguiente: glucosa, interleucina 6 (si es posible), tinción de Gram y cultivo aerobio/anaerobio/micoplasma.

 La fiebre aparece siempre en la corioamnionitis o triple I.

Manejo de la fiebre en gestantes

La fiebre materna (sobre todo intraparto) se ha relacionado con resultados perinatales adversos. La hipertermia fetal puede dar lugar a hipoxia tisular, lo que incrementa el riesgo de depresión neurológica (convulsiones, hipotonía, encefalopatía).

Para el estudio de la fiebre en la gestante, se solicitarán las siguientes pruebas (**Fig. 32-1**):

- Analítica con hemograma, estudio de coagulación y PCR. Ante la sospecha de sepsis, se añadirán lactato, procalcitonina y perfil hepatorrenal.
- Sistemático de orina y urocultivo.
- Valoración de bienestar fetal: registro cardiotocográfico más ecografía obstétrica.
- Hemocultivos (durante pico febril). Si es posible, dos determinaciones separadas de 30 minutos, en distinto acceso venoso.
- Descarte de RPM.
- Exudado vaginal y endocervical.
- Exudado SGB si hace más de 5 semanas de la determinación anterior o es desconocido.
- Valoración de amniocentesis diagnóstica, si se sospecha corioamnionitis o triple I, para su confirmación.
- Descarte de otro foco específico de la fiebre, con las pruebas complementarias pertinentes.

Tratamiento

Ante el diagnóstico clínico de corioamnionitis o triple I, con viabilidad fetal, deberá finalizarse la gestación, independientemente de la edad gestacional. Solo se planteará la posibilidad de maduración pulmonar, antes de la finalización activa, en edades gestacionales extremas (< 26 semanas), en

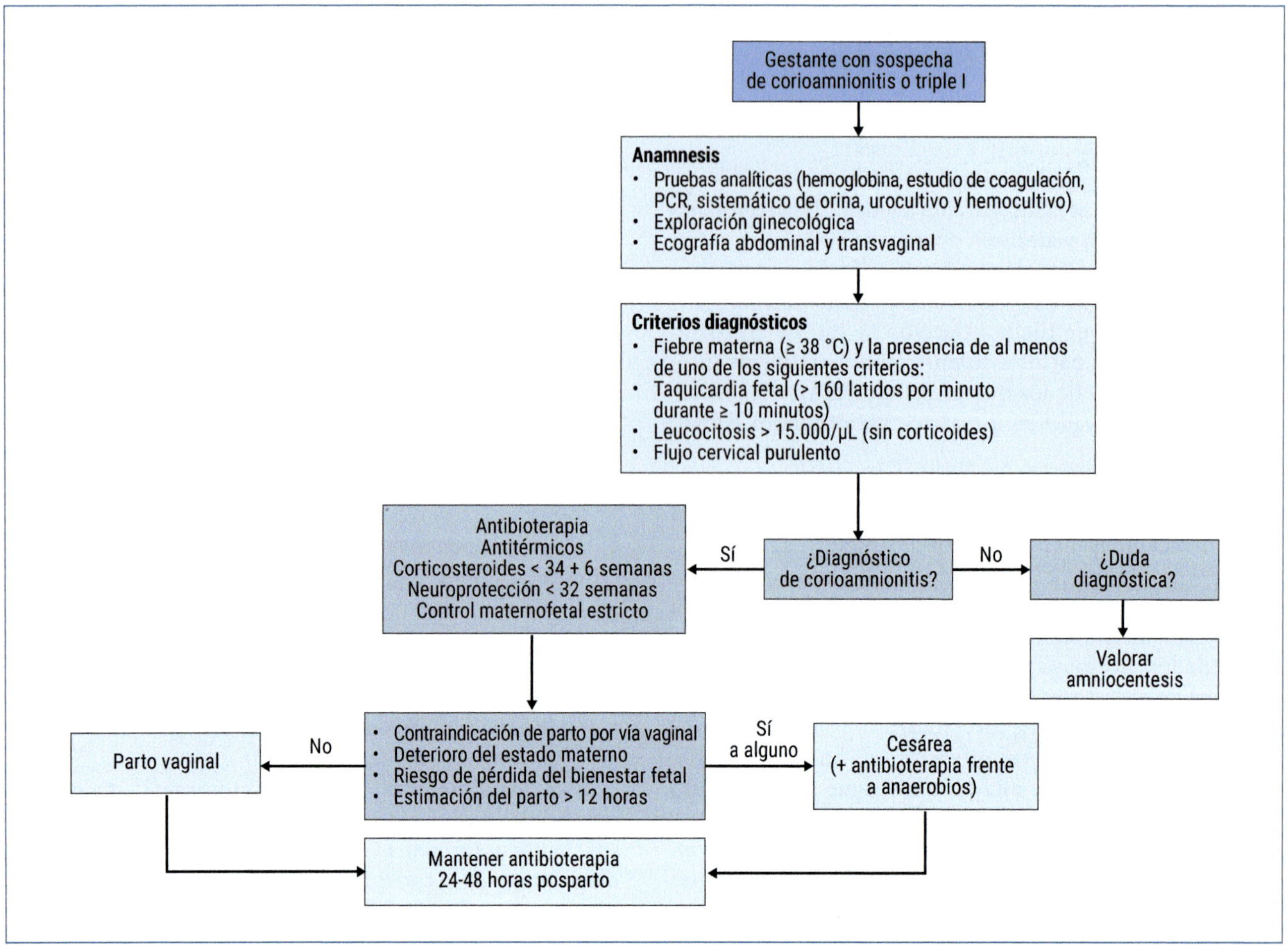

Figura 32-1. Manejo de la gestante ante sospecha de corioamnionitis o triple I. PCR: proteína C-reactiva.

las que, tras inicio de tratamiento antitérmico y antibiótico, cede la dinámica uterina y no hay criterios de sepsis (lactato < 2 mmol o < 18 mg/dL), pero nunca se iniciará tocólisis.

Antitérmicos

Con fiebre > 38 °C, se inicia 1 g cada 8 horas por vía intravenosa, para evitar hipertermia en el feto y la gestante.

Antibioterapia

Si hay sospecha clínica o analítica de corioamnionitis o triple I, y a la espera de confirmación, se iniciará antibioterapia de amplio espectro.

Existen diferentes pautas antibióticas, todas ellas eficaces:

- Piperacilina-tazobactam 4 g cada 6 horas por vía intravenosa más claritromicina 50 mg cada 12 horas por vía oral. Tras el parto, independientemente de si es vaginal o cesárea, se administrará una dosis extra de piperacilina-tazobactam 4 g por vía intravenosa más claritromicina 500 mg por vía oral.
- En caso de alergia a la penicilina o los betalactámicos: teicoplanina 600 mg dosis de carga, a las 12 horas, 400 mg cada 12 horas durante 24 horas, y posteriormente 400 mg cada 24 horas por vía intravenosa más aztreonam 1 g cada 8 horas por vía intravenosa más claritromicina 500 mg cada 12 horas por vía oral.
- Ampicilina 2 g cada 6 horas por vía intravenosa más gentamicina 80 mg cada 8 horas por vía intravenosa más azitromicina 1 g por vía oral. Si hay cesárea, se administrará clindamicina 900 mg cada 8 horas por vía intravenosa, para cubrir el posible foco abdominal anaerobio.

Se recomienda mantener la terapia antibiótica hasta que la paciente se encuentre durante 48 horas afebril. Pasado este tiempo, puede suspenderse, salvo que el lactato siga elevado (> 2 mmol o > 18 mg/dL).

Maduración pulmonar

Se iniciará en gestaciones de < 35 semanas si el parto no va a ser inminente. La maduración pulmonar con corticoides no debe ser motivo de demora de la finalización de la gestación en caso de diagnóstico de sospecha y/o confirmado. No se ha objetivado aumento de morbilidad infecciosa materna ni fetal.

Tocólisis

Está contraindicada tanto en la sospecha clínica y/o analítica como en el diagnóstico de confirmación.

Neuroprotección

La neuroprofilaxis con sulfato de magnesio se iniciará en gestaciones de < 32 semanas, ya que se prevé parto inminente.

Finalización de la gestación

La vía de parto dependerá de la estática fetal, así como de la evolución del parto, en caso de opción por vía vaginal. Su diagnóstico no es indicación de cesárea urgente. Si existe una correcta evolución del parto por vía vaginal, puede proseguir siempre y cuando se inicie tratamiento antibiótico, así como monitorización fetal continua. Los resultados mejoran cuando al menos hay 4 horas de antibioterapia. A partir de las 12 horas de inducción del parto, existe un mayor riesgo de atonía uterina, así como un resultado bajo de la prueba de Apgar.

Podrá realizarse punción dural de forma segura, siempre y cuando se haya iniciado tratamiento antibiótico y se objetive mejoría. Tras el alumbramiento, se recomienda realizar un estudio histológico de placenta (se envía en formol a anatomía patológica), así como estudio microbiológico (en suero salino fisiológico).

 El diagnóstico de corioamnionitis no es indicación de cesárea.

PROLAPSO DEL CORDÓN

El prolapso del cordón umbilical es una complicación que sucede durante el trabajo de parto o antes de este, con la posición anormal del cordón por delante o lateral a la presentación del feto. El cordón umbilical se desliza por delante de la presentación del feto, sale hacia la vagina y puede ser visible a través del periné.

Es una emergencia obstétrica porque la compresión del cordón puede comprometer la oxigenación del feto causando sufrimiento fetal e incluso su fallecimiento si no se actúa con rapidez. Cuando el cordón umbilical sale por delante de la presentación, puede comprimirse; cada contracción que se genera comprime aún más el cordón umbilical. Cuando este se expone al aire, se estrecha, lo que también afecta al aporte sanguíneo. Esta situación tiene el riesgo de causar discapacidades graves y permanentes. Según la literatura médica, la incidencia se sitúa entre el 0,1 y el 0,6 % de todos los partos, pero la tasa va disminuyendo por el uso de la ecografía realizada durante el tercer trimestre.

Clasificación

El prolapso del cordón se puede clasificar de la siguiente manera:

- **Prolapso manifiesto:**
  - Procúbito. Caída del cordón por delante de la presentación, pero con las membranas íntegras.
  - Procidencia. Descenso del cordón umbilical por delante de la presentación y con las membranas rotas, bajando por el canal cervical y la vagina; incluso puede sobrepasar la vulva.
- **Prolapso oculto:**
  - Laterocidencia. El cordón no llega a sobrepasar la presentación fetal, pero se sitúa lateralmente a esta, y puede ocasionar también su compresión.

Patogénesis

Cuando ocurre la rotura de membranas y la presentación fetal está muy elevada, hay riesgo de que se produzca el desplazamiento del cordón y la entrada en la vagina, por delante de la presentación fetal. Se produce normalmente cuando la presentación fetal no está encajada debido a características maternas o fetales, y cuando se realizan intervenciones obstétricas que elevan la presentación fetal.

Tras el prolapso, el riesgo se encuentra en que puede producirse la compresión del cordón, de manera que este quede entre las partes fetales y el útero o el canal del parto durante las contracciones, lo que causa un rápido sufrimiento, incluso la muerte fetal.

Factores de riesgo

No hay una causa específica que produzca el prolapso del cordón umbilical. Más bien, hay varios factores que aumentan el riesgo de prolapso. Esta situación puede darse sin ningún factor de riesgo. Sin embargo, ciertas condiciones o factores pueden aumentar las posibilidades de que se produzca.

Los factores de riesgo más frecuentes pueden ser:

- **Fetales/ovulares:**
  - Presentación anómala:
    - Cefálica (0,24 %) < nalgas (3,5 %) puras/completas < nalgas incompletas < transversa (9,6 %).
    - La mayoría se producen en cefálica, porque hay menos incidencia de presentaciones no cefálicas.
  - Polihidramnios. Suele asociar presentación inestable o no encajada y salida rápida de líquido cuando se rompe la bolsa.
  - Cordón umbilical de características irregulares (demasiado largo, delgado, etcétera).
  - Inserción anómala del cordón (inserción del cordón velamentosa).
  - Prematuridad, bajo peso al nacer.
  - Segundo gemelo, por mayor riesgo de presentación anómala.
  - Anomalías en el feto, como malformaciones.
  - Placenta previa.
- **Maternos o relacionados con el tipo de parto:**
  - Malformaciones o tumores uterinos, deformidades en la pelvis.
  - Multiparidad, por la mayor posibilidad de rotura de bolsa antes de encajarse la presentación.
  - Embarazo múltiple.
  - Presentación no encajada.
  - Trabajo de parto prolongado.

Además, algunas intervenciones en la obstetricia pueden relacionarse con el prolapso del cordón umbilical hasta en un 50 % de los casos:

- Amniorrexis, especialmente si la presentación no está acoplada. En casos de polihidramnios, es importante realizar una rotura de membranas controlada, evitando la descompresión de forma brusca, y facilitando el descenso de la presentación.
- Maduración cervical con catéter.
- Amnioinfusión.
- Versión cefálica externa o interna.

Cuadro clínico

Cuando el prolapso del cordón se produce, hay una aparición rápida de sufrimiento fetal y en la exploración física se toca un cordón pulsátil. Generalmente, el episodio se sigue de una rotura de membranas y, con menor frecuencia, se detectará de manera incidental durante una exploración física en el trabajo de parto, palpando un cordón pulsátil. En este cuadro, las pacientes no presentan dolor ni sangrado vaginal. En ocasiones, la gestante con membranas rotas puede avisar de que ve o nota un prolapso manifiesto de cordón.

El registro cardiotocográfico característico es bradicardia fetal profunda prolongada o deceleraciones variables moderadas-graves en un registro normal previamente. La dilatación media suele ocurrir entre 5 y 6 cm, con presentaciones que no están encajadas. Un estudio estima que más de la mitad de los prolapsos ocurren en los primeros 5 minutos tras la rotura de membranas, y que más del 70 % se dan durante la primera hora tras esta.

 El cuadro clínico del prolapso del cordón se caracteriza por la aparición brusca de sufrimiento fetal en un registro cardiotocográfico previamente normal; en la exploración se puede notar un cordón pulsátil.

Diagnóstico

El diagnóstico clínico es el siguiente:

- Visualización o palpación del cordón por delante de la presentación (si el feto está vivo, se notará el pulso del latido fetal).
- Brusco sufrimiento fetal (registro cardiotocográfico): bradicardia fetal que se prolonga o deceleraciones variables (moderadas-graves) en un paciente con un registro cardiotocográfico previamente normal.

Respecto al diagnóstico ecográfico:

- La ecografía puede ayudar a mostrar el cordón umbilical interpuesto entre la presentación fetal y el orificio cervical interno.
- El estudio eco-Doppler puede ayudar en los casos de incertidumbre, y también el acceso transvaginal.

Manejo intraparto

Es importante finalizar el parto lo más rápidamente posible para acabar con el sufrimiento fetal y evitar así la muerte por compresión del cordón umbilical. El tiempo que pasa entre el prolapso y el parto, la duración de la bradicardia y el uso de maniobras de reanimación intrauterina influyen en el riesgo de hipoxia.

Las medidas que se pueden tomar ante el prolapso del cordón umbilical son las siguientes:

- Pedir ayuda y preparar a la paciente para un parto emergente por la vía más rápida, que por lo general es la cesárea. A veces se puede plantear un parto vaginal si es más rápido, por ejemplo, en presentaciones de nalgas o en el prolapso tras el nacimiento del primer gemelo.
- Si el prolapso es muy evidente, se debe evitar la manipulación del cordón, hay que intentar que no se exponga a un ambiente frío (existe riesgo de espasmo de la arteria umbilical, lo que contribuye a la perfusión sanguínea deficiente) y se ha de volver a introducir de forma suave el cordón prolapsado.
- Mediante tacto vaginal, puede realizarse una suave presión suprapúbica para intentar que la presentación se eleve y que el cordón se descomprima. En caso de cesárea, es importante que esa posición se mantenga sin sacar la mano de la vagina hasta el nacimiento.
- Controlar la frecuencia cardíaca fetal para monitorizar si las medidas que se están realizando son efectivas.
- El traslado de la paciente a quirófano debe ser realizado en camilla y no en silla (el ayudante debe continuar con la presentación ascendida y evitar aumentar la compresión del cordón durante la sedestación).
- La anestesia puede ser general o raquídea si es de rápida administración en decúbito lateral de la paciente; se evita también la sedestación.
- Si la frecuencia cardíaca fetal es positiva antes de pasar a quirófano, no se retrasará la cirugía para verificarla, se realizará una cesárea emergente, y se intentará la reanimación neonatal si fuera necesario tras el nacimiento.
- Una buena comunicación y un buen entrenamiento del equipo puede reducir el tiempo desde el diagnóstico hasta el parto.

Otras maniobras de reanimación intrauterina que pueden ayudar son:

- Colocar a la paciente en posición de Trendelenburg o en posición boca abajo sobre las rodillas y los antebrazos.
- Llenar la vejiga con 500-700 mL de suero salino (es útil si la cesárea no se puede realizar con urgencia).
- Administrar un agente tocolítico de acción rápida.

Incluso hay artículos en la literatura médica que defienden la posibilidad de retirar el cordón una vez se asciende la presentación, colocándolo en la nuca, y devolviendo con suavidad la cabeza a su posición original en el canal del parto, con un control estrecho de la frecuencia cardíaca fetal.

Si durante la detección del prolapso del cordón no se encuentra la frecuencia cardíaca fetal, no se indicará una cesárea de emergencia, puesto que no es posible la reanimación neonatal con éxito tras un período prolongado de asistolia.

 Se debe finalizar el embarazo de forma emergente por la vía más rápida, que por lo general es la cesárea. A veces se puede plantear un parto vaginal si este va a ser más rápido.

Complicaciones

El prolapso del cordón umbilical es una emergencia poco frecuente, pero que puede ser mortal. Cuando esta situación se presenta durante el trabajo de parto, el cordón prolapsado se comprime, lo que hace que pierda oxígeno el feto. El tratamiento debe realizarse inmediatamente, puesto que es necesario para evitar resultados potencialmente mortales. Cuanto mayor sea el retraso de tiempo, mayor será la posibilidad de que aparezcan complicaciones.

Las complicaciones de un cordón prolapsado incluyen:

- Hipoxia.
- Encefalopatía hipóxica isquémica o asfixia al nacer.
- Parálisis cerebral.
- Daño cerebral permanente.
- Muerte.

La mortalidad perinatal puede variar del 0 % al 3 %, y la morbilidad que se asocia con mayor frecuencia es la asfixia perinatal, la prematuridad y las anomalías congénitas.

Prolapso del cordón extrahospitalario

Por lo general, esta situación tiene peor pronóstico y asocia tasas de mortalidad perinatal de hasta el 44 %. Puede darse en el momento en que se rompen las membranas, fuera del hospital, o durante un parto domiciliario que ha sido planificado. Si esto ocurre, la mujer debe pedir ayuda y esperar en la posición de rodillas y pecho boca abajo, o acostarse en el suelo con almohadas en los glúteos para levantar las caderas por encima del corazón mientras la ambulancia llega. Durante el traslado en ambulancia, la posición en decúbito lateral izquierdo y la posición de Trendelenburg son las más seguras; si es posible, se debe elevar la presentación de forma manual o con distensión de la vejiga, como ya se ha descrito.

Prevención

El prolapso del cordón umbilical no se puede prevenir. También es difícil poder detectarlo durante el embarazo, puesto que el cordón umbilical y el feto se mueven con gran frecuencia.

A pesar de esto, las siguientes herramientas pueden ser de ayuda en diferentes escenarios:

- Uso de ecografía:
  - La mayoría de los casos se dan en embarazadas sin evidencia ecográfica anteparto.
  - No está indicada la ecografía como prueba de cribado, a menos que se sospeche que el prolapso puede ocurrir por la situación clínica (p. ej., en presentaciones anómalas).
- Identificación de pacientes de alto riesgo o que presentan síntomas compatibles con el cuadro clínico.
- Asesoramiento a las pacientes con factores de riesgo de los signos y síntomas de alarma.
- Cuando se diagnostica mediante ecografía prenatal que el cordón umbilical está por delante de la presentación, hay algunos autores que intentan que estas pacientes den a luz mediante una rotura de membranas controlada, aunque

en muchos otros casos también se realiza una cesárea electiva. Otras veces, la situación que el cordón presenta inicialmente cambia cuando la paciente comienza el parto.
- Minimización de las intervenciones innecesarias.
- Evitar que se eleve la presentación fetal cuando se hagan determinados procedimientos, como la aplicación de electrodo interno, la inserción de catéter de presión intrauterino o pH, la amnioinfusión, etcétera.

Pronóstico

La mayoría de los bebés sobreviven al prolapso del cordón. La tasa de mortalidad de los recién nacidos con prolapso del cordón umbilical en un entorno hospitalario es de alrededor del 3 %, aunque un estudio realizado tiene una tasa de hasta el 7 %. Las perspectivas para el prolapso del cordón umbilical extrahospitalario son malas. El riesgo de muerte infantil *a posteriori* en estos pacientes es casi 20 veces mayor.

El prolapso del cordón umbilical es una emergencia obstétrica rara e inevitable que ocurre durante del parto o justo antes de este. No hay herramientas ni forma de prevenirlo, pero conocer los factores de riesgo y qué acciones deben realizarse puede ayudar en el improbable caso de que se presente durante el parto (**Fig. 32-2**).

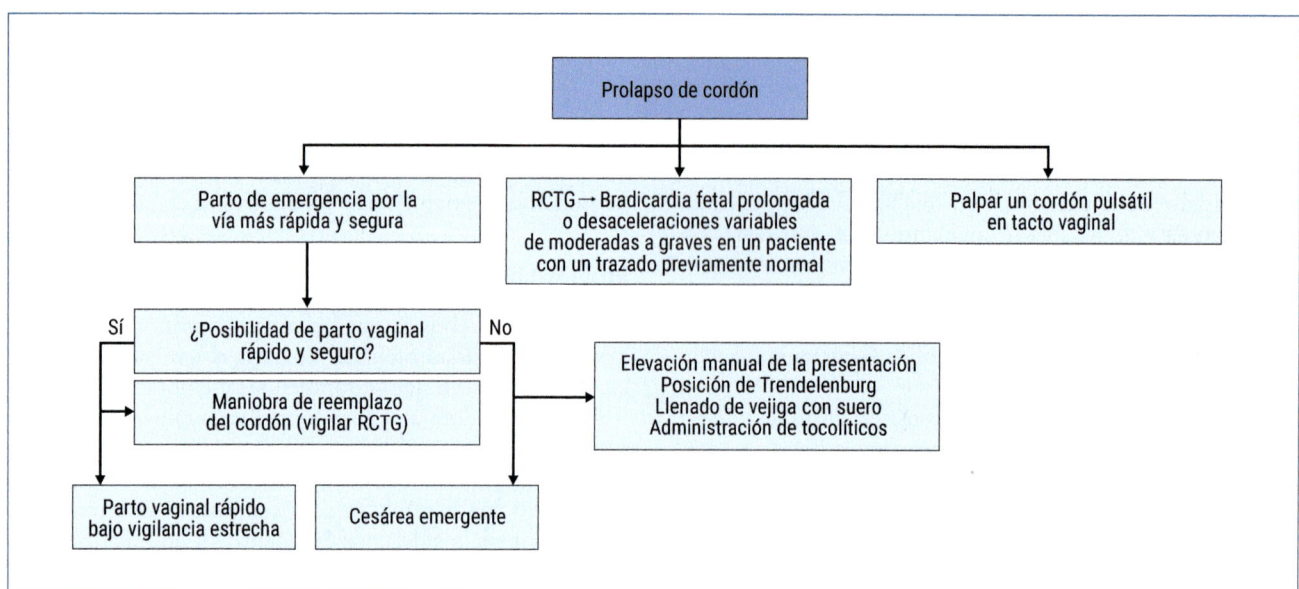

Figura 32-2. Manejo hospitalario del prolapso del cordón.
RCTG: registro cardiotocográfico.

PUNTOS CLAVE

- Hay que diagnosticar correctamente una RPM a término y saber realizar de forma adecuada el manejo del parto, bien sea de forma activa, con oxitocina o prostaglandinas como primera alternativa o de forma expectante; es posible en gestaciones sin complicaciones y con estabilidad tanto materna como fetal.
- Se debe administrar un ciclo de corticoides a los embarazos en los que se produce una RPM entre las semanas de gestación 23 y 33 + 6.
- Se ha de realizar un correcto diagnóstico diferencial ante la fiebre en la gestante, y descartar otras posibles causas, según las pruebas complementarias pertinentes.
- La fiebre aparecerá siempre en la corioamnionitis.
- El diagnóstico de certeza se realizará mediante amniocentesis.
- Ante la sospecha diagnóstica, mediante criterios clínicos, se iniciará tratamiento, así como la finalización de la gestación.

- Nunca se iniciará tocólisis. Solo se planteará la maduración pulmonar antes de la finalización activa en las gestaciones de edades gestacionales extremas, sin criterios de gravedad.
- El prolapso de cordón no es una indicación de cesárea urgente.
- El prolapso del cordón es una situación de emergencia obstétrica porque la compresión de este puede comprometer la oxigenación del feto.
- Existen numerosos factores de riesgo. Uno de ellos es el polihidramnios, que suele asociar presentación inestable o no encajada y salida rápida de líquido cuando se rompe la bolsa.
- Cuando se produce el prolapso del cordón, hay una aparición brusca de sufrimiento fetal, y en la exploración se palpa un cordón pulsátil.
- Es primordial finalizar lo más rápidamente posible el parto para acabar con el sufrimiento fetal y evitar la muerte por compresión del cordón.

BIBLIOGRAFÍA

Bellussi F, Livi A, Diglio J, Lenzi J, Magnani L, Pilu G. Timing of induction for term prelabor rupture of membranes and intravenous antibiotics. Am J Obstet Gynecol MFM. 2021;3(1):100245.

Bellussi F, Seidenari A, Juckett L, Di Mascio D, Berghella V. Induction within or after 12 hours of ≥36 weeks' prelabor rupture of membranes: a systematic review and meta-analysis. Am J Obstet Gynecol MFM. 2021;3(5):100425.

Birkedal-Hansen H. Proteolytic remodeling of extracellular matrix. Curr Opin Cell Biol. 1995;7(5):728-35.

Boushra M, Stone A, Rathbun KM. Umbilical cord prolapse. 2023 May 8. En: StatPearls. Treasure Island: StatPearls Publishing; 2024.

Boyle JJ, Katz VL. Umbilical cord prolapse in current obstetric practice. J Reprod Med. 2005;50(5):303-6.

Chapman E, Reveiz L, Illanes E, Bonfill Cosp X. Antibiotic regimens for management of intra-amniotic infection. Cochrane Database Syst Rev. 2014;2014(12):CD010976.

Chatzakis C, Papatheodorou S, Sarafidis K, Dinas K, Makrydimas G, Sotiriadis A. Effect on perinatal outcome of prophylactic antibiotics in preterm prelabor rupture of membranes: network meta-analysis of randomized controlled trials. Ultrasound Obstet Gynecol. 2020;55(1):20-31.

Ellestad SC, Swamy GK, Sinclair T, James AH, Heine RP, Murtha AP. Preterm premature rupture of membrane management--inpatient versus outpatient: a retrospective review. Am J Perinatol. 2008;25(1):69-73.

Frenette P, Dodds L, Armson BA, Jangaard K. Preterm prelabour rupture of membranes: effect of latency on neonatal and maternal outcomes. J Obstet Gynaecol Can. 2013;35(8):710-17.

Gabbay-Benziv R, Maman M, Wiznitzer A, Linder N, Yogev Y. Umbilical cord prolapse during delivery - risk factors and pregnancy outcome: a single center experience. J Matern Fetal Neonatal Med. 2014;27(1):14-7.

Gibbons C, O'Herlihy C, Murphy JF. Umbilical cord prolapse – changing patterns and improved outcomes: a retrospective cohort study. BJOG. 2014;121(13):1705-8.

Hannah ME, Hodnett ED, Willan A, Foster GA, Di Cecco R, Helewa M. Prelabor rupture of the membranes at term: expectant management at home or in hospital? The TermPROM Study Group. Obstet Gynecol. 2000;96(4):533-8.

Hannah ME, Ohlsson A, Wang EE, Matlow A, Foster GA, Willan AR, et al. Maternal colonization with group B Streptococcus and prelabor rupture of membranes at term: the role of induction of labor. TermPROM Study Group. Am J Obstet Gynecol. 1997;177(4):780-5.

Harger JH, Hsing AW, Tuomala RE, Gibbs RS, Mead PB, Eschenbach DA, et al. Risk factors for preterm premature rupture of fetal membranes: a multicenter case-control study. Am J Obstet Gynecol. 1990;163(1 Pt 1):130-7.

Hospital Clínic, Hospital Sant Joan de Déu, Universitat de Barcelona. Protocolo: Corioamnionitis o triple I. Barcelona: Fundación Medicina Fetal Barcelona; 2007 [última actualización julio 2020].

Imseis HM, Trout WC, Gabbe SG. The microbiologic effect of digital cervical examination. Am J Obstet Gynecol. 1999;180(3 Pt 1):578-80.

Kumar D, Moore RM, Mercer BM, Mansour JM, Redline RW, Moore JJ. The physiology of fetal membrane weakening and rupture: Insights gained from the determination of physical properties revisited. Placenta. 2016;42:59-73.

Lin MG, Nuthalapaty FS, Carver AR, Case AS, Ramsey PS. Misoprostol for labor induction in women with term premature rupture of membranes: a meta-analysis. Obstet Gynecol. 2005;106(3):593-601.

Mackeen AD, Quinn ST, Movva VC, Berghella V, Ananth CV. Intracervical balloon catheter for labor induction after rupture of membranes: a systematic review and meta-analysis. Am J Obstet Gynecol. 2021;224(6):624-8.

Moldenhauer JS. Umbilical cord prolapse. Merck Manuals. 2024.

Petit C, Deruelle P, Behal H, Rakza T, Balagny S, Subtil D, et al. Preterm premature rupture of membranes: Which criteria contraindicate home care management? Acta Obstet Gynecol Scand. 2018;97(12):1499-507.

Prelabor rupture of membranes: ACOG Practice Bulletin, Number 217. Obstet Gynecol. 2020;135(3):e80-97.

Prevention of group B streptococcal early-onset disease in newborns: ACOG Committee Opinion, Number 797. Obstet Gynecol. 2020;135(2):e51-72.

Roberts D, Brown J, Medley N, Dalziel SR. Antenatal corticosteroids for accelerating fetal lung maturation for women at risk of preterm birth. Cochrane Database Syst Rev. 2017;3(3):CD004454.

Romero R, Hanaoka S, Mazor M, Athanassiadis AP, Callahan R, Hsu YC, et al. Meconium-stained amniotic fluid: a risk factor for microbial invasion of the amniotic cavity. Am J Obstet Gynecol. 1991;164(3):859-62.

Saccone G, Berghella V. Antibiotic prophylaxis for term or near-term premature rupture of membranes: metaanalysis of randomized trials. Am J Obstet Gynecol. 2015;212(5):627.e1-9.

Sayed Ahmed WA, Hamdy MA. Optimal management of umbilical cord prolapse. Int J Womens Health. 2018;10:459-65.

Seaward PG, Hannah ME, Myhr TL, Farine D, Ohlsson A, Wang EE, et al. International multicenter term PROM study: evaluation of predictors of neonatal infection in infants born to patients with premature rupture of membranes at term. Premature Rupture of the Membranes. Am J Obstet Gynecol. 1998;179(3 Pt 1):635-9.

Siassakos D, Hasafa Z, Sibanda T, Fox R, Donald F, Winter C, et al. Retrospective cohort study of diagnosis-delivery interval with umbilical cord prolapse: the effect of team training. BJOG. 2009;116(8):1089-96.

Sociedad Española de Ginecología y Obstetricia. Guía Práctica de Asistencia: Rotura prematura de membranas. Madrid: SEGO; 2012.

Tan BP, Hannah ME. Prostaglandins versus oxytocin for prelabour rupture of membranes at term. Cochrane Database Syst Rev. 2000;1997(2):CD000159.

Asistencia al puerperio normal y patológico

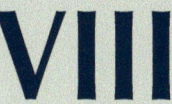

Puerperio normal y patológico

33

S. Herrero Gámiz, M. Luna Arana y L. Calles Sastre

OBJETIVOS

- Valorar todos aquellos cambios fisiológicos necesarios para que el cuerpo vuelva paulatinamente a su estado previo a la gestación.
- Conocer la duración de las diferentes etapas dentro del puerperio fisiológico.
- Reconocer la diferencia entre los cambios del puerperio normal y aquello que se debe considerar como patológico, comprendiendo aquellos síntomas de alarma que es necesario detectar en un puerperio patológico.
- Conocer las diferentes complicaciones puerperales para poder prevenirlas, diagnosticarlas y tratarlas adecuadamente en caso de que aparezcan.

INTRODUCCIÓN

Puerperio es un término que proviene del latín *puerperium*, formado a partir del sustantivo *puer* («niño») y del verbo *parere* («parir» o «dar a luz»); se ha utilizado desde la Antigüedad para nombrar el período que sigue al parto. El puerperio es una etapa que confiere múltiples cambios en la mujer: se producen adaptaciones tanto para que el organismo regrese al estado previo a la gestación como cambios endocrinológicos y físicos que hacen posible la lactancia materna, así como modificaciones psicológicas para reforzar los lazos de unión con el recién nacido. Todos estos cambios se producen en un corto período y hacen que se pueda desencadenar la aparición de situaciones patológicas que precisan de una temprana resolución, ya que no solo pueden afectar directamente a la salud de la mujer, sino también al cuidado y alimentación del neonato.

PUERPERIO FISIOLÓGICO

El puerperio es el período que sigue inmediatamente al parto. Se ha definido tradicionalmente como el tiempo necesario hasta la recuperación del aparato genital de la mujer a su estado original, y se ha estimado que dura unas 6 semanas después del parto. Sin embargo, durante el puerperio, el cuerpo de la madre experimenta una serie de cambios físicos y hormonales en el aparato genital, pero también en el resto de los sistemas que modificaron sus condiciones para adaptarse a la gestación. Los cambios son necesarios para la recuperación completa y la adaptación a la nueva situación, y esta etapa no se puede limitar a 6 semanas: hay alteraciones que precisan más tiempo; de hecho, ya hay publicaciones que alargan el puerperio a 8 semanas, y algunas sociedades, como la americana (Colegio Americano de Obstetras y Ginecólogos), lo definen como las 12 semanas siguientes al parto.

Uno de los principales cambios fisiológicos que se producen en el puerperio a nivel ginecológico es la involución uterina, que aparece tras el alumbramiento por la contracción de las fibras musculares lisas entrelazadas de las que está formado el miometrio para producir el cierre de los vasos sanguíneos que han nutrido la placenta. Este es el mecanismo más eficaz para la prevención del sangrado. Cuando por algún motivo falla, se produce una atonía uterina, que puede estar causada por alteraciones en la contracción del miometrio, o bien por la disminución de factores hemostáticos locales a la altura de la decidua, del factor tisular o del inhibidor del activador del plasminógeno tipo 1. Otro factor que influye es, a nivel sistémico, la alteración en el número/función de las plaquetas o de los factores de coagulación.

Como medida para disminuir la posibilidad de aparición de la atonía uterina, se recomienda identificar posibles factores de riesgo para tomar medidas preventivas, así como practicar un manejo activo en la tercera etapa del parto: realización de alumbramiento dirigido mediante la administración de 5 UI por vía intravenosa o 10 UI por vía intramuscular de oxitocina tras la salida del hombro anterior. La Organización Mundial de la Salud recomienda la oxitocina como fármaco de primera línea en la prevención de la hemorragia posparto. El misoprostol por vía rectal se utiliza con este fin, sobre todo en países en vías de desarrollo, ya que es más económico y no precisa conservación en frío, pero hay que tener en cuenta que se obtiene un efecto máximo de acción a los 20 minutos de su administración y tiene más efectos secundarios que la oxitocina.

La involución uterina hace que el útero vaya disminuyendo hasta volver a su tamaño dentro de la pelvis al final del proceso. Para esto, son necesarias las contracciones uterinas denominadas comúnmente *entuertos*, producidas por la liberación de oxitocina por la hipófisis desencadenada por la succión del pezón por el recién nacido, que actúa tanto en las fibras musculares lisas del útero como en la mama, lo que favorece la eyección de la leche.

Los cambios a la altura del cuello uterino y la vagina sufren un proceso involutivo relativamente rápido, con cicatrización de las dilaceraciones cervicales o vaginales que se hayan producido; el cuello uterino queda entreabierto y a los días va cerrándose, pero la forma del orificio cervical externo nunca recuperará su forma puntiforme típica de las mujeres nulíparas. El parto puede condicionar la aparición de lesiones musculares o del tejido conectivo, que favorecen la aparición de prolapsos o incontinencia, aunque en la mayoría de los casos suelen resolverse a los pocos meses del parto.

Los *loquios* son la secreción que se produce tras el parto y que contiene los restos de sangre, decidua necrótica y los restos deciduocoriónicos que pudieran quedar en la cavidad uterina. Van cambiando sus características con los días: los primeros dos o tres son fundamentalmente hemáticos y poco a poco van haciéndose más serosos.

Durante la gestación, las mamas sufren importantes cambios secundarios al estímulo de la glándula mamaria por los estrógenos, la progesterona, la prolactina y el lactógeno placentario, pero no es hasta el puerperio cuando culminan su función como órgano endocrino para la lactancia. La secreción inicial de la mama es el calostro, rico sobre todo en proteínas, y fundamental para el recién nacido. El estímulo de succión en el pezón facilita la secreción láctea, que suele ocurrir entre el segundo y el cuarto día tras el parto.

Se producen cambios en todos los sistemas, por ejemplo, en el cardiovascular (que sufre un incremento del volumen sistólico y el gasto cardíaco de hasta el 70 % tras el parto), el respiratorio, el digestivo, el urinario, el metabólico, etcétera.

Etapas del puerperio y cambios fisiológicos

Dentro del puerperio se pueden diferenciar tres períodos: el puerperio inmediato, el precoz y el tardío.

Puerperio inmediato

Esta etapa comienza inmediatamente después del parto y dura aproximadamente las primeras 24 horas tras este. Durante esta etapa, se debe realizar un control médico para asegurar la estabilidad de la madre y disminuir el riesgo de complicaciones. Se debe vigilar, sobre todo, que se produzca una correcta involución uterina, y se ha de descartar la aparición de hemorragia posparto.

Se recomienda que la paciente permanezca en observación entre 1 y 2 horas tras el parto; que se vigilen las constantes, la pérdida hemática, la altura y el tono uterinos; y que se descarte la presencia de hematomas en el periné. Asimismo, es importante hacer un buen control del dolor agudo tras el parto. Si la paciente ha tenido analgesia mediante catéter epidural durante el parto, en este período habría que vigilar que recupere la sensibilidad y movilidad de los miembros inferiores, así como descartar la presencia de globo vesical, que no es infrecuente cuando la mujer todavía no ha recuperado por completo la sensibilidad a nivel pélvico; además, este se ve favorecido por el edema del tejido vesical por el traumatismo del canal del parto, sobre todo en fetos macrosómicos, expulsivos prolongados o partos instrumentales. Por las posibles complicaciones que se pueden encontrar en este período, se recomienda que la paciente mantenga una vía periférica permeable. Es el momento adecuado para fomentar el contacto piel con piel y el inicio de la lactancia materna.

En este período es frecuente que aparezcan escalofríos hasta en el 25-50 % de las mujeres. Estos son fisiológicos y se producen por distintas causas, como el cambio de la temperatura corporal tras el trabajo de parto, el sangrado, la separación de la placenta del útero, la anestesia y los cambios hormonales, pero realmente no se conoce la causa exacta.

Puerperio precoz

Abarca los 7-10 días tras el parto. Dentro de este período, se podría diferenciar el puerperio clínico, que abarca el tiempo de ingreso hospitalario. Se recomienda mantener control de las constantes, sabiendo que en los primeros días tras el parto es normal un ligero incremento de la presión arterial. La presencia de hipotensión y taquicardia debería hacer pensar en la posibilidad de anemia. Se debe valorar la cantidad de la pérdida hemática y las características de los loquios, y hay que descartar posibles infecciones y la involución uterina, sabiendo que el primer día tras el parto la altura del útero puede ser superior al puerperio inmediato, y que poco a poco va disminuyendo su tamaño hasta encontrarse en la región pélvica en la segunda semana tras dar a luz, hasta llegar a alcanzar su tamaño normal a las 6 semanas.

Se ha de valorar el estado del periné: hay que descartar la presencia de dehiscencias de episiotomía o desgarros, así como de hematomas vaginales, a veces no visibles, que se diagnostican mediante tacto vaginal o rectal. Se debería pensar en ellos, sobre todo cuando la mujer refiera dolor intenso y, con frecuencia, referido a la altura del ano, ya que pueden haberse producido durante el expulsivo, sin que haya solución de continuidad, por lo que, al no sangrar hacia el exterior, pueden terminar produciendo un hematoma vaginal disecante, lo que sería una complicación grave por su diagnóstico tardío.

Durante el puerperio clínico, se recomienda a todas las pacientes que se movilicen de forma precoz y que mantengan una adecuada ingesta hídrica para disminuir el riesgo trombótico, que se ve elevado en esta etapa como consecuencia de la puesta en marcha de mecanismos de coagulación para la prevención de la hemorragia posparto y de factores predisponentes (como el reposo); se debe identificar a las pacientes con factores elevados de riesgo trombótico para comenzar una profilaxis con heparina.

En las primeras 72 horas tras el parto, se recomienda administrar gammaglobulina anti-D a todas las mujeres Rh negativo cuyo hijo tenga grupo sanguíneo Rh positivo, para disminuir el riesgo de isoinmunización y de aborto o enfermedad hemolítica del recién nacido en gestaciones posteriores.

Se deben descartar signos inflamatorios de las mamas y la aparición de grietas en el pezón, y hay que ayudar a la mujer para instaurar una correcta lactancia materna. Una esfera importante que se debe valorar en esta etapa es el estado anímico de la mujer: se considera normal un período transitorio de síntomas depresivos leves, como tristeza, irritabilidad, tendencia al llanto, cansancio, ansiedad o dificultad para conciliar el sueño, que suelen aparecer a los 2-3 días del parto, son de características leves y suelen desaparecer de forma espontánea sin necesidad de tratamiento en los primeros 15 días tras el parto. Si el cuadro clínico se mantiene más de 2 semanas o se presentan múltiples síntomas de los descritos con anterioridad y son de intensidad moderada o grave, sería aconsejable pedir valoración psiquiátrica de la paciente para descartar una posible depresión posparto, patología que puede llegar a estar presente hasta en un 10 % de los partos.

Para que se pueda dar el alta hospitalaria a la mujer, es fundamental que esta lleve al menos 24 horas sin fiebre, que tenga las constantes normales y que pueda tolerar alimentos, movilizarse sin dificultad y realizar micción espontánea.

Puerperio tardío

Abarcaría el período hasta las 6-8 semanas tras el parto, en el que la mujer ha recuperado casi por completo su estado pregestacional, en el que la lactancia materna tiene un papel fundamental y en el que se debe aconsejar a las parejas sobre el riesgo de embarazo y la posibilidad de anticoncepción.

> **!** Para evitar gestaciones no deseadas, es importante proporcionar un adecuado consejo anticonceptivo tras el parto, ya que los períodos intergenésicos cortos se relacionan con un aumento de complicaciones maternofetales.

Anticoncepción en el puerperio

La anticoncepción tras el parto se considera un problema de salud pública, ya que se ha demostrado que los períodos cortos entre un parto y una segunda gestación se relacionan con un aumento del riesgo de parto prematuro, el desprendimiento prematuro de placenta, la diabetes gestacional y la rotura uterina en cesáreas anteriores. Los Centros para el Control y la Prevención de Enfermedades recomiendan un intervalo entre nacimientos de al menos 18 meses, mientras que la Organización Mundial de la Salud (OMS) aconseja que el período recomendado debe ser al menos de 24.

Se ha estimado que, si no se da lactancia materna, el 70 % de las mujeres tendrían una menstruación en las primeras 12 semanas tras el parto; y hasta el 71 % de ellas van precedidas por la ovulación; por tanto, si la lactancia materna no es completa, se considera que la inhibición puede no ser eficaz y existe posibilidad de ovulación y riesgo real de una nueva gestación. La lactancia materna en sí misma es una medida fisiológica que prolonga el período entre gestaciones, ya que se ha estimado que existe un riesgo de < 2 % de gestación cuando se mantiene una lactancia materna exclusiva, siempre que hayan pasado menos de 6 meses tras el parto y que no haya reaparecido la menstruación; estas son condiciones indispensables para considerar que la lactancia materna es un método anticonceptivo eficaz.

> La lactancia materna se considera un método anticonceptivo eficaz (riesgo < 2 % de gestación), pero solo si se cumplen los siguientes requisitos:
>
> - Lactancia materna exclusiva.
> - Han pasado < 6 meses tras el parto.
> - No ha reaparecido la menstruación.

Las mujeres precisan un método anticonceptivo eficaz, pero también que sea seguro durante el puerperio. La mayoría de ellos lo son, pero además deben ser compatibles con la lactancia si la mujer desea mantenerla. Se consideran de elección los métodos no hormonales, como el dispositivo intrauterino (DIU) de cobre. Por detrás de estos, los métodos hormonales de solo gestágenos y, por último, los combinados. Existe paso de estrógenos y progesterona a través de la leche materna; sin embargo, los anticonceptivos orales combinados no alteran la composición de la leche, y no se ha demostrado que los recién nacidos presenten alteraciones clínicas ni en su desarrollo, salvo algún caso publicado de ginecomastia secundaria en lactantes.

Hay artículos publicados, aunque de escasa evidencia científica, que reflejan que los estrógenos pueden disminuir la producción de la leche materna o la duración de la lactancia, en especial si se administran durante las primeras semanas posparto y en dosis iguales o superiores a 30 µg (0,03 mg) diarios. Por lo que, si se usan anticonceptivos orales combinados, se recomiendan los de menor dosis de estrógenos, no iniciarlos antes de los 21 días tras el parto y no antes del mes y medio si se puede; y se aconseja vigilar el crecimiento del lactante para asegurar que no se ha alterado la producción de leche.

Los anticonceptivos de solo gestágenos pueden administrarse como píldora oral, implante subcutáneo o DIU. Los DIU de cobre y los de liberación de levonorgestrel son compatibles, y además son métodos de larga duración. Se debe saber que hay un mayor riesgo de expulsión del DIU (10-40 %) cuando se inserta en el posparto inmediato, en comparación con la inserción fuera de este período.

Con relación a la perforación uterina tras la inserción en el posparto, el riesgo absoluto es bajo, aunque ligeramente superior que fuera de este período. En el estudio de evaluación de perforación y expulsión del DIU (DIU Apex), los resultados indican que el riesgo de perforación es más alto que fuera de este período; con la inserción en el período comprendido entre los 4 días y las 6 semanas después del parto es casi siete veces mayor que con la inserción no posparto, aunque la perforación sigue siendo un episodio poco frecuente. Además, se produce un ligero aumento del riesgo de perforación si la mujer mantiene lactancia materna en el momento de la inserción del DIU, pero igualmente los beneficios de la lactancia y la anticoncepción eficaz superan los riesgos generalmente. Por lo tanto, el momento de la inserción del DIU debe basarse solo en el deseo de la paciente.

Lactancia materna

La OMS y el Fondo de las Naciones Unidas para la Infancia recomiendan que la lactancia materna se inicie durante la primera hora de vida, se mantenga de forma exclusiva a lo largo de los primeros 6 meses de vida y continúe, junto con alimentos complementarios sanos y adecuados, hasta los 2 años o más.

En 1989, la OMS y Fondo de las Naciones Unidas para la Infancia publicaron el documento *Diez Pasos hacia una Feliz Lactancia Natural*, en el marco de un conjunto de políticas y procedimientos que los establecimientos que prestan servicios de maternidad y neonatología deberían aplicar para apoyar la lactancia materna (**Tabla 33-1**). En la guía publicada por la OMS en 2017, titulada *Guideline: Protecting, promoting and supporting breastfeeding in facilities providing maternity and newborn services*, se examinan las pruebas científicas correspondientes a cada uno de los 10 pasos originales que se publicaron por primera vez en 1989. El objetivo principal de los 10 pasos sigue siendo el mismo que el de la versión de 1989: proteger, promover y apoyar la lactancia materna en los establecimientos que prestan servicios de maternidad y neonatología.

Los beneficios de la lactancia materna son ampliamente conocidos. Se pueden clasificar en tres categorías: beneficios para la madre, para el recién nacido y para la sociedad.

Respecto a los beneficios para la madre, la lactancia materna favorece la contracción uterina, disminuye el sangrado tras el parto, inhibe la ovulación y, como consecuencia, tiene cierto efecto anticonceptivo. Asimismo, disminuye el riesgo de padecer cáncer de endometrio y mama. Además, desde el punto de vista psicológico, la lactancia materna favorece el establecimiento del vínculo afectivo entre la madre y el hijo.

En relación con el recién nacido, la lactancia materna aporta nutrientes, anticuerpos y sustancias biológicamente activas, que favorecen el crecimiento y el desarrollo inmunitario del lactante. Asimismo, se ha demostrado que disminuye el riesgo de padecer enfermedades agudas y crónicas y que favorece el desarrollo cognitivo durante la infancia; estos

beneficios se prolongan en la edad adulta. El contacto piel con piel propiciado por el amamantamiento proporciona al recién nacido sentimientos de seguridad y calor.

La sociedad también se beneficia de esta forma de crianza. El amamantamiento natural es una fuente de alimentación económica y ecológica y disminuye el gasto sanitario, por una menor frecuentación de los lactantes a los servicios de salud y un menor absentismo laboral de los progenitores por enfermedad de su hijo.

La lactancia materna tiene beneficios ampliamente estudiados sobre:

- La madre.
- El recién nacido.
- La sociedad.

A pesar de esta evidencia, según la OMS, existe una baja tasa de lactancia materna y un abandono temprano esta.

Fisiología de la lactancia

Las principales hormonas que entran en juego en la lactancia son la oxitocina y la prolactina. Estas se producen en el cerebro y, además de actuar sobre la glándula mamaria para que fabrique la leche, actúan sobre el cerebro de la madre facilitando de diversas formas la conducta maternal y el vínculo.

Sintetizada en los núcleos paraventricular y supraóptico del hipotálamo, la *oxitocina* se produce en el cerebro por dos tipos de neuronas: unas que se proyectan a la hipófisis posterior y secretan oxitocina a la circulación sistémica, y otras que se proyectan dentro del cerebro y que regulan algunas conductas. Siempre se han conocido sus efectos sobre las contracciones uterinas y en la eyección de leche. Ahora se sabe, además, que la oxitocina y la hormona vasopresina cumplen un papel central en la regulación de las conductas sociales.

La *prolactina* es una hormona clave en el proceso de la lactancia materna. Es producida por la hipófisis en el cerebro y desempeña un papel fundamental en la producción y regulación de la leche materna. Durante el embarazo, los niveles de esta hormona aumenta gradualmente bajo la influencia de la progesterona. Sin embargo, después del parto, los niveles de progesterona disminuyen rápidamente, lo que desencadena un aumento significativo en la producción de prolactina. La succión del bebé en el pecho estimula los receptores nerviosos de la mama, lo que a su vez estimula la liberación de prolactina. Cuanto más se amamanta al bebé, más prolactina se libera.

La prolactina tiene varios efectos en el cuerpo de una mujer lactante:

- Estimula las glándulas mamarias. Promueve el crecimiento y la multiplicación de las células mamarias, lo que aumenta la producción de leche.
- Inicia y mantiene la producción de leche. Estimula las células secretoras en los alvéolos mamarios para que produzcan leche. Cuanto más se estimule la producción de prolactina, mayor será la producción de leche.

Tabla 33-1. Diez pasos para una lactancia materna exitosa
Tener una política de lactancia por escrito que se comunique habitualmente a todo el personal de cuidado de la salud
Capacitar a todo el personal de cuidado de la salud en las habilidades necesarias para implementar esta política
Informar a todas las embarazadas de los beneficios y el manejo de la lactancia
Ayudar a las madres a iniciar la lactancia en el plazo de 1 hora después del nacimiento
Mostrar a las madres cómo amamantar y cómo mantener la lactancia incluso si se encuentran separadas de sus bebés
Evitar dar alimentos o bebidas a los bebés, excepto leche materna, a menos que un médico indique lo contrario
Permitir la internación conjunta: dejar que las madres y sus bebés permanezcan juntos las 24 horas del día
Estimular la lactancia bajo demanda
Evitar dar chupetes o pezones artificiales a los bebés lactantes
Fomentar la creación de grupos de apoyo a la lactancia y derivar a las madres al momento del alta médica del hospital o del centro de maternidad

- Inhibe la ovulación. Tiene un efecto supresor sobre la liberación de hormonas gonadotrópicas en la hipófisis, lo que puede prevenir o retrasar la ovulación. Esta es una forma de control de la natalidad natural conocida como *amenorrea lactacional*.
- Promueve la sensación de bienestar y la conexión madre-hijo: está asociada a la sensación de calma y relajación, y al vínculo emocional entre la madre y el bebé durante la lactancia.

Contacto piel con piel

El *contacto inmediato* se define como el contacto piel con piel entre el recién nacido y su madre después del nacimiento, de forma ininterrumpida y durante al menos las dos primeras horas de vida. Esta medida aporta múltiples beneficios tanto para la madre como para el recién nacido. La guía de práctica clínica del National Institute for Health and Care Excellence recoge la evidencia de la Iniciativa del Hospital Amigo de los Niños, de una revisión Cochrane y de un ensayo clínico aleatorizado que muestran que el contacto piel con piel tras el parto tiene beneficios sobre la lactancia materna, y recomienda que las mujeres hagan este tipo de contacto con su recién nacido tan pronto como sea posible tras el parto. Hay que evitar la separación de la madre y el recién nacido durante la primera hora de vida para realizar procedimientos rutinarios.

Primera toma del recién nacido

Como bien indica el cuarto paso de los 10 para una lactancia materna exitosa, se debe «ayudar a las madres a iniciar la lactancia en la primera hora después del parto». Este paso se interpreta como «colocar a los recién nacidos en contacto piel con piel con sus madres inmediatamente después del parto por lo menos durante 1 hora de modo ininterrumpido, y alentar a las madres a reconocer cuándo sus recién nacidos están listos para amamantar, ofreciendo su ayuda si fuera necesario». En cuanto a los recién nacidos por cesárea, se sugiere seguir las mismas recomendaciones que en el parto vaginal, siempre que sea posible. Además, se recomienda que la lactancia sea bajo demanda y que se ofrezca el pecho al recién nacido siempre que lo desee, sin limitación ni en el número de tomas ni en su duración.

Agarre espontáneo frente a agarre dirigido

Hay que dejar que el recién nacido se agarre espontáneamente al pecho durante el período de contacto piel con piel. En caso de que el recién nacido no encuentre el pezón espontáneamente, antes de que finalice la primera hora, un profesional entrenado debería ofrecer apoyo y ayuda práctica, procurando interferir lo menos posible en la vinculación del recién nacido con la madre. En el caso de que el recién nacido no muestre signos de búsqueda, se puede ofrecer ayuda adicional a la madre con el agarre.

Toma de mediación/intervenciones quirúrgicas

En caso de que la madre lactante precise tomar medicación, se deberá consultar la compatibilidad de los fármacos con la lactancia materna y no dejar de tratar la afección de la madre por ser lactante. La Asociación para la Promoción e Investigación de la Lactancia Materna ha abierto la página www.e-lactancia.org, donde se pueden consultar infinidad de fármacos, plantas y tóxicos, y su compatibilidad con la lactancia materna.

En los casos de incompatibilidad, hay que buscar alternativas más seguras; si no las hay, se ha de proporcionar información sobre cómo extraer la leche y desecharla temporalmente, para mantener la producción mientras no sea posible que la madre amamante a su hijo.

En caso de que la madre lactante vaya a ser intervenida quirúrgicamente, se tendrá en cuenta que la mayoría de los medicamentos anestésicos son transferidos a la leche materna en cantidades pequeñas. Por ello, generalmente, la madre puede continuar alimentando a su bebé con lactancia materna inmediatamente después del procedimiento quirúrgico o cuando se sienta lo suficientemente bien para amamantar o extraer su leche.

 Se puede consultar la compatibilidad de la lactancia materna con múltiples fármacos, plantas y tóxicos en la web www.e-lactancia.org.

Mastitis

La mastitis es una de las causas de fiebre puerperal, pero, puesto que es una complicación íntimamente relacionada con la lactancia, se hablará de ella a continuación.

 La mastitis es una inflamación de la glándula mamaria, generalmente causada por una infección bacteriana. Las mastitis pueden acontecer durante el puerperio o durante otras etapas de la vida de la mujer.

A continuación, se estudiarán aquellas mastitis que se presentan en las madres lactantes o mastitis puerperales.

Epidemiología

La incidencia mundial de las mastitis se sitúa en el 3-33 %, y es de un 2-10 % en los países desarrollados. El pico de máxima incidencia de esta patología se sitúa entre la tercera y la sexta semana posparto.

Fisiopatología

Durante la lactancia, los conductos mamarios se dilatan y las células alveolares secretoras producen leche. Sin embargo, en algunos casos, los conductos pueden obstruirse, debido a la acumulación de leche, lo que causa estasis y estiramiento de los tejidos mamarios. Esta condición favorece la multiplicación de bacterias presentes en la piel o la boca del lactante.

Estos microorganismos patógenos penetran a través de las grietas o fisuras en el pezón, abriendo una puerta de entrada a la glándula mamaria. Una vez en el tejido mamario, las bacterias desencadenan una respuesta inflamatoria del sistema inmunitario, que incluye la liberación de citocinas y quimiocinas inflamatorias.

La respuesta inflamatoria induce la dilatación de los vasos sanguíneos y aumenta la permeabilidad capilar, lo que causa enrojecimiento, calor e hinchazón localizada en el seno afectado. Además, las células inflamatorias y los mediadores químicos reclutados en el sitio de la infección contribuyen a la producción de pus y la formación de abscesos.

La mastitis puerperal también puede desencadenar una respuesta sistémica, con la liberación de citocinas proinflamatorias en el torrente sanguíneo, lo que puede llevar a síntomas generales, como fiebre, escalofríos y malestar.

Etiología

Como se ha dicho, las mastitis están generalmente causadas por infecciones bacterianas (**Fig. 33-1**):

- *Staphylococcus aureus.* Es la causa más común de mastitis bacteriana. Esta bacteria se encuentra naturalmente en la piel y en la nariz de muchos pacientes.
- *Streptococcus* spp. Varios tipos de *Streptococcus* pueden causar mastitis. Los más comunes son *Streptococcus agalactiae* y *Streptococcus dysgalactiae*. Estas bacterias también pueden estar presentes en la piel y en el aparato respiratorio de las pacientes.
- *Escherichia coli.* Generalmente, se encuentra en el aparato gastrointestinal. Es más común en las mujeres no lactantes.
- *Staphylococcus epidermidis.* Forma parte de la flora bacteriana normal de la piel, y puede causar mastitis en algunas mujeres, especialmente en aquellas con pezones agrietados o con conductos lácteos obstruidos.
-

Cuadro clínico

En cuanto a la presentación clínica, se pueden diferenciar tres tipos de mastitis (**Tabla 33-2**):

- Mastitis agudas:
  - Son infecciones mamarias que se desarrollan rápidamente.
  - Se caracterizan por síntomas graves, que pueden incluir dolor intenso en la mama, enrojecimiento, calor, hinchazón y sensibilidad en el área afectada, fiebre alta, escalofríos y malestar general.
- Mastitis subagudas:
  - Son infecciones mamarias de menor gravedad y de inicio más gradual, en comparación con la mastitis aguda.
  - Los síntomas pueden ser menos intensos y pueden incluir dolor leve a moderado en la mama afectada, enrojecimiento y sensibilidad localizada.
  - La fiebre y los síntomas sistémicos suelen ser menos pronunciados o incluso estar ausentes en algunos casos.
- Absceso mamario:
  - Es una acumulación de pus en la glándula mamaria que se presenta como complicación de la mastitis.
  - Se forma cuando una infección bacteriana en el tejido mamario no se resuelve adecuadamente.
  - Los síntomas incluyen un bulto firme, caliente y doloroso en la mama; enrojecimiento; hinchazón localizada; fiebre; y malestar general.

Manejo y tratamiento de las mastitis

Hay dos tipos de manejo de la *mastitis aguda*:

- Manejo conservador, que se podrá adoptar durante las primeras 24 horas. Consiste en:
  - Mantener la lactancia materna y el vaciado adecuado del pecho mediante extracción de la leche restante tras las tomas, como tratamiento inicial durante 24 horas. Aunque es preferible la técnica manual, no está contraindicado el extractor eléctrico.
  - Reafirmar a la madre lactante en la seguridad de mantener la lactancia materna y el beneficio del vaciado de la mama.

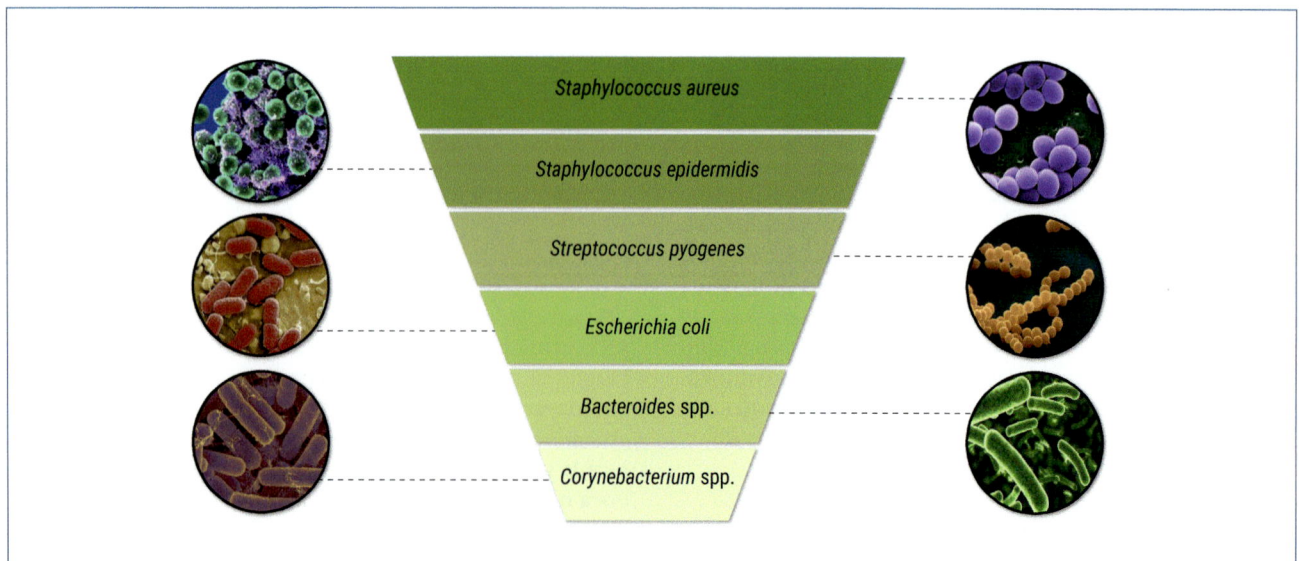

Figura 33-1. Etiología de las mastitis.

Tabla 33-2. Entidades clínicas

	Etiología	Síntomas locales	Síntomas sistémicos
Mastitis subaguda	*Staphylococcus epidermidis* *Streptococcus mitis* *Streptococcus salivarius* *Rothia* spp. *Corynebacterium* spp.	• Dolor, pinchazo, calambre • Quemazón • Disminución de la secreción de leche • Tomas largas y/o frecuentes	• No están presentes
Mastitis aguda	*Staphylococcus aureus*	• Enrojecimiento, tumefacción, calor, dolor • Ingurgitación • Disminución de la secreción de leche	• Fiebre • Artralgias • Dolores musculares • Escalofríos
Absceso mamario	*Staphylococcus aureus* *Staphylococcus epidermidis*	• Dolor • Área fluctuante bien definida • Adenopatías axilares	• Fiebre

– Puede utilizarse calor local húmedo únicamente justo antes de la toma o la extracción para facilitar la salida de leche, ya que el uso de calor más continuado puede favorecer la vasodilatación.

– Aplicar frío local tras la toma/extracción para controlar el dolor/inflamación.

– Administrar ibuprofeno 400 mg cada 4-6 horas (mejor que paracetamol, por el efecto antiinflamatorio).

– Recomendar reposo, hidratación y descanso.

• Tratamiento antibiótico:

– En aquellas mujeres con signos clínicos de mastitis aguda de > 24 horas de evolución o que presentan afectación del estado general o alteración analítica, se iniciará tratamiento antibiótico por vía oral.

– El tratamiento de elección es cefadroxilo 1 g cada 8 horas por vía oral o cefalexina (Kefloridina) 1 g cada 8 horas por vía oral durante 7-10 días.

– Amoxicilina-clavulánico son alternativas posibles si se sospecha mastitis por anaerobios y/o bacilos gramnegativos.

– Si la paciente tiene alergia o intolerancia a penicilinas o intolerancia a cefalosporinas, o si el germen responsable es *S. aureus* resistente meticilinas (se ha de sospechar si no hay respuesta a antibioterapia o ingreso hospitalario reciente), se administra clindamicina 300 mg cada 6 horas o trimetoprima/sulfametoxazol 800/160 mg cada 12 horas por vía oral durante 7-10 días.

 El tratamiento de primera elección en las mastitis agudas es cefadroxilo 1 g cada 8 horas por vía oral cada 7-10 días.

En la mastitis subaguda, el tratamiento antibiótico de forma rutinaria es controvertido y no existen estudios con evidencia suficiente para recomendarlo. En estos casos, se tendrá en cuenta el número de colonias del cultivo de leche antes de iniciar el tratamiento antibiótico. Se puede ofrecer el uso de probióticos como soporte al tratamiento de la mastitis subaguda, aunque la evidencia con la utilización de probióticos orales en mastitis es aún limitada.

El tratamiento para el absceso mamario consiste en el drenaje completo de la colección (solicitando cultivo microbiológico) y tratamiento antibiótico hasta completar 7-10 días. La antibioterapia debería iniciarse antes de la realización del drenaje y la pauta antibiótica será la misma que se ha detallado en las mastitis agudas.

El tipo de drenaje del absceso podrá ser por aspiración, por punción o por drenaje quirúrgico. El tipo de drenaje que se va a realizar se podrá valorar por ecografía. La ecografía mamaria permite evaluar el tamaño, la localización, el número, las características ecográficas (como la presencia de tabiques) y qué tipo de drenaje realizar.

 El tratamiento de primera elección en el absceso mamario es el drenaje:

• Aspiración por punción.
• Drenaje quirúrgico.

PUERPERIO PATOLÓGICO

En el puerperio patológico, se estudiarán las complicaciones infecciosas más frecuentes (salvo la mastitis puerperal que ha sido estudiada anteriormente), la preeclampsia puerperal y la tiroiditis posparto, aunque existen otras muchas complicaciones que pueden aparecer durante este período.

Complicaciones infecciosas/fiebre puerperal

En este apartado, se hablará de las infecciones que acontecen en el puerperio. La sepsis es una de las cuatro grandes causas de mortalidad materna, junto con la hemorragia puerperal, la preeclampsia y la trombosis. Se estima que el 18 % de las muertes maternas están relacionadas con complicaciones infecciosas.

Antiguamente, el término *infección puerperal* se utilizaba para referirse a la infección del aparato genital. Sin embargo, la infección puerperal hace referencia a cualquier afectación inflamatoria séptica, localizada o generalizada, que se produce en el puerperio.

> ! Se diagnosticará fiebre puerperal cuando se constate una temperatura termometrada superior a 38 °C (medida en dos ocasiones separadas al menos por 6 horas) a partir de las 24 horas del parto hasta las primeras 6 semanas posparto, a pesar de las barreras protectoras innatas que presenta el organismo y de determinados cambios fisiológicos que se producen durante la gestación y que ayudan a prevenir la infección.

Existen otros factores que incrementan el riesgo. Hay factores maternos, como la inmunosupresión, la anemia, los déficits nutricionales (hipovitaminosis, hipoproteinemia), la obesidad, la colonización por *S. agalactiae* positivo, etc., que se asocian a una mayor incidencia de endometritis puerperal. Asimismo, la incidencia de infección puerperal es mayor en aquellos partos prolongados, prematuros, con meconio, instrumentales; en cesáreas urgentes, alumbramiento o revisión manual de la cavidad uterina, monitorización fetal o uterina interna y en aquellos con múltiples tactos vaginales. Esto, sumado a las heridas del canal blando, la hemorragia uterina posparto y la isquemia, la desintegración proteica y la acidosis que genera la regresión uterina, dará lugar a la aparición de un medio anaerobio que favorece la contaminación bacteriana.

Como se ha dicho, infección puerperal no es sinónimo de infección del aparato genital; esta puede deberse a la infección de otras partes del organismo. Dentro de los principales focos infecciosos, se encuentran los siguientes: la mastitis, la infección de la herida quirúrgica, la endometritis, la pielonefritis, la tromboflebitis pélvica séptica y otras infecciones sistémicas no relacionadas con el parto.

Manejo clínico general y diagnóstico

En términos generales, los síntomas de infección puerperal no suelen aparecer hasta que transcurren tres o más días desde el parto. Aquellos que aparecen antes o mucho más tarde sugieren una infección adquirida antes o después del trabajo de parto. Cuanto antes aparezcan los síntomas, más virulento suele ser el proceso infeccioso. La fiebre es el signo clave de la infección puerperal. Otras manifestaciones clínicas comunes a las diferentes formas anatomoclínicas son la astenia, el malestar general y el dolor abdominal. En ausencia de anemia, pérdida importante de sangre o patología cardíaca, toda taquicardia persistente durante cualquier fase del puerperio debería hacer sospechar la infección puerperal, aunque la paciente se encuentre apirética.

En la evaluación inicial es imprescindible la exploración física por sistemas. Es importante descartar cualquier foco infeccioso que justifique el cuadro febril, además de una exploración ginecológica completa.

Habrá que ayudarse de pruebas complementarias, como las siguientes:

- Una analítica general que incluya hemograma, proteína C-reactiva (PCR) y pruebas de coagulación:
  - En caso de sospecha de sepsis, como se verá más adelante, se añadirán lactato, procalcitonina, perfil hepatorrenal y equilibrio ácido-base.

- La interpretación y utilidad del hemograma en el puerperio puede ser limitada, ya que existe una leucocitosis fisiológica con recuentos leucocitarios, que pueden llegar hasta los 20.000 leucocitos/μL.
  - No obstante, un desplazamiento a la izquierda y un recuento de neutrófilos en aumento, en lugar de en descenso, son indicativos de proceso infeccioso.
- La ecografía ginecológica vaginal-abdominal:
  - Es útil a la hora de valorar la subinvolución uterina, la existencia de restos puerperales, la presencia de abscesos pelvianos, etcétera.
  - Los hallazgos ecográficos pueden ser inespecíficos y superponerse a los del posparto normal.
- En función del foco infeccioso que se sospeche, se valorará realizar cultivos específicos oportunos (como urocultivo, cultivo del aspirado endometrial, hemocultivos, etc.), o pruebas de imagen, como la tomografía computarizada (si se sospecha mionecrosis uterina, abscesos, hematomas infectados, tromboflebitis séptica, etc.), la ecografía renal, etcétera.

> La fiebre es el signo clave del diagnóstico de puerperio patológico. Los hallazgos ecográficos pueden ser inespecíficos. El análisis sanguíneo consta de hemograma, PCR y coagulación.

Independientemente del foco etiológico, será preciso ingresar a la paciente si hay:

- Sospecha de colección intraabdominal.
- Cuadro clínico compatible con retención de restos ovulares.
- Inmunosupresión materna.
- Criterios de sepsis.
- Signos de alarma analíticos: leucocitosis superior a 20.000 leucocitos, desviación marcada a la izquierda, PCR muy elevada (> 15-20 mg/dL o > 150-200 mg/L), etcétera.
- Imposibilidad de acudir a tratamiento o seguimiento ambulatorio.
- Intolerancia al tratamiento oral.
- Fracaso de tratamiento ambulatorio.

Manifestaciones clínicas y manejo en función de la patología subyacente

Existen múltiples causas de infección puerperal. A continuación, se analizan las etiologías más frecuentes y relevantes.

Vulvitis

Hace referencia a la infección vulvar como consecuencia de traumatismos vulvares, tras desgarros o episiotomía. Es típicamente evidente en el examen físico, y suele cursar con eritema, induración, hipersensibilidad y exudación de material serosanguinolento o purulento. Puede ir acompañada de fiebre, malestar general e impotencia funcional y dehiscencia parcial o total de la sutura.

En función de la profundidad de la infección, se hablará de *infección simple* (limitada a la piel), *infección de la fascia superficial* con necrosis o sin ella y *mionecrosis* (si hay afectación del músculo); estas últimas son muy infrecuentes.

Ante cualquier cuadro de infección de la episiorrafia, se deberá realizar una cuidadosa limpieza y asepsia de la zona y administrar antiinflamatorios. En caso de infección simple, el tratamiento de elección será amoxicilina-clavulánico 875-125 mg cada 8 horas por vía oral durante 5-7 días.

Si existe dehiscencia de la episiotomía, es preciso un lavado enérgico de la zona con suero salino, con el objetivo de extirpar los restos de la sutura y el tejido necrótico. Se pueden aplicar pomadas con acción enzimática. La cicatrización se logra por segunda intención si la herida es poco profunda, pero en los demás casos se puede intentar resuturarla al cabo de 10-15 días, siempre y cuando la herida esté limpia, con tejido de granulación sano y sin focos de necrosis ni signos de infección local.

Si no existe respuesta a la antibioterapia en 24-48 horas, se procederá a la apertura, revisión y desbridamiento de la herida; y deberá descartarse la presencia de los hematomas o las fístulas rectovaginales que hubieran podido pasar desapercibidos.

En caso de presentar criterios de ingreso hospitalario, se optará por un tratamiento intravenoso, bien con ampicilina 2 g cada 6 horas más clindamicina 900 mg cada 8 horas más gentamicina 240 mg cada 24 horas, o piperacilina-tazobactam 4 g cada 6 horas.

La paciente puede ser dada de alta después de permanecer 48 horas afebril y confirmar que presenta buena evolución clínica. Al alta hospitalaria se completarán 7-10 días de tratamiento antibiótico oral con amoxicilina-clavulánico 875 mg cada 8 horas por vía oral (modificando la pauta según el resultado de los cultivos y el antibiograma).

En caso de fascitis necrosante, debe realizarse un desbridamiento radical con resección de todo el tejido necrótico. Además, debe asociarse antibioterapia de amplio espectro. Y si existe sospecha de mionecrosis por *Clostridium perfringens*, deben incluirse altas dosis de penicilina.

Infección de la herida quirúrgica de la cesárea

Hace referencia a la infección de la cicatriz de la cesárea secundaria a la contaminación por la flora cutánea habitual. Los microorganismos más frecuentes son *S. aureus* y *Streptococcus* del grupo A. Cursa con fiebre, eritema, edema, aumento de la temperatura local, hipersensibilidad local y secreción purulenta (en caso de infección por anaerobios, la secreción suele ser fétida y acompañarse de gas).

Se ven dos tipos diferenciados de afectación: la celulitis y el absceso. En caso de celulitis, el eritema y el edema se expanden desde la incisión quirúrgica hacia la piel subyacente y generalmente no hay pus. El absceso debe sospecharse cuando, además del eritema y el edema, hay protrusión o supuración a la altura de la herida.

En caso de infección simple, se recomienda tratamiento con amoxicilina-clavulánico 875-125 mg cada 8 horas por vía oral durante 5-7 días. Si la paciente tiene alergia a la penicilina, se pondrá tratamiento con ciprofloxacino 750 mg cada 12 horas por vía oral más clindamicina 300 mg cada 8 horas por vía oral. Es importante la cura diaria de la herida hasta la cicatrización por segunda intención. Y si existe una gran separación de los bordes, debe considerarse su cierre diferido una vez resuelto el proceso infeccioso.

En caso de presentar criterios de ingreso hospitalario, se optará por un tratamiento intravenoso con ampicilina 2 g cada 6 horas más clindamicina 900 mg cada 8 horas más gentamicina 240 mg cada 24 horas o piperacilina-tazobactam 4 g cada 6 horas.

En caso de absceso, debe realizarse abertura, toma de muestra y drenaje; se iniciará tratamiento antibioterápico de amplio espectro. Se recomienda tratamiento con clindamicina 900 mg cada 8 horas por vía intravenosa o metronidazol 500 mg cada 8 horas por vía intravenosa más gentamicina 240 mg cada 24 horas por vía intravenosa o aztreonam 1 g cada 8 horas por vía intravenosa. Y se añadirá ampicilina si la septicemia o la infección se deben a *Streptococcus faecalis* o *Enterococcus*.

Endometritis

La endometritis se refiere a la infección que se origina en la decidua uterina, que puede afectar al miometrio y extenderse hacia el parametrio y los órganos anexiales; suele manifestarse entre los días tercero y quinto del puerperio.

> **!** La endometritis constituye la infección más frecuente, y se produce en el 1-3 % de los partos vaginales y hasta en el 27 % de los partos por cesárea. Se trata de una infección habitualmente polimicrobiana en la que interviene una mezcla de dos o tres aerobios y anaerobios del aparato genital inferior, debido normalmente a una infección ascendente.

El riesgo de endometritis tras el parto vaginal se estima del 0,2-2 %. Existen algunos factores de riesgo que aumentan la frecuencia de aparición, como la existencia de complicación de la gestación con corioamnionitis, los partos prolongados, las bolsas rotas de larga evolución, la monitorización interna intraparto, la existencia de heridas o desgarros en el canal del parto, así como el número de tactos vaginales, los partos instrumentales y el alumbramiento manual de la placenta. Se relaciona también con factores maternos, como la colonización vaginal por *S. agalactiae* o *E. coli*, la obesidad, la diabetes y la anemia. Pero hay que saber que el principal factor de riesgo es el parto por cesárea, que multiplica por 10 el riesgo si además se realiza de forma urgente o cesárea en trabajo de parto.

La endometritis puede deberse a una infección exógena o a una endógena. Los gérmenes más frecuentes implicados son *E. coli*, estreptococos, *E. faecalis*, *Staphylococcus*, *Gardnerella vaginalis*, *Mycoplasma hominis*, *Ureaplasma urealitycum*, *Prevotella*, *Bacteroides fragilis* y *Peptostreptococcus*. Una forma de endometritis puerperal que se generaliza rápidamente es la originada por la retención de restos placentarios.

Se distinguen a su vez, dos formas peculiares de endometritis:

- Endometritis precoz. Aparece en las primeras 24 horas posparto. Suele ser monomicrobiana y el agente más frecuente es *S. agalactiae*.
- Endometritis tardía. Es aquella que aparece entre la primera y la sexta semana posparto. Los signos clínicos suelen ser más leves, y la mayoría requerirán únicamente tratamiento oral. Puede estar relacionada con una infección por *Chlamydia trachomatis*.

Los síntomas principales de la endometritis son la fiebre, la subinvolución uterina y el dolor en el hipogastrio y a la movilización uterina. El útero está aumentado de tamaño no solo por una involución retardada, sino porque además hay una retención de loquios. Estos loquios pueden ser achocolatados y seropurulentos, y tener un olor fétido característico. Los hallazgos ecográficos de la endometritis pueden incluir un endometrio hipervascular normal o engrosado y restos ecogénicos en la cavidad endometrial compatibles con coágulos. Pueden observarse focos ecogénicos con sombra distal en pacientes con aire en la cavidad endometrial, lo que es preocupante en caso de infección. Sin embargo, el líquido y el gas endometrial pueden ser también hallazgos normales no relacionados con infección, por lo que esto se debe interpretar dentro del contexto clínico.

La mayoría de las endometritis son infecciones leves y se resuelven con tratamiento antibiótico. Sin embargo, en una minoría de pacientes, la infección puede extenderse y provocar salpingitis, ooforitis, peritonitis, abscesos intraabdominales o sepsis.

Entre las causas poco frecuentes pero potencialmente letales de endometritis, se encuentran *Clostridium sordellii*, *C. perfringens* y el síndrome de *shock* tóxico estreptocócico o estafilocócico. Se trata de cuadros muy graves que se acompañan de afectación de otros sistemas orgánicos.

El tratamiento de la endometritis está indicado para aliviar los síntomas y prevenir la aparición de las secuelas previamente descritas.

Se pueden utilizar tres regímenes antibióticos de elección:

- Clindamicina 900 mg cada 8 horas por vía intravenosa más gentamicina 5 mg/kg cada 24 horas (para pacientes con función renal normal) ± ampicilina 2 g cada 6 horas por vía intravenosa si hay aislamiento previo de *S. agalactiae* o sospecha de enterococos.
- Piperacilina-tazobactam 4 g cada 6 horas por vía intravenosa.
- Ceftriaxona 1 g cada 12-24 horas por vía intravenosa más metronidazol 500 mg cada 8 horas por vía intravenosa.

Si se tuviese el caso de PCR (reacción en cadena de polimerasa) de *Chlamydia* positiva (en los casos de endometritis de aparición tardía), se recomienda añadir azitromicina 1 g/semana por vía oral durante 3 semanas o azitromicina 500 mg cada 24 horas por vía intravenosa durante 2 días.

La pauta antibiótica intravenosa se mantendrá al menos hasta lograr que la paciente esté 24 horas afebril. Se pasará a antibioterapia oral modificando la pauta según el resultado de los cultivos y el antibiograma hasta completar 7-10 días de tratamiento. Se considera un fracaso del tratamiento la no mejoría clínica y/o persistencia de síndrome febril tras 72 horas de tratamiento. En caso de persistencia de fiebre, se revalorará el foco infeccioso, se revisarán los resultados de los cultivos, se valorará la realización de pruebas de imagen que orienten hacia otros posibles cuadros o complicaciones y, si no se objetiva otra focalidad, se valorará la posibilidad diagnóstica de tromboflebitis pélvica séptica.

Además del tratamiento antibiótico, se indicará tratamiento quirúrgico con legrado por aspiración en caso de signos ecográficos compatibles con retención de restos placentarios y presencia de hematometra, coágulos o esfacelos intrauterinos. Se realizará el legrado tras un mínimo de 6-12 horas de tratamiento antibiótico por vía intravenosa. Se utilizará preferentemente la cánula de aspiración, se minimizará el uso de legra de Recamière y se enviará el material obtenido para su estudio microbiológico.

En caso de signos ecográficos de retención de restos ovulares o placentarios, y una vez resuelta la fase aguda de la infección, se ha recomendado clásicamente el legrado evacuador para la limpieza uterina, aunque la tendencia actual es evitar los procedimientos a ciegas, y estaría indicada la realización de una histeroscopia con profilaxis antibiótica y trabajando a la mínima presión posible. Se tiende a limitar el legrado, dado el mayor riesgo de formación de sinequias uterinas (el riesgo es de hasta el 30 %). Esta complicación es mucho más infrecuente en la histeroscopia. Además, la visualización directa histeroscópica permite la extirpación selectiva y completa del tejido, lo que preserva el endometrio sano circundante, y permite identificar y tratar otras patologías y anomalías uterinas, que a veces son la causa subyacente de retención de productos de la concepción.

En cuanto al manejo de la endometritis de aparición tardía, la mayoría de las pacientes presentan signos y síntomas clínicos leves. Por eso, la terapia oral de amoxicilina-clavulánico 875-125 mg cada 12 horas por vía oral durante 7 días suele ser suficiente. En caso de ser producida por *Chlamydia*, se pautará un tratamiento específico, como ya se ha explicado.

Cada vez es más excepcional la aparición de colecciones abdominales al recibir la infección un tratamiento de forma precoz y adecuada. En caso de haberlas, el tratamiento será el drenaje de estas, bien por vía percutánea o por vía quirúrgica, en función de su localización, accesibilidad y tamaño.

Respecto a la profilaxis de endometritis, es ampliamente reconocido que la profilaxis antibiótica en la cesárea está altamente recomendada. Sin profilaxis, se calcula que el 20-25 % de las mujeres sufren una infección tras una cesárea, y hasta el 16 % tras un parto instrumental. Una revisión sistemática de Cochrane, actualizada en 2014, mostró que el uso de antibióticos profilácticos (dosis única de cefazolina [2 g por vía intravenosa si el peso es < 120 kg o 3 g por vía intravenosa si es > 120 kg] al menos 30 minutos antes de la incisión cutánea) redujo la incidencia de infección de la herida, endometritis e infección materna grave en un 60-70 %.

No existe el mismo consenso en la profilaxis antibiótica sistemática para las mujeres que se someten a un parto instrumental. En 2019 se realizó el ensayo ANODE (un ensayo multicéntrico, aleatorizado, ciego y controlado realizado en 27 unidades obstétricas hospitalarias del Reino Unido), con el objetivo de investigar si la profilaxis antibiótica prevenía la infección materna después de un parto instrumental. Este ensayo demostró que las mujeres que recibieron una dosis profiláctica única de amoxicilina y ácido clavulánico por vía intravenosa, una mediana de 3 horas después de un parto instrumental, tenían significativamente menos probabilidades de sufrir una infección materna confirmada o presunta que las mujeres que recibieron placebo. Además, este ensayo aporta pruebas de que, por cada 100 dosis adicionales de antibiótico utilizadas en profilaxis, se ahorrarán 168 dosis de tratamiento, lo que representa una reducción global del 17 % en el uso de antibióticos con una política de profilaxis universal.

Neumonía

La neumonía es un proceso que ocurre principalmente en pacientes puérperas con compromiso de las defensas habituales que protegen las vías respiratorias inferiores (p. ej., en aquellas que tienen antecedentes recientes de intubación difícil o fallida). El riesgo de aspiración pulmonar aumenta en las gestantes, debido a la reducción del aclaramiento de secreciones pulmonares, el retraso del vaciado gástrico, la relajación del esfínter gastroesofágico y la elevación diafragmática. A su vez, las embarazadas son especialmente susceptibles a la neumonía vírica causada por la gripe y el virus de parainfluenza, como consecuencia de la inmunosupresión inducida por el embarazo.

La neumonía suele debutar con fiebre, afectación del estado general, artromialgias, cefaleas, tos, expectoración, dolor torácico y disnea. La auscultación pulmonar puede revelar crepitantes difusos, y la radiografía de tórax mostrará infiltrados. El tratamiento se orientará en función del agente etiológico.

Infecciones del aparato urinario (cistitis aguda y pielonefritis)

La cistitis aguda hace referencia a la infección de la vejiga urinaria, caracterizada por un cuadro clínico de urgencia miccional, polaquiuria, disuria y dolor suprapúbico en ausencia de síntomas de afectación sistémica (fiebre) y dolor lumbar. El diagnóstico se establece por la combinación de cuadro clínico sugestivo y cultivo de orina positivo (> 100.000 UFC/mL). Puede aparecer hematuria macroscópica o microscópica.

La pielonefritis es la infección del parénquima renal. Cursa con dolor costovertebral con puñopercusión lumbar positiva, fiebre o febrícula, náuseas y vómitos. En general, no cursa con cuadro clínico de cistitis aguda.

E. coli es el microorganismo causal más habitual. El tratamiento debe iniciarse de forma empírica ante un cuadro clínico compatible, sin esperar los resultados del urocultivo o hemocultivo; el tratamiento de elección de la cistitis aguda es la fosfomicina trometamol 3 g por vía oral en dosis única. Si la paciente tiene alergia o resistencia a la fosfomicina, se modificará el tratamiento antibiótico en función del antibiograma, dando prioridad a las cefalosporinas de primera o segunda generación (p. ej., cefuroxima 250 mg cada 12 horas por vía oral durante 4-7 días).

El tratamiento de elección de la pielonefritis, si no cumple criterios de hospitalización, es la ceftriaxona 1 g por vía intravenosa en monodosis y cefixima 200 mg cada 12 horas por vía oral domiciliaria hasta completar 7 días.

Siempre que no haya respuesta al tratamiento a las 48 horas del inicio de antibiótico, se debe plantear la realización de una ecografía del aparato urinario para descartar un absceso renal o causa obstructiva.

Si se presentan criterios de ingreso (fiebre ≥ 38 °C, sepsis, deshidratación, pielonefritis recurrente, comorbilidad, intolerancia oral, fracaso del tratamiento ambulatorio tras 72 horas [3 días], no posibilidad de tratamiento ambulatorio o dudas en su cumplimiento, etc.), el tratamiento antibiótico de elección en las pacientes sin factores de riesgo de betalactamasas de espectro extendido será ceftriaxona 1 g cada 24 horas por vía intravenosa más ampicilina 2 g cada 6 horas por vía intravenosa o piperacilina/tazobactam 2 g cada 8 horas por vía intravenosa en monoterapia.

Tras estar afebril durante 48-72 horas, se cambia a tratamiento oral (según el resultado del antibiograma) hasta completar 7 días de tratamiento. En caso de identificarse complicaciones (abscesos o focos de nefritis), se prolongará o modificará el tratamiento.

Sepsis

Ante cualquier infección, siempre hay que descartar y tener presente la posibilidad de sepsis. La sepsis hace referencia a la disfunción orgánica causada por una respuesta anómala del huésped a una infección que supone una amenaza para la supervivencia. Las causas más frecuentes de sepsis posparto son la endometritis, la infección de la herida quirúrgica o del aparato urinario, la neumonía y la infección gastrointestinal. Sin embargo, hasta en un 30 % de los casos no se identifica el foco.

Los síntomas y signos de la sepsis son inespecíficos, pero pueden incluir los siguientes:

- Síntomas y signos específicos de un foco infeccioso.
- Hipotensión arterial (presión arterial sistólica [PAS] < 90 mmHg, presión arterial media [PAM] < 70 mmHg, disminución de la PAS > 40 mmHg o menos de dos desviaciones estándar por debajo de lo normal para la edad).
- Temperatura > 38,3 °C o < 36 °C.
- Frecuencia cardíaca > 90 latidos por minuto.
- Taquipnea, frecuencia respiratoria > 20 respiraciones por minuto.
- Signos de perfusión de órganos finales:
  - En las primeras fases de la sepsis, la piel puede estar caliente y enrojecida.
  - A medida que la sepsis progresa a *shock*, la piel puede enfriarse, debido a la redirección del flujo sanguíneo a los órganos centrales.
  - La disminución del relleno capilar, la cianosis o el moteado pueden indicar *shock*.
  - Otros signos de hipoperfusión son la alteración del estado mental, la obnubilación o inquietud y la oliguria o anuria. El íleo o la ausencia de ruidos intestinales suelen ser signos de hipoperfusión en fase terminal.

Del mismo modo, las características de laboratorio son inespecíficas y pueden asociarse a anomalías debidas a la causa subyacente de la sepsis o a la hipoperfusión tisular o disfunción orgánica de la sepsis (**Tabla 33-3**).

Se sospechará infección grave/sepsis en pacientes con dos o más criterios de la escala Quick Sequential Organ Failure Assessment (conocida como qSOFA) (**Tabla 33-4**) obstétrica

Tabla 33-3. Alteraciones analíticas en pacientes con sepsis

Leucocitosis o leucopenia o recuento normal con > 10 % de formas inmaduras	> 12.000/µL o < 4.000/µL
Hiperglucemia	Glucosa plasmática > 140 mg/dL o 7,7 mmol/L en ausencia de diabetes
Proteína C-reactiva plasmática	Más de dos desviaciones estándar
Hipoxemia arterial	
Oliguria aguda	Diuresis < 0,5 mL/kg·hora durante 2 horas a pesar de una adecuada reanimación
Aumento de la creatinina	> 0,5 mg/dL o 44,2 µmol/L
Anomalías de la coagulación	INR > 1,5 o TTPA > 60 segundos
Trombocitopenia	Plaquetas < 100.000/µL
Hiperbilirrubinemia	Bilirrubina total plasmática > 4 mg/dL o 70 µmol/L
Aumento de ácido láctico	Lactato sérico elevado (p. ej., > 2 mmol/L) puede ser una manifestación de hipoperfusión de órganos en presencia o ausencia de hipotensión

NR: cociente internacional normalizado; TTPA: tiempo de tromboplastina parcial activada.

Tabla 33-4. Escala Quick Sequential Organ Failure Assessment

Escala qSOFA[a]	Puntuación 0	Puntuación 1
PAS	> 90 mmHg	< 90 mmHg
Frecuencia respiratoria	< 25 respiraciones por minuto	≤ 25 respiraciones por minuto
Estado mental	Alerta	Somnolencia o estupor

[a] Escala recomendada como método de cribado de sepsis.
PAS: presión arterial sistólica; qSOFA: Quick Sequential Organ Failure Assessment.

(PAS < 90 mmHg, frecuencia respiratoria ≥ 25 respiraciones por minuto, somnolencia-estupor). El diagnóstico de sepsis se confirma cuando se obtiene una puntuación ≥ 2 en la escala Sepsis Related Organ Failure Assessment (conocida como SOFA) (Tabla 33-5).

La batería de pruebas complementarias que se han de solicitar en una paciente con sospecha de sepsis incluyen una analítica sanguínea completa (hemograma + coagulación + perfil hepatorrenal + PCR + equilibrio ácido-base venoso + lactato ± procalcitonina). Hay que extraer hemocultivos, aunque la paciente no tenga fiebre y, si es posible, antes del inicio de la antibioterapia. Se han de valorar los cultivos o las pruebas de imagen específicas según la sospecha del foco infeccioso.

En el manejo de la sepsis, es clave asegurar la vía aérea (si está indicado) y corregir la hipoxemia, así como establecer un acceso venoso para la administración precoz de fluidos y antibióticos. La estabilidad respiratoria se tiene que garantizar siempre. Debe suministrarse oxígeno suplementario a todas las pacientes con sepsis que tengan indicaciones de oxigenación. Se desconocen los valores-objetivo ideales para la saturación periférica, pero normalmente se buscan valores entre el 90 % y el 96 %. La intubación y la ventilación mecánica pueden ser necesarias.

La piedra angular de la reanimación inicial es la restauración rápida de la perfusión y la administración temprana de antibióticos. La perfusión tisular se logra predominantemente mediante la administración intensiva de líquidos intravenosos, generalmente cristaloides (cristaloides equilibrados o solución salina normal) administrados a 30 mL/kg (peso corporal real), iniciados en 1 hora y completados dentro de las tres primeras horas siguientes, a menos que exista evidencia convincente de edema pulmonar significativo.

La terapia antibiótica empírica se iniciará lo antes posible (dentro de la primera hora tras el diagnóstico), tras realizar los cultivos pertinentes, siempre que su recogida no retrase su administración. Para la mayoría de los pacientes, se recomienda una terapia empírica de amplio espectro. Si el foco es conocido, se iniciará tratamiento antibiótico empírico de amplio espectro, acorde a los protocolos específicos. En caso de sepsis con foco desconocido, se propone tratamiento

Tabla 33-5. Escala Sepsis Related Organ Failure Assessment

Escala SOFA[a]	Puntuación 0	Puntuación 1	Puntuación 2	Puntuación 3	Puntuación 4
P_aO_2/FiO_2	> 400	400-300	< 300	≤ 200	≤ 100
Plaquetas × 10⁶/L	> 150	150-100	< 100	≤ 50	≤ 20
Bilirrubina (mg/dL)	< 1,2	1,2-1,9	2-5,9	6-11,9	> 12
Presión arterial media	≥ 70	< 70	Requiere vasopresores		
Sistema nervioso central	Alerta	Responde a la voz. Escala de coma de Glasgow 13-14	Responde al dolor. Escala de coma de Glasgow 10-12	Escala de coma de Glasgow 6-9	Escala de coma de Glasgow < 6
Creatinina (mg/L)	< 1,2	1,2-1,9	2-3,4	3,5-4,9	> 5

[a] Escala que evalúa la disfunción orgánica. > 0 = 2 puntos es diagnóstico de sepsis.
P_aO_2/FiO_2: presión arterial de oxígeno/fracción inspiratoria de oxígeno en el aire inspirado; SOFA: Sepsis Related Organ Failure Assessment.

antibiótico con meropenem 1-2 g cada 6-8 horas más daptomicina (10 mg/kg con 700 mg de dosis máxima) o linezolid 600 mg cada 12 horas por vía intravenosa. Si *Pseudomonas* es un patógeno probable, se modificará la pauta antibiótica a aquellos antibióticos con actividad antipseudomónica.

Los fármacos vasoactivos se indicarán de acuerdo con la evolución del estado hemodinámico de la paciente. La noradrenalina (norepinefrina) es el vasopresor de elección. La profilaxis tromboembólica estará indicada si no existe sospecha de hemorragia aguda ni intervención quirúrgica en las siguientes horas.

A menudo se realizan estudios de laboratorio de seguimiento; en particular, el recuento de plaquetas, glucemias, la bioquímica básica y las pruebas de función hepática (p. ej., cada 6 horas) hasta que los valores alcanzan la normalidad o la línea de base. Siempre habrá que revalorar a la paciente y ver si precisa traslado a la unidad de cuidados intensivos.

Preeclampsia puerperal

Como ya se ha visto en apartados previos, hay cuatro trastornos hipertensivos principales del embarazo (el síndrome de preeclampsia/eclampsia/síndrome con hemólisis, aumento de enzimas hepáticas y descenso de las plaquetas; la hipertensión gestacional; la hipertensión crónica y la preeclampsia injertada). A continuación, se estudiará el manejo de los trastornos hipertensivos en el puerperio.

En la fisiopatología de la preeclampsia, las anomalías en el desarrollo de la vascularización placentaria van a dar lugar a una hipoxia-isquemia relativa placentaria que conduce a la liberación de factores antiangiogénicos a la circulación materna. Estos van a alterar la función endotelial sistémica de la madre causando hipertensión y otras manifestaciones de la enfermedad (como disfunción hematológica, neurológica, cardíaca, pulmonar, renal y hepática). Es por ello por lo que la preeclampsia se cura entre días y semanas después del alumbramiento. Sin embargo, en un número de casos, la hipertensión puede aparecer hasta 6-8 semanas después del parto. Esto puede deberse a un retraso en la eliminación de los factores antiangiogénicos, la activación del sistema del complemento tras el alumbramiento y/o la respuesta a la movilización del líquido extracelular hacia el compartimento intravascular.

La presión arterial puede ser más baja o incluso normal inmediatamente después del parto. Sin embargo, aumenta a continuación y alcanza su máximo a los 3-6 días. El descenso inmediato suele atribuirse a la pérdida de sangre y a los efectos de la analgesia. Mientras que el aumento posterior probablemente se deba a la movilización de líquido extravascular, el dolor, la administración prolongada de dosis elevadas de antiinflamatorios no esteroideos, la pérdida de vasodilatación asociada al embarazo y la administración de derivados del cornezuelo de centeno para la prevención o el tratamiento de la hemorragia.

Dentro de los cuidados generales puerperales que se deben realizar, se encuentra la toma de constantes por turnos. En caso de preeclampsia con criterios de gravedad, se controla-

rán las constantes vitales cada 2 horas, mientras la paciente esté en tratamiento con sulfato de magnesio, y se realizarán pruebas de laboratorio (p. ej., recuento de plaquetas, creatinina, transaminasas hepáticas) diariamente hasta que dos series consecutivas de datos sean normales o tiendan a serlo. Igualmente importante será la correcta valoración del balance hídrico. En el posparto inmediato, se puede ser más tolerante con la oliguria y no se requiere tratamiento diurético por encima de 20 mL/hora mientras la función renal sea normal.

Al igual que en la preeclampsia anteparto o intraparto, se sugiere la administración de sulfato de magnesio a aquellas pacientes con hipertensión no grave de nueva aparición con cefalea o visión borrosa o hipertensión grave con otros signos de preeclampsia o sin ellos, con características de gravedad. Cabe recordar que el sulfato de magnesio nunca es un sustituto del tratamiento antihipertensivo, ya que tiene efectos mínimos sobre la presión arterial.

El tratamiento con sulfato de magnesio se inicia con una dosis de carga de 4-6 g de una solución al 10 % por vía intravenosa durante 15-20 minutos, seguida de 1-2 g/hora como infusión continua. Esta perfusión suele continuarse empíricamente durante 24 horas, salvo que no haya mejoría clínica, en cuyo caso es razonable prolongar la terapia 24 horas más. Es importante recordar que el sulfato de magnesio está contraindicado en pacientes con miastenia grave, ya que puede precipitar una crisis; en esos casos, deben utilizarse medicamentos anticonvulsivos alternativos (p. ej., levetiracetam o ácido valproico).

Asimismo, en caso de hipertensión grave confirmada con PAS $\geq$ 160 mmHg y/o presión arterial diastólica (PAD) $\geq$ 110 mmHg, es necesario iniciar tratamiento antihipertensivo intravenoso. Se sugiere el labetalol o la hidralazina como agentes de primera línea. En caso de utilizar nifedipino, se prefieren las fórmulas de liberación retardada (**Tabla 33-6**). Una vez iniciado el tratamiento intravenoso, se intenta reducir la presión arterial con el objetivo de 130 la sistólica y 80 la diastólica.

En caso de hipertensión no grave, la terapia antihipertensiva oral puede ser necesaria para mantener una presión arterial de < 140/90. Se encuentran disponibles una amplia variedad de alternativas. Véase un resumen de las terapias antihipertensivas orales (**Tabla 33-7**).

El tiempo medio hasta la normalización de la presión arterial en el posparto tras los embarazos preeclámpticos es de aproximadamente 2 semanas. Se sugiere la monitorización frecuente de la presión arterial en el hospital durante las primeras 72 horas posparto; si la paciente se encuentra en un rango aceptable, se mide en una visita de seguimiento entre 7 y 10 días después del parto o se monitoriza en su domicilio. Una preocupación adicional en las pacientes a las que se les da el alta con fármacos antihipertensivos es que puedan desarrollar hipotensión a medida que su presión arterial vuelve al nivel basal normal. Estas mujeres pueden ser controladas a través de su médico de cabecera. Se deben buscar diagnósticos alternativos en aquellas con hallazgos anormales persistentes después de 3-6 meses.

Las pacientes con trastornos hipertensivos relacionados con el embarazo parecen tener un mayor riesgo de pade-

Tabla 33-6. Tratamiento antihipertensivo en casos de hipertensión arterial

Fármaco	Mecanismo de acción	Dosis inicial	Inicio de acción	Duración	Dosis de mantenimiento	Dosis máximas	Contraindicaciones
Labetalol	Bloqueante: • Receptores beta-1 en el corazón • Receptores beta-2 en los músculos bronquiales y vasculares • Receptores alfa-1 en músculo liso vascular	• Bolo inicial de 20 mg por vía intravenosa con infusión lenta (1-2 minutos) • Se repite el bolo al cabo de 20 minutos si no se controla la presión arterial doblando la dosis (40-60-80 mg, sin sobrepasar los 200 mg)	5-15 minutos	2-4 horas (8-14 horas)	Continuar con perfusión continua en la dosis que haya logrado el control tensional	600 mg cada 6 horas, aunque con dosis > 300 mg cada 6 horas se aconseja asociar otro antihipertensivo	Evitar en mujeres con asma, enfermedad pulmonar obstructiva crónica, insuficiencia cardíaca, bradicardia o bloqueo cardíaco de más de primer grado
Hidralazina	Vasodilatador periférico (acción relajante directa sobre el músculo liso arteriolar)	Bolo lento de 5 mg por vía intravenosa a pasar en 1-2 minutos	5-20 minutos	2-4 horas	Se pueden repetir un máximo de 4 bolos en intervalos de 20 minutos y continuar con perfusiones de 3-7 mg/hora por vía intravenosa	20-30 mg por episodio de tratamiento	Taquicardia intensa materna, enfermedad coronaria y cardiopatía
Nifedipino							
Nifedipino de acción inmediata	Antagonista del calcio (efecto vasodilatador)	• 10 mg por vía oral • Se puede repetir la dosis a los 30 minutos si no se alcanzan las presiones objetivo	20 minutos		Las dosis de mantenimiento serán de 10-20 mg cada 6-8 horas		El nifedipino está contraindicado por vía sublingual, debido al riesgo de hipotensión grave, en caso de pacientes con estenosis intestinal (posibilidad de cuadro clínico obstructivo)
Nifedipino *retard*		• 20 mg cada 12 horas por vía oral; puede aumentar hasta un máximo de 60 mg cada 12 horas	Concentración máxima a las 6-8 horas				
Nifedipino de liberación prolongada		• 30 mg cada 24 horas	Reduce la presión arterial en 1-2 horas	24 horas	Si no se alcanza la presión arterial objetivo en 1-2 horas, puede administrarse una segunda dosis		

cer hipertensión, enfermedades cardiovasculares (cardiopatía coronaria, ictus e insuficiencia cardíaca) y enfermedades renales. El puerperio es un momento ideal para promover modificaciones del estilo de vida de cara a la prevención de estas enfermedades. Se debe aconsejar sobre comportamientos saludables, como la lactancia prolongada (que disminuye el riesgo de hipertensión materna y de enfermedad cardiovascular), el logro de un índice de masa corporal óptimo, el abandono del tabaco, la dieta saludable y el ejercicio regular.

En cuanto a la analgesia posparto en pacientes con estados hipertensivos del embarazo, se deberá evitar en la medida de lo posible el uso de antiinflamatorios no esteroideos, especial-

mente en pacientes con hipertensión arterial mal controlada, oliguria, insuficiencia renal, coagulopatía o trombocitopenia. En el resto de los casos no hay contraindicación. En general, se aconseja una dieta saludable sin una restricción significativa de sal y, en caso de hemorragia posparto, no utilizar fármacos ergóticos.

Tiroiditis posparto

Se define como la alteración tiroidea de origen autoinmunitario que aparece en el año siguiente al parto de una mujer previamente normotiroidea. Se caracteriza por tener elevación

Tabla 33-7. Tratamiento antihipertensivo oral

Fármaco	Mecanismo de acción	Dosis inicial	Inicio de acción	Duración	Dosis de mantenimiento	Dosis máximas	Contraindicaciones
Labetalol	Bloqueante: • Receptores beta-1 en el corazón • Receptores beta-2 en los músculos bronquiales y vasculares • Receptores alfa-1 en músculo liso vascular	100 mg cada 12 horas	20 minutos, son máximos a las 1-4 horas	8-14 horas	La dosis sugerida es de 100-300 mg en cada toma, la cual puede adaptarse a cada 6-8 horas	1.200 mg/día	• Evitar en mujeres con asma, enfermedad pulmonar obstructiva crónica, insuficiencia cardíaca, bradicardia o bloqueo cardíaco de más de primer grado
Hidralazina	Vasodilatador periférico (acción relajante directa sobre el músculo liso arteriolar)	10 mg cada 6 horas	20-30 minutos	3-7 horas	Se puede aumentar hasta 10-25 mg	200 mg	• Dentro de sus efectos secundarios, se encuentran la taquicardia materna refleja, la cefalea y la retención hidrosalina • Está contraindicada en caso de taquicardia intensa materna, enfermedad coronaria y cardiopatía
Captopril y enalapril	Inhibidor del sistema renina-angiotensina-aldosterona	5 mg cada 24 horas	1 hora (concentraciones máximas a las 4 horas)	11 horas	Puede incrementarse hasta 20 mg al día		• Está contraindicado si hay hipersensibilidad al principio activo o a alguno de los excipientes, antecedentes de angioedema o uso concomitante de enalapril con medicamentos con aliskireno en pacientes con diabetes mellitus o insuficiencia renal
Amlodipino	Calcioantagonista (efecto relajante directo de la musculatura vascular)	5 mg cada 24 horas	Concentración máxima a las 6-12 horas	35-50 horas, lo que permite la administración de una vez al día		10 mg/día	• Está contraindicado en pacientes con hipersensibilidad al principio activo o a alguno de los excipientes, hipotensión grave, *shock*, obstrucción del conducto arterial del ventrículo izquierdo o insuficiencia cardíaca hemodinámicamente inestable tras infarto agudo de miocardio

de los anticuerpos antiperoxidasa (anti-TPO) o antitiroglobulina (anti-TG). Cuanto mayores sean estos valores, existe más riesgo de recurrencia posterior.

La forma clásica cursa con una primera etapa en la que la paciente se encuentra con un cuadro clínico de hipertiroidismo (cansancio, palpitaciones, nerviosismo, etc.), en la que el tratamiento es fundamentalmente sintomático; y una segunda etapa con cuadro clínico hipotiroideo, sobre todo a partir del tercer mes, en la que, si la paciente presenta tirotropina (hormona estimulante tiroidea) > 10 µU/mL o elevada durante más de 6 meses o está con cuadro clínico significativo, mantiene lactancia materna o está buscando nueva gestación, se recomienda poner tratamiento con levotiroxina al menos durante 6 meses. Sin embargo, en la mayoría de los casos (hasta en un 50 %), durante la primera etapa están asintomáticas, y cursan tan solo con cuadro clínico de hipotiroidismo, que aparece a los 3-6 meses del parto. Dado el cuadro clínico, en ocasiones se confunde con depresiones posparto, por lo que se recomienda en todas estas solicitar un perfil tiroideo para descartar tiroiditis posparto.

En la mayoría de los casos se normalizan los valores a partir del primer año, aunque se debe tener en cuenta que estas pacientes tienen más riesgo de padecer hipotiroidismo en los siguientes; se recomienda la determinación de tirotropina de forma anual para descartarlo. Un tanto por ciento no desdeñable (10-50 %) puede quedar con un hipotiroidismo permanente.

En otras ocasiones aparece con cuadro clínico de tirotoxicosis de forma aislada. En estos casos, se tendrá que hacer un diagnóstico diferencial con la enfermedad de Graves. En los casos que cursan con cuadro clínico de hipertiroidismo, se recomienda el tratamiento con betabloqueantes, como el propanolol en dosis más baja, eficaz como tratamiento de elección, en vez de los tratamientos antitiroideos, no aconsejados durante esta etapa.

PUNTOS CLAVE

- El puerperio es una etapa en la que se producen adaptaciones para regresar al estado previo a la gestación y cambios que permiten la lactancia materna. Se ha estimado que este período dura unas 12 semanas. Se distinguen tres etapas: el puerperio inmediato (primeras 24 horas tras el parto), el puerperio precoz (7-10 días tras el parto) y el puerperio tardío (hasta las 6-8 semanas tras el parto).

- La lactancia materna se considera un método anticonceptivo eficaz (riesgo < 2 % de gestación), pero solo si se cumplen los siguientes requisitos: que sea exclusiva, hayan pasado < 6 meses tras el parto y no haya reaparecido la menstruación.

- Se recomienda la anticoncepción en el puerperio para evitar períodos intergenésicos cortos. Se consideran de elección los métodos no hormonales, seguidos de los métodos hormonales de solo gestágenos.

- Las principales hormonas que entran en juego en la lactancia son la oxitocina y la prolactina. La oxitocina se encarga de las contracciones uterinas y la eyección de leche, y la prolactina estimula las glándulas mamarias, inicia y mantiene la producción de leche, inhibe la ovulación (amenorrea lactacional) y promueve la sensación de bienestar y la conexión madre-hijo.

- La fiebre es el signo clave de la infección puerperal, tanto localizada como generalizada. Dentro de los principales focos infecciosos se encuentran los siguientes: la mastitis, la infección de la herida quirúrgica y la endometritis.

- La mastitis es una inflamación de la glándula mamaria, generalmente causada por una infección bacteriana (S. aureus es el agente etiológico más común). Se distinguen tres formas de presentación clínica: mastitis aguda, subaguda o absceso mamario.

- La infección de la herida quirúrgica suele ser secundaria a la contaminación por la flora cutánea habitual. Los microorganismos más frecuentes son S. aureus y Streptococcus del grupo A.

- La endometritis se refiere a la infección que se origina en la decidua uterina. Es la infección más frecuente, habitualmente polimicrobiana. Los síntomas principales son la fiebre, la subinvolución uterina, el dolor en el hipogastrio y la movilización uterina.

- En la fisiopatología de la preeclampsia, desempeña un papel crucial la placenta. Por esto se resuelve entre días y semanas después del alumbramiento. Sin embargo, en un número de casos, la hipertensión puede aparecer hasta 6-8 semanas después del parto. Esto puede deberse a un retraso en la eliminación de los factores antiangiogénicos, la activación del sistema del complemento tras el alumbramiento y/o la respuesta a la movilización del líquido extracelular hacia el compartimento intravascular.

- En caso de hipertensión grave confirmada con PAS ≥ 160 mmHg y/o PAD ≥ 110 mmHg, es necesario iniciar tratamiento antihipertensivo intravenoso. Se sugiere el labetalol o la hidralazina como agentes de primera línea.

- En caso de hipertensión no grave, se recomienda la terapia antihipertensiva oral para mantener una presión arterial < 140/90 mmHg.

- La tiroiditis posparto es de origen autoinmunitario. Aparece en el año siguiente al parto de una mujer previamente normotiroidea. Se caracteriza por tener elevación de los anticuerpos anti-TPO o anti-TG. La forma clásica cursa con una primera etapa de hipertiroidismo (asintomático en la mayoría de los casos) y una segunda etapa con cuadro clínico hipotiroideo, que aparece a los 3-6 meses del parto.

BIBLIOGRAFÍA

Abalos E, Duley L, Steyn DW, Gialdini C. Antihypertensive drug therapy for mild to moderate hypertension during pregnancy. Cochrane Database Syst Rev. 2018;10(10):CD002252.

ACOG Committee Opinion No. 736: Optimizing postpartum care. Obstet Gynecol. 2018;131(5):e140-50.

Aguilar M, Chacón C, Chaparro E, Delgado I, Díaz E. Mastitis y absceso mamario lactacional. GuíaPRIOAM. Sevilla: Hospital Universitario Virgen del Rocío; 2018.

American College of Obstetricians and Gynecologists' Committee on Practice Bulletins – Obstetrics. ACOG Practice Bulletin No. 203: Chronic hypertension in pregnancy. Obstet Gynecol. 2019;133(1):e26-50.

Anthony MS, Reed SD, Armstrong MA, Getahun D, Gatz JL, Saltus CW, et al. Design of the Association of Uterine Perforation and Expulsion of Intrauterine Device study: a multisite retrospective cohort study. Am J Obstet Gynecol. 2021;224(6): 599. e1-18.

Bajo Arenas JM, Melchor Marcos JM, Mercé Alberto LT. Fundamentos de obstetricia. Madrid: Sociedad Española de Ginecología y Obstetricia; 2007.

Bernat Serra Z, Mallafré Dols J. Protocolos de obstetricia y medicina perinatal del Instituto Universitario Quirón Dexeus. Madrid: Elsevier España; 2014.

Cararach V (coord.). Documento de consenso SEGO. Estados hipertensivos del embarazo. Madrid: Sociedad Española de Ginecología y Obstetricia; 2008.

Chaim W, Bashiri A, Bar-David J, Shoham-Vardi I, Mazor M. Prevalence and clinical significance of postpartum endometritis and wound infection. Infect Dis Obstet Gynecol. 2000;8(2):77-82.

Dalton E, Castillo E. Post partum infections: a review for the non-OBGYN. Obstet Med. 2014;7(3):98-102.

Fernández Urrusuno R. Grupo de Trabajo de la Guía. Guía de Terapéutica Antimicrobiana del Área Aljarafe. 3ª ed. Sevilla: Distrito Sanitario Aljarafe-Sevilla Norte y Hospital San Juan de Dios del Aljarafe; 2018.

Filetici N, Van de Velde M, Roofthooft E, Devroe S. Maternal sepsis. Best Pract Res Clin Anaesthesiol. 2022;36(1):165-77.

Gestational hypertension and preeclampsia: ACOG Practice Bulletin, Number 222. Obstet Gynecol. 2020;135(6):e237-60.

Ghelfia AM, Ferretti MV, Staffieri GJ. Tratamiento farmacológico de la hipertensión arterial no severa durante el embarazo, el posparto y la lactancia. Hipertensión y Riesgo Vascular. 2021:38(3):133-47.

Hernández Aguilar MT (coord.). Manejo de la lactancia materna desde el embarazo hasta el segundo año. Guía de práctica clínica basada en la evidencia. Valencia: Pediatría de Atención Primaria Área 09, Servicio de Pediatría del Hospital Dr. Peset; 2004.

Hospital Clínic, Hospital Sant Joan de Déu, Universitat de Barcelona. Protocolo: Fiebre intraparto y puerperal. Barcelona: Fundación Medicina Fetal Barcelona; 2016.

Hospital Clínic, Hospital Sant Joan de Déu, Universitat de Barcelona. Protocolo: Hipertensión y embarazo. Barcelona: Fundación Medicina Fetal Barcelona; 2020.

Hospital Clínic, Hospital Sant Joan de Déu, Universitat de Barcelona. Protocolo: Sepsis y shock séptico en gestación y puerperio. Barcelona: Fundación Medicina Fetal Barcelona; 2021.

Jackson E, Glasier A. Return of ovulation and menses in postpartum non-lactating women: a systematic review. Obstet Gynecol. 2011;117(3): 657-62.

Karsnitz DB. Puerperal infections of the genital tract: a clinical review. J Midwifery Womens Health. 2013;58(6):632-42.

Knight M, Chiocchia V, Partlett C, Rivero-Arias O, Hua X, Hinshaw K, et al. Prophylactic antibiotics in the prevention of infection after operative vaginal delivery (ANODE): a multicentre randomised controlled trial. Lancet. 2019;393(10189):2395-403.

Mackeen AD, Packard RE, Ota E, Speer L. Antibiotic regimens for postpartum endometritis. Cochrane Database of Systematic Reviews. 2015;(2):CD001067.

National Institute for Health and Care Excellence. Postnatal care. Londres: NICE; 2021.

Netto CM, Whitten M, Shetty N. Postpartum sepsis. Br J Hosp Med (Lond). 2015;76(8):C118-21.

Newton ER, Prihoda TJ, Gibbs RS. A clinical and microbiologic analysis of risk factors for puerperal endometritis. Obstet Gynecol. 1990;75 (3 Pt 1):402-6.

Organización Mundial de la Salud. Guideline: Protecting, promoting and supporting breastfeeding in facilities providing maternity and newborn services. Ginebra: Organización Mundial de la Salud; 2017.

Organización Mundial de la Salud. Protecting, promoting and supporting breast-feeding: the special role of maternity services. A joint WHO/UNICEF statement. Ginebra: Organización Mundial de la Salud; 1989.

Palda VA, Guise JM, Wathen CN. Interventions to promote breast-feeding: applying the evidence in clinical practice. Can Med Assoc J. 2004;170(6):976-8.

Pallás Alonso CR. Promoción de la lactancia materna. PrevInfad (AEPap)/ PAPPS infancia y adolescencia; 2006.

Perinatal Services BC. Health promotion guideline breastfeeding healthy term infants. Vancouver: Perinatal Services BC; 2012 [última actualización 2015].

Pieh Holder KL. Contraception and breastfeeding. Clin Obstet Gynecol. 2015;58(4):928-35.

Reed SD, Zhou X, Ichikawa L, Gatz JL, Peipert JF, Armstrong MA, et al. Intrauterine device-related uterine perforation incidence and risk (APEX-IUD): a large multisite cohort study. Lancet. 2022;399(10341): 2103-12.

Scott G, Gillon TE, Pels A, Von Dadelszen P, Magee LA. Guidelines-similarities and dissimilarities: a systematic review of international clinical practice guidelines for pregnancy hypertension. Am J Obstet Gynecol. 2022;226(2S):S1222-236.

Serafim R, Gomes JA, Salluh J, Póvoa P. A Comparison of the Quick-SOFA and systemic inflammatory response syndrome criteria for the diagnosis of sepsis and prediction of mortality: a systematic review and meta-analysis. Chest. 2018;153(3):646-55.

Singh N, Sethi A. Endometritis – Diagnosis, treatment and its impact on fertility – A scoping review. JBRA Assist Reprod. 2022;26(3): 538-46.

Smaill FM, Grivell RM. Antibiotic prophylaxis versus no prophylaxis for preventing infection after cesarean section. Cochrane Database Syst Rev. 2014;2014(10):CD007482.

Velasco I, Vila Ll, Goya M, Oleaga A, De la Calle M, Santamaría FJ. Documento de consenso sobre el manejo de la disfunción tiroidea durante el embarazo. Madrid: Sociedad Española de Ginecología y Obstetricia, Sociedad Española de Endocrinología y Nutrición; 2022.

Retención de la placenta. Hemorragias del alumbramiento y posparto. Inversión uterina

34

J. E. Blanco Carnero, I. Gómez Carrascosa y L. Batres Martínez

 OBJETIVOS

- Identificar la presencia de retención placentaria y su manejo clínico tras su correcto diagnóstico.
- Conocer los aspectos epidemiológicos y etiológicos, así como los factores de riesgo, relacionados con la hemorragia posparto precoz.
- Aplicar los conocimientos básicos para identificar precozmente una hemorragia posparto precoz, así como realizar una correcta prevención.
- Conocer los principales fármacos implicados en el tratamiento etiológico de la hemorragia posparto, así como sus efectos secundarios y contraindicaciones.
- Describir las técnicas alternativas de tratamiento de la hemorragia posparto indicadas como segunda línea de tratamiento.
- Identificar de forma precoz la presencia de inversión uterina y aplicar el algoritmo de manejo.

RETENCIÓN PLACENTARIA

El tercer período del trabajo de parto se define como el tiempo que transcurre desde la salida del feto hasta la expulsión completa de la placenta. Esta etapa es clave para que se produzca una adecuada contracción del útero y, con ello, una disminución del sangrado. Por eso, la duración de la tercera etapa del parto es importante, ya que la prevalencia de la hemorragia posparto (HPP) se incrementa cuando su duración se alarga, aunque no hay criterios universalmente aceptados sobre la duración óptima del alumbramiento.

En el 90 % de los casos, la expulsión placentaria se produce en menos de 15 minutos, y en el 97 % no supera los 30. El factor de riesgo que más influye en la prolongación del alumbramiento es la prematuridad. Se considera un período prolongado cuando tras 30 minutos después del manejo activo de este período no se ha expulsado la placenta, o después de 60 minutos tras manejo expectante.

Actualmente, la tendencia es realizar un manejo activo del alumbramiento, ya que se ha visto que este reduce el riesgo de hemorragia con pérdidas de > 1.000 mL y de descenso de la cifra de hemoglobina por debajo de 9 g/dL, frente al manejo expectante (nivel de evidencia bajo o muy bajo). La retención placentaria es la segunda causa de transfusión sanguínea posparto.

Se han descrito diferencias entre las distintas áreas demográficas. La retención placentaria es más frecuente en los países desarrollados (2,7 % de los partos vaginales) que en los países en vías de desarrollo (1,5 % de los partos vaginales). Sin embargo, la mortalidad materna es superior en el segundo grupo.

El incremento observado en los últimos años se ha relacionado con los cambios epidemiológicos y las modificaciones en los factores de riesgo: la edad de las pacientes, los antecedentes obstétricos o el empleo de técnicas de reproducción asistida.

Manejo activo del alumbramiento

Se basa en tres principios básicos durante la tercera etapa del trabajo de parto:

- Administración de uterotónicos para ayudar a la contracción uterina.
- Tracción controlada del cordón y contratracción del cuerpo uterino (maniobra de Brandt-Andrews).
- Revisión del estado de la placenta, la correcta contracción uterina y el estado general materno.

Los uterotónicos se deben administrar preferiblemente tras la salida del primer hombro del recién nacido o durante el primer minuto tras la salida fetal.

Los fármacos indicados son:

- **Oxitocina**:
  - Su eficacia en la reducción del sangrado posparto ha sido altamente probada.
  - Se sitúa como fármaco de primera línea en el manejo activo del alumbramiento:
    - 10-20 UI en 500-1.000 mL de suero salino al 0,9 % a lo largo de la primera hora de la expulsión placentaria (100-150 mL/hora) (pueden usarse hasta 40 UI).
    - 5-10 UI en bolo intravenoso lento (dilución en 100 mL de suero a pasar en 1 minuto).
    - 10 UI administradas por vía intramuscular en casos de pacientes que no porten vía intravenosa.

- **Metilergometrina**:
  - Por vía intramuscular en dosis de 0,2 mg.
  - Está contraindicada en las mujeres con hipertensión, antecedentes de migraña o en pacientes con enfermedad de Raynaud.
  - Produce contracciones más prolongadas y tetánicas, por lo que es muy útil en caso de HPP o pacientes con factores de riesgo de HPP.
- **Carbetocina**:
  - Es un agonista oxitócico sintético de acción prolongada.
  - El inicio de la contracción es más rápido tras su administración.
  - La dosis usada es 100 μg por vía intravenosa en bolo único de administración lenta.

Por su parte, la tracción controlada del cordón y contratracción del cuerpo uterino (maniobra de Brandt-Andrews) consiste en clampar el cordón cerca del periné y sujetarlo con una mano, que ejerce una leve tracción sobre el cordón; mientras, con la otra mano, sobre la sínfisis, sujetando el útero, se realiza la contratracción (**Fig. 34-1**).

Finalmente, tras la salida de la placenta, se debe *revisar* el estado de esta, la correcta contracción uterina y el estado general materno.

Patogenia de la retención placentaria

Mediante estudios ecográficos dinámicos realizados en el tercer período del parto, se han identificado cuatro fases en el proceso de separación y salida de la placenta:

1. Fase latente. Tras la salida fetal, comienza la contracción del útero a nivel generalizado, excepto en la zona de inserción placentaria.
2. Fase de contracción. En un segundo tiempo, se produce la contracción en el área del miometrio retroplacentario, lo que desencadena la siguiente fase.
3. Fase de separación. Aparecen líneas de tensión en la zona materna de inserción de la placenta, que van a producir su desprendimiento de la pared uterina.
4. Fase de expulsión. Finalmente, las contracciones uterinas van a producir la salida de la placenta.

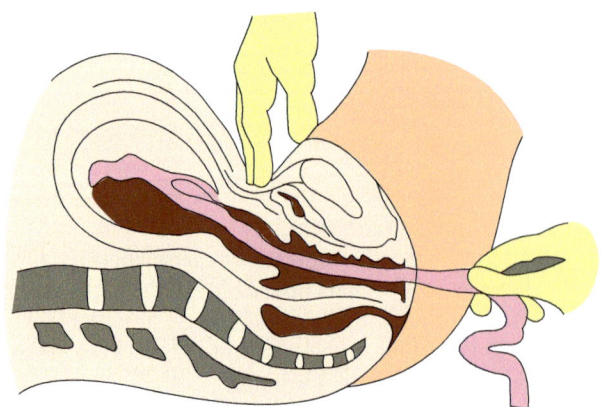

Figura 34-1. Maniobra de Brandt-Andrews.

Por tanto, los mecanismos implicados en la retención placentaria son:

- Contracciones uterinas inadecuadas:
  - Las contracciones uterinas desempeñan un papel clave en la evolución de los tres períodos del parto.
  - Cuando las contracciones uterinas no son las apropiadas en el alumbramiento, se va a favorecer la retención placentaria.
  - Este es el mecanismo implicado en las placentas incarceradas o en las adherentes:
    - En las incarceradas, la contracción del segmento uterino y del cuello produce un anillo de constricción, que va a impedir la salida de la placenta.
    - En las adherentes, por su parte, el mecanismo responsable sería la alteración en las contracciones uterinas en la zona de la inserción placentaria.
- Existencia de alteraciones uterinas (miomas, cicatrices previas o malformaciones).
- Anomalías en la inserción placentaria (placenta previa, crecimiento intrauterino retardado).

Estas dos últimas condiciones constituirían el mecanismo responsable del acretismo placentario. Se trata de una patología placentaria en la que las vellosidades coriónicas se insertan de forma directa en el miometrio, debido a un defecto a la altura de la decidua basal y de la banda fibrinoide de Nitabuch. No existe un plano de separación entre el útero y la placenta.

Factores de riesgo de la retención placentaria

Los factores de riesgo de la retención placentaria son los siguientes:

- Inducción del parto.
- Multiparidad.
- Placenta pequeña.
- Parto prematuro.
- Antecedentes de cirugía uterina.
- Miomas.
- Placenta previa.
- Acretismo placentario.
- Retención de placenta en los partos anteriores.
- Raza negra.

Manejo de la retención placentaria

El aspecto más relevante en una retención placentaria es la prevención y preparación de las posibles complicaciones hemorrágicas que pueden suceder; hay que:

- Valorar el sangrado actual y la pérdida durante el parto.
- Valorar el grado de retención placentaria traccionado suavemente del cordón.
- Valorar el tiempo transcurrido según la edad gestacional.
- Asegurar un correcto acceso venoso de la paciente.
- Disponer el sondaje vesical.

Una gran variedad de técnicas y maniobras se han trasmitido de generación en generación, pero adolecen de una dudosa evidencia científica. Estas técnicas están relacionadas con los siguientes aspectos: oxitócicos en la placenta retenida, tocolíticos en la placenta retenida y extracción manual de placenta.

En primer lugar, no hay evidencia que apoye el uso de oxitócicos en el tratamiento de la placenta retenida, ni hay datos que apoyen el uso rutinario de la oxitocina a través de la vena umbilical en esta indicación.

En segundo lugar, el uso de tocolíticos podría estar limitado a casos seleccionados en los que la contracción del cuello uterino sea la causa de la no expulsión de la placenta ya separada del miometrio (placenta incarcerada), o bien para facilitar el acceso del cirujano a la cavidad uterina durante la extracción manual de la placenta. Fuera de estas indicaciones, no hay evidencia de la utilidad de su uso; de hecho, el empleo de tocolíticos en una retención placentaria podría agravar la hemorragia uterina que la acompaña. En caso de ser necesario, los anestésicos halogenados o la nitroglicerina por vía intravenosa son los tocolíticos ideales, por su rapidez de acción y su corta duración.

La extracción manual de la placenta está indicada en caso de hemorragia uterina o tras superar el tiempo esperable tras el cual es poco probable un alumbramiento espontáneo (30 minutos tras manejo activo del alumbramiento o 60 minutos tras el manejo expectante del alumbramiento).

Respecto a esta extracción, hay que tener en cuenta los siguientes aspectos:

- La paciente tiene que estar en posición de litotomía.
- Se ha de cumplir un correcto procedimiento de anestesia regional. Es importante el control del dolor en este punto, por lo que, si fueran necesarias otras medidas anestésicas adicionales, habría que plantear el procedimiento en el quirófano.
- El sondaje vesical previo a la manipulación.
- La sangre cruzada y reservada.
- Se recomienda realizar el procedimiento con control ecográfico.
- Se introduce una mano en el útero y se localiza el borde placentario, mientras que con la otra mano se sujeta el fondo uterino. Se ha de evitar la tracción del cordón durante el procedimiento.
- Se tiene que despegar manualmente la placenta del útero con el borde cubital de la mano interna, de forma que la placenta vaya quedando apoyada en la palma de la mano y la muñeca. Tras su correcto despegamiento, se extrae completamente.
- Como profilaxis de HPP, se recomienda infusión de oxitocina de 40 UI en 500 mL de suero salino a 125 mL/hora.
- Se ha de realizar una comprobación ecográfica del correcto vaciamiento uterino. En caso contrario, se planteará legrado puerperal.
- Se descartarán desgarros en el canal blando del parto.

Cuando, tras el intento de alumbramiento manual, se identifica dificultad para su correcto despegamiento y se sospecha acretismo placentario, es fundamental revaluar el caso y, en función del estado clínico de la paciente, el sangrado actual y los medios disponibles, hay que prepararse para una alteración en la adhesión de la placenta.

Los uterotónicos se deben administrar preferiblemente tras la salida del primer hombro del recién nacido o durante el primer minuto tras la salida fetal como manejo activo de la tercera etapa del parto. Un manejo activo reduce el riesgo de hemorragia con pérdidas de > 1.000 mL y de descenso de la cifra de hemoglobina por debajo de 9 g/dL frente al manejo expectante.

Se recomienda:

- Oxitocina como fármaco de primera línea:
  - 10-20 UI en 500-1.000 mL de suero salino al 0,9 % a lo largo de la primera hora de la expulsión placentaria (100-150 mL/hora) (pueden usarse hasta 40 UI).
  - 5-10 UI en bolo intravenoso lento (dilución en 100 mL de suero a pasar en 1 minuto).
  - 10 UI administradas por vía intramuscular en casos de paciente sin vía sanguínea.
- Metilergometrina por vía intramuscular en dosis de 0,2 mg. Es muy útil en caso de HPP o pacientes con factores de riesgo de HPP.
- Carbetocina:
  - La dosis empleada es 100 µg por vía intravenosa en bolo único de administración lenta.
  - Se administra en casos seleccionados de alto riesgo de HPP, no de rutina.
  - No es más eficaz que la oxitocina. Parece que disminuye la necesidad de más uterotónicos de rescate.

Si, tras 30 minutos realizando manejo activo del alumbramiento o 60 minutos tras manejo expectante, la placenta no se ha desprendido, se está ante una retención placentaria. La duración de la tercera etapa del parto es importante, ya que la prevalencia de la HPP se incrementa cuando su duración se alarga. Por ello, tras un adecuado diagnóstico, es fundamental iniciar de forma reglada y con todas las medidas de prevención y seguridad optimizadas (anestesia locorregional, sangre cruzada, vía de gran calibre, sondaje vesical) una extracción manual de la placenta. Posteriormente, se recomienda una infusión de oxitocina de 40 UI en 500 mL de suero salino a 125 mL/hora y comprobación ecográfica de la correcta totalidad de la placenta.

HEMORRAGIA POSPARTO

La HPP es una emergencia obstétrica. Es una de las cinco principales causas de mortalidad materna tanto en los países desarrollados como en aquellos con recursos limitados, aunque el riesgo absoluto de muerte por HPP es mucho menor en los primeros. El reconocimiento oportuno, la disponibilidad de los recursos apropiados y la respuesta adecuada son fundamentales para prevenir la muerte y la morbilidad maternas graves.

Epidemiología

En general, se informa que la HPP ocurre en el 1-3 % de los nacimientos. En un análisis de datos basados en la población de la Muestra Nacional de Pacientes Hospitalizados de Estados Unidos, la tasa de HPP aumentó del 2,7 % en 2009 al 4,3 % en 2019. Es probable que esto se encuentre relacionado con el aumento de las tasas de parto por cesárea y el aumento del riesgo de placenta previa y espectro de placenta acreta en pacientes con un parto por cesárea anterior.

Aunque no hay datos exactos de incidencia a nivel nacional, los registrados en el Hospital Universitario La Paz en 21.726 partos informaron de una incidencia de 5,7 casos por cada 1.000 partos de HPP grave que requirieron ingreso en la unidad de cuidados intensivos.

Las variaciones en los criterios para diagnosticar y cuantificar la HPP (p. ej., > 500 mL frente a > 1.000 mL, presencia/ausencia de síntomas) contribuyen a las variaciones encontradas en la incidencia informada.

Definición

La hemorragia que ocurre en las primeras 24 horas posparto se denomina *HPP primaria o precoz*. Aquella que ocurre a partir de las 24 horas posparto dentro de las primeras 6 semanas posteriores se denomina *HPP secundaria o tardía*, y es considerada como una entidad diferente.

Clásicamente, se ha definido la HPP precoz como aquella pérdida de sangre superior a 500 mL dentro de las primeras 24 horas posparto. La dificultad para clasificar la HPP se encuentra en la gran inexactitud que existe a la hora de cuantificar la pérdida sanguínea, así como de la posibilidad de hemorragias ocultas no claramente visibles. Por todo ello, las clasificaciones actuales intentan cuantificar la hemorragia en función de la repercusión que esta ocasiona en la paciente (**Tabla 34-1**).

Factores de riesgo

Los factores de riesgo de HPP pueden ser:

- **Históricos**:
  - Antecedente personal HPP.
  - Cesárea anterior o cirugía uterina previa.
  - Antecedente familiar de HPP.
- **Debidos a las características maternas**:
  - Obesidad.
  - Multiparidad.
  - Técnicas de reproducción asistida.
  - Anemia.
- **Factores obstétricos en la actual gestación**:
  - Anteparto:
    - Riesgo de sobredistensión uterina (gestación gemelar, polihidramnios, etcétera).
    - Feto grande para la edad gestacional.
    - Embarazo en vías de prolongación.
    - Óbito fetal.
    - Miomas uterinos de gran tamaño.
    - Enfermedad hipertensiva del embarazo.

Tabla 34-1. Clasificación de hemorragia posparto precoz según diferentes sociedades científicas	
Organización Mundial de la Salud	• Pérdida de sangre ≥ 500 mL dentro de las 24 horas posteriores al nacimiento • HPP grave: pérdida de sangre ≥ 1.000 mL en el mismo período
Sociedad Española de Ginecología y Obstetricia	• Sangrado vaginal > 500 mL tras un parto vaginal o > 1.000 mL tras una cesárea, o aquella hemorragia que amenaza con ocasionar una inestabilidad hemodinámica en la parturienta
Colegio Americano de Obstetras y Ginecólogos	• Pérdida de sangre acumulada ≥ 1.000 mL o pérdida de sangre acompañada de signos o síntomas de hipovolemia dentro de las 24 horas posteriores al parto (incluye pérdida intraparto), independientemente de la vía del parto
Royal College of Obstetrics and Gynecology	• HPP menor (500-1.000 mL) • HPP mayor (> 1.000 mL)
California Maternal Quality Care Collaborative	• Etapa 0. Toda mujer en trabajo de parto/dando a luz • Etapa 1. Pérdida de sangre > 500 mL después de un parto vaginal o > 1.000 mL después de una cesárea; o cambio en los signos vitales con pérdida de volemia > 15 % o frecuencia cardíaca ≥ 110 latidos por minuto, presión arterial ≤ 85/45 mmHg, saturación de oxígeno < 95 % • Etapa 2. Sangrado continuo con pérdida total de sangre < 1.500 mL • Etapa 3. Pérdida total de sangre > 1.500 mL o > 2 unidades de concentrados de glóbulos rojos transfundidos; o signos vitales inestables; o sospecha de coagulación intravascular diseminada

HPP: hemorragia posparto.

- Uso de algunos fármacos: relajantes uterinos, medicamentos antitrombóticos, antidepresivos (en particular, inhibidores selectivos de la recaptación de serotonina e inhibidores de la recaptación de serotonina y noradrenalina).
  - Intraparto:
    - Parto prolongado/inducción.
    - Parto precipitado.
    - Corioamnionitis.
    - Anormalidades placentarias (placenta previa, acretismo, desprendimiento).
    - Cesárea intraparto.
    - Parto instrumentado.
    - Inversión uterina.

Etiología

Las causas de HPP se agrupan en cuatro categorías resumidas con la regla mnemotécnica de las 4T.

- Tejido (10 %):
  - Retención de productos placentarios o alteraciones en general de la placentación.

- Los trastornos placentarios (como placenta previa, desprendimiento y retención de placenta) causan HPP al inhibir la contracción uterina efectiva y la hemostasia de los vasos deciduales, ya sea de manera focal o difusa.
- El desprendimiento puede desencadenar una coagulación intravascular diseminada, que empeora la hemorragia.

- Tono (70 %):
  - La atonía uterina (es decir, la falta de contracción uterina efectiva después del nacimiento) es la causa más común de HPP (70-80 %).
  - Puede deberse a múltiples causas, como la sobredistensión uterina, los partos prolongados, las infecciones intraamnióticas o las alteraciones anatómicas/funcionales del útero.
  - También puede acompañar a otros procesos, como la retención de productos placentarios.
  - Aunque la atonía uterina difusa es la causa más común de HPP, a menudo responde a la administración de medicamentos uterotónicos; por lo tanto, no es la razón más común de transfusión intraparto o posparto masiva.
  - No obstante, la HPP relacionada con la atonía es la indicación del 27 % de las histerectomías periparto.

- Traumatismo (20 %):
  - Desgarro del canal blando (la más frecuente) o en cesárea, rotura o inversión uterinas.
  - En una serie de 349 casos de HPP masiva (es decir, > 2.500 mL y/o ≥ 5 unidades de transfusión de glóbulos rojos), el traumatismo fue la causa más común y representó el 55 % de los casos, en comparación con el 23 % de la atonía sola.

- Trombina (< 1 %):
  - Alteraciones de la coagulación debidas a fármacos o a coagulopatías previas o adquiridas durante el embarazo o el parto.
  - Estas últimas pueden ser causadas por embolia de líquido amniótico, desprendimiento de placenta, preeclampsia con características graves, síndrome HELLP (hemólisis, enzimas hepáticas elevadas, plaquetas bajas), sepsis o muerte fetal.

La HPP es una emergencia obstétrica. Clásicamente, se ha definido la HPP precoz como aquella pérdida de sangre superior a 500 mL dentro de las primeras 24 horas posparto, aunque esta definición puede variar según la entidad o sociedad científica. Las causas de HPP se agrupan en cuatro categorías, resumidas en la regla mnemotécnica de las 4T: tejido, tono, traumatismo y trombina. En múltiples ocasiones, no se trata de una causa sola, sino de una combinación de varias. La atonía uterina (es decir, la falta de contracción uterina efectiva después del nacimiento) es la causa más común de HPP (70-80 %).

Prevención de la hemorragia posparto

Dos tercios de las hemorragias posparto ocurren en mujeres sin factores de riesgo. Por tanto, es fundamental establecer medidas universales de prevención, comenzando con un correcto control antenatal e intraparto, que se basa en la prevención de anemia, la detección de gestantes con factores de riesgo y la disminución del intervencionismo en el parto.

La principal estrategia para reducir y prevenir la HPP es el manejo activo del alumbramiento. Esto supone un conjunto de intervenciones basadas principalmente en la administración de un medicamento uterotónico profiláctico justo después de la salida del hombro anterior o después del nacimiento del recién nacido, seguido de una tracción suave y controlada del cordón umbilical hasta que la placenta se separe espontáneamente (no es preciso el pinzamiento precoz del cordón, no ha demostrado beneficio en cuanto a la disminución de HPP).

Blegley *et al.* publicaron en 2019 un metanálisis de ensayos aleatorizados en el que compararon el manejo activo y el expectante de la tercera etapa del trabajo de parto: el manejo activo redujo la incidencia de HPP en un 65 %, la presencia de anemia posparto < 9 g/dL, la posterior necesidad de tratamiento uterotónico terapéutico y la necesidad de transfusión materna.

La farmacoterapia es el componente más importante de esta combinación de intervenciones. Respecto a los uterotónicos utilizados, la oxitocina es de primera elección en las mujeres sin riesgo de HPP. Puede administrarse de forma intramuscular (10 UI) o en forma de bolo intravenoso (5 UI).

La carbetocina, un análogo sintético de la oxitocina de acción prolongada, tiene propiedades farmacológicas similares a las de la oxitocina natural, pero la semivida (40 minutos) es 4-10 veces más prolongada. La dosis es de 100 µg de carbetocina tanto por vía intramuscular como intravenosa (a pasar en ≥ 30 segundos). Está disponible en muchos países para la prevención de la atonía y la hemorragia uterina como opción en ficha técnica tanto tras una cesárea como tras un parto vaginal. Se recomienda idealmente para aquellos casos donde existan factores de riesgo de HPP. El inicio de los efectos es rápido (unos 1,5 minutos). Hay una contracción firme a los 2 minutos. Se previene la atonía uterina y el sangrado excesivo tras el parto, con una única dosis intravenosa de 100 µg, a diferencia de la oxitocina, que requiere infusión durante varias horas. Está indicada para un solo uso. No se debe administrar más dosis de carbetocina.

En un metanálisis publicado por Gallos *et al.* en 2018, la carbetocina fue más eficaz que el placebo o ningún tratamiento para reducir la HPP ≥ 500 mL (riesgo relativo: 0,42; intervalo de confianza del 95 %: 0,31-0,57). También fue más eficaz que la oxitocina sola (riesgo relativo: 0,75; intervalo de confianza del 95 %: 0,58-0,98). En otro metanálisis de ensayos aleatorios limitados a partos por cesárea (Jaffer *et al.*, en 2022), la carbetocina fue superior a la oxitocina para reducir la pérdida de sangre estimada, pero por un volumen clínicamente insignificante (55 mL; intervalo de confianza del 95 %: 26-144), y para reducir la necesidad de uterotónicos adicionales, con un perfil de seguridad muy similar.

Por todo esto, se puede concluir que una sola dosis de carbetocina es igual de efectiva que una infusión continua de oxitocina en términos del mantenimiento de una adecuada tonicidad uterina, disminución de pérdidas sanguíneas y tolerabilidad.

Frente a las mínimas diferencias significativas de eficacia, un aspecto relevante es la diferencia de precio entre la carbetocina y la oxitocina. El de la carbetocina es superior, lo que hace que pueda ser un fármaco menos asequible en lugares de recursos limitados. El resto de uterotónicos, solos o combinados con oxitocina, no han demostrado mayor eficacia ni coste-efectividad en la prevención de HPP frente al uso aislado de oxitocina.

El ácido tranexámico es un medicamento antifibrinolítico que ha sido útil tanto para la prevención como para el tratamiento de hemorragias en diversos entornos clínicos. Sus mecanismos de acción no se han dilucidado por completo y pueden extenderse más allá de la antifibrinólisis. Su uso se ha convertido en un estándar de atención en el tratamiento de pacientes con HPP. Sin embargo, su utilización en la profilaxis de HPP es más controvertida. Se necesitan más estudios que apoyen su uso de forma rutinaria.

 Los fármacos uterotónicos han demostrado ser fundamentales para la prevención y tratamiento de la HPP, pero sus indicaciones y posologías son diferentes en ambas situaciones:

- Para la prevención de HPP en pacientes de bajo riesgo, el fármaco de primera línea es la oxitocina.
- Para la prevención de HPP en pacientes de alto riesgo, se puede utilizar oxitocina combinada con un segundo medicamento (p. ej., ácido tranexámico, misoprostol o metilergometrina) o carbetocina sola (cuando esté disponible) en lugar de oxitocina sola para reducir el riesgo de HPP (grado 2C). El uso de una combinación de medicamentos o carbetocina sola produce una menor incidencia de HPP que la oxitocina sola y parece reducir la necesidad de medicamentos uterotónicos adicionales o transfusiones de sangre en comparación con la oxitocina sola.

Diagnóstico

Es fundamental establecer un protocolo de actuación basado en cuatro pilares fundamentales:

- Diagnóstico preciso y precoz.
- Comunicación de la situación y organización de la asistencia.
- Medidas de soporte.
- Tratamiento eficaz.

Uno de los puntos clave para un manejo adecuado de un caso de hemorragia obstétrica es un diagnóstico correcto y temprano que permita poner en marcha el protocolo de actuación y poner a disposición de la paciente todos los recursos necesarios. Por ello, es fundamental la presencia de habilidades técnicas que permitan una correcta valoración de la pérdida sanguínea estimada y del estado hemodinámico de la paciente junto con el desarrollo de habilidades no técnicas, como el liderazgo, el análisis de la situación clínica global y la comunicación eficaz de ese diagnóstico de hemorragia a toda la organización sanitaria.

Por tanto, para un correcto diagnóstico, es fundamental:

- Cuantificar la pérdida de sangre.

- Reconocer los signos de alarma y el estado hemodinámico de la paciente (escala Advanced Trauma Life Support).
- Identificar la causa del sangrado.

El término *pérdida de sangre estimada* describe un enfoque cualitativo de la pérdida de sangre, y el término *pérdida de sangre cuantitativa* describe el uso sistemático de recipientes volumétricos y balanzas, o el reconocimiento computarizado de imágenes, para cuantificar la pérdida de sangre.

En general, se recomienda emplear pérdida de sangre cuantitativa para todos los nacimientos, ya que el retraso en el reconocimiento de la pérdida excesiva de sangre retrasa el inicio oportuno de las intervenciones para salvar vidas, y es un hallazgo común en los casos de morbilidad y mortalidad maternas por hemorragia. Con la práctica y la adopción de rutina, la pérdida de sangre cuantitativa toma solo unos minutos en la mayoría de los partos.

Las opciones de pérdida de sangre cuantitativa incluyen:

- Volumetría. Recolección de la sangre en recipientes de medición graduados.
- Gravimetría. Mide el peso total de los materiales con sangre y resta el peso conocido de los mismos materiales cuando están secos para obtener el volumen de sangre en mililitros.
- Colorimetría con inteligencia artificial. A través de una aplicación de teléfono, se analizan las gasas quirúrgicas usadas y los botes, y se calcula el volumen de pérdida sanguínea. Un metaanálisis encontró que este método se correlacionó bien con una referencia validada, pero se necesitan más datos antes de que pueda recomendarse para uso clínico.
- Ayudas visuales (**Fig. 34-2**). Es uno de los métodos más utilizados. Consiste en el uso de ayudas visuales tipo carteles que relacionen el tamaño y la apariencia de la sangre en superficies específicas (p. ej., compresas, almohadillas de maternidad tipo empapadores, sábanas, etc.) con el volumen de sangre absorbido por esa superficie.

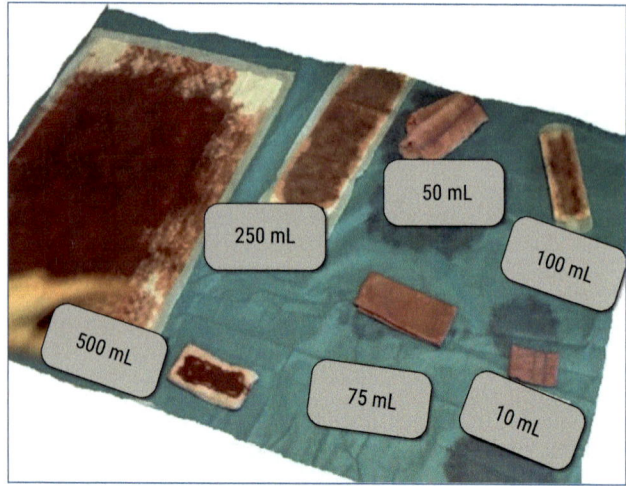

Figura 34-2. Ayudas visuales para cuantificar la cantidad de sangrado según el método de cuantificación gravimétrica del sangrado (QBL).

Respecto al reconocimiento de los signos de alarma y el estado hemodinámico de la paciente, véase la información acerca de la escala Advanced Trauma Life Support (**Tabla 34-2**).

Es importante reconocer tendencias preocupantes en los *signos vitales*, porque estos pueden aparecer antes de que se cumplan los criterios del sistema de alerta temprana. Una gran reducción de la presión arterial es un signo tardío de HPP grave, ya que generalmente no se manifiesta hasta que se produce un sangrado considerable; se puede perder hasta el 25 % del volumen sanguíneo de una paciente (≥ 1.500 mL en el embarazo) antes de que la presión sistólica caiga a < 90 mmHg, la frecuencia cardíaca aumente por encima de 120 latidos por minuto y la frecuencia respiratoria aumente por encima de 30 respiraciones por minuto. Esta es la razón por la cual la pérdida de sangre ≥ 500 mL con sangrado continuo para un parto vaginal y la de > 1.000 mL con sangrado continuo para un parto por cesárea se considera disparador de alarma.

Otro aspecto importante es el papel del fibrinógeno. Un nivel de fibrinógeno < 200 mg/dL es un excelente factor predictivo de HPP grave. Es por ello importante medir el nivel de fibrinógeno tan pronto como se sospeche HPP y mantener el nivel por encima de 200 mg/dL en pacientes con alto riesgo de HPP o que presenten HPP.

Los valores de hemoglobina y hematócrito son malos indicadores de la pérdida aguda de sangre, ya que es posible que no disminuyan inmediatamente después de una hemorragia aguda. Pueden pasar 4 horas hasta que se vean los cambios en los valores de laboratorio, y es posible que no se vea el punto más bajo durante 48-72 horas.

Por último, el examen físico para determinar la causa de la hemorragia incluye la revisión del canal del parto para buscar laceraciones vaginales y cervicales y hematomas vaginales; un examen abdominal para evaluar el tono uterino y buscar signos de hemorragia intraabdominal; y, posiblemente, un examen bimanual del útero.

La ecografía puede ser útil si el médico sospecha retención de fragmentos o membranas placentarias o hemorragia oculta (p. ej., hematoma del aparato genital uterino inferior con extensión, rotura uterina, laceración del ligamento ancho u otra fuente de hemorragia interna).

 Un nivel de fibrinógeno < 200 mg/dL es un excelente factor predictivo de HPP grave. Es por ello importante medirlo tan pronto como se sospeche HPP y mantener el nivel por encima de 200 mg/dL en las pacientes con alto riesgo de HPP o que presenten HPP.

Manejo de la hemorragia posparto

El primer paso en toda HPP será pedir ayuda. Ante el diagnóstico de una HPP grave, debe haber como mínimo un facultativo de anestesia, dos matronas, dos técnicos en cuidados auxiliares de enfermería y un facultativo de ginecología.

Manejo inicial y medidas de reanimación

Hasta la llegada de anestesia (y ginecología si fuera un parto asistido por matrona), la matrona responsable de la paciente se encargará de:

- Colocar a la paciente en posición horizontal.
- Iniciar secuencia ABC (*airway, breathing, circulation*):
  - A y B: administrar oxígeno al 100 % y flujo alto (15 L/minuto).
  - C: canalización de dos vías periféricas 14 G separadas.
- Extracción de analítica para hemograma, coagulación, función renal y hepática y pruebas cruzadas (se avisará al banco de sangre).
- Sondaje vesical permanente (diuresis adecuada si > 30 mL/hora).
- Monitorización continua de presión arterial (no invasiva) y saturación de oxígeno.

Posteriormente, y principalmente liderado por anestesia, se procederá a mantener y continuar medidas de reanimación y soporte vital:

- Oxigenoterapia con mascarilla de alto flujo. En caso de hemorragia masiva, se recomienda intubación orotraqueal para mantener y controlar una correcta ventilación de la paciente.

Tabla 34-2. Escala Advanced Trauma Life Support

	Grado I	Grado II	Grado III	Grado IV
Pérdida de sangre (mL)	< 750	750-1.500	1.500-2.000	> 2.000
Pérdida de sangre (% volumen sangre)	< 15	15-30	30-40	> 40
Frecuencia cardíaca (latidos/minuto)	< 100	100-120	120-140	> 140
Presión arterial	Normal	Normal	Disminuida	Disminuida
Frecuencia respiratoria	14-20	20-30	30-40	> 40
Diuresis (mL/hora)	> 30	20-30	5-15	Escasa
Estado mental	Ligeramente ansioso	Ansioso	Muy ansioso, confuso	Letárgico
Reemplazos líquidos	Cristaloides	Cristaloides	Cristaloides y sangre	Cristaloides y sangre

- Vías de grueso calibre. Se recomienda canalizar de forma precoz al menos dos venas gruesas (14 G o 16 G) en territorio supradiafragmático.
- La reposición hídrica debe ser precoz e intensiva, aunque controlada y no excesiva, ya que podría contribuir a una coagulopatía dilucional. Se recomienda el uso de cristaloides (lactato de Ringer) precalentados (no más de 2 L). No se administrará más de 1 L de coloides.
- Mantener la temperatura corporal y calentar a la paciente de forma activa con mantas térmicas y líquido precalentados a 37 °C.
- Uso precoz de fibrinógeno:
  - La hipofibrinogenemia es uno de los componentes habituales en la coagulopatía asociada al sangrado masivo.
  - Es el factor que mejor se correlaciona con la gravedad de la HPP.
  - La formación del coágulo comienza a partir de 0,75 g/L y aumenta hasta 3 g/L.
  - La administración precoz de 2-4 g de forma inicial disminuye la hemorragia y la necesidad de hemoderivados, y compensa la cifra baja de plaquetas.
- Hemocomponentes:
  - El desarrollo de coagulopatía en el contexto de una HPP masiva aumenta la mortalidad, por lo que han de instaurarse todas las medidas terapéuticas pertinentes para evitar su aparición, detectarla y tratarla.
  - Manejar la HPP con una alta proporción de plasma fresco congelado y concentrado de plaquetas en relación con los concentrados de hematíes parece mejorar la supervivencia y la prevención y control de la coagulopatía:
    - Concentrado de hematíes:
      - Se recomienda considerar la evolución tanto de parámetros clínicos (presión arterial, frecuencia cardíaca) como de laboratorio (hemoglobina, lactato, exceso de bases), evitando la transfusión sobre la base de determinaciones aisladas, y siempre individualizando la situación clínica de la paciente.
      - Si se necesita en menos de 5 minutos: 0 negativo.
      - En caso de poder esperar 15-20 minutos, se utilizará sangre del mismo isogrupo.
      - En caso de poder esperar 45-60 minutos, se podrá realizar sangre cruzada.
    - Plasma fresco congelado:
      - Contiene todos los factores de la coagulación.
      - El objetivo es mantener el cociente internacional normalizado y la ratio de cefalina por debajo de 1,5. Es recomendable la administración precoz de plasma para prevenir y/o tratar la coagulopatía.
      - Tarda en descongelarse unos 40 minutos, por lo que, si se prevé usarlo, se debe tener en cuenta este tiempo.
    - Transfusión precoz de plaquetas (mantener > 75.000). Son elementos fundamentales para la formación de un coágulo de calidad y para que los factores actúen de forma correcta.
    - Otros componentes hemostáticos, como el complejo protrombínico, se consideran de segunda línea para

los casos de coagulopatía refractaria con objetivos similares a la administración de plasma fresco congelado. Se ha de considerar la profilaxis antitrombótica mecánica y farmacológica en cuanto cese la hemorragia, por su elevado riesgo trombótico.
- Ácido tranexámico:
  - Debe administrarse una dosis de 1 g en 10 mL por vía intravenosa a un ritmo de 1 mL/minuto, independientemente de la causa de la hemorragia, salvo contraindicación.
  - Si no se cohíbe el sangrado, se puede repetir la misma dosis tras 30 minutos de la primera y hasta 24 horas después del parto.
  - Su administración tiene un alto grado de recomendación (1B) y la aconsejan varias sociedades.
  - Ha conseguido disminuir la cuantía de la hemorragia y la necesidad de transfusión.
  - Sus contraindicaciones son hipersensibilidad, insuficiencia renal grave (creatinina > 500 μmol/L), enfermedad tromboembólica activa, antecedentes de trombosis venosa o arterial, coagulopatía de consumo, antecedentes de convulsiones.

Es fundamental establecer protocolos de hemorragia masiva para que, de forma coordinada con el banco de sangre, se realicen «*packs* de hemorragia» que contengan los hemoderivados necesarios para comenzar de forma precoz el tratamiento de las hemorragias con riesgo de coagulopatías.

Véanse los algoritmos de actuación del Hospital Clínico Universitario Virgen de la Arrixaca en casos diferentes de hemorragia (**Figs. 34-3** y **34-4**).

Tratamiento etiológico

El algoritmo terapéutico deberá orientarse según la causa desde el principio. La atonía uterina es la causa principal de hemorragia posparto, pero la etiología puede ser mixta, teniendo en cuenta las 4T (tono, tejido, traumatismo, trombina) (**Tabla 34-3**).

Tratamiento médico de la atonía uterina: fármacos uterotónicos

El punto importante no es la secuencia de medicamentos, sino el inicio precoz de la terapia con uterotónicos y la evaluación temprana de su efecto. Debe ser posible determinar dentro de los 30 minutos si el tratamiento farmacológico está revirtiendo la atonía uterina (p. ej., oxitocina, ácido tranexámico y una prostaglandina o metilergometrina). Si no es así, generalmente se justifica una intervención invasiva inmediata (**Tabla 34-4**).

Oxitocina

Una vez realizado el alumbramiento dirigido, la dosis de oxitocina en el tratamiento de atonía suele ser de 40 UI en un suero fisiológico de 500 mL, que se pasa a 125 mL/hora. Si no se ha realizado alumbramiento dirigido, se pueden administrar 5 UI de oxitocina por vía intravenosa. No hay ninguna ventaja en usar oxitócicos en dosis mayores.

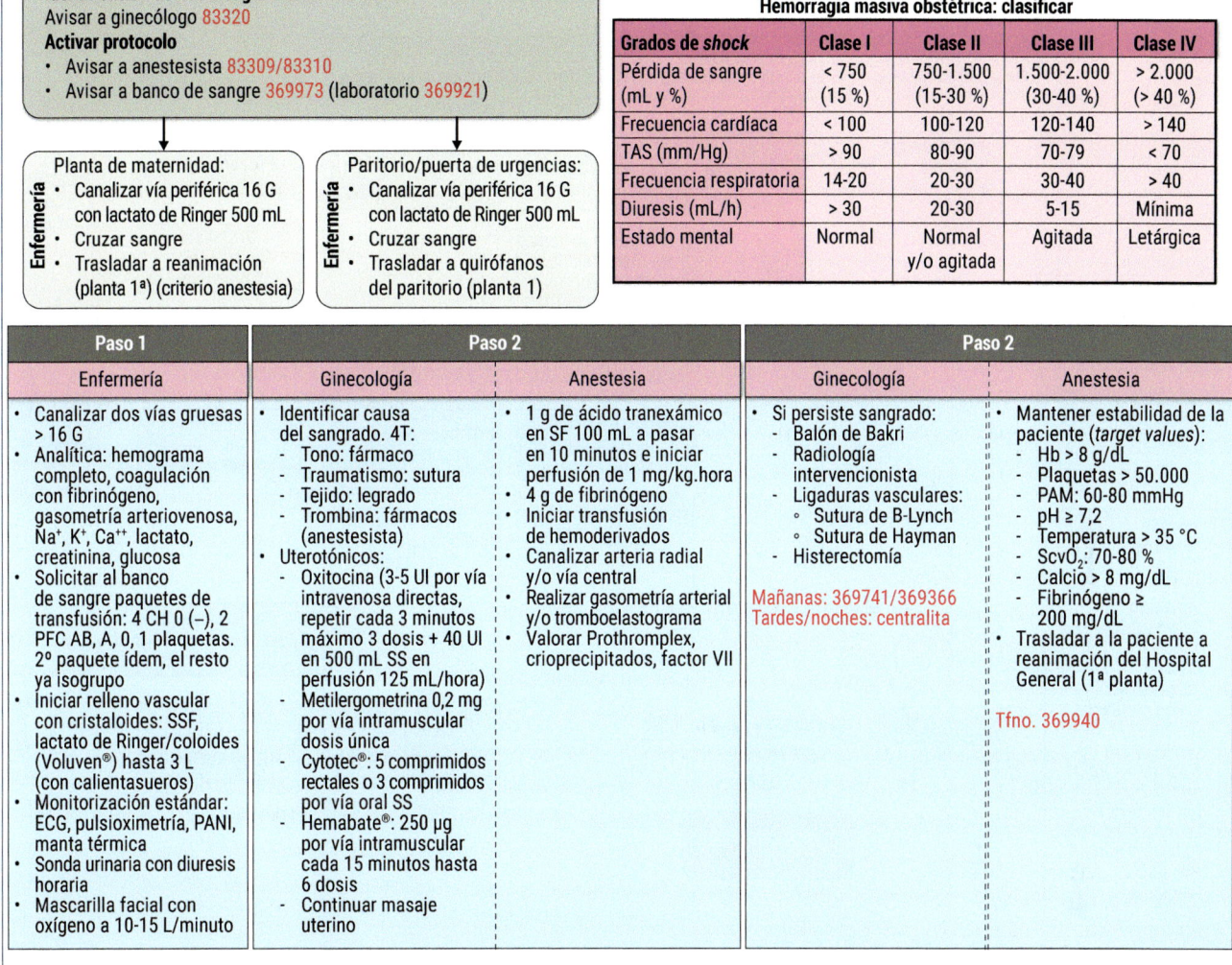

Identificación de hemorragia masiva obstétrica
Avisar a ginecólogo 83320
Activar protocolo
• Avisar a anestesista 83309/83310
• Avisar a banco de sangre 369973 (laboratorio 369921)

Hemorragia masiva obstétrica: clasificar

Grados de *shock*	Clase I	Clase II	Clase III	Clase IV
Pérdida de sangre (mL y %)	< 750 (15 %)	750-1.500 (15-30 %)	1.500-2.000 (30-40 %)	> 2.000 (> 40 %)
Frecuencia cardíaca	< 100	100-120	120-140	> 140
TAS (mm/Hg)	> 90	80-90	70-79	< 70
Frecuencia respiratoria	14-20	20-30	30-40	> 40
Diuresis (mL/h)	> 30	20-30	5-15	Mínima
Estado mental	Normal	Normal y/o agitada	Agitada	Letárgica

Planta de maternidad:
Enfermería
• Canalizar vía periférica 16 G con lactato de Ringer 500 mL
• Cruzar sangre
• Trasladar a reanimación (planta 1ª) (criterio anestesia)

Paritorio/puerta de urgencias:
Enfermería
• Canalizar vía periférica 16 G con lactato de Ringer 500 mL
• Cruzar sangre
• Trasladar a quirófanos del paritorio (planta 1)

Paso 1	Paso 2		Paso 2	
Enfermería	Ginecología	Anestesia	Ginecología	Anestesia

• Canalizar dos vías gruesas > 16 G
• Analítica: hemograma completo, coagulación con fibrinógeno, gasometría arteriovenosa, Na⁺, K⁺, Ca⁺⁺, lactato, creatinina, glucosa
• Solicitar al banco de sangre paquetes de transfusión: 4 CH 0 (–), 2 PFC AB, A, 0, 1 plaquetas. 2º paquete ídem, el resto ya isogrupo
• Iniciar relleno vascular con cristaloides: SSF, lactato de Ringer/coloides (Voluven®) hasta 3 L (con calientasueros)
• Monitorización estándar: ECG, pulsioximetría, PANI, manta térmica
• Sonda urinaria con diuresis horaria
• Mascarilla facial con oxígeno a 10-15 L/minuto
	• Identificar causa del sangrado. 4T:
	  - Tono: fármaco
	  - Traumatismo: sutura
	  - Tejido: legrado
	  - Trombina: fármacos (anestesista)
	• Uterotónicos:
	  - Oxitocina (3-5 UI por vía intravenosa directas, repetir cada 3 minutos máximo 3 dosis + 40 UI en 500 mL SS en perfusión 125 mL/hora)
	  - Metilergometrina 0,2 mg por vía intramuscular dosis única
	  - Cytotec®: 5 comprimidos rectales o 3 comprimidos por vía oral SS
	  - Hemabate®: 250 µg por vía intramuscular cada 15 minutos hasta 6 dosis
	  - Continuar masaje uterino
		• 1 g de ácido tranexámico en SF 100 mL a pasar en 10 minutos e iniciar perfusión de 1 mg/kg.hora
		• 4 g de fibrinógeno
		• Iniciar transfusión de hemoderivados
		• Canalizar arteria radial y/o vía central
		• Realizar gasometría arterial y/o tromboelastograma
		• Valorar Prothromplex, crioprecipitados, factor VII
			• Si persiste sangrado:
			  - Balón de Bakri
			  - Radiología intervencionista
			  - Ligaduras vasculares:
			    ∘ Sutura de B-Lynch
			    ∘ Sutura de Hayman
			  - Histerectomía
			
			Mañanas: 369741/369366
			Tardes/noches: centralita
				• Mantener estabilidad de la paciente (*target values*):
				  - Hb > 8 g/dL
				  - Plaquetas > 50.000
				  - PAM: 60-80 mmHg
				  - pH ≥ 7,2
				  - Temperatura > 35 °C
				  - ScvO₂: 70-80 %
				  - Calcio > 8 mg/dL
				  - Fibrinógeno ≥ 200 mg/dL
				• Trasladar a la paciente a reanimación del Hospital General (1ª planta)
				
				Tfno. 369940

Figura 34-3. Algoritmo de actuación en una hemorragia grave en el Hospital Clínico Universitario Virgen de la Arrixaca, Murcia.
CH: concentrado de hematíes; ECG: electrocardiograma; Hb: hemoglobina; PAM: presión arterial media; PANI: presión arterial no invasiva; PFC: plasma fresco congelado; ScvO₂: saturación de oxígeno en el sistema venoso central ; SS: suero salino; SSF: suero salino fisiológico; TAS: tensión arterial sistólica.

Metilergometrina

Si en presencia de una infusión de oxitocina no hay contracción, se puede pasar a un segundo escalón terapéutico basado en ergóticos. Se recomienda la administración de 0,2 mg por vía intramuscular de metilergometrina como uterotónico de segunda línea; su uso está contraindicado en pacientes hipertensas o con cardiopatía moderada-grave, debido a los efectos secundarios. Estos últimos se basan en los efectos derivados de la vasoconstricción producida por el fármaco.

Prostaglandinas

El carboprost puede ser considerado también como un segundo escalón terapéutico, o utilizarse cuando se está ante una atonía refractaria a los escalones anteriores. Se recomiendan 0,25 mg por vía intramuscular cada 15-90 minutos, según sea necesario, hasta una dosis total acumulada de 2 mg (ocho dosis). Aproximadamente el 75 % de las pacientes responden a una sola dosis, por lo que sería recomendable pasar a un agente uterotónico diferente o a otro escalón terapéutico si no hay respuesta después de una o dos dosis.

El carboprost se puede inyectar directamente en el miometrio por vía transabdominal (con guía por ultrasonido o sin ella) o por vía vaginal. Recientemente, se han descrito casos de hipotensión grave y parada cardiorrespiratoria por la absorción súbita de este fármaco al puncionar una vena uterina durante su punción intramiometrial, por lo que, aunque está contemplada en la ficha técnica, se desaconseja esta administración, al no haber demostrado su superioridad en cuanto a resultados clínicos.

Por su parte, el misoprostol es considerado un fármaco útil para reducir la pérdida de sangre en los entornos donde los uterotónicos inyectables no están disponibles o están contraindicados (p. ej., hipertensión y asma). Un metanálisis no encontró pruebas claras de que el misoprostol sea más eficaz que otros uterotónicos, ya sea para el tratamiento primario de la HPP o como tratamiento complementario a la infusión de oxitocina. Por tanto, en líneas generales, se puede utilizar misoprostol si no se dispone de carboprost. El misoprostol es muy estable, no precisa refrigeración, está disponible en todas las

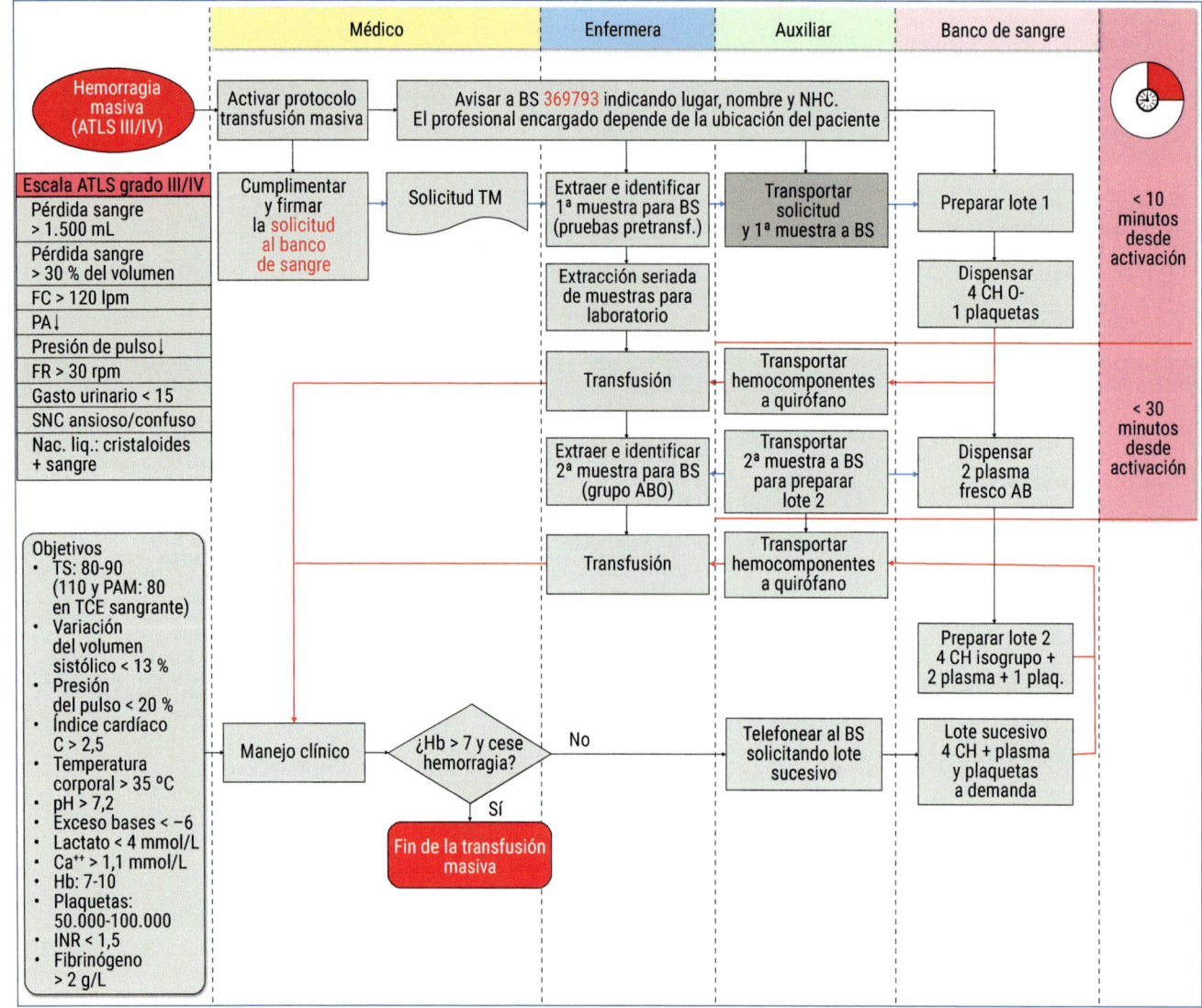

Figura 34-4. Protocolo de hemorragia masiva con actuación multidisciplinar en el Hospital Clínico Universitario Virgen de la Arrixaca, Murcia. Adaptada de: Hospital Clínico Universitario Virgen de la Arrixaca. Protocolo de hemorragia masiva con actuación multidisciplinar. Murcia: Hospital Universitario Virgen de la Arrixaca.
ATLS: Advanced Trauma Life Support; BS: banco de sangre; CH: concentrado de hematíes; FC: frecuencia cardíaca; FR: frecuencia respiratoria; Hb: hemoglobina; INR: cociente internacional normalizado; lpm: latidos por minuto; NHC: número de historia clínica; PA: presión arterial; PAM: presión arterial media; pH: potencial de hidrógeno; rpm: respiraciones por minuto; SNC: sistema nervioso central; TCE: traumatismo craneoencefálico; TM: transfusión masiva; TS: tensión sistólica.

maternidades y es por ello el fármaco de elección en los países con escasos recursos.

Además, no hay trabajos que demuestren que el misoprostol sea un fármaco de rescate ante un eventual fracaso de oxitocina, ergóticos y carboprost. Es además importante recordar que la adición de una segunda línea de prostaglandinas con misoprostol tras el uso de carboprost aumenta los efectos secundarios sin mejorar los resultados clínicos, y además demora el inicio de los siguientes escalones terapéuticos.

Tratamiento conservador no farmacológico

Si las intervenciones farmacológicas y la administración de ácido tranexámico son ineficaces o solo parcialmente eficaces, o si hay algún retraso en la obtención de estos medicamentos uterotónicos, se procede rápidamente a escalar el proceso tera-

péutico e iniciar tratamientos de segunda línea, intentando ser conservadores y dejando la histerectomía como último recurso.

La eficacia de las técnicas conservadoras parece ser comparable entre ellas; por tanto, será necesario individualizar la aplicación de una u otra técnica en función de otros factores (vía del parto, posibilidad de traslado y embolización, estabilidad hemodinámica de la paciente y experiencia del equipo profesional responsable). El balón intrauterino se considera como primera opción, por su facilidad de uso y eficacia. Si fracasa, las técnicas quirúrgicas o la embolización serían la alternativa.

Técnicas de taponamiento

El taponamiento intrauterino es un método eficaz y de fácil aplicación. Proporciona tiempo (para planificar la siguiente actuación, para esperar a personal sénior o por eventual

Tabla 34-3. Algoritmo terapéutico según etiología

	Etiología	Factores de riesgo	Tratamiento
Tono: atonía uterina (80 %)	Sobredistensión uterina	• Gestación múltiple • Macrosomía • Polihidramnios • Malformaciones fetales • Hidrocefalia	• Masaje uterino bimanual • Tratamiento médico mediante uterotónicos • Taponamiento intrauterino • Técnicas quirúrgicas
	Agotamiento de la musculatura uterina	• Parto prolongado • Multiparidad	
	Infección. Corioamnionitis	• RPM prolongada • Fiebre	
	Anomalía uterina	• Miomas uterinos • Placenta previa	
	Fármacos uterorrelajantes	• Anestésicos, betamiméticos	
Traumatismo (10 %)	Laceración cervicovaginal	• Parto instrumentado • Parto precipitado • Episiotomía	• Una laceración vulvar, vaginal o cervical requerirá de un tratamiento quirúrgico como 1ª elección (reparación mediante sutura) • Embolización: casos de lesiones cervicovaginales y hematomas disecantes de difícil acceso
	Prolongación de la histerotomía en cesárea	• Malposición fetal • Manipulación intrauterina • Presentación en plano de Hodge avanzado	
	Rotura uterina	• Cirugía uterina previa	
	Inversión uterina	• Placenta fúndica • Tracción excesiva del cordón • Paridad elevada	
Tejido (10 %)	Retención de restos placentarios	• Cirugía uterina previa • Anomalías placentarias	• Protocolo específico de retención placentaria
Trombina (alteración de la coagulación) (1 %)	Alteración de la coagulación preexistente (p. ej., hemofilia)		• Corrección de las deficiencias
	Alteración adquirida		
	Tratamiento anticoagulante		

RPM: rotura prematura de membranas.

Tabla 34-4. Fármacos uterotónicos indicados en el tratamiento médico de la atonía uterina

Fármaco	Dosis y vía de administración	Farmacocinética	Efectos secundarios
Oxitocina Syntocinon® 1 ampolla 10 UI	• Perfusión (40 UI por vía intravenosa en 500 mL de lactato de Ringer a 125 mL/hora) • 10 UI por vía intramuscular • Dosis máxima: 60 UI	• Vía intravenosa: inicio de acción 1-2 minutos, semivida 15 minutos • Vía intramuscular: inicio de acción 2-4 minutos, semivida 60 minutos	• Hipotensión (si infusión rápida), taquicardia, intoxicación acuosa (efecto antidiurético)

Metilergometrina Methergin® 1 ampolla 0,2 mg	• 0,2 mg por vía intramuscular
	• Habitualmente dosis única
	• Si es eficaz, se puede repetir cada 2-4 horas
	• Dosis máxima: 1 mg (5 ampollas)
		• Inicio de acción 2-5 minutos
		• Pico de acción a los 5 minutos
		• Semivida 30-120 minutos
			• Hipertensión arterial, vasoespasmo periférico
			• Contraindicaciones:
			  – Trastornos hipertensivos
			  – Enfermedad cardiovascular

Carboprost Hemabate® 1 ampolla 0,25 mg	• 0,2 mg por vía intramuscular • Habitualmente dosis única • Si es eficaz, se puede repetir cada 2-4 horas • Dosis máxima: 1 mg (5 ampollas) • 0,25 mg por vía intramuscular cada 15 minutos • 0,5 mg intramiometrial (menos seguro por posible paso intravenoso) • Dosis máxima: 2 mg (8 ampollas)	• Inicio de acción 9-15 minutos • Pico de acción a los 20 minutos	• Temblor, hipertermia, taquicardia, hipertensión, broncoespasmo • Contraindicaciones: enfermedad cardíaca o pulmonar (asma)
Misoprostol Cytotec® 1 comprimido 200 µg	• 600-1000 µg por vía rectal • Dosis máxima: 1.000 µg (5 comprimidos)	• Inicio de acción 9-15 minutos • Pico de acción a los 60-120 minutos	• Hipertermia, temblores, diarrea

traslado), pero a menudo es una maniobra terapéutica en sí misma, que consigue cohibir definitivamente el sangrado en más de un 90 % de los casos.

Se han utilizado varios tipos de catéteres con balón para el taponamiento intrauterino; estos van desde dispositivos diseñados y comercializados específicamente para uso intrauterino (el más común es el balón de Bakri [Cook®]) hasta aquellos diseñados para otras indicaciones (sonda de Foley, balón esofágico de Sengstaken o balón urológico de Rusch).

Los dispositivos diseñados específicamente para el taponamiento intrauterino cuentan con al menos un globo, que permanece colapsado hasta que se coloca dentro de la cavidad uterina, y un catéter de doble luz: una por la que se llena el balón y una segunda vía de salida que permite valorar la persistencia de la pérdida hemática. Cada dispositivo está hecho de materiales ligeramente diferentes y tiene un tamaño y un volumen únicos, así como propiedades exclusivas. Antes de su colocación, es fundamental descartar la presencia de retención de restos y la rotura uterina.

El balón se coloca sobrepasando el orificio cervical interno y se llena gradualmente con suero estéril. El cese del sangrado del segmento inferior a menudo ocurre entre 250 y 300 mL de instilación de suero, pero se puede requerir más líquido para detener el sangrado de manera efectiva en casos de atonía uterina. Los volúmenes máximos de llenado recomendados por el fabricante varían según el tipo de catéter con balón. La capacidad máxima del balón de Bakri es de 500 mL y está fabricado exento de látex. Se recomienda poner un taponamiento vaginal con compresa con antiséptico para evitar la expulsión del balón. Aunque no es obligatorio, se recomienda la comprobación ecográfica de su correcta colocación. Si el sangrado cede, el balón se mantiene durante 12-24 horas y posteriormente se retira (en dos tiempos, o de forma progresiva vaciando 100 mL/hora). Durante este tiempo, se mantendrá el tratamiento antibiótico profiláctico con amoxicilina-clavulánico 1 g cada 8 horas por vía intravenosa (en caso de alergia, clindamicina 300 mg cada 6 horas por vía intravenosa).

En caso de cesárea, puede colocarse igualmente un balón intrauterino (habitualmente por vía vaginal, una vez finalizada la cesárea, o bien por vía abdominal [desde el útero al canal cervical] antes de la histerorrafia, teniendo cuidado de no perforar el balón con la sutura, y se hinchará una vez que esta finalice).

Si una vez colocado persiste el sangrado, será necesario proseguir con una técnica alternativa.

Técnicas de capitonaje

Son candidatas a esta técnica las pacientes hemodinámicamente estables. Puede aplicarse sola o junto a un balón de Bakri. Las dos técnicas más utilizadas son la sutura de B-Lynch (en caso de cesárea con histerotomía abierta) y la de Hayman (para los casos donde no hay histerotomía abierta). En ambas situaciones, se trata de suturas reabsorbibles que empiezan en el cuello uterino y abrazan el útero pasando por el fondo, de forma que colapsan la cavidad e impiden que el útero atónico se llene de sangre. Es una manera quirúrgica de imitar las

ligaduras vivientes de Pinard. Se estima que estas técnicas son eficaces en un 75 % de los casos en los que se utilizan como segunda línea terapéutica.

La realización de estas técnicas precisa de un tipo de aguja específica y una longitud de hilo que permita abrazar todo el útero. El tipo de hilo usado en la literatura médica es el cátgut crómico (no disponible en España); por ello, en este medio, la opción más utilizada es la sutura de poliglactina o de ácido poliglicólico trenzado del 1. No es preciso que el hilo tenga una reabsorción muy prolongada, pues a las pocas horas el útero involuciona y las lazadas del capitonaje quedan sueltas. La longitud de la hebra debe ser suficiente para que se pueda anudar con facilidad. Se recomienda una longitud mínima de 100-120 cm para una sutura B-Lynch. La aguja curva de un diámetro de 70-80 mm es fundamental para dar con comodidad el punto de B-Lynch, y la aguja recta de 12 cm lo es para la sutura de Hayman.

La sutura de B-Lynch se enrolla sobre el fondo y vuelve a entrar en la cavidad uterina inferior a través de la pared posterior. El primer punto se coloca a unos 3 cm por debajo del borde de la histerotomía y a 3 cm del borde lateral uterino, y sale a 3 cm por arriba de la histerotomía y a 4 cm del borde uterino. Descrita originalmente su realización en dos tiempos, dado el tamaño de la aguja, es posible en algunos casos hacerlo en uno. Se lleva la sutura en sentido ascendente y se coloca el punto posterior sobre la cara posterior uterina, que penetra en la cavidad y que se da al mismo nivel que la histerotomía, a unos 4 cm a cada lado del borde uterino, donde empieza el ligamento ancho. Los extremos libres se tiran con fuerza y se atan firmemente para comprimir el útero, con la ayuda de una compresión bimanual. La técnica se ha utilizado sola y en combinación con taponamiento con balón. Esta combinación se ha llamado *sándwich uterino* (**Fig. 34-5**).

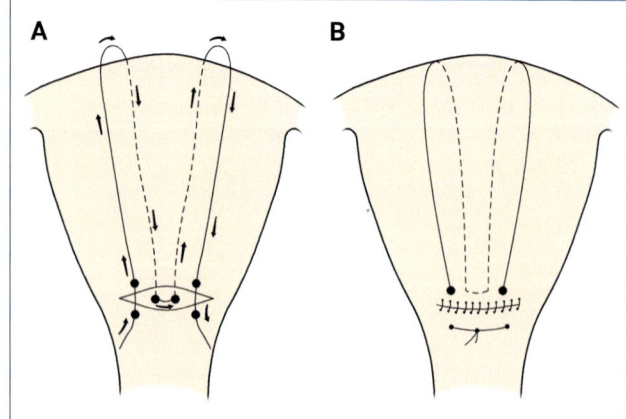

Figura 34-5. Técnica de B-Lynch. **A)** El primer punto se coloca a unos 3 cm por debajo del borde de la histerotomía y a 3 cm del borde lateral uterino, y sale a 3 cm por arriba de la histerotomía y a 4 cm del borde uterino. Se lleva la sutura en sentido ascendente y se coloca el punto posterior sobre la cara posterior uterina, que penetra en la cavidad y que se da al mismo nivel que la histerotomía, a unos 4 cm a cada lado del borde uterino, donde empieza el ligamento ancho. **B)** Tras el cierre de la histerotomía en un primer tiempo, los extremos libres se tiran con fuerza y se atan firmemente para comprimir el útero, con la ayuda de una compresión bimanual.

Hayman describió la colocación de dos a cuatro suturas de compresión vertical desde la pared uterina anterior a la posterior sin histerotomía; por lo tanto, esta es una buena opción para el tratamiento quirúrgico de la atonía después de un parto vaginal.

Embolización arterial selectiva mediante radiología intervencionista

Consiste en la realización de una arteriografía para localizar el vaso sangrante y posteriormente ocluirlo con partículas absorbibles de gelatina (Gelfoam). Las partículas no absorbibles (*coil* o alcohol polivinílico) se utilizan solo en casos de malformaciones arteriovenosas, lesiones arteriales importantes o placenta acreta. Se practica normalmente bajo anestesia local, pero puede requerirse anestesia general.

Está indicado en pacientes con HPP grave con estabilidad hemodinámica. Además, puede ser útil en casos de laceraciones cervicovaginales o acretismo placentario. El procedimiento dura unos 30-60 minutos, es llevado a cabo por radiólogos intervencionistas y presenta una eficacia del 88-97 %. Por tanto, es un tratamiento no quirúrgico muy eficaz. Su disponibilidad es su principal inconveniente.

Como complicaciones, es necesario tener en cuenta la posibilidad de fiebre posprocedimiento y el riesgo de necrosis. Preserva la fertilidad, y la tasa de complicaciones en los embarazos siguientes es similar a la de la población general.

Tratamiento quirúrgico

El tratamiento quirúrgico puede ser:

- Ligadura progresiva de vasos pélvicos:
  - La ligadura bilateral de las arterias uterinas o arterias ilíacas internas son técnicas útiles, sobre todo en caso de no disponer de embolización y si se realizan por cirujanos entrenados en esta técnica.
  - En el caso de la ligadura de arterias hipogástricas/ilíacas internas, esta técnica también puede ser útil como técnica de rescate posterior a una histerectomía.
- Histerectomía:
  - Es el tratamiento definitivo de la HPP: tratamiento de elección en pacientes con inestabilidad hemodinámica.
  - No permite preservar la fertilidad.
  - No existe evidencia suficiente para recomendar la histerectomía supracervical frente a la total y se deja a elección del cirujano, de forma que se pueda individualizar según el caso clínico.
- Taponamiento pélvico:
  - Se reserva para casos de coagulopatía de consumo o hemorragias difusas.
  - Se realiza un taponamiento con varias compresas que compriman la pelvis tras haber realizado la histerectomía.
  - Eventualmente, se puede realizar con tracción transvaginal. Se mantiene hasta 24 horas después de haber corregido la coagulopatía.

- La eficacia de las técnicas conservadoras parece ser comparable entre ellas. Por tanto, será necesario individualizar la aplicación de una u otra técnica en función de otros factores (vía del parto, posibilidad de traslado y embolización, estabilidad hemodinámica de la paciente y experiencia del equipo profesional responsable).
- En caso de inestabilidad hemodinámica refractaria o fallo de las técnicas conservadoras, se deberá realizar la histerectomía, siempre como una medida de último recurso.

INVERSIÓN UTERINA

Aunque la inversión uterina es una complicación rara del parto vaginal o por cesárea, es una emergencia obstétrica potencialmente mortal porque, si no se reconoce y trata de inmediato, puede provocar hemorragia grave y *shock*, lo que resulta en la muerte materna. Como su nombre indica, consiste en la inversión del fondo uterino, que se prolapsa hacia la cavidad uterina, y llega incluso a salir por el cuello uterino y alcanza la vagina y el exterior.

Su incidencia oscila entre 1/2.000 y 1/50.000 partos en función de las series consultadas. Este amplio rango puede estar relacionado con diferencias en la definición de inversión, la población de estudio, los procedimientos obstétricos de rutina y la atención posparto.

Su incidencia se ha reducido en los países desarrollados, gracias a la disminución del número de grandes multíparas, que son más propensas a sufrirla, y por la instauración de protocolos de asistencia al parto que han abandonado antiguas técnicas (la tracción excesiva del cordón, principalmente).

Etiología y factores de riesgo

La causa de la inversión uterina no está clara. La mayoría parece relacionarse con una tracción exagerada del cordón umbilical en el contexto de un útero poco contraído durante la tercera fase del parto. Sin embargo, la evidencia es inconsistente y no se ha demostrado una relación causal entre el manejo de la tercera etapa y la inversión uterina puerperal. Es probable que otros factores desempeñen un papel importante (**Tabla 34-5**).

Clasificación

La clasificación de la inversión uterina es la siguiente:

- Grado I (inversión incompleta): fondos dentro de la cavidad endometrial.
- Grado II (inversión completa): el fondo sobresale a través del orificio cervical.
- Grado III (inversión prolapsada): el fondo sobresale hacia el introito o más allá de este.
- Grado IV (inversión total): tanto el útero como la vagina están invertidos.

En una revisión de 358 casos de inversión uterina puerperal, aproximadamente el 90 % eran de segundo grado o más.

Tabla 34-5. Factores de riesgo de inversión uterina
Tracción excesiva cordón umbilical
Maniobra de Kristeller
Maniobra de Credé
Cordón corto
Multiparidad
Acretismo placentario
Parto vaginal tras cesárea
Malformaciones uterinas
Macrosomía
Parto precipitado
Conectivopatías
Miomas uterinos en fondo
Extracción manual de placenta

Cuadro clínico

La inversión uterina puerperal puede seguir al parto vaginal o por cesárea; este último incluye inversión a través de la incisión de histerotomía. La presentación clínica depende de la extensión y el tiempo de ocurrencia de la inversión.

Los signos y síntomas incluyen uno o más de los siguientes:

- Sangrado vaginal de leve a grave que puede llevar a *shock* hipovolémico. En las inversiones de grado I y II, la hemorragia puede no estar en un principio; pero, tras un tiempo, la gran mayoría de las pacientes (> 90 %) sufre una hemorragia uterina y un deterioro del estado hemodinámico.
- Dolor abdominal bajo de leve a grave que puede llevar a *shock* neurogénico por sobreestimulación del sistema parasimpático.
- Una masa suave y redonda que sobresale del cuello uterino o la vagina.
- Retención urinaria.

El descenso del fondo uterino arrastra los ligamentos redondos e infundibulopélvicos junto con los ovarios. Esta alteración anatómica provoca un gran dolor, que puede producir inicialmente un aumento del tono vagal y puede conllevar un *shock* neurogénico al principio del cuadro. Dependiendo de la gravedad del *shock*, puede aparecer un cuadro grave de bradicardia e hipotensión (que no sea concordante con la cantidad de sangrado observada en ese momento). Si no se revierte la situación de inversión, comienza una hemorragia uterina debida a la atonía y/o desprendimiento parcial de la placenta; por ello, en ausencia de mecanismos hemostáticos fisiológicos, la contracción miometrial no puede impedir el sangrado y amplifica el cuadro de *shock*. La transición de un tipo de *shock* con bradicardia de origen vagal a otro en el que prima la hipovolemia y que necesita de una respuesta simpática puede ocasionar la parada cardiorrespiratoria de la paciente.

Actuación

Es fundamental un diagnóstico precoz con una actuación rápida donde el objetivo fundamental es la reposición rápida del fondo uterino junto con medidas de soporte para tratar el *shock* neurogénico inicial y posteriormente el hipovolémico.

Por todo ello, es fundamental:

- Comunicar de forma eficaz la emergencia, incluso a la zona de quirófano. Es importante un manejo multidisciplinar donde se prevea la participación de anestesia siguiendo un protocolo ABC (vía aérea, respiración y circulación).
- Suspender de forma inicial la medicación uterotónica, ya que será necesaria la relajación del útero para una correcta reposición.
- Realizar una monitorización estrecha de la paciente.
- Canalizar las vías de grueso calibre.
- Tener preparados la analítica preoperatoria y los hemoderivados.
- Administrar sueroterapia intensiva, idealmente cristaloides.
- Administrar oxigenoterapia a 10 L/minuto.
- No intentar extraer la placenta si sigue adherida.
- Realizar reposición del útero de forma precoz.
- El uso de tocolíticos, aunque es una opción discutida por la presencia de hemorragia uterina, puede formar parte del tratamiento adyuvante. La presencia de edema del fondo uterino, así como de anillos de constricción a la altura del segmento o cuello uterino dificultan la reposición manual del útero. Debido a ello, aunque no hay estudios suficientes, el uso de un tocolítico de acción corta, como la nitroglicerina (100 μg por vía intravenosa lenta), da unos 90 segundos de margen para intentar optimizar la reducción. El uso de betamiméticos tienen una mayor semivida.
- Durante las técnicas de reposición del útero, se recomienda profilaxis antibiótica de amplio espectro:
  - Se recomienda la administración de una dosis única de una cefalosporina de primera generación (p. ej., cefazolina) para la profilaxis de la endometritis, siempre que la paciente no sea alérgica a la penicilina.
  - En pacientes con alergia a la penicilina, se recomienda una dosis única de clindamicina y gentamicina para cubrir bacterias grampositivas, gramnegativas y anaerobias.

 El uso de tocolíticos, aunque es una opción discutida por la presencia de hemorragia uterina, puede formar parte del tratamiento adyuvante. La presencia de edema del fondo uterino, así como de anillos de constricción a la altura del segmento o cuello uterino dificultan la reposición manual del útero. Debido a ello, aunque no hay estudios suficientes, el uso de un tocolítico de acción corta, como la nitroglicerina (100 μg por vía intravenosa lenta), da unos 90 segundos de margen para intentar optimizar la reducción.

Técnicas de reposición del útero

Las técnicas de reposición del útero son:

- Reposición manual.
- Tratamiento por presión hidrostática o técnica de O'Sullivan.
- Reposición quirúrgica.

Reposición manual

Mediante una mano situada dentro de la vagina, se debe empujar el fondo prolapsado a lo largo del eje mayor de la vagina hacia el ombligo (maniobra de Johnson) (**Fig. 34-6**). La intervención inmediata es fundamental, ya que el segmento uterino inferior y el cuello uterino se contraerán con el tiempo y crearán un anillo de constricción, lo que dificultará progresivamente el reemplazo manual. Una vez situado el fondo en su posición anatómica, la mano interna se hace un puño que presiona el fondo de la cavidad uterina, mientras la mano externa masajea el fondo a través de la pared abdominal.

La reposición manual es eficaz en un 43-88 % de los casos, en función del tiempo transcurrido. Si no es posible lograrlo con esta maniobra, se recomienda trasladar a la paciente a quirófano para las siguientes maniobras.

Tratamiento por presión hidrostática o técnica de O'Sullivan

El mecanismo de reposición se basa en la creación de una presión hidrostática elevada en la vagina mediante diferentes dispositivos, de forma que esta presión se trasmite al fondo uterino invertido y a la cavidad uterina; así se logra que el fondo vuelva a su posición (**Fig. 34-7**).

Se puede realizar mediante la instilación de 4-5 L de suero mediante un sistema de suero conectado a una ventosa de silicona, colocada en el fondo del saco posterior vaginal. Otra posibilidad de crear presión hidrostática es el uso de un balón de Bakri dentro de la vagina, que se va llenando hasta conseguir la correcta reposición del útero.

Reposición quirúrgica

Se realiza en el quirófano mediante una laparotomía (incisión de Pfannenstiel):

- La técnica de Huntingdon es un procedimiento que consiste en la tracción mediante pinzas de Allis de la porción invisible de los ligamentos redondos incluidos en el fondo uterino.
- El uso de *vacuum* es una reciente técnica que consiste en generar vacío con una ventosa de silicona de cazoleta pequeña sobre el fondo uterino visible para reponer su posición.
- La técnica de Haultain consiste en exteriorizar el útero y realizar una histerotomía longitudinal en la cara posterior uterina sobre el anillo cervical para conseguir la correcta reposición uterina, de forma coordinada mediante la tracción con pinzas de los ligamentos redondos y la tracción digital ascendente a través de la incisión.
- La histerectomía es el último recurso, pero debe considerarse cuando la causa de la inversión sea un acretismo placentario.

Actuación tras la reposición

Independientemente de qué técnica se haya utilizado para la reposición del útero, es fundamental asegurar el correcto

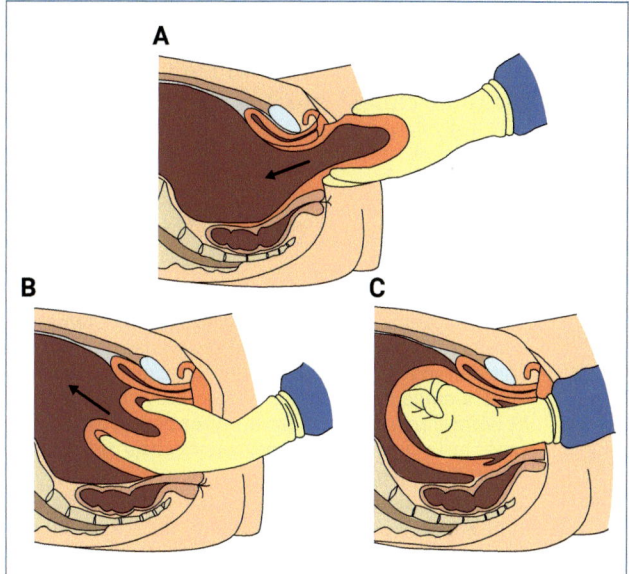

Figura 34-6. Técnica de reposición manual. **A** y **B)** Mediante una mano dentro de la vagina, se debe empujar el fondo prolapsado a lo largo del eje mayor de la vagina hacia el ombligo. **C)** Una vez situado el fondo en su posición anatómica, la mano interna se hace un puño que presiona el fondo de la cavidad uterina, mientras la mano externa masajea el fondo a través de la pared abdominal.

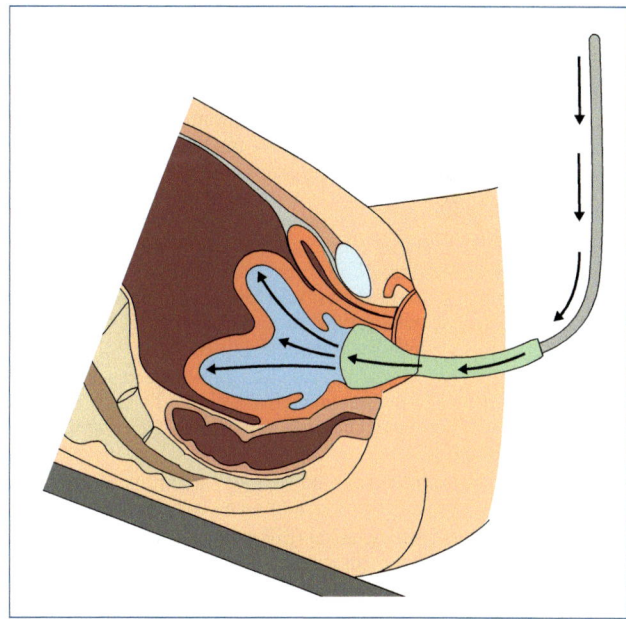

Figura 34-7. Técnica de reposición uterina mediante presión hidrostática.

mantenimiento del fondo uterino en su lugar y prevenir recurrencias inmediatas de la inversión.

La atonía es común después de la restauración de la posición uterina normal. Por ello, una vez que se ha logrado con éxito la extracción de la placenta, se recomienda la administración de agentes uterotónicos para inducir la contracción del miometrio y mantener la involución uterina; así se impide la reinversión y se reduce el riesgo de hemorragia.

Se recomienda una infusión de oxitocina de 40 UI en suero de 500 mL a 125 mL/hora. Hay que tener cuidado con el uso de dosis excesivas de oxitocina por su efecto sobre el gasto cardíaco y la contractilidad miocárdica en pacientes que se están recuperando de un *shock*.

En ocasiones, la atonía uterina tras la reposición del fondo uterino no responde al uso escalonado de distintos uterotónicos. El uso del balón de Bakri y las suturas de capitonaje tienen las mismas indicaciones que en otras causas de atonía uterina; se ha descrito su uso con éxito.

PUNTOS CLAVE

- Los uterotónicos se deben administrar preferiblemente tras la salida del primer hombro del recién nacido o durante el primer minuto tras la salida fetal como manejo activo de la tercera etapa del parto. Un manejo activo reduce el riesgo de hemorragia con pérdidas mayores de 1.000 mL y de descenso de la cifra de hemoglobina por debajo de 9 g/dL frente al manejo expectante.

- En el 90 % de los casos, la expulsión placentaria se produce en menos de 15 minutos, y en el 97 % no supera los 30 minutos. El factor de riesgo que más influye en la prolongación del alumbramiento es la prematuridad. Se considera un período prolongado cuando, tras 30 minutos tras manejo activo de este período, no se ha expulsado la placenta, o tras 60 minutos tras manejo expectante.

- Tras un adecuado diagnóstico de placenta retenida, es fundamental iniciar de forma reglada y con todas las medidas de prevención y seguridad optimizadas (anestesia locorregional, sangre cruzada, vía de gran calibre, sondaje vesical) una extracción manual de la placenta. Posteriormente, se recomienda una infusión de oxitocina de 40 UI en 500 mL de suero salino a 125 mL/hora y la comprobación ecográfica de la completa extracción de la placenta.

- La HPP es una emergencia obstétrica. Clásicamente, se ha definido la HPP precoz como aquella pérdida de sangre superior a 500 mL dentro de las primeras 24 horas posparto, aunque esta definición puede variar según la entidad o sociedad científica. Las causas de HPP se agrupan en cuatro categorías resumidas con la regla mnemotécnica de las 4T: tejido, tono, traumatismo y trombina. En múltiples ocasiones, no se trata de una causa sola, sino de una combinación de varias. La atonía uterina (es decir, la falta de contracción uterina efectiva después del nacimiento) es la causa más común de HPP (70-80 %).

- Los fármacos uterotónicos han demostrado ser fundamentales para la prevención y tratamiento de la HPP, pero sus indicaciones y posologías son diferentes en ambas situaciones:
  - Para la prevención de HPP en pacientes de bajo riesgo, el fármaco de primera línea es la oxitocina.
  - Para la prevención de HPP en pacientes de alto riesgo, se puede utilizar oxitocina combinada con un segundo medicamento (p. ej., ácido tranexámico, misoprostol, metilergometrina) o carbetocina sola (cuando esté disponible) en lugar de oxitocina sola para reducir el riesgo de HPP (grado 2C). El uso de una combinación de medicamentos o carbetocina sola produce una menor incidencia de HPP que la oxitocina sola y parece reducir la necesidad de medicamentos uterotónicos adicionales o transfusiones de sangre, en comparación con la oxitocina sola.

- Un nivel de fibrinógeno inferior a 200 mg/dL es un excelente factor predictivo de HPP grave. Es por ello importante medir el nivel de fibrinógeno tan pronto como se sospeche HPP y mantener el nivel por encima de 200 mg/dL en pacientes con alto riesgo de HPP o que presenten HPP.

- El punto importante en el tratamiento médico de la HPP no es la secuencia de medicamentos, sino el inicio precoz de la terapia con uterotónicos y la evaluación temprana de su efecto. Debe ser posible determinar dentro de los 30 minutos si el tratamiento farmacológico (p. ej., oxitocina, ácido tranexámico y una prostaglandina o metilergometrina) está revirtiendo la atonía uterina. Si no es así, generalmente se justifica una intervención invasiva inmediata.

- La eficacia de las técnicas conservadoras parece ser comparable entre ellas; por tanto, será necesario individualizar la aplicación de una u otra en función de otros factores (vía del parto, posibilidad de traslado y embolización, estabilidad hemodinámica de la paciente y experiencia del equipo profesional responsable).

- El balón intrauterino se considera como primera opción por su facilidad de uso y eficacia. Si fracasa, las técnicas quirúrgicas o la embolización serían la alternativa.

- En caso de inestabilidad hemodinámica refractaria o fallo de las técnicas conservadoras, se deberá realizar la histerectomía, siempre como una medida de último recurso.

- La inversión uterina es una emergencia obstétrica potencialmente mortal porque, si no se reconoce y trata de inmediato, puede provocar hemorragia grave y *shock*, lo que resulta en la muerte materna.

- La reposición manual en la inversión uterina es eficaz en un 43-88 % de los casos, en función del tiempo transcurrido. Si no es posible lograrlo con esta maniobra, se recomienda trasladar a la paciente a quirófano para las siguientes maniobras invasivas.

BIBLIOGRAFÍA

Begley CM, Gyte GM, Devane D, McGuire W, Weeks A, Biesty LM. Active versus expectant management for women in the third stage of labour. Cochrane Database Syst Rev. 2019;2(2):CD007412.

Belfort MA. Overview of postpartum hemorrhage. UpToDate. 2024 [consultado el 18 de octubre de 2024]. Disponible en: https://www.uptodate.com

Belfort MA. Postpartum hemorrhage: management approaches requiring laparotomy. UpToDate. 2024 [consultado el 18 de octubre de 2024]. Disponible en: https://www.uptodate.com

Bell SF, Collis RE, Bailey C, James K, John M, Kelly K, et al. The incidence, aetiology, and coagulation management of massive postpartum haemorrhage: a two-year national prospective cohort study. Int J Obstet Anesth. 2021;47:102983.

Berghella V. Management of the third stage of labor: Prophylactic pharmacotherapy to minimize hemorrhage. UpToDate; 2024 [consultado el 18 de octubre de 2024]. Disponible en: https://www.uptodate.com

Committee on Practice Bulletins-Obstetrics. Practice Bulletin No. 183: Postpartum hemorrhage. Obstet Gynecol. 2017;130(4):e168-86.

Díaz V, Ábalos E, Carroli G. Methods for blood loss estimation after vaginal birth. Cochrane Database Syst Rev. 2018;9(9):CD010980.

Escobar MF, Nassar AH, Theron G, Barnea ER, Nicholson W, Ramasauskaite D, et al. FIGO recommendations on the management of postpartum hemorrhage 2022. Int J Gynaecol Obstet. 2022;157(suppl 1): 3-50.

Gallos ID, Papadopoulou A, Man R, Athanasopoulos N, Tobias A, Price MJ, et al. Uterotonic agents for preventing postpartum haemorrhage: a network meta-analysis. Cochrane Database Syst Rev. 2018;12(12):CD011689.

Gilmandyar D, Thornburg LL. Surgical management of postpartum hemorrhage. Semin Perinatol. 2019;43(1):27-34.

Jaffer D, Singh PM, Aslam A, Cahill AG, Palanisamy A, Monks DT. Preventing postpartum hemorrhage after cesarean delivery: a network meta-analysis of available pharmacologic agents. Am J Obstet Gynecol. 2022;226(3):347-65.

Jin XH, Li D, Li X. Carbetocin vs oxytocin for prevention of postpartum hemorrhage after vaginal delivery: a meta-analysis. Medicine (Baltimore). 2019;98(47):e17911.

Martínez Pérez O (coord.). Manual práctico de emergencia obstétrica. Volumen 1. Inyeccmedia; 2014.

National Institute for Health and Care Excellence. Care in third stage of labour. Londres: NICE; 2015.

Sociedad Española de Ginecología y Obstetricia. Guía práctica de asistencia: Hemorragia postparto precoz. Madrid: SEGO; 2006.

Parto vaginal después de cesárea. Rotura uterina. Papel de la cesárea en la prevención de la disfunción del suelo pélvico

35

F. Padilla Lara, M. I. Ruiz Boluda y M. A. Llamas Sarriá

 OBJETIVOS

- Detectar a las mejores candidatas para intentar el parto vaginal tras la cesárea.
- Conocer los riesgos tanto del parto vaginal tras la cesárea como de la cesárea electiva por cesárea anterior.
- Saber cuáles son las contraindicaciones del parto vaginal tras cesárea.
- Conocer cuál es la probabilidad de lograr un parto vaginal en una paciente con cesárea previa.
- Saber cuál es el manejo de la paciente con cesárea anterior una vez comienza con el proceso de inducción o período activo de parto.
- Conocer los factores de riesgo de la rotura uterina.
- Saber cómo se reconoce la presentación clínica de la rotura uterina y cómo actuar en el caso de urgencia extrema.

PARTO VAGINAL DESPUÉS DE CESÁREA

En algunos centros, las pacientes con antecedente de parto mediante cesárea tienen la opción en su siguiente gestación de elegir la vía del parto entre una cesárea electiva o un parto vaginal tras cesárea. En el caso de elegir un intento de parto vaginal, este puede finalizar en parto vaginal o en cesárea urgente intraparto.

Dado que el parto mediante cesárea es cada vez más frecuente, la necesidad de tomar este tipo de decisiones se ve incrementada en la práctica clínica diaria, y es importante conocer los riesgos y beneficios de ambas opciones para poder informar correctamente a las pacientes. La toma de esta decisión debe estar basada en las preferencias de la paciente, sus antecedentes obstétricos y ginecológicos, los riesgos y beneficios de cada una de las opciones sobre la base de la evidencia y la posibilidad de intentar un parto vaginal en el hospital en el que va a tener lugar el parto.

Riesgos y beneficios de intentar un parto vaginal tras cesárea

Las candidatas a un intento de parto vaginal tras cesárea deben ser informadas de los riesgos y beneficios tanto maternos como fetales que conlleven elegir cada una de las opciones.

Los riesgos maternos son los siguientes:

- Rotura uterina:
  – El riesgo es muy bajo; sin embargo, cuando ocurre, la rotura uterina suele estar relacionada con el intento de parto vaginal tras cesárea y es potencialmente mortal para la madre y para el feto.

  – El riesgo de rotura uterina es del 0,32-0,47 % en las pacientes con intento de parto vaginal, frente al 0,03 % en las pacientes que optan por la cesárea electiva.
  – El mayor número de cesáreas previas, la inducción del parto y un intervalo corto desde la anterior cesárea son factores que aumentan este riesgo.
- Complicaciones en futuros embarazos:
  – Este riesgo (de complicaciones como el acretismo placentario o las lesiones quirúrgicas en futuras cesáreas) aumenta cuanto mayor es el número de cesáreas previas.
  – Por eso, una de las principales ventajas del intento de parto vaginal es disminuir esta tasa de complicaciones, que aumentarían considerablemente en caso de realizar una segunda cesárea.
- Morbilidad materna. Es mayor en la cesárea electiva que en el intento de parto vaginal exitoso. Sin embargo, la mayor morbilidad materna se da en casos de cesárea urgente intraparto durante un intento de parto vaginal.
- Mortalidad materna. Es mayor tras la cesárea electiva en comparación con el intento de parto vaginal, pero los valores absolutos son muy pequeños: 0,013 % con la cesárea frente al 0,004 % con el parto vaginal.
- Infección. Respecto a las infecciones posparto, sucede lo mismo que con la morbilidad materna: el riesgo de infección es menor en los casos de parto vaginal exitoso, aumenta en la cesárea electiva y es máximo en aquellas mujeres con cesárea urgente intraparto.
- Comodidad. La ventaja de la cesárea electiva deriva de la posibilidad de organizar el momento del parto y poder planificarlo. En cuanto al parto vaginal, la mayor ventaja sería la rápida recuperación y la posibilidad de incorporarse antes a su actividad normal.

- No hay diferencias significativas en la tasa de histerectomía, hemorragia y transfusión entre las pacientes que intentan un parto vaginal y las que se someten a una cesárea electiva.

 El principal riesgo del intento de parto vaginal es la rotura uterina, que sucede en un 0,4 % de los casos.

Los riesgos perinatales son los siguientes:

- Mortalidad perinatal. Existe más riesgo en los casos de intento de parto vaginal que en los de cesárea electiva (0,13 % frente a 0,05 %). Este aumento del riesgo está asociado al de rotura uterina, ya que en una tercera parte de estos casos se evidencia una acidosis fetal grave (pH < 7).
- Problemas respiratorios. Existe una mayor tasa de taquipnea transitoria del recién nacido en los casos de cesárea electiva que en los de intento de parto vaginal.
- Entre las pacientes con intento de parto vaginal y las que realizaron cesárea electiva, no se han encontrado diferencias en la tasa de encefalopatía hipóxico-isquémica, sepsis, traumatismos, ingreso en unidad de cuidados intensivos neonatal y problemas neurológicos graves.

Véase un resumen de las ventajas y los inconvenientes del parto vaginal frente a la cesárea electiva (**Tabla 35-1**).

Se tendrían que realizar 370 cesáreas electivas para evitar una rotura uterina en un intento de parto vaginal tras cesárea y más de 7.000 cesáreas electivas para evitar un caso de mortalidad perinatal.

Indicaciones y contraindicaciones del intento de parto vaginal tras cesárea

La candidata ideal para un intento de parto vaginal tras cesárea anterior sería aquella con una alta probabilidad de finalizar en parto vaginal y una baja probabilidad de rotura uterina. En la práctica, se debería ofrecer dicho intento a toda gestante que no presente contraindicaciones para intentar un parto vaginal.

Es importante conocer el tipo de incisión uterina realizada en la cesárea anterior, ya que se ha objetivado que, en los casos de incisión segmentaria transversa, baja la probabilidad de rotura uterina (es mínima). En aquellos casos en los que se desconozca el tipo de incisión, si la probabilidad de que sea segmentaria transversa es alta, se debe ofrecer el intento de parto vaginal.

Posibles candidatas

Las pacientes con dos cesáreas anteriores (con incisión segmentaria transversa baja) tienen una alta probabilidad de éxito de parto vaginal. Presentan un riesgo de rotura uterina ligeramente superior al de las pacientes con una única cesárea anterior (0-3,7 %). Sin embargo, se podría ofrecer el intento siempre que se trate de una gestación sin complicaciones y que la paciente entienda correctamente todos los riesgos, especialmente el aumento de la tasa de rotura.

Por otra parte, las pacientes con un período de < 18 meses entre una cesárea y el siguiente parto presentan la misma tasa de éxito de parto vaginal que aquellas con un período intergenésico más largo. Sin embargo, el riesgo de rotura uterina va disminuyendo conforme se alarga el período entre ambas gestaciones. Este riesgo es máximo (4,8 %) en las pacientes con < 18 meses de período intergenésico, y se debe comunicar a la gestante; si ella lo desea, se puede realizar un intento de parto vaginal.

No existen datos que indiquen que el parto gemelar aumente el riesgo de mortalidad materna o perinatal respecto a gestaciones únicas con cesárea anterior. Sin embargo, estos estudios cuentan con pocos casos y pueden ser insuficientes para detectar complicaciones poco frecuentes, como la rotura uterina.

No se ha visto un aumento de la tasa de rotura uterina ni de complicaciones en las mujeres con diabetes, ya sea gestacional o pregestacional. Sin embargo, sí se ha observado un ligero descenso en la tasa de éxito de parto vaginal. En las gestaciones de > 40 semanas, la tasa de éxito disminuye ligeramente y el riesgo de rotura uterina asciende hasta el 3,2 %. Se podría intentar el parto vaginal siempre que la paciente considere tolerable este aumento del riesgo. No se ha visto un aumento de rotura uterina en caso de macrosomía, pero sí que se ha evidenciado un descenso en la tasa de éxito de parto vaginal, que es menor cuanto mayor es el peso fetal y si no ha habido partos previos.

En caso de obesidad materna, no se han evidenciado diferencias en las tasas de rotura uterina, pero sí que es menos probable que las pacientes con obesidad tengan menos probabilidades de lograr un parto vaginal tras cesárea que aquellas

Tabla 35-1. Ventajas e inconvenientes del parto vaginal frente a la cesárea electiva

	Parto vaginal	Cesárea programada
Ventajas	• Menor mortalidad materna • Menos complicaciones en futuras gestaciones • Menos morbilidad materna • Menos infecciones posparto • Menor tiempo de recuperación tras el parto	• Menos rotura uterina • Menos mortalidad perinatal • Posibilidad de programar el momento de la cesárea
Inconvenientes	• Mayor riesgo de rotura uterina • Mayor mortalidad perinatal	• Mayor mortalidad materna • Más complicaciones en futuras gestaciones • Más morbilidad materna • Más infecciones posparto
Datos insuficientes	• No existen diferencias en cuanto a las tasas de histerectomía, hemorragia, transfusión, encefalopatía hipóxico-isquémica, sepsis, traumatismos, ingreso en unidad de cuidados intensivos neonatal ni problemas neurológicos graves	

con un índice de masa corporal normal. Respecto a la presentación podálica, se puede intentar la versión cefálica externa en las pacientes que lo deseen, ya que la tasa de éxito es similar a la de las pacientes sin antecedente de cesárea. En los casos de parto pretérmino, la tasa de éxito es similar a la de los de parto a término con cesárea anterior. El riesgo de rotura uterina es menor en casos de parto pretérmino con cesárea anterior.

 La diabetes, la macrosomía, la gestación de > 40 semanas, la gestación gemelar, la obesidad materna, la existencia de dos cesáreas previas, el período intergenésico corto y la prematuridad *no* son contraindicaciones absolutas del intento de parto vaginal.

Contraindicaciones

Los siguientes casos son contraindicaciones de intento de parto vaginal tras cesárea:

- Incisión de cesárea previa corporal o en T invertida. En los casos de incisión en T invertida, el riesgo de rotura uterina es del 4-9 %.
- Histerotomía o miomectomía previa con entrada a cavidad:
  - En las pacientes con antecedente de cirugía fetal abierta (histerotomía), el riesgo de rotura en futuros embarazos es del 14 %.
  - En los casos de miomectomía previa con entrada a cavidad, el riesgo depende de la localización del mioma y el número de miomas resecados (aunque la evidencia es escasa, el riesgo es demasiado alto).
- Las pacientes con antecedente de rotura uterina tienen un riesgo muy elevado de recurrencia, que asciende hasta un 6 % en los casos de rotura en la parte inferior del segmento y hasta un 32 % en los casos de rotura a la altura de la parte superior del segmento.
- Contraindicaciones para el parto vaginal: se trata de situaciones que en casos de gestantes sin cesárea anterior contraindicarían el parto vaginal (como la placenta previa oclusiva).
- Tres o más cesáreas previas.

Aspectos para tener en cuenta a la hora de tomar la decisión

El momento de deliberar sobre la vía del parto y de elegir cuál se escoge debe ser la consulta prenatal, preferiblemente antes de la semana 36, para que la paciente pueda recibir toda la información de forma correcta y firmar el consentimiento informado. El paritorio/puerta de urgencias no debería ser el lugar para tomar esta decisión, ya que la probabilidad de que en este caso la paciente no reciba toda la información o tome una decisión sin tener tiempo suficiente de sopesar los riesgos y beneficios es muy elevada.

 El momento de informar a la paciente de la vía del parto y de consensuar la decisión debe ser la consulta prenatal antes de la semana 36; nunca en el paritorio o en la puerta de urgencias.

Los aspectos más importantes a la hora de decidir la vía del parto son:

- La posibilidad de intentar un parto vaginal en el hospital que le corresponde.
- La probabilidad individual de lograr un parto vaginal.
- Los riesgos y beneficios, teniendo en cuenta las características de la paciente con la que se está tratando (diabetes, macrosomía, índice de masa corporal materno, etc.). La mayor parte de las mujeres tienen menos reparos a la hora de asumir riesgos propios que si deben asumir riesgos para el feto.
- Los valores de la paciente, sus experiencias previas y sus futuros planes reproductivos:
  - Las razones más comunes por las que prefieren el parto vaginal son:
    - Deseo de tener más hijos en el futuro (para disminuir complicaciones en estos embarazos).
    - Deseo de experimentar el parto vaginal.
    - Recuperación e incorporación más rápida a su vida habitual.
    - Mayor capacidad de involucrar a la pareja.
  - Las razones por las que prefieren la cesárea electiva suelen ser:
    - Fin del deseo reproductivo (posibilidad de realizar ligadura tubárica en la misma intervención).
    - Posibilidad de planificar el momento del parto.
    - Miedo al dolor/sufrimiento durante el parto vaginal.
    - Mala experiencia con el intento de parto vaginal.

En todos los estudios, las pacientes reflejan que la opinión del obstetra que las atiende tiene un gran peso a la hora de tomar una u otra decisión. Por ello, las recomendaciones de este profesional deben estar basadas en la evidencia y aplicadas a cada caso.

Si la paciente decide optar por una cesárea electiva, esta se realizará idealmente a partir de las 39 semanas de gestación. Esto es así porque disminuye la morbilidad respiratoria neonatal en un 5 % respecto a realizarla en la semana 38, con un mínimo aumento (0,05 %) de la mortalidad anteparto.

 En caso de indicar una cesárea electiva, esta se llevará a cabo en la semana 39.

Probabilidad de lograr un parto vaginal tras la cesárea

Una de las mayores preocupaciones de las pacientes a la hora de intentar un parto vaginal tras una cesárea es la probabilidad de éxito que tiene el intento de parto vaginal. La tasa de éxito general oscila entre el 72 y el 76 % y llega al 87-90 % si ha habido al menos un parto vaginal previo.

Realizar un cálculo individualizado de la tasa de parto vaginal puede ayudar a tomar la decisión. Los factores que disminuyen la tasa de éxito de parto vaginal son la cesárea previa por distocia, el período intergenésico < 18 meses, no usar epidural, el parto pretérmino previo por cesárea, un índice de masa corporal elevado, la edad materna avanzada y la inducción del parto.

Un 75 % de las pacientes que intentan un parto vaginal con una cesárea anterior tienen éxito. Este porcentaje sube hasta el 90 % si tenían algún parto vaginal antes de la cesárea.

Existen en la actualidad calculadoras que permiten conocer la tasa de éxito de parto vaginal de cada paciente en concreto, teniendo en cuenta sus características y antecedentes. En varios estudios observacionales, se ha visto que la morbilidad materna y fetal se iguala para ambas opciones cuando la tasa de éxito de parto vaginal asciende por encima del 60-70 %, si bien esto no ha sido contrastado con estudios aleatorizados. Una de las mayores ventajas de estas calculadoras es la información que brindan a las pacientes que tienen dudas sobre qué opción elegir por miedo a intentar un parto vaginal y que finalice en una cesárea intraparto.

Las limitaciones de estas calculadoras son las siguientes:

- No se han validado con estudios prospectivos.
- No se han utilizado en gestaciones múltiples.
- No sirven para calcular el riesgo de rotura uterina.

Manejo del intento de parto vaginal tras cesárea previa

El manejo intraparto de una paciente con cesárea anterior es similar al de las pacientes sin antecedente de cesárea, pero con un mayor nivel de vigilancia por el riesgo ligeramente aumentado de rotura uterina. El hospital donde se lleve a cabo la asistencia de un parto vaginal tras cesárea anterior debe disponer de equipo obstétrico, anestesista, enfermería y pediatría capaces de realizar una cesárea emergente en cualquier momento. Asimismo, debe tener los recursos y el equipo necesarios para llevar a cabo esta cesárea y para resolver las posibles complicaciones.

Inducción del parto

Aunque el escenario ideal es que la paciente con cesárea anterior inicie el parto de manera espontánea, puede que esto no suceda o que se dé alguna condición (materna o fetal) por la cual sea necesario finalizar la gestación y haya que inducir el parto.

En una gestante con cesárea anterior, hay que considerar la inducción del parto solo cuando esta sea estrictamente necesaria. La paciente debe firmar el correspondiente consentimiento informado, ya que el uso tanto de oxitocina como de prostaglandinas conlleva un aumento del riesgo de rotura uterina en estas mujeres. Si bien el riesgo absoluto no es muy elevado y se considera tolerable, el riesgo relativo sí aumenta bastante en comparación con aquellas gestantes con cesárea anterior que inician el parto de forma espontánea.

Aunque la oxitocina es el método de inducción farmacológica más seguro en las pacientes con cesárea anterior, aumenta el riesgo de rotura uterina, como se ha dicho, por lo que se debe usar con cuidado (riesgo de rotura: 1,1 %). La prostaglandina E_2 (dinoprostona) se utilizará solo en los casos en los que se necesite inducir el parto y las condiciones

cervicales sean desfavorables (riesgo de rotura: 2 %); la prostaglandina E_1 (misoprostol) se asocia a un riesgo muy elevado de rotura uterina (6-18 %) en las pacientes con cesárea anterior, por lo que su uso está contraindicado en ellas.

La inducción del parto con métodos mecánicos es más fisiológica que la que se realiza por medios farmacológicos; en general, presenta menos tasas de hiperestimulación uterina. La inducción con sonda de Foley es segura en las gestantes con cesárea anterior; la evidencia hasta el momento con el doble balón de Cook es reducida, pero este parece ser seguro para las pacientes con cesárea previa.

El uso de misoprostol para la inducción del parto está contraindicado en las pacientes con cesárea anterior.

Control del parto

El manejo de un intento de parto vaginal tras cesárea debe ser atendido por un profesional de manera continua, para que se pueda detectar una rotura uterina de forma precoz en caso de producirse. Además, la monitorización fetal también debe ser continua, puesto que en el 55-87 % de los casos de rotura uterina aparece un registro cardíaco fetal no tranquilizador.

En los casos de pacientes con un inicio espontáneo del parto, si se tiene una progresión de la dilatación excesivamente lenta, se puede realizar una estimulación con oxitocina. El uso de este fármaco en estos casos no ha demostrado aumentar el riesgo de rotura uterina en mujeres con cesárea anterior.

En contra de lo que pueda parecer, el uso de analgesia epidural no enmascara los síntomas de una rotura uterina. El dolor que aparece en la mayoría de los casos de rotura uterina a la altura de la cicatriz está presente también en las mujeres que usan esta analgesia. Además, el registro fetal alterado no depende de esta. Es por ello por lo que la analgesia epidural no se encuentra contraindicada en estas pacientes. En algunos estudios se ha visto que ayuda a obtener una tasa mayor de parto vaginal tras cesárea anterior.

El uso de epidural no está contraindicado en las pacientes con cesárea anterior.

Una gestante con cesárea anterior que realiza un intento de parto vaginal tiene el mismo tiempo para progresar en la dilatación que una paciente sin dicho antecedente. De esta forma, se considerará una no progresión del parto cuando la paciente persista > 4 horas con la misma dilatación. Sin embargo, una vez llegada a dilatación completa, el tiempo que tiene para finalizar el expulsivo es menor que en la paciente con cesárea anterior. Esto se debe fundamentalmente a dos motivos: que el riesgo de rotura uterina aumenta conforme aumentan las horas de expulsivo, y que la probabilidad de finalizar en parto vaginal disminuye. Se ha establecido que una gestante con cesárea anterior tiene 1 hora y 30 minutos para finalizar el expulsivo.

En la tercera fase del parto, el manejo de una retención placentaria es similar al de la paciente sin cesárea anterior. Se dispone de 30 minutos para que se produzca el alumbramiento; en caso contrario, habrá que realizar un alumbramiento manual. En las gestantes con cesárea anterior, habrá que pensar en la posibilidad de que la retención placentaria se deba a alguna patología del espectro del acretismo placentario. Para mayor seguridad de la paciente, habrá que preparar medidas y estar listos para un sangrado abundante (se ha de reservar sangre, preparar el equipo adecuado, etc.). También sería recomendable realizar dicho alumbramiento manual en el quirófano por si se diagnosticara un acretismo placentario, estar preparados para actuar y, en última instancia, realizar una histerectomía periparto si fuera necesario.

El examen digital de la cicatriz uterina tras el alumbramiento para comprobar si hay alguna dehiscencia o rotura uterina no está indicado; solo se realizaría en caso de que existieran signos o síntomas de una rotura uterina. Los motivos por los que no está indicado son la escasa sensibilidad de la técnica, la posibilidad de que el obstetra provoque una rotura uterina en caso de que haya una zona con gran debilidad y que no se acompaña de ningún cambio en la actitud terapéutica en caso de diagnosticar una rotura o dehiscencia asintomática.

ROTURA UTERINA

La rotura uterina es la solución de continuidad de la pared uterina en un útero grávido. Se excluyen aquellas perforaciones uterinas que ocurren durante la realización de técnicas quirúrgicas, como un legrado o una histeroscopia. Se puede producir sobre un útero sano o con cicatriz previa.

Clasificación

La rotura uterina puede ser:

- Rotura completa (**Fig. 35-1**):
  - Es un desgarro de la pared uterina, con bordes anfractuosos y de dirección variable.
  - La solución de continuidad incluye el peritoneo visceral, el miometrio y las membranas ovulares.
  - Comunica el interior de la cavidad uterina con la cavidad abdominal y, por lo tanto, el feto puede salir a esta.

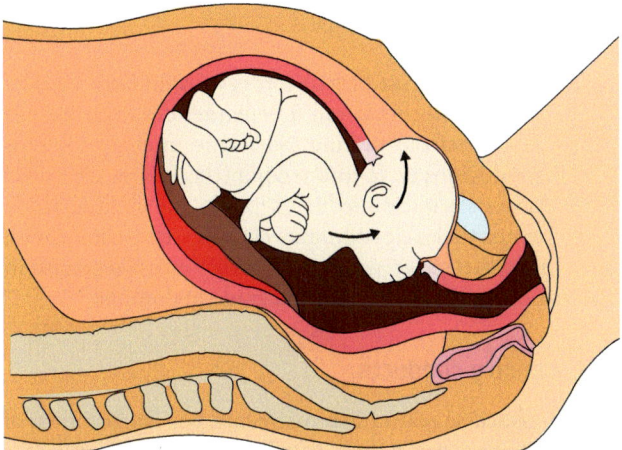

Figura 35-1. Rotura uterina completa con salida del feto a la cavidad abdominal.

- Puede asociarse a roturas vesicales o del trígono o a la parte terminal del uréter; también a desgarros cervicales y vaginales si se extiende de forma caudal.
- Se acompaña con frecuencia de hemorragia materna y de complicaciones graves a nivel maternofetal.
- Rotura incompleta:
  - Rotura en la que se conserva la integridad del peritoneo visceral, aunque con rotura de miometrio y de membranas ovulares.
  - No suele asociarse con tanta frecuencia a hemorragia materna o complicaciones neonatales porque el feto permanece en la cavidad uterina.

 La rotura uterina no es lo mismo que la dehiscencia uterina, que consiste en la disrupción asintomática de la incisión uterina previa, que se descubre en el momento de la laparotomía.

Frecuencia

Es una complicación rara, aunque asocia una alta morbimortalidad maternofetal. En los países con desarrollo intermedio, se produce la mayor incidencia; aunque esta es difícil de cuantificar, se estima en torno a un 3 % de los partos, en gran parte debido a la multiparidad, los trabajos de parto prolongados y la falta de acceso a servicios sanitarios.

En los países desarrollados supone el 0,02-0,08 % de todos los partos. La rotura uterina sin cicatriz previa es un hecho muy poco frecuente (0,8/10.000 mujeres) y asciende a 5,1 cada 10.000 en los casos de cicatriz previa. La rotura uterina se asocia fundamentalmente al intento de parto vaginal posterior a cesárea; el porcentaje de casos aumenta hasta 0,32-0,47 %, y es del 0,03 % en las mujeres a las que se programa cesárea electiva.

Además, el porcentaje de rotura uterina es diferente si se analiza atendiendo a que el parto se haya originado de forma espontánea (0,15-0,98 %), o a que se haya usado estimulación con oxitocina (0,3-1,5 %), con prostaglandinas (0,68-2,3 %) o con ambas. Existe un mayor riesgo de rotura en el caso de utilización conjunta con prostaglandinas y oxitocina.

Tampoco existe el mismo riesgo de rotura en los casos de cesárea anterior: este es mayor si la incisión que se realizó en su momento es vertical, en fondo uterino o en forma de T, si se compara con la incisión clásica horizontal y en segmento uterino. No se han encontrado diferencias en el porcentaje de rotura en el caso de incisión vertical baja.

Factores de riesgo para la rotura uterina

Los factores de riesgo para la rotura uterina son los siguientes:

- Debilidad intrínseca de la pared o arquitectura anormal de útero (bicorne, didelfo, etcétera).
- Gran multiparidad.
- Intervalo intergenésico reducido (< 18 meses).
- Edad materna avanzada.
- Obesidad.
- Macrosomía.
- Placentación anormal.

- Histerorrafia en una sola capa.
- Cirugía uterina previa.
- Utilización de uterotónicos (oxitocina y prostaglandinas).
- Maniobras obstétricas traumáticas (parto instrumental, distocia de hombros, versión externa, etcétera).

Ninguno de estos factores de riesgo es lo suficientemente fiable como para ser clínicamente útil en la predicción de la rotura uterina.

> **!** Un parto vaginal previo, ya sea antes o después del parto vaginal por cesárea, reduce significativamente la probabilidad de rotura uterina.

Formas clínicas

En la forma típica de rotura completa, esta rotura puede ir precedida de un cuadro clínico denominado *amenaza de rotura*, que se caracteriza por:

- Intensa actividad uterina, contracciones que se suceden cada 1-2 minutos.
- Dolor o molestias generalizadas en el abdomen o sobre la zona suprasinfisiaria.
- La paciente se muestra inquieta, taquicárdica, ansiosa.
- Trazado anormal de la frecuencia cardíaca fetal; fundamentalmente, deceleraciones variables o tardías.

Después del cuadro de pródromos de rotura, se suceden una serie de signos y síntomas típicos de la rotura uterina completa; los signos capitales de la rotura completa son:

- Alteraciones de la frecuencia cardíaca fetal:
  - Lo más común es la bradicardia fetal, pero no existe un patrón patognomónico.
  - Véase una desaceleración prolongada asociada a una pérdida del registro de dinámica uterina (**Fig. 35-2**).
- Dolor abdominal:
  - No siempre es el dolor típico «en puñalada».
  - Puede ser un dolor no tan grave y de localización poco precisa.
  - Puede estar parcialmente enmascarado por la analgesia epidural.
  - No es posible guiarse solo por la existencia del dolor abdominal para el diagnóstico.
- Disminución evidente de la dinámica uterina. Se puede palpar el útero blando, incluso el cambio de forma de este con un escalón a nivel abdominal. Véase cómo se objetiva el anillo de Bandl, formado por las dos partes del útero ahora separadas sin tono (**Fig. 35-3**).
- Ascenso de la presentación fetal y palpación de partes fetales de forma fácil, al encontrarse el feto en la cavidad abdominal y al cese de la dinámica uterina.

> **!** La hematuria debe hacer pensar en lesiones vesicales o ureterales asociadas. Puede estar presente en hasta un 8 % de los casos.

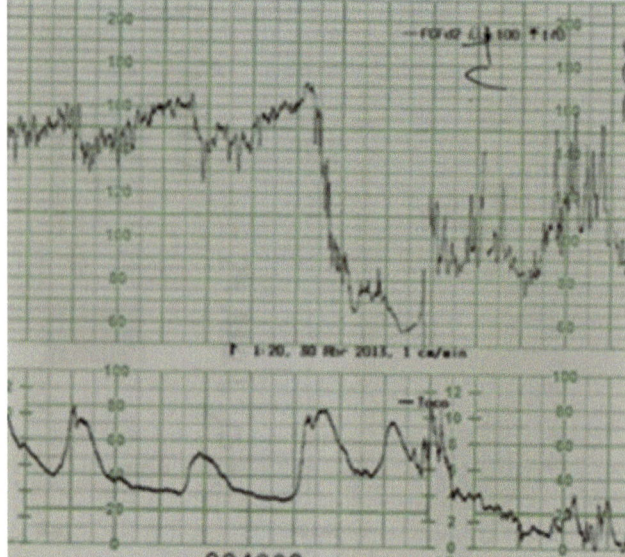

Figura 35-2. Deceleración prolongada asociada a una pérdida del registro de dinámica uterina.

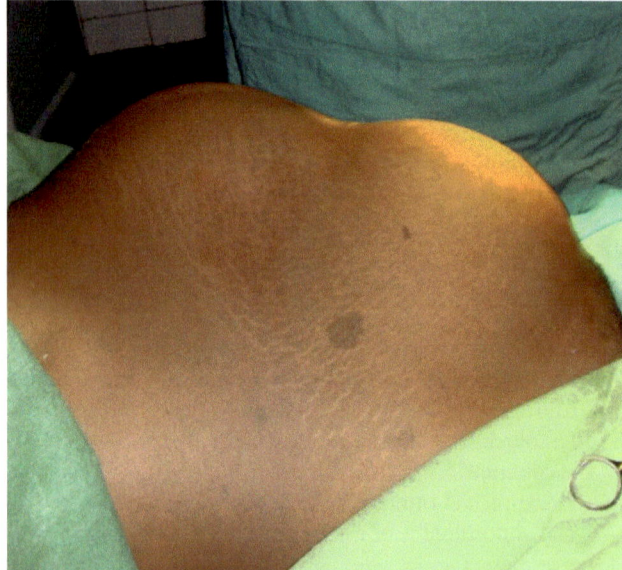

Figura 35-3. Se objetiva anillo de Bandl formado por las dos partes del útero ahora separadas sin tono.

Respecto a la forma típica de rotura incompleta de la cicatriz uterina, los síntomas van a depender del lugar y de la extensión del defecto uterino. Suelen ser menos violentos que los producidos en la rotura completa. El área cicatricial tiene una vascularización reducida, por lo que suele cursar de forma larvada y silenciosa durante el trabajo de parto, con un dolor más o menos intenso en la cicatriz y escasa repercusión materna o fetal por el mínimo sangrado abdominal.

Diagnóstico y conducta

El diagnóstico se realiza habitualmente por laparotomía, al observar la disrupción de la pared uterina. En las pacientes inestables hemodinámicamente o que presentan signos de deterioro fetal, se debe realizar una laparotomía urgente. La morbimortalidad fetal es mayor si el tiempo transcurrido entre la deceleración y la extracción fetal es > 18 minutos, pero un tiempo de < 18 minutos tampoco es predictivo de bienestar neonatal.

La incisión abdominal tipo Pfannenstiel o media dependerá de la sospecha previa en el diagnóstico diferencial. La primera aporta una mejor exposición del segmento uterino inferior, pero puede no ser adecuada en roturas que afecten al fondo o la cara posterior uterina, o si se requiere una valoración completa de la cavidad abdominal (p. ej., ante la aparición de hematuria, que hace sospechar la afectación de vejiga o de uréter).

La elección de anestesia regional o general se hará en función de la estabilidad de la paciente. Está contraindicada la anestesia espinal en caso de sangrado grave, por el riesgo de coagulopatía y hematoma espinal.

Tras el nacimiento, se puede plantear la posibilidad de histerectomía o reparación de la rotura uterina. La decisión final dependerá de varios factores: la extensión del defecto, el grado de hemorragia, el deseo gestacional de la paciente y la estabilidad hemodinámica de esta. En el caso de la cirugía conservadora, el cierre se realiza con sutura reabsorbible, como en las histerotomías habituales. Es muy importante la valoración de las lesiones asociadas en el cuello uterino, la vagina y el sistema urinario.

Valoración del segmento uterino inferior tras la cesárea

Algunos autores han sugerido que el empleo de técnicas de imagen (fundamentalmente la ecografía) podría permitir la valoración de la cicatriz del segmento uterino inferior, con el objetivo de prevenir la rotura uterina en los casos de mujeres con cesárea anterior. Sin embargo, hasta la fecha, la medición del segmento uterino inferior al final del embarazo está lejos de ser una herramienta predictiva o protectora de la rotura uterina.

En un ensayo aleatorizado multicéntrico se evaluó la utilidad de medir el grosor del segmento uterino inferior para valorar la posibilidad de rotura uterina. En el grupo asignado para medición con ecografía, si el grosor era menor de 3,5 mm a las 36-38 semanas, se alentaba a la realización de cesárea; si el grosor era mayor, se alentaba a intentar un parto vaginal. El grosor no se midió en el grupo de control. El resultado fue similar en el grupo en el que la medición ecográfica orientó las recomendaciones y el grupo de control (3,4 % frente a 4,3 %, riesgo relativo: 0,78; intervalo de confianza del 95 %: 0,15-1,19). La incidencia de rotura uterina en los grupos de estudio y control fue del 0,4 % (5 de 1.472) y del 0,9 % (13 de 1.476), respectivamente (riesgo relativo: 0,43; intervalo de confianza del 95 %: 0,15-1,19).

Dado que este ensayo no tuvo el poder estadístico suficiente, los autores creen que se necesita más investigación prospectiva sobre el uso de mediciones del segmento uterino inferior y su efecto en los resultados obstétricos, antes de que esta técnica ecográfica se convierta en parte de la atención obstétrica estándar.

Si lo que se valora es el grosor de la cicatriz uterina, una cicatriz gruesa e intacta orienta hacia una integridad en la reparación si se compara con una cicatriz delgada o un defecto importante en la región de la cicatriz. En una revisión siste-

mática, se encontró que ningún valor de umbral de grosor miometrial funcionó adecuadamente para que en la práctica clínica pueda predecirse si la cicatriz de la histerotomía se romperá o permanecerá intacta.

Si se valoran entonces los factores de riesgo para una rotura uterina y el hecho de que el mayor porcentaje se produce en las mujeres que intentan un parto vaginal con una cesárea previa frente a aquellas a las que directamente se les programa una cesárea, ¿estaría recomendado intentar un parto vaginal posterior a una cesárea? Los resultados muestran que el porcentaje de éxito de parto vaginal es importante, por lo que se suele recomendar su intento cuando no existen otros factores que lo desaconsejen, es decir, la ratio riesgo/beneficio se inclina a favor de intentar un parto vaginal. El umbral de éxito de parto vaginal posterior a cesárea se extiende desde el 49 hasta el 89 %, y es mayor en las mujeres que inician de forma espontánea el parto vaginal. También existe mayor éxito si hay un parto vaginal previo, aunque este se haya producido antes de la cesárea.

Cuando se intenta el parto vaginal posterior a la cesárea, el riesgo de rotura uterina es el más temido; aunque sus umbrales no son altos (como ya se ha mencionado), preocupa su aumento en el caso de inducción con oxitocina y/o prostaglandinas. La inducción más segura es aquella que se realiza con oxitocina.

Embarazo después de la dehiscencia y rotura uterina

La dehiscencia o la rotura uterina (**Fig. 35-4**) no contraindican un embarazo posterior. En caso de dehiscencia asintomática, se puede realizar un intento de parto vaginal en el siguiente embarazo. En caso de rotura uterina, se recomienda que el siguiente embarazo finalice en forma de cesárea una vez que la gestación llegue a término. La mayoría de los autores están de acuerdo en realizar una cesárea cuando la gestación llegue a término y antes de comenzar con el trabajo de parto.

Prevención de la rotura uterina

Entre las medidas más recomendables para intentar prevenir la rotura uterina, se encuentran las siguientes:

Factores de riesgo:	Rotura inminente:
• Cirugía uterina	• Hipertonía uterina
• Inducción del parto	• Anillo de Bandl
• Hipertonía	• Molestias abdominales
• Epidural	• Malestar generalizado
• Sobredistensión uterina	• Alteraciones en el RCTG

Rotura consumada:	
• Hipotonía uterina	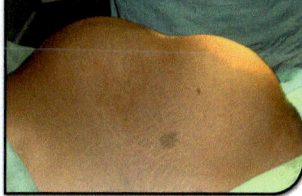
• Cese de la dinámica uterina	
• Alteraciones en el RCTG	
• *Shock*	
• Partes fetales palpables fácilmente	

Figura 35-4. Rotura uterina.
RCTG: registro cardiotocográfico.

- Controlar adecuadamente el uso de oxitocina, especialmente en aquellas mujeres con factores de riesgo para rotura uterina (multíparas, macrosomías, etcétera).
- Seleccionar adecuadamente los casos con cesárea anterior, a los que se propone intentar el parto vaginal y evitar el uso de misoprostol.
- Acortar el tiempo de espera en la fase activa de parto sin progresión y el expulsivo en las mujeres con cesárea anterior.
- Evitar las presiones fúndicas excesivas en la segunda fase del parto, puesto que pueden ocasionar lesiones y no resuelven las distocias.
- Indicar la cesárea electiva en las mujeres con cesárea previa longitudinal o en T invertida, con más de dos cesáreas previas, con apertura de la cavidad endometrial durante la cirugía uterina (excluyendo la cesárea) o con rotura uterina previa.

PAPEL DE LA CESÁREA EN LA PREVENCIÓN DE LA DISFUNCIÓN DEL SUELO PÉLVICO

Las disfunciones del suelo pélvico (DSP) incluyen el prolapso de los órganos pélvicos, la incontinencia urinaria y la incontinencia fecal. Estos trastornos afectan a alrededor de un tercio de las mujeres adultas tanto en Europa como en los Estados Unidos, y producen un impacto importante en su calidad de vida. En los últimos años, se ha producido un incremento en la investigación en el efecto del embarazo y el parto sobre el riesgo de que una mujer desarrolle una DSP y sobre si este riesgo puede reducirse de alguna manera aplicando modificaciones en la atención obstétrica.

El embarazo por sí mismo es un factor de riesgo importante en las alteraciones de la musculatura de la pelvis futura. La mayoría de la evidencia en la literatura médica otorga mayor importancia al parto vaginal que al trabajo de parto en el desarrollo de DSP en etapas posteriores de la vida. Aunque se sabe que la cesárea programada evita los riesgos potenciales y las secuelas del traumatismo pélvico relacionado con la vía vaginal, no está claro el beneficio absoluto en comparación con el trabajo de parto y no parece superar los riesgos de la cesárea.

Los mecanismos biológicos de lesión del suelo pélvico durante el embarazo y el parto no se han determinado por completo. Los datos sugieren que el embarazo y el parto contribuyen a la lesión del suelo pélvico, debido a la compresión, el estiramiento o el desgarro de los nervios, los músculos y el tejido conectivo. La función neuromuscular intacta y el soporte de los órganos pélvicos son fundamentales para el funcionamiento normal de las vísceras pélvicas.

Durante el trabajo de parto y el parto vaginal, el descenso de la cabeza fetal puede provocar estiramiento y compresión del suelo pélvico y los nervios asociados. Este proceso puede provocar desmielinización y posterior denervación. Estos factores de riesgo son el parto instrumentado, una segunda etapa prolongada del parto y un peso fetal elevado al nacer.

El músculo elevador del ano es fundamental para la correcta función del suelo pélvico, ya que mantiene cerrado el hiato urogenital. La pérdida de esta función puede provocar un ensanchamiento del hiato y contribuir al descenso de los órganos pélvicos.

El parto vaginal se asocia a un mayor riesgo de desarrollo de DSP en comparación con la cesárea o la nuliparidad. Sin embargo, el parto por cesárea no previene completamente los trastornos del suelo pélvico. Las cesáreas realizadas después del inicio del trabajo de parto pueden no proteger el suelo pélvico. Para algunos, la cesárea electiva es la única verdadera estrategia de prevención primaria para las lesiones del suelo pélvico durante el parto, aunque se sabe que no elimina el riesgo de disfunciones futuras de suelo pélvico. No se ha establecido el beneficio profiláctico de la cesárea para la prevención de las DSP y la mayoría de los estudios se basan en comparaciones indirectas. Los datos existentes no responden adecuadamente a la pregunta de si la cesárea electiva puede reducir la incidencia de DSP. Incluso si se pudiera demostrar una reducción en los trastornos el suelo pélvico, otros daños y beneficios de la cesárea electiva deben sopesarse frente a este beneficio.

Aunque la prevención de la DSP es una razón que frecuentemente es citada para solicitar una cesárea electiva, existen estudios que, incluso después de considerar las consecuencias a largo plazo sobre la mujer, no encuentran una superioridad de la cesárea electiva (sin indicación médica) frente al parto vaginal en términos de calidad de vida y coste/efectividad para una mujer primípara. Además, este mismo estudio concluye que tampoco es peor la cesárea frente al parto vaginal, ya que existen grados de riesgo relativamente similares en ambas vías del parto (abdominal o vaginal) en mujeres que limitan su maternidad a uno o dos hijos.

PUNTOS CLAVE

- Los riesgos del intento de parto vaginal son una mayor probabilidad de rotura uterina y, por consiguiente, una mayor mortalidad neonatal (aumento absoluto muy pequeño).
- Los riesgos de una cesárea por negativa al parto vaginal son una mayor tasa de complicaciones en las futuras gestaciones (acretismo placentario, lesiones quirúrgicas en futuras cesáreas), una mayor morbilidad y mortalidad materna y una mayor tasa de problemas respiratorios del recién nacido.

- Las contraindicaciones absolutas del intento de parto vaginal son las siguientes: cesárea previa con incisión uterina corporal o en T invertida, histerotomía o miomectomía con entrada en cavidad previa, rotura uterina previa, otras contraindicaciones del parto vaginal y tres o más cesáreas. El resto de las contraindicaciones son relativas y deben ser sopesadas con la paciente en función de sus características.

(Continúa)

PUNTOS CLAVE *(cont.)*

- La tasa de éxito general del parto vaginal tras una cesárea anterior oscila en torno al 75 % en los estudios disponibles hasta el momento.
- La oxitocina es el método de inducción farmacológico más seguro en las pacientes con cesárea anterior. Sin embargo, los métodos mecánicos parecen ser por el momento los que producen un menor aumento del riesgo de rotura uterina durante la inducción.
- La principal diferencia con las pacientes que no tengan cesáreas previas es el acortamiento del tiempo de expulsivo. Mientras que una mujer sin cesárea anterior tiene 4 horas para el expulsivo, aquellas con cesárea anterior dispondrán solo de 1 hora y 30 minutos.
- La rotura uterina es una complicación grave con gran morbimortalidad materna y fetal asociada. Es imprescindible su sospecha, especialmente en las mujeres con cirugías uterinas previas.
- Ante una gestante que comienza con inestabilidad hemodinámica, dolor intenso y alteraciones en el registro cardiotocográfico, se tiene que sospechar la rotura uterina, especialmente si tiene cirugías previas y si se produce el cese completo de la dinámica uterina previa y se notan partes fetales.

BIBLIOGRAFÍA

Kok N, Wiersma IC, Opmeer BC, De Graaf IM, Mol BW, Pajkrt E. Sonographic measurement of lower uterine segment thickness to predict uterine rupture during a trial of labor in women with previous Cesarean section: a meta-analysis. Ultrasound Obstet Gynecol. 2013;42(2):132-9.

Metz TD. Choosing the route of delivery after cesarean birth. UpToDate. 2024 [consultado el 18 de octubre de 2024]. Disponible en: https://www.uptodate.com

Metz TD. Trial of labor after cesarean birth: intrapartum management. UpToDate. 2024 [consultado el 18 de octubre de 2024]. Disponible en: https://www.uptodate.com

Motomura K, Ganchimeg T, Nagata C, Ota E, Vogel JP, Betran AP, et al. Incidence and outcomes of uterine rupture among women with prior caesarean section: WHO Multicountry Survey on Maternal and Newborn Health. Sci Rep. 2017;7:44093.

Rozenberg P, Sénat MV, Deruelle P, Winer N, Simon E, Ville Y, et al. Evaluation of the usefulness of ultrasound measurement of the lower uterine segment before delivery of women with a prior cesarean delivery: a randomized trial. Am J Obstet Gynecol. 2022;226(2):253.e1-9.

Sociedad Española de Ginecología y Obstetricia. Guía práctica de asistencia: Parto vaginal tras cesárea. Madrid: SEGO; 2010.

Sociedad Española de Ginecología y Obstetricia. Protocolo: Rotura uterina. Madrid: SEGO; 2006.

Tanos V, Toney ZA. Uterine scar rupture – Prediction, prevention, diagnosis, and management. Best Pract Res Clin Obstet Gynaecol. 2019;59:115-31.

Pérdida gestacional

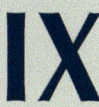

Aborto

36

D. Escalante Ariza, O. Ocón Hernández, E. Salcedo Aragón y P. Carretero Lucena

OBJETIVOS

- Reconocer los diferentes tipos de aborto, los métodos diagnósticos, el diagnóstico diferencial y las opciones de manejo terapéutico.
- Revisar la legislación actualizada sobre la interrupción legal del embarazo, sus indicaciones y técnicas y las posibles complicaciones.
- Establecer los mecanismos de diagnóstico, tratamiento y apoyo al duelo perinatal.

INTRODUCCIÓN

Se considera aborto la expulsión o extracción de un embrión o de un feto de menos de 500 g de peso (aproximadamente 22 semanas completas de embarazo) o de otro producto de gestación de cualquier peso o edad gestacional absolutamente no viable (p. ej., gestación anembrionada, mola hidatiforme, etc.), independientemente de que haya o no evidencia de vida o de si el aborto haya sido espontáneo o provocado.

El aborto temprano, también conocido como *pérdida gestacional temprana* o *aborto precoz*, se define como la gestación intrauterina no viable con una vesícula gestacional vacía o que contenga un embrión sin latido cardíaco fetal antes de la semana 13 de amenorrea. Por otra parte, la pérdida gestacional tardía o aborto tardío es la ausencia de signos de vitalidad fetal entre la semana 13 y la 21 + 6 de gestación.

Se define *aborto de repetición* como la pérdida de al menos dos gestaciones clínicas (confirmadas por ecografía o histología) antes de la semana 24 de embarazo. No se considera necesario que las pérdidas sean consecutivas. Se excluyen de esta definición los abortos bioquímicos, los embarazos ectópicos y los embarazos molares.

Epidemiología

El aborto espontáneo se produce entre el 10 y el 20 % de los embarazos. El 85 % acontece durante el primer trimestre. Si una gestación llega a la séptima semana con una ecografía normal, la probabilidad de aborto espontáneo es muy baja, inferior al 5 % de todos los abortos.

El riesgo de aborto espontáneo aumenta con la edad materna: es del 11 % entre los 20 y 24 años, del 51 % entre los 40 y los 44 años y de más del 93 % a partir de los 45.

Las causas y factores de riesgo más frecuentes en el primer trimestre son:

- Anomalías cromosómicas, presentes en un 65-70 % de los casos.
- Edad materna.
- Enfermedad materna: diabetes, alteraciones tiroideas, trombofilias, síndrome antifosfolípido.
- Peso extremo.
- Anomalías estructurales uterinas: septos, adhesiones intrauterinas, miomas submucosos.
- Exposición a agentes teratógenos (tabaco, alcohol, fármacos) o a infecciones.

Las causas y factores de riesgo más frecuentes en el segundo trimestre son:

- Causas maternas: enfermedades maternas crónicas, obesidad, edad materna, técnicas de reproducción asistida, consumo de drogas y tabaco.
- Causas fetales: infecciones, anomalías cromosómicas, anomalías congénitas, hemorragia, hidropesía, isoinmunizaciones.
- Causas placentarias.
- Complicaciones del cordón umbilical.
- Otras causas. Se consideran factores de riesgo que se trate de una gestación gemelar o que haya antecedentes de crecimiento intrauterino retardado en gestación previa, muerte fetal intrauterina o parto prematuro.

Clasificación clínica

Según los hallazgos ecográficos por sonda vaginal, se acepta la siguiente terminología:

- **Amenaza de aborto**:
  - La paciente presenta sangrado vaginal, dolor en hipogastrio de intensidad variable y cuello uterino cerrado.

– En la ecografía se visualiza saco gestacional intrauterino y embrión con actividad cardíaca positiva, si la edad gestacional es lo suficientemente avanzada.

- **Aborto bioquímico:**
  – Es aquel que acontece antes de que el blastocisto se implante, antes de la primera manifestación clínica o la identificación ecográfica del saco ovular (en la semana de gestación cuarta o quinta).
  – La metrorragia suele ser escasa o como regla (a veces se confunde con un retraso de esta) y la prueba de gestación es negativa en la paciente con prueba de gestación previamente positiva (y sin signos ecográficos de gestación en ecografías previas).
- **Si el saco gestacional está vacío** (sin embrión ni vesícula vitelina), puede haber dos posibilidades:
  – Saco ≥ 25 mm: se considera *gestación anembrionada.*
  – Saco < 25 mm: *gestación no evolutiva frente a gestación incipiente:*
    - En las mujeres con ciclos irregulares o que desconozcan la fecha de última regla, los hallazgos ecográficos iniciales pueden no corresponder a los esperados por edad gestacional, por lo que la conducta en este caso (con independencia de la fórmula menstrual) será repetir la ecografía en 7-10 días y revaluar en función de los resultados.
    - Si no aparecen cambios ecográficos, se considerará gestación no evolutiva (aborto retenido).
- **Aborto completo:**
  – Consiste en la expulsión completa del producto de la gestación de la cavidad uterina.
  – En la ecografía se objetiva un útero vacío, con una línea endometrial homogénea < 15 mm.
  – Clínicamente, se manifiesta con:
    - Desaparición del dolor y del sangrado activo.
    - Útero de tamaño normal, contraído y con el orificio cervical cerrado.
- **Aborto incompleto:**
  – Se caracteriza por la expulsión parcial del producto de la gestación.
  – El cuadro clínico se caracteriza por presentar metrorragia en cantidad variable, que puede llegar a ser muy grave y causar inestabilidad hemodinámica, con dolor en hipogastrio o sin este.
  – En la exploración física, se encuentra un orificio cervical abierto permeable o semipermeable, si la expulsión de restos ha sido reciente (un cuello uterino cerrado no es incompatible con un aborto incompleto si la expulsión de material se produjo días atrás).
  – Se puede visualizar tejido gestacional en la vagina o a través del cuello uterino, con un tamaño uterino menor que el esperado para la edad gestacional.
  – Para el diagnóstico ecográfico del aborto incompleto, se suele utilizar como referencia un grosor de la línea endometrial medida con sonda vaginal ≥ 15 mm; además, la presencia de una ecogenicidad heterogénea hace sospechar la existencia de restos ovulares en el útero.
- **Si en la ecografía se observa un saco gestacional normal o desestructurado**, un embrión ≥ 7 mm sin actividad cardíaca y/o saco ≥ 25 mm sin embrión o vesícula vitelina en función del estado del cuello uterino, hay dos posibilidades:
  – Aborto en curso o inminente:
    - El cuello uterino está dilatado o abierto.
    - El sangrado vaginal es abundante (en función de la edad gestacional) y el dolor abdominal tipo contracciones suele requerir analgesia.
    - La actividad cardíaca puede ser positiva o negativa y se puede ver expulsión de restos a través del cuello uterino.
  – Aborto retenido:
    - El cuello uterino está sin modificar.
    - Se refiere a la presencia de embrión sin latido o bien de un saco gestacional anembrionado.
    - Clínicamente, la mujer puede notar la desaparición de los síntomas típicamente asociados a la gestación temprana (tensión mamaria, náuseas) y puede existir sangrado vaginal o no.
    - La exploración física muestra un útero más pequeño de lo esperado, con un cuello uterino generalmente cerrado.
- **Aborto séptico** (cuadro clínico poco frecuente):
  – La infección intrauterina puede progresar y causar salpingitis, peritonitis generalizada y *shock* séptico.
  – Es importante el rápido diagnóstico y puede suponer riesgo vital si no se trata de forma adecuada.

Diagnóstico

Se debe estimar la probable edad gestacional sobre la base de la fecha de la última regla, la duración y regularidad de los ciclos y la fecha de la prueba positiva de embarazo. Además, se deben anotar los antecedentes obstétricos y los factores de riesgo. Generalmente, la sintomatología consiste en amenorrea, dolor pélvico y sangrado vaginal.

Exploración física

La exploración física se compone de:

- Toma de constantes para comprobar la estabilidad hemodinámica de la paciente.
- Especuloscopia para comprobar el origen, la cantidad y el aspecto del sangrado.
- Tacto bimanual: determinación del estado del cuello (cerrado o abierto), la altura uterina, la concordancia con amenorrea y la existencia de masas anexiales.

Ecografía

La ecografía se considera la principal herramienta diagnóstica; especialmente, la ecografía transvaginal. Según las guías americanas del Colegio Americano de Obstetras y Ginecólogos de 2018, se pueden utilizar los ciertos criterios ecográficos (**Tabla 36-1**).

Cuando hay criterios sugestivos pero no diagnósticos, se recomienda repetir la ecografía a los 7-10 días para evaluar la viabilidad del embarazo. Un retraso relativo en la evacuación no aumenta el riesgo de infección.

Tabla 36-1. Criterios ecográficos de pérdida gestacional precoz

Criterios diagnósticos de pérdida gestacional precoz

Si se cumplen alguno de los siguientes criterios:

- CRL ≥ 7 mm sin actividad cardíaca
- Ausencia de embrión con actividad cardíaca ≥ 2 semanas después de una ecografía con saco gestacional sin vesícula vitelina
- Ausencia de embrión con actividad cardíaca > 11 días después de una ecografía con saco gestacional y vesícula vitelina
- Diámetro medio del saco gestacional ≥ 25 mm sin embrión ni vesícula vitelina en su interior (diámetro mediano entre los dos diámetros que se miden cuando se obtiene la imagen con el máximo tamaño del saco gestacional)

Criterios sugestivos pero no diagnósticos de pérdida gestacional precoz

- CRL < 7 mm sin actividad cardíaca
- Diámetro del saco gestacional de 16-25 mm sin embrión
- Ausencia de embrión con actividad cardíaca entre 7 y 13 días después de una ecografía con saco gestacional sin vesícula vitelina
- Ausencia de embrión con actividad cardíaca entre 7 y 10 días después de una ecografía con saco gestacional y vesícula vitelina
- Ausencia de embrión ≥ 6 semanas después de la fecha de última regla
- Amnios vacío (amnios visualizado adyacente a vesícula vitelina, sin embrión visible)
- Vesícula vitelina elongada (> 7 mm)
- Saco gestacional pequeño en comparación con la medida del embrión (< 5 mm de diferencia entre el diámetro del saco gestacional y el CRL)
- Frecuencia cardíaca < 100 latidos por minuto
- Presencia de hematoma subcorial masivo

CRL: longitud craneocaudal.

En caso de que no se pueda establecer con seguridad la localización de la gestación por ecografía, la fracción beta de la gonadotropina coriónica humana (β-hCG) resulta de utilidad como complemento a la ecografía. No es necesaria la monitorización de los niveles de β-hCG para la confirmación diagnóstica del aborto. Una vez que se ha constatado la existencia de un embarazo intrauterino por ecografía, la monitorización de los niveles de β-hCG ya no es necesaria.

Pruebas complementarias en pérdidas gestacionales del primer trimestre

En las pérdidas gestacionales del primer trimestre, las pruebas complementarias son las siguientes:

- Hemograma, para cuantificar la hemoglobina y el hematócrito.
- Estudio básico de coagulación, ya que podría ser necesario antes del tratamiento quirúrgico.
- Grupo sanguíneo y Rh:
  - Tanto para el aborto médico como para el quirúrgico en < 12 semanas, se desaconseja la administración de inmunoglobulina (Ig) anti-D según las guías más recientes (Organización Mundial de la Salud, Society for Family Planning, National Abortion Federation).
  - Sí está indicada la administración en edades gestacionales ≥ 12.

– Cuando se administra Ig anti-D, una dosis de 50 µg es eficaz hasta la semana 12 de gestación (debido al pequeño volumen de glóbulos rojos en la circulación fetoplacentaria), y una dosis de 100 µg es eficaz desde la semana 13 de gestación hasta la semana 18.
- En aquellas situaciones en que haya sospecha de aborto séptico, se han de tomar muestras para cultivo vaginal y endocervical.

Pruebas complementarias en pérdidas gestacionales del segundo trimestre

Ante el diagnóstico de una pérdida gestacional entre las semanas 13-21 + 6, se recomienda realizar:

- Estudio ecográfico para confirmar el diagnóstico y valorar la presencia de anomalías fetales.
- Analítica completa (grupo sanguíneo y Rh, anticuerpos irregulares, hemograma, coagulación, bioquímica básica y perfil hepático). Hemoglobina glucosilada para conocer posibles casos de diabetes gestacional no diagnosticados previamente.
- Serologías maternas: IgM e IgG de toxoplasma, rubéola, citomegalovirus y parvovirus B19; sífilis, VDRL (prueba Venereal Disease Research Laboratory) y análisis por inmunoabsorción ligado a enzimas; se añaden serologías del virus de la inmunodeficiencia humana, el virus de la hepatitis B y el virus de la hepatitis C en caso de que se desconozcan.
- Anticuerpos antifosfolípidos: anticoagulante lúpico, IgG e IgM anticardiolipina, IgG e IgM anti-β₂-glicoproteína.
- Tóxicos en orina si hay sospecha de consumo.
- Cuantificación de la hemoglobina fetal o células detección del grupo sanguíneo RhD en sangre materna para la identificación de la hemorragia fetomaterna, en casos en los que se sospeche que no han transcurrido más de 24-48 horas de la muerte:
  - Los objetivos de este estudio son el diagnóstico de la hemorragia fetomaterna como posible causa de la pérdida gestacional y la determinación de la dosis de gammaglobulina anti-D para administrar a las pacientes Rh negativo.
  - Actualmente, la prueba de Kleihauer-Betke ha quedado en desuso; ya ha sido sustituida por otras técnicas automatizadas, como la citometría de flujo (mecanismo de fluorescencia) o la cromatografía líquida de alta resolución (técnica rápida, precisa y reproducible para la detección de diferentes fracciones de hemoglobinas humanas).
- Estudio genético:
  - Se ofrecerá la realización de amniocentesis o biopsia coriónica, en función de la edad gestacional, la localización de la placenta y la cantidad de líquido amniótico; sobre todo, en casos de aborto de repetición o cuando el feto tenga algún defecto congénito.
  - Se recomienda hacer un estudio de reacción en cadena de la polimerasa (PCR) cuantitativa fluorescente; solo si este es normal, se cursa el estudio de cariotipo molecular (*chromosomal microarray analysis*).

- Estudio de infecciones. Si la amniocentesis es técnicamente factible, se realizará PCR en líquido amniótico de citomegalovirus y parvovirus B19, junto con un cultivo de líquido amniótico.
- Cultivo de placenta.
- Inspección de:
  - Feto: sexo, peso, hallazgos macroscópicos, signos de maceración.
  - Placenta: peso, color, coágulos, edema, infartos, hallazgos macroscópicos.
  - Cordón umbilical: número de vasos, longitud, prolapso, procidencia, circulares, hematomas, estenosis.
  - Líquido amniótico: color, volumen y consistencia.
- Estudio anatomopatológico de feto y placenta.

Diagnóstico diferencial

Se debe realizar el diagnóstico diferencial entre las entidades causantes de metrorragia del primer trimestre y la amenaza de aborto:

- Sangrado por implantación:
  - Metrorragia en cantidad escasa, menor que una menstruación, que puede aparecer en casi la mitad de las embarazadas entre las 4 y 6 semanas de amenorrea.
  - No conlleva un mayor riesgo de aborto, pero puede producir errores al datar la gestación.
- Patología del aparato genital:
  - El origen del sangrado es el aparato genital inferior; tras la exploración ginecológica adecuada, se comprueba que el origen de la hemorragia no es la cavidad uterina.
  - Una de las causas más frecuentes es el traumatismo ocasionado por las relaciones sexuales sobre la superficie cervical y de la vagina, más friables en la mujer embarazada.
- Metrorragia disfuncional. Ante un cuadro de metrorragia en la mujer en edad fértil, se debe descartar la gestación.
- Embarazo ectópico:
  - Plantea una gran dificultad para el diagnóstico diferencial cuando existe una prueba de embarazo positiva y no es posible localizar la gestación por ecografía.
  - En estos casos, se deben cuantificar los niveles séricos de la β-hCG y se ha de monitorizar a estas pacientes de acuerdo con los protocolos establecidos.
  - Se trata de una gestación intrauterina viable cuando los niveles de β-hCG duplican su valor en un intervalo de 48 horas, pero se debe tener en cuenta que existe una amplia variabilidad en esta premisa.
  - Cuando los niveles disminuyen a los 2 días, la gestación no es viable, ya sea intrauterina o ectópica.
- Gestación molar. La detección de niveles muy elevados de β-hCG junto con el hallazgo ecográfico de cambios hidrópicos placentarios, así como la demostración de quistes tecaluteínicos, debe hacer sospechar este diagnóstico.

Tratamiento de pérdida gestacional precoz

Existen tres tipos de tratamiento, que tienen una eficacia similar: quirúrgico, médico y expectante. La elección depende de las preferencias y la indicación médica, según las condiciones clínicas de la paciente.

Tratamiento médico

El tratamiento farmacológico puede ser el método de elección en los siguientes casos:

- Deseo de la paciente de evitar una intervención quirúrgica.
- Índice de masa corporal > 30.
- Ante la presencia de malformaciones, miomas uterinos, cesáreas previas o intervenciones a la altura del cuello uterino que dificulten el tratamiento quirúrgico.
- Primeras semanas de gestación, donde se considera que el aborto farmacológico es más eficaz que el quirúrgico.

Los dos fármacos más utilizados son la mifepristona y el misoprostol, que se analizan a en las líneas siguientes.

Mifepristona. Es un derivado 19-noresteroide sintético que aumenta la contractibilidad del útero y bloquea específicamente los receptores de la progesterona y los glucocorticoides. En Estados Unidos, la Administración de Alimentos y Medicamentos ha aprobado su uso para la finalización de gestaciones de hasta 49 días, con unas tasas de éxito que se encuentran en el 60-80 %. Sin embargo, este porcentaje aumenta de manera importante si se combina con prostaglandinas: alcanza entonces el 95 % de los casos. En cuanto a la dosis, no existe un protocolo: se usan diferentes dosis por vía oral, 600 mg o 200 mg de mifepristona seguidos de misoprostol (800 µg o 400 µg, preferiblemente por vía vaginal). Una dosis reducida de mifepristona de 200 mg combinada con una prostaglandina (misoprostol 800 µg por vía vaginal) puede tener una efectividad similar y es más económica.

Misoprostol. Es un análogo sintético de la prostaglandina E$_1$ que está indicado para la prevención y el tratamiento de la enfermedad ulcerosa péptica. Sin embargo, como acción adicional, estimula el miometrio, induce contracciones uterinas y es efectivo en la maduración cervical; por ello, se utiliza frecuentemente en el tratamiento médico del aborto. Las ventajas del misoprostol sobre otros fármacos son su bajo coste, su baja incidencia de efectos secundarios cuando se administran por vía intravaginal, su estabilidad a temperatura ambiente y su fácil disponibilidad. Los regímenes de misoprostol aceptados según la Sociedad Española de Ginecología y Obstetricia para el tratamiento del aborto espontáneo del primer trimestre son 800 µg por vía vaginal (se repite a las 24 horas si es necesario) o 200 µg por vía vaginal cada 4 horas hasta 800 µg. Los efectos secundarios de este fármaco incluyen náuseas, vómitos y diarrea. Son menos frecuentes en la administración vaginal (10 % de vómitos y 38 % de diarrea tras la vía vaginal, frente al 30 % y el 50 % tras la vía oral).

Otras prostaglandinas. Existen otras prostaglandinas disponibles para el tratamiento médico del aborto, como gemeprost, dinoprostona (prostaglandina E$_2$) o dinoprost (prostaglandina F$_{2\alpha}$), pero no está muy extendido su uso, ya que son similares al misoprostol y presentan menor eficacia, mayores efectos adversos y un coste más elevado.

> ❗ De las opciones farmacológicas disponibles, la combinación más utilizada es la mifepristona por vía oral (200 mg) y, a las 36-48 horas, la administración de 800 µg de misoprostol por vía vaginal. Si es necesario, se pueden administrar dosis adicionales después de 24 horas.

Véanse las contraindicaciones del tratamiento médico del aborto precoz (**Tabla 36-2**).

Véase un resumen de las pautas de tratamiento médico en la pérdida gestacional del primer trimestre (**Tabla 36-3**).

Tras el tratamiento médico, se indicará una consulta de control a los 7-10 días para revisión, y se indicará a la paciente que acuda antes si aparecen signos de alarma (sangrado abundante, dolor no controlado con analgesia oral o fiebre > 38 °C).

Fracaso del tratamiento médico

El fracaso del tratamiento médico se establece mediante la persistencia de una línea media endometrial > 15 mm o la presencia de saco gestacional íntegro.

En estos casos, se puede optar por:

- Repetir una segunda dosis de misoprostol 800 µg y control ecográfico en 7 días siempre y cuando la paciente esté hemodinámicamente estable y sin signos de infección.

Tabla 36-2. Contraindicaciones del tratamiento médico del aborto precoz

- Anemia con hemoglobina < 10 mg/dL
- Antecedentes de hipersensibilidad a las prostaglandinas, a mifepristona o sus excipientes
- Gestación ectópica
- Embarazo no confirmado por ecografía o pruebas biológicas
- Insuficiencia suprarrenal, renal o hepática
- Estenosis mitral
- Asma grave no controlada con tratamiento
- Glaucoma
- Porfirias congénitas
- Corticoterapia de larga duración
- Alteraciones hemorrágicas o uso de anticoagulantes
- Dificultad de acceso a un servicio de urgencias o necesidad de realizar grandes desplazamientos
- Gestaciones con dispositivo intrauterino. En caso de embarazos con un dispositivo intrauterino *in situ*, se retirará antes del inicio del tratamiento médico

---

Tabla 36-3. Pautas de tratamiento médico en la pérdida gestacional del primer trimestre

Fármacos	Regímenes
Mifepristona y misoprostol	200 mg mifepristona oral y 800 µg misoprostol vaginal (36-48 horas)[a]
Mifepristona y misoprostol	600 mg mifepristona oral y 400 µg misoprostol vaginal (36-48 horas)[a]
Misoprostol	800 µg misoprostol vaginal o 200 µg vaginal cada 4 horas hasta un total de 800 µg[a]

[a] Si es necesario, se pueden administrar dosis adicionales después de 24 horas.

- Realizar un legrado evacuador obstétrico. En el caso de que existan signos o síntomas de infección, se deberá realizar un legrado uterino e iniciar antibioterapia.

Tratamiento quirúrgico

El tratamiento quirúrgico del aborto se lleva a cabo mediante evacuación quirúrgica, que se puede realizar por aspiración o mediante dilatación cervical y legrado de la cavidad uterina. Se aconseja, siempre que sea posible, la evacuación uterina mediante legrado por aspiración, ya que se asocia a menor tiempo quirúrgico, menor pérdida sanguínea y menor dolor. Después de realizar la aspiración uterina, no es necesario utilizar la legra metálica de forma rutinaria.

Las indicaciones clínicas son:

- Preferencia de la paciente.
- Hemorragia intensa y persistente.
- Inestabilidad hemodinámica.
- Evidencia de tejidos retenidos infectados.
- Contraindicación para el tratamiento médico.
- Sospecha de enfermedad trofoblástica gestacional.

La maduración cervical se recomienda antes del procedimiento electivo para facilitar la dilatación cervical y disminuir la hemorragia y el riesgo de traumatismo cervical y uterino. El tratamiento de elección es el misoprostol 400 µg por vía vaginal 2-4 horas antes del procedimiento. Se trata de un método que tiene una tasa global de éxito en torno a un 97 %. Existe un riesgo mayor de complicaciones graves (9,5 % frente al 5 % en la conducta expectante), como perforación uterina, laceración del cuello uterino, síndrome de Asherman, sinequias uterinas, incremento del riesgo de enfermedad inflamatoria pélvica e infertilidad posterior.

> Se recomienda la evacuación uterina mediante legrado por aspiración, ya que se asocia a menor tiempo quirúrgico, menor pérdida sanguínea y menor dolor; previa maduración con misoprostol 400 µg por vía vaginal 2-4 horas antes del procedimiento.

Tratamiento expectante

Consiste en esperar a la resolución espontánea del proceso. No existe consenso en la literatura médica, pero el período de mayor expulsión espontánea está entre los 7 y 14 días desde el diagnóstico. Es la conducta que ofrece la menor tasa de éxito global (31-71 %). Esta opción deberá ofertarse de forma exclusiva a aquellas pacientes que presenten estabilidad hemodinámica y no muestren signos de infección. Puede ser la opción para recomendar en casos de expulsión espontánea del saco gestacional y persistencia de línea endometrial > 15 mm, con posterior control ecográfico. En caso de no producirse expulsión completa en 7-10 días, han de ofertarse otras opciones terapéuticas.

Si la paciente lo desea, se debe ofertar cualquier método anticonceptivo tras el aborto, excepto los dispositivos intrauterinos cuando se trate de un aborto séptico. No es necesario retrasar el intervalo entre el aborto y una nueva gestación. Puede aconsejarse esperar al menos un ciclo menstrual normal. En ese caso, se aconsejará a la paciente que continúe tomando ácido fólico.

Tratamiento de pérdida gestacional tardía

Se debe administrar mifepristona 200 mg por vía oral y, tras 24-48 horas, hay que comenzar la administración hospitalaria de misoprostol vaginal según la pauta correspondiente (**Tabla 36-4**). Aunque se recomienda este intervalo, la mifepristona ha demostrado efectividad con intervalos de tiempo más cortos. Si la paciente no quiere realizar un ingreso diferido, se administra la mifepristona junto con el misoprostol en el momento de iniciar el tratamiento farmacológico.

Dentro de las complicaciones que se pueden presentar en estos casos, están las siguientes:

- No expulsión fetal en las primeras 24 horas. En caso de que no se produzca la expulsión fetal el primer día de tratamiento, está recomendado:
  - Repetir dosis de mifepristona oral 200 mg a las 24 horas de la dosis previa, si la paciente no presenta dolor e independientemente de si ha terminado las dosis de misoprostol.
  - Colocar el balón intracervical. La sonda de Foley deberá mantenerse 24 horas, a tensión, y se han de realizar tracciones de este cada 3 horas.
  - Iniciar pauta de misoprostol según la dosis establecida (v. **Tabla 36-4**).
- Si no se produce la expulsión fetal en 48 horas, hay diferentes opciones de tratamiento de rescate. En función de la edad gestacional y de la situación clínica de la paciente, se puede optar por las siguientes opciones:
  - Prostaglandina $F_{2\alpha}$ por vía intraamniótica, hasta un máximo de 2.500 µg.
  - Prostaglandina E_2 en perfusión intravenosa mediante bomba de infusión; se puede interrumpir la perfusión para reposo nocturno.
- Retención placentaria:
  - Si no se produce el alumbramiento tras la expulsión del feto, se puede administrar una nueva dosis de misoprostol 400 µg por vía vaginal (en gestaciones < 22 semanas).
  - Si tras 2 horas no se produce la expulsión, se puede realizar un legrado aspirativo bajo profilaxis antibiótica intravenosa.

Aborto séptico

El aborto séptico se define como toda infección de los productos de la concepción (el feto y la placenta) que se produce

antes de la viabilidad fetal. Debe sospecharse en todos aquellos abortos en los que la temperatura de la paciente es superior a 38 °C, en ausencia de otras posibles causas de fiebre. Puede producirse por la persistencia de restos infectados, por un aborto inseguro realizado con instrumentos o productos químicos o por un embarazo con dispositivo intrauterino *in situ*.

La legalización del aborto ha supuesto una disminución drástica del número de abortos sépticos, hasta el punto de que resulta llamativa la ausencia de publicaciones sobre este tema en los últimos años. Por el contrario, en otros países, el aborto séptico continúa siendo un problema frecuente; en algunos de ellos, la mortalidad materna por esta causa alcanza hasta el 40 %.

Etiología

En el aborto séptico, la infección es polimicrobiana. Los microbios involucrados provienen de la flora vaginal y del tubo digestivo: bacilos gramnegativos y grampositivos (estafilococos), microbios anaerobios (*Escherichia coli*, *Klebsiella*, *Proteus*, *Bacteroides*, *Clostridium*, estreptococo betahemolítico del grupo B, enterococos), *Chlamydia trachomatis*, *Neisseria gonorrhoeae*, *Mycoplasma hominis* o *Trichomonas vaginallis*. Dentro de los *Clostridium*, el más frecuente es *Clostridium perfringens*, que se aísla hasta en un 5 % de todos los abortos sépticos. La infección por *Clostridium sordellii* es poco frecuente, pero puede llegar a ser letal.

Cuadro clínico

La paciente habitualmente presenta un mal estado general y suele consultar por la tríada clásica de fiebre, dolor abdominal y metrorragia. Sin embargo, esta tríada puede no estar presente en todos los casos. El inicio de la sintomatología puede ser muy variable. En algunas ocasiones, es súbito (a las pocas horas); en otras, puede empezar días después del aborto. Habitualmente, hay un brusco aumento de la temperatura (40 °C o más), que se acompaña de náuseas, vómitos, diarrea y mialgias. Hay otro grupo de pacientes en el que el inicio de los síntomas es más insidioso, con fiebre de varios días de evolución y dolor muscular escaso. En algunos casos, se presentan signos de anemia hemolítica al cabo de 2-3 días.

La infección intrauterina puede progresar y causar salpingitis, peritonitis generalizada y *shock* séptico. El síndrome respiratorio agudo grave, la coagulación intravascular diseminada, la hemólisis, la acidosis láctica y la oliguria son signos de especial gravedad.

Diagnóstico

En la exploración física, la paciente presenta dolor abdominal, sangrado y salida de material purulento por el orificio cervical externo. El útero suele estar aumentado de tamaño y ser doloroso a la movilización.

Hay que realizar una analítica con hemograma completo, pruebas de coagulación y una determinación del grupo y el Rh. La paciente suele presentar leucocitosis con desviación a la izquierda y aumento de proteína C-reactiva y/o procal-

Tabla 36-4. Pautas de tratamiento médico en la pérdida gestacional del segundo trimestre	
Tratamiento médico 13-21 + 6 semanas de gestación	**Misoprostol vaginal**
Día 0	Mifepristona 200 mg por vía oral
Día 1	800 µg + 400 µg/3 horas
Día 2	800 µg + 400 µg/4 horas

citonina. Si la infección es grave, deben solicitarse también pruebas de función renal, perfil hepático, nivel de ácido láctico y estudio de hemólisis.

Otras pruebas complementarias son:

- Hemocultivos.
- Cultivos de los restos abortivos.
- Otras pruebas de imagen en función de la gravedad del cuadro: radiografía de tórax y abdominal, tomografía computarizada y resonancia magnética.

Tratamiento

En el manejo inicial del aborto séptico, es fundamental asegurar la estabilidad hemodinámica de la paciente.

El tratamiento médico del aborto séptico consiste en:

- Control de constantes y diuresis. En función de la gravedad del cuadro, puede ser necesario administrar fármacos vasoactivos, tratar la acidosis metabólica, efectuar transfusiones de hemoderivados, indicar oxigenoterapia o asistencia ventilatoria invasiva y corregir la coagulopatía.
- Sueroterapia intravenosa.
- Antibioterapia intravenosa de amplio espectro. Las pautas más utilizadas son:
  - Ceftriaxona (1 g cada 12-24 horas) + metronidazol (500 mg cada 8 horas). Se añade doxiciclina 100 mg cada 12 horas por vía oral en caso de infección de aparición tardía, PCR de *Chlamydia* positiva o ausencia de respuesta al tratamiento.
  - Piperacilina-tazobactam 4 g cada 6 horas por vía intravenosa.
  - Si la paciente es alérgica a la penicilina: clindamicina 900 mg cada 8 horas + gentamicina 240 mg cada 24 horas.
  - Una vez pasadas 48 horas en ausencia de fiebre, se podrá modificar la pauta antibiótica en función de los resultados de los cultivos:
    - Amoxicilina-clavulánico 875/125 mg cada 8 horas, hasta completar 7-10 días.
    - Si la paciente es alérgica a la penicilina: clindamicina 300 mg cada 8 horas, hasta completar 7-10 días.
    - En caso de tratamiento con doxiciclina, hay que mantener doxiciclina 100 mg cada 12 horas durante 14 días.
- Legrado uterino:
  - Se llevará a cabo la evacuación uterina en el plazo más breve posible.
  - El método de elección es el legrado por aspiración, porque así se minimiza el riesgo de perforación (que es muy elevado en el útero grávido infectado).
  - Si se utiliza una legra, el raspado no debe ser excesivo, para evitar que se formen adherencias intrauterinas (síndrome de Asherman).
  - Las complicaciones se presentan hasta en el 10 % de los casos e incluyen hemorragia grave (mayor de 500 mL), infección, perforación uterina y traumatismo cervical. A largo plazo también se ha descrito una mayor incidencia de anomalías placentarias en los siguientes embarazos.

El tratamiento médico del aborto séptico consiste en:

- Control estricto de constantes y diuresis.
- Sueroterapia intravenosa.
- Antibioterapia intravenosa de amplio espectro.
- Legrado uterino por aspiración, en el plazo más breve posible.

INTERRUPCIÓN VOLUNTARIA DEL EMBARAZO

Según la Asociación de Clínicas Acreditadas para la Interrupción del Embarazo, se puede definir el *aborto provocado*, la *interrupción voluntaria del embarazo* o la *interrupción legal del embarazo* (ILE) como «la terminación intencionada de un embarazo cumpliendo la legislación vigente».

Desde la entrada en vigor en España de la *Ley Orgánica 9/1985, de 5 de julio, de reforma del artículo 417 bis del Código Penal*, por la que se despenalizó parcialmente el aborto, la ILE ha estado sometida a una vigilancia epidemiológica. El Ministerio de Sanidad asumió su realización, para lo que desarrolló un sistema de información y registro común en el que participan todas las comunidades y ciudades autónomas. Toda ILE debe comunicarse a través de un formulario específico para su registro (disponible en: https://www.sanidad.gob.es/areas/promocionPrevencion/embarazo/docs/CuestionarioNotificacion.pdf.

Según la última versión, publicada en el Informe Anual de Interrupción Voluntaria del Embarazo, correspondiente a los datos definitivos de 2021, la tasa de ILE en el Sistema Nacional de Salud fue del 10,7 % (número de ILE por cada 1.000 mujeres en edades comprendidas entre los 15 y los 44 años); el 72,42 % se realizó en las primeras 8 semanas de gestación y el 9 % del total por riesgo para la madre y/o anomalías graves del feto. Con respecto a la edad, el 31,63 % de las ILE realizadas en 2021 se practicaron a mujeres de 20-29 años.

Legislación

A nivel internacional, el marco legislativo y los textos de referencia en relación con la atención a la salud sexual y reproductiva, y concretamente en relación con la ILE, es amplio. En las siguientes líneas, solo se va a especificar la legislación más reciente y específica sobre los derechos sexuales y reproductivos y la ILE.

El derecho a la salud sexual y reproductiva forma parte del derecho de todas las personas al más alto nivel posible de salud física y mental. Más concretamente, la Oficina del Alto Comisionado de Naciones Unidas para los Derechos Humanos relaciona la salud sexual y reproductiva de las mujeres con los derechos humanos, incluyendo el derecho a la vida, la salud, la intimidad y la educación; y la prohibición de la discriminación. En algunas publicaciones técnicas recientes, la Organización Mundial de la Salud ha incluido la atención integral del aborto en la lista de servicios sanitarios esenciales.

España ha avanzado sustancialmente en esta materia desde la aprobación de la Ley Orgánica 9/1985, que despenalizó la interrupción voluntaria del embarazo en tres supuestos:

- En cualquier momento de la gestación si existía un grave peligro para la vida o la salud física o psíquica de la embarazada.
- En el plazo de 12 semanas en caso de violación.
- Dentro de las 22 semanas si el feto fuese a nacer con «graves taras físicas o psíquicas».

Estos supuestos fueron modificados en la *Ley Orgánica 2/2010, de 3 de marzo, de salud sexual y reproductiva y de interrupción voluntaria del embarazo*, que cambió el enfoque de la interrupción voluntaria del embarazo: se pasó de una ley de supuestos a una de plazos:

- Se despenalizó el aborto hasta la semana 14 de gestación.
- Se despenalizó hasta la semana 22 en caso de grave riesgo para la vida o la salud de la embarazada o de riesgo de graves anomalías en el feto.
- Se despenalizó en cualquier momento en el caso de que se detecten en el feto anomalías incompatibles con la vida o una enfermedad extremadamente grave e incurable. En este supuesto, el diagnóstico expresado en el dictamen médico emitido con anterioridad a la intervención deberá ser confirmado por un comité clínico de tres miembros nombrados por la autoridad sanitaria.

12 años después de su aprobación, se consideró necesaria la revisión de la última ley: en enero de 2023 se publicó la *Ley Orgánica 1/2023, de 28 de febrero, por la que se modifica la Ley Orgánica 2/2010, de 3 de marzo, de salud sexual y reproductiva y de la interrupción voluntaria del embarazo*, y que incluye como novedades:

- La garantía del acceso a la ILE en centros de titularidad pública en todo el territorio nacional.
- La eliminación de la necesidad de consentimiento de los tutores legales para la práctica de ILE en adolescentes de 16 y 17 años y en mujeres con discapacidad (en coherencia con lo expresado por organismos internacionales).
- La eliminación del período de reflexión y la entrega obligatoria de información sobre recursos orientados a la maternidad.
- La garantía de oferta de los métodos farmacológico y quirúrgico de ILE, de entre los que la mujer podrá elegir libremente.

En dicha Ley se regula la objeción de conciencia como un derecho individual de cada profesional sanitario que debe manifestarse con antelación y por escrito (queda garantizado el registro por la legislación relativa a la protección de datos de carácter personal). Así, se creará un registro de objetores de conciencia del personal sanitario, con lo que se garantiza tanto la seguridad jurídica y el pleno respeto del derecho de las mujeres a interrumpir voluntariamente su embarazo como el derecho a la objeción de conciencia del personal sanitario.

Son requisitos necesarios de la interrupción voluntaria del embarazo:

- Que se practique por un médico especialista, preferiblemente en obstetricia y ginecología, o bajo su dirección.
- Que se lleve a cabo en un centro sanitario público o en un centro privado acreditado.
- Que se realice con el consentimiento expreso informado y por escrito de la mujer embarazada o, en su caso, del representante legal, de conformidad con lo establecido en la *Ley 41/2002, de 14 de noviembre, básica reguladora de la autonomía del paciente y de derechos y obligaciones en materia de información y documentación clínica*. Podrá prescindirse del consentimiento expreso en el supuesto previsto en su artículo 9.2.b. En el supuesto de mujeres con medidas de apoyo para el ejercicio de su capacidad jurídica, se atenderá a lo dispuesto en su artículo 9.7.

 Las leyes relativas a la ILE en España han sido las siguientes:

- La Ley Orgánica 9/1985, de 5 de julio, de reforma del artículo 417 bis del Código Penal.
- Ley Orgánica 2/2010, de 3 de marzo, de salud sexual y reproductiva y de interrupción voluntaria del embarazo.
- Ley Orgánica 1/2023, de 28 de febrero, de salud sexual y reproductiva y de la interrupción voluntaria del embarazo.

Técnica

Para la realización de la ILE, existen diversos métodos quirúrgicos, instrumentales o farmacológicos que se usan aisladamente o combinados, en función de varios parámetros; fundamentalmente, la edad gestacional. Otros parámetros para tener en cuenta son la paridad, las patologías o anomalías ginecológicas u obstétricas y las patologías generales concomitantes y las alergias, entre otros. Siempre que sea posible, habrá que tener en cuenta también las preferencias de las usuarias en cuanto a la posible elección de la técnica que se vaya a emplear.

Existen casos de embarazo múltiple en los que la intención no es terminar el embarazo, sino la práctica de un aborto selectivo de uno o varios fetos, pero con continuidad de la gestación, cuyo manejo puede ser más complejo, según el número de fetos, la corionicidad, la indicación y la edad gestacional.

En todos los casos, se debe informar a la paciente de:

- Los aspectos sanitarios y jurídicos del proceso de ILE.
- Las características y diferencias de los métodos disponibles.
- La posibilidad de cambiar de opinión respecto a usar uno u otro método hasta que la decisión sea definitiva.
- La obligatoriedad de firmar el consentimiento expreso, una vez se le hayan aclarado todas sus dudas, incluyendo la capacidad de revocar un consentimiento previamente otorgado.
- Todos los pasos que se van a seguir (antes, durante y después de la ILE), definiendo bien el tiempo y el número de visitas que cada procedimiento conlleva.
- Lo que probablemente sentirá o experimentará a lo largo de todo el proceso.

- Posibles efectos secundarios y complicaciones, así como qué hacer y dónde consultar en casos necesarios.

En las interrupciones tempranas del embarazo, hasta las 9 semanas de gestación, tanto el método farmacológico como el instrumental (mediante aspiración) son seguros y eficaces. La información sobre ambos procedimientos debe ser imparcial y ha de basarse en la evidencia científica.

Método farmacológico

Es el método utilizado hasta en el 24 % de las ILE; y, de estos casos, hasta en el 90 % antes de las 8 semanas de gestación. El manejo médico del aborto es una opción altamente eficaz y segura en los trimestres primero y segundo, con lo que se evitan los riesgos potenciales del método quirúrgico, que se citan más adelante.

En las gestaciones de menos de 10 semanas, de acuerdo con la evidencia científica más actual, el método que se ha mostrado más eficaz y seguro es la combinación de mifepristona y análogos de prostaglandinas (fundamentalmente misoprostol), con una tasa de eficacia entre el 94 y el 98 %. La pauta más recomendada es de 200 mg de mifepristona por vía oral y, en un intervalo entre 24-48 horas después de la toma de mifepristona, 800 μg de misoprostol por vía oral o vaginal. Durante el proceso, suele aparecer dolor, por lo que es necesario utilizar medicamentos analgésicos de manera rutinaria. Se ha descrito también el uso de un régimen combinado de letrozol más misoprostol (letrozol 10 mg por vía oral cada día durante 3 días, seguido de misoprostol 800 μg por vía sublingual el cuarto día) como opción segura y eficaz en los abortos < 12 semanas.

En el segundo trimestre del embarazo, el manejo es similar, aunque requiere ingreso hospitalario. La mifepristona utilizada en combinación con misoprostol es el método más eficaz para inducir el aborto en el segundo trimestre, lo que da lugar a la expulsión del feto en un plazo de 24 horas en más del 90 % de los casos. La pauta más recomendada es de 200 mg por vía oral de mifepristona y en un intervalo entre 12-24 horas antes de la administración de misoprostol (800 μg por vía vaginal seguidos de 400 μg, por vía vaginal o sublingual, cada 3 horas hasta un máximo de cinco dosis). La expulsión del feto en estos casos puede ser dolorosa y la paciente puede recibir la analgesia que precise, incluida la epidural. En algunos casos, se tiene que repetir el uso secuencial de los fármacos añadiendo otras técnicas para facilitar la expulsión, aunque esto es poco frecuente. Las mujeres con antecedentes de cesárea, cirugía uterina, acretismo placentario o placenta oclusiva requieren un manejo diferente y específico.

Tanto la mifepristona como el misoprostol figuran en la lista de medicamentos esenciales de la Organización Mundial de la Salud, lo que significa que «en el contexto de los sistemas de salud existentes deben estar disponibles en todo momento, en cantidades suficientes, en las formas farmacéuticas apropiadas, con una calidad garantizada y a un precio asequible para las personas y para la comunidad».

Método quirúrgico

Se realiza en una clínica u hospital, dado que precisa de cuidados específicos. El aborto por aspiración es más frecuente hasta las 14 semanas de gestación. La aspiración se realiza con una cánula de plástico flexible o rígida, curva o recta, conectada a un aspirador de vacío manual o eléctrico. El legrado uterino instrumental solo (sin aspiración) no es eficaz para lograr la evacuación uterina, y la Organización Mundial de la Salud desaconseja encarecidamente su uso rutinario como procedimiento de aborto en el primer trimestre. Es una técnica que dura unos minutos y suele hacerse con anestesia local.

La interrupción del embarazo en el segundo trimestre puede realizarse dilatando el cuello uterino y evacuando el útero o utilizando medicación para inducir la expulsión del feto y la placenta. La elección depende principalmente de las preferencias de la paciente y de la disponibilidad de un clínico con los conocimientos y la experiencia necesarios para aplicar uno de los enfoques o ambos.

En el método quirúrgico, se suele requerir el uso inicial de la aspiración al vacío seguido del uso de fórceps tras la dilatación cervical (es decir, dilatación y evacuación), después de haber utilizado el uso secuencial de dos fármacos (mifepristona y misoprostol).

Según la edad gestacional, las recomendaciones para la preparación quirúrgica son las siguientes:

- Aborto quirúrgico < 12 semanas:
  - Si se utiliza preparación cervical, se sugieren los siguientes regímenes de medicación:
    - Mifepristona 200 mg por vía oral 24-48 horas antes del procedimiento.
    - Misoprostol 400 mg por vía sublingual 1-2 horas antes del procedimiento.
    - Misoprostol 400 mg por vía vaginal y oral 2-3 horas antes del procedimiento.
  - Se desaconseja el uso de dilatadores osmóticos en estos casos.
  - La vía sublingual es más eficaz para la administración de misoprostol. Siempre se debe suministrar medicación adecuada para el dolor.
- Aborto quirúrgico en edades gestacionales avanzadas (para el aborto quirúrgico en ≥ 12 semanas se recomienda realizar maduración cervical antes del procedimiento):
  - Para el aborto quirúrgico entre las 12 y las 19 semanas, se recomienda realizar maduración cervical previa al procedimiento con medicación sola (combinación de mifepristona más misoprostol) o con un dilatador osmótico más medicación (mifepristona, misoprostol o una combinación de ambos).
  - Para el aborto quirúrgico en ≥ 19 semanas, se recomienda realizar maduración cervical previa al procedimiento con un dilatador osmótico más medicación (mifepristona, misoprostol o una combinación de ambos).

Respecto a las recomendaciones analgésicas y anestésicas, se recomienda el uso de bloqueo paracervical como alternativa analgésica en caso de abortos quirúrgicos para cualquier edad gestacional; se ofrece la opción de tratamiento combinado del dolor mediante sedación. Igualmente, para el manejo del dolor durante la maduración cervical con dilatadores osmóticos previo al aborto quirúrgico en ≥ 14 semanas, se sugiere el uso de un bloqueo paracervical.

Por otra parte, no hay contraindicaciones para el aborto quirúrgico, aunque algunas pacientes con comorbilidad médica tienen un mayor riesgo de complicaciones. En los casos en los que se precise tener un feto intacto para la evaluación morfológica, especialmente cuando existen anomalías congénitas, es preferible la inducción del parto.

Interrupción del embarazo en edades gestacionales más avanzadas (> 20-24 semanas)

En los casos de ILE realizados ≥ 20-23 semanas, generalmente, la indicación es por anomalía fetal. En estos casos (y en algunos del segundo trimestre), se sugiere la inducción del fallecimiento fetal antes del aborto, ya sea para facilitar el procedimiento o para evitar el nacimiento de un bebé vivo. Para inducir la muerte fetal existen varias opciones: instilación de cloruro de potasio intracardíaco/intraumbilical o digoxina o lidocaína intrafetal e intraamniótica.

Según la experiencia del equipo médico, la evacuación uterina puede ser quirúrgica (hay centros que la realizan hasta las 24 semanas) o mediante inducción del parto (farmacológica o mecánica).

La pauta más recomendada para la inducción farmacológica es de 200-600 mg por vía oral de mifepristona y, en un intervalo entre 36 y 48 horas antes de la administración de misoprostol de 200 μg o 400 μg cada 4 horas. Dicha pauta se asocia a tasas de expulsión en 24 horas del 80-97 %, con tiempos medios de expulsión que oscilan entre 8,5 y 13,6 horas. La dosis de misoprostol debe reducirse, igual que para los casos de muerte fetal intrauterina, más allá de las 28 semanas, debido a la escasez de datos; hay diferentes pautas publicadas.

Las pacientes sometidas a inducción médica pueden recibir analgesia o anestesia similar a la utilizada para la inducción del parto por otra indicación obstétrica.

Durante todo el proceso de la ILE, hay que brindar a la mujer confort y apoyo, y se ha de supervisar su recuperación integral; todo esto incluye:

• Valoración psicosocial. Una adecuada comunicación con los profesionales de la salud disminuye las potenciales dificultades psicológicas, con opción de asistencia y asesoramiento por especialistas en salud mental perinatal.
• Proporcionar instrucciones claras y sencillas de forma oral y escrita sobre los cuidados tras la ILE: abstención de relaciones coitales, baños o tampones; disponibilidad de anticoncepción; y disponibilidad de centro de referencia si lo precisa.
• Reconocer síntomas tardíos de alarma, como hemorragia excesiva, fiebre que dura más de 1 día o empeoramiento del dolor pélvico.

Complicaciones

En general, el riesgo de complicaciones graves es bajo. La tasa de mortalidad global de todos los abortos legales es muy inferior a la tasa de mortalidad materna entre las pacientes con embarazos a término. La tasa de complicaciones asociadas a la ILE depende del tipo de procedimiento, la gestación, las características de la paciente y la experiencia clínica. En

este sentido, el aborto en el segundo trimestre se asocia a más morbilidad y mortalidad (y, para algunas pacientes, a más problemas sociales o emocionales) que el aborto en el primer trimestre.

Métodos farmacológicos

El fallo del método o *aborto incompleto*, debido al riesgo teratogénico potencial de las prostaglandinas, debe tratarse con una dosis adicional de misoprostol o evacuación quirúrgica. En caso de hemorragia vaginal, el sangrado puede ser intenso. Excepcionalmente, puede ser necesaria la hemostasia quirúrgica (en un 0,36-0,71 % de los casos) o la transfusión de sangre (en un 0,1-0,2 % de los casos). Respecto a las infecciones, la endometritis puede ser una complicación que se deba considerar, aunque la frecuencia es baja (del 0,15 % al 1,57 %). Muy excepcionalmente, hay que tener presente una complicación grave, como es el shock tóxico por *Clostridium*.

El procedimiento del aborto farmacológico requiere más tiempo, tiene una eficacia ligeramente inferior y las pacientes pueden ser más conscientes de la pérdida de sangre y del dolor, sobre todo en las gestaciones más avanzadas. La mayor parte de la morbilidad asociada a la interrupción farmacológica en el segundo trimestre se deriva de tiempos de inducción prolongados. Las mujeres con antecedentes de interrupción del embarazo en el primer trimestre, tanto con método farmacológico como por aspiración uterina, presentan tasas similares de abortos espontáneos, embarazos ectópicos, partos prematuros y bajo peso al nacer en el primer embarazo tras el aborto.

En los abortos del segundo o tercer trimestre, puede haber retención de restos ovulares, retención de placenta, rotura uterina, laceración cervical, hemorragia o infección.

Las siguientes complicaciones pueden tratarse con métodos instrumentales o quirúrgicos:

• **Hemorragia**:
  – Puede deberse a atonía uterina, laceración cervical, perforación uterina o retención de tejido.
  – Afortunadamente, la mayoría de las perforaciones uterinas curan por sí solas y no requieren ningún tratamiento, salvo la lesión de un vaso sanguíneo y lesiones de otros órganos internos.
• **Infección**:
  – La sepsis tras la interrupción del embarazo es poco frecuente y se manifiesta por sensibilidad abdominal generalizada, rigidez, taquicardia y fiebre alta.
  – Requiere de tratamiento intensivo con antibióticos intravenosos de amplio espectro, evaluación y extracción de productos de la concepción retenidos o posible perforación uterina y monitorización y apoyo en una unidad de cuidados intensivos.
• **Endometritis postaborto**:
  – Se presenta en < 1 % de las pacientes.
  – Los signos y síntomas incluyen fiebre, sensibilidad uterina, dolor abdominal bajo y sangrado uterino mayor de lo esperado.
  – Cualquier evidencia física o ecográfica de retención de restos ovulares debe llevar a considerar el legrado uterino para completar la evacuación del útero.

- En ausencia de material retenido detectable, puede hacerse un diagnóstico de sospecha de endometritis y tratarse con antibioterapia de amplio espectro, con cobertura frente a anaerobios.
- **Insuficiencia cervical**. Algunos estudios han encontrado un mayor riesgo de insuficiencia cervical con la dilatación mecánica rápida o un mayor número de procedimientos de aborto.

Otras consideraciones que se han de tener en cuenta son las siguientes:

- **Isoinmunización Rh**:
  - Tanto para el aborto médico como en el quirúrgico en < 12 semanas se desaconseja la administración de Ig anti-D según las guías más recientes (Organización Mundial de la Salud, Society for Family Planning, National Abortion Federation).
  - Sí está indicada la administración de anti-D en edades gestacionales ≥ 12.
- **Profilaxis antibiótica**:
  - Únicamente se recomienda para el aborto quirúrgico, independientemente del riesgo individual de infección inflamatoria pélvica, preoperatoria o perioperatoriamente, preferentemente en administración de dosis única de nitroimidazoles, tetraciclinas o penicilinas.
  - Se desaconseja su uso en el aborto farmacológico.
- **Tromboprofilaxis**. No suele ser necesaria en la dilatación y evacuación de los trimestres primero o segundo, salvo condiciones particulares de la paciente.
- **Supresión de la lactancia**:
  - Después de un aborto en el segundo trimestre, las pacientes inician el desarrollo de la lactogénesis y se les debe aconsejar sobre medidas de comodidad, incluyendo el uso de hielo, la compresión con un sostén deportivo ajustado y la evitación de la estimulación de los senos.
  - También se ha descrito el uso de cabergolina 1 g en dosis única; está contraindicado en pacientes con hipertensión.

ASPECTOS EMOCIONALES DEL DIAGNÓSTICO PRENATAL Y LA INTERRUPCIÓN LEGAL DEL EMBARAZO

El embarazo conlleva una serie de cambios biológicos, psicológicos y de relación que acompañan a la mujer durante la transición hacia la maternidad. Es un período de reorganización psíquica en el que las representaciones maternas son tan importantes como las transformaciones biológicas. Se gesta su identidad y el desarrollo de su papel de madre.

Diagnóstico prenatal

Ante la sospecha y posterior confirmación de un diagnóstico prenatal anómalo, los padres se enfrentan a una situación de gran repercusión emocional, ya que el diagnóstico comporta una distorsión del hijo imaginario e impacta fuertemente en las expectativas creadas. El manejo y elaboración de esta nueva realidad y el ajuste de sus expectativas es la principal tarea con la que se enfrentan. Las respuestas emocionales más frecuentes tras recibir el impacto de la noticia son la conmoción, la negación y la sensación de irrealidad. Estas reacciones emocionales tan intensas pueden dificultar la capacidad de procesar la información en un momento en el que deben tomar decisiones cruciales, casi siempre bajo presión temporal.

El nivel de participación y apoyo del equipo sanitario en estos momentos iniciales aumenta el afrontamiento de los padres, reduce la incertidumbre e incrementa la comprensión de la patología/anomalía. Que puedan obtener información comprensible y disponer de tiempo para discutirla, discernirla y absorberla es una necesidad prioritaria para las familias.

La aceptación familiar del diagnóstico prenatal es un punto clave para que se pueda avanzar en el proceso, movilizar sus propios recursos personales y progresar en la toma de decisiones. Determinar la dirección de la gestación supone un proceso especialmente doloroso para los padres; estos, en gran parte de los casos, tienden a no compartirlo socialmente, debido al estigma que aún rodea al aborto.

En los abortos inducidos por causas terapéuticas, los padres suelen sufrir un proceso de duelo complicado por fuertes sentimientos de culpabilidad ante el hecho de tener que tomar la decisión de interrumpir el embarazo o continuarlo. Es importante que en esta situación el profesional sanitario explique de manera clara y comprensible a los padres el síndrome o patología fetal que motiva el aborto inducido y las repercusiones que tendría en el recién nacido, en caso de que fuese viable su nacimiento.

Como facilitadores del proceso de aceptación del diagnóstico prenatal, se señalan la capacidad de modificar expectativas, la participación en el proceso médico, la capacidad de comprensión del diagnóstico y el apoyo sociofamiliar.

Reacción de duelo

Para comprender el proceso de duelo perinatal, es necesario entender los aspectos generales y comunes de una reacción de duelo. Worden define el duelo como el proceso de adaptación normal que atraviesa una persona que ha sufrido algún tipo de pérdida, incluso las simbólicas (como pérdida de salud, de trabajo, etc.). Se considera un proceso, ya que el doliente debe poner en marcha una serie de tareas, lo que se denomina *proceso de elaboración de duelo*. Estas tareas requieren esfuerzo, lo que implica que la persona tiene que estar activa en su recuperación.

Para explicar el curso evolutivo del duelo, Bolwby identificó cuatro fases:

- **Fase de *shock*, estupor o negación**:
  - La persona puede sentirse entumecida y en estado de *shock*, y puede negar la realidad de la pérdida.
  - El objetivo es proteger al individuo del impacto de la pérdida y servir de amortiguación inicial.
  - Puede durar desde unas pocas horas hasta 1 semana.
- **Fase de anhelo o búsqueda de la figura perdida**:
  - Se inicia cuando la realidad del desaparecido se impone.
  - La persona puede experimentar una intensa añoranza y búsqueda de la persona fallecida.
  - La ira es el elemento central.
  - Puede durar desde unas pocas semanas hasta varios meses.

- **Fase de desorganización o desesperanza:**
  - La persona puede sentirse abrumada por la realidad de la pérdida y experimentar sentimientos de desesperanza y desorganización.
  - No debe confundirse con un trastorno depresivo, aunque los síntomas sean similares.
  - Puede durar varios meses.
- **Fase de reorganización:**
  - La persona comienza a aceptar la realidad de la pérdida y a reconstruir su vida.
  - Puede durar varios años y puede implicar encontrar un nuevo significado y propósito en la vida.

Es importante tener en cuenta que no todas las personas experimentan estas fases en el mismo orden o de la misma manera, y que algunas pueden experimentar fases adicionales o diferentes emociones.

Según Worden, el *duelo complicado* se caracteriza por las siguientes reacciones:

- **Reacciones de duelo crónicas:**
  - La persona es consciente de que no ha aceptado la pérdida y expresa reacciones de duelo de una duración excesiva.
  - Según el *Manual diagnóstico de trastornos mentales*, se considera cuando han transcurrido más de 12 meses tras la pérdida.
- **Reacciones de duelo retrasadas:**
  - La persona ha tenido una reacción emocional insuficiente en el momento de la pérdida y no ha elaborado el duelo de forma adecuada.
  - Los sentimientos que inundan a la persona pueden propiciar que se retrase el proceso, y que aparezca un duelo pospuesto muchos años después de sufrir la pérdida.
  - Las reacciones retrasadas pueden activarse al padecer una pérdida posterior, o al tratar el tema de la muerte desde algún ámbito social.
- **Reacciones de duelo exageradas:**
  - Respuestas de intensidad muy elevada que inutilizan a la persona.
  - Suelen ir asociados algunos trastornos psicológicos, como la depresión mayor, el trastorno de ansiedad generalizada, las fobias, el abuso de sustancias o el trastorno de estrés postraumático.
- **Reacciones de duelo enmascaradas.** La persona presenta síntomas (fundamentalmente son somatizaciones) y realiza conductas desadaptativas, pero no reconoce que estén relacionadas con la pérdida y el duelo.

> Las fases del duelo son la fase de *shock*, estupor o negación; la fase de anhelo o búsqueda de la figura perdida; la fase de desorganización o desesperanza; y la fase de reorganización.

Duelo perinatal

El duelo perinatal se da ante la pérdida de un hijo no nacido o con pocos días de vida. Cuenta con una serie de caracte-

rísticas que lo diferencian de otro tipo de pérdidas, como la falta de reconocimiento social, los sentimientos de culpa, la posibilidad de sufrir pérdidas recurrentes, las actitudes ambivalentes hacia el embarazo y la naturaleza imprevisible e incontrolable de una pérdida fetal. Se ha considerado un duelo desautorizado porque no existe el proceso de luto social.

Mientras que en otros tipos de duelo la relación con el fallecido se basa en recuerdos y experiencias, en el duelo perinatal se basa en las expectativas y fantasías que los padres proyectaban en su futuro hijo.

Habrá que atender a las características de la pérdida para esa familia, ya que abordar estas diferencias y tener en cuenta las especificidades personales y familiares contribuirá a que se pueda ayudar a los progenitores a elaborar su duelo. Es importante conocer el lugar atribuido a ese hijo en el mundo afectivo de los padres.

Como cualquier tipo de duelo, las manifestaciones clínicas del duelo perinatal involucran aspectos biológicos, físicos, emocionales, cognitivos y conductuales, que pueden ser intensos y difíciles de manejar durante el período de duelo, pero que pueden considerarse normales y coherentes con la situación que se está viviendo.

La sintomatología que aparece con más frecuencia es la siguiente:

- A nivel físico: estómago vacío, opresión, dificultad respiratoria, debilidad, fatiga.
- A nivel emocional: *shock*, vacío, rabia, fracaso, autorreproche, culpa, incredulidad, confusión, despersonalización.
- A nivel cognitivo: reexperimentación con ideas intrusivas, dificultades de concentración y toma de decisiones y fenómenos perceptivos, como oír el llanto o sentir los movimientos.
- A nivel conductual: insomnio, pesadillas, falta de apetito, aislamiento social, evitación de mujeres embarazadas y niños.

Si bien es frecuente la sintomatología ansioso-depresiva, esta puede alcanzar características clínicas si la frecuencia y/o intensidad de los síntomas y su duración es mantenida en el tiempo.

El duelo perinatal puede dar lugar a trastornos psicopatológicos:

- **Trastornos depresivos:**
  - Entre el 10 % y el 48 %, según estudios.
  - Son más frecuentes en las mujeres con antecedentes depresivos o psiquiátricos en general, las nulíparas o aquellas que han tenido abortos previos.
  - Es importante diferenciar la sintomatología del duelo perinatal de la de un trastorno depresivo (**Tabla 36-5**).
- **Trastornos de ansiedad:**
  - Aumentan tras el aborto para disminuir después de las 12 semanas, pero sobre todo despuntan ante la posibilidad de un nuevo embarazo.
  - Trastorno de estrés postraumático, hasta el 25 % en el mes posterior a la pérdida y hasta el 7 % 4 meses después.

Tabla 36-5. Sintomatología del duelo perinatal y del trastorno depresivo	
Duelo perinatal	**Trastorno depresivo**
Pena al ver recién nacidos y embarazadas o evitación de esa circunstancia	Idealización del hijo muerto
Autorreproches limitados	Recuerdos desagradables del embarazo
Deseos de hablar de lo sucedido	Aislamiento, rechazo de la posibilidad de ayuda
Ideas de suicidio poco frecuentes	Culpabilidad generalizada
Sentimientos de tristeza y llanto frecuente	Sentimientos de inutilidad y desvalorización global; las ideas de suicidio pueden ser frecuentes
Preocupaciones relativas al hijo fallecido (sufrimiento percibido, dolor durante el proceso, etcétera)	Enlentecimiento psicomotor acusado y prolongado

 Se han identificado los siguientes factores de riesgo para la complicación del duelo:

- Los antecedentes de problemas psiquiátricos.
- Antecedentes de pérdidas recurrentes.
- No tener hijos previos.
- Culpa traumática en relación con la pérdida.
- No tener pareja estable y contar con escaso apoyo social.
- Actitudes ambivalentes hacia el embarazo.
- Disponer de escasa información sobre lo sucedido.
- Que la pérdida coincida con otros problemas vitales importantes.

Evaluación tras la pérdida fetal

La evaluación del duelo perinatal es fundamental para comprender el impacto emocional que la pérdida ha tenido en los padres y para proporcionar el apoyo adecuado. Con este objetivo, se han desarrollado instrumentos que pueden servir de cribado, para posteriormente completarlos con una evaluación más exhaustiva.

Existen varias escalas para valorar el impacto emocional de la pérdida:

- Escala de Duelo Perinatal (Perinatal Grief Scale, conocida por las siglas PGS). Se compone de 33 ítems autoinformados con un formato de respuesta tipo Likert; están divididos en tres subescalas: duelo activo, dificultades de afrontamiento y desesperanza.
- Escala de Intensidad del Duelo Perinatal (Perinatal Grief Intensity Scale, conocida por las siglas PGIS). Consta de 14 ítems destinados a valorar el significado que la mujer otorga a la pérdida del bebé.
- Escala del Impacto del Aborto (Impact of Miscarriage Scale, conocida por las siglas IMS). Se compone de 24 ítems que evalúan cuatro dimensiones: significado personal que se le atribuye al aborto, grado en el que la experiencia fue

devastadora para la persona, forma en la que entiende la experiencia y aislamiento social.

Intervención sanitaria ante la pérdida perinatal y recomendaciones de buenas prácticas

La morbilidad posterior de trastornos mentales y el riesgo de duelo disfuncional pueden prevenirse con un adecuado soporte emocional del equipo sanitario multidisciplinar que atiende a la familia.

Comunicación de malas noticias

El estilo de comunicación que se emplea influye directamente en la forma en que la familia asimila la información que recibe y de la cual dependen sus decisiones, su adaptación psicológica a las nuevas circunstancias y su participación en el proceso. Habrá que tener en cuenta los factores personales y socioculturales de la madre gestante y su pareja, incluso los de los familiares que en ese momento los acompañen.

Lo primero que se debe hacer a la hora de comunicar la mala noticia es preparar el entorno: hay que procurar que sea un lugar tranquilo, privado, que permita la intimidad de la persona que va a ser informada. Hay que asegurarse de no ser molestados.

El lenguaje debe ser sencillo y conciso. Se evitará en lo posible el uso de terminología técnica sanitaria y se intentará simplificar al máximo la comprensión del mensaje. Sería conveniente asegurarse de que los familiares entienden la información que se les está proporcionando, pues la negación normal del primer momento puede hacer que se creen falsas expectativas y que haya un procesamiento erróneo de los datos aportados.

En la transmisión de la información, la comunicación no verbal (como el contacto visual, el tono de voz, la expresión facial, la proximidad, la postura, etc.) supone más del 90 % del significado del mensaje. Se debe intentar transmitir sensación de calma, sin denotar prisa, para favorecer un ambiente de interés y respeto.

Es imprescindible permitir a la familia que hable, para que sus miembros expresen sus deseos, temores y necesidades. Estar accesibles para resolver dudas que puedan surgir durante el proceso es clave en el acompañamiento.

Impacto de la pérdida perinatal en los profesionales

La sociedad actual es tanatofóbica: considera la experiencia de la muerte como un gran tabú y el proceso de duelo como algo patológico. Como consecuencia, ante las pérdidas afectivas, no se da el espacio necesario para sentir o expresar dolor; y se incita al doliente a reponerse casi en seguida sin poder expresar el sufrimiento.

Para los profesionales sanitarios, la muerte es una experiencia dolorosa en cualquier circunstancia que ocurra; en concreto, la muerte perinatal provoca un gran impacto en los involucrados. En ocasiones, la saturación emocional y la gestión del impacto emocional provocan conductas evitativas, como la huida o el distanciamiento emocional. Como herramientas de soporte para los facultativos directamente implicados en estas situaciones, se pueden ofrecer espacios de supervisión grupal o talleres formativos sobre autocuidado emocional.

Los primeros cuidados psicológicos que se pueden tomar en esta situación son los siguientes:

- **Validar emocionalmente:**
  - Todas las emociones desagradables en la situación traumática son necesarias para elaborar el proceso de duelo, ya que cumplen una función y deben ser validadas y legitimadas.
  - El acompañamiento a la familia significa permitir la expresión emocional, sin taponar el sufrimiento.
- **Escucha y silencio empático.** Escuchar al doliente (a la familia) supone estar disponible para el otro. Sentirse escuchado es una manera de legitimar el duelo.

- **Facilitar la despedida:**
  - Ayudar a los padres para que puedan despedirse de su hijo va a facilitar que la pérdida se haga más real.
  - Ante situaciones en las que, por motivos personales o razones médicas, la familia no se despida del bebé, pueden usarse otros rituales simbólicos que ayuden a elaborar la pérdida (como una caja de recuerdo, etcétera).
  - Los rituales de despedida son de utilidad para otorgar una identidad al bebé y hacer realidad la pérdida para iniciar al duelo.
- **No descuidar al resto de los familiares ante la pérdida** (hermanos, abuelos, etcétera).

PUNTOS CLAVE

- La pérdida gestacional temprana o precoz es aquella que se produce antes de las 12 semanas; y la tardía, entre las 13 y las 21 + 6 semanas de gestación.
- Para el tratamiento médico, la combinación más utilizada es la mifepristona por vía oral (200 mg) y a las 36-48 horas la administración misoprostol por vía vaginal. Las dosis irán variando en función de las semanas de gestación.
- Las principales indicaciones de tratamiento quirúrgico mediante legrado obstétrico son la preferencia de la paciente, la hemorragia intensa, la inestabilidad hemodinámica, la evidencia de tejidos retenidos infectados, la contraindicación para el tratamiento médico o la sospecha de enfermedad trofoblástica gestacional.
- El aborto séptico es un cuadro grave en el cual es fundamental asegurar la estabilidad hemodinámica, iniciar antibioterapia intravenosa de amplio espectro y realizar un legrado precoz.
- En referencia a la ILE, mediante la *Ley Orgánica 2/2010, de 3 de marzo, de salud sexual y reproductiva y de interrupción voluntaria del embarazo*, se despenalizó el aborto hasta la semana 14 de gestación; hasta la semana 22 si existe grave riesgo para la vida o la salud de la embarazada o riesgo de graves anomalías en el feto; o en cualquier momento en el caso de que se detecten en el feto anomalías incompatibles con la vida o una enfermedad extremadamente grave e incurable con la aprobación de un comité clínico.
- Para la realización de la ILE existen diversos métodos quirúrgicos, instrumentales o farmacológicos, que se usan aisladamente o combinados, en función de la edad gestacional:
  - Tratamiento médico: combinando mifepristona y análogos de prostaglandinas. En los casos del segundo trimestre, requiere ingreso hospitalario.

  - Tratamiento quirúrgico:
    - El aborto por aspiración es más frecuente hasta las 14 semanas de gestación.
    - Por encima de las 12 semanas, se recomienda realizar maduración cervical previa al procedimiento de evacuación uterina.
- En los ILE realizados en gestaciones ≥ 20-23 semanas, se suele inducir el fallecimiento fetal antes del aborto con la instilación de cloruro de potasio intracardíaco/intraumbilical, digoxina o lidocaína intrafetal e intraamniótica.
- Las fases del duelo son la fase de *shock*, estupor o negación; la fase de anhelo o búsqueda de la figura perdida; la fase de desorganización o desesperanza; y la fase de reorganización.
- La evaluación mediante escalas del duelo perinatal es fundamental para comprender el impacto emocional que la pérdida ha tenido en los padres y para proporcionar el apoyo adecuado.
- En el duelo perinatal, es importante proporcionar un soporte emocional por parte del equipo sanitario multidisciplinar que atiende a la familia, lo que implica:
  - Una correcta comunicación de malas noticias, en un entorno adecuado y empleando un lenguaje sencillo.
  - Cuidar la comunicación no verbal y proporcionar espacio a la familia.
  - Cuidar el impacto de la pérdida perinatal en los profesionales.
  - Iniciar los primeros cuidados psicológicos con la familia y realizar su posterior seguimiento, si los precisan.

BIBLIOGRAFÍA

Agencia Española de Medicamentos y Productos Sanitarios. Ficha técnica de la mifepristona 200 mg comprimidos. Madrid: AEMPS; 2021.

Agencia Española de Medicamentos y Productos Sanitarios. Ficha técnica del misoprostol 200 μg comprimidos vaginales. Madrid: AEMPS; 2022.

American College of Obstetricians and Gynecologists' Committee on Practice Bulletins—Gynecology. ACOG Practice Bulletin No. 200: Early pregnancy loss. Obstet Gynecol. 2018;132(5):e197-207.

American Society for Reproductive Medicine. Evaluation and treatment of recurrent pregnancy loss: a committee opinion. Fertil Steril. 2012;98(5):1103-8.

Doubilet PM, Benson CB, Bourne T, Blaivas M, Barnhart KT, Benacerraf BR, et al. Diagnostic criteria for nonviable pregnancy early in the first trimester. N Engl J Med. 2013;369(15):1443-51.

Encinas Romero A, Lapuente Ocamica O, López Picado A, Cuadra Cestafe M, Ugarte Rubio L, Martinicorena Satrustegui L. La influencia del tiempo de revaluación en el éxito del tratamiento del aborto diferido con misoprostol. Prog Obstet Ginecol. 2016;59(4):247-51.

García F, Rodríguez E, Stolzemburg A. Protocolo para la práctica sanitaria del aborto provocado. IVE. Gijón: Asociación de Clínicas Acreditadas para la Interrupción del Embarazo; 2019.

Hospital Clinic, Hospital Sant Joan de Déu, Universitat de Barcelona. Protocolo: Manejo de la pérdida gestacional precoz. Barcelona: Fundación Medicina Fetal Barcelona; 2019.

Hospital Clinic, Hospital Sant Joan de Déu, Universitat de Barcelona. Protocolo: Pérdida gestacional del segundo trimestre y exitus fetal. Barcelona: Fundación Medicina Fetal Barcelona; 2020.

Kollitz KM, Meyn LA, Lohr PA, Creinin MD. Mifepristone and misoprostol for early pregnancy failure: a cohort analysis. Am J Obstet Gynecol. 2011;204(5):386.e1-6.

Ley Orgánica 9/1985, de 5 de julio, de reforma del artículo 417 bis del Código Penal. BOE. 1985;(166).

Ley Orgánica 2/2010, de 3 de marzo, de salud sexual y reproductiva y de la interrupción voluntaria del embarazo. BOE. 2010;(55).

Ley Orgánica 1/2023, de 28 de febrero, de salud sexual y reproductiva y de la interrupción voluntaria del embarazo. BOE. 2023;(51).

Ministerio de Sanidad, Observatorio de Salud de las Mujeres. Guía Común del Sistema Nacional de Salud sobre Interrupción Voluntaria del Embarazo. Método Farmacológico. Madrid: Ministerio de Sanidad; 2022.

Ministerio de Sanidad, Servicios Sociales e Igualdad. Informe Metodológico Estandarizado Interrupción Voluntaria del Embarazo (IVE). Madrid: Ministerio de Sanidad, Servicios Sociales e Igualdad; 2009.

Molina Hita MM. Protocolo Asistencial de Obstetricia Hospital Universitario Virgen de las Nieves. Aborto. Granada: Hospital Universitario Virgen de las Nieves; 2021.

National Institute for Health and Care Excellence. Abortion Care NICE Guideline. Londres: NICE; 2019.

National Institute for Health and Care Excellence. Ectopic pregnancy and miscarriage: diagnosis and initial management in early pregnancy of ectopic pregnancy and miscarriage. NICE Clinical Guideline 154. Manchester: NICE; 2012.

Nybo Andersen AM, Wohlfahrt J, Christens P, Olsen J, Melbye M. Maternal age and fetal loss: population based register linkage study. BMJ. 2000;320(7251):1708-12.

Ridaura I. Estudio del duelo perinatal: interrupciones médicas del embarazo, muertes prenatales y muertes posnatales [tesis doctoral]. Barcelona: Universidad Autónoma de Barcelona; 2015.

Rodríguez M. Psicología perinatal. Teoría y práctica. 1ª ed. Madrid: Pirámides; 2019.

Savaris RF, De Moraes GS, Cristovam RA, Braun RD. Are antibiotics necessary after 48 hours of improvement in infected/septic abortions? A randomized controlled trial followed by a cohort study. Am J Obstet Gynecol. 2011;204(4):301.e1-5.

Sociedad Española de Ginecología y Obstetricia. Aborto espontáneo. Guía práctica de asistencia. Madrid: SEGO; 2010.

Sociedad Española de Ginecología y Obstetricia. Guía de asistencia en la muerte perinatal. Madrid: SEGO; 2021.

Sociedad Española de Ginecología y Obstetricia. Guía para la interrupción voluntaria del embarazo. Prog Obstet Ginecol. 2019;62(4):410-24.

Steinauer J, Barbieri R, Chakrabarti A. Overview of pregnancy termination. UpToDate. 2024 [consultado el 20 de octubre de 2024]. Disponible en: https://www.uptodate.com

Wen J, Cai QY, Deng F, Li YP. Manual versus electric vacuum aspiration for first-trimester abortion: a systematic review. BJOG. 2008;115(1):5-13.

World Health Organization. Abortion Care Guideline. Ginebra: WHO; 2022.

World Health Organization Regional Office for Europe. Definitions and indicators in Family Planning Maternal & Child Health and Reproductive Health used in the WHO Regional Office for Europe. Copenhague: WHO; 2000.

Muerte fetal anteparto

37

E. S. González Mesa, M. Blasco Alonso y M. Moreno Samos

OBJETIVOS

- Conocer el abordaje de la pérdida perinatal.
- Concienciar sobre la importancia de la formación para el estudio, acompañamiento y abordaje emocional de la pérdida perinatal.
- Guiar en los procedimientos de actuación para ayudar en la elaboración del duelo perinatal.
- Aclarar dudas y dotar a los profesionales de herramientas para mejorar la comunicación de malas noticias y el acompañamiento emocional ante una muerte perinatal.
- Facilitar el diagnóstico y el estudio de posibles etiologías, estandarizando y homogeneizando el estudio y las actuaciones realizadas.
- Facilitar a profesionales y familias que sufren una situación de duelo perinatal la información necesaria sobre las gestiones que se han de realizar, los documentos que se tienen que cumplimentar, las consultas sucesivas, etcétera.
- Facilitar el contacto tras la pérdida, creando el ambiente adecuado para la despedida.
- Valorar la necesidad de ayuda psicológica, espiritual y/o religiosa.

INTRODUCCIÓN

La pérdida perinatal es la que ocurre durante la gestación o tras el nacimiento del bebé esperado o ya nacido. Se trata, en fin, de la pérdida de un hijo, uno de los peores momentos a los que se pueden enfrentar unos padres en su vida, y una difícil situación para la que nadie está preparado y de la que se desencadena un duelo.

Todo duelo es un proceso de adaptación ante la pérdida de un ser querido. Es una reacción emocional y comportamental marcada por la aflicción y el sufrimiento, pero no afecta solo a la dimensión psicológica, sino también a la física, la espiritual y la social.

Concretamente, el duelo tras una pérdida perinatal es algo único e irrepetible, una experiencia devastadora con connotaciones distintas a otros duelos, ya que en él se produce una paradoja, al entremezclarse la esperanza de vida y la muerte e invertirse el orden natural por el que habitualmente un hijo sobrevive a sus padres. La pérdida perinatal también supone una situación muy difícil para los encargados de notificarla a los progenitores y acompañarlos en esos momentos tan delicados.

Sin embargo, otros duelos están más reconocidos y validados a nivel social. En ocasiones, el duelo perinatal está poco visibilizado y se encuentra rodeado de cierta incomprensión ante un dolor por la pérdida de un hijo que a veces la sociedad aún no reconoce, por no haber nacido.

 Una falta de reconocimiento y un mal abordaje o acompañamiento inicial del duelo puede generar sensación de falta de apoyo, incomprensión y soledad en los padres, lo que aumenta el riesgo de que se produzca un duelo mal elaborado, menospreciado o invisibilizado.

El duelo puede progresar de un modo patológico hasta en un 25 % de las ocasiones y provocar depresión, ansiedad, aislamiento o angustia vital, que en ocasiones se prolongan en el tiempo y pueden condicionar negativamente la vida y el futuro reproductivo de los afectados.

Es fundamental que los profesionales encargados de atender situaciones de pérdida perinatal aborden esta tarea de un modo correcto, no solo a la hora de realizar el diagnóstico de muerte perinatal, sino sabiendo acompañar, asesorar, guiar y dar pautas adecuadas en cada momento. Puede que los profesionales se sientan perdidos o incómodos, ya que existe poco entrenamiento en la comunicación de malas noticias en obstetricia, y pueden surgir dudas sobre qué decir o hacer, qué actitudes adoptar, cómo estudiar el proceso y acompañar en este.

 Los profesionales encargados de atender situaciones de pérdida perinatal deben acompañar, asesorar, guiar y dar pautas adecuadas en cada momento del proceso del duelo.

En España, según datos de 2018 del Instituto Nacional de Estadística, la tasa de mortalidad perinatal es 4,37/1.000 nacidos si solo se incluyen las muertes fetales de gestaciones viables y las neonatales de hasta 7 días, si bien ese número podría ser mayor si se incluyera la mortalidad perinatal ampliada (hasta 28 días de vida). Así, la muerte perinatal es algo a lo que los padres y los profesionales deben enfrentarse cada cierto tiempo. Disponer de protocolos y guías que faciliten el proceso es importante para mejorar esta asistencia.

Al intentar saber cuáles son los datos sobre pérdidas perinatales, puede haber disparidad entre lo recogido y la realidad, ya que en España solo es obligatorio por ley registrar las muertes fetales de más de 180 días de concepción (25 + 5 semanas). Así, en realidad, la tasa de pérdida perinatal va a ser mayor, ya que en las estadísticas no se están teniendo en cuenta los embarazos de menor edad gestacional.

Definiciones

La *muerte fetal* es la muerte intrauterina de un feto no nacido:

- Muerte fetal temprana: < 500 g y/o 21 + 6 semanas (≤ 139 días). Se suele denominar *aborto*.
- Muerte prenatal:
  – Muerte fetal intermedia: 500-1.000 g y/o 22-27 + 6 semanas (140-195 días).
  – Muerte fetal tardía: > 1000 g y/o > 28 semanas (≥ 196 días).

La muerte neonatal es la muerte del nacido antes de 28 días de vida posnatal:

- Muerte neonatal precoz: 0-7 días de vida.
- Muerte neonatal tardía: 8-27 días posnatales.

La definición de *muerte perinatal* (estándar) varía según el organismo consultado. La Organización Mundial de la Salud la define como la suma de la mortalidad fetal a partir de las 28 semanas más la mortalidad neonatal precoz (muerte fetal tardía + muerte neonatal precoz). Así, se pueden realizar comparaciones internacionales, ya que no en todos los países existe obligatoriedad de registrar las muertes fetales de < 28 semanas.

Respecto a la *mortalidad perinatal ampliada*, hay disparidad de criterios. En algunos centros, se contabilizan muertes fetales > 1.000 g y/o > 28 semanas más muertes neonatales tardías (hasta 28 días de vida) (muerte fetal tardía + muerte neonatal tardía), mientras que en otros se contabilizan (siguiendo recomendaciones de la Organización Mundial de la Salud) las muertes fetales intermedias y tardías (> 22 semanas y/o > 500 g) más las muertes neonatales tardías (hasta 28 días de vida) (muerte fetal intermedia + muerte fetal tardía + muerte neonatal tardía).

Se distinguen dos tipos de tasas de mortalidad:

- Para hallar la tasa de mortalidad perinatal, se emplea la siguiente fórmula: (número de muertes perinatales al año/ número total de nacimientos vivos o muertos) × 100.
- La tasa de mortalidad neonatal se calcula mediante la siguiente operación: (número de nacidos vivos al año que fallecen antes de 28 días de vida/número total de nacimientos vivos) × 100.

Por último, la muerte materna (relacionada con el embarazo) es el fallecimiento de una mujer durante el embarazo o hasta 42 días posparto.

Véase un resumen de las definiciones de los términos fundamentales relacionados con la muerte fetal anteparto (**Fig. 37-1**).

Ámbito legal

Aunque es posible el registro de las muertes perinatales de < 180 días, solo es obligatorio el de las de > 180 días, mediante

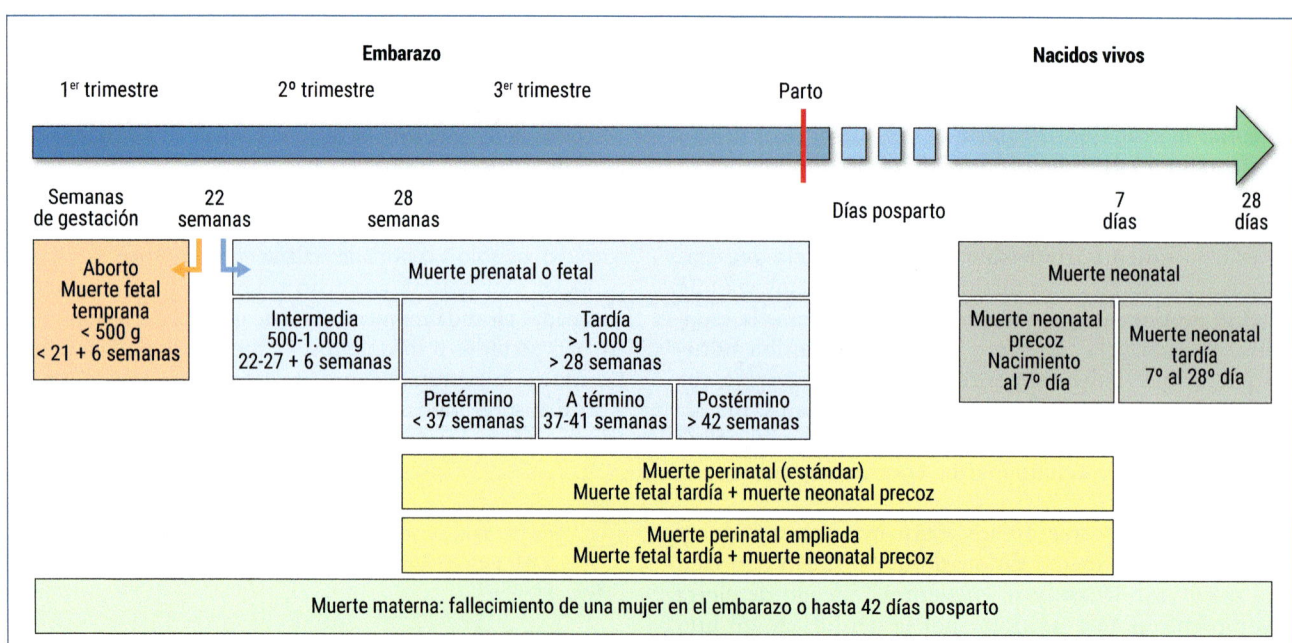

Figura 37-1. Definiciones y terminología de la muerte perinatal.

la presentación del boletín adecuado, del que se hablará más adelante, en el Registro Civil por parte de los padres o la funeraria. Para ello, los profesionales deben conocer los procedimientos que se han de cumplir y los documentos que se han de presentar en cada caso.

DIAGNÓSTICO

Es insuficiente la auscultación de la frecuencia cardíaca fetal con un estetoscopio de Pinard, un *sonicaid* o un captor de ultrasonidos del registro cardiotocográfico externo. Un diagnóstico fiable precisa de la realización de una ecografía obstétrica para visualizar el corazón fetal, el cordón umbilical, el líquido, la placenta y el feto. Además, estas imágenes ayudarán en ocasiones a una eventual orientación etiológica y temporal de la muerte fetal en caso de hallar hematomas o desprendimientos placentarios, o determinados signos, como acabalgamiento de parietales, hidropesía, edema, gas subcutáneo, etc. A pesar de tener un diagnóstico, se recomienda avisar a un segundo explorador. Esto aumenta la confianza en el diagnóstico y permite transmitir la noticia acompañado.

Comunicación de la noticia y apoyo en el duelo

En la relación médico-paciente, es fundamental cuidar aspectos relacionados con la comunicación de una noticia tan mala como la muerte fetal.

> ❗ Una buena relación médico-paciente establece un inicio de duelo más fisiológico, lo que disminuye la posibilidad de desarrollar ansiedad, depresión o duelo complicado, y mejora la satisfacción y confianza de los pacientes con los profesionales.

Es importante que las personas (profesionales o no) que rodean a alguien en duelo no se sientan incómodas con la expresión de sentimientos y que eviten intervenir en la manera en la que el afectado va gestionando el duelo. En ocasiones, se tiende a incentivar que los pacientes atraviesen el duelo de un modo precipitado para que este acabe lo antes posible y la persona «vuelva a ser la de antes» y «esté bien ya»; sin embargo, estas actitudes interfieren en el duelo, que es personal e intransferible. Una actitud aceleradora, evitativa o de intromisión en el duelo puede empeorar su resolución, invalidar la expresión de emociones necesarias o presionar a recorrerlo de un modo que no ayude a avanzar al ritmo personal que cada uno necesite.

Concretamente, el duelo perinatal tiene connotaciones especiales que pueden hacer que las pacientes lo sientan en ocasiones como algo «desautorizado» por determinados aspectos (**Tabla 37-1**).

Aunque clásicamente se afirmaba que un duelo podía atravesar diferentes fases, hoy en día está cuestionado que el duelo sea algo estándar. En verdad, es algo dinámico y cada persona lo transita de un modo o a un ritmo diferente. Véase la clasificación que clásicamente se ha establecido de las fases o etapas del duelo (**Fig. 37-2**).

El profesional debe tener en cuenta las actitudes de su comunicación para facilitar un *apoyo sano al duelo perinatal*. Estas se resumen en el acrónimo inglés LAST, formado a

Tabla 37-1. Connotaciones que pueden hacer sentir el duelo perinatal como algo «desautorizado»

No existen guiones establecidos
Menor reconocimiento público
Menor expresión abierta a nivel social
Percepción de incomprensión y menor apoyo del entorno
Sentimientos de infravaloración externa del duelo por no haber conocido al hijo perdido
Menos percepción de recursos sanitarios de apoyo

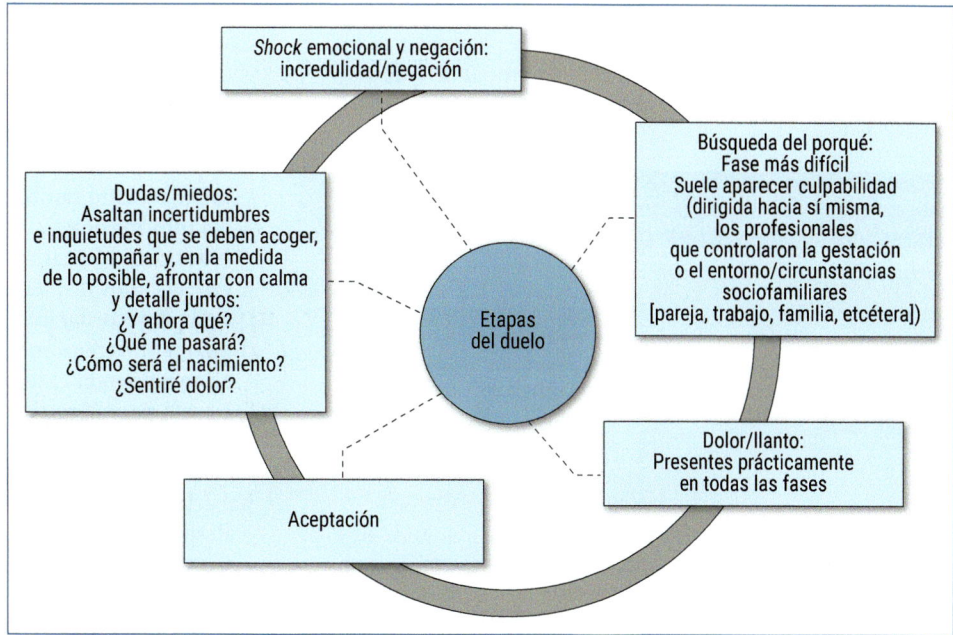

Figura 37-2. Fases o etapas del duelo.

partir de las iniciales de las palabras *listen, acknowledgement, support* y *touch* (**Tabla 37-2**).

Al comunicar la mala noticia, es recomendable tener en cuenta estas consideraciones:

- **Se han de evitar situaciones que contribuyan a una peor experiencia y elaboración del proceso**:
  - No identificarse ante la pareja y la familia.
  - Dar la noticia y todas las explicaciones con la paciente tumbada en la camilla.
  - Restar importancia a la pérdida o minimizarla.
- **Hay que preparar el entorno**: cuidar el lugar, la compañía y la forma en la que se da la mala noticia (**Tabla 37-3**).
- **Los aspectos relacionados con los profesionales encargados de dar la mala noticia son los siguientes**:
  - Identificarse y presentarse por su nombre.
  - Ser pacientes, cercanos y empáticos.
  - Ofrecer una segunda opinión mediante la repetición de la ecografía. Esto avalará el diagnóstico y dará una mayor seguridad y confianza en este. Se podrá realizar de varias maneras:
    - Solicitar su realización por otro compañero del centro.
    - Ofrecer a la paciente que acuda a un ginecólogo externo que ella elija, si lo desea y las circunstancias no indican la necesidad de actuación urgente.
  - Procurar la existencia de uno o dos profesionales de referencia:
    - Aunque en muchas ocasiones es complicado por la turnicidad, es recomendable que los pacientes sientan el vínculo con profesionales de referencia en su atención.
    - En caso de no que no se pueda asegurar que se trate del mismo profesional en todo el proceso, al menos hay que garantizar y transmitir a los pacientes que habrá continuidad de los cuidados en su atención y seguimiento por parte de un equipo.
  - Valorar la necesidad de eventual ayuda psicológica, espiritual o religiosa.
  - Comunicar la situación especial de la paciente a todos los profesionales que la atiendan (personal de enfermería, ginecología, neonatología, auxiliares) para conseguir:

Tabla 37-3. Preparación del entorno a la hora de dar la mala noticia

Lugar	• Íntimo, privado, tranquilo • Evitar ser molestados o interrumpidos
En camilla del ecógrafo	• Inicialmente, se mostrará la ecografía para que comprueben la ausencia de latido cardíaco y movimientos fetales • Se notificará si hay algún signo claro que oriente a la etiología
Paciente sentada	• Es necesario dar las explicaciones más detalladas una vez la paciente esté sentada y no cuando aún se encuentre tumbada en la camilla del ecógrafo
Presencia de familiares	• La comunicación del diagnóstico será preferiblemente en presencia de un familiar (lo mejor es que sea la pareja): se les preguntará si desean compañía adicional en ese momento
Actitud del profesional	• Se ha de mostrar calma, interés y respeto • Se debe hablar en plural para hacer partícipe a la pareja en la conversación y la situación • No hay que mostrarse a la defensiva o incómodos • Hay que ser receptivos y mostrar cercanía, empatía y disponibilidad • Hay que dirigirse siempre a la paciente a la hora de suministrarle información • Se evitarán las conversaciones paralelas

- Coordinación en ingreso y parto.
- Que se ofrezcan herramientas y recursos disponibles para estudiar y afrontar la pérdida del modo menos doloroso posible.
- Que se eviten errores en la comunicación (como que alguien se refiera a la paciente como gestante de un bebé vivo, que se le pregunte por aspectos relacionados con una gestación normoevolutiva o que vaya a realizarse la monitorización de la frecuencia cardíaca fetal).
- Que se recurra a elementos identificativos en la historia clínica de la paciente o en el listado de pacientes ingresadas, en caso de disponer de ellos (p. ej., pegatinas de mariposa, que simbolizan la pérdida perinatal).

- **Lenguaje**:
  - Hay que cuidar no solo la información y el mensaje que se quieren transmitir, de forma que sean útiles y se comprendan, sino también la forma en la que se transmite esa información.
  - No se debe olvidar nunca que, aunque la familia no procese en unos primeros momentos toda la información, siempre recordarán la actitud del profesional y cómo les hizo sentir en momentos tan sensibles.
  - Se recomienda cuidar las palabras y actitudes y seguir ciertas pautas respecto al lenguaje verbal y no verbal empleado en esta fase del proceso (**Tabla 37-4**).
- Hay que **comprobar lo que la pareja ha comprendido tras haberles proporcionado la información**. Para ello, se debe:
  - Respetar los silencios y realizar escucha activa.
  - Contestar a las preguntas según vayan surgiendo:
    - En ocasiones, de forma escalonada a continuación del diagnóstico.

Tabla 37-2. Actitudes de la comunicación que facilitan un apoyo sano al duelo perinatal (LAST)

Listen: escucha	Se debe escuchar
Acknowledgement: reconocimiento del dolor y la no explicación de la pérdida	Se ayudará a justificar el dolor y las emociones que pueden hacer sentirse a la paciente superada o perdida
Support: apoyo	Se ofrece acompañamiento. El profesional se muestra como un punto de apoyo con quien contar para expresar dolor, dudas o emociones
Touch: tacto	Se cuidan el lenguaje verbal y el no verbal (tono de voz, gestos, postura, mirada, etcétera)

Tabla 37-4. Pautas de tratamiento médico en la pérdida gestacional del primer trimestre

Lenguaje verbal	Lenguaje no verbal

• Sencillo y claro
• Información sincera, gradual y comprensible
• Se manifestará el pesar por la situación de la paciente
• Hay que referirse al bebé como «hijo» o llamarlo por su nombre (nunca denominarlo feto, de cara a ayudar en la aceptación e inicio del proceso de duelo)
• Se han de cuidar las frases de consuelo
	• Aunque la familia no procese bien la información en ese instante, siempre recordarán la actitud y las palabras en momentos tan sensibles:
	  – Hay que invitarles a estar sentados junto al profesional
	  – Hay que mirarles a los ojos
	  – Se valorará si puede ayudarles cierto contacto físico (coger la mano, apoyar la mano en el hombro, etcétera)
	  – Hay que ser receptivos
	  – Se mostrará cercanía, empatía y disponibilidad
	  – Se ha de realizar una escucha activa
	  – Hay que evitar:
	    ▪ Cruzar los brazos
	    ▪ Dar la sensación de tener prisa
	    ▪ Mostrarse a la defensiva o incómodos

- En otros casos, en el momento adecuado según los afectados demanden y vayan necesitando ampliar la información o la resolución de dudas.
- Ejemplos de preguntas que surgirán: «¿Qué ha pasado?», «¿Cómo ha podido ocurrir?», «¿Por qué a mí?», «¿Qué ocurrirá después?».
- Propiciar espacios y momentos de intimidad para que los padres mediten y asimilen la noticia juntos y a solas; dar tiempo a la pareja para asimilar la noticia:
  - Se ha visto que, en el primer instante, solo se procesa y asimila en torno al 30 % de la información.
  - Los tiempos de comprensión de la noticia son muy variables, por lo que habrá que ofrecerse a dar la información necesaria cuando estén más preparados para asumirla y comprenderla; e incluso, aunque no lo soliciten, pasar al cabo de un tiempo para interesarse de nuevo por su estado y comprobar si necesitan más información o apoyo, ya que sentirse informados adecuadamente ayuda a sentir que se tiene cierto control sobre el proceso.
  - En algunos centros de España, para la información a familias con una pérdida perinatal, incluso se ha elaborado algún tríptico o documento por escrito que facilite a los afectados la posterior consulta por escrito de la información suministrada de forma verbal.
- **Conocer, gestionar y validar las emociones de la pareja y los profesionales:**
  - Emociones de los pacientes afectos de pérdida perinatal:
    - Se permitirá la expresión de sentimientos y emociones (llanto, ira, bloqueo, negación, etc.) y se favorecerán los espacios para expresar el dolor.
    - Se evitará decir a los pacientes o las familias cómo deben sentirse, pero sí se validarán posibles reacciones o sentimientos que puedan surgir *a posteriori* (llanto, ira, rabia, disnea, opresión torácica, taquicardia, etcétera).

- Se normalizarán ciertas situaciones: se explicará que hay situaciones que pueden ocurrir o haber ocurrido, en el presente o en el pasado, que no deben hacerles sentir culpa o recelo por no haberles invitado a consultar (p. ej., es normal no haber sentido signos de alarma o haber notado movimientos fetales recientes a pesar de la pérdida).
- Se han de evitar preguntas innecesarias que puedan aumentar la autoculpación («¿Desde cuándo no percibes que se mueva el bebé?», «¿No habías notado nada?», etcétera).
- En la fase de búsqueda del porqué:
  - Es importante mostrar cercanía verbalizando que se hará lo posible para un diagnóstico etiológico, pero hay que dejar claro que en ocasiones esto no es posible.
  - Se tendrá tacto y empatía al disipar miedos o dudas y se reconocerán sentimientos de culpabilidad, ira o impotencia para no aumentarlos.
- Que los profesionales conozcan sus propias emociones puede contribuir a que no tomen actitudes de evitación a la hora de transmitir malas noticias:
  - Dolor empático. Los profesionales tienen sus propios duelos y emociones, que en ocasiones se pueden ver reavivados ante estos casos.
  - Falta de costumbre de expresar los sentimientos.
  - Miedo, incomodidad o estrés por:
    - Generar dolor.
    - Ser culpados o porque el caso se judicialice.
    - Reconocer que hay algo que se desconoce (hay que ser honestos, explicar la incertidumbre y poner los medios para solventarla).

Hay que tener en cuenta ciertas actitudes que es recomendable no tener o evitar, frente a otras que sí se recomienda tener o potenciar, así como una serie de frases que se ha visto que pueden dificultar el duelo y que, por tanto, se recomienda evitar, frente a otras que pueden facilitar la cercanía y la transmisión de emociones y que, por tanto, se han de recordar y usar (Tabla 37-5).

Los aspectos que se han de evitar en la comunicación de una mala noticia ante una muerte perinatal son los siguientes:

- Mostrarse huidizos, con miedo, inseguros o evitativos.
- Derrumbarse o llorar desconsoladamente ante los pacientes (solo hay que acompañar).
- Tener prejuicios o dar opiniones.
- Minimizar la pérdida. No consuela:
  - Buscar algo positivo en la pérdida: en general, los padres querrían que el bebé sobreviviera y, en caso de interrupción legal del embarazo, que no tuviese enfermedad o malformación alguna.
  - Decirles que tendrán más bebés. Este bebé es único e irreemplazable para ellos, independientemente del tiempo que haya existido.
  - Decirles «Entiendo su dolor». Nadie puede saber cómo se siente una madre o un padre que pierde un hijo si no ha vivido la situación. Decir «Imagino cómo se siente» o «Lo entiendo» puede causar más dolor y sensación de incomprensión.

Tabla 37-5. Frases para evitar y frases para recordar en la comunicación de una mala noticia ante una muerte perinatal

Frases para evitar (dificultan el duelo)	Frases para recordar (favorecen el acompañamiento en el duelo)
• «Seguramente es porque algo iba mal» • «Más vale ahora que más adelante» • «En realidad, no era un auténtico bebé» • «Al menos aún no lo conocisteis» • «Ya tendréis otro bebé» • «La naturaleza es sabia» • «Ha sido voluntad de Dios» • «Sé fuerte» • «Sé valiente» • «No llores más» • «Tenéis que pasar página» • «La vida sigue»/«Hay que seguir viviendo» • «Piensa en tus otros hijos» • «Sé cómo se sienten» • «El tiempo lo cura todo» • «¿No habías dejado de notarlo?» • «No es el fin del mundo» • «Ahora lo que necesitan es...» • «Han pasado meses, no es normal estar así» • «Yo he pasado por lo mismo y estoy bien»	• «Siento mucho lo que les ha pasado» • «Es normal que necesitéis llorar» • «No se preocupe si necesita llorar, hágalo» • «Una pérdida como esta lo cambia todo, ¿cómo no van a llorar?» • «Me imagino cuánto quieren a ese bebé» • «La verdad es que no sé qué puedo decirles» • «Estamos aquí para ayudarles en lo posible» • «Cuenten conmigo» • «Vamos a acompañarlos en lo que necesiten» • «Tómense el tiempo que necesiten para avanzar. Darse tiempo a uno mismo ya es avanzar» • «Cada persona tiene su proceso y sus tiempos y todos son válidos» • «Uno mismo es quien mejor se conoce y sabe lo que necesita. Nosotros estaremos aquí para acompañarlos en lo que necesiten y decidan» • «No te compares con nadie, escúchate a ti misma para saber qué necesitas»

Sí se debe:

• Realizar una escucha empática y activa. Se puede expresar tristeza y pesar por la pérdida, pero no es posible hacer que desaparezca el dolor de los padres. Hay que limitarse a:
  – Escuchar.
  – Mostrarse atento y cercano.
  – Mantener la mirada y escuchar su dolor (que los padres sientan que lo están compartiendo).
  – Al profesional se le puede escapar alguna lágrima, pero ha de saber que es la figura de apoyo y sustento en este proceso.
• Acoger y acompañar a la pareja:
  – Ser comprensivos.
  – Hacerles sentir que no están solos.
• Permitir:
  – Expresiones de dolor (salvo conductas agresivas).
  – Hablar de su bebé sin represiones si lo necesitan.
• Dar información, explicar y contestar dudas a los padres:
  – Resolver dudas con respuestas adecuadas, sinceras, realistas, con tacto y empatía.
  – Explicar a los padres lo que pueden experimentar en cada momento, normalizando y validando sus emociones y procurando su comodidad y expresión de sentimientos.

– Explicar qué es el duelo y sus características; que cada duelo es único y que deben permitirse ser libres de sentir lo que quieran, cuando quieran o lo necesiten.
  – Informar de que cada miembro de la pareja puede sentir el duelo de modo diferente; comprenderlo puede evitar conflictos que dificulten el proceso.
• Ofrecer seguridad en sus cuidados (para disipar dudas y miedos, se ha de explicar que la conducta médica estará guiada siempre por la seguridad de la paciente).
• Garantizar que se investigarán las posibles causas de la pérdida. Ofrecer estudios diagnósticos y pruebas complementarias necesarias.
• Explicar y resolver dudas sobre el procedimiento que se va a seguir (la información documentada ayuda a los padres a tomar decisiones compartidas):
  – Finalización de la gestación:
    ▪ En general, se recomienda una actitud activa (inducción de parto) cuando la paciente esté preparada.
    ▪ En ocasiones, si lo prefieren y no hay urgencia, se puede contemplar una actitud inicial expectante.
    ▪ En general, salvo criterio médico, no se aceptará la petición de cesárea para acabar antes (no ayuda a la salud materna ni física ni emocional, y puede favorecer sentimientos de irrealidad y condicionar el futuro reproductivo de la paciente).
  – Favorecer la despedida: respetar y resguardar las decisiones de la pareja y su intimidad.
• Hacer sentir su presencia con discreción (el profesional ha de dejar intimidad y espacio a los padres, pero mostrándoles regularmente su disposición para lo que necesiten).
• Ayudar en la toma de decisiones (aconsejar, no obligar):
  – Ofrecer y potenciar la toma de contacto con el bebé. Preguntar al respecto antes de que se produzca el nacimiento y, sea cual sea la decisión, volver a preguntar cuando se produzca este.
  – Dar opciones sobre lo que podrán hacer en ese momento (los padres a veces no piensan en ello en esa situación, por lo que se les podrá orientar sobre si quieren tener recuerdos de su hijo, ponerle nombre o cogerlo y abrazarlo).
  – En ocasiones, incluso con frases sutiles, el consejo del profesional puede ayudarlos y animarlos a tener ese contacto; a menudo, agradecerán más adelante haberlo tenido.
  – Ofrecer que otros familiares tomen contacto también con el bebé si lo desean.
  – Ofrecer recuerdos del bebé.

Por otro lado, hay que conocer una serie de aspectos que pueden servir de alerta y que sugieren que se debe vigilar la progresión a un posible duelo complicado:

• Exceso de sentimiento de culpa por la pérdida.
• Reacción emocional escasa al inicio o desproporcionada tras un tiempo.
• Incapacidad a la hora de desenvolverse en el día a día.
• Aparición de fobias (social, agorafobia, etc.), sobre todo si se perpetúan en el tiempo.

- Conductas de riesgo para ocultar el dolor (droga, alcohol, trabajo compulsivo).
- Aparición de nuevos síntomas que no existían antes de la pérdida (somatizaciones, ansiedad o depresión patológicas, etcétera).
- Ideas de suicidio.

> - En la comunicación de malas noticias, deben cuidarse los aspectos relacionados con el lenguaje verbal y el no verbal.
> - La pérdida gestacional implica emociones en los progenitores, pero también en los profesionales implicados en su atención. Reconocer, acoger y manejar correctamente estas emociones ayudará en la relación médico-paciente y en la evolución del proceso del duelo de los pacientes.

Estudio etiológico

Ante una muerte perinatal, es necesario ofrecer estudios etiológicos y pruebas diagnósticas, de cara a conseguir una información que puede ser útil para:

- Comprender la causa de la pérdida.
- Orientar el futuro reproductivo de la paciente.
- Establecer un posible riesgo de recurrencia que ayude a planificar el seguimiento y las posibles estrategias preventivas en futuras gestaciones.

Se debe explicar la importancia de la solicitud de estas pruebas diagnósticas, así como la eventual pérdida de información que puede suponer no realizarlas en el momento adecuado, ya que algunas pueden necesitar su solicitud desde el ingreso de la paciente, inmediatamente tras el parto, y otras pueden requerir su repetición tras un tiempo. Pero también deben comunicarse de forma cuidadosa los datos obtenidos, para lo que habrá de buscarse el momento adecuado y adaptar el lenguaje al mensaje y a la persona que lo recibe, según las circunstancias de cada momento.

En algunos hospitales, de cara a facilitar la solicitud de estas pruebas, se ha empleado algún tipo de listado de verificación o se ha activado la opción de su solicitud electrónica con un perfil específico adaptado a la pérdida perinatal y a las circunstancias de cada centro.

Debido a que estas pruebas deben consensuarse con cada centro según su disponibilidad, no se puede indicar que las siguientes recomendaciones sean homogéneas ni de obligatoria solicitud en toda España. Sin embargo, sí se pasa a detallar qué pruebas son recomendables para servir de orientación a los profesionales que puedan realizar el estudio en caso de pérdida perinatal y que tengan disponibilidad de realizar su solicitud.

Pruebas en caso de muerte fetal

Se pueden realizar estudios en la madre y en el feto y los anejos ovulares.

Estudios en la madre

Los estudios sobre la madre incluyen:

- **Anamnesis e historia clínica**: lo más detalladas que sea posible. Incluirán:
  - Antecedentes familiares, personales (médicos, quirúrgicos y sociolaborales) y ginecoobstétricos.
  - Evolución de la gestación: hematomas, sangrados, pérdida de líquido, cefaleas, hipertensión, edemas, antecedente de traumatismos, evolución de sus ecografías, diagnóstico prenatal, etcétera.
- **Exploración física**: peso, talla, índice de masa corporal, constantes (temperatura, frecuencia cardíaca, presión arterial), edemas, sangrado, pérdida de líquido, prueba de Bishop, altura y tono uterinos.
- **Pruebas complementarias y toma de muestras**:
  - Peticiones al ingreso disponibles de forma urgente:
    - Hemograma.
    - Coagulación (tiempo de protrombina y trombina, tiempo parcial de tromboplastina activada, fibrinógeno, dímero D).
    - Prueba de Coombs indirecta.
    - Bioquímica (glucosa, iones, creatinina, alanina-transaminasa, gamma-glutamiltransferasa, fosfatasa alcalina, bilirrubina total, ácido úrico, lactato-deshidrogenasa).
  - Peticiones que deben cursarse de forma rutinaria:
    - Serologías (inmunoglobulinas G y M) de toxoplasmosis, citomegalovirus, rubéola, parvovirus B19, lúes, virus del herpes simple, etc. El virus Zika puede incluirse ante viajes a países de riesgo perigestación.
    - Prueba de Kleihauer-Betke:
      - Recuento de hematíes fetales en sangre materna, destinado a detectar hemorragia fetomaterna, causante del 4,1 % de las muertes fetales (sobre todo a término, en gestaciones múltiples o tras circunstancias de riesgo, como traumatismo abdominal, desprendimiento de placenta, sangrado de placenta previa, crecimiento intrauterino restringido, etcétera).
      - La hemorragia fetomaterna se considera grave si es > 20 mL/kg peso (la volemia fetal es 85 mL/kg).
      - Se considera diagnóstica, ante una muerte fetal las 24-48 horas previas, la existencia de > 0,2-0,5 % de hematíes fetales en sangre materna, sobre todo si coexisten signos clínicos o placentarios de anemia fetal.
      - Su diagnóstico, además de servir en el estudio etiológico, aporta la posibilidad de ajustar la dosis de gammaglobulina anti-D en pacientes Rh negativas para prevenir la isoinmunización anti-D.
      - Su extracción debe ser cercana al diagnóstico de la muerte fetal y debe realizarse en un tubo morado con EDTA.
      - Por alguna limitación, se pueden dar falsos positivos o falsos negativos, como en casos de incompatibilidad del sistema de flujo sanguíneo AB0 madre-hijo (los hematíes fetales son destruidos en

poco tiempo) y los desprendimientos de placenta intraparto (para descartar falsos positivos por este motivo, se debe realizar la prueba lo antes posible tras el diagnóstico y antes del parto).
  ○ Como alternativa a esta prueba, puede emplearse la citometría de flujo.
- Cribado de trombofilias congénitas:
  ○ Mutaciones de genes de factor V de Leiden, protrombina 20210, metiltetrahidrofolato-reductasa; nivel de antitrombina III; actividad de proteínas C y S; y homocisteína.
  ○ Respecto al estudio de trombofilias, se ha demostrado su asociación a la enfermedad tromboembólica venosa o arterial, pero existe controversia sobre su asociación con la trombosis uteroplacentaria asociada a complicaciones perinatales tipo muerte fetal, preeclampsia, crecimiento intrauterino retardado y desprendimiento prematuro de placenta normalmente inserta. Por eso hay guías (como las del Colegio Americano de Obstetras y Ginecólogos de 2018 y 2020) que no recomiendan su solicitud rutinaria ante pérdida perinatal, salvo antecedente o sospecha de enfermedad tromboembólica.
  ○ En la fase aguda (al ingreso), serán más importantes la mutación del factor V de Leiden y protrombina 20210, ya que, en caso de alteración del resto de pruebas, estas deberían ser repetidas para su confirmación a los 2-3 meses.
- Cribado de síndrome de anticuerpos antifosfolípidos: anticoagulante lúpico, anticuerpos anticardiolipina y anti-β$_2$-glicoproteína I:
  ○ Su diagnóstico requiere de positividad en dos ocasiones separadas ≥ 12 semanas, ya que hasta en el 1-5 % de población hay anticuerpos de este tipo presentes, pero el síndrome solo aparece en 4/10.000 gestaciones.
  ○ Su diagnóstico aumenta el riesgo de morbimortalidad materna (enfermedad tromboembólica venosa, preeclampsia, etc.) y complicaciones perinatales por alteración placentaria (muerte perinatal, crecimiento intrauterino restringido, desprendimiento prematuro de placenta normalmente inserta).
  ○ Requiere de prevención en las siguientes gestaciones mediante ácido acetilsalicílico preconcepcional más heparina de bajo peso molecular desde el primer trimestre.

> **!** Guías recientes, como la de la Sociedad Española de Ginecología y Obstetricia, recomiendan solicitar anticuerpos antifosfolípidos (anticoagulante lúpico, anticuerpos anticardiolipina, anti-β$_2$-glicoproteína I) en los siguientes casos:
>
> - Antecedente de enfermedad tromboembólica venosa o enfermedad tromboembólica arterial.
> - Muerte perinatal asociada a:
>   – Preeclampsia.
>   – Desprendimiento de placenta.
>   – Peso fetoneonatal o placentario < p10.
>   – Datos de insuficiencia placentaria.

En caso de asociación a trastorno hipertensivo, se recomienda añadir a la bioquímica en sangre materna un perfil hepatorrenal (transaminasa glutámico-oxalacética, transaminasa glutámico-pirúvica, ácido úrico, bilirrubina, creatinina, proteinuria, etc.), así como una ratio tirosina-cinasa 1/factor de crecimiento placentario; si hubiera sospecha de hemólisis, se valorarían la lactato-deshidrogenasa y la presencia de esquistocitos.

En caso de madre diabética o bebés de peso > p90, se añadirá la valoración de hemoglobina glucosilada. Ante un bebé con signos de hidropesía fetal, además de la prueba de Coombs indirecta y el cribado de infección congénita mediante serologías, es importante el estudio del tejido fetal, la placenta y las membranas mediante autopsia o necropsia para descartar la asociación a malformaciones; en caso de disponibilidad, se puede añadir el cribado de enfermedad metabólica, α-talasemia o hemoglobinopatía de Bart, sobre todo en pacientes originarios de Filipinas. Si hay prurito cutáneo y palmoplantar, se ha de descartar colestasis: γ-glutamil-transferasa, fosfatasa alcalina, ácidos biliares.

Si coexiste trabajo de parto pretérmino espontáneo, rotura prematura de membranas pretérmino o prolongada, fiebre materna o sospecha de corioamnionitis o triple I, se realizarán cultivos para su estudio microbiológico:

- Exudado vaginorrectal: *Streptococcus* del grupo B.
- Endocervicales y vaginales: gérmenes aerobios, anaerobios, *Chlamydia, Ureaplasma/Mycoplasma*.
- Hemocultivos: bacterias (aerobias y anaerobias), hongos y cribado de *Listeria monocytogenes*.
- Fragmento de placenta y membranas: hongos y bacterias.
- Si hay antecedentes o sospecha de consumo de tóxicos, se debe proceder a su cribado en orina previa autorización de la paciente.

Estudios en el feto y los anejos ovulares

Los estudios en el feto y los anejos ovulares son los siguientes:

- **Ecografía.** Hay que detallar por escrito los hallazgos encontrados respecto a la actividad cardíaca y los movimientos fetales, biometría fetal, estática fetal:
  – Situación, posición y presentación.
  – Presencia de anomalías morfológicas fetales.
  – Volumen de líquido amniótico.
  – Características placentarias (localización, especificando si es previa, desprendimiento, hematomas, acretismos, etcétera).
  – Longitud cervical (individualizar y solicitar autorización).
- **Al nacimiento**, examen externo del recién nacido y anejos ovulares:
  – Buscar hallazgos anormales que pudieran orientar la etiología de la pérdida y documentarlos por escrito:
    ■ Peso del bebé y la placenta por separado.
    ■ Sexo del bebé.
    ■ Malformaciones o anomalías macroscópicas claras.
    ■ Marcas en la piel que pudieran haber sido producidas por compresión del cordón en la zona y que desaparecerán horas tras el nacimiento.

- Hallazgos en el cordón: nudos, circulares o bandoleras (laxas o apretadas), lesiones, hematomas o alteración en el número de vasos, inserciones anómalas (velamentosas, etcétera).
- Inspección y examen de las membranas amnióticas y la placenta: coloración, zonas de hematomas o hemorrágicas, vasos membranosos, inserciones anómalas, placentas bipartitas o circunvaladas, etcétera.
- Conviene avisar a los progenitores de la dificultad de una valoración etiológica únicamente con el examen macroscópico, sobre todo ante bebés hidrópicos o macerados o edad gestacional precoz. Además, se informará de que las dudas precisarán de confirmación mediante estudios adicionales, como la autopsia.
- **Autopsia perinatal** y estudio anatomopatológico del feto y la placenta:
  - Se debe informar sobre:
    - La importancia de la prueba, al ser una de las que aporta más información sobre la etiología (un 22-76 % de los casos, según las series consultadas).
    - En qué consiste: objetivos, qué esperar, procedimiento, el respeto con que se tratará el cuerpo del bebé fallecido, plazos para recuperar el cuerpo tras la prueba y período aproximado en que se elaborará el informe.
  - Hay que tener tacto y comprensión. Es una decisión especialmente difícil porque:
    - Es un procedimiento invasivo sobre el cuerpo de un hijo.
    - Deber decidirse en un momento de gran carga emocional.
    - Puede haber condicionantes religiosos o culturales
  - Ante las dudas, siempre que sea posible, se puede diferir la decisión unas horas tras el parto sin presionar, dando la opción de cambiar de opinión en ese tiempo.
  - Es importante recomendar un estudio anatomopatológico placentario en:
    - Muertes perinatales, aunque no se desee realizar autopsia al bebé fallecido.
    - Partos en los que se prevea un riesgo de muerte en el período neonatal (prematuros, crecimiento intrauterino retardado, malformación o hidropesía fetal, infección perinatal, prueba de Apgar baja o depresión cardiorrespiratoria grave al nacimiento, etcétera).
  - En caso de rechazar la prueba, se recomienda dejar constancia por escrito de dicho rechazo en la autopsia y ofrecer estudios menos invasivos si se tiene disponibilidad de estos.
- **Opciones de estudios no invasivos:**
  - En los casos en que no exista autorización de los padres para la realización de la necropsia fetal, puede ser de utilidad conocer la existencia de otras alternativas de estudio.
  - Su realización debe adaptarse a su disponibilidad y ha de consensuarse con otros servicios del centro (radiodiagnóstico, genética, etcétera).
  - Pueden ser:
    - Radiografías. Pueden ayudar a determinar la madurez fetal según los núcleos de osificación, estimar la longitud de los huesos para valorar la edad gestacional de la muerte o descartar y catalogar anomalías esqueléticas.
    - Resonancia magnética nuclear o tomografía axial computarizada de baja radiación. Pueden ayudar a determinar la edad ósea y orientar en caso de sospecha de anomalías esqueléticas o del sistema nervioso central, en cuyo caso la resonancia debe realizarse lo antes posible desde el nacimiento.
    - Biopsias dirigidas con aguja para estudio anatomopatológico o genético ante la sospecha de patologías concretas.
- **Estudios microbiológicos** de anejos (reacción en cadena de la polimerasa o cultivos):
  - Se encuentran especialmente indicados en caso de coexistencia de parto prematuro, rotura prematura de membranas, fiebre materna, triple I o corioamnionitis clínica, peso fetal < p10, hidropesía fetal o edema placentario.
  - Estas muestras deben tomarse antes de la fijación de la placenta en formol.
  - La técnica de realización recomendada será:
    - Realizar una incisión con bisturí en las membranas a 1 cm de la inserción del cordón.
    - Separación del amnios con pinza exponiendo el corion.
    - Posterior toma de muestra con torunda de cara fetal placentaria alejada del lugar de la incisión bajo el amnios.
  - Otra opción es el envío de un fragmento de las membranas amnióticas y la disección de un pequeño fragmento placentario en la misma zona descrita previamente con la máxima asepsia y alterando lo menos posible la anatomía placentaria.
  - Las muestras de otra zona pueden no ser valorables, por la posibilidad de contaminación en el canal del parto o periné.
  - Las solicitudes de estas muestras dependen del caso clínico concreto:
    - Parto prematuro, rotura prematura de membranas, fiebre materna, triple I o corioamnionitis: cultivo de bacterias (aerobias y anaerobias) y hongos.
    - Peso fetal < p10, hidropesía fetal o edema placentario: reacción en cadena de la polimerasa o inmunohistoquímica TORCH (toxoplasma *gondii*, rubéola, citomegalovirus y virus del herpes simple) y parvovirus B19 y coronavirus 2 del síndrome respiratorio agudo grave si se sospecha de enfermedad aguda por coronavirus de 2019.
- **Estudio citogenético** (cariotipo convencional o preferiblemente molecular mediante *array* de hibridación genómica comparativa):
  - Indicación:
    - Hay un 6-13 % de anomalías cromosómicas o genéticas en las muertes perinatales.
    - Esta cifra aumenta hasta el 20 % cuando coexisten malformaciones, hidropesía fetal o crecimiento intrauterino retardado.
    - En caso de estar disponible, es deseable en toda muerte anteparto, salvo que se disponga de una muestra previa obtenida durante la gestación mediante amniocentesis, biopsia coriónica o funiculocentesis.
  - Hay que valorar la disponibilidad de la técnica y consultarlo con el servicio de genética clínica del centro, si es posible, con:

- Recomendación de información de opciones diagnósticas y limitaciones de la prueba.
- Asesoramiento genético preprueba y posprueba.
- Cumplimentación de consentimiento informado de realización de estudios citogenéticos (que debe estar firmado por padres y médico solicitante).
  - La vía de obtención del material o la muestra para estudiar puede ser:
    - Líquido amniótico:
      - Amniocentesis previa a la inducción.
      - Éxito del cultivo hasta el 85 %, mayor si es con *array* de hibridación genómica comparativa.
      - Se adjuntará además una muestra del ácido desoxirribonucleico (ADN) de la mucosa bucal materna o sanguínea.
    - Piel del recién nacido, cordón o placenta tras el parto para cultivo de fibroblastos:
      - El fracaso del cultivo convencional es del 50 %; para un mejor rendimiento, se debe solicitar *array* de hibridación genómica comparativa; se adjuntará además muestra de ADN materno de mucosa bucal materna o sanguínea.
      - Debe emplearse material estéril.
      - Se ha de realizar el corte de la muestra con *punch* o bisturí, de forma que incluya al menos 0,5 cm de epidermis y dermis, zona no pilosa, como el antebrazo.
      - Es preferible tomar dos muestras para asegurar la disponibilidad del material.
      - Se introduce cada muestra en un frasco con medio de cultivo de fibroblastos (bote de Hank, líquido rosa o naranja).
      - Se identifica cada bote de Hank con una pegatina en la que se indiquen los datos de la paciente.
      - Los dos botes serán envueltos en papel de aluminio para evitar el impacto lumínico. No deben ser refrigerados.

> **!** Hay que informar a la paciente de las pruebas necesarias para intentar alcanzar un correcto diagnóstico etiológico de la pérdida gestacional, y ponerlas a su disposición. Las de mayor rentabilidad son la necropsia y el estudio anatomopatológico del feto y la placenta.

Pruebas en caso de muerte neonatal

Los autores del capítulo consideran de interés que se conozcan ciertos aspectos del manejo recomendado en caso de que el recién nacido nazca, pero fallezca durante la reanimación o a las pocas horas de vida.

La muerte neonatal está considerada como tal cuando ocurre tras la existencia de latido cardíaco en el recién nacido, lo que es equivalente a una prueba de Apgar 1 en algún momento de la reanimación. En estos casos, son los neonatólogos los que deben orientar el diagnóstico etiológico, pero se considera interesante explicarlo, dado que la perinatología es un campo multidisciplinar en el que debe trabajar un equipo cohesionado de cara a conocer y mejorar los resultados y estudios perinatales de forma conjunta.

Para el diagnóstico, se practicarán:

- Examen clínico. En todos los casos, hay que recoger el peso, el perímetro cefálico y la talla (**Tabla 37-6**).
- Toma de muestras. Se solicitarán las pruebas siguiendo un determinado orden en función de la cantidad de sangre obtenida y la sospecha clínica (**Tabla 37-7**).

Se podrá complementar el estudio *post mortem* con pruebas de imagen si se sospecha displasia ósea. En este caso, se solicitaría radiografía ósea o tomografía computarizada *post mortem*. En caso de sospechar una malformación del sistema nervioso central, se planteará resonancia magnética cerebral *post mortem*. Cuando la familia rechace la autopsia clínica por ser una prueba invasiva, existe la posibilidad de realizar como alternativa una resonancia magnética corporal *post mortem*.

Se solicitará consentimiento específico a los padres tanto para el estudio genético en sangre como para el de biopsia de piel y el de la necropsia. En total hay tres consentimientos diferentes procedentes de cada servicio. Cuando no se disponga de muestra de sangre suficiente, la biopsia de piel permitirá, además del estudio metabólico, realizar un estudio genético (**Tabla 37-8**). En estos casos, se extraerán dos muestras de piel y se introducirá cada una en un bote de Hank distinto (se cursan a laboratorios diferentes). Cada uno debe llevar su consentimiento específico y su petición.

MANEJO OBSTÉTRICO DE LA MUERTE FETAL ANTEPARTO

Ante una muerte intrauterina, siempre que sea posible, es recomendable planificar el parto cuando los padres se encuentren preparados para ello. Siempre se debe afrontar este punto con actitud de escucha y respeto a sus miedos y necesidades; habrá que aportar la mejor información disponible sobre las

Tabla 37-6. Examen clínico	
Aspecto	Hidrópico, coloración, livideces
Cráneo	Macrocefalia, microcefalia, encefalocele, fontanela
Cuello	Ancho-corto, *pterigium*, línea de implantación del cabello
Orejas	Implantación de orejas, apéndices y orificios preauriculares
Nariz	Forma, pasar sonda por coanas
Boca-mandíbula	Paladar, labios (anchos, estrechos, hendidura, labio leporino), lengua (macroglosia). Retrognatia
Tórax	Conformación, mamilas
Abdomen	Aspecto, visceromegalia, cordón umbilical (arterias-venas, varicosidades)
Extremidades	Polidactilias, sindactilias, anomalías posicionales, dedos (cortos-anchos), pliegue simiesco
Genitales	Hipospadias, epispadias, criptorquidia, ambigüedad, tubérculo genital
Ano	Imperforado (valorar pasar sonda). Localización anterior

Tabla 37-7. Toma de muestras

Orden	Prueba		Tubo	Envío
1º	Hematología (se podría extraer de sangre de cordón si no se coagula)	Siempre Grupo, Rh y prueba de Coombs directa	Sangre seca (cartón específico)	Cursar en el día a temperatura ambiente
		Siempre Hemograma + frotis	Tubo morado de EDTA (preferible tubo de 3 mL)	
		Coagulación Solo si transfusión fetomaterna, hemorragia intracerebral, sospecha de coagulopatía (por patología materna)	Tubo azul de citrato (preferible tubo de 2,5 mL)	
1º	Microbiología	Siempre Hemocultivo	0,5 mL en botella de hemocultivo	Cursar en el día
		Siempre serología (toxoplasma, rubéola, citomegalovirus, herpes simple, lúes, virus de la inmunodeficiencia humana, virus Zika, parvovirus B19)	Tubo con tapón amarillo (preferible de 3,5 mL)	
2º	*Array*	Si malformación o ante duda (prueba más rentable)	1 mL de sangre en tubo EDTA (tapón morado)	Cursar en el día a temperatura ambiente
3º	Cariotipo	Solo si hay muestra suficiente	1 mL de sangre en tubo de heparina de litio (tapón verde)	Consentimiento informado a los padres
4º	Prueba del talón	Siempre	Sangre seca (cartón específico)	Cursar en el día
5º	Biopsia de piel (genética y estudio de enzimopatías)	Si la muestra de sangre es insuficiente, sospecha de metabolopatía o hidropesía	0,5 cm de piel (*punch*) en bote especial de Hank (líquido naranja) Se extraen 1 o 2 muestras (cada una en un bote) en función del estudio	Enviar en el día a temperatura ambiente cubierto por papel de aluminio Consentimiento informado a los padres
6º	Necropsia	Siempre con autorización de los padres		

Tabla 37-8. Estudio genético

Tubo de EDTA	Tubo de citrato	Tubo de suero	Heparina de litio	Solución de Hanks
Tubo morado Hemograma, frotis y *array*	Tubo azul Coagulación	Tubo amarillo Serología y bioquímica	Tubo verde Cariotipo	Solución naranja Estudio metabólico y *array*
• Tubo de 3 mL (1ª opción) • Micrométodo de 1 mL (2ª opción)	• Tubo de 2,7 mL (1ª opción) • Micrométodo de 1 mL (2ª opción)	• Tubo de 3,5 mL (1ª opción) • Micrométodo de 1 mL (2ª opción)	• Tubo de 3,5 mL (1ª opción) • Micrométodo de 1 mL (2ª opción)	

diversas opciones que se irán planteando a continuación del diagnóstico.

Vía del parto

Se recomienda priorizar la vía vaginal ante fetos en situación longitudinal, así como valorar la opción de convertir los fetos en situación transversa a una situación longitudinal mediante versión cefálica externa, si el balance riesgo-beneficio así lo recomienda.

Habrá ocasiones en las que ciertas pacientes soliciten la realización de una cesárea (debido a situaciones de gran ansiedad, miedo al trabajo del parto de un feto muerto, etc.), pero hay que evitarla e informar claramente de los riesgos que supone esta cirugía a nivel físico para la paciente, sabiendo que, además, no ayuda en la esfera emocional, puede precipitar sentimientos de irrealidad y condiciona el futuro reproductivo de la mujer. Así, esta intervención debe reservarse para indicaciones maternas de urgencia que no permitan el parto vaginal (preeclampsia grave, síndrome de HELLP [hemólisis, elevación de enzimas hepáticas y descenso de las plaquetas], desprendimiento prematuro de placenta normalmente inserta, sepsis, coagulopatía, etcétera).

Manejo expectante

No es algo habitual, pero hay que informar a la paciente de que, en el 80-85 % de los casos, se inicia el trabajo de parto de forma espontánea en las siguientes dos semanas, por lo que, si la mujer manifiesta su deseo de ir a casa y esperar al inicio espontáneo antes de la inducción, esto será posible siempre que no existan criterios médicos que obliguen a una finalización urgente (sepsis, preeclampsia, rotura prematura de membranas, triple I o desprendimiento prematuro de placenta normalmente inserta), previa explicación de posibles riesgos (mayor ansiedad, mayor maceración fetal, menor rentabilidad de estudio *post mortem* fetal, 10 % de riesgo de coagulopatía por paso de tromboplastina placentaria a sangre materna las primeras cuatro semanas, etc.) y previa firma de consentimiento informado.

En caso de que soliciten una espera mayor de 48 horas, se debe ofrecer la realización de analíticas seriadas (hemograma, bioquímica con reacción en cadena de la polimerasa y coagulación), y hay que explicar la necesidad de acudir a urgencias ante cualquier empeoramiento clínico.

Inducción del parto

En toda muerte perinatal, durante la inducción y el trabajo de parto, se deben cuidar ciertos aspectos organizativos y relacionados con el ambiente donde estarán la paciente y su familia:

- Se permiten la intimidad y el acompañamiento. Hay que favorecer que la paciente disponga de habitación individual y de acompañamiento por su pareja o los familiares que ella desee.
- Se prioriza la atención personalizada, si es posible por los mismos profesionales.
- Se ofrece un manejo obstétrico adecuado en cada momento, con buen control del dolor.
- Se pueden señalizar la historia clínica y la habitación de la paciente con algún elemento diferenciador sutil que ayude a identificar el proceso por el que está pasando ante todo el personal implicado en su atención. Esto evitará errores de apreciación y comunicación que pudieran herir los sentimientos de la paciente, su pareja o su familia.
- El uso de antibióticos no se recomienda de modo profiláctico; sin embargo, ante la aparición de fiebre o sospecha de triple I, corioamnionitis, sepsis o retención de restos placentarios, se debe emplear un antibiótico de amplio espectro que cubra anaerobios y clamidia, como ampicilina más azitromicina más gentamicina intravenosas.

- Los fármacos recomendados para comenzar la inducción o estimulación del parto según la valoración del cuello uterino, principalmente mediante prueba de Bishop, son:
  - En caso de cuello uterino favorable/prueba de Bishop ≥ 6, se podrá comenzar con oxitocina por vía intravenosa.
  - En caso de cuello uterino desfavorable/prueba de Bishop < 6:
    - Se recomienda comenzar con preinducción o maduración cervical.
    - Si no hay contraindicación, la opción preferente es la terapia combinada con mifepristona oral (una dosis inicial de 200 mg por vía oral) seguida tras 8-12 horas de misoprostol (prostaglandina E₁) por vía vaginal (por ser la vía que ha demostrado mayor eficacia con menos efectos secundarios).
    - Esta es la combinación que ha demostrado mayor tasa de éxito respecto a nacimiento en menor tiempo y con menor dosis de misoprostol sin aumentar los efectos adversos.
    - La mifepristona es un derivado 19-noresteroide sintético con un doble mecanismo:
      - Bloquear la progesterona endógena por su elevada afinidad por los receptores de progesterona uterinos.
      - Aumentar la sensibilidad del miometrio hacia las prostaglandinas.
    - La mifepristona está contraindicada en asma grave, insuficiencia suprarrenal crónica o enfermedad de Addison y porfiria.
    - Véanse las pautas y dosis de misoprostol vaginal recomendadas en la inducción de una pérdida perinatal, las cuales varían según la edad gestacional y la existencia de cesárea anterior (**Tablas 37-9** y **37-10**).
- Respecto a la repetición de fármacos de inducción:
  - En caso de dinámica uterina regular con más de dos contracciones cada 10 minutos, no se administrará la siguiente dosis a pesar de no objetivarse modificación cervical.
  - En caso contrario, se repetirá la dosis hasta conseguir el inicio de trabajo de parto.
  - Si no se produce el trabajo de parto el primer día, se puede repetir por la noche otra dosis de mifepristona oral con nuevo protocolo de misoprostol según la posología estipulada (v. **Tablas 37-9** y **37-10**) o inducción mecánica con balón intracervical o sonda de Foley.

Tabla 37-9. Pautas y dosis de misoprostol vaginal recomendadas en la inducción de una pérdida perinatal en paciente sin cirugía uterina previa

Edad gestacional (semanas)	Misoprostol vaginal (pauta y dosis) (máximo 5 dosis)	
	1er día	2º día
12-24 + 6	800 µg + 400 µg/4 horas	
25-31 + 6	400 µg + 200 µg/4 horas	400 µg/4 horas
≥ 32	50 µg/4 horas	100 µg + 50 µg/4 horas

Tabla 37-10. Pautas y dosis de misoprostol vaginal recomendadas en la inducción de una pérdida perinatal en paciente con cesárea anterior

Edad gestacional (semanas)	Misoprostol vaginal en cesárea anterior (pauta y dosis) (máximo 5 dosis)	
	1er día	2º día
12-24 + 6	800 µg + 400 µg/4 horas	
25-31 + 6	200 µg + 100 µg/4 horas	
≥ 32	25 µg/4 horas	50 µg/4 horas

- Para comenzar la oxitocina, deben pasar 4 horas tras el misoprostol, con el objetivo de evitar la hiperdinamia y la rotura uterina.
- Si no se ha producido el parto en 48 horas, se pueden emplear otros tratamientos de rescate según la edad gestacional:
  - < 25 semanas, dos opciones:
    - Prostaglandina $F_{2\alpha}$ (Hemabate®) intramuscular o intraamniótica (puede realizarse una amniocentesis con evacuación de líquido amniótico e instilación de 10 ampollas de 1 mL de carboprost, y alcanzar 2.500 µg en total).
    - Prostaglandina E_2 (dinoprostona) en perfusión intravenosa (dilución de 500 mL de suero glucosada al 5 % con una ampolla de 0,5 mL de prostaglandina E_2 en una concentración de 10 µg/mL, administrando perfusión de 15 mL/hora o 5 gotas/minuto, que se irá aumentando cada 30 minutos según tolerancia, máximo 60 mL/hora o 20 gotas/minuto).
  - > 25 semanas. Si la prueba de Bishop es favorable, se puede realizar inducción con 5-10 UI de oxitocina por vía intravenosa, según el protocolo de inducción de parto en gestación viable.
- Analgésicos:
  - Hay que ayudar en el control del dolor, ya que esto favorecerá la percepción de un trabajo de parto mejor tolerado, mantendrá la consciencia de realidad y permitirá el contacto con el nacimiento y el hijo una vez producido el parto, en caso de que la paciente lo desee.
  - Desde el inicio del uso de las prostaglandinas, puede pautarse paracetamol 1 g por vía intravenosa cada 8 horas alternando cada 4 horas con dexketoprofeno 50 mg por vía intravenosa.
  - En caso de que el dolor no sea tolerado a pesar de dicha combinación, se puede emplear tramadol de rescate o bien comenzar con analgesia locorregional (se puede emplear la analgesia epidural en el trabajo de parto o bien por vía raquídea ante expulsivos inminentes o cesárea).
  - Se recomienda siempre evitar fármacos que puedan tener efecto sedante, para evitar su interferencia en el proceso de duelo de la paciente y permitir que siga conectada con la realidad.
- Fármacos ansiolíticos. Puede emplearse diazepam oral o intravenoso en dosis de 5-10 mg, siempre que la paciente lo solicite, con intención de calmar y disminuir la ansiedad, pero nunca se puede llegar a que la paciente se desconecte de su entorno.

- Antieméticos si hay náuseas/vómitos: metoclopramida 10 mg u ondansetrón 4 mg intravenosos.
- Antidiarreicos si hubiera diarrea: loperamida 20 mg por vía oral.

Nacimiento del hijo: parto y alumbramiento

Al igual que durante el inicio del trabajo del parto, siempre que sea posible, se recomienda una atención y un acompañamiento profesionales en paritorios personalizados, respetuosos e íntimos; además, hay que procurar la continuidad en los cuidados por los mismos profesionales todo el tiempo que sea posible y que se señalice la habitación de la paciente para evitar malentendidos. Además, hay que facilitar el acompañamiento durante el parto por la pareja y el familiar que la paciente decida.

A lo largo del trabajo de parto, se debe informar a la mujer sobre las opciones de afrontamiento y contacto para el momento del nacimiento de su bebé fallecido, y se le preguntará si quiere tener recuerdos de su hijo, ponerle nombre o cogerlo y abrazarlo.

Se recomienda ofrecer, aconsejar y potenciar la toma de contacto con el hijo, pero siempre respetando la decisión de los pacientes. Una opción puede ser preguntar al respecto antes del parto y, sea cual sea la decisión, volver a preguntar cuando se produzca el nacimiento, por si su deseo ha cambiado una vez ha nacido el bebé.

Si el bebé no tiene anomalías macroscópicas, puede ser de ayuda apoyarse en frases que destaquen lo positivo de su bebé y anime a la pareja a conocerlo; y que ayuden a que los profesionales se acerquen a los padres a nivel emocional y a que estos tomen consciencia de la realidad («Es un bebé bonito», «Es un bebé especial», «Es un niño aparentemente normal», «Tiene aspecto de estar dormido», etcétera).

En caso de que el bebé tuviera anomalías, también hay que preguntarles si desean verlo; en caso afirmativo, se puede describir con amabilidad y tacto alguna de estas, de modo que el impacto o desconcierto sea menor. Dado que el contacto con el bebé fallecido desde el principio es algo recomendable, se puede envolver a este en una manta o ponerle un gorrito previamente preparado para que los padres lo reciban y conozcan, pero nunca se debe ocultar el cuerpo del bebé.

Otras medidas que se deberán tomar son:

- Sostener al bebé fallecido con mimo y cariño, ya que debe ser tratado con afecto.
- Ofrecer la posibilidad de que otros familiares tomen contacto también con el bebé si lo desean.
- Si la madre decide no ver al niño al nacer, se le puede ofrecer:
  - Hacerlo más adelante, si cambia de opinión.
  - Que lo vea el padre o algún familiar cercano que pueda transmitirle su impresión.
- Ofrecerle guardar algún recuerdo del bebé, tengan los padres contacto con él o no.

Manejo ante situaciones especiales

Se consideran situaciones especiales la cesárea anterior y la placenta previa.

Cesárea anterior

En este caso, la inducción de parto es posible; se debe informar de que el riesgo de rotura uterina es menor que los beneficios del parto vaginal y de que se realizará con vigilancia estrecha del cuadro clínico materno.

La forma de maduración cervical dependerá de la edad gestacional:

- < 25 semanas: mifepristona 200 mg por vía oral.
- ≥ 25 semanas: preinducción mecánica con balón intracervical (24 horas).

En caso de inducción con misoprostol, la posología también depende de la edad gestacional (v. **Tabla 37-10**).

Se debe realizar estrecha vigilancia de signos de rotura uterina (sangrado vaginal mayor de lo habitual, dolor en la cicatriz sin presencia de contracción, dolor con cese súbito del registro de dinámica uterina, cambio en la presentación fetal, disnea, taquicardia, hipotensión, *shock*, etcétera).

Placenta previa

El parto vaginal solo se contempla en situaciones muy excepcionales en estos casos. Se realiza un minucioso asesoramiento individual según la edad gestacional, la paridad y el deseo genésico, y se precisa un adecuado consentimiento informado por la paciente. En estos casos, está contraindicada la maduración mecánica con balón intracervical, y es eventualmente posible la pauta combinada de mifepristona más misoprostol. Es necesario reservar sangre en previsión y controlar muy de cerca las constantes y el sangrado.

Manejo y apoyo en el posparto

Tanto si los padres desean ver al bebé como si no, tras el parto se debe dejar un rato a solas a la pareja que ha sufrido la pérdida. Estando a solas y juntos, tendrán intimidad; y es un buen momento para que puedan liberar sentimientos y emociones. Sin embargo, el profesional debe dejar clara su disponibilidad y cercanía, y explicarles que volverá en un tiempo o en cuanto lo deseen. Ha de manifestarles su apoyo continuo y decirles dónde pueden encontrarlo en caso de que quieran cualquier cosa.

No hay que forzar a tener contacto con el bebé fallecido a aquellas personas que tienen claro que no desean verlo o tocarlo; pero, como se ha dicho en diversas ocasiones, se recomienda fomentar este contacto, ya que permite reafirmar la realidad del bebé y su muerte y, en general, ayuda a una mejor elaboración del duelo. Este es un aspecto que es preferible que sea consensuado antes de que se produzca el nacimiento, pero, en ocasiones, los padres pueden demorar la decisión al momento del parto o incluso cambiar de opinión una vez producido este.

En caso de desear este contacto, se debe permitir que se mantenga en un espacio de intimidad para que puedan estar un rato a solas con su hijo. Además, se permitirá la participación familiar de quienes los padres elijan.

Respecto al trato del bebé fallecido, hay que ser muy respetuoso al coger y preparar el cuerpo, con cuidado de no lesionarlo durante su manipulación, sobre todo en los casos en que la maceración sea avanzada.

Se fomentará la creación de recuerdos. Guardar recuerdos del bebé fallecido ha demostrado ser beneficioso a la hora de elaborar el duelo gracias al valor de la «creación de memoria». Se ha dado el caso de parejas que no quisieron guardar dichos recuerdos en su momento y han manifestado posteriormente su arrepentimiento por no conservar ningún objeto relacionado con su bebé fallecido. Por otro lado, diversas madres a las que se insistió y que finalmente accedieron, posteriormente han sentido consuelo y agradecimiento, y su decisión ha atenuado su sensación de angustia.

Hay diversas opciones:

- Realización de fotografías si lo desean los progenitores.
- Caja de recuerdos (es algo relativamente sencillo de realizar):
  - Se puede preparar una pequeña caja para guardar diversos recuerdos relacionados con el bebé, de forma que, posteriormente, los padres se los puedan llevar a casa al salir del hospital.
  - Hay centros donde se consiguen gracias a la colaboración de asociaciones de ayuda al duelo o de familias afectadas que elaboran cajas de cartón y las decoran con elementos estéticos y cuidados acordes al momento.
  - Las cajas pueden contener (**Fig. 37-3**):
    - Pulsera identificativa del ingreso.
    - Certificado no oficial elaborado en algunos centros con la fecha de nacimiento y datos del bebé.
    - Huellas de manos o pies en una cartulina.
    - Ropa del bebé (gorrito o alguna prenda que estuviera preparada).
    - Mechón de pelo.
    - Pinza de cordón.
    - Pañal.
    - Muñeco (si se había elegido alguno).

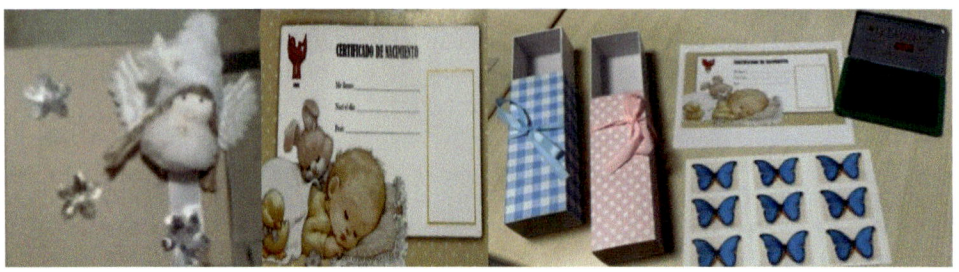

Figura 37-3. Ideas de objetos de recuerdo que se pueden conservar.

- Cuna térmica (esta opción está disponible en pocos hospitales):
  - Se trata de una cuna fría donde se puede mantener el cuerpo del bebé fallecido durante más tiempo tras el nacimiento.
  - Permite prolongar el contacto posparto en los casos en los que se desee participar un mayor tiempo en la despedida del cuerpo de su bebé, antes de que sea retirado para su envío a anatomía patológica o por los servicios funerarios.

En los servicios en los que sea posible, se puede permitir la participación de los padres o de algún familiar en el momento en que se envuelva el cuerpo del bebé en la entremetida, sábana o sudario para su envío a la autopsia o al depósito de cadáveres para su posterior recogida por la funeraria. Se debe tener sensibilidad y respeto ante las diferentes culturas, religiones y creencias. Se facilitará la realización de ritos si lo piden los padres.

Es recomendable, si es posible, que la paciente pase a una habitación individual, preferentemente en una planta donde no haya puérperas con recién nacidos vivos a los que puedan oír o ver. Nuevamente, se recomienda señalizar dicha habitación y avisar a los profesionales de la planta para evitar comentarios desafortunados. Así se evita que la paciente comparta espacios con puérperas que tengan a sus recién nacidos sanos con ellas. Sin embargo, algunas mujeres pueden desear estar en la planta de puérperas por sentirse también madres, y hay que respetar esas peticiones. Por otro lado, se administrará gammaglobulina anti-D las primeras 72 horas si la madre es Rh negativo.

Se debe preguntar sobre los deseos de proceder a la lactancia materna tras la pérdida perinatal. Este aspecto a menudo se pasa por alto, pero hay mujeres que desean realizarla. La aparición de la lactogénesis en madres que sufren una pérdida perinatal puede sorprender y, a veces, incomodar. Proporcionar información anticipada al respecto puede ayudar en la gestión de estos momentos. Habrá mujeres que deseen la supresión inmediata, al resultarles dolorosa la asociación de la lactancia con la muerte del hijo, pero otras pueden optar por el destete natural o mantener una lactancia activa como forma de conexión con su hijo fallecido y encontrar alivio en ello.

Se recomienda informar sobre las diferentes opciones y ofrecer tiempo para realizar una elección libre e informada:

- **Inhibición de lactancia natural o farmacológica**:
  - Inhibición farmacológica: agonistas de receptores de dopamina (cabergolina).
  - Inhibición fisiológica o natural:
    - Se debe explicar que, de este modo, el proceso puede prolongarse.
    - La congestión mamaria actuará de inhibición de lactancia, pero hay que evitar una congestión dolorosa.
    - En general, se recomienda:
      - Usar un sujetador tipo deportivo que recoja todo el pecho sin oprimirlo.
      - Extraer leche de manera manual o con sacaleches en pequeñas cantidades, solo cuando sea necesario para aliviar la tensión o el dolor.
      - Debe evitarse el vaciamiento completo, y hay que intentar cada día extracciones de menor cantidad y más espaciadas hasta que desaparezcan las molestias.
      - En caso de ingurgitación, se recomiendan las duchas de agua caliente y los masajes suaves para favorecer la salida de la leche; en ocasiones, aplicar una compresa fría durante 15-20 minutos puede aliviar las molestias.
      - Pueden emplearse antiinflamatorios si es preciso.
- **Donación al banco de leche**. La Asociación Española de Bancos de Leche Humana pone al alcance de estas familias la donación como otra forma de ayuda, ya que cada vez son más los estudios que señalan su potencial beneficio como factor de apoyo y refuerzo para la elaboración del duelo.
- **Generación de recuerdos**:
  - Es posible encontrar madres que han querido mantener su lactancia como un vínculo hacia su hijo fallecido, pero que no quieren desprenderse de su leche.
  - Existe posibilidad de generación de recuerdos en este sentido, ya que hay empresas que se encargan de hacer joyas de leche como símbolo del recuerdo movimientoruben.es.

> ! El estado anímico debe evaluarse, individualizando la derivación o solicitud de valoración por parte de salud mental en los casos necesarios. Esta ayuda puede ser beneficiosa durante el ingreso o tras el alta. Es importante mostrar apoyo emocional y tener sensibilidad para evaluar en qué punto se encuentra cada persona.

VALORACIÓN Y ACOMPAÑAMIENTO EMOCIONAL ANTE MUERTE FETAL ANTEPARTO

Tras una pérdida perinatal, es importante acompañar durante todo el proceso y de un modo empático y cercano a la madre y los progenitores afectos.

Es necesario cuidar los siguientes aspectos:

- Analizar con los padres las diferentes situaciones por las que pasarán a lo largo del ingreso y tras el alta para validar los sentimientos que puedan surgir. Hay que explicar:
  - Que deben respetar y acoger cada emoción según vaya surgiendo sin bloquearla y sin juzgarse o juzgar a la otra persona.
  - Que el duelo es algo íntimo, personal y variable:
    - No hay un único camino. Cada persona vive este proceso de un modo diferente y todos son válidos.
    - En ocasiones, cada miembro de la pareja puede vivir el duelo de un modo diferente, y expresar sus emociones según sus necesidades.
    - Es igual de normal y saludable llorar la muerte, hacer un hueco al bebé en la familia, intentar volver a la vida y afrontarla con entereza o desear «pasar página».
    - Todas las reacciones aportan algo distinto, pero estas pueden ser complementarias, por lo que es importante que haya respeto y comprensión, y validar las diferentes formas de vivencia del duelo.

- Se aconsejará a las parejas que expresen sus sentimientos entre ellos, intentando tener comprensión mutua.
- Se puede ayudar validando sus reacciones y aconsejando que acepten y comprendan la forma de reaccionar de cada uno.
  - Que con el tiempo el dolor suele pasar de algo insoportable a algo más suave que se puede vivir con cierta serenidad desde el recuerdo calmado de su hijo.
  - Que es posible y beneficioso expresar el dolor con alguien cercano, con otros padres y/o profesionales que acompañen en el proceso. Nadie puede quitar o aminorar el dolor de la pérdida, pero compartirlo ayuda a sentirse acompañados.
- Animar a los padres a que pidan ayuda según lo sientan necesario.
- Preparar a la pareja para afrontar el temor a dos difíciles momentos:
  - La salida del hospital sin su recién nacido.
  - El regreso al domicilio familiar, donde entrarán en contacto con los preparativos que habían elaborado con ilusión:
    - Volver al domicilio habitual es conveniente.
    - Ningún familiar debe retirar los elementos relacionados con el bebé de la casa; es preferible que lo hagan los propios padres del bebé fallecido, según se sientan capaces, de la forma que prefieran.
    - En caso de tener más hijos, deben ser los padres quienes informen a estos de lo sucedido, con explicaciones sencillas y sin engaños, y siempre con la madre delante para que vean que ella está bien.
- Pueden aparecer síntomas físicos: insomnio de conciliación, despertares precoces, agitación o llanto incontrolable, trastornos alimentarios, anhedonia, aislamiento, etcétera.
- Ayudar a afrontar la vuelta a una relativa normalidad: tareas domésticas, vuelta al trabajo, vida social y búsqueda de momentos de intimidad en pareja y, sobre todo, ser capaces de disfrutar de las pequeñas cosas de nuevo y estar en calma consigo mismos.
- Evitar estancias prolongadas: se favorecerá el alta precoz si es posible médicamente.
- Ofertar una cita de seguimiento tras el alta para:
  - Revaluar el estado psicológico, realizar acompañamiento emocional, valorar la elaboración del duelo.
  - Ofrecer recursos y medios de ayuda para su gestión, y evaluar si es necesaria la derivación a especialistas en salud mental, asociaciones de apoyo al duelo o, en ocasiones, la necesidad de uso de antidepresivos suaves o hipnóticos en períodos cortos.
  - Entregar los resultados de las pruebas realizadas anteriormente.
  - Asesoramiento reproductivo y planificación de una futura gestación, cuando se tenga nuevo deseo genésico:
    - Se aconseja haber elaborado el duelo con adecuada recuperación física y psicológica.
    - Se debe haber finalizado el estudio etiológico de la pérdida fetal para poder evaluar el riesgo de repetición y hacer recomendaciones preventivas, terapéuticas o de seguimiento.

Hay centros en los que se dispone de una unidad de salud mental perinatal especializada en el duelo perinatal. Intentar extender este modelo puede ser de gran ayuda a las parejas que sufren una pérdida perinatal, ya que les permite habilitar un espacio y un tiempo monográficos alejados de los controles gestacionales de otras pacientes, y realizar un afrontamiento multidisciplinar en caso de contar con diversos especialistas, como ginecólogos, psicólogos clínicos y psiquiatras.

Varios son los aspectos para considerar en la primera consulta tras el alta hospitalaria y que podrían servir como guion inicial:

- Validar los sentimientos relacionados con el duelo por la pérdida.
- Explorar el interés de la mujer y su pareja por analizar lo ocurrido.
- Entregar los resultados pendientes, procurando que no queden dudas sin abordar o imágenes distorsionadas de los acontecimientos. Preguntar si quieren hacer una lectura conjunta.
- Evaluar el correcto desarrollo de un duelo funcional. En ocasiones, es oportuno el uso de escalas de depresión (como la escala de Edimburgo) y/o ansiedad (como la escala de Beck o la Escala para el Trastorno de Ansiedad Generalizada, conocida como GAD-7). Hay que valorar la necesidad de un tratamiento especializado en casos de duelo disfuncional.
- Explorar pensamientos disfuncionales relacionados con la culpa.
- Aportar estrategias de afrontamiento que promuevan la exteriorización de los sentimientos y la preparación para la exposición social progresiva.
- Ofrecer asesoramiento reproductivo en función de los resultados.

DOCUMENTOS QUE SE HAN DE CONOCER Y RELLENAR ANTE UNA PÉRDIDA PERINATAL

Es conveniente que el personal encargado de la atención a la pérdida perinatal esté familiarizado con los procedimientos burocráticos que se han de seguir y los documentos que se han de cumplimentar, para informar, resolver dudas y asesorar de forma clara e inequívoca del proceso y sus trámites a los padres.

La anterior regulación civil del nacimiento calificaba el nacimiento jurídicamente relevante como aquel en el que el nacido tenía «figura humana» y sobrevivía el tiempo previsto. El artículo 30 del Código Civil disponía: «Para los efectos civiles, solo se reputará nacido el feto que tuviere figura humana y viviere 24 horas enteramente desprendido del seno materno». Este artículo del Código Civil fue modificado por la disposición final tercera de la Ley 20/2011, de 21 de julio, del Registro Civil; de esta forma, su actual redacción es la siguiente: «La personalidad se adquiere en el momento del nacimiento con vida, una vez producido el entero desprendimiento del seno materno». Por tanto, todo recién nacido, desde el mismo momento en que nace con vida, entendiéndose que tiene vida quien nace con latido cardíaco positivo independientemente de otros parámetros, tiene consideración de persona y por tanto será inscrito en el Registro Civil.

Certificado de nacimiento.
Cuestionario para la declaración de nacimiento.
Parte de asistencia al parto («hoja amarilla»)

Siempre que se dé a luz a un recién nacido con signos vitales (latido cardíaco positivo), independientemente de la edad gestacional y de las horas de vida, se deberá rellenar este certificado, que deberán entregar posteriormente los padres en el Registro Civil (**Fig. 37-4**). Si el bebé fallece posteriormente (independientemente de las horas de vida), también hay que rellenarlo, y debe acompañarse del certificado de defunción.

Certificado de defunción

Es un documento oficial a nivel nacional que emite el Colegio de Médicos. Debe cumplimentarse por el médico que certifique la muerte del bebé tras haber nacido con vida. Será necesario entregarlo a la funeraria cuando acuda a recoger el cuerpo del bebé fallecido.

Declaración y parte de nacidos sin vida tras 6 meses de gestación

Por ley, las personas obligadas a declarar o dar el parte de nacimiento están también obligadas a comunicar en la misma forma el alumbramiento de las criaturas abortivas de más de

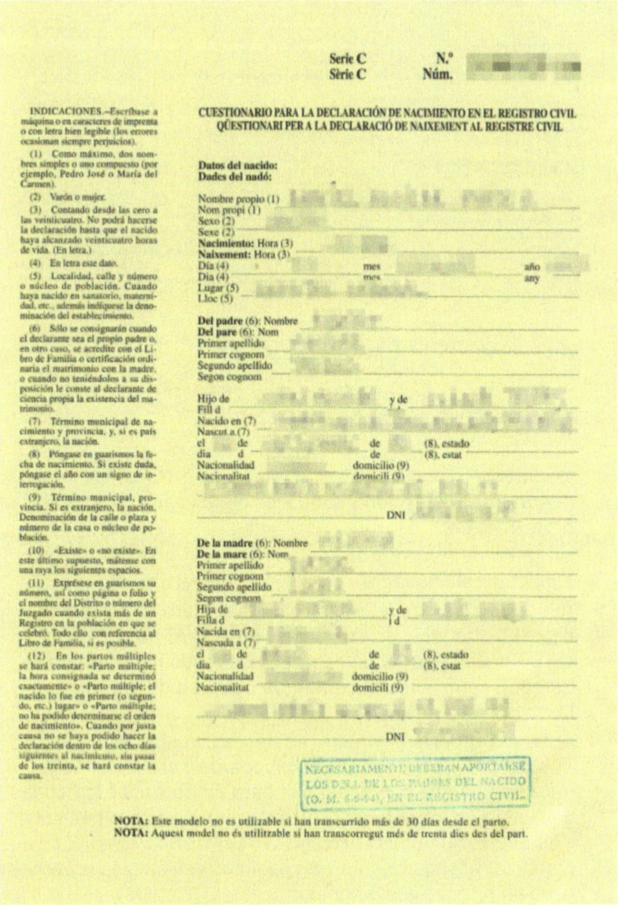

ciento ochenta días de vida fetal (25 + 5 semanas de gestación).

La Ley 20/2011, en su artículo 67.3, regula la actuación ante un fallecimiento con posterioridad a los seis primeros meses de gestación y antes del nacimiento; establece la existencia en el Registro Civil de un archivo, sin efectos jurídicos, para que quede constancia; y recoge la posibilidad de que los progenitores otorguen un nombre al nacido sin vida. Sin embargo, el modelo existente hasta hace poco en la regulación (declaración de criaturas abortivas/hoja rosa, que se verá más adelante) no se adaptaba a estos casos, tanto por la terminología como por la imposibilidad de que los progenitores pudieran otorgar un nombre, por lo que recientemente se ha aprobado un nuevo modelo, el número 9 bis, que recoge el contenido previsto en el artículo 67 y en la disposición adicional cuarta de la Ley 20/2011, y que se ha publicado en la *Orden JUS/876/2023, de 21 de julio, por la que se modifica la Orden de 26 de mayo de 1988 sobre ciertos modelos del Registro Civil* (**Fig. 37-5**).

Este documento certifica que el bebé ha nacido sin vida, y es imperativo cumplimentarlo cuando fallezca intraútero con ≥ 25 + 5 semanas de gestación (180 días), ya que es obligatorio en estos casos el enterramiento/incineración (por ley). Con este documento, los progenitores pueden darle nombre e inscribirlo en el Registro Civil. Debe rellenarse y firmarse por el declarante (progenitor/es) y por dos facultativos, que firman el parte o certificado médico adjunto. En la antefirma de estos, ha de constar su nombre, apellidos y número de colegiación. El documento se entrega a la funeraria para que esta lo traslade al Registro Civil.

Declaración y parte de alumbramiento de criaturas abortivas («hoja rosa»)

Se rellenará siempre que la familia desee enterrar o incinerar al bebé fallecido intraútero en caso de edad gestacional < 25 semanas (180 días) (**Fig. 37-6**). En estas edades gestacionales, la ley no obliga a registrar a estos bebés; por defecto, será el hospital el que se encargue del tratamiento final de los restos, que serán incinerados con otros restos biológicos por una empresa externa, según las normas reguladoras de

Figura 37-4. Certificado de nacimiento. Cuestionario para la declaración de nacimiento. Parte de asistencia al parto.

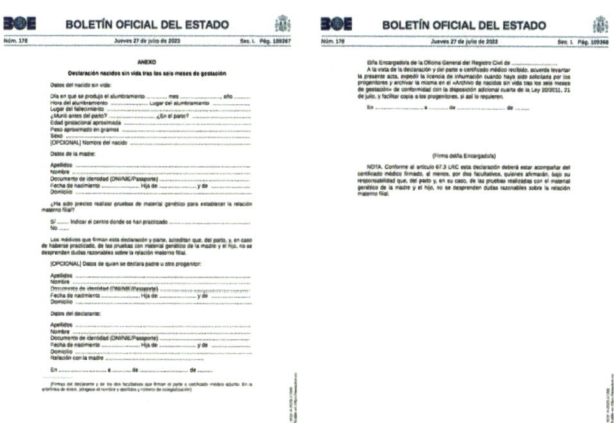

Figura 37-5. Declaración y parte de nacidos sin vida tras 6 meses de gestación.

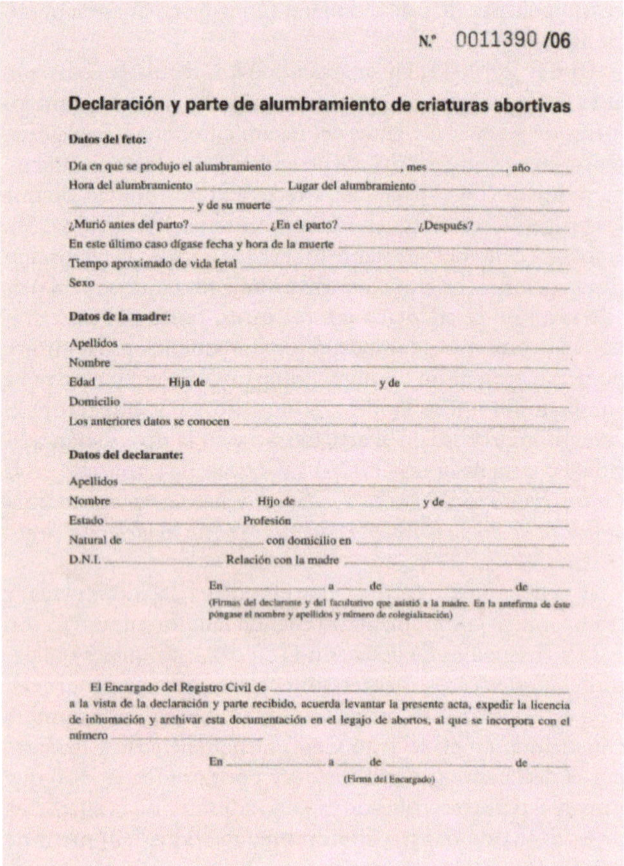

N.º 0011390 /06

Declaración y parte de alumbramiento de criaturas abortivas

Datos del feto:

Día en que se produjo el alumbramiento ...., mes ...., año ....
Hora del alumbramiento .... Lugar del alumbramiento ....
.... y de su muerte ....
¿Murió antes del parto? .... ¿En el parto? .... ¿Después? ....
En este último caso dígase fecha y hora de la muerte ....
Tiempo aproximado de vida fetal ....
Sexo ....

Datos de la madre:

Apellidos ....
Nombre ....
Edad .... Hija de .... y de ....
Domicilio ....
Los anteriores datos se conocen ....

Datos del declarante:

Apellidos ....
Nombre .... Hijo de .... y de ....
Estado .... Profesión ....
Natural de .... con domicilio en ....
D.N.I. .... Relación con la madre ....

En .... a .... de .... de ....
(Firmas del declarante y del facultativo que asistió a la madre. En la antefirma de éste póngase el nombre y apellidos y número de colegialización)

El Encargado del Registro Civil de ....
a la vista de la declaración y parte recibido, acuerda levantar la presente acta, expedir la licencia de inhumación y archivar esta documentación en el legajo de abortos, al que se incorpora con el número ....

En .... a .... de .... de ....
(Firma del Encargado)

Figura 37-6. Parte de alumbramiento de criaturas abortivas (hoja rosa).

gestión de residuos sanitarios. Pero se debe recordar que, a raíz de la Sentencia 11/2016, de 1 de febrero, del Tribunal Constitucional, quedó reconocido el derecho de los padres a que, siempre que lo deseen, se les haga entrega del cuerpo de su hijo, independientemente de la edad gestacional, para su enterramiento o incineración (en estos casos, se cumplimenta la hoja rosa para que pueda llevarse a cabo tal fin).

Boletín estadístico de parto sobre mortalidad perinatal

Es un documento de ocho hojas con fines estadísticos (Instituto Nacional de Estadística) (Fig. 37-7). Hay que cumplimentarlo en todo recién nacido vivo (independientemente de la edad gestacional) y en los fetos fallecidos de > 180 días (25 + 5 semanas de gestación). Se entregará a la familia o a la funeraria para su presentación en el Registro Civil.

INE Instituto Nacional de Estadística

Estadística del Movimiento Natural de la Población

Boletín Estadístico de Parto

NÚMERO DE CUESTIONARIO:

Los datos recogidos en el Cuestionario para la declaración de nacimiento del Registro Civil que también figuren en este boletín, serán transmitidos a los Ayuntamientos para dar de alta al recién nacido en el Padrón Municipal de Habitantes (artículo 64 del Reglamento de Población y Demarcación Territorial de las Entidades Locales).

Asimismo podrán ser transmitidos a los organismos públicos que lo soliciten para actualizar sus registros administrativos (Encomienda de gestión de la Secretaría de Estado de Justicia al Instituto Nacional de Estadística en materia de transmisión de datos informatizados relativas a las inscripciones de nacimientos practicadas en los Registros Civiles).

Los datos de los apartados siguientes serán consignados por los padres, parientes o personas obligadas por la ley a declarar el parto o, en su defecto, por el Encargado del Registro Civil.

En las preguntas con varias opciones, **señale con una X** la respuesta. Si se equivoca, táchela completamente y marque la opción correcta:

Escriba con letras **MAYÚSCULAS**, usando **una casilla para cada letra:**

M A R I A B E A T R I Z

1. Datos del parto

1.1 ¿En qué fecha tuvo lugar el parto? Día Mes Año
¿En qué provincia ocurrió el parto?
¿En qué municipio ocurrió el parto?

1.2 ¿En qué lugar ocurrió el parto? ☐ Centro sanitario ☐ Domicilio particular ☐ Otro lugar

¿El parto fue asistido por personal sanitario? (médico, comadrona, A.T.S.) ☐ Sí ☐ No

¿Cuántos niños/as nacieron en este parto? (Por favor, si alguno de ellos nació sin vida, inclúyalo también)

1.3 ¿El parto fue normal o con complicaciones? ☐ Normal ☐ Con complicaciones

¿El parto fue mediante cesárea? ☐ Sí ☐ No

¿Cuántas semanas duró el embarazo?
☐ 37 semanas o más (a término)
☐ Menos de 37 semanas (prematuro)
☐ No sabe. Pasar al apartado 2. Datos de la madre

Indique, si lo sabe, el número exacto de semanas que duró el embarazo:

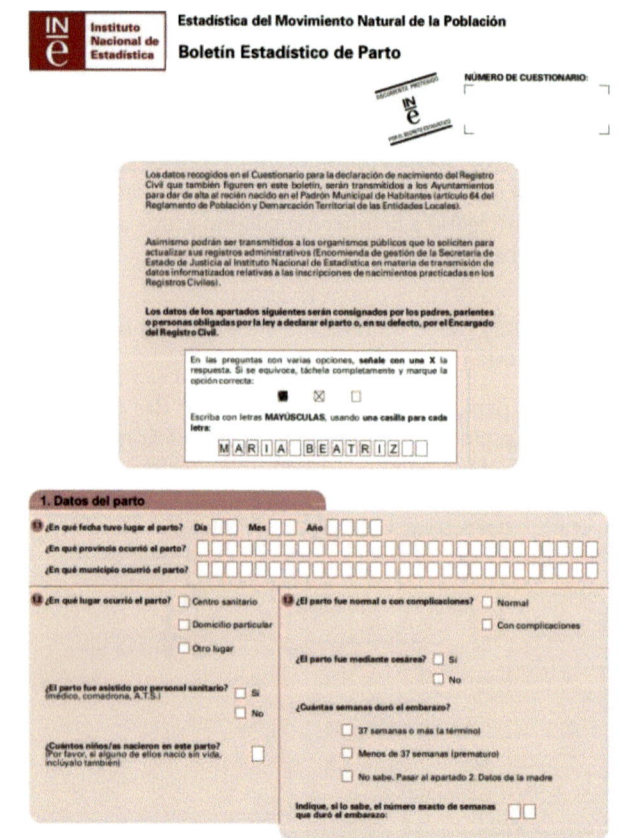

Figura 37-7. Boletín estadístico de parto sobre mortalidad perinatal.

PUNTOS CLAVE

- La pérdida perinatal es la que ocurre durante la gestación o tras el nacimiento del bebé esperado o ya nacido.
- El duelo que se pasa tras una pérdida perinatal es algo único e irrepetible, una experiencia devastadora con connotaciones distintas a otros duelos.
- Una falta de reconocimiento y un mal abordaje o acompañamiento inicial del duelo pueden generar sensación de falta de apoyo, incomprensión y soledad en los padres, lo que aumenta el riesgo de que se produzca un duelo mal elaborado, menospreciado o invisibilizado.
- Los profesionales encargados de atender situaciones de pérdida perinatal deben acompañar, asesorar, guiar y dar pautas adecuadas en cada momento del proceso del duelo.
- Una buena relación médico-paciente establece un inicio de duelo más fisiológico, lo que disminuye la posibilidad de desarrollar ansiedad, depresión o duelo complicado; y mejora la satisfacción y confianza de los pacientes con los profesionales.
- En la comunicación de malas noticias, deben cuidarse aspectos relacionados con el lenguaje verbal y no verbal.
- Aunque es posible el registro de las muertes perinatales de < 180 días, solo es obligatorio el de >180 días. Para ello, los profesionales deben conocer los procedimientos que se han de seguir y los documentos que han de cumplimentarse en cada caso.
- Ante una muerte perinatal, es necesario ofrecer estudios etiológicos y pruebas diagnósticas de cara a conseguir información que pueda ser útil para comprender la causa de la pérdida, orientar el futuro reproductivo de la paciente y establecer un posible riesgo de recurrencia que ayude a planificar el seguimiento y las posibles estrategias preventivas en futuras gestaciones.

(Continúa)

PUNTOS CLAVE *(cont.)*

- Se debe informar a la paciente de las pruebas necesarias para intentar alcanzar un correcto diagnóstico etiológico de la pérdida gestacional. Estas pruebas han de ser puestas a disposición de la mujer. La de mayor rentabilidad es la necropsia o el estudio anatomopatológico del feto y la placenta.
- Guías recientes recomiendan solicitar estudio de trombofilias y anticuerpos antifosfolípidos (anticoagulante lúpico, anticuerpos anticardiolipina y anti-β_2-glicoproteína I) en caso de antecedente de enfermedad tromboembólica venosa o arterial previa, o bien de muerte perinatal asociada a preeclampsia, desprendimiento de placenta, peso fetoneonatal o placentario < p10 o datos de insuficiencia placentaria.
- Respecto al parto en una muerte perinatal, se recomienda priorizar la vía vaginal.
- Es importante que no se olvide ayudar en el control del dolor, ya que esto favorecerá la percepción de un trabajo de parto mejor tolerado, mantendrá la consciencia de realidad y permitirá el contacto con el nacimiento y el hijo una vez producido el parto, en caso de que la paciente lo desee.

- Debe facilitarse que, durante el parto, la pareja de la paciente y el familiar que ella decida la acompañen.
- Hay que informar sobre las opciones de afrontamiento y contacto para el momento del nacimiento del bebé fallecido. Hay que preguntar a los padres si quieren tener recuerdos de su hijo, ponerle nombre o cogerlo y abrazarlo.
- Se recomienda ofrecer, aconsejar y potenciar que los padres tengan contacto con el hijo, pero hay que respetar siempre la decisión de los pacientes.
- El estado anímico debe evaluarse. Hay que individualizar la derivación o solicitud de valoración por parte de salud mental en los casos necesarios. Esta ayuda puede ser beneficiosa durante el ingreso o tras el alta. Es importante mostrar apoyo emocional y tener sensibilidad para evaluar en qué punto se encuentra cada persona.
- Es conveniente que el personal encargado de la atención a la pérdida perinatal esté familiarizado con los procedimientos burocráticos que se han de seguir y con los documentos que se han de cumplimentar, para informar, resolver dudas y asesorar de forma clara e inequívoca sobre el proceso y sus trámites a los padres.

BIBLIOGRAFÍA

American College of Obstetricians and Gynecologists. Management of stillbirth: Obstetric Care Consensus No, 10. Obstet Gynecol. 2020;135(3):e110-32.

Arnáez J, Tejedor JC, Caserío S, Montes MT, Moral M, González de Dios J, et al. La bioética en el final de la vida en neonatología: cuestiones no resueltas. An Pediatr (Barc). 2017;87(6):356.e1-12.

Bakhbakhi D, Burden C, Storey C, Siassakos D. Care following stillbirth in high-resource settings: Latest evidence, guidelines, and best practice points. Semin Fetal Neonatal Med. 2017;22(3):161-6.

Carroll K, Noble-Carr D, Sweeney L, Waldby C. The lactation after infant death (AID) framework: a guide for online health information provision about lactation after stillbirth and infant death. J Hum Lact. 2020;36(3):480-91.

Cassidy PR, Blasco C, Contreras M, Llavore M, Cassidy J, Quintana R, et al. Atención al parto en casos de muerte intrauterina en el segundo y tercer trimestre: aspectos psicosociales y clínicos de la atención hospitalaria. Muerte y Duelo Perinatal. 2018;(4):41-57.

Coffey H. Parent's experience of the care they received following a stillbirth: a literature review. Evidence Based Midwifery. 2016;14(1):16-21.

Departament de Salut, Generalitat de Catalunya. Guía de acompañamiento al duelo perinatal. Barcelona: Generalitat de Catalunya; 2016.

Fretts RC, Spong C. Late Stillbirth: incidence risk factors, etiology, and prevention. UpToDate. 2024 [consultado el 20 de octubre de 2024]. Disponible en: https://www.uptodate.com

Grupo de Trabajo sobre Duelo Perinatal del Hospital Regional Universitario de Málaga. Proceso normalizado de trabajo de atención en casos de pérdida o muerte perinatal. Málaga: Hospital Regional Universitario de Málaga; 2022.

Hospital Clínic, Hospital Sant Joan de Déu, Universitat de Barcelona. Protocolos y medicina maternofetal. Barcelona: Fundación Medicina Fetal Barcelona; 2016.

Hospital Clínico Universitario Virgen de la Arrixaca. Guía de actuación y acompañamiento en la muerte gestacional tardía. Murcia: HCUVA; 2016.

Orden JUS/876/2023, de 21 de julio, por la que se modifica la Orden de 26 de mayo de 1988 sobre ciertos modelos del Registro Civil. BOE. 2023; (178).

Paris A, Doherty C. Management of lactation following the death of a baby. Infant. 2021;17(1):31-4.

Perinatal Society of Australia and New Zealand. Clinical practice guideline for care around stillbirth and neonatal death. 3ª ed. Victoria: PSANZ; 2019.

Pinar H . The Stillbirth Collaborative Research Network Postmortem Examination Protocol. Am J Perinatol. 2012;29(3):187-202.

Royal College of Obstetricians and Gynaecologists. Late intrauterine fetal death and stillbirth. Londres: RCOG; 2010.

Sociedad Española de Ginecología y Obstetricia. Actuación psicosomática en las pérdidas fetales y perinatales. Madrid: SEGO; 2010.

Sociedad Española de Ginecología y Obstetricia. Guía de asistencia en la muerte perinatal. Prog Obstet Ginecol. 2021;64:124-54.

UGC Pediatría y Obstetricia y Ginecología del Hospital Universitario Materno-Infantil CH Torrecárdenas. Protocolo de atención profesional al duelo pediátrico y perinatal. Almería: Hospital Universitario Materno-Infantil CH Torrecárdenas; 2020.

Umanita, El Parto es Nuestro. Guía para la atención a la muerte perinatal y neonatal. 2009.

Wisconsin Stillbirth Service Program. Guide to etiologic evaluation of the stillborn infant: The WiSSP Protocol. Wisconsin: WiSSP; 2004.

World Health Organization. International statistical classification of diseases and related health problems. CIE10: Manual de instrucción. 10ª revisión. Ginebra: World Health Organization; 2011.

World Health Organization. The WHO application of ICD-10 to deaths during pregnancy, childbirth and puerperium: ICD-MM. Ginebra: World Health Organization; 2012.

Miscelánea

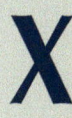

Enfermedad hemolítica perinatal

38

J. Sancho Saúco, I. M. Pelayo Delgado, C. del Valle Rubido y C. Martín Blanco

OBJETIVOS DE APRENDIZAJE

- Conocer el concepto de enfermedad hemolítica perinatal como resultante de un proceso de isoinmunización.
- Saber de la existencia de más de 50 antígenos eritrocitarios capaces de producir enfermedad hemolítica perinatal y que solo algunos de ellos la van a desarrollar de forma grave.
- Descubrir que existe una prevención eficaz de la enfermedad hemolítica en el feto y en el caso de la sensibilización anti-D, y que están incluidas en los cuidados básicos y médicos en cualquier protocolo de seguimiento y de la gestación.
- Aprender que a todas las gestantes se les determinará la prueba de Coombs indirecta, y en el caso de que sea positiva para alguno de los anticuerpos eritrocitarios relacionados con la enfermedad hemolítica perinatal, se determinará el tipo de anticuerpo y la titulación de este para realizar el seguimiento adecuado.
- Conocer que la determinación mediante ecografía de la velocidad pico sistólica de la arteria cerebral media es un método sensible, no invasivo, precoz, fácilmente reproducible y con baja variabilidad interobservador e intraobservador, que permite identificar la anemia fetal con una muy buena capacidad diagnóstica.
- Descubrir que, una vez confirmada la sospecha diagnóstica de anemia fetal, existe un tratamiento que consistirá en la transfusión intrauterina en la vena umbilical en la inserción del cordón para prolongar el embarazo hasta que el feto alcance la edad gestacional necesaria para su supervivencia.

INTRODUCCIÓN

La isoinmunización consiste en la producción materna de anticuerpos hacia un antígeno de membrana de los hematíes fetales que está presente en otros individuos de la misma especie pero que está ausente en la madre, y que por tanto es de origen paterno, como respuesta a una sensibilización previa. Se produce entonces una reacción antígeno-anticuerpo que hace que los hematíes sean destruidos por el sistema reticuloendotelial fetal, sobre todo en el bazo, con un acortamiento de la vida media de los hematíes fetales. La anemia fetal o neonatal secundaria resultante de esta hemólisis de origen inmunitario se llama también *enfermedad hemolítica perinatal* (EHP) o *eritroblastosis fetal* en el pasado. Sin embargo, como se verá más adelante, gracias a la inmunoprofilaxis (administración de gammaglobulina anti-D), desde los años 60, la EHP ha pasado de ser un proceso relativamente frecuente a ser una enfermedad residual. Se calcula que el 1,6-2,4 % de las gestantes pueden tener anticuerpos irregulares, y el 0,8 % anticuerpos anti-RhD. Actualmente, en los países desarrollados, solo uno de cada 20.000 recién nacidos padece la enfermedad como consecuencia de que la madre no tuvo acceso a controles médicos o a que se cometieron errores en la realización de la inmunoprofilaxis.

> La EHP se define como la anemia fetal o neonatal secundaria resultante de una hemólisis de origen inmunitario (isoinmunización eritrocitaria).

Se han descrito más de 50 antígenos eritrocitarios capaces de producir EHP, pero solo algunos de ellos serán capaces de provocarla de forma grave. Se estima que existen anticuerpos frente a estos antígenos irregulares en el 1,5-2,5 % de todas las gestaciones.

Estos antígenos se pueden clasificar en los siguientes grupos:

- **Sistema AB0:**
  - Los antígenos AB0 no se encuentran en la membrana, sino en la superficie de los glóbulos rojos.
  - Normalmente, estos antígenos no se han desarrollado lo suficiente en el nacimiento, por lo que la enfermedad hemolítica por anticuerpos AB0 es de riesgo medio.
  - La excepción la constituyen los recién nacidos del grupo B y de origen afroamericano cuyas madres son del grupo 0, que tienen mayor riesgo de anemia hemolítica.
  - La función de estos antígenos es desconocida.
  - Los cuatro grupos sanguíneos más comunes en el sistema AB0 son 0, A, B y AB. En la raza caucásica, el grupo más frecuente es el 0 (45 %), seguido por el A (40 %), el B (11 %) y el AB (4 %).
- **Sistema Rh (nombre que proviene del Rhesus):**
  - Sus antígenos sí están en las membranas de los hematíes, y aparecen a los 30 días de la gestación.
  - Ese grupo antigénico es el principalmente implicado en la generación de anticuerpos maternos (es unas 50 veces más inmunogénico que los demás).

– Los anticuerpos más reconocidos son D, C, c, E, e.
– En la raza caucásica, los fenotipos más frecuentes son DCe y Dce y hasta el 83 % son D-positivos.
– El anticuerpo más frecuentemente implicado en la EHP es el anti-D, seguido del anti-c y anti-E. Otros son Bea, Ce, Cw, Cx, ce, Dw, Ew, Evans, G, Goa7, Hr, Hro, JAL, HOFM, LOCR, Riv, Rh29, Rh32, Rh42, Rh46, STEM, Tar, etcétera.

• **Sistema Lewis, P1, I**. Los anti-Lewis son bastante frecuentes en la gestación y en el puerperio inmediato, pero no son causa de EHP, así como tampoco lo son el anti-I y el anti-P1 (estos últimos con una pequeña significación clínica).

• **Sistema MNSss:**
– En los anti-M se ha descrito raramente algún caso de EHP.
– Los anti-S y anti-s pueden provocar hemólisis porque pueden cruzar la barrera placentaria, aunque los casos graves son raros.
– Los anti-N tienen poca o ninguna significación clínica.
– Otros son Ena, Far, Hil, Hut, Mia, Mit, Mta, MUT, Mur, Mv, sD, U, Vw.

• **Sistema Kell:**
– Son 24 antígenos, entre los que se encuentran K, k, Kpa, Kpb, Jsa, Jsb, Ku, Ula, K11, K22.
– Los anti-K provocan EHP grave y son de los más peligrosos junto a los anti-D, anti-c y anti-E.
– Existen bacterias que pueden provocar la producción de anti-K, debido a la presencia de antígenos que provocan reacciones cruzadas.
– Los anti-Jsa, anti-Jsb, anti-Kpa y anti-Kpb provocan EHP moderada.

• **Sistema Duffy:**
– El anti-Fya puede producir EHP, suele estar asociado a otros anticuerpos y raramente provoca EHP, aunque esta es moderada cuando lo hace.
– La EHP es más raramente provocada por el anti-Fy5 y el anti-Fy3.

• **Sistema Kidd:**
– Los anti-Jka y anti-Jkb provocan usualmente EHP moderada.
– Los anti-Jk3 la provocan más raramente.

• **Otros**. En estos otros grupos no se ha descrito EHP o se ha descrito muy raramente y poco grave:
– Grupo Luterano. Hasta 18 antígenos. Los más frecuentes son Lu(a) y Lu(b). La gran mayoría no producen EHP.
– Grupo Vel. No producen EHP.
– Grupo globósido. Los más frecuentes son el P y el Pk. La EHP es poco grave. Se asocia a la existencia de un incremento de la ratio de abortos espontáneos.
– Grupo Chido-Rogers. Tiene poca significación clínica.
– Sistema Gerbich (Ge2, Ge3, Ge4, Lsa). No se han descrito casos.
– Grupo Colton (Coa, Co3).
– Grupo Diego (Dia, Dib, Wra, Wrb, ELO).
– Grupo Dombrock (Doa, Gya, Hy, Joa).
– Grupo Scianna (Sc2).

• El sistema Rh (Rhesus) es el grupo antigénico principalmente implicado en la generación de anticuerpos maternos.
• Se han descrito más de 50 antígenos eritrocitarios capaces de producir EHP, pero solo algunos de ellos la van a desarrollar de forma grave. Se estima que existen anticuerpos frente a estos antígenos irregulares en el 1,5-2,5 % de todas las gestaciones.

Véase una clasificación de los anticuerpos según su asociación a la afectación fetal grave (**Tablas 38-1**, **38-2** y **38-3**).

Tabla 38-1. Anticuerpos asociados a afectación fetal grave

Sistema	Anticuerpos
Rhesus	D, c
Kell	Kell (k1)

Adaptada de: Moise KJ. Fetal anemia due to non-Rhesus-D red-cell alloimmunization. Semin Fetal Neonatal Med. 2008;13(4):207-14.

Tabla 38-2. Anticuerpos raramente asociados a afectación fetal grave

Sistema	Anticuerpos
Colton	Coa, Co3
Diego	ELO, Dia, Dib, Wra, Wrb
Duffy	Fya
Kell	Jsa, Jsb, k (K2), kpa, kpb, K11, K22, Ku, Ulla
Kidd	Jka
MNS	Ena, Far, Hil, Hut, M, Mia, Mit, Mta, MUT, Mur, Mv, s, sD, S, U, Vw
Rhesus	Bea, C, Ce, Cw, Cx, ce, Dw, E, Ew, Evans, e, G, Goa7, Hr, Hro, JAL, HOFM, LOCR, Riv, Rh29, Rh32, Rh42, Rh46, STEM, Tar
Otros	HJK, JFV, JONES, Kg, MAM, REIT, Rd

Adaptada de: Moise KJ. Fetal anemia due to non-Rhesus-D red-cell alloimmunization. Semin Fetal Neonatal Med. 2008;13(4):207-14.

Tabla 38-3. Anticuerpos no asociados a afectación fetal grave

Sistema	Anticuerpos
Dombrock	Doa, Gya, Hy, Joa
Duffy	Fyb, Fy3
Gerbich	Ge2, Ge3, Ge4, Lsa
Kidd	Jkb, Jk3
Scianna	Sc2
Otros	Vel, Lan, Ata, Jra

Adaptada de: Moise KJ. Fetal anemia due to non-Rhesus-D red-cell alloimmunization. Semin Fetal Neonatal Med. 2008;13(4):207-14.

ETIOPATOGENIA

La isoinmunización siempre se produce por un episodio previo de sensibilización. Puede presentarse por las siguientes circunstancias:

- Transfusión de sangre y hemoderivados u otro tipo de hemoterapia (excepcional hoy en día).
- Intercambio de agujas o productos contaminados por sangre (drogadictos).
- Trasplantes de órganos.
- Hemorragia fetomaterna durante el embarazo y el parto. Es el mecanismo más importante. Se considera que se produciría isoinmunización en el 17 % de las gestantes RhD(–) con feto RhD(+) en ausencia de administración de gammaglobulina.

Por tanto, salvo que existan antecedentes de transfusión, etc., es excepcional que se presente una isoinmunización en el primer embarazo, dado que durante la sensibilización materna primaria se suele producir en escasa cantidad inmunoglobulina (Ig) M que, por su elevado peso molecular, no atraviesa la placenta. En sucesivos embarazos y tras nuevas exposiciones al antígeno, se producen anticuerpos del tipo IgG, que sí atraviesan la placenta y ocasionan la hemólisis.

La respuesta inmunitaria depende de la inmunogenicidad del antígeno, del volumen, del número de episodios sensibilizantes, de la capacidad de respuesta del receptor y de que se haya realizado la profilaxis anti-D. Existe una relación directa entre el volumen de sangre fetal que accede a la circulación materna y la respuesta inmunitaria desencadenada, pero también influye la frecuencia de la transfusión fetomaterna y la compatibilidad AB0 (la incompatibilidad AB0 parece ser un factor protector de la inmunización Rh). Además, la capacidad hemolítica de los anticuerpos varía entre los diversos individuos. El volumen mínimo es variable, pero se estima una cantidad aproximada de 0,1 mL. Por ello, aunque en gran parte de los embarazos hay paso de hematíes fetales a la circulación materna, en la mayoría de los casos no supera este volumen. Por lo general, esto ocurre durante el parto y el alumbramiento; sobre todo en las cesáreas, la extracción manual de placenta o las gestaciones múltiples. Sin embargo, también puede ocurrir en todas aquellas situaciones de hemorragias anteparto, como el desprendimiento de placenta, la placenta previa, el aborto (inducido o espontáneo), la mola, la gestación ectópica, la amenaza de aborto, la muerte fetal anteparto, en la versión cefálica externa, las pruebas invasivas prenatales (amniocentesis, biopsia coriónica, cordocentesis, fetoscopia, cerclaje, etc.), el traumatismo abdominal y la muerte de un gemelo en el curso de la gestación, o incluso de forma espontánea (1 %).

Una vez que la madre tiene contacto con el antígeno fetal, desarrolla anticuerpos del tipo IgM de forma lenta (entre 5 y 15 semanas desde el contacto), que no atraviesan la placenta, seguidos de anticuerpos IgG (unos 6 meses después del parto), que sí la cruzan y que son los que permanecen. Tras un segundo contacto con el antígeno, el sistema inmunitario responde rápidamente formando anticuerpos IgG, que cruzan la placenta y desarrollan la EHP. Por esto es

por lo que es raro que la EHP se desarrolle en una primera gestación.

- La hemorragia fetomaterna durante el embarazo y el parto es el mecanismo más importante de sensibilización previo para que se produzca una isoinmunización.
- En la mayoría de los casos, la respuesta inmunitaria ocurre durante el parto y el alumbramiento, sobre todo en las cesáreas, la extracción manual de placenta o las gestaciones múltiples. Sin embargo, también puede darse en todas aquellas situaciones de hemorragias anteparto.
- Tras un segundo contacto con el antígeno, el sistema inmunitario responde rápidamente formando anticuerpos IgG que cruzan la placenta y desarrollan la EHP. Por esto es raro que la EHP se desarrolle en una primera gestación.

Este mecanismo fisiopatológico explica los diferentes cuadros clínicos de presentación de la enfermedad: desde cuadros leves que se solucionan sin tratamiento hasta situaciones graves que terminan en muerte fetal o del recién nacido.

La anemia fetal provoca una disminución de la capacidad de transporte de oxígeno. Para compensarlo, se produce una hiperplasia intramedular de la serie roja y la liberación de formas inmaduras a sangre periférica (eritroblastosis fetal). Una vez esta compensación se ve superada, aparece la hematopoyesis extramedular en el hígado y el bazo, lo que origina hipertensión portal y ascitis y una insuficiencia cardíaca que origina cardiomegalia e hipoxia tisular con hipoalbuminemia y, finalmente, edema generalizado, ascitis y derrames (hidropesía fetal). Además, en estadios avanzados, la bilirrubina no aclarada por la placenta se acumula, lo que desarrolla ictericia intensa y signos de afectación neurológica con daño cerebral (*kernicterus*).

PREVENCIÓN

La inmunoprofilaxis consiste en la administración de gammaglobulina anti-D en gestantes Rh-negativas para evitar la sensibilización de la madre al antígeno D, y es la responsable de que la EHP haya pasado a ser un proceso residual: la tasa de isoinmunización ha disminuido al 0,2 %. Para el resto de las sensibilizaciones distintas al antígeno D, no se dispone actualmente de Ig profiláctica. Se calcula que, en España, aproximadamente el 12 % de las parejas son madre Rh-negativo y padre Rh-positivo. La trasmisión genética del factor Rh está determinada por el alelo RhD, siendo el Rh-positivo dominante y el Rh-negativo recesivo. Para ser Rh-negativo ambos alelos heredados deben ser homocigóticos. Se puede ser Rh-positivo heterocigótico u homocigótico. Así, el padre es heterocigoto (aproximadamente el 40 % de los individuos Rh-positivos), solo el 50 % de los fetos heredarán el carácter RhD-positivo; si el padre es homocigoto, lo heredará el 100 % de los fetos.

La prevención de enfermedad hemolítica en el feto y la sensibilización anti-D están incluidas en los cuidados básicos y médicos en cualquier protocolo de seguimiento de la gestación. Como todo procedimiento rutinario, debe estar bien establecido en los circuitos asistenciales, y ha de tener posibilidades de control, dada la trascendencia que su incumplimiento tiene tanto para la gestación actual como para el futuro genésico de la madre.

Existen tres momentos en los que hay que valorar la inmunoprofilaxis; a saber:

Rutinaria antenatal. Dado que el 1,3-2 % de las isoinmunizaciones tienen lugar durante la gestación, deben realizarse inmunoprofilaxis a todas las gestantes Rh-negativas a las 28 semanas de gestación, independientemente del RhD de la pareja (aunque solo sería necesaria cuando la pareja sea RhD(+). En términos de prevención de la sensibilización materna, esta estrategia, implantada en España, pero también en Estados Unidos, Reino Unido, Países Bajos, Austria, Suiza y Canadá, ha demostrado tener una eficacia superior que aquella otra en la que solo se administra la profilaxis cuando acontecen episodios potencialmente sensibilizantes a lo largo de la gestación. Mientras que en el primer caso la tasa de isoinmunización se sitúa en torno al 0,2 %, con la segunda estrategia asciende al 1,5 %. Con ello se consiguen evitar las isoinmunizaciones que tienen lugar en las últimas semanas de la gestación o inmediatamente después del parto, antes de que se administre posparto la dosis de IgG anti-D.

Rutinaria posnatal. Debe proporcionarse a todas las madres Rh-negativas con recién nacidos Rh-positivos o tras la expulsión de un feto muerto del que no se pueda conocer su Rh. Ha de administrarse tan pronto como sea posible (inmediatamente después de conocer el Rh del neonato) y siempre dentro de las primeras 72 horas posparto. No obstante, aunque se haya sobrepasado el plazo, también se administrará, pues puede tener algún efecto protector si es aplicada dentro de las 2-4 primeras semanas tras el parto; por tanto, aunque sea una aplicación tardía, debe hacerse. Si, por la circunstancia que sea, no se conoce el Rh del recién nacido en las primeras 72 horas, debe administrarse también la profilaxis a la madre, aun a sabiendas de que en un tercio de los casos el recién nacido será Rh-negativo. Es preferible un tratamiento innecesario al riesgo de la isoinmunización. Dado que la protección proporcionada por la incompatibilidad AB0 es solo parcial, la profilaxis anti-D debe administrarse independientemente de cuál sea el grupo sanguíneo del recién nacido.

Ante un episodio sensibilizante. Por ejemplo, postaborto, embarazo ectópico, mola hidatiforme, postamniocentesis (en caso de que se repita durante la misma gestación, debe administrarse nuevamente) y situaciones de hemorragias mayores, como desprendimiento prematuro de placenta, alumbramiento manual de placenta, revisión uterina o hiperdinamias (en especial, hipertonía). En este caso, debe administrarse también en las primeras 72 horas del episodio sensibilizante, y su efecto protector dura como mínimo unas 3 semanas, pero puede ser detectada hasta 3 meses después. Si la gestante ha recibido Ig anti-D en las 8 semanas precedentes (p. ej., tras una amniocentesis genética) y el título es débil, se aconseja mantener el calendario de profilaxis en la semana 28. La dosis estándar de gammaglobulina anti-D es de 300 µg por vía intramuscular (lo más frecuente, en el músculo deltoides), lo que permite contrarrestar hemorragias fetomaternas de hasta 30 mL (dosis válida, por tanto, salvo en situaciones de hemorragias masivas) y proporciona protección a la inmensa mayoría de las gestantes

(> 99 %). En algunos de los casos descritos de episodios sensibilizantes, puede ser suficiente una dosis de 150 µg (sobre todo en episodios que ocurren antes de la semana 12, aunque en la mayoría de los centros carecen de esta dosificación y administran la dosis estándar). Es posible adecuar la dosis de acuerdo con la estimación de la hemorragia fetomaterna mediante citometría de flujo, prueba de Kleihauer-Betke o determinación de hemoglobina fetal. Se administrarán 20 µg de gammaglobulina anti-D por mililitro de hemorragia fetomaterna. Por tanto, se recomienda realizar un prueba de Kleihauer-Betke siempre que exista sospecha de una hemorragia transplacentaria durante la gestación o el posparto (p. ej., la placenta previa o el desprendimiento prematuro de placenta normalmente inserta [o *abruptio placentae*]), para ajustar la dosis de Ig anti-D, que deberá aumentarse si se detectan más de 30 mL de sangre fetal (15 mL de hematíes fetales).

- La inmunoprofilaxis consiste en la administración de gammaglobulina anti-D en gestantes Rh-negativas para evitar la sensibilización de la madre al antígeno D; es la responsable de que la EHP haya pasado a ser un proceso residual.
- Ante un episodio sensibilizante (como postaborto, embarazo ectópico, mola hidatiforme, postamniocentesis y situaciones de hemorragias mayores, como desprendimiento precoz de placenta, alumbramiento manual de placenta, revisión uterina, hiperdinamias [en especial, hipertonía]), debe administrarse la inmunoprofilaxis en las primeras 72 horas de dicho episodio.
- España es uno de los países donde se realiza inmunoprofilaxis a todas las gestantes Rh-negativas a las 28 semanas de gestación, independientemente del RhD de la pareja.
- La inmunoprofilaxis posnatal debe administrarse a todas las madres Rh-negativas con recién nacidos Rh-positivos o tras la expulsión de un feto muerto del que no se pueda conocer su Rh. Debe administrarse tan pronto como sea posible y, a ser posible, siempre dentro de las primeras 72 horas posparto.
- La dosis estándar de gammaglobulina anti-D es de 300 µg por vía intramuscular, lo que permite contrarrestar hemorragias fetomaternas de hasta 30 mL y proporciona protección a la inmensa mayoría de las gestantes.

CRIBADO

En la primera visita de la gestación, se determinará a todas las gestantes el grupo sanguíneo, el Rh y la prueba de Coombs indirecta (anticuerpos irregulares). Si la prueba de Coombs indirecta es positiva para alguno de los anticuerpos eritrocitarios relacionados con la EHP, se determinará el tipo de anticuerpo y su titulación. En la titulación por convención, se usa la dilución mayor en la que se produce aglutinación positiva. Cuando se descubren anticuerpos antes de la semana 20, se considera que la sensibilización ocurrió antes de esta gestación.

En las gestantes Rh-negativas, habrá que determinar nuevamente la prueba de Coombs en la semana 28 antes de la administración de gammaglobulina, y posteriormente en el tercer trimestre y el posparto. Nunca se determinará en el período 1 mes postadministración de la gammaglobulina. La determinación del Rh paterno es un tema controvertido en cuanto no se puede asegurar la paternidad fetal.

En las gestantes Rh-positivas, se debe realizar una nueva prueba de Coombs a lo largo de la gestación, por la posibilidad de producción de anticuerpos irregulares contra antígenos hemáticos en ese período, aunque las inmunizaciones tardías son raras.

 En la primera visita de la gestación, se determinará a todas las gestantes el grupo sanguíneo, el Rh y la prueba de Coombs indirecta (anticuerpos irregulares).

CONDUCTA

Independientemente de la titulación, cualquier gestante que presente titulaciones positivas de la prueba de Coombs indirecta se considera como isoinmunizada, y por tanto requiere un control más estricto durante la gestación. El objetivo fundamental durante el seguimiento será identificar lo más precozmente posible la instauración de una anemia fetal moderada o grave, para de esa manera proporcionar el tratamiento adecuado. Se debe realizar una anamnesis dirigida en la que se investiguen los antecedentes de complicaciones fetales por isoinmunizaciones previas, la aparición de hidropesía y la edad gestacional en que se desarrolló, la muerte fetal, etc. Se deben investigar también las posibles causas de sensibilización (**Fig. 38-1**).

Se considerarán pacientes de más alto riesgo aquellas que tengan:

- Títulos más elevados (1:16 o superior) de la prueba de Coombs indirecta:
  - La titulación de anticuerpos tiene únicamente finalidad diagnóstica; una vez superado el nivel crítico no se deben utilizar para la toma de decisiones clínicas.
  - Deben realizarse pruebas adicionales para cuantificar, determinar la especificidad y evaluar el significado clínico de cada anticuerpo.
- Isoinmunización a grupo Kell o anti-C (independientemente del título).
- Anti-D acompañado de otros anticuerpos (sobre todo si es anti-C).
- Presencia de antecedentes de alto riesgo, independientemente de la prueba de Coombs:
  - Ejemplos: antecedente de hidropesía fetal, anemia fetal/neonatal grave (si hubo transfusión intrauterina o exanguinotransfusión), muerte fetal inexplicada o por isoinmunización.
  - Habrá además que detectar otros factores de riesgo de isoinmunización, como el número de gestaciones previas, el grupo sanguíneo de los recién nacidos y el estado de salud de estos, así como la presencia de abortos, profilaxis, transfusiones y tratamientos con hemoderivados.

Por el contrario, se considerarán de bajo riesgo:

- Las pacientes con títulos bajos (< 1:16):
  - En estos casos, habrá que repetir los títulos cada 2-4 semanas, en función de la edad gestacional (inicial-

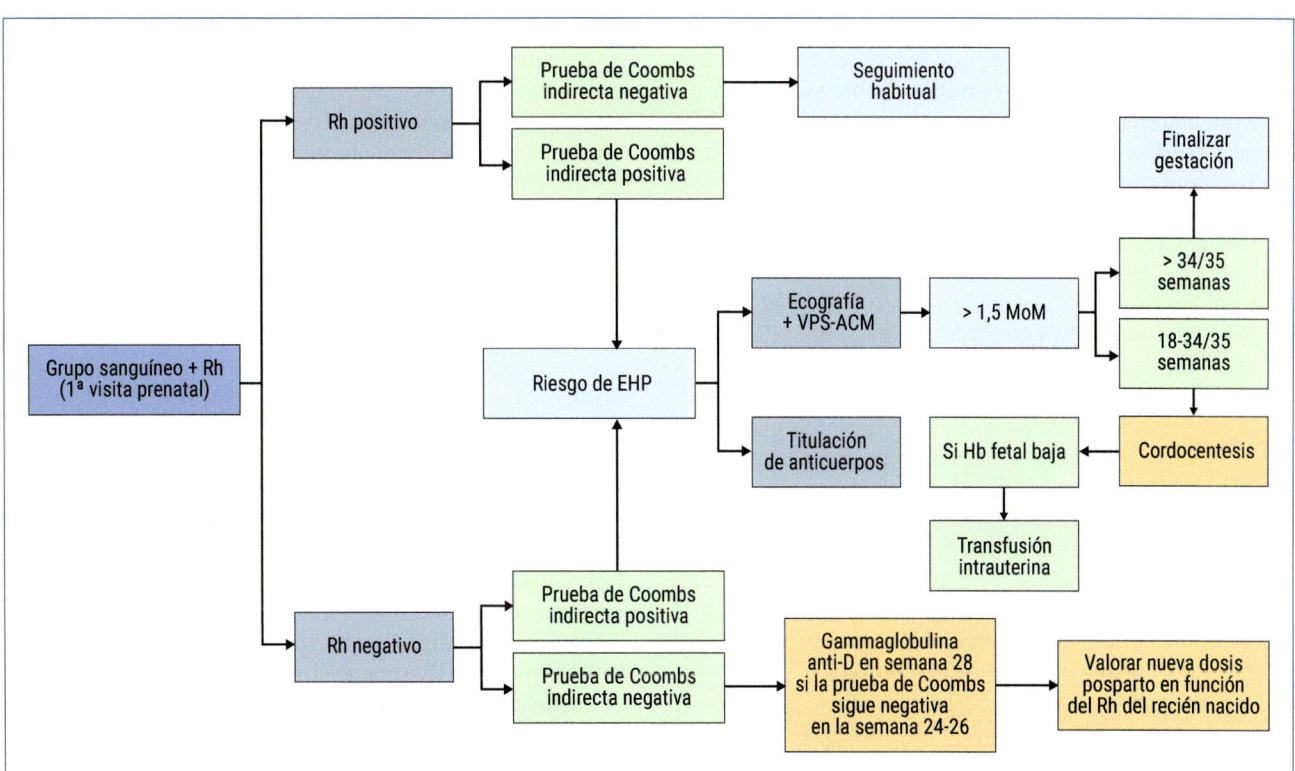

Figura 38-1. Diagrama de conducta en casos de isoinmunización.
EHP: enfermedad hemolítica perinatal; Hb: hemoglobina; MoM: múltiplos de la mediana; VPS-ACM: velocidad pico sistólica de la arteria cerebral media.

mente mensual y posteriormente cada 2 semanas en el tercer trimestre).

– En caso de superar el umbral crítico para ser considerado títulos altos, pasarán a considerarse de alto riesgo.

• Las que presenten anticuerpos que no se han asociado a desarrollo de EHP.

Los anticuerpos anti-E tienen un riesgo intermedio de anemia fetal.

Véase la clasificación del riesgo en las gestantes, en función de la titulación de anticuerpos (**Fig. 38-2**).

Una vez diagnosticada la gestante como isoinmunizada, lo primero que debe valorarse es la determinación de la situación antigénica eritrocitaria paterna (pruebas paternas) para ver si el padre es positivo o negativo para el antígeno en cuestión. En el caso de la isoinmunización anti-D y siendo el padre Rh-positivo, se puede determinar su heterocigosidad a través de su fenotipo eritrocitario, y de esa manera deducir su genotipo más probable, o bien determinar el genotipo paterno mediante la PCR (reacción en cadena de la polimerasa) cuantitativa. Esto será útil, sobre todo, para el consejo en futuras gestaciones.

Más útil es el estudio del genotipo fetal (prueba fetal). Es posible la determinación del antígeno fetal D en sangre materna a partir de la semana 10 de gestación por técnicas de PCR con una sensibilidad bastante elevada, aunque es más fiable a partir del segundo trimestre. Sin embargo, esta técnica es de escasa implantación en España (no así en otros países, como Reino Unido). Resulta interesante, ya que, si el feto es Rh-negativo, no hay que continuar con el control estricto. En el caso de los antígenos c y Kell, también es posible determinarlos en sangre materna, pero hay que esperar a las semanas 20-22. En caso de que se realice una amniocentesis/biopsia coriónica por otro motivo (sobre todo genético), se podrá determinar el genotipo fetal (grupo y Rh fetal) por técnicas de PCR en líquido amniótico/células del corion (evitando el paso transplacentario en el caso de la amniocentesis), pero también se puede realizar amniocentesis de entrada en aquellas pacientes con antecedente de isoinmunización grave

por debajo de la semana 20 (aunque no debería realizarse si existe la certeza de que el padre es homocigoto). También puede recurrirse a la cordocentesis para la obtención de una muestra de sangre fetal para el estudio de los antígenos fetales y confirmar la incompatibilidad, pero la prueba invasiva de elección sigue siendo la amniocentesis, por su menor riesgo.

Durante el seguimiento de la gestante isoinmunizada, se realizará una titulación seriada de los anticuerpos. La titulación de anticuerpos tiene una función fundamentalmente diagnóstica para detectar los fetos de mayor riesgo; una vez superado el nivel crítico de 1:16, ya no se utilizará para tomar decisiones. En función de los protocolos, la periodicidad de las titulaciones es variable, pero inicialmente suelen ser mensuales, salvo que aumente el título o en el final de la gestación, en cuyo caso puede disminuir a 2 semanas. En anti-Kell y anti-Rh-c, no es necesaria la titulación, puesto que no se relaciona con el grado de anemia fetal. En el resto de los casos, tiene un valor limitado para predecir la gravedad de la afectación fetal, puesto que pueden existir discrepancias entre la titulación y el grado de dicha afectación. Además, solo tiene un adecuado grado de correlación con el grado de anemia fetal en la primera gestación tras la isoinmunización, pero no es útil para valorar el estatus fetal cuando la madre ha tenido un hijo anterior afecto.

Sin embargo, el método principal de control y seguimiento fetal en la gestante isoinmunizada es la realización de eco-Doppler, puesto que es el único método no invasivo. Habrá que valorar la presencia de cualquier signo hidrópico establecido o de hidropesía, así como el volumen del líquido amniótico; y la medición de la velocidad pico sistólica de la arteria cerebral media (VPS-ACM) mediante eco-Doppler expresada en centímetros por segundo.

Respecto a la valoración de signo hidrópico establecido o hidropesía y del volumen del líquido amniótico, se tratará de una hidropesía inmunitaria (10-15 % del total de hidropesía). Sin embargo, cuando se observan estos signos ecográficos, la anemia fetal es generalmente grave y prolongada en el tiempo. La hidropesía se define como la presencia anormal de líquido seroso en al menos dos compartimentos fetales: edema subcutáneo y presencia en al menos una cavidad visceral (derrame pericárdico, derrame pleural, ascitis). Otros signos asociados son la dilatación de la vena umbilical, un grosor placentario > 4-6 cm, el signo del doble intestino, hepatomegalia, esplenomegalia o un cociente diámetro biventricular/diámetro biparietal aumentado, así como el polihidramnios. Se han descrito multitud de parámetros ecográficos asociados a anemia fetal con validez clínica discutida, como un índice de líquido amniótico ≥ 20, un incremento del perímetro abdominal > 2 desviaciones estándar, un incremento de la longitud hepática, un aumento del grosor placentario ≥ 50 mm en el tercer trimestre, etc. La hidropesía fetal es casi constante en los casos de anemia fetal grave. Si el feto presenta signos hidrópicos, se considera que padece una anemia moderada o grave (valores de hemoglobina inferiores a 7 g/dL). El índice de líquido amniótico es un signo orientativo para extremar el control, pero no condiciona la conducta. La mayoría de las hidropesías son no inmunitarias (85-90 %), especialmente debido al uso generalizado de la profilaxis con gammaglobulina anti-D en las últimas décadas.

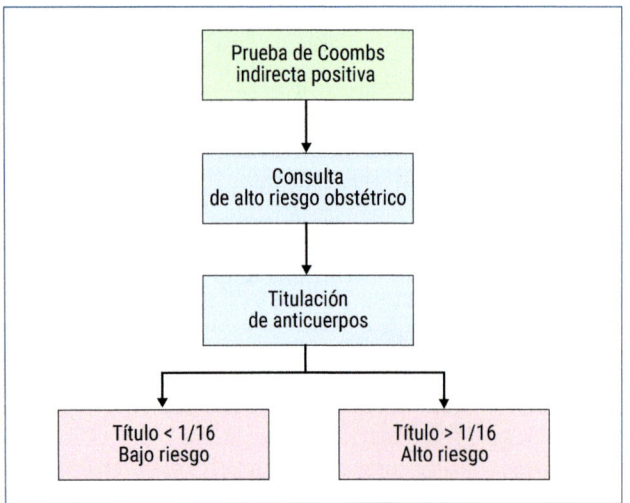

Figura 38-2. Clasificación del riesgo en las gestantes en función de la titulación de anticuerpos.

Por su parte, la medición de la VPS-ACM mediante eco-Doppler expresada en centímetros por segundo es un método no invasivo con eficacia probada para la monitorización de los fetos con riesgo de anemia que puedan requerir transfusión intrauterina. Se produce un aumento en la velocidad máxima en la ACM en los fetos anémicos. Este aumento está relacionado con el estado de hiperdinamia, que produce un incremento en el gasto cardíaco y el descenso de la viscosidad sanguínea. Posteriormente, esta velocidad expresada en centímetros por segundo se transpone a múltiplos de la mediana (MoM) para determinar la hemoglobina fetal (existe una correlación inversa entre ambas). Este incremento de la velocidad se ha cuantificado, y se ha identificado un punto de corte por encima de 1,5 MoM para detectar anemia moderada (sensibilidad del 100 % y falsos positivos del 12 %) y de 1,55 MoM para anemia grave (100 % de sensibilidad y falsos positivos del 15 %).

Estos valores de velocidad constituirían indicación de cordocentesis para valorar la transfusión fetal. Una vez realizada la transfusión intrauterina, este incremento se corrige de forma rápida, lo que permite utilizar la VPS-ACM también para monitorizar la necesidad de una nueva transfusión. Este punto de corte varía en caso de que haya habido alguna transfusión previa. Algunos autores proponen un nuevo valor de corte de la VPS-ACM en fetos ya transfundidos de 1,69 MoM. Esto se explica por qué la sangre adulta utilizada en la transfusión tiene características diferentes que modifican la viscosidad y la velocidad en la ACM para un determinado nivel de hemoglobina. Este valor de corte está pendiente de validación con estudios más amplios.

Por tanto, se trata de un método sensible, no invasivo, precoz, fácilmente reproducible y con baja variabilidad interobservador e intraobservador, que permite identificar la anemia fetal con una muy buena capacidad diagnóstica. La tasa de falsos positivos aumenta a partir de las 34-35 semanas. En principio, se realizará una ecografía mensual para la determinación de la hemoglobina fetal mediante la medición de la VPS-ACM, excepto en caso de aumento de los títulos de anticuerpos o de cualquier otra eventualidad que obligue a su realización con una menor periodicidad.

Para una correcta medición de la VPS-ACM, se precisa lo siguiente:

- Feto en reposo y madre en apnea.
- Visualización del polígono de Willis con eco-Doppler color.
- Aumento de la imagen, de forma que la ACM más cercana al transductor ocupe más del 50 % de toda la pantalla. La ACM debe ser visualizada en toda su longitud.
- El cursor ha de situarse cerca del origen del ACM. El ángulo de isonización debe ser lo más cercano posible a 0°. No se debe utilizar el corrector de ángulo.
- Las ondas (entre cinco y 15) deben ser similares en morfología. Se debe medir el pico sistólico más alto.
- La medición debe realizarse en al menos dos ocasiones y ha de tener resultados similares.
- La VPS-ACM se expresa en centímetros por segundo y se transpone a MoM de acuerdo con Mari *et al.* (Tabla 38-4).

Tabla 38-4. Conversión a múltiplos de la mediana de los valores de la velocidad pico sistólica de la arteria cerebral media expresados en centímetros por segundo en función de las semanas de gestación

Semana de gestacion	Velocidad pico sistolica en arteria cerebral media	
	Mediana	1,5 desvío de la mediana
14	19,3	28,9
15	20,2	30,3
16	21,1	31,7
17	22,1	33,2
18	23,2	34,8
19	24,3	36,5
20	25,5	38,2
21	26,7	40,0
22	27,9	41,9
23	29,3	43,9
24	30,7	46,0
25	32,1	48,2
26	33,6	50,4
27	35,2	52,8
28	36,9	55,4
29	38,7	58,0
30	40,5	60,7
31	42,4	63,6
32	44,4	66,6
33	46,5	69,8
34	48,7	73,1
35	51,1	76,6
36	53,5	80,2
37	56,0	84,0
38	58,7	88,0
39	61,5	92,2
40	64,4	96,6

Adaptada de: Mari G *et al.* Middle cerebral artery peak systolic velocity for the diagnosis of fetal anemia: the untold story. Ultrasound Obstet Gynecol. 2005;25(4):323-30.

Una vez el feto presente elevación de la VPS-ACM o presente signos hidrópicos, se considera que existe una alta probabilidad de anemia moderada o grave y que es tributario de poder realizar una prueba invasiva (amniocentesis o cordocentesis) (Fig. 38-3; Tabla 38-5).

Actualmente, la amniocentesis con análisis espectrofotométrico de la densidad óptica del líquido amniótico a 450 nm

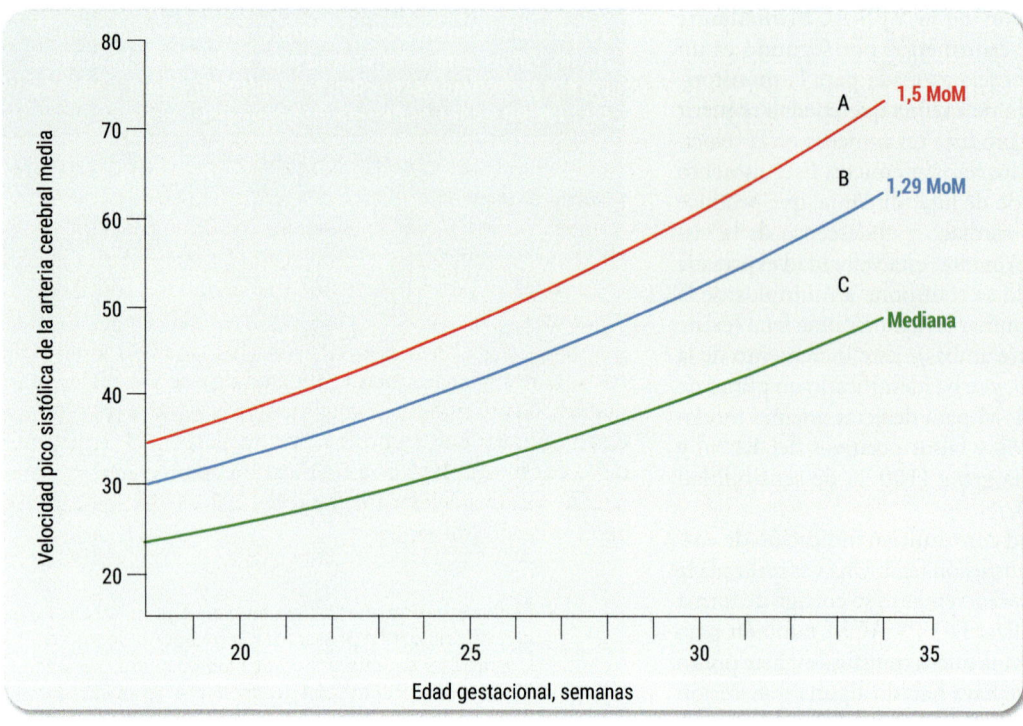

Figura 38-3. Correlación entre los valores de la velocidad pico sistólica de la arteria cerebral media y el riesgo de anemia fetal debido a la isoinmunización en función de la edad gestacional.

no está indicada en el control rutinario (**Fig. 38-4**). Antiguamente, se consideraba el método tradicional de medición indirecta del grado de hemólisis fetal, y medía la bilirrubina. Los resultados se extrapolan a las curvas de Liley para las gestaciones de más de 27 semanas (**Fig. 38-5**).

La curva se divide en tres zonas: zona I (feto con muy bajo riesgo de anemia grave), zona II (feto con bajo riesgo de anemia grave) y zona III (feto con probable anemia grave con probabilidad de muerte en 7-10 días). Los valores de las zonas II y III tienen una sensibilidad del 98 % en detectar la anemia fetal. Si la gestación es menor de 27 semanas, se grafía a la curva de Queenan, que define distintas zonas de afectación fetal.

Sin embargo, puesto que es un procedimiento invasivo, constituye un riesgo para el feto, aunque se evite la punción

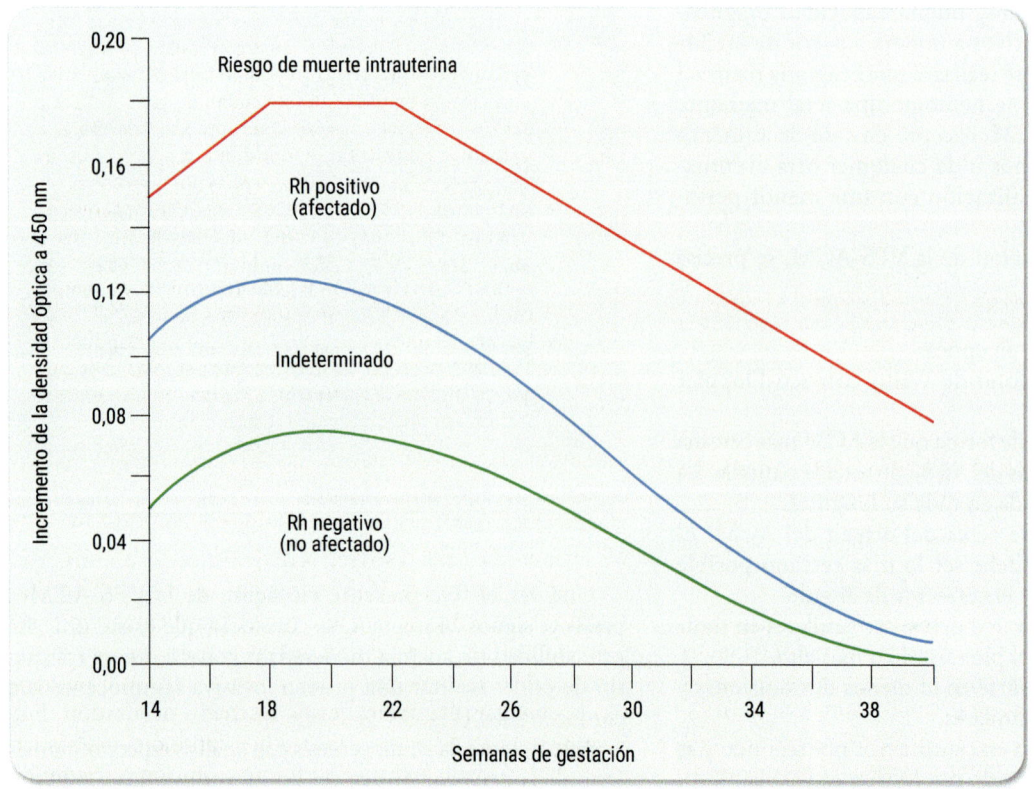

Figura 38-4. Análisis espectrofotométrico de la densidad óptica del líquido amniótico a 450 nm.

Tabla 38-5. Predicción de la anemia fetal en la enfermedad de Rhesus mediante la medición de la velocidad pico sistólica máxima de la arteria cerebral media fetal

Semana gestacional	Hb media (g/dL)	Anemia leve −2 SD (g/dL)	Anemia moderada −4 S (g/dL)	Anemia grave −6 SD (g/dL)
18	11,0	9,1	7,2	5,3
19	–	9,3	7,4	5,5
20	11,3	9,4	7,5	5,6
21	–	9,6	7,7	5,8
22	11,6	9,7	7,8	5,9
23	–	9,9	8,0	6,1
24	11,9	10,0	8,2	6,2
25	–	10,2	8,3	6,4
26	12,2	10,3	8,5	6,5
27	–	10,5	8,6	6,7
28	12,5	10,6	8,7	6,8
29	–	10,8	8,9	7,0
30	12,8	10,9	9,1	7,1
31	–	11,1	9,2	7,3
32	13,1	11,2	9,4	7,4
33	–	11,4	9,5	7,6
34	13,5	11,6	9,7	7,8
35	–	11,8	9,9	8,0
36	13,8	11,9	10,0	8,1
37	–	12,1	10,2	8,3
38	14,1	12,2	10,3	8,4
39	–	12,4	10,5	8,6
40	14,4	12,5	10,7	8,7

Adaptada de: Scheier M, Hernández-Andrade E, Carmo A, Dezerega V, Nicolaides KH. Prediction of fetal anemia in rhesus disease by measurement of fetal middle cerebral artery peak systolic velocity. Ultrasound Obstet Gynecol. 2004;23(5):432-6.
Hb: hemoglobina; SD: desviaciones estándar.

transplacentaria, ya que puede desencadenarse una hemorragia fetomaterna que agrave la isoinmunización. Como se ha explicado, si se realiza por otro motivo, permite realizar una determinación de Rh fetal.

Por tanto, actualmente, la amniocentesis no está indicada para el control rutinario de las pacientes y se puede contemplar únicamente en aquellas con antecedentes de hidropesía, de alto riesgo y con VPS-ACM normal (se realizará en la misma semana en la que apareció la hidropesía o se realizó la cordocentesis en el embarazo anterior), o bien en aquellas de diagnóstico tardío por encima de las 35 semanas y con malos antecedentes, donde la VPS-ACM pierde especificidad.

La técnica invasiva de elección es la *cordocentesis* o funiculocentesis, que está indicada hasta las 35 semanas en los casos de anemia fetal moderada o grave (VPS-ACM > 1,5 MoM o feto hidrópico o densidad óptica en líquido amniótico en zonas de riesgo de muerte intrauterina entre las 18 y 35 semanas) para obtener una muestra sanguínea fetal y así determinar y cuantificar los parámetros hematológicos fetales (hematócrito fetal, prueba de Coombs directa, tipo de sangre fetal, recuento de reticulocitos y bilirrubina total). Por tanto, es el patrón oro para el diagnóstico de la anemia fetal (ya que permite estudiar la etiología, cuantificarla y determinar la gravedad) y para el tratamiento (transfusión intrauterina), como se verá posteriormente. Sin embargo, es una técnica que requiere de profesionales experimentados y que no está exenta de complicaciones, como la hemorragia fetal, el hematoma del cordón umbilical o la bradicardia fetal; y presenta una tasa de pérdidas fetales asociadas del 1-2 %. Además, puede agravar la isoinmunización.

- El objetivo fundamental durante el seguimiento será identificar lo más precozmente posible la instauración de una anemia fetal moderada o grave, para de esa manera proporcionar el tratamiento adecuado.
- Se considerarán pacientes de más alto riesgo aquellas que tengan títulos más elevados (1:16 o superior) de la prueba de Coombs indirecta, isoinmunización a grupo Kell o anti-C (independientemente del título), anti-D acompañado de otros anticuerpos o presencia de antecedentes de alto riesgo, independientemente de la prueba de Coombs, como antecedente de hidropesía fetal, anemia fetal/neonatal grave, muerte fetal inexplicada o por isoinmunización.
- Durante el seguimiento de la gestante isoinmunizada, se realizará una titulación seriada de los anticuerpos.
- La medición de la VPS-ACM mediante eco-Doppler es un método no invasivo con eficacia probada para la monitorización de los fetos con riesgo de anemia, que pueden requerir transfusión intrauterina.
- Una vez el feto presente elevación de la VPS-ACM o signos hidrópicos, se considera que existe una alta probabilidad de anemia moderada o grave y que es tributario de poder realizar una prueba invasiva.
- La técnica invasiva de elección es la cordocentesis, que está indicada en los casos de anemia fetal moderada o grave (VPS-ACM > 1,5 MoM) para obtener una muestra sanguínea fetal y así determinar y cuantificar los parámetros hematológicos fetales.
- La cordocentesis es el patrón oro para el diagnóstico de la anemia fetal (ya que permite estudiar la etiología, cuantificarla y determinar la gravedad) y para el tratamiento (transfusión intrauterina).

TRATAMIENTO

Una vez confirmada la sospecha diagnóstica, y con una edad gestacional inferior a 34-35 semanas, se indicará el tratamiento. El objetivo de este será prolongar el embarazo hasta que el feto alcance la edad gestacional necesaria para su supervivencia. Este tratamiento consistirá en la transfusión intrauterina en la vena umbilical en la inserción del cordón. Fue introducido por Liley en 1963, lo que cambió el pronóstico de la enfermedad. Normalmente, la transfusión intrauterina

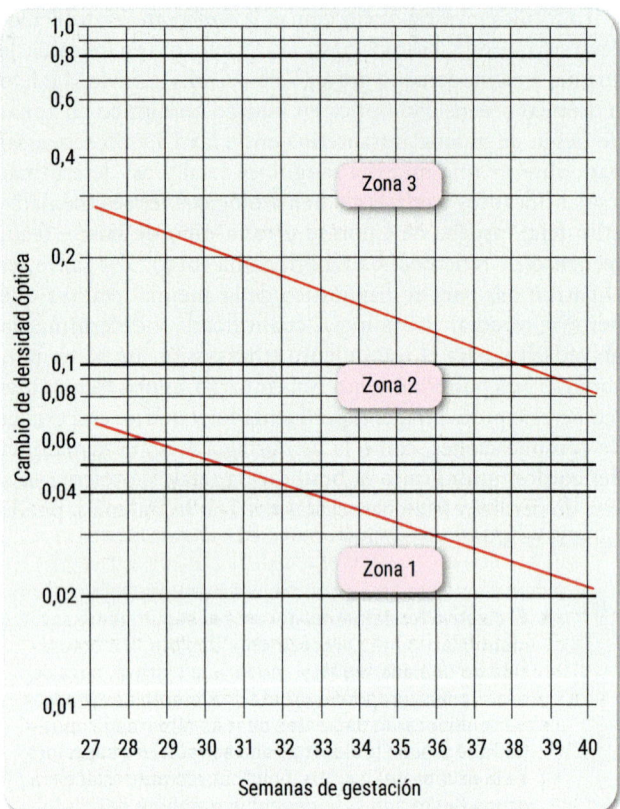

Figura 38-5. Curvas de Liley para gestaciones de más de 27 semanas que extrapola los resultados de la medición indirecta del grado de hemólisis fetal (medición de la bilirrubina).

fetal está indicada con un hematócrito fetal < 30 % o por debajo de dos desviaciones estándar para la edad gestacional o bien con una hemoglobina fetal < 10 g/dL o por debajo de cuatro desviaciones estándar para la edad gestacional (anemia moderada). Habrá que calcular la cantidad de sangre para transfundir en función de las semanas de gestación y del hematócrito fetal. La sangre será del grupo 0 negativo, de un donante seronegativo para citomegalovirus, de menos de 72 horas, carente de leucocitos e irradiada, y concentrada a un hematócrito situado entre el 75 y el 85 %. Debe realizarse en servicios especializados; preferentemente, en un centro terciario.

Los casos presentados durante la primera mitad de la gestación y con antecedentes de EHP (hidropesía o muerte fetal antes de las 20 semanas) son de un manejo complejo, ya que la transfusión intrauterina es arriesgada y difícil. En estos casos, se pueden plantear otras opciones, como valorar la posibilidad de plasmaféresis y/o inmunoterapia, con la administración de Ig en dosis altas a la gestante para retrasar el desarrollo de anemia grave. Son tratamientos muy costosos, solo indicados cuando existe limitación técnica para la transfusión. Con frecuencia, no evitan su realización, aunque prolongan el intervalo hasta alcanzar una edad gestacional más favorable. Más rara es la transfusión intraperitoneal, que se realiza en fases precoces de la gestación (14-18 semanas) o cuando es inaccesible el cordón.

En cuanto a la metodología de la transfusión intrauterina, habrá que realizar una ecografía previa para la valoración del trayecto intrahepático de la vena umbilical y la inserción placentaria del cordón, así como la estimación del peso fetal y la longitud cervical. Se inmovilizará al feto con una punción intramuscular fetal. Se realizará la cordocentesis y se intentará acceder a la vena umbilical; si es factible, en su trayecto intrahepático (menor riesgo de bradicardia y hemorragia). Se ha de tener en cuenta que, en placentas anteriores, la punción transplacentaria facilita el procedimiento, pero agrava el grado de isoinmunización.

Se calcula la cantidad de sangre que se ha de transfundir a partir de la volemia fetal esperada en función de la edad gestacional multiplicada por un factor determinado por los hematócritos del feto y del donante. La transfusión de sangre se realizará bajo control ecográfico continuado, en el que deberá visualizarse todo el trayecto de la aguja en el plano ecográfico. La entrada de la sangre en el torrente circulatorio fetal se visualiza como burbujas en la ecografía. Durante los períodos en los que no se infunde sangre, se tiene que controlar la frecuencia cardíaca fetal, en caso de que no sea visible en el plano ecográfico de infusión. En caso de anemia grave (hidropesía fetal), se tiene que valorar la conveniencia de transfundir una cantidad inferior a la requerida para evitar una descompensación hemodinámica por hipervolemia, y hay que completar la transfusión en 1 semana.

Una vez finalizada la transfusión intrauterina, se determinarán los valores postransfusionales y se medirá la VPS-ACM para precisar el éxito de la transfusión. El objetivo es alcanzar un hematócrito fetal del 35-50 %. Posteriormente, en un período variable, el feto volverá a anemizarse y, aunque varía notablemente, suele haber una caída del hematócrito fetal de un 1 % diario. Se realizará un seguimiento mediante ecografía y se podrá indicar una segunda o tercera transfusión intrauterina antes de las 35 semanas (normalmente con un plazo que suele oscilar entre 1 y 4 semanas) si la VPS-ACM vuelve a superar el valor crítico de 1,5 MoM o mediante el cálculo estimado de caída de hematócrito fetal. Esto ha permitido una drástica mejoría en la supervivencia (> 95 %) en el caso de los fetos hidrópicos o con anemias graves, pero esta medida no está exenta de riesgos, con una mortalidad del 1-3 %.

 Una vez confirmada la sospecha diagnóstica, y con una edad gestacional inferior a 34-35 semanas, se indicará el tratamiento, que consistirá en la transfusión intrauterina. Su objetivo será prolongar el embarazo hasta que el feto alcance la edad gestacional necesaria para su supervivencia.

PARTO

El momento exacto para la finalización de la gestación dependerá de diversos factores, como el intervalo de transfusión y las pruebas de bienestar fetal. En el feto transfundido, será a partir de las 35-36 semanas, idealmente lo más cerca que sea posible de las 37 semanas, según el intervalo de transfusión y las pruebas de bienestar fetal. En los fetos no transfundidos, se valorará a partir de las 37-38 semanas, salvo que exista riesgo de anemia moderada o grave, hidropesía o amniocentesis en zona de riesgo de muerte intrauterina previa cordocentesis y eventual transfusión, que se podrá valorar antes (35-36 semanas). En los casos de bajo riesgo, se realizará una conducta obstétrica habitual y se valorará la finalización entre las 37 y 40 semanas de gestación.

En principio, no existen contraindicaciones para el parto vaginal en los casos de sospecha de anemia fetal leve o moderada (con o sin transfusión), aunque dependerá de las condiciones obstétricas; además, se requerirá vigilancia con monitorización continua y control bioquímico fetal.

En caso de sospecha de anemia fetal grave, con hidropesía, monitor no reactivo persistente o patrón sinusoidal o mala reserva funcional fetal, se considerará la cesárea como vía de elección.

El momento exacto para la finalización de la gestación dependerá de diversos factores, como el intervalo de transfusión y las pruebas de bienestar fetal.

PUNTOS CLAVE

- La EHP se define como la anemia fetal o neonatal secundaria resultante de una hemólisis de origen inmunitario (isoinmunización eritrocitaria).
- El sistema Rh (Rhesus) es el grupo antigénico principalmente implicado en la generación de anticuerpos maternos.
- La hemorragia fetomaterna durante el embarazo y el parto es el mecanismo previo más importante de sensibilización para que se produzca una isoinmunización.
- La inmunoprofilaxis consiste en la administración de gammaglobulina anti-D en gestantes Rh-negativas para evitar la sensibilización de la madre al antígeno D, y es la responsable de que la EHP haya pasado a ser un proceso residual.
- La dosis estándar de gammaglobulina anti-D es de 300 µg por vía intramuscular, lo que permite contrarrestar hemorragias fetomaternas de hasta 30 mL y proporciona protección a la inmensa mayoría de las gestantes.
- En la primera visita de la gestación, se determinará a todas las gestantes el grupo sanguíneo, el Rh y la prueba de Coombs indirecta (anticuerpos irregulares).
- Se considerarán pacientes de más alto riesgo aquellas que tengan títulos más elevados (1:16 o superior) de la prueba de Coombs indirecta, isoinmunización a grupo Kell

o anti-C (independientemente del título), anti-D acompañado de otros anticuerpos o presencia de antecedentes de alto riesgo independientemente de la prueba de Coombs, como antecedente de hidropesía fetal, anemia fetal/neonatal grave, muerte fetal inexplicada o por isoinmunización.
- La medición de la VPS-ACM mediante eco-Doppler es un método no invasivo con eficacia probada para la monitorización de los fetos con riesgo de anemia que pueden requerir transfusión intrauterina.
- La técnica invasiva de elección es la cordocentesis, que está indicada en los casos de anemia fetal moderada o grave (VPS-ACM > 1,5 MoM) para obtener una muestra sanguínea fetal y así determinar y cuantificar los parámetros hematológicos fetales.
- Una vez confirmada la sospecha diagnóstica, y con una edad gestacional inferior a 34-35 semanas, se indicará el tratamiento, que consistirá en la transfusión intrauterina. Su objetivo será prolongar el embarazo hasta que el feto alcance la edad gestacional necesaria para su supervivencia. El momento exacto para la finalización de la gestación dependerá de diversos factores, como el intervalo de transfusión y las pruebas de bienestar fetal.

BIBLIOGRAFÍA

ACOG Practice Bulletin No. 192: Management of alloimmunization during pregnancy. Obstet Gynecol. 2018;131(3):e82-90.

Andres RL, Branch DW, Scott JR. Elevated anti-D titer after the administration of Rh immune globulin. A case report. J Reprod Med. 1989;34(4):318-20.

Behrens O, Bader W, Holle W, Maas DH, Schneider J. Antibody detection after antepartal rhesus prophylaxis: normal values or sensitization. Geburtshilfe Frauenheilkd. 1993;53(5):342-5.

Bonilla-Musoles F, Pellicer A. Obstetricia, reproducción y ginecología básicas. Tomo I. Madrid: Editorial Médica Panamericana; 2008.

Bowman JM. Maternal alloimmunization and fetal hemolytic disease. En: Reece EA, Hobbins JC (eds.). Medicine of the fetus and mother. 2ª ed. Filadelfia: Lippincott-Raven Publishers; 1999. p. 1241-69.

Cabero i Roura Ll, Sánchez Durán MA. Protocolos de medicina materno-fetal. Perinatología. 4ª ed. Madrid: Ergon; 2014.

Chilcott J, Lloyd Jones M, Wight J, Forman K, Wray J, Beverley C, et al. A review of the clinical effectiveness and cost-effectiveness of routine anti-D prophylaxis for pregnant women who are rhesus-negative. Health Technol Assess. 2003;7(4):iii-62.

Detti L, Mari G. Noninvasive diagnosis of fetal anemia. Clin Obstet Gynecol. 2003;46(4):923-30.

Detti L, Mari G, Akiyama M, Cosmi E, Moise KJ, Stefos T, et al. Longitudinal assessment of the middle cerebral artery peak systolic velocity in healthy fetuses and in fetuses at risk for anemia. Am J Obstet Gynecol. 2002;187(4):937-9.

Dillon A, Chaudhari T, Crispin P, Shadbolt B, Kent A. Has anti-D prophylaxis

increased the rate of positive direct antiglobulin test results and can the direct antiglobulin test predict need for phototherapy in Rh/ABO incompatibility? J Paediatr Child Health. 2011;47(1-2):40-3.

Divakaran TG, Waugh J, Clark TJ, Khan KS, Whittle MJ, Kilby MD. Noninvasive techniques to detect fetal anemia due to red blood cell alloimmunization: a systematic review. Obstet Gynecol. 2001;98(3):509-17.

Dukler D, Oepkes D, Seaward G, Windrim R, Ryan G. Noninvasive tests to predict fetal anemia: a study comparing Doppler and ultrasound parameters. Am J Obstet Gynecol. 2003;188(5):1310-4.

Espada M, Magdaleno F. Rh y embarazo. La enfermedad hemolítica perinatal. En: Bajo JM, Melchor JC, Mercé LT (eds.). Fundamentos de obstetricia. Madrid: SEGO; 2007. p. 847-56.

Finning K, Martin P, Summers P, Massey E, Poole G, Daniels G. Effect of high throughput RHD typing of fetal DNA in maternal plasma on use of anti-RhD immunoglobulin in RhD negative pregnant women: prospective feasibility study. BMJ. 2008;336(7648):816-8.

Gautier E, Benachi A, Giovangrandi Y, Ernault P, Olivi M, Gaillon T, et al. Fetal RhD genotyping by maternal serum analysis: a two-year experience. Am J Obstet Gynecol. 2005;192(3):666-9.

Hensley JG, Coughlin KP, Klein LL. A curious case of anti-D antibody titer. J Midwifery Womens Health. 2009;54(6):497-502.

Klumper FJ, Van Kamp IL, Vandenbussche F, Meerman RH, Oepkes D, Scherjon SA, et al. Benefits and risks of fetal red-cell transfusion after 32 weeks gestation. Obstet Gynecol. 2000;92(1):91-6.

Krog CR, Clausen FB, Dziegiel MH. Quantitation of RHD by real-time polymerase chain reaction for determination of RHD zygosity and RHD mosaicism/chimerism: an evaluation of four quantitative methods. Transfusion. 2007;47(4):715-22.

Kyle P. Noninvasive assessment of fetal anaemia. Curr Opin Obstet Gynecol. 2001;13(6):555-6.

Li Y, Zimmermann B, Zhong XY, Gupta AK, Holzgreve W, Hahn S. Determination of RHD zygosity using real-time quantitative PCR. Swiss Med Wkly. 2003;133(31-32):442-5.

Liley AW. Liquor amnii analysis in the management of the pregnancy complicated by rhesus sensitization. Am J Obstet Gynecol. 1961;82(6):1359-70.

Lombardía J, Fernández M. Ginecología y obstetricia. Manual de consulta rápida. 2ª ed. Madrid: Editorial Médica Panamericana; 2010.

Maayan-Metzger A, Schwartz T, Sulkes J, Merlob P. Maternal anti-D prophylaxis during pregnancy does not cause neonatal haemolysis. Arch Dis Child Fetal Neonatal Ed. 2001;84(1):F60-2.

Mari G, Deter RL, Carpenter RL, Rahman F, Zimmerman R, Moise KJ, et al. Noninvasive diagnosis by Doppler ultrasonography of fetal anemia due to maternal red-cell alloimmunization. Collaborative Group for Doppler Assessment of the Blood Velocity of Anemic Fetuses. N Engl J Med. 2000;342(1):9-14.

McKenna DS, Nagaraja HN, O'Shaughnessy R. Management of pregnancies complicated by anti-Kell isoimmunization. Obstet Gynecol. 1999(5 Pt 1);93:667-73.

Moise KJ. RhD alloimmunization in pregnancy: overview. UpToDate. 2024 [consultado el 20 de octubre de 2024]. Disponible en: https://www.uptodate.com

National Institute for Clinical Excellence. Guidance on the use of routine antenatal anti-D prophylaxis for RhD-negative women. Technology Appraisal Guidance No. 41. Londres: NICE; 2005.

Oepkes D, Seaward PG, Vandenbussche FP, Windrim R, Kingdom J, Beyene J, et al. Doppler ultrasonography versus amniocentesis to predict fetal anemia. N Engl J Med. 2006;355(2):156-64.

Pereira L, Jenkins T, Berghella V. Conventional management of maternal red cell alloimmunization compared with management by Doppler assessment of middle cerebral artery peak systolic velocity. Am J Obstet Gynecol. 2003;189(4):1002-6.

Practice Bulletin No. 181: Prevention of Rh D alloimmunization. Obstet Gynecol. 2017;130(2):e57-70.

Queenan JT, Tomai TP, Ural SH, King JC. Deviation in amniotic fluid optical density at a wavelength of 450 nm in Rh-immunized pregnancies from 14 to 40 weeks' gestation: A proposal for clinical management. Am J Obstet Gynecol. 1993;168(5):1370-6.

Royal College of Obstetricians and Gynaecologists. The use of anti-D immunoglobulin for rhesus D prophylaxis. Green-top Guideline No. 22. Londres: RCOG; 2011.

Sociedad Española de Ginecología y Obstetricia. Isoinmunización eritrocitaria. Protocolos asistenciales en ginecología y obstetricia. Madrid: SEGO; 2008.

Spong CY, Porter AE, Queenan JT. Management of isoimmunization in the presence of multiple maternal antibodies. Am J Obstet Gynecol. 2001;185(2):481-4.

Whitecar PW, Moise KJ Jr. Sonographic methods to detect fetal anemia in red blood cell alloimmunization. Obstet Gynecol Surv. 2000;55(4): 240-50.

Embarazo y parto múltiple

39

R. Barrientos Naz y O. Monserrat Barbudo

OBJETIVOS

- Saber cómo diagnosticar los distintos tipos de embarazo múltiple, así como realizar su seguimiento, dependiendo del tipo de corionicidad o amnionicidad.
- Aprender sobre las complicaciones tanto maternas como fetales más frecuentes de las gestaciones gemelares para su seguimiento y prevención en mayor o menor medida.
- Conocer el diagnóstico diferencial y el manejo de las complicaciones más frecuentes de las gestaciones monocoriónicas.
- Valorar el momento y las distintas vías de finalización del embarazo según el tipo de gestación gemelar y según las complicaciones maternofetales asociadas.

INTRODUCCIÓN

El aumento considerable en las últimas décadas de las gestaciones gemelares encuentra dos razones fundamentales: el mayor uso de técnicas de reproducción asistida y un cambio hacia una edad materna mayor en la concepción.

Desde el punto de vista etimológico, la palabra *mellizo* y la palabra *gemelo* presentan el mismo origen, del latín *gemellicius*, de *gemellus*. Según la Real Academia Española, *gemelar* «se dice del embarazo en el que se desarrollan simultáneamente dos o más fetos». Se entiende por *corionicidad* el número de placentas; y por *amnionicidad*, el número de sacos amnióticos presentes en dichos embarazos.

Aspectos epidemiológicos

En España, el embarazo gemelar tenía una incidencia del 0,85 % de las gestaciones en 1985; en 1995 ya se situaba en el 1,3 %; actualmente, la tasa de gestaciones gemelares es de un 4,6 % en hospitales de referencia, como el Hospital Universitario La Paz de Madrid, y llega hasta un 5 % en el Hospital La Fe de Valencia. España es el cuarto país de Europa en cuanto a tasa de gestaciones múltiples comunicadas.

Debido a la alta tasa de complicaciones obstétricas, las gestaciones gemelares se consideran de alto riesgo. Un 30 % de los recién nacidos prematuros hospitalizados en las unidades de cuidados intensivos neonatales son gemelos, con más riesgo de presentar enfermedad de membrana hialina, hemorragia intraventricular y enterocolitis necrosante. La prematuridad extrema (< 28 semanas) es cinco veces mayor en las gestaciones gemelares que en las únicas. En el 15 % de los partos gemelares, este se producirá antes de la semana 34, y en el 60 % antes de la 37. Las complicaciones maternas son más frecuentes en las gestaciones gemelares que en las gestaciones únicas; así son más prevalentes la hipertensión, la preeclampsia, la diabetes gestacional, el edema pulmonar, la colestasis intrahepática, la trombosis y la púrpura urticariforme propia del embarazo.

Entre las gestaciones múltiples, la gemelar constituye el 96 % de todas ellas; son mucho menos frecuentes las gestaciones triples, y prácticamente han desaparecido hoy en día las cuádruples, las quíntuples o las de orden mayor. El 70 % de todas las gestaciones gemelares son dicigotas, y el 30 % monocigotas. Estas últimas tienen una prevalencia más estable, entre tres y cinco por cada 1.000 nacimientos.

Clasificación según la cigosidad

Según su origen embriológico, se hablará de gestación dicigótica o monocigótica:

- Gemelos dicigóticos. Se producen por la fecundación simultánea de dos ovocitos diferentes, lo que da lugar a dos cigotos genéticamente distintos.
- Gemelos monocigóticos. La fecundación de un ovocito se sigue de una división posterior, que, según el momento del período embrionario en que se produce, va a condicionar las diferencias en la corionicidad y la amnionicidad.

Clasificación según la organización de placentas y membrana

La corionicidad y amnionicidad es una definición estructural:

- Gemelos monocoriónicos: se definen por una sola placenta para los dos gemelos.

- Gemelos bicoriónicos: se definen por una placenta para cada feto; estas placentas podrán estar fusionadas o separadas.

El 100 % de los gemelos dicigóticos son bicoriónicos-biamnióticos.

Los gemelos bicoriónicos son todos biamnióticos: cada uno tiene su amnios y, por tanto, su bolsa independiente. Los gemelos monocoriónicos son en su mayoría biamnióticos; solo el 1 % son monoamnióticos: los dos fetos están en la misma cavidad amniótica y, por tanto, comparten la misma bolsa amniótica.

Todo dependerá del momento en el que se produzca la división en el período embrionario:

- Los días 0-3 posfecundación, fase preimplantatoria de mórula, se produce la separación total de los cigotos y la gestación será *bicoriónica biamniótica*. Constituyen entre el 70 y el 80 % de todas estaciones gemelares. Ocurre en el 100 % de los gemelos dicigóticos y el 33 % de los monocigóticos.
- Los días 4-8, en la fase de blastocisto, se ha diferenciado el trofoblasto, pero no el disco embrionario: la gestación será *monocoriónica biamniótica*. Suponen entre el 20 y el 30 % de todas las gemelares y ocurre en el 65 % de las monocoriónicas.
- En los días 9-13 posfecundación, ya se ha producido la división de la cavidad amniótica y el disco embrionario, lo que da lugar a una gestación monocoriónica monoamniótica, que suponen entre el 1 y el 5 % de todos los gemelares y el 2 % de las monocoriónicas.
- A partir del día 13, la división origina casos raros de gemelos siameses, y se hablará de *toracópagos*, *pigópagos* y *craneópago*s, según el carácter y el grado de unión. Son menos del 1 % aproximadamente.

La placenta monocoriónica tiene una angioestructura característica, debido a la presencia de anastomosis vasculares, que son las responsables de la mayoría de las complicaciones y riesgos específicos de los gemelos monocoriónicos.

DIAGNÓSTICO

El diagnóstico actual de la gestación gemelar se realiza casi exclusivamente a través de la ecografía y fundamentalmente a lo largo del primer trimestre. La identificación precoz, por debajo de las 14 semanas, de las principales características sobre corionicidad y amnionicidad permite plantear el seguimiento y adelantarse a la aparición de complicaciones.

Diagnóstico de corionicidad/amnionicidad, datación, identificación de los fetos

La corionicidad es el factor determinante del resultado perinatal. Por tanto, condiciona el control de la gestación. Su diagnóstico debe establecerse en el primer trimestre, donde se puede alcanzar una sensibilidad y especificidad del 100 %.

Determinación de corionicidad/amnionicidad antes de la semana 10

Esta determinación se puede realizar por:

- Número de sacos gestacionales:
  - La sonda vaginal permite la visualización del saco gestacional desde la cuarta semana, y pocos días (2-3); la vesícula vitelina se visualizaría a partir de la quinta semana; y ya a partir de la sexta se podría visualizar el embrión con el latido.
  - El amnios sería la última estructura que se podría visualizar; si bien se describe a partir de la sexta semana y media, por su dificultad puede que sea necesario alcanzar la octava semana para que se pueda ver.
  - Según esto, el diagnóstico de gestación bicoriónica o monocoriónica se podría hacer a partir de la sexta semana y media; sin embargo, en los monocoriónicos, para la amnionicidad habrá que esperar a la octava semana.
- Determinación de número de bolsas dentro de la cavidad coriónica. Son muchos los estudios que confirman el diagnóstico del número de bolsas con sonda vaginal en todos los casos, así como la corionicidad.
- Determinación de vesículas vitelinas:
  - Antes de la visualización del amnios, la determinación del número de vesículas vitelinas podría hacer un diagnóstico precoz de la amnionicidad.
  - A partir de la sexta semana, se podrían visualizar las dos en un caso de gemelos biamnióticos, y una en el caso de los monoamnióticos.
  - No obstante, la visualización de una única vesícula vitelina y dos embriones exigiría un seguimiento a lo largo del primer trimestre antes de afirmar categóricamente la amnionicidad.

Determinación de corionicidad/amnionicidad en las semanas 10-14

En este momento, son necesarios nuevos hallazgos ecográficos que ayuden a determinar la corionicidad y la amnionicidad:

- Sexo discordante. La diferencia de sexo identifica los bicoriónicos, si bien su concordancia plantearía dudas sobre la corionicidad.
- Número de placentas distintas. Una única placenta indicaría gestación monocoriónica, mientras que dos placentas distintas identifican gestación bicoriónica. Un cuidadoso examen distinguiría una única placenta de dos fusionadas.
- Signo lambda (*twin peak*):
  - Fue descrito por Bessis *et al.* en 1981.
  - Es el hallazgo ecográfico que forman los dos sacos separados por la división de los dos amnios, entre los cuales se insinúa el corion.
  - Su momento ideal de visualización es entre las semanas 10 y 14, y es diagnóstico de gestación bicoriónica (se irá haciendo menos prominente al ir avanzando la gestación, para poder desaparecer a partir de la semana 20).
  - En la gestación monocoriónica, la zona de reflexión de la membrana sobre la placenta da origen al signo T, debido a la ausencia de corion entre los dos amnios.

- Membrana interamniótica:
  - En la gestación bicoriónica, la membrana consta de dos capas de amnios y dos de corion.
  - Es más gruesa que la membrana de la gestación monocoriónica, que llevará solo dos amnios.

Determinación por encima de la semana 14

A partir de este momento, la probabilidad de error para el diagnóstico de corionicidad aumenta en un 10 % cada semana que pasa: de una precisión del 99 % en el diagnóstico ecográfico antes de la semana 14, se pasará a una sensibilidad del 77 % para los monocoriónicos y del 90 % para los bicoriónicos cuando el diagnóstico se realiza a partir de la 14. Se podría mejorar la sensibilidad en los monocoriónicos si se tomara en cuenta la composición de varios hallazgos ecográficos: fenotipo fetal, signo *twin peak*, número de placentas y grosor de la membrana.

Datación de la gestación

El primer trimestre es considerado el tiempo ideal para establecer con exactitud la edad gestacional. El parámetro utilizado es la longitud craneocaudal. En el segundo trimestre, los parámetros combinados que permiten una correcta estimación son la circunferencia craneal, la circunferencia abdominal y la longitud del fémur.

En general, aproximadamente el 95 % de la edad gestacional estimada está dentro del intervalo de 5-7 días de la verdadera edad gestacional, independientemente de los parámetros usados. Cuando el embarazo se ha conseguido mediante fecundación *in vitro*, la determinación de la edad gestacional debería realizarse por la fecha de la transferencia embrionaria. Cuando existe discordancia de tamaño entre los dos fetos, hay suficiente evidencia para recomendar cuál de los dos tamaños fetales debe utilizarse para datar el embarazo gemelar. Numerosos estudios han citado la necesidad de usar el mayor de los gemelos para datar la gestación, con el fin de disminuir la posibilidad de infraestimar u omitir un retraso de crecimiento del gemelo más pequeño.

Denominación de los gemelos

En la actualidad, es recomendable denominar, de forma convencional, *gemelo A* al feto cuya inserción del cordón está más a la derecha de la madre. Esto difiere de la manera clásica, en la que el gemelo 1 es el que está más próximo al orificio cervical interno.

SEGUIMIENTO DEL EMBARAZO MÚLTIPLE. GUÍA DE CONTROL

Plantear una guía clínica para el control del embarazo gemelar supone conseguir un diagnóstico adecuado del embarazo múltiple, poder situarlo en la categoría de riesgo correspondiente, detectar las posibles complicaciones y ofrecer el mejor tratamiento disponible. Hay que tener en cuenta que la gestación gemelar monocoriónica representa el 70 % de las gestaciones gemelares monocigotas, y el 20 % del total de las gestaciones gemelares, con una gran relevancia clínica por su morbi-

mortalidad. Tiene complicaciones específicas, que incluyen el síndrome de transfusión fetofetal (STFF), la secuencia anemia-policitemia, la gestación monocoriónica monoamniótica, la secuencia *twin reversed arterial perfusion* y otras. Pues bien, para que se puedan detectar estas complicaciones de manera temprana, debe realizarse un seguimiento ecográfico estricto.

Recomendaciones generales

Se podrían considerar una serie de recomendaciones generales respecto a las gestaciones simples, por el mayor riesgo de presentar complicaciones:

- Ganancia ponderal de 16-20 kg. The National Academy of Medicine matiza según el índice de masa corporal (IMC), y aconseja una ganancia ponderal de 16,8-24,5 kg si el peso es normal (IMC: 18,5-24,9 kg/m²); 14,1-22,7 kg si hay sobrepeso (IMC: 25-29,9 kg/m²); y 11,4-19,1 kg si hay obesidad (IMC > 30 kg/m²).
- Suplementación en ácidos grasos omega-3 (actuaría sobre el factor inflamatorio de la prematuridad).
- Suplementos de hierro y ácido fólico durante todo el embarazo (disminuye el riesgo de prematuridad y bajo peso).
- Suplementos de calcio (1 g/día).
- La actividad física y sexual requiere una reducción gradual, individualizada en cada paciente y teniendo en cuenta la medida de la longitud cervical:
  - No se ha establecido una asociación entre parto pretérmino y actividad física o ejercicio.
  - No se debe recomendar a todas las gestantes que realicen reposo absoluto para prevenir el parto pretérmino.
  - No se recomienda la toma de tocolíticos orales o progesterona o realización de cerclaje profiláctico electivo.
  - Si bien las guías de recomendación sobre restricción de ejercicio son las mismas en los embarazos no complicados, tanto para gestaciones simples como dobles, las pacientes deben ser advertidas de que trabajar más de 28 horas semanales en horarios más irregulares (tarde o noche) a partir de las 16-20 semanas aumenta el riesgo de parto antes de las 32 semanas (estudio prospectivo observacional).
- Se recomienda tratamiento con ácido acetilsalicílico para la prevención de preeclampsia (75 mg al día) a partir de la semana 12 en las gestaciones gemelares que cumplan alguno de los siguientes criterios de riesgo: primíparas o intervalo gestacional de más de 10 años, mayores de 40 años, IMC > 35 o antecedente familiar de preeclampsia.
- Charlas en la semana 24 enfocadas a reconocer los riesgos, síntomas y signos del parto pretérmino, y en la semana 32 sobre las diferentes vías del parto y el momento de este.

Cribado de aneuploidias

Para las mujeres que optan por someterse a pruebas de detección del síndrome de Down, se sugiere una prueba combinada en el primer trimestre o una prueba no invasiva que utiliza ácido desoxirribonucleico (ADN) libre de células en la sangre materna. Si bien la prueba combinada proporciona una evaluación temprana del riesgo, específica del feto, debido a la inclusión de la medición de la translucidez nucal, el ADN fetal libre de células tiene tasas de detección más altas.

En las líneas siguientes se estudian los distintos cribados.

Cribado combinado del primer trimestre. Incluye la combinación de la edad materna, la translucencia nucal fetal y la proteína A placentaria asociada al embarazo y fracción libre de gonadotropina coriónica humana fracción beta (β-hCG) sérica materna. Es de elección en las gestaciones gemelares. La determinación de la proteína A placentaria asociada al embarazo y β-hCG se puede realizar entre las 8 + 0 y las 13 + 6 semanas, aunque alcanza su máximo rendimiento entre las 8 + 0 y las 11 + 0 semanas. La medición de la translucencia nucal se realizará entre las 11 + 0 y 13 + 6 semanas (longitud cefalocaudal de 45-84 mm). La tasa de detección para trisomía 21 es del 85-90 %, con una tasa de falsos positivos del 5 %, resultados comparables a los de la gestación única. En las gestaciones bicoriónicas, el cribado combinado permite una estimación de riesgo de trisomía 21 y trisomía 18/13 para cada feto en función de su translucencia nucal, asumiendo que son dicigotos. En las gestaciones monocoriónicas, debido a que el riesgo de aneuploidia es el mismo para los dos fetos, por ser monocigotos, el cribado combinado permite una estimación de riesgo único gestacional, que se calcula con la media de las dos translucencias nucales.

Cribado bioquímico en el segundo trimestre. En aquellas gestantes en las que no se haya podido realizar el cribado combinado de primer trimestre, se puede ofrecer un cribado bioquímico de segundo trimestre. La prueba de elección es la cuádruple prueba, mediante la combinación de alfafetoproteína, fracción libre de β-hCG, estriol no conjugado e inhibina A (preferiblemente entre las 15 y 18 semanas) y la edad materna. En las gestaciones gemelares, la evidencia científica sobre el rendimiento de la cuádruple prueba es limitada.

Prueba de ADN libre circulante en sangre materna. La detección prenatal no invasiva del síndrome de Down en la que se utiliza ADN libre de células es más complicada que en los embarazos únicos, porque la fracción fetal promedio para cada gemelo es menor que la de los embarazos únicos (aunque la fracción fetal total es mayor en los embarazos gemelares), y la fracción fetal puede diferir entre gemelos en al menos 1,5 veces en el 10 % de los casos. Los hallazgos de ADN libre de células también pueden verse afectados por la pérdida temprana de uno o más embriones de una gestación múltiple. Las pruebas están disponibles comercialmente para las trisomías 21, 18 y 13. Aunque hay menos datos de validación disponibles para las gestaciones gemelares que para los embarazos únicos, cada vez hay más pruebas que sugieren que la sensibilidad de la prueba de ADN libre de células para detectar el síndrome de Down en gemelos es similar a la de los embarazos únicos. En un estudio multicéntrico que evaluó los resultados de ADN libre de células para la trisomía 21 en 1.447 embarazos de gemelos, la trisomía 21 se detectó en 41 de 42 embarazos (97,6 % de sensibilidad), sin casos de falsos positivos; la trisomía 18 se detectó en los 10 embarazos afectados (100 % de sensibilidad), con un falso positivo; y se detectó trisomía 13 en cuatro de cinco casos (80 % de sensibilidad), sin falsos positivos. Los estudios generalmente también informan de una tasa más alta de fracaso de la prueba en gemelos, pero hay excepciones. En el estudio multicén-

trico descrito anteriormente, la tasa de no detección fue del 3,9 %. Cuando ocurre un fallo en la prueba de ADN libre, se deben ofrecer ultrasonido y pruebas de diagnóstico; pero, si hay tiempo suficiente, también se puede considerar una segunda extracción de muestra. Un boletín de práctica del Colegio Americano de Obstetras y Ginecólogos de 2020 afirma que la detección de ADN libre de células para detectar el síndrome de Down se puede realizar en embarazos gemelares, y los datos de rendimiento disponibles son alentadores, pero el número total de embarazos afectados reportados es pequeño, lo que impide una evaluación precisa del método utilizado. Por su parte, una declaración de posición de la Sociedad Internacional de Diagnóstico Prenatal de 2021 sobre la detección de ADN libre de células para el síndrome de Down en gestaciones múltiples concluyó que la detección de ADN libre de células para trisomías comunes en gemelos proporciona valores predictivos positivos más altos que las pruebas de detección basadas en la translucencia nucal y las pruebas séricas. Los fallos en las pruebas ocurren en una media del 3,6 % de los casos (rango del 1,6-13,2 %), que es más alta que la tasa en los fetos únicos y generalmente se deben a una fracción fetal baja. Cuando se realiza el cariotipo, se debe realizar el de ambos fetos, ya que incluso los gemelos monocigóticos pueden ser discordantes. Se desaconsejará realizar la prueba de ADN libre circulante en las gestaciones en las que un feto no sea evolutivo (gemelo evanescente) y en gestaciones múltiples con tres o más fetos.

Controles durante el embarazo

Los controles durante el embarazo dependen de la corionicidad de la gestación; los objetivos serán:

- Valoración del crecimiento fetal por un mayor riesgo de crecimiento intrauterino retardado.
- Medición periódica de la longitud cervical por un mayor riesgo de prematuridad.
- En gestaciones monocoriónicas, diagnóstico precoz del STFF (12 %) y de secuencia anemia-policitemia (5 %).

La frecuencia de los controles ecográficos será mayor que en la gestación única, pero no existe unanimidad en cuanto a sus intervalos. El mínimo número de ecografías se determinará según la idiosincrasia de cada caso.

La frecuencia de los controles ecográficos variará según cuál sea el tipo de gestación gemelar, ya que la patología asociada a las monocoriónicas es diferente de la de las bicoriónicas:

- **Gestaciones bicoriónicas**. Orientadas a la identificación precoz de las principales complicaciones (prematuridad y crecimiento intrauterino retardado):
  - Ecografía semana 11-13: estudio de viabilidad fetal, datación de la gestación, determinación de la corionicidad y amnionicidad y cribado prenatal combinado de cromosomopatías.
  - Ecografía semana 16: valoración de crecimiento y morfología precoz.
  - Ecografía semana 20-22: estudio morfológico de ambos fetos y exclusión de malformaciones congénitas. Valoración de longitud cervical.

– Ecografía semanas 24, 28, 32-34: controles de crecimiento fetal, líquido amniótico y bienestar fetal con estudio eco-Doppler.
– Ecografía semana 36: monitorización fetal y ecografía para valoración de crecimiento fetal, líquido y eco-Doppler.

• **Gestaciones monocoriónicas:**
– Ecografía semana 11-13: estudio de viabilidad fetal, determinación de corionicidad y amnionicidad y cribado prenatal combinado de cromosomopatías.
– Ecografía semana 16: valoración de crecimiento de los fetos y la morfología precoz, descarte del STFF valorando las bolsas de líquido amniótico y el tamaño de las vejigas.
– Control cada 2 semanas, para cribado del STFF.
– Ecografía semana 20-22, estudio morfológico de ambos fetos y exclusión de malformaciones congénitas, además de la patología que específicamente afecta al embarazo monocoriónico.
– En todas las gestaciones monocoriónicas (monocigóticas), se pedirá una ecocardiografía precoz, por el mayor riesgo de defectos cardíacos.
– A partir de las 35 semanas, se hará control semanal.
– El seguimiento y terminación del embarazo será en función de si aparece patología propia asociada a este tipo de gestación (STFF, monoamniótica, etcétera).

Respecto a las analíticas en las gestaciones gemelares, se adelanta el perfil del tercer trimestre a las semanas 30-32. El exudado vaginorrectal se realiza en la semana 34.

COMPLICACIONES

Las gestaciones gemelares presentan más riesgo que las gestaciones simples de prácticamente todas las complicaciones, excepto de macrosomía y gestación postérmino. Las más frecuentemente asociadas son los partos pretérmino y el crecimiento intrauterino retardado. Las complicaciones también son diferentes según la corionicidad y amnionicidad: son más frecuentes en gemelos monoamnióticos y en los monocoriónicos, ya que, al compartir placenta, tienen más riesgo de discordancias del crecimiento y de STFF.

Complicaciones maternas

Estas gestantes tienen una mayor exigencia hemodinámica: su volumen sistólico aumenta hasta en un 20 %; y entre un 10 y un 20 % el volumen plasmático de la sangre. La hipertensión gestacional y sus complicaciones específicas, como la preeclampsia o el síndrome de HELLP (síndrome con hemólisis, elevación de enzimas hepáticas y descenso de las plaquetas), también se encuentran en mayor proporción en este grupo; se encuentran tasas de hipertensión de un 5-6 % en las gestaciones simples, frente al 13 % en las gestaciones múltiples.

En el caso de la diabetes gestacional, no está tan claramente aumentada en las gestaciones múltiples, y en los casos en los que aparece no se ve con tanta frecuencia su principal complicación en el feto, el peso fetal aumentado para la edad gestacional.

Otras complicaciones menos graves, pero también más frecuentes en las gestaciones múltiples, son la hiperémesis gravídica, la anemia, la colestasis intrahepática y el hígado graso del embarazo; así como algunas de las más temidas, como la tromboembolia (en parte por la mayor tasa de cesáreas en esta población y las hospitalizaciones más prolongadas por complicaciones anteparto) y el desprendimiento prematuro de placenta normalmente inserta.

Complicaciones comunes a todas las gestaciones gemelares

Se tratan del parto pretérmino, el crecimiento intrauterino retardado y las anomalías congénitas.

Parto pretérmino

La incidencia de parto prematuro, entre las 34 y 37 semanas, es mayor en las gestaciones múltiples que en las únicas (60 % frente el 8,4 %). Este porcentaje aumenta hasta un 98 % en las gestaciones triples. En el caso de partos muy prematuros, por debajo de la semana 34, también se encuentra un aumento significativo en las gestaciones múltiples, con una incidencia del 19,9 % frente al 2,1 % en las gestaciones únicas y un 62 % en las triples.

Esto supone uno de los principales riesgos de las gestaciones múltiples y aumenta la morbilidad asociada a la inmadurez del recién nacido, tanto a corto como a largo plazo, lo que incluye hipotermia, distrés respiratorio, ductus arterioso persistente, hemorragia intracraneal, hipoglucemia, enterocolitis necrosante, infecciones y retinopatía del prematuro.

La única estrategia disponible por ahora para predecir el parto prematuro es la medición de la longitud cervical, pero tiene una baja sensibilidad. Sin embargo, un cuello uterino corto en el segundo trimestre en una gestante asintomática se asocia a un mayor riesgo de parto prematuro, y multiplica por nueve el riesgo en casos de cuello uterino de < 25 mm antes de la semana 32. Aunque no hay consenso, el punto de corte más aceptado es una longitud cervical de < 25 mm entre las semanas 20 y 24.

Crecimiento intrauterino retardado

Se define como aquel feto que no llega a alcanzar su potencial de crecimiento intrauterino esperado, de manera que el peso fetal estimado queda por debajo del percentil 3 o entre el percentil 3 y el 10 con eco-Dopplers alterados.

El crecimiento de los fetos en las gestaciones múltiples es similar al de las gestaciones únicas durante los dos primeros trimestres; es a partir de las semanas 30-32 cuando normalmente comienza a haber un descenso en la curva de crecimiento en comparación con las gestaciones únicas. Esto, unido a la tasa de partos pretérminos, determina que la media del peso fetal al nacimiento descienda en las gestaciones múltiples.

Es importante evaluar en el primer trimestre, en caso de que la haya, la discordancia de longitud craneocaudal entre ambos fetos para luego tenerlo en cuenta en el último trimestre si aparece una discordancia importante de peso.

En las gestaciones bicoriónicas con pesos acordes de ambos fetos, el crecimiento se debe evaluar cada 4-6 semanas mediante ecografía. En el caso de gestaciones monocoriónicas, este seguimiento debe ser más estrecho para detectar de forma precoz posibles complicaciones.

Existen tablas específicas de evaluación de pesos en gestaciones múltiples, pero no están basadas en muestras suficientemente grandes, por lo que está más extendido el uso de las curvas de crecimiento de gestaciones únicas como mejor factor predictivo de complicaciones para las gestaciones múltiples, aunque se corre el riesgo de sobrediagnosticar los trastornos del crecimiento.

Anomalías congénitas

Las malformaciones son más frecuentes en las gestaciones múltiples, principalmente por el riesgo aumentado de las monocoriónicas. En estos casos, hay una serie de malformaciones precoces que sugieren que el origen puede ser el mismo que ha causado la monocigosidad. Entre las más frecuentes, se encuentran la anencefalia, la holoprosencefalia, la secuencia VACTERL (defectos vertebrales, atresia anal, defectos cardíacos, fístula traqueoesofágica, anomalías renales y anomalías en las extremidades), el teratoma sacrocoxígeo, la sirenomelia y los gemelos siameses.

En la mayoría de los casos solo está afectado uno de los gemelos; en el 5-20 % de los que están afectados ambos, lo más frecuente es que uno de los dos tenga una afección más grave.

Complicaciones de las gestaciones monocoriónicas

Las complicaciones en las gestaciones monocoriónicas son el STFF, la secuencia anemia-policitemia, la malformación discordante, la secuencia de perfusión arterial inversa o feto acardio, las gestaciones monoamnióticas y la muerte de un gemelo intraútero.

Síndrome de transfusión fetofetal

El STFF es una complicación grave en la que uno de los gemelos (donante) experimenta una pérdida excesiva de sangre hacia el otro gemelo (receptor) a través de conexiones vasculares arteriovenosas compartidas en la placenta. Esta complicación aparece en un 10-15 % de las gestaciones monocoriónicas y se presenta más frecuentemente en el segundo trimestre.

Clínicamente, se manifiesta con un gemelo receptor con mayor peso fetal y en el saco gestacional con polihidramnios. Típicamente, los receptores suelen tener mayor vejiga y circunferencia abdominal. La policitemia y el exceso de volumen pueden llevarlos a una trombosis o hiperbilirrubinemia posnatal, así como a una sobrecarga cardiovascular, en los peores casos, con hipertrofia ventricular, regurgitación tricúspidea o hidropesía fetal.

El gemelo donante presenta menor peso fetal y oligohidramnios. Las complicaciones son las inversas del anterior, con restricción del crecimiento fetal, anemia, hipovolemia e insuficiencia renal.

La evolución de esta complicación, de no realizarse un tratamiento adecuado y a tiempo, conduciría a la muerte intrauterina o perinatal en un 90 % de los casos, y a alteraciones del desarrollo neurológico hasta en el 50 % de los

supervivientes; ambas, principalmente, se derivan de la prematuridad (**Tabla 39-1**).

En el estadio I se realizan controles semanales en los que se valora la progresión del síndrome y de los síntomas de disconfort materno, así como el riesgo de parto prematuro (longitud cervical).

Se ha visto que los estadios II-IV tienen peor pronóstico cuando se realiza manejo expectante, por lo que se encuentran distintas opciones terapéuticas:

- Coagulación con láser de las anastomosis vasculares arteriovenosas placentarias:
  - Se realiza mediante fetoscopia y estaría indicado en los estadios II-IV entre las 16 y las 26 semanas.
  - Se consigue hacer una placenta monocoriónica, pero con función bicoriónica, de forma yatrógena. Tras esta técnica, la supervivencia de al menos uno de los gemelos es de un 75-90 % y de un 50 % de ambos.
- Amniodrenaje para drenar mediante amniocentesis el exceso de líquido en el saco del gemelo receptor y reducir el riesgo de parto prematuro:
  - Es la opción preferida en las gestaciones a partir de las 26 semanas.
  - Normalmente, debe ser repetido cada 1-2 semanas, hasta alcanzar una edad gestacional aceptable.
- Feticidio selectivo:
  - Se selecciona el feto con peor pronóstico y más complicaciones en el momento (insuficiencia cardíaca, hidropesía, crecimiento intrauterino retardado con discordancia importante, malformación congénita).
  - Se puede realizar mediante ablación láser del cordón, ablación por radiofrecuencia o coagulación bipolar del cordón.

En el estadio V, si fallece uno de los dos gemelos, las principales complicaciones para el superviviente son la muerte (10 %) y el daño neurológico (10-30 %), debido a la circulación común. En estos casos, ni la coagulación láser ni el amniodrenaje previenen del daño neurológico, ya que este se produce en el mismo momento de la muerte del otro gemelo. Se debe optimizar el seguimiento del gemelo superviviente con ecografía y eco-Doppler semanal, y hay que valorar la velocidad pico sistólica de la arteria cerebral media para detectar la anemia de forma precoz.

La clasificación de STFF según los estadios de Quintero se recoge en la **tabla 39-1**.

Tabla 39-1. Clasificación del síndrome de transfusión fetofetal según los estadios de Quintero

Estadio	Descripción
I	Polihidramnios (feto receptor) y oligohidramnios (feto donante)
II	Vejiga distendida (feto receptor) y vejiga ausente (feto donante)
III	Eco-Doppler anormal
IV	Hidropesía en feto receptor
V	Muerte de uno o ambos fetos

Secuencia anemia-policitemia

Es una variante del STFF en la que el gemelo receptor presenta una poliglobulia con elevación de la hemoglobina, y el gemelo donante una anemia, pero sin afectación de los líquidos amnióticos. La fisiopatología son anastomosis arteriovenosas, que, por definición, son unidireccionales y que no se ven compensadas por las anastomosis presentes en la placenta del tipo arterioarterial o venovenosas, que son bidireccionales.

La secuencia anemia-policitemia puede ser espontánea, lo que ocurre en gestaciones gemelares biamnióticas no complicadas previamente; o secundaria a un tratamiento láser de un STFF. Los casos espontáneos se pueden diagnosticar entre las semanas 14 y 35.

El diagnóstico prenatal se basa sobre todo en la determinación de la velocidad pico sistólica de la arteria cerebral media, que se encuentra aumentada > 1,5 MoM en el feto donante (signo de anemia fetal) y disminuida en el receptor < 1 MoM.

El diagnóstico (Tabla 39-2) posnatal se basa en la diferencia de hemoglobina entre los gemelos de ≥ 8 g/dL y una ratio de reticulocitos > 1,7 (reticulocitos del donante/reticulocitos del receptor). En la sala de partos, se puede sospechar al explorar la placenta y visualizar la mitad del feto donante pálida y la mitad del feto receptor más oscura.

Independientemente del manejo clínico seleccionado, se ha visto que el pronóstico es peor en los casos de anemia-policitemia posláser (tras tratamiento de láser en STFF) que en los casos de anemia-policitemia espontáneos. No se han observado diferencias en supervivencia perinatal según el tipo de tratamiento: láser (94 %), transfusión intrauterina (85 %) y manejo expectante (83 %). Sin embargo, los casos tratados con láser tenían un mayor tiempo desde el diagnóstico hasta el parto (11 semanas frente a cinco en el grupo de transfusión intrauterina) y menor morbilidad neonatal.

Malformación discordante

Según el tipo de malformación, se podría plantear seguimiento y actitud expectante, feticidio selectivo, finalización de la gestación o terapia intraútero. En los casos de gemelos bicoriónicos, la reducción selectiva del feto con malformación es un proceso que puede realizarse de forma segura en manos expertas, pero que también supone un mayor riesgo de aborto del otro gemelo, por lo que se plantea principalmente en malformaciones importantes, como anencefalia, ya que se asocia a polihidramnios del gemelo afecto con el aumento del riesgo de parto prematuro.

En los gemelos monocoriónicos, el proceso de reducción selectiva se hace de forma diferente, ya que la inyección intravascular de potasio o digoxina puede suponer un riesgo para el gemelo sano por la vascularización compartida, por lo que la opción ideal sería la ablación del cordón.

Secuencia de perfusión arterial inversa o feto acardio

Es una complicación rara que afecta a un 1 % de las gestaciones monocoriónicas. En ella existe un feto sano que actúa como perfusor (*pump twin*) hacia el otro feto, que es no viable, el feto acardio, y que es el receptor o parásito a través de anastomosis vasculares arterioarteriales. El feto receptor suele presentar acardia y acefalia, con ausencia de desarrollo de las extremidades superiores y cierto grado de edema.

La sangre poco oxigenada entra en el feto receptor a través de las arterias umbilicales, produce una circulación inversa, regresa por la vena umbilical hacia el feto perfusor, y provoca en este una sobrecarga de volumen con riesgo de fallo cardíaco. Para el diagnóstico, es fundamental observar el flujo arterial reverso en la arteria umbilical o istmo aórtico, aparte de las características malformativas.

El feto acardio es inviable y el feto perfusor, sin intervención, tiene una tasa de mortalidad del 55 % por fallo cardíaco, por lo que se recomienda una actuación precoz, alrededor

Tabla 39-2. Diagnóstico y manejo de los distintos estadios de la secuencia anemia-policitemia

Estadios	Gemelo donante	Gemelo receptor	Manejo clínico
Estadio I	• VPS ACM > 1,5 MoM	• VPS ACM < 1 MoM	• Eco-Doppler semanal • Finalización 34-37 + 0 semanas
Estadio II	• VPS ACM > 1,7 MoM	• VPS ACM < 0,8 MoM	• Eco-Doppler 2 veces por semana: – < 32 semanas de gestación, manejo igual que estadios III y IV – 32-34. Finalización
Estadio III	• Estadio I o II más compromiso del donante: – Arteria umbilical: flujo sistólico ausente o reverso – Ductus venoso: IP elevado o flujo reverso		• < 28 semanas de gestación. Ablación láser, transfusión sanguínea al feto donante intravenosa o intraperitoneal y seguimiento semanal • 28-32 semanas de gestación. Trasfusión al feto donante y exanguinación de 5 mL del feto receptor, que se sustituyen por 5 mL de suero salino
Estadio IV	• Estadio I o II más hidropesía del donante		
Estadio V	• Fallecimiento de alguno de los dos fetos previo diagnóstico de TAPS		

ACM: arteria cerebral media; IP: índice de pulsatilidad; TAPS: secuencia anemia-policitemia; VPS: velocidad pico sistólica.

de las 12 semanas, con coagulación del cordón con pinza bipolar, fotocoagulación láser de las anastomosis placentarias o ablación intrafetal con radiofrecuencia.

Gestación monoamniótica

A estas gestaciones, además de las complicaciones de los monocoriónicos, se le suman otras particulares por compartir saco amniótico; principalmente, el enredo o entrelazamiento de los cordones umbilicales.

Este enredo de los cordones ocurre en todas las gestaciones monoamnióticas y desde el primer trimestre, con oclusiones intermitentes del flujo sanguíneo que pueden derivar en morbilidad neurológica o en la muerte fetal si esta oclusión es prolongada.

Las gestaciones monoamnióticas se finalizan siempre por cesárea, para evitar problemas con los cordones umbilicales. En estos casos, la cesárea está indicada entre la semana 32 y la 34, ya que en el tercer trimestre aumenta el riesgo de mortalidad perinatal.

Muerte de un gemelo intraútero. Conducta

En los casos de gestaciones monocoriónicas, la muerte fetal de un gemelo es una complicación importante, debido a las anastomosis vasculares placentarias que comparten. Este episodio agudo puede provocar en el gemelo vivo una exanguinación, con las consiguientes anemia, hipotensión e isquemia, que pueden derivar incluso en la muerte o en una morbilidad importante en el gemelo vivo.

En las gestaciones bicoriónicas no se tiene este riesgo de exanguinación del otro gemelo, pero hay que ser cuidadoso, ya que este episodio puede traducir un ambiente intraplacentario hostil que puede acabar afectando al gemelo superviviente.

El riesgo de muerte fetal del gemelo superviviente es del 41 % en las gestaciones monocoriónicas y del 22 % en las bicoriónicas. Además, en las monocoriónicas, el 20 % de los gemelos supervivientes presentan imágenes craneales anómalas.

El manejo clínico es el siguiente:

- Gestaciones bicoriónicas. La muerte de uno de los gemelos no implica la terminación temprana de la gestación *per se*; pero sí que esta debe plantearse si existe algún condicionante que afecte a ambos gemelos (p. ej., una preeclampsia o una corioamnionitis) para evitar el fallecimiento del otro gemelo.
- Gestaciones monocoriónicas. En estos casos, como se ha explicado, las consecuencias vasculares en el gemelo superviviente son agudas e inmediatas, por lo que finalizar la gestación es una medida útil. La indicación de finalizar el embarazo debe basarse en las condiciones maternas y del feto superviviente; se recomienda entre la semana 34 y la 36.

En caso de que en el seguimiento de una gestación monocoriónica se sospeche y haya signos de muerte inminente de uno de los gemelos, a partir de la semana 26, la actitud será finalizar de forma inmediata la gestación para extraer a los dos gemelos vivos e impedir principalmente las secuelas neurológicas en el gemelo sano.

INTERRUPCIÓN DEL EMBARAZO Y VÍA DEL PARTO: ASISTENCIA AL PARTO Y PUERPERIO. MOMENTO DE LA FINALIZACIÓN

Es difícil establecer tiempos para la finalización de la gestación gemelar, puesto que la evidencia científica disponible es muy limitada. Los embarazos gemelares sin complicaciones no se deberían prolongar más allá de la semana 39-40 de gestación, porque, a partir de este momento, aumenta la morbimortalidad; además, hay una mayor madurez pulmonar frente a las gestaciones simples para la misma edad gestacional.

La elección de la vía del parto y del momento de finalización dependerá de:

- Número de fetos.
- Edad gestacional.
- Corionicidad.
- Peso fetal estimado, principalmente del feto 2, y discordancia entre los pesos fetales estimados.
- Estática fetal.
- Experiencia del equipo obstétrico.

Los hallazgos disponibles para cada tipo de gestación son los que se estudian a continuación:

Bicoriónica biamniótica. En el caso de gestaciones bicoriónicas, la mortalidad intraútero en el tercer trimestre parece ser mucho menor que en los casos siguientes, debido a la ausencia de vascularización placentaria común. Una de las cohortes más amplias estudiadas dentro del estudio irlandés Evaluations of Sonograhic Predictors of Restricted Growth in Utero, conocido como ESPRIT, valoró también la mortalidad perinatal de estos recién nacidos, y observó un descenso del 7 % en la semana 36 a un 1 % en la 38. La decisión, por tanto, de inducir un parto prematuro, en ausencia de complicaciones, no parece justificada. Resultados similares se obtuvieron en un estudio japonés que comparaba los resultados a corto plazo en gestaciones simples y dobles bicoriónicas, en el que no encontraron diferencias entre ellos en cuanto a los resultados perinatales en función de la edad gestacional al nacimiento; únicamente, un aumento de la morbilidad respiratoria cuando el parto se producía antes de las 37 semanas completas, tanto en simples como gemelos, sin que existieran diferencias significativas en cuanto a la mortalidad. De acuerdo con estos y otros estudios publicados, la mayoría de las sociedades científicas abogan por no finalizar antes de la semana 37 de gestación, siempre en ausencia de complicaciones. Así se ve que la tendencia actual parece inclinarse más hacia una mayor edad gestacional, con la intención de evitar morbilidad en la infancia (p. ej., asma). Algunas sociedades científicas, algo más conservadoras, como la británica, se inclinan por no superar las 37 semanas completas, mientras que otras, como la americana o la propia Sociedad Española de Ginecología y Obstetricia consideran apropiado alcanzar incluso la 38 + 6 = 39. En cuanto a la necesidad de confirmar o no la madurez pulmonar de forma sistemática antes de la finalización, las opiniones son diversas. Si bien parece que en las gestaciones gemelares la maduración pulmonar se alcanza de forma natural algo antes que en las gestaciones simples, se supondrá la madurez pulmonar a las 37 semanas.

Monocoriónica biamniótica. La mortalidad fetal en las gestaciones monocoriónicas es significativamente mayor que en las gestaciones únicas o dobles bicoriónicas. Este incremento, al doble o cuádruple, se atribuye a problemas vasculares placentarios, especialmente STFF y retraso de crecimiento selectivo de uno de los fetos, que complica aproximadamente un 30 % de las gestaciones monocoriónicas. De acuerdo con esto, parece haber consenso en la necesidad de hacer un seguimiento ecográfico estrecho de estos embarazos, incluso en los aparentemente no complicados, en los que también la mortalidad intraútero está aumentada. Los estudios más amplios publicados en relación con el momento óptimo del parto en estas gestaciones sugieren un aumento de la mortalidad fetal a partir de las 36-37 semanas. Danon, en una revisión sistemática, donde se incluyen nueve estudios con un total de 1.747 gestaciones monocoriónicas biamnióticas, refiere que la *odds ratio* de mortalidad anteparto, calculada en bloque de 2 semanas, pasaría de 3,7 (intervalo de confianza del 95 %: 1,1-12,0) en la semana 36-37 a 8,5 (intervalo de confianza del 95 %: 1,6-44,7) en la semana 38-39. Las recomendaciones del Colegio Británico aconsejan el parto en la semana 36, y se estima que sería necesario finalizar 116 gestaciones monocoriónicas a esta edad gestacional para evitar la muerte de al menos un gemelo. Otros autores señalan que la finalización prematura del embarazo, si bien puede disminuir la mortalidad fetal, lleva aparejado un aumento de la morbilidad neonatal (9 % en la semana 36 frente al 1 % en la semana 37). Con todo lo anterior, parece que programar la finalización en torno a la semana 36-37 es lo más adecuado en las gestaciones monocoriónicas biamnióticas no complicadas.

Monoamniótica. En estas gestaciones, se suman las posibles complicaciones de los embarazos simples (prematuridad), monocigóticos (STFF) y monoamnióticos (entrelazamiento de los cordones). La mortalidad global para este tipo de feto (excluyendo anomalías congénitas), oscila entre el 17 y el 23 %. Algunos autores encuentran una disminución de la mortalidad al aproximarse al término, probablemente por la disminución de los movimientos fetales, que dificulta que se entrelacen los cordones, hecho que por otra parte no está claro que contribuya a un aumento de las muertes fetales. Las ultimas publicaciones describen una tasa de muerte fetal intraútero del 0,85-1,8 % entre las semanas 26 y 34 de gestación, lo que equivaldría al 2 ‰ por cada semana de gestación dentro de este período (tasa equiparable a la de las gestaciones simples). Con esta base, la premisa de realizar un control hospitalario de la gestación, los autores apuntan a la semana 34 como el momento ideal para la finalización. A falta de una definición consensuada que establezca en qué ha de consistir la monitorización, y de estudios amplios, hoy por hoy, la mayoría de los especialistas es partidaria de la finalización selectiva entre las semanas 32 y 34 de gestación, tras la administración de un ciclo de corticoides para favorecer la maduración pulmonar fetal.

Vía del parto

Al igual que ocurre en el caso del momento óptimo de la finalización de las gestaciones gemelares, la vía de finalización tampoco está completamente consensuada. La cantidad de estudios disponibles en la literatura médica es también escasa,

y en muchas ocasiones se trata de estudios retrospectivos, de menor evidencia científica, con pocos casos recogidos (entre 50 y 160 gestaciones de > 32 semanas).

La vía de finalización de la gestación gemelar va a depender de la corionicidad, de la presentación de ambos gemelos, de la edad gestacional y de la experiencia del obstetra que atienda ese parto gemelar. En principio, la presencia de una gestación gemelar no es por sí misma indicación de cesárea, salvo en el caso de una gestación monoamniótica (que solo ocurre en una de cada 1.000 gestaciones, aunque parece que su incidencia está aumentando por el uso de técnicas de reproducción asistida). En este tipo, se indicará una cesárea electiva entre la semana 31 y la 34, como se ha visto, para así disminuir el riesgo de complicaciones en el parto, debidas sobre todo al hecho de compartir la circulación placentaria y al gran riesgo de que ambos cordones se enreden entre sí.

En el caso de gestaciones biamnióticas sin complicaciones y cercanas al término (a partir de la semana 32), los estudios parecen estar de acuerdo en que lo ideal, si ambos gemelos se encuentran en posición cefálica (situación más frecuente hasta en un 50 % de los casos) y no existe ninguna otra contraindicación para el parto, es que se intente un parto por vía vaginal. Este se debe realizar bajo estricto control médico, con una buena monitorización intraparto de ambas frecuencias cardíacas, preferentemente con control ecográfico intraparto, y, a ser posible, bajo anestesia epidural, lo cual facilitará mucho la realización de maniobras obstétricas activas si son necesarias para la extracción del segundo gemelo.

En el caso de que el primer gemelo no se encuentre en posición cefálica, lo aceptado por la mayoría de los autores es la realización de una cesárea electiva, debido al alto riesgo de mortalidad perinatal de ambos gemelos en caso de parto vaginal.

El problema se plantea en el caso de las gestaciones gemelares con el primer gemelo en posición cefálica y el segundo en otra posición. En este caso, se ha visto que existen una serie de complicaciones que pueden dar lugar a un aumento de la morbilidad del segundo feto (como el desprendimiento prematuro de placenta, el prolapso de cordón, la hemorragia posparto del primer gemelo o la dificultad para realizar una monitorización adecuada de la frecuencia cardíaca de este segundo feto).

Numerosos estudios han investigado la morbilidad del segundo gemelo en relación con el primero en el caso de un parto vaginal. Existen algunos en los que ni la mortalidad ni el ingreso en una unidad de cuidados intensivos se encuentran incrementadas, aunque sí lo está el riesgo de encontrar una prueba de Apgar < 7 en el quinto minuto. Otros autores, sin embargo, sí que detectan una mayor morbilidad en este segundo gemelo, con un aumento también de una prueba de Apgar baja (< 4), aumento de la aparición de fracturas de huesos largos, lesión de nervios periféricos, hemorragia intracerebral o subdural, coma, estupor, necesidad de ventilación mecánica, etc., peros estos riesgos no se hubieran disminuido según estos autores con la realización de una cesárea, por lo que, a pesar de los resultados encontrados en la referencia a la morbilidad neonatal, estos autores tampoco concluyen que se deba realizar una cesárea electiva a todas las gestantes cuyo segundo gemelo no se encuentre en posición cefálica (se deberían realizar 186 cesáreas electivas para que exista un impacto en la disminución de la morbilidad neonatal, con el incremento de riesgos maternos que eso conlleva). En una revisión de la Cochrane en el año 2000, se concluyó que sería una mala práctica obstétrica realizar una cesárea electiva a todas las pacientes con gestaciones gemelares cuando el primer gemelo está en cefálica y el segundo en podálica, siempre que no existan otras circunstancias que recomienden la realización de una cesárea.

Otra situación controvertida es la presencia de una gestación gemelar en pacientes con antecedentes de una cesárea anterior. Para algunos autores, las gestantes con antecedente de cesárea segmentaria trasversa que no presenten otro tipo de contraindicación son buenas candidatas al intento de un parto vaginal. Ford realizó un estudio en el que comparó gestantes con gestaciones gemelares no complicadas a las que se les realizó una cesárea electiva con aquellas que intentaban un parto vaginal. Encontró que hasta un 45-50 % de estas pacientes conseguían un parto vaginal. En cuanto a las complicaciones, se objetivó un aumento del riesgo de rotura uterina, pero este fue similar al que existe en caso de gestaciones únicas, en torno a un 1 % (parece que no es la distensión uterina lo que incrementa el riesgo de rotura, sino la tensión de la cicatriz durante las contracciones). En cuanto a las complicaciones maternas, no se encuentran diferencias significativas en el riesgo de tromboembolia, dehiscencias de la cicatriz, infecciones pélvicas ni hematomas. Todos los autores concluyen que el intento de parto vaginal en este tipo de gestantes es algo seguro, con una tasa de complicaciones baja, y por tanto se debe ofrecer a esas pacientes. Todos los autores están de acuerdo, sin embargo, en que un parto vaginal solo sería posible en caso de que únicamente hubiera una sola cesárea anterior; si la paciente presenta dos, se debe indicar una cesárea electiva.

En el caso de gestaciones gemelares con una edad gestacional de < 32 semanas, o bien un peso estimado < 1.500 g y presentación no cefálica del segundo gemelo, la Sociedad Española de Ginecología y Obstetricia recomienda la realización de una cesárea electiva, aunque, si se trata de un inicio de parto espontáneo, en ese momento se podrá valorar la mejor vía de finalización de esa gestación. Esta situación es muy controvertida y hay muy pocos estudios disponibles en la literatura médica que orienten sobre cómo finalizar estas gestaciones, puesto que el hecho de que esto ocurra antes de la semana 32 ya indica la presencia de determinados condicionantes que orientarán sobre la mejor vía de finalización de esta gestación (restricción del crecimiento de uno de los gemelos o de ambos, alteraciones en la valoración con eco-Doppler de alguno de ellos, metrorragia del tercer trimestre, etc.).

Manejo y control intraparto de la gestación gemelar

El manejo del parto gemelar debe ser especial porque se trata de un parto de alto riesgo, la presencia de dos fetos aumenta las opciones de manejo y se ha demostrado un aumento del riesgo perinatal en función del orden de nacimiento y el intervalo intergemelar. El manejo intraparto depende de la presentación fetal, los pesos fetales estimados y la experiencia del equipo que lo atienda.

En la preparación para el parto, se recomienda:

- Analítica completa con pruebas de coagulación, grupo y Rh.
- Canalización de la vía venosa.

- Equipo experimentado y multidisciplinar (obstetra con experiencia en partos operatorios y en podálica, matrona, anestesista y neonatólogo).
- Disponibilidad inmediata de quirófano.
- Analgesia regional (si es posible); se asocia a mejores resultados de la prueba de Apgar y pH del segundo gemelo si nace por vía vaginal y sin aumentar el riesgo de hipotensión materna.
- Evaluación ecográfica de ambos fetos al ingreso e intraparto (presentación, peso fetal estimado, discordancia y estado de membranas y cordones), así como del segundo gemelo tras el parto del primero (se da hasta un 20 % de cambios en la presentación de dicho gemelo tras nacer el primero).
- Control de bienestar de ambos gemelos (monitorización electrónica continua y simultánea de sus frecuencias cardíacas).
- Intento de dinámica regular con aumentos moderados de oxitocina si hay hipodinamia, tanto antes del parto del primer gemelo como en el intervalo intergemelar.
- Manejo activo de la tercera etapa del parto con administración de oxitocina tras el nacimiento del segundo gemelo.
- Examen de las placentas; envío a estudio anatomopatológico.

La conducta obstétrica depende, sobre todo, de la presentación de los fetos:

- **Cefálica/cefálica:** variedad más frecuente, 45 % de los casos:
  - Las indicaciones de la cesárea son similares a las de la gestación simple.
  - No se contraindica la inducción. Las prostaglandinas se utilizarán con precaución. En este caso de cesárea anterior, no se contraindica la inducción, pero debe individualizarse cada caso.
  - Se realizarán controles periódicos (cada 2 horas) de constantes maternas y de la dilatación.
  - En la asistencia al parto del primer gemelo, se seguirán las mismas directrices que en el nacimiento de un feto único en presentación cefálica.
  - Tras el nacimiento del primero, se confirmará la presentación del segundo mediante tacto vaginal con apoyo ecográfico o sin este.
  - Se valorará la monitorización del segundo si es posible.
  - Se usará o se aumentará la dosis de oxitocina para reanudar la dinámica adecuada.
  - Amniorrexis de la segunda bolsa cuando la presentación se introduzca en la pelvis.
  - En un 10 % de los casos, se producirá la versión espontánea del segundo, por lo cual hay que estar preparados para realizar la extracción de nalgas o la realización de una cesárea.
  - Se recomienda un intervalo óptimo < 30 minutos para el parto del segundo gemelo. Diversos estudios demuestran una correlación inversa entre el intervalo intergemelar y el pH en la arteria umbilical.
- **Cefálica/no cefálica:** 30 % de los casos. Opciones:
  - Cesárea de ambos gemelos:
    - Algunos ginecólogos consideran la gestación gemelar en sí misma, o cuando el segundo gemelo no está en

presentación cefálica, una indicación de cesárea; sin embargo, no hay evidencia científica de beneficio de esta actitud.
- En 2013 se publicaron los resultados del Twin Birth Study, un estudio aleatorizado multicéntrico, con más de 2.804 gestaciones gemelares de 32 + 0/7 a 36 + 6/7 semanas, con primer feto en cefálica, en 106 centros de 25 países. Se comparó la cesárea electiva y el parto vaginal planificado, y se concluyó que la cesárea no aporta beneficios sobre el parto vaginal en parámetros de morbimortalidad perinatal.
– Parto vaginal de ambos gemelos en cefálica tras versión externa del segundo gemelo:
  - Alternativa al parto en podálica del segundo gemelo con un éxito dispar según la serie consultada (30-70 %).
  - Parece aumentar levemente el distrés fetal, la hemorragia intraventricular, el desprendimiento prematuro de placenta normalmente inserta (*abruptio placentae*), el prolapso de cordón y la necesidad de cesárea del segundo gemelo respecto al parto en podálica.
– Parto vaginal del primer gemelo en cefálica y versión interna con parto en podálica del segundo. Precisa anestesia, experiencia y que el peso fetal estimado sea > 1.500 g.
– Parto vaginal del primer gemelo y parto en podálica del segundo:
  - Según diversos estudios, incluyendo el Twin Birth Study, el parto vaginal en podálica sin necesidad de versión es más seguro para el segundo gemelo, con menor distrés fetal y complicaciones (como la hemorragia intraventricular, desprendimiento prematuro de placenta normalmente inserta o prolapso de cordón) y con menor necesidad de cesárea.
  - Sería el procedimiento óptimo para los casos en los que el segundo gemelo tenga una presentación no cefálica.
– Parto vaginal del primer gemelo, cesárea del segundo:
  - Esta opción debe ser excepcional.
  - Las principales indicaciones son presentación no cefálica del segundo gemelo e intervalo intergemelar > 30 minutos.
  - Se podrían evitar en el caso de un manejo más activo en la extracción del segundo gemelo con alguna de las opciones vistas anteriormente si no se añaden otras complicaciones.
  - Otras indicaciones de cesárea serían las habituales.
- **No cefálica**: 21 % de los casos, cualquier presentación:
  – En esta opción hay más posibilidades de que ocurra la complicación llamada *engatillamiento*, que produce una elevada mortalidad neonatal.
  – Algunos grupos aceptan el parto vaginal en estas circunstancias, alegando la rareza de esta complicación (1/645) y la posibilidad de su diagnóstico si se dispone de un ecógrafo en el paritorio.
  – Sin embargo, en la actualidad, el consenso es considerar la cesárea como la opción más segura (evitando el engatillamiento, con una mortalidad perinatal del 30-43 %) y por los resultados del Term Breech Trial a favor de la cesárea electiva en presentaciones podálicas.

Intervalo de nacimientos entre gemelos

El retraso en el nacimiento del segundo gemelo se ha asociado a mayor riesgo de:

- Acidosis respiratoria moderada: Leung *et al.* publicaron que no hubo casos de pH < 7 cuando el intervalo intergemelar fue < 15 minutos, frente a un 6 % cuando el intervalo fue de 16-30 minutos y un 27 % si fue > 30 minutos, además de un 73 % de registros cardiotocográficos patológicos en este último grupo.
- Cesárea: fallo de descenso, presentación patológica persistente, prolapso de cordón, hemorragia/desprendimiento prematuro de placenta normalmente inserta, retracción cervical, alteración de la contracción uterina, fracaso de maniobras obstétricas.
- Morbilidad.
- Problemas legales.

Por ello, hay autores que abogan por un manejo activo con maniobras obstétricas inmediatas tras el parto del primer gemelo. Las ventajas de esta actitud son que el útero aún no ha recuperado su contractilidad, lo que facilita la manipulación, y que las membranas del segundo gemelo están íntegras, lo que disminuye la posibilidad de prolapso de cordón.

Métodos de inducción del parto gemelar

La inducción del parto gemelar es un procedimiento frecuente, como se ha visto, ya sea para reducir la morbimortalidad perinatal al final de la gestación o para finalizarla en casos de patología fetomaterna.

En la inducción del parto gemelar, se ha empleado clásicamente con mayor frecuencia la oxitocina, y se ha debatido mucho acerca de la eficacia y seguridad de las prostaglandinas. Estudios recientes concluyen que el uso de métodos de inducción similares a los de la gestación única (como dinoprostona vaginal, misoprostol oral o vaginal, oxitocina o dilatación cervical mecánica con balón, amniotomía y oxitocina) parecen seguros y eficaces en la inducción del parto gemelar, con tasas de éxito similares a los de la gestación única.

La inducción en gestación gemelar con una cesárea anterior no supone una contraindicación absoluta par la inducción del parto y habrá que individualizar cada caso.

MORBIMORTALIDAD FETONEONATAL EN GESTACIÓN MÚLTIPLE. CONDUCTA PREVENTIVA

El embarazo múltiple se asocia a un mayor riesgo de morbilidad y mortalidad fetal e infantil. Existe un riesgo cinco veces mayor de muerte fetal y siete veces de muerte neonatal, lo que se debe principalmente a complicaciones relacionadas con la prematuridad.

Las mujeres con embarazos múltiples tienen una probabilidad seis veces mayor de tener un parto pretérmino que las mujeres con embarazos simples. Además, hay una probabilidad trece veces mayor de que el parto ocurra antes de las 32 semanas de gestación. Los gemelos nacidos por debajo de las 32 semanas presentan el doble de riesgo de desarrollar una hemorragia intraventricular de alto grado y leucomalacia periventricular que los recién nacidos de embarazos simples con la misma edad gestacional. Esto, en parte, explica el aumento de la prevalencia de parálisis cerebral en los embarazos múltiples.

A continuación, se exponen los principales factores relacionados.

Corionicidad y cigosidad. La clasificación según la cigosidad no es tan relevante clínicamente como la corionicidad, que es la que va a determinar las probabilidades de desarrollar alguna complicación. En comparación con los gemelos bicoriónicos, los monocoriónicos tienen una frecuencia más alta de mortalidad fetal y neonatal. Además, presentan mayor morbilidad, debido fundamentalmente al desarrollo de anomalías congénitas y fetales, a la restricción del crecimiento fetal intrauterino y a la prematuridad.

Uso de técnicas de reproducción asistida. Actualmente, existe cierta controversia sobre si las gestaciones gemelares obtenidas mediante técnicas de reproducción asistida presentan mayor morbilidad fetal que las conseguidas espontáneamente. De hecho, existen estudios en los que las gestaciones gemelares obtenidas mediante estas técnicas asocian mayor riesgo de bajo peso al nacer y prematuridad, mientras que en otros el modo de concepción no influyó en la morbimortalidad perinatal. En un estudio retrospectivo realizado por Geisler *et al.*, en el que se compararon los resultados perinatales de las gestaciones gemelares obtenidas mediante técnicas de reproducción asistida y las concebidas espontáneamente, no hubo diferencia en la tasa de diagnóstico prenatal de crecimiento intrauterino restringido o bajo peso al nacer, y el modo de concepción no tuvo impacto en la tasa de muerte perinatal. No obstante, la alta tasa de edad materna avanzada, nuliparidad y gestaciones monocoriónicas que se asocian a embarazos obtenidos mediante las técnicas de reproducción asistida puede aumentar la tasa de complicaciones. Solo recientemente ha habido una disminución en el número de gestaciones múltiples como resultado de la reducción del número de embriones transferidos con cada ciclo de fecundación *in vitro* y el aumento de la reducción fetal en el embarazo multifetal.

Crecimiento discordante entre gemelos. Clásicamente, un crecimiento discordante entre gemelos se ha identificado como un factor de riesgo independiente de morbilidad que puede conducir a un parto prematuro yatrogénico, confiriendo así las secuelas de la prematuridad no solo en el gemelo con crecimiento restringido, sino también en el gemelo con crecimiento normal. Sin embargo, es discutible que el crecimiento discordante en las gestaciones multifetales que no asocian una anomalía estructural, aneuploidia, infección, oligohidramnios o crecimiento intrauterino retardado presente un mayor riesgo de resultados adversos. No existe consenso sobre lo que constituye un crecimiento discordante. El establecimiento de un punto de corte significativo se basa en la determinación de ese nivel de discordancia por encima del cual aumenta la morbilidad perinatal. La variación existente de umbrales «significativos» para el crecimiento discordante puede explicarse por una serie de factores. Uno de ellos es que la participación en estudios de las gestaciones en las cuales uno de los fetos presenta una anomalía congénita que afectará inevitablemente al crecimiento fetal. Además, muchas series no reconocen la contribución que la corionicidad hace

al crecimiento en las gestaciones múltiples. Por otra parte, el crecimiento es uno de los puntos para definir el STFF, una condición que conlleva un alto riesgo de mortalidad y morbilidad perinatal. La inclusión de los casos de STFF, por lo tanto, supone un desafío a la hora de determinar si la discordancia de crecimiento *per se* sirve como un factor de riesgo independiente para los resultados adversos en los embarazos gemelares. Por ello, es importante establecer por separado un umbral significativo de discordancia para monocoriónicos y bicoriónicos, así como para monocoriónicos sin STFF. El Colegio Americano de Obstetras y Ginecólogos establece este punto de corte en una diferencia del 20 % del peso fetal estimado entre ambos gemelos. El estudio prospectivo multicéntrico ESPRIT, ya mencionado, publicado por Breathnach *et al.*, que involucra a 1.001 pares de gemelos, afirma que el umbral significativo de discordancia de crecimiento es del 18 % tanto para los gemelos bicoriónicos como para los monocoriónicos sin STFF. Por encima de este umbral, existe al menos una duplicación del riesgo de resultados perinatales adversos. En la práctica clínica, el manejo relacionado con el nivel de vigilancia fetal, la maduración con corticoides o el momento de finalizar el embarazo está condicionado con frecuencia por el gemelo más pequeño de una pareja discordante; sin embargo, los resultados perinatales adversos descritos en este estudio fueron iguales para ambos gemelos.

Edad gestacional y peso al nacimiento. Las principales causas de morbimortalidad perinatal en los embarazos gemelares se relacionan con la edad gestacional temprana al nacimiento y el bajo peso, debido fundamentalmente a los partos prematuros. Burguess *et al.* publicaron un estudio; uno de sus objetivos fue determinar la incidencia de morbimortalidad relacionada con la prematuridad en las gestaciones gemelares en función de la edad al nacimiento. Estos autores concluyeron que el punto más bajo de morbilidad para los gemelos monocoriónicos se encontraba entre las 36 y las 36 + 6 semanas; y para los bicoriónicos, entre las 37 y las 37 + 6. Los embarazos gemelares tienen un mayor riesgo de parto prematuro, tanto espontáneo como yatrogénico. La incidencia de parto prematuro antes de las 37 semanas puede alcanzar hasta un 40 %; por debajo de la semana 32 varía de un 5 % en los bicoriónicos a un 10 % en los monocoriónicos, en comparación con el 1 % en los embarazos simples. En este sentido, también cabe destacar la importancia del momento más adecuado para finalizar la gestación gemelar. En 2011 el National Institute of Child Health and Human Development y la Society for Maternal-Fetal Medicine colaboraron para publicar las recomendaciones basadas en el consenso de expertos sobre el momento óptimo para finalizar las gestaciones de alto riesgo. Para los embarazos gemelares bicoriónicos sin complicaciones, se recomienda finalizar a las 38 semanas; sin embargo, para los monocoriónicos, la recomendación es más específica, con un intervalo entre las 34 y 37 semanas. Este amplio intervalo refleja la incertidumbre sobre el posible mayor riesgo de muerte fetal tardía, incluso para gemelos monocoriónicos aparentemente sin complicaciones. Por otra parte, una revisión de la Cochrane publicada en 2014 concluyó que, para las gestaciones gemelares sin complicaciones, el parto electivo a las 37 semanas no conllevaba un mayor riesgo de complicaciones neonatales. Sin embargo, deben tenerse en cuenta las complicaciones relacionadas con los prematuros tardíos a la hora de determinar la edad gestacional adecuada para finalizar la gestación. Un estudio retrospectivo publicado en 2015 por Page *et al.* tuvo como objetivo principal comparar el riesgo de mortalidad fetal/infantil asociada a cada semana adicional de conducta expectante con el riesgo de mortalidad si la finalización era inmediata, en mujeres con embarazos gemelares. Se obtuvieron resultados que demostraron un aumento significativo en el riesgo combinado de muerte fetal e infantil asociado a una semana adicional de espera para finalizar el embarazo, tuvo un aumento significativo de las 37 a las 38 semanas de gestación (43,9/10.000 frente a 59,2/10.000, *p* < 0,05).

Vía del parto. Las complicaciones durante el parto en los embarazos gemelares pueden contribuir a la morbilidad y muerte perinatal, por lo que la opción de finalizar la gestación mediante una cesárea programada debería ser considerada. Sin embargo, los riesgos que conlleva una cesárea tanto para la madre como para el feto también deben ser tenidos en cuenta. En un estudio publicado en 2005, evaluaron la asociación entre la vía del parto y los resultados perinatales en 8.073 mujeres con gestación gemelar. La finalización mediante cesárea asoció una disminución del 75 % de la mortalidad perinatal, en comparación con la finalización por vía vaginal. Este resultado se atribuyó a la prevención de la asfixia intraparto del segundo gemelo en la cesárea. En otro estudio más reciente, morbilidad y mortalidad perinatal fueron también mayores en los partos vaginales. Por otra parte, una revisión de la Cochrane publicada en 2015 sobre la cesárea programada en los embarazos gemelares concluye que no hay pruebas claras suficientes que demuestren el beneficio del uso rutinario de cesárea programada en las gestaciones gemelares en las cuales el primer gemelo se encuentra en presentación cefálica.

PUNTOS CLAVE

- Es vital determinar la corionicidad y amnionicidad en el primer trimestre de gestación. Los signos ecográficos son el signo lambda en las gestaciones bicoriónicas y el signo de la T en las gestaciones monocoriónicas donde no se visualiza el corion entre los dos amnios.
- Se recomienda tratamiento con ácido acetilsalicílico para la prevención de preeclampsia a partir de la semana 12 en las gestaciones gemelares que cumplan alguno de los siguientes criterios de riesgo: primíparas o intervalo gestacional de más de 10 años, mayores de 40 años, IMC > 35 o antecedente familiar de preeclampsia.
- En las gestaciones monocoriónicas, se utilizará la media de ambas translucencias nucales para el cálculo del riesgo de aneuploidias, mientras en las gestaciones bicoriónicas se calculará el riesgo de manera individual para cada feto según su translucencia nucal.
- Está contraindicada la prueba de ADN fetal en sangre materna en casos de gemelo evanescente o gestaciones con tres o más fetos. En caso de pruebas invasivas, se debe determinar el cariotipo de ambos fetos, incluso en gestaciones monocoriónicas.
- Se hará seguimiento con ecografía mensual en las gestaciones bicoriónicas. En el caso de las monocoriónicas, se recomienda control cada 2 semanas para la detección precoz de transfusión fetofetal.
- En el STFF, existe un gemelo donante (anemia, menor peso fetal, oligohidramnios) y otro receptor (policitemia, mayor peso fetal y polihidramnios). Se evaluará la velocidad pico sistólica de la arteria cerebral media para detectar anemia de forma precoz.
- La secuencia anemia-policitemia es una variante del STFF sin afectación de los líquidos amnióticos. El diagnóstico prenatal se basa en la velocidad pico sistólica de la arteria cerebral media, aumentada en el feto donante (anemia) y disminuida en el receptor.
- Las gestaciones monoamnióticas se finalizarán siempre por cesárea programada en torno a las semanas 32-34, por el riesgo aumentado de morbimortalidad en el tercer trimestre.
- El momento de finalización de las distintas gestaciones gemelares es el siguiente:
  - Bicoriónica biamniótica: 37-38 semanas.
  - Monocoriónica biamniótica: 36-37 semanas.
  - Monocoriónica monoamniótica: 32-34 semanas y siempre por cesárea.
- Para la vía del parto:
  - En caso de ambos fetos en cefálica, se opta por la vía vaginal; excepto en los monoamnióticos, en cuyo supuesto se realizará cesárea programada.
  - En los mayores de 32 semanas y segundo gemelo en no cefálica, se puede optar por parto vaginal y versión externa o gran extracción del segundo gemelo.
  - En los menores de 32 semanas o en aquellos con peso fetal estimado de < 1.500 g con segundo gemelo en no cefálica, se prefiere cesárea electiva por mayor morbilidad.
- Las principales causas de mortalidad y morbilidad perinatal en los embarazos gemelares son la edad gestacional temprana al nacimiento y el bajo peso debido a los partos prematuros.
- El diagnóstico preciso de corionicidad en el primer trimestre es esencial, ya que permite un control prenatal apropiado de la gestación, en especial de los embarazos monocoriónicos, ya que asocian mayor morbilidad y mortalidad perinatal.
- Son necesarios mayores ensayos controlados para esclarecer la incertidumbre acerca del modo y el momento óptimo de finalizar la gestación gemelar.

BIBLIOGRAFÍA

ACOG Practice Bulletin No. 144: Multifetal gestations: twin, triplet, and higher-order multifetal pregnancies. Obstet Gynecol. 2014;123(5):1118-32.

Acosta-Rojas R, Becker J, Muñoz-Abellana B, Ruiz C, Carreras E, Gratacós E. Twin chorionicity and the risk of adverse perinatal outcome. Int J Gynaecol Obstet. 2007;96(2):98-102.

American College of Obstetricians and Gynecologists Committee on Practice Bulletins-Obstetrics; Society for Maternal-Fetal Medicine; ACOG Joint Editorial Committee. ACOG Practice Bulletin #56: Multiple gestation: complicated twin, triplet, and high-order multifetal pregnancy. Obstet Gynecol. 2004;104(4):869-83.

Ashwal E, Berger H, Hiersch L, Yoon EW, Zaltz A, Shah B, et al. Gestational diabetes and fetal growth in twin compared with singleton pregnancies. Am J Obstet Gynecol. 2021;225(4):420.e1-13.

Barrett JF. Twin delivery: method, timing and conduct. Best Pract Res Clin Obstet Gynaecol. 2014;28(2):327-38.

Barrett JF, Hannah ME, Hutton EK, Willan AR, Allen AC, Armson BA, et al. A randomized trial of planned cesarean or vaginal delivery for twin pregnancy. N Engl J Med. 2013;369(14):1295-305.

Barrett JF. Twin delivery: method, timing and conduct. Best Pract Res Clin Obstet Gynaecol. 2014;28(2):327-38.

Barzilay E, Mazaki-Tovi S, Amikam U, De Castro H, Haas J, Mazkereth R, et al. Mode of delivery of twin gestation with very low birthweight: is vaginal delivery safe? Am J Obstet Gynecol. 2015;213(2):219.e1-8.

Benoist A, Herlicoviez M. Le diagnostic de chorionicite. Gynecol Obst Bio R. 2009;38(8S1):S18-30.

Bermúdez C, Becerra CH, Bornick PW, Allen MH, Arroyo J, Quintero RA. Placental types and twin-twin transfusion syndrome. Am J Obstet Gynecol. 2002;187(2):489-94.

Blumenfeld YJ, Momirova V, Rouse DJ, Caritis SN, Sciscione A, Peaceman AM, et al. Accuracy of sonographic chorionicity classification in twin gestations. J Ultrasound Med. 2014;33(12):2187-92.

Breathnach FM, Malone FD. Fetal growth disorders in twin gestations. Semin Perinatol. 2012;36(3):175-81.

Breathnach FM, McAuliffe FM, Geary M, Daly S, Higgins JR, Dornan J, et al. Definition of intertwin birth weight discordance. Obstet Gynecol. 2011;118(1):94-103.

Breathnach FM, McAuliffe FM, Geary M, Daly S, Higgins JR, Dornan J, et al. Optimum timing for planned delivery of uncomplicated monochorionic and dichorionic twin pregnancies. Obstet Gynecol. 2012;119(1):50-9.

Brock CO, Bergh EP, Moise KJ Jr, Johnson A, Hernández-Andrade E, Lai D, et al. Middle cerebral artery doppler velocimetry for the diagnosis of twin anemia polycythemia sequence: a systematic review. J Clin Med. 2020;9(6):1735.

Bromley B, Benacerraf B. Using the number of yolk sacs to determine amnionicity in early first trimester monochorionic twins. J Ultrasound Med. 1995;14(6):415-9.

Burgess JL, Unal ER, Nietert PJ, Newman RB. Risk of late-preterm stillbirth and neonatal morbidity for monochorionic and dichorionic twins. Am J Obstet Gynecol. 2014;210(6):578.e1-9.

Bush MC, Csaba A, Eddleman KA, Saphier CJ. Is misoprostol safe for labor induction in twin gestations? J Matern Fetal Neonatal Med. 2006;19(1):35-8.

Crowther CA. Caesarean delivery for the second twin. Cochrane Database Syst Rev. 2000;(2):CD000047.

D'Alton ME. Delivery of the second twin: revisiting the age-old dilemma. Obstet Gynecol. 2010;115(2 Pt 1):221-2.

Danon D, Sekar R, Hack KEA, Fisk NM. Increased stillbirth in uncomplicated monochorionic twin pregnancies: a systematic review and meta-analysis. Obstet Gynecol. 2013;121(6):1318-26.

De La Calle M, Bartha JL. Twin gestation in Spain. Is it a new epidemy? Acta Medica International. 2016;3(1):1-3.

Del Barrio Fernández P, Martínez Cortés L, Ocaña Martínez V, Solís Villamarzo I. Manejo del parto gemelar. Indicaciones de la cesárea electivo. En: Huertas Fernández MA, Martínez Cortés L (eds.). Gestación gemelar. Manejo y tratamiento. Barcelona: Glosa; 2010. p. 145-64.

Desai N, Lewis D, Sunday S, Rochelson B. Current antenatal management of monoamniotic twins: a survey of maternal-fetal medicine specialists. J Matern Fetal Neonatal Med. 2012;25(10):1913-6.

Dodd JM, Deussen AR, Grivell RM, Crowther CA. Elective birth at 37 weeks' gestation for women with an uncomplicated twin pregnancy. Cochrane Database Syst Rev. 2014;2014(2):CD003582.

Emery SP, Bahtiyar MO, Dashe JS, Wilkins-Haug LE, Johnson A, Paek BW, et al. The North American Fetal Therapy Network Consensus Statement: prenatal management of uncomplicated monochorionic gestations. Obstet Gynecol. 2015;125(5):1236-43.

Ford AA, Bateman BT, Simpson LL. Vaginal birth after cesarean delivery in twin gestations: a large, nationwide sample of deliveries. Am J Obstet Gynecol. 2006;195(4):1138-42.

Francisco C, Wright D, Benkő Z, Syngelaki A, Nicolaides KH. Hidden high rate of pre-eclampsia in twin compared with singleton pregnancy. Ultrasound Obstet Gynecol. 2017;50(1):88-92.

Fumagalli M, Schiavolin P, Bassi L, Groppo M, Uccella S, De Carli A, et al. The impact of twin birth on early neonatal outcomes. Am J Perinatol. 2016;33(1):63-70.

Geisler ME, O'Mahony A, Meaney S, Waterstone JJ, O'Donoghue K. Obstetric and perinatal outcomes of twin pregnancies conceived following IVF/ICSI treatment compared with spontaneously conceived twin pregnancies. Eur J Obstet Gynecol Reprod Biol. 2014;181:78-83.

Gezer A, Rashidova M, Güralp O, Oçer F. Perinatal mortality and morbidity in twin pregnancies: the relation between chorionicity and gestational age at birth. Arch Gynecol Obstet. 2012;285(2):353-60.

Glinianaia SV, Obeysekera MA, Sturgiss S, Bell R. Stillbirth and neonatal mortality in monochorionic and dichorionic twins: a population-based study. Hum Reprod. 2011;26(9):2549-57.

Hack KE, Derks JB, Elias SG, Van Mameren FA, Koopman-Esseboom C, Mol BW, et al. Perinatal mortality and mode of delivery in monochorionic diamniotic twin pregnancies ≥32 weeks of gestation: a multicentre retrospective cohort study. BJOG. 2011;118(9):1090-7.

Hiersch L, Barrett J, Fox NS, Rebarber A, Kingdom J, Melamed N. Should twin-specific growth charts be used to assess fetal growth in twin pregnancies? Am J Obstet Gynecol. 2022;227(1):10-28.

Hospital Clínic, Hospital Sant Joan de Déu, Universitat de Barcelona. Asistencia al embarazo y parto de gestaciones múltiples. Barcelona: Fundación Medicina Fetal Barcelona; 2015.

Institute of Obstetricians and Gynaecologists, Royal College of Physicians of Ireland and Directorate of Strategy and Clinical Care. Health Service Executive Management of Multiple Pregnancy. Version 1.0. Guideline No. 14. 2012 [revisión 2014].

Kilby MD, Bricker L on behalf of the Royal College of Obstetricians and Gynaecologists. Management of monochorionic twin pregnancy. BJOG. 2016;124(1):e1-45.

Kogan MD, Alexander GR, Kotelchuck M, MacDorman MF, Buekens P, Martin JA, et al. Trends in twin birth outcomes and prenatal care utilization in the United States, 1981-1997. JAMA. 2000;284(3):335-41.

Lagman J. Desarrollo de membranas fetales y placenta. En: Embriología médica. 10ª ed. México D. F.: Editorial Médica Panamericana; 2006. p. 106-10.

Leung TY, Tam WH, Leung TN, Lok IH, Lau TK. Effect of twin-to-twin delivery interval on umbilical cord blood gas in the second twins. BJOG. 2002;109(1):63-7.

Mackie FL, Rigby A, Morris RK, Kilby MD. Prognosis of the co-twin following spontaneous single intrauterine fetal death in twin pregnancies: a systematic review and meta-analysis. BJOG. 2019;126(5):569-78.

Mari G, Roberts A, Detti L, Kovanci E, Stefos T, Bahado-Singh RO, et al. Perinatal morbidity and mortality rates in severe twin-twin transfusion syndrome: results of the International Amnioreduction Registry. Am J Obstet Gynecol. 2001;185(3):708-15.

Martin JA, Hamilton BE, Osterman MJ. Three decades of twin births in the United States, 1980-2009. NCHS Data Brief. 2012;(80):1-8.

Martin JA, Hamilton BE, Osterman MJK, Driscoll AK. Births: Final Data for 2019. Natl Vital Stat Rep. 2021;70(2):1-51.

Martínez L, Día S, Seco C. Diagnóstico y seguimiento ecográfico de la gestación gemelar. En: Huertas Fernández MA, Martínez Cortés L (eds.). Gestación gemelar. Manejo y tratamiento. Barcelona: Glosa; 2010. p. 55-70.

McPherson JA, Odibo AO, Shanks AL, Roehl KA, Macones GA, Cahill AG. Impact of chorionicity on risk and timing of intrauterine fetal demise in twin pregnancies. Am J Obstet Gynecol. 2012;207(3):190.e1-6.

Miller R, Simpson L, Levine D. Twin reversed arterial perfusion (TRAP) sequence. UpToDate. 2023 [consultado el 20 de octubre de 2024]. Disponible en: https://www.uptodate.com

Moini A, Shiva M, Arabipoor A, Hosseini R, Chehrazi M, Sadeghi M. Obstetric and neonatal outcomes of twin pregnancies conceived by assisted reproductive technology compared with twin pregnancies conceived spontaneously: a prospective follow-up study. Eur J Obstet Gynecol Reprod Biol. 2012;165(1):29-32.

Monteagudo A, Timor-Tritsch IE, Sharma S. Early and simple determination of chorionic and amniotic type in multifetal gestations in the first fourteen weeks by high-frequency transvaginal ultrasonography. Am J Obstet Gynecol. 1994;170(3):824-9.

Moon MH, Park SY, Song MJ, Yang JH, Kim MY, Hong SR, et al. Diamniotic twin pregnancies with a single placental mass; prediction of chorionicity at 11 to 14 weeks of gestation. Prenat Diagn. 2008;28(11):1011-5.

Morcel K, Lavoué V, Beuchée A, Le Lannou D, Poulain P, Pladys P. Perinatal morbidity and mortality in twin pregnancies with dichorionic placentas following assisted reproductive techniques or ovarian induction alone: a comparative study. Eur J Obstet Gynecol Reprod Biol. 2010;153(2):138-42.

Morin L, Lim K; Diagnostic Imaging Committee; Special Contributor; Genetics Committee; Maternal Fetal Medicine Committee. Ultrasound in twin pregnancies. J Obstet Gynaecol Can. 2011;33(6):643-56.

National Institute for Care and Health Excellence. Multiple pregnancy: antenatal care for twin and triplet pregnancies. Londres: NICE; 2011.

National Institute for Health and Clinical Excellence. Multiple pregnancy: the management of twin and triplet pregnancies in the antenatal period. Londres: NICE; 2011.

National Institute for Care and Health Excellence. Multiple pregnancy: twin and triplet pregnancies. Londres: NICE; 2013.

Page JM, Pilliod RA, Snowden JM, Caughey AB. The risk of stillbirth and infant death by each additional week of expectant management in twin pregnancies. Am J Obstet Gynecol. 2015;212(5):630.e1-7.

Post A, Heyborne K. Managing monoamniotic twin pregancies. Clin Obstet Gynecol. 2015;58(3):643-53.

Rao A, Sairam S, Shehata H. Obstetric complications of twin pregnancies. Best Pract Res Clin Obstet Gynaecol. 2004;18(4):557-76.

Roman A, Saccone G, Dude CM, Ward A, Anastasio H, Dugoff L, et al. Mid-trimester transvaginal ultrasound cervical length screening for spontaneous preterm birth in diamniotic twin pregnancies according to chorionicity. Eur J Obstet Gynecol Reprod Biol. 2018;229:57-63.

Rossi AC, Prefumo F. Impact of cord entanglemet on perinatal outcome of monoamniotic twins: a systemic review of the literature. Ultrasound Obstet Gynecol. 2013;141(2):131-5.

Saugstad OD. Twins should be delivered before 38 weeks of gestations: against. BJOG. 2014;121(10):1293.

Schinzel AA, Smith DW, Miller JR. Monozygotic twinning and structural defects. J Pediatr. 1979;95(6):921-30.

Sebire NJ, Snijders RJ, Hughes K, Sepulveda W, Nicolaides KH. The hidden mortality of monochorionic twin pregnancies. Br J Obstet Gynaecol. 1997;104(10):1203-7.

Sepulveda W, Sebire NJ, Hughes K, Kalogeropoulos A, Nicolaides KH. Evolution of the lambda or twin-chorionic peak sign in dichorionic twin pregnancies. Obstet Gynecol. 1997;89(3):439-41.

Shea SK, Likins BJ, Boan AD, Newman RB, Finneran MM. Dichorionic twin-specific vs singleton growth references for diagnosis of fetal growth restriction. Am J Obstet Gynecol. 2021;224(6):603.e1-9.

Sibai BM, Hauth J, Caritis S, Lindheimer MD, MacPherson C, Klebanoff M, et al. Hypertensive disorders in twin versus singleton gestations. National Institute of Child Health and Human Development Network of Maternal-Fetal Medicine Units. Am J Obstet Gynecol. 2000;182(4):938-42.

Simões T, Condeço P, Dias E, Ventura P, Matos C, Blickstein I. Induction of labor with oral misoprostol in nulliparous mothers of twins. J Perinat Med. 2006;34(2):111-4.

Slaghekke F, Lopriore E, Lewi L, Middeldorp JM, Van Zwet EW, Weingertner AS, et al. Fetoscopic laser coagulation of the vascular equator versus selective coagulation for twin-to-twin transfusion syndrome: an open-label randomised controlled trial. Lancet. 2014;383(9935):2144-51.

Smith GC, Snah I, White IR, Pell JP, Dobbie R. Mode of delivery and the risk of delivery-related perinatal death among twins at term: cohort study of 8073 births. BJOG. 2005;112(8):1139-44.

Sociedad Española de Ginecología y Obstetricia. Embarazo gemelar bicorial. Madrid: SEGO; 2015.

Sociedad Española de Ginecología y Obstetricia. Protocolo de embarazo múltiple. Madrid: SEGO; 2004.

Spong XY, Mercer BM, D'Alton M, Kilpatrick S, Blackwell S, Saade G. Timing of indicated late-preterm and early-term birth. Obstet Gynecol. 2011;118(2 Pt 1):323-33.

Suzuki SL, Inde Y, Miyake HJ. Comparison of short-term outcomes of late pre-term singletons and dichorionic twins and optimal timing of delivery. J Obstet Gynaecol. 2010;30(6):574-7.

Taylor M, Rebarber A, Saltzman DH, Klauser CK, Roman AS, Fox NS. Induction of labor in twin compared with singleton pregancies. Obstet Gynecol. 2012;120(2 Pt 1):297-301.

To MS, Fonseca EB, Molina FS, Cacho AM, Nicolaides KH. Maternal characteristics and cervical length in the prediction of spontaneous early preterm delivery in twins. Am J Obstet Gynecol. 2006;194(5):1360-5.

Tollenaar LS, Slaghekke F, Middeldorp JM, Klumper FJ, Haak MC, Oepkes D, et al. Twin anemia polycythemia sequence: current views on pathogenesis, diagnostic criteria, perinatal management, and outcome. Twin Res Hum Genet. 2016;19(3):222-33.

Van Beukering MDM, Van Melick MJGJ, Duijnhoven RG, Schuit E, Liem SL, Frings-Dresen MHW, et al. Working conditions in women with multiple pregnancy-the impact on preterm birth and adherence to guidelines: a prospective cohort study. Am J Obstet Gynecol. 2023;228(6): 734.e1-16.

Van Mieghem T, De Heus R, Lewi L, Klaritsch P, Kollmann M, Baud D, et al. Prenatal management of monoamniotic twin pregnancies. Obstet Gynecol. 2014;124(3):498-506.

Vasariio E, Borgarello V, Bossotti C, Libaroni E, Biolcati M, Arduino S. IVF twins have similar obstetric and neonatal outcome as spontaneously conceived twins: a prospective follow-up study. Reprod Biomed Online. 2010;21(3):422-8.

Vayssiere CF, Heim N, Camus EP, Hillion YE, Nisand IF. Determination of chorionicity in twin gestataions by high-frrecuency abdominal ultrasonography: counting the layers of the dividing membrane. Am J Obstet Gynecol. 1996;175(6):1529-33.

Visintin C, Mugglestone MA, James D, Kilby MD. Antenatal care for twin and triplet pregnancies: summary of NICE guidance. BMJ. 2011;343: d5714.

Vogel JP, Holloway E, Cuesta C, Carroli G, Souza JP, Barrett J. Outcomes of non-vertex second twins, following vertex vaginal delivery of first twin: a secondary analysis of the WHO Global Survey on maternal and perinatal health. BMC Pregnancy Childbirth. 2014;14:55.

WAPM Consensus Group on Twin-to-Twin Transfusion, Baschat A, Chmait RH, Deprest J, Gratacós E, Hecher K, et al. Twin-to-twin transfusion syndrome (TTTS). J Perinat Med. 2011;39(2):107-12.

Winer N, Caroit Y, Le Vaillant C, Philippe HJ. Grossesse monochoriale monoamniotique: diagnostic et prise en charge [Monoamniotic twins: diagnosis and management]. J Gynecol Obstet Biol Reprod (Paris). 2009;38(suppl 8):S85-9.

Wolfe MD, De la Torre L, Moore LE, Myers O, Rayburn WF. Is the protocol for induction of labour singletons applicable to twin gestations? J Reprod Med. 2013;58(3-4):137-42.

Yinon Y, Ashwal E, Weisz B, Chayen B, Schiff E, Lipitz S. Selective reduction in complicated monochorionic twins: prediction of obstetric outcome and comparison of techniques. Ultrasound Obstet Gynecol. 2015;46(6): 670-7.

Farmacología en el embarazo, parto y puerperio. Psicoprofilaxis obstétrica

40

D. M. Lubián López, C. A. Butrón Hinojo y M. Lubián Tejero

OBJETIVOS

- Sensibilizar al médico especialista en obstetricia y ginecología sobre la importancia de conocer los efectos teratogénicos de los fármacos.
- Conocer la clasificación de la Administración de Alimentos y Medicamentos de Estados Unidos sobre la seguridad de los fármacos durante el embarazo.
- Conocer las normas básicas para la prescripción farmacológica durante el embarazo.
- Conocer el perfil de seguridad de los principales fármacos potencialmente usados durante la gestación.
- Sensibilizar al médico especialista en obstetricia y ginecología sobre la evolución histórica de la educación materna en España.
- Conocer los objetivos, la adherencia por parte de ambos miembros de la pareja y los resultados de dichos programas de psicoprofilaxis obstétrica tanto para la madre como para el recién nacido.

FARMACOLOGÍA EN EL EMBARAZO, PARTO Y PUERPERIO

Actualmente, se debe asumir un aumento de la edad de las gestantes, así como de las posibles patologías crónicas preconcepcionales concomitantes (asma, hipertensión arterial crónica, diabetes, enfermedades tiroideas y gastrointestinales, etc.) en estas mujeres de edad más avanzada y que precisan casi seguro seguir o cambiar su tratamiento farmacológico de base. Por ello, es muy preocupante el alto uso de medicamentos en el embarazo. Registros de la Organización Mundial de la Salud indican que aproximadamente el 85 % de las gestantes toman uno o más fármacos durante el embarazo, y que un regular porcentaje lo hace sin prescripción médica. En este medio, la automedicación es una preocupación constante en la medida en que no solo se ingieren medicamentos de dudosa procedencia, sino también medicinas alternativas (hierbas, raíces, jugos), a las que las pacientes atribuyen propiedades curativas sin ninguna evidencia científica y con riesgo de efectos deletéreos para la madre y su hijo.

La información sobre la seguridad de los fármacos en la gestación es abundante, pero la mayoría de investigaciones publicadas son estudios de casos y controles, registros de la exposición de pacientes a determinados fármacos o ensayos clínicos realizados con animales. La mejor evidencia científica debería proceder de ensayos clínicos en seres humanos, pero por razones éticas es muy limitada su producción durante el embarazo. Por tanto, se deben conocer las posibles repercusiones que puedan surgir de la ingesta de determinados fármacos durante la gestación, y valorar el balance riesgo-beneficio, según el trimestre en el que estos se administran. Los obstetras deben familiarizarse con los fármacos de uso más común para las diferentes patologías más frecuentes coincidentes con la gestación, y han de conocer los potenciales efectos teratogénicos y sobre el desarrollo maternofetal que estos pudieran tener.

Las embarazadas suelen usar medicinas alternativas, cuya seguridad para la madre y el hijo no ha sido avalada por una evidencia científica de peso.
La evidencia científica sobre seguridad de los fármacos durante el embarazo no proviene casi nunca de ensayos clínicos.

Farmacocinética durante el embarazo

La placenta no es realmente una barrera, debido que a través de ella se transfieren fácil y rápidamente muchos nutrientes, fármacos, drogas e inclusive tóxicos. La difusión hacia los tejidos fetales de cualquier fármaco depende de varios factores relacionados con la solubilidad a los lípidos, la fijación a las proteínas, el peso molecular, el grado de ionización y el metabolismo placentario. Cuanto mayor es la edad gestacional, mayor es la permeabilidad placentaria, y menor el efecto deletéreo sobre el feto. Los cambios fisiológicos que ocurren en el embarazo pueden modificar los cambios de concentración del fármaco en la farmacocinética, es decir, en la absorción, distribución, metabolismo y excreción de este.

Absorción

La absorción puede modificarse por los cambios fisiológicos de la función gastrointestinal, pulmonar y circulatoria que se producen durante el embarazo:

- Fármacos de absorción digestiva: vaciamiento gástrico retardado por acción de la progesterona, que condiciona una tasa más lenta de absorción, así como un menor y más tardío pico de concentración del fármaco.
- Fármacos de absorción respiratoria: aumento de la ventilación alveolar y el flujo sanguíneo pulmonar. Desde las primeras semanas de embarazo, se produce una hiperventilación ocasionada por la taquipnea fisiológica, lo cual conduce a que fármacos inhalatorios, por ejemplo, aumenten su absorción.
- Fármacos de absorción transcutánea: aumento de flujo sanguíneo en la piel, que justifica el aumento de absorción de fármacos por esta vía.

Distribución

Los cambios del volumen circulante y el componente graso corporal modifican la distribución. Se produce un aumento de volumen de líquido vascular, extravascular y tisular, lo que condiciona el aumento de volumen de la distribución de fármacos hidrosolubles, y lleva a menores concentraciones del fármaco administrado.

Durante el embarazo, se produce paralelamente un aumento del tejido graso, lo que hará que aumente el volumen de distribución de fármacos liposolubles; teniendo en cuenta que la grasa suele tener hipoperfusión, se podrá ver una liberación más prolongada de este.

La proteinuria fisiológica conduce a hipoproteinemia, que lleva a una baja fijación a proteínas. De esta manera, aumenta la fracción libre de los fármacos que finalmente es la activa farmacológica y toxicológicamente.

Metabolismo

No se han visto diferencias en el metabolismo hepático de la mujer embarazada, por lo que la eliminación hepática de fármacos no debe verse alterada en la gestación de curso fisiológico. El papel del hígado fetal en el metabolismo es desdeñable, por su pequeño tamaño.

La placenta puede metabolizar fármacos en forma de reacciones fase I y fase II, lo que da lugar en ambas situaciones a una molécula más hidrosoluble. Por otro lado, la progesterona provoca una mayor actividad enzimática de los fármacos, mientras su semivida y su acción disminuyen porque aumenta la velocidad de su metabolismo.

Fijación a proteínas

La disminución de las proteínas séricas que se observa durante el embarazo se debe, sobre todo, a la disminución de la albúmina. En aquellos fármacos que se fijan en alta proporción a la albúmina, aumenta la fracción libre a expensas de una menor fracción fijada, por lo que queda más fármaco libre

para ejercer el efecto terapéutico o tóxico y también para su eliminación.

Excreción

En la gestación aumenta el flujo plasmático renal y la tasa de filtración glomerular entre 100-170 mL/minuto de media, por lo que aquellos fármacos que sean de eliminación renal tendrán una disminución en su concentración plasmática y su semivida, por una mayor excreción.

No hay información sobre la excreción hepática de fármacos, pero, en el caso de que apareciera una colestasis, condición que puede afectar de manera relativamente frecuente a las gestantes, sí supondría un retraso en la eliminación de aquellos. En el caso de la eliminación respiratoria, se apreciará un aumento de la supresión por aumento de la frecuencia respiratoria.

Se debe tener en cuenta que ciertas sustancias químicas se depositan en determinados tejidos y órganos fetales:

- Hígado: dietilestilbestrol, paracetamol y retinol.
- Suprarrenales: hidantoínas.
- Cristalinos: mercurio, arsénico y levodopa.
- Huesos y dientes: metales pesados y tetraciclinas.
- Cerebro. Muchas sustancias químicas se acumulan en mayor grado por ineficacia de la barrera hematoencefálica.
- Vitaminas, aminoácidos, glucosa y otros microelementos nutritivos alcanzan mayor concentración en el compartimento fetal que en el materno.

 Las modificaciones farmacocinéticas fisiológicas que ocurren durante los diferentes trimestres del embarazo hacen que se deba saber cómo influyen estas en el efecto y seguridad del medicamento en las distintas etapas de aquel.

Fármacos y teratogénesis

Los defectos congénitos inducidos por fármacos y otras sustancias químicas representan aproximadamente el 1 % de todos los defectos congénitos.

Antes de establecer el factor etiológico en un defecto congénito, se deben considerar criterios específicos basados en tres principios:

- El defecto congénito debe caracterizarse por completo como producido por el fármaco. Por ejemplo, el labio y el paladar hendidos se relacionan con la hidantoína, pero también con más de 200 causas genéticas.
- El agente debe cruzar la placenta, y hacerlo de manera suficiente para influir de manera directa en el desarrollo fetal.
- La exposición al fármaco debe ocurrir en un período importante del desarrollo:
  - Período preimplantacional:
    - El suceso es radical: el embrión se mantiene totalmente íntegro o se produce la muerte y el consiguiente aborto.
    - Se conoce como *la ley o período del todo o nada*.

- Período de organogénesis:
  - Ocurre entre las semanas segunda y octava de gestación.
  - Es el período embrionario y el más susceptible de sufrir los efectos de un fármaco teratogénico.
  - Se pueden originar malformaciones estructurales importantes que pueden ser incompatibles con el desarrollo de la vida fetal y extrauterina.
- Período fetal:
  - A partir de la novena semana.
  - Las alteraciones morfológicas que se pueden producir con la exposición son menos graves que en la organogénesis, pero sí se pueden originar alteraciones importantes en el crecimiento y desarrollo funcional del feto.

Se debe tener en cuenta que la investigación procedente de estudios con animales no garantiza su inocuidad en el ser humano. El caso más ilustrativo es el de la talidomida, un fármaco sedante e hipnótico que se empezó a comercializar en el año 1958 para contrarrestar las náuseas y los vómitos de las gestantes en los primeros 3 meses de embarazo, hasta que en 1962 se publicó la relación que tenía el uso de este medicamento con la aparición de malformaciones en brazos y antebrazos (focomelia o amelia) en los niños expuestos. A partir de aquí, se dejó de pensar en la placenta como una barrera impenetrable.

Seguridad de los fármacos en el embarazo: clasificación de la Administración de Alimentos y Medicamentos

Hay solo un número limitado de medicamentos que han demostrado ser teratogénicos en los humanos; y hay diversos sistemas de clasificación de fármacos durante el embarazo, según su seguridad.

El sistema más conocido en este medio es el de la Administración de Alimentos y Medicamentos (FDA) de Estados Unidos, que los divide en cinco categorías:
- Categoría A. Fármacos que no producen malformaciones ni efectos perjudiciales en el feto, según se ha comprobado en estudios controlados.
- Categoría B:
  - No existen indicios de riesgo en humanos.
  - Estudios en animales no han demostrado riesgo para el feto, pero no existen suficientes estudios en mujeres embarazadas.
  - También aquellos que han demostrado efectos adversos en animales, pero no se han observado en adecuados estudios sobre mujeres embarazadas.
- Categoría C:
  - No puede descartarse el riesgo.
  - Estudios en animales han demostrado un efecto adverso en el feto, pero no hay estudios adecuados en mujeres embarazadas. No obstante, los beneficios del tratamiento pueden ser aceptables en las embarazadas a pesar de los riesgos.
  - O también cuando no se dispone de estudios reproductivos en animales, ni adecuados en mujeres embarazadas.

- Categoría D. Hay indicios claros de riesgo fetal en la especie humana tras investigación o tras comercialización; no obstante, los beneficios del fármaco podrían ser aceptables por la embarazada a pesar del riesgo.
- Categoría X:
  - Están contraindicados en el embarazo.
  - Los estudios en animales y en las mujeres embarazadas han demostrado anomalías fetales, con un riesgo que supera claramente a cualquier beneficio.

No obstante, un fármaco puede variar su clasificación según el trimestre de la gestación.

 La clasificación de la FDA de Estados Unidos es la más ampliamente utilizada para clasificar los fármacos durante el embarazo, según su perfil de seguridad.

El Teratology Society Public Affairs Committee propuso en 1994 que se abandonara dicho sistema para utilizar uno basado en pruebas. Actualmente, se considera que el sistema de la FDA no es ideal porque, en lugar de simplificar las recomendaciones, deja en el médico la responsabilidad de interpretar la información de la categoría sobre la base del momento de la exposición, la dosis y la vía de administración. Hay algunos errores, como el de atribuir a los anticonceptivos orales la categoría X sobre la base de la falta de beneficio de estos anticonceptivos en el embarazo. Lo cierto es que estas hormonas no tienen ningún riesgo teratogénico con su exposición inadvertida.

En el año 2008, la FDA reconoció las limitaciones de esta clasificación y propuso nuevas reglas para etiquetar los fármacos, en las que considera la evaluación clínica, la exposición inadvertida y el riesgo disponible. En 2015, continuó eliminando gradualmente las categorías anteriores y exigió la información disponible de estudios en humanos y animales de las reacciones adversas maternas o fetales conocidas o potenciales, y los ajustes necesarios de la dosis durante el embarazo y el puerperio. Desde junio de 2015, exige el etiquetado de los medicamentos con información pormenorizada para pacientes y para médicos de sus riesgos en la gestación.

De igual manera, hay pocos fármacos que sin duda hayan sido probados para ser seguros; por lo tanto, es prudente reducir al mínimo el número de medicamentos que se toma y limitar el uso de estos para las situaciones en las que el beneficio supere claramente el riesgo; se deben elegir aquellos con el mejor perfil de seguridad, y hay que utilizarlos en la dosis más baja que sea eficaz y durante el menor tiempo que sea posible.

A continuación, se ofrece un resumen de algunos fármacos de prescripción habitual, según la clasificación de la FDA.

Categoría A. Ácido fólico, ácido ascórbico, calcio (acetato es C), calcitriol, hidróxido de aluminio, hidróxido de magnesio, sulfato ferroso, gluconato de hierro (II), levotiroxina, piridoxina, potasio, tirosina, tocoferol, vitamina B_1, vitamina D. La vitamina A es categoría A, pero en altas dosis es X.

Categoría B. Paracetamol, amoxicilina/ácido clavulánico, ampicilina/sulbactam, cefalosporinas, cimetidina, eritromicina, clindamicina, clotrimazol, metronidazol, nitrofurantoína, insulina, ranitidina, dimenhidrinato, cetirizina, ketoprofeno (B en los trimestres primero y segundo y D en el tercero).

Categoría C. Amikacina, gentamicina, ciprofloxacino, claritromicina, cotrimoxazol, isoniazida, ambroxol, dexametasona, dextrometorfano, codeína (C en los trimestres primero y segundo; D: en el tercero, y en dosis prolongadas); diclofenaco, ketorolaco; celecoxib y naproxeno (C en los trimestres primero y segundo; D en el tercero), ácido acetilsalicílico (C en los trimestres primero y segundo; D en el tercero o en altas dosis), captopril (C en el primer trimestre; D en el segundo y en el tercero).

Categoría D. Alprazolam, diazepam, carbamazepina, estreptomicina, fenitoína, fenobarbital, tetraciclinas.

Categoría X. Atorvastatina, clomifeno, anticonceptivos orales combinados y hormonoterapia de reemplazo, desogestrel, etinilestradiol, dihidroergotamina, isotretinoína, warfarina, vitamina A en altas dosis.

Véase el listado amplio, por orden alfabético, de los fármacos según esta clasificación (**Anexo 40-1**).

Normas básicas para la prescripción farmacológica durante el embarazo

A la hora de prescribir cualquier medicación a una gestante o potencial gestante, se deben seguir unas premisas básicas:

- Prescribir solo la medicación necesaria.
- Realizar una valoración riesgo-beneficio.
- Utilizar fármacos ya conocidos y probados, y evitar los de reciente aparición.
- Prescribir solo la medicación necesaria.
- Utilizar la dosis mínima durante la duración mínima eficaz.
- Evitar medicamentos con varios principios activos.
- Evitar la prescripción de varios medicamentos a la vez.
- Restringir al máximo la medicación en el primer trimestre.
- Tener en cuenta la tolerancia de la paciente a la medicación.
- Desaconsejar la automedicación.
- Evitar hábitos nocivos, como el alcohol, el tabaco, etcétera.
- Revisar la medicación previa a la gestación.
- Tener en cuenta que toda mujer en edad fértil es una gestante potencial.

Cuando se prescriba una medicación a cualquier mujer en edad fértil, se debe pensar que esta puede ser una gestante potencial.

Fármacos de uso habitual según su mecanismo de acción o la patología sobre la que actúan

A continuación, se estudiarán los fármacos de uso habitual según su mecanismo de acción o la patología sobre la que actúan:

- Antibióticos.
- Antivíricos.

- Analgésicos y antiinflamatorios.
- Fármacos en patología respiratoria.
- Fármacos en patología digestiva.
- Fármacos en patología cardiovascular.
- Fármacos que actúan en el sistema nervioso central.
- Fármacos que actúan en el metabolismo.
- Vitaminas y derivados.
- Vacunas.
- Antineoplásicos.

Antibióticos

Los antibióticos son:

- Penicilinas (B):
  - No hay evidencia de acción teratogénica en humanos.
  - Cruzan la placenta y pueden detectarse en el líquido amniótico y en los tejidos fetales.
  - Son útiles para infecciones amnióticas y bacterianas sensibles a penicilinas.
- Cefalosporinas (B):
  - Baja toxicidad y alta eficacia.
  - Cruzan la placenta con menores niveles plasmáticos que en la sangre materna, aunque alcanzan rango terapéutico.
- Fosfonatos (B). La fosfomicina es muy utilizada para el tratamiento de las infecciones del aparato urinario en el embarazo.
- Macrólidos (B). Los más seguros son la eritromicina y la azitromicina.
- Lincosamidas (B). Son seguras; por ejemplo, la clindamicina.
- Tetraciclinas (D):
  - Contraindicadas, sobre todo a partir del tercer mes, por alteración de desarrollo óseo y dental.
  - En el primer trimestre se relacionan con hipospadias, hernia inguinal e hipoplasia de extremidades.
  - Si se administran en altas dosis, pueden producir insuficiencia hepática materna, renal o pancreatitis.
- Aminoglucósidos (D):
  - Aunque son fármacos no teratogénicos, son capaces de atravesar la placenta; pueden acumularse en los tejidos fetales y originar embriotoxicidad a nivel renal y auditivo.
  - La gentamicina es el más usado (categoría C), junto con la amikacina y la neomicina. Otros son la kanamicina, la estreptomicina y la tobramicina, incluidas en la categoría D.
- Sulfamidas (B, D):
  - Cruzan fácilmente la placenta, y llegan a las mismas concentraciones en la sangre fetal y la materna.
  - Su toxicidad se aprecia cuando se administran inmediatamente antes del parto, lo que puede producir ictericia, anemia hemolítica y kernícterus en el recién nacido.
  - Por la posibilidad de alteración en la embriogénesis de la trimetoprima y las descritas para el sulfametoxazol, la asociación trimetoprima-sulfametoxazol se considera categoría D en el primer trimestre y en el tercero, cercano al parto.

- Cloranfenicol (D): contraindicado en el parto y en el tercer trimestre, porque puede producir síndrome del recién nacido gris (alta mortalidad).
- Fluoroquinolonas (D):
  - Contraindicadas en el embarazo y la lactancia.
  - Se relacionan con la aparición de artropatías en animales de experimentación en las fases de desarrollo, por su efecto sobre el cartílago.
- Tratamiento de la tuberculosis: isoniazida, rifampicina y etambutol (C):
  - Hay regiones en donde existe resistencia a la isoniazida; entonces, se agrega pirazinamida.
  - Las gestantes que reciben isoniazida deben tomar 25 mg diarios de piridoxina para reducir sus efectos hepatotóxicos y de neuropatía periférica.
  - Están contraindicadas la estreptomicina (D) y la kanamicina (D).

 Los antibióticos usados habitualmente de primera línea para infecciones comunes suelen ser seguros en el embarazo (B/C).

Antivíricos

Hace unos años, se recomendaba evitar los fármacos antivíricos durante el embarazo. Hoy día se consideran seguros el aciclovir (C/B tópico) y la zidovudina (C). Este último fármaco está especialmente recomendado en mujeres infectadas con el virus de la inmunodeficiencia humana, para evitar la transmisión maternofetal, aunque existe gran controversia sobre este tema.

Analgésicos y antiinflamatorios

Los analgésicos y los antiinflamatorios son los siguientes:

- Paracetamol/acetaminofeno (B/C dosis altas):
  - Analgésico y antipirético de potencia parecida al ácido acetilsalicílico, pero sin acción antiinflamatoria.
  - De elección en el embarazo.
  - Cruza la placenta, pero no se evidencian efectos teratógenos.
- Ibuprofeno (B/C en el tercer trimestre):
  - Es un antiinflamatorio no esteroideo (AINE) al que se ha asociado en alguna ocasión con gastrosquisis.
  - Todos los AINE usados en el tercer trimestre pueden causar inhibición del parto y cierre precoz del ductus.
  - Tras el uso prolongado de cualquier AINE, el oligohidramnios es una complicación común.
  - La exposición intraútero a partir de las 34 semanas produce cierre prematuro del ductus, disfunción renal y coagulopatías.
- Dexketoprofeno (B/D en el tercer trimestre):
  - Inhibe la vía de la ciclooxigenasa 1 y la ciclooxigenasa 2, y disminuye la síntesis de prostaglandinas y leucotrienos, la respuesta oxidativa y la liberación de otros mediadores inflamatorios por los polimorfonucleares en la inflamación.
  - Acción antiinflamatoria, analgésica y antipirética.

- Diclofenaco (B/D en el tercer trimestre): inhibición de la ciclooxigenasa 1 y la ciclooxigenasa 2 y, por lo tanto, de la síntesis de la prostaglandina.
- Ketorolaco (B/D en el tercer trimestre). Es un AINE, con los efectos secundarios de estos, pero, además, se excreta por la leche materna.
- Ácido acetilsalicílico (C/D en el tercer trimestre y en dosis altas):
  - Segunda línea como analgésico y antipirético.
  - Antiinflamatorio en varias formas de artritis.
  - Descrita prolongación de la gestación por su efecto antiprostaglandínico.
  - Se reporta mayor incidencia de hematoma cefálico, ictericia y melenas en el recién nacido.
  - Podría ser causa de cierre del ductus arteriovenoso precoz.
- Hidrocloruro de tramadol (Adolonta) (C): analgésico opiáceo con poco efecto depresor respiratorio y poca dependencia.
- Cloruro mórfico (C):
  - Opiáceo agonista puro con efecto analgésico central.
  - Venodilatador.
  - Disminuye el consumo de oxígeno por el miocardio.
  - Posible depresión respiratoria en el recién nacido si se administra cerca del parto, sobre todo en pretérminos o en caso de sufrimiento fetal agudo.
- Petidina (C): agonista opioide.
- Fentanilo (C/D):
  - Potente analgésico narcótico derivado de la piperidina.
  - Su uso en el embarazo solo se acepta en el caso de que no existan otras alternativas de tratamiento más seguras.
  - No se recomienda su administración durante el parto natural ni en la cesárea (D).
- Metamizol/dipirona (C/D en el tercer trimestre):
  - AINE derivado pirazolónico con acción analgésica, antitérmica, antiinflamatoria y espasmolítica.
  - Posibles problemas de toxicidad medular.
  - No se ha descartado efecto teratógeno en el primer trimestre.
  - Su uso en el tercer trimestre puede dar efectos similares a los del *ácido acetilsalicílico*.
- Corticoides (C):
  - Solo si hay indicación médica precisa.
  - Su uso en el primer trimestre se relaciona con defectos del paladar y retraso del crecimiento si se utiliza de manera prolongada.
  - Cuando están indicados, se recomienda prednisona (B) porque pasa en menor medida a la placenta.
  - Aquellos recién nacidos de madres en tratamiento prolongado con corticoides deberán ser monitorizados para descartar insuficiencia suprarrenal transitoria.
  - Hidrocortisona (C): corticoide de corta duración y con actividad mineralocorticoide de grado medio.
  - Metilprednisolona (C): actividad corticosteroide, glucocorticoide, antiinflamatoria e inmunodepresora.
  - Prednisona (B): corticoide de elección durante el embarazo.

Los AINE son bastante seguros durante el embarazo (B/C), pero no deben usarse por encima de las 32 semanas, por el riesgo de cierre prematuro del ductus arteriovenoso.

Fármacos en patología respiratoria

Los fármacos para las patologías respiratorias son los siguientes:

- Fenilefrina (C): anticongestivo simpaticomimético, no debe administrarse.
- Expectorantes y mucolíticos (ambroxol) (B). Pueden usarse.
- Salbutamol (C): broncodilatador agonista selectivo de los receptores β-adrenérgicos del músculo.
- Bromuro de ipratropio (B): anticolinérgico y broncodilatador.
- Budesónida/beclometasona (B):
  - Glucocorticoide inhalado con acción antiinflamatoria local potente.
  - No se han descrito efectos teratógenos.
  - Vía sistémica si hay crisis.
- Dexametasona (C):
  - Glucocorticoide con mínima acción mineralocorticoide.
  - Estabilizador de membrana.
  - Inhibe la síntesis de prostaglandinas y leucotrienos.
  - No recomendado en período de lactancia por excreción a través de la leche materna.

> **!** Ante una crisis asmática en una embarazada, se pueden usar la mayoría de los fármacos que se usan en la práctica clínica habitual en una mujer no gestante. A veces, se necesitan dosis mayores, y estas son seguras.

Fármacos en patología digestiva

Los fármacos para las patologías digestivas son los siguientes:

- Piridoxina + doxilamina (A): náuseas y vómitos junto con terapia dietética y/o psicoterapia.
- Dimenhidrinato (B): antihistamínico más usado en la gestante.
- Hidróxido de aluminio, trisilicato de magnesio, almagato (B): antiácidos de escasa absorción, pero aun así se recomienda evitarlos en el primer trimestre y en duraciones prolongadas.
- Bicarbonato sódico (C):
  - Alcalinizante: control de la acidosis con disminución del riesgo de arritmia y aumento de la contractilidad cardíaca.
  - Se desaconseja el bicarbonato sódico por la posibilidad de inducir alcalosis metabólica, retención hídrica y aumento de peso, tanto en la madre como en el feto.
- Simeticona (C): antiflatulenta.
- Suclalfato (B): protector de mucosa gástrica; es seguro.
- Metilcelulosa (B): estreñimiento, incrementados de masa, absorción nula.
- Famotidina/ranitidina (B): antiácidos (anti-H_2); se han de evitar en el primer trimestre.
- Inhibidores de la bomba de protones (B/C): omeprazol (C), pantoprazol (B): no se recomiendan lansoprazol ni rabeprazol.

- Medicamentos contra vómitos por radiaciones y/o quimioterapia (B/C): no se deben utilizar, a no ser que sea estrictamente necesario, el ondansetrón, el palonosetrón, el aprepitant, el fosaprepitant ni el granisetrón.
- Dimenhidrinato (B): anticinetósico; puede provocar amenaza de parto pretérmino (APP).
- Procinéticos (B): ortopramidas y similares; metoclopramida, domperidona.
- Laxantes incrementadores del bolo intestinal (B): *Plantago ovata;* es de elección.
- Laxantes orales osmóticos o salinos (C).
- Laxantes por vía rectal (C): bisacodilo rectal, glicerol rectal; hay que valorar la relación beneficio-riesgo.
- Otros laxantes: lactitol (C), lactulosa (B).
- Inhibidores de motilidad intestinal (antidiarreicos): loperamida (B).
- Somatostatina (C):
  - Inhibe la función, motilidad y secreciones gastrointestinales.
  - Reduce el flujo sanguíneo esplácnico sin incremento de presión sistémica.
- Misoprostol (X):
  - Tratamiento de úlcera gastroduodenal producida por AINE.
  - Se han descrito malformaciones (secuencia de Moebius), sobre todo en su uso como abortivo.
  - Prostaglandina que aumenta el tono uterino y las contracciones durante el embarazo.
  - Produce aborto, sangrado uterino, APP y parto.

Fármacos en patología cardiovascular

Los fármacos para patologías cardiovasculares son los siguientes:

- Digoxina (C):
  - Glucósido cardiotónico.
  - Actividad inotrópica positiva y cronotrópica negativa.
  - Antiarrítmico.
  - No produce toxicidad ni efectos teratogénicos en dosis terapéuticas.
- Dopamina (C):
  - Cardiotónico.
  - Inotrópico positivo.
  - Agonista α-adrenérgico y β-adrenérgico, incrementa la frecuencia cardíaca.
  - Dopaminérgico, dilata la red vascular renal.
- Adenosina (C): antiarrítmico de clase IV, disminuye la conducción en el nodo auriculoventricular.
- Quinidina (C): antiarrítmico seguro.
- Amiodarona (D):
  - Antiarrítmico de clase III.
  - Aumenta la duración del potencial de acción y del período refractario en el miocardio.
  - Contraindicado.
- Propanolol (D):
  - Antiarrítmico contraindicado por su efecto similar a la oxitocina.
  - Puede conllevar abortos/partos pretérminos, además de hipoglucemia, bradicardia y retraso del crecimiento fetal.

- Adrenalina (epinefrina)/noradrenalina (norepinefrina) (C): su uso durante el parto puede llegar a causar atonía uterina prolongada con hemorragia si las dosis son altas.
- Atropina (C):
  – Bloqueante de los receptores colinérgicos de tipo muscarínico.
  – Atenúa las respuestas fisiológicas a los impulsos nerviosos parasimpáticos.
- Dobutamina (B):
  – Cardiotónico.
  – Actividad inotrópica positiva.
  – Agonista de receptores β_1, con mínimos efectos sobre los α y los β_2.
  – Se ha de evitar durante la lactancia.
- Enoxaparina (B):
  – Heparina de bajo peso molecular.
  – Inhibe la coagulación y potencia el efecto inhibitorio de la antitrombina III sobre los factores IIa y Xa.
  – Si se realiza una anestesia epidural, debe ser interrumpida por riesgo de hematoma de duramadre.
- Heparina sódica (C): inhibe la coagulación y potencia el efecto inhibitorio de la antitrombina III sobre los factores IIa y Xa.
- Protamina (C): antagonista de la heparina.
- Nitroglicerina/nifedipino (C): vasodilatadores seguros en el embarazo.
- Verapamilo (C): bloqueante de los canales lentos del calcio; antiarrítmico de clase IV, antianginoso, antihipertensivo.
- Inhibidores de la enzima conversora de la angiotensina (D/C):
  – Vasodilatadores mixtos.
  – Reducen las resistencias periféricas.
  – Antihipertensivos.
  – Contraindicados en los trimestres segundo y tercero (D); y en el primero (C).
- Betabloqueantes:
  – No teratogénicos.
  – Atenolol (D):
    ▪ Betabloqueante cardioselectivo en dosis bajas.
    ▪ Cronotropismo e inotropismo negativo. Hipotensor, antiarrítmico a nivel nodal (grupo II).
    ▪ Posible retraso del crecimiento en el tercer trimestre.
  – Labetalol (C):
    ▪ Antihipertensivo de elección en el embarazo.
    ▪ Bloqueante β-adrenérgico no cardioselectivo.
- Metildopa (C):
  – Bloqueante selectivo de los receptores α_1 postsinápticos.
  – Antihipertensivo de elección en el embarazo.
- Diuréticos (C) (furosemida, manitol):
  – No se han descrito malformaciones, pero pueden producir alteraciones en el potasio, balance hidrogenado o volemia en la madre, y pueden comprometer también el bienestar fetal.
  – Diuréticos mercuriales y ácido etacrínico (D): producen nefrotoxicidad y sordera fetal.
  – Tiacidas (D): debe limitarse su uso porque pueden producir trombocitopenia, hiperbilirrubinemia y alteraciones del metabolismo hidrocarbonado.

- Anticoagulantes orales (D):
  – Contraindicados en los trimestres primero y tercero.
  – El acenocumarol produce síndrome hemorrágico en el recién nacido, y la warfarina también puede producir trastorno hemorrágico en este y síndrome polimalformativo si se administra entre la sexta y la novena semanas.
  – La heparina no pasa la barrera placentaria, por lo que es de elección en los trimestres primero y tercero.
- Clopidogrel (C): tienopiridina que bloquea la agregación plaquetaria mediante la inhibición selectiva e irreversible de la unión del difosfato de adenosina a su receptor plaquetario.

 La α-metildopa y el labetalol son los antihipertensivos de elección en el embarazo, por su eficacia y perfil de seguridad.

Fármacos que actúan en el sistema nervioso central

Los fármacos que actúan en el sistema nervioso central son los siguientes:

- Fenitoína (D):
  – Antiarrítmico de clase Ib.
  – Anticonvulsivo.
  – Asociada a síndrome polimalformativo.
- Haloperidol (C):
  – Neuroléptico.
  – Antipsicótico.
  – Antiemético.
  – Seguro, pero posible síndrome extrapiramidal en el recién nacido.
- Carbamazepina (C) y ácido valproico (D): antiepilépticos que aumentan ligeramente el riesgo de alteraciones del tubo neural.
- Benzodiacepinas (C/D):
  – Se ha descrito un aumento del riesgo de hendidura palatina en el primer trimestre.
  – La administración en el tercer trimestre se asocia a hipotrofia, letargo, hipotermia y dificultad respiratoria y de succión en el recién nacido.
  – Una buena opción para el manejo de la ansiedad sería el uso de lorazepam, diazepam y/o alprazolam.
  – Respecto a los fármacos con un perfil más hipnótico, habría que evitar el triazolam y el flurazepam (X).
  – El uso ocasional del zolpidem (B) no debería implicar problema alguno.
- Flumazenilo (C): bloquea completamente los efectos de las benzodiacepinas sobre el sistema nervioso central.
- Litio (D): regulador emocional que puede aumentar hasta tres veces las malformaciones congénitas, y aumentar la incidencia de defectos cardíacos hasta ocho veces, por lo que se recomienda su uso solo en fase maníaca.
- Antidepresivos tricíclicos (amitriptilina, imipramina y nortriptilina) (C): se relacionan con el síndrome de abstinencia en el recién nacido si se usan al final del embarazo.

- Inhibidores selectivos de la recaptación de serotonina (C): el más recomendable sería la sertralina (B); y el menos recomendable, la paroxetina (D).
- Inhibidores de la monoaminooxidasa (D/C):
  - Teratógenos en animales.
  - Provocan crisis hipertensivas con alteraciones vasculares graves.
- Ketamina (B):
  - Anestésico general de acción rápida.
  - Conserva el reflejo faríngeo-laríngeo y el estímulo cardiorrespiratorio.
  - Produce una anestesia disociativa (sueño superficial con ojos abiertos y movimientos musculares).
  - Broncodilatador.
- Propofol (B):
  - Anestésico de efecto rápido.
  - Reduce la presión intracraneal y tiene efecto anticonvulsivo.
  - Permitido su uso al final del embarazo.
- Rocuronio (C): relajante muscular reversible no despolarizante (curariforme); aminoesteroide.
- Sugammadex sódico (Bridion) (D): reversión del bloqueo neuromuscular inducido por el rocuronio y el vecuronio (de rutina o inmediata).
- Mepivacaína (C): anestésico local.
- Naloxona (B):
  - Antagonista opioide de semivida corta.
  - Se ha de evaluar la relación riesgo-beneficio, ya que puede dar síndrome de abstinencia en la madre y el feto.
- N-butilbromuro de hioscina (Buscapina) (C):
  - Espasmolítico antimuscarínico.
  - Relajante de la musculatura lisa.
  - Hay que tener un especial cuidado en el primer trimestre.
- Suxametonio (Anectine) (C): bloqueante neuromuscular despolarizante de acción ultracorta.
- Sulpirida (C):
  - Neuroléptico, antiemético y antivertiginoso.
  - Sedante bloqueante α-adrenérgico y antidopaminérgico.

Fármacos que actúan en el metabolismo

Los fármacos que actúan en el metabolismo son:

- Insulina (B):
  - Hipoglucemiante.
  - Segura en cualquier trimestre.
- Glucagón (C):
  - Agente hiperglucemiante.
  - Moviliza el glucógeno hepático y lo libera en la sangre en forma de glucosa.
  - Efecto cronotrópico e inotrópico positivo.
- Glucosa hipertónica (C):
  - Hiperglucemiante.
  - Se ha de usar con precaución.

Hormonas

Las hormonas son:

- Progesterona natural (A): inocua para el feto.

- Levotiroxina (A): segura en cualquier trimestre.
- 19-nortestosterona (X): contraindicada en la gestación por relación con anomalías cardíacas, reducción de los miembros y masculinización de fetos femeninos.
- Dietilestilbestrol (X): relacionado con adenosis y adenocarcinoma de vagina de células claras en mujeres jóvenes de madres que lo usaron durante el embarazo y con quistes testiculares y oligospermia en varones.
- Oxitocina (C): oxitócico, aumenta las contracciones uterinas; contraindicado en los dos primeros trimestres (X).

Vitaminas y derivados

Una dieta equilibrada y suficiente bastaría para cubrir el aumento de requerimientos que se produce durante el embarazo. El déficit de ácido fólico está relacionado con anomalías del tubo neural (espina bífida, etc.), y algunos estudios indican que los suplementos polivitamínicos podrían proteger contra la aparición de labio y paladar hendidos.

Las vitaminas y sus derivados son:

- Ácido fólico (A): seguro en cualquier trimestre.
- Tiamina (B_1) (A/C en dosis altas): factor vitamínico (vitamina B_1) que participa en el metabolismo glucídico.
- Piridoxina (vitamina B_6) (C):
  - Contraindicada durante el embarazo.
  - Dosis elevadas de la vitamina B_6 durante el embarazo (> 100-200 mg al día) podrían tener efectos adversos en la función neuronal propioceptiva en el desarrollo del feto y pueden producir un síndrome de dependencia de piridoxina en el neonato.
- Cianocobalamina (vitamina B_{12}) (C): contraindicada durante el embarazo.
- Vitamina A: en dosis recomendadas (5.000 UI/día), pertenece a la categoría A, pero en dosis elevadas (18.000-150.000) entra dentro de la categoría X, y puede producir defectos en el aparato urogenital y anomalías del sistema nervioso central.
- Isotretinoína y etretinato (retinoides derivados de la vitamina A) (X):
  - Tratamientos para acné con efectos dependientes de la dosis.
  - Se ha descrito un aumento en la incidencia de abortos y de malformaciones.
  - Se recomienda esperar para la búsqueda de gestación al menos 3 meses para isotretinoína y 2 años para etretinato; si la administración es tópica, solo 1-3 meses.

Vacunas

Las vacunas pueden ser:

- Contra virus vivos atenuados (D):
  - Están contraindicadas (sobre todo en el primer trimestre), aunque no se reportan efectos adversos.
  - La vacuna de la polio puede administrarse en situación de riesgo.
- Contra la gripe (B): se recomienda vacunación en los trimestres segundo y tercero.

- En situaciones especiales, podrán aplicarse vacunas de polisacáridos simples (neumococo/meningococo y *Haemophilus influenzae* tipo b) y virus atenuados (virus de la hepatitis B, virus de la hepatitis A, rabia y polio) con las mismas pautas que en la población general.
- Contra la fiebre amarilla, el cólera o el tifus (D): no se recomiendan en las gestantes; hay que valorar que se retrase el viaje.

Como regla general, y siguiendo las recomendaciones del Advisory Comitee on Immunization Practices de los Centers for Disease Control and Prevention de Estados Unidos, en una mujer embarazada, cabría plantearse la administración de diferentes vacunas (B):

- Indicación universal: difteria-tétanos, aunque se prefiere la difteria-tétanos-tosferina acelular del adulto y la gripe estacional (inactivada).
- Indicación selectiva en caso de presentar situaciones de riesgo asociadas, como podrían ser la hepatitis A y B o las vacunas neumocócica y meningocócica.

Antineoplásicos

Los antineoplásicos son:

- Alquilantes (ciclofosfamida, busulfano, clorambucilo) (D):
  - Se han descrito las siguientes anomalías: retraso del crecimiento uterino, anomalías corneales, paladar hendido, defectos cardíacos, agenesia renal, hipoplasia ovárica y malformaciones digitales.
  - Malformaciones en el 10-50 % según el fármaco.
- Antimetabolitos (aminopterina, citarabina, fluorouracilo, mercaptopurina y metotrexato) (X):
  - Se han descrito malformaciones del sistema nervioso central, oculares, palatinas y en las extremidades.
  - Malformaciones en el 7-75 %.

Asesoría ante exposición a potenciales fármacos teratógenos

Una pregunta reiterativa de los pacientes que han ingerido un fármaco sospechoso de provocar malformaciones es si efectivamente sus hijos tendrán malformaciones al nacer. Generalmente, las mujeres que llegan con esta inquietud están mal informadas respecto al verdadero riesgo del fármaco expuesto. Un estudio revela que pensaban que tenían un 25 % de riesgo de anomalías fetales; es decir, el riesgo parecido al de la talidomida. La información inadecuada puede provocar la interrupción de un embarazo deseado. La forma en que se presenta esta información afecta a la percepción del riesgo. Las mujeres que reciben una información negativa (p. ej., una probabilidad del 1-3 % de tener un hijo malformado) tienen mayor probabilidad de percibir un riesgo exagerado que aquellas a las que se les da una información positiva (es decir, una probabilidad del 97-99 % de tener un hijo sin malformaciones).

Hay que considerar que los fármacos prescritos con mayor frecuencia pueden administrarse con relativa seguridad durante el embarazo. Para los escasos medicamentos que se consideran teratógenos, la asesoría debe subrayar el riesgo relativo. Todas las mujeres, sin uso de fármaco alguno, tienen un riesgo aproximado del 3 % de parir un recién nacido con algún defecto congénito. Aunque la exposición a un teratógeno confirmado puede elevar este riesgo, casi siempre aumenta solo en el 1-2 %; en el peor de los casos, el doble o el triple. También se debe sopesar presentarse el riesgo frente al beneficio. Sin tratamiento, algunas enfermedades imponen una amenaza más grave para la madre y el feto que cualquier riesgo teórico de la exposición farmacológica.

En caso de exposición a potenciales fármacos teratogénicos, en España, desde 1991, existe el Servicio de Información Telefónica sobre Teratógenos Español (teléfono 918222435), patrocinado por la Dirección General de Farmacia y Productos Sanitarios del Ministerio de Sanidad y Consumo, que asesora sobre el riesgo de teratogenicidad ante el consumo accidental (o no) de fármacos.

 En España existe el Servicio de Información Telefónica sobre Teratógenos Español, dependiente del Ministerio de Sanidad y Consumo, para asesorar de manera permanente sobre potenciales riesgos de teratogenicidad de los medicamentos.

PSICOPROFILAXIS OBSTÉTRICA

El embarazo es uno de los acontecimientos vitales más importante de una mujer, tanto por las circunstancias emocionales asociadas como por las consecuencias para ella y el recién nacido. La experiencia de una mujer sobre su parto es de gran importancia, y sus recuerdos sobre este perduran.

Hay cuatro factores especialmente importantes en la experiencia del parto: las expectativas personales, la cantidad de apoyo recibido, la calidad de la relación cuidador-paciente y la participación en la toma de decisiones. Según la experiencia, los conocimientos y la forma de afrontar las situaciones nuevas, se pueden generar distintos estados emocionales, sentimientos y percepciones durante el proceso del embarazo, el parto y el puerperio. Así, para garantizar que este proceso sea sano y satisfactorio, será necesario que la madre y su pareja adquieran conocimientos, estrategias y habilidades que les ayuden a prepararse para afrontar los cambios físicos, emocionales y de estilo de vida.

De los iniciales cursos de «partos sin dolor» de principios del siglo xx, que pretendían disminuir el dolor del parto mediante técnicas psicológicas (por lo general de relajación y respiración), se ha evolucionado hacia programas de educación para la salud cuyo objetivo es la salud maternoinfantil en el embarazo, el parto y el puerperio; y la vinculación afectiva neonatal. En la actualidad, la educación maternal se realiza en los centros de atención primaria, y constituye una de las principales actividades de promoción y prevención de salud.

Definición

La psicoprofilaxis obstétrica es el conjunto de actividades grupales y estructuradas que se ofrecen a las embarazadas y sus acompañantes y que están orientadas a:

- Mejorar los conocimientos sobre el proceso.
- Aumentar la adopción de comportamientos saludables.
- Resolver dudas e incertidumbres para que el embarazo sea percibido de manera positiva.
- Ofrecer estrategias que faciliten el adecuado parto y puerperio tanto en el aspecto físico como en el emocional.

La psicoprofilaxis obstétrica también ha sido denominada *educación maternal, educación para la maternidad, preparación para el parto, preparación para el nacimiento, preparación para la maternidad y la paternidad o educación grupal en el embarazo, parto y puerperio.*

Se trata de un verdadero programa de educación sanitaria en la etapa prenatal que pretende influir en el comportamiento de salud de la gestante. Es un proceso continuo de aprendizaje, cuyos objetivos se pretende conseguir aumentando los conocimientos de las gestantes y sus acompañantes sobre el proceso del embarazo, el parto y el puerperio.

Evolución histórica

Hasta hace escasamente 100 años, desde la Antigüedad, la preparación de las mujeres para la maternidad se ha realizado mediante la transmisión de los conocimientos entre ellas, fundamentalmente de madres a hijas.

El origen de la educación maternal como es conocida hoy se podría situar a principios del siglo XX, coincidiendo con la aparición de la escuela nórdica (Vaughan y Randell), que concibe el parto como un ejercicio físico e introduce la gimnasia prenatal y la adopción de diferentes posturas durante el parto, y las escuelas francesas (Charcot y Berthein), las cuales llevaron a cabo investigaciones sobre la hipnosis clínica y la autosugestión. En 1920, autores destacados de la escuela rusa (Platonov, Nicolaiev y Velvosky), que trabajaban con hipnosugestión, fueron los padres de la psicoprofilaxis obstétrica, y concluyeron, según la hipótesis pauloviana, que el dolor es una reacción condicionada por estímulos sociológicos y religioso-culturales. Estos autores intentaron descondicionar el dolor del parto mediante una información obstétrica adecuada, gimnasia, relajación (Schultze), ideas positivas y el uso de la respiración durante la contracción.

La escuela rusa, con Platanov al frente, fue el origen de la psicoprofilaxis obstétrica.

En 1932, Grantly Dick-Read, de la escuela inglesa, publicó *Natural childbirth.* Entiende que el parto es fisiológico y el dolor se produce por la teoría miedo-tensión-dolor. Propugna eliminar el miedo con la información y el apoyo adecuado, y la tensión con ejercicios físicos de respiración y relajación.

De la escuela francesa, destaca Lamaze, que pretende, mediante una información adecuada, eliminar miedos y supersticiones y, con la formación de reflejos condicionados contracción-respiración, disminuir el dolor. Este autor permite a la mujer colaborar activamente en su parto y da la oportunidad a los padres de participar en sesiones de preparación. Vellay, su colaborador, remarca el poder terapéutico de la palabra y de la actitud positiva de la mujer.

En 1955, en España, Consuelo Ruiz presenta su libro *El parto sin dolor,* que incluye las nuevas tendencias; y en 1956, Aguirre de Cárcer introduce el concepto de *psicoprofilaxis obstétrica* en España, con lo que se sistematiza la educación maternal. Introduce la respiración psicoprofiláctica, los ejercicios de gimnasia y de expulsión, la relajación sofrológica y, sobre todo, la importancia de realizar la psicoprofilaxis en grupo. Funda la escuela de Sofropedagogía Obstétrica o Educación Maternal, con la que da un giro importante, al pasar de la búsqueda de un parto sin dolor a conseguir un nuevo patrón sociocultural donde una pareja informada pueda afrontar su parto con menos miedos y mayor satisfacción.

En 1959, el Seguro Obligatorio de Enfermedad instaura un programa para la preparación a la maternidad; en 1986, la educación maternal se contempla en la cartera de servicios del Sistema Nacional de Salud.

Otras corrientes de la segunda mitad del siglo XX son las siguientes:

- Sheila Kitzinger (1970) defiende que la mujer adquiera el conocimiento de su propio cuerpo para que pueda tomar sus propias decisiones.
- Frédérick Leboyer (1975) introduce las técnicas ambientales de los paritorios y la inmersión de los recién nacidos en una bañera de agua caliente (se le considera el precursor del parto en el agua); e insiste en la necesidad de aumentar el contacto madre-hijo.
- Michel Odent (1977) propugna ayudar a que cada mujer pueda escoger la forma de parir siguiendo sus propios instintos, y realiza numerosas investigaciones sobre el papel de las hormonas en el parto (oxitocina y endorfinas).
- Caldero Barciá (1980) introdujo el concepto de *parto humanizado.*

La Organización Mundial de la Salud recomienda seguir una pauta de atención a la asistencia al parto de forma más humanizada, no medicalizada ni intervencionista, que respete los derechos de la mujer. Así, en los últimos años, se ha producido un verdadero cambio de paradigma en la asistencia sanitaria general y perinatal en los países industrializados. Se pretende dar una atención más humana y cercana, en la que la mujer sea la protagonista de su propio embarazo y parto, y que deje atrás un modelo paternalista y medicalizado.

El Plan de Calidad del Sistema Nacional de Salud del Ministerio de Sanidad y Consumo señala el papel cada vez más central de la ciudadanía en los sistemas de salud modernos, lo que origina la aparición de un nuevo modelo de atención a la salud centrado en los pacientes.

Otro cambio significativo en España es el paso de la mayoría de la asistencia perinatal desde la atención especializada a la atención primaria; actualmente, la educación maternal forma parte de la cartera de servicios de atención primaria de todas las comunidades autónomas de España, se imparte en la mayoría de los centros de salud, y se invita a participar en ella a todas las embarazadas y a sus acompañantes.

En los últimos años, en España se ha producido un traspaso de la mayoría de la asistencia perinatal desde la atención especializada a la atención primaria.

Situación actual de la psicoprofilaxis obstétrica en España

Del auge de la educación maternal en el último tercio del siglo XX, donde la mujer intentaba huir de los partos hospitalarios «inhumanos», se ha pasado a una creciente preferencia por el parto considerado «más seguro» (hospitalario, medicalizado; con uso de analgesia epidural, inducciones programadas y mayor tasa de cesáreas); con lo que la asistencia a estos programas educacionales ha disminuido y la educación maternal se encuentra en una encrucijada, a pesar de la existencia de grupos que reivindican con fuerza la necesidad de un parto de baja intervención centrado en la gestante («El parto es nuestro»). Así, el porcentaje de mujeres que solicita participar en un programa de educación maternal en España es bajo, entre un 26,3 % y un 44 %, a pesar de ser un programa ofertado en la cartera de servicios del sistema sanitario público, con carácter universal y gratuito, de que la legislación laboral vigente en España considera justificada la ausencia al trabajo para la realización de técnicas de preparación al parto, y de que se oferta esta actividad en horario flexible y próximo al lugar de residencia de la gestante.

Esta baja participación podría deberse tanto al uso sistemático de la analgesia epidural (modificaría la concepción de la gestante acerca de la utilidad y necesidad de asistencia) como a que no se adapten sus contenidos y desarrollo a los cambios sociales que se han producido (inserción de la mujer en el mundo laboral, descenso de la natalidad, maternidad tardía, nuevo papel del padre, gestantes con otras culturas, nuevos modelos de familia, técnicas de reproducción asistida, etc.) y a los cambios en la atención durante el parto (más instrumentalización, mayores tasas de inducciones, cesárea bajo demanda, etc.).

Así, las propias matronas de atención primaria son conscientes de que deben actualizar continuamente los contenidos, la metodología y los recursos didácticos utilizados para adaptar dichos programas a las nuevas demandas de la sociedad (vivencias del embarazo, lactancia materna, pautas de crianza, papel del padre, reincorporación laboral, planificación familiar, analgesia epidural y reestructuración familiar).

 La baja participación en programas de educación maternal podría deberse a:

- Uso sistemático de la analgesia epidural (modificaría la concepción de la gestante acerca de la utilidad y necesidad de asistencia).
- Que no se adapten sus contenidos y desarrollo a los cambios sociales actuales (inserción de la mujer en el mundo laboral, descenso de la natalidad, maternidad tardía, nuevo papel del padre, gestantes con otras culturas, nuevos modelos de familia, etcétera).
- Los cambios en la atención durante el parto (más instrumentalización, mayores tasas de inducciones, cesárea bajo demanda, etcétera).

 Como en otros planes de salud, la embarazada que no acude a educación maternal es la que más se beneficiaría de un programa educacional, ya que forma parte de una población de riesgo durante el embarazo y después de este.

Factores determinantes de la asistencia a la educación maternal

Los siguientes se han descrito como *factores facilitadores* para acudir a educación maternal: embarazo controlado, conocimiento previo del servicio y satisfacción con este, primiparidad, mayoría de edad, mayor nivel cultural, embarazo no deseado, captación precoz, motivación por conocer y tener información, mayor acceso a la información (internet), garantía de comodidad, confidencialidad y privacidad.

Como factores desfavorecedores para acudir a educación maternal, se describen los siguientes: el trato hostil o poco amable por parte del personal sanitario, un mayor número de hijos, trabajar fuera de casa, estado civil soltera y/o separada y vivir en un barrio marginal (etnia gitana, nivel socioeconómico bajo, etc.), adolescencia, religión musulmana, que no haya planteamiento de asistir a las clases, lengua materna distinta, tabaquismo o consumo de otros tóxicos durante el embarazo, sentimientos de soledad y aislamiento, ingreso hospitalario durante el embarazo, ocultamiento del embarazo, negación del embarazo, problemas financieros, ser víctima de violencia de género.

 Se deben hacer todos los esfuerzos para captar a las mujeres que no acuden a educación maternal, y ofrecer programas adaptados a sus distintas realidades.

Características de las gestantes que acuden a educación maternal y motivos de no asistencia

El perfil de las mujeres asistentes a educación maternal se puede resumir de la siguiente manera: *a)* edad media de 29-34 años (más edad que las mujeres que no acuden); *b)* más de la mitad son primerizas; *c)* con pareja estable o casadas; *d)* nivel socioeconómico y de estudios medio; *e)* embarazo deseado; y *f)* adecuado control prenatal.

En cuanto a los motivos de no asistencia a las clases, destacan los siguientes: *a)* la mujer no lo creía necesario o no tenía tiempo para hacerlo; *b)* horario inadecuado; *c)* lejanía del domicilio del lugar de realización; *d)* motivos familiares; *e)* que no se haya ofertado el curso por el personal sanitario; y *f)* la creencia de que en su centro no se realiza educación maternal.

Papel de la pareja en la educación maternal

La asistencia del padre a la educación maternal ha cobrado especial relevancia, debido a la incorporación de este al reparto de responsabilidades en el cuidado de los hijos y a la demanda de participación de los varones en la toma de decisiones. A pesar de ello, solo un varón por cada tres mujeres acude a las sesiones de educación maternal. En dichas clases, se enseñan técnicas de apoyo a la gestante (respiraciones, relajación y ejercicio) y técnicas de masaje (perineal, de pies, lumbar, etc.). Además, se tratan los siguientes temas: psicología, relación de pareja, relaciones familiares, puerperio, cuestiones administrativas, resolución de dudas, el papel del padre en el parto, la vuelta a casa, la organización familiar y la crianza. A pesar de ello, no se ha estudiado cómo influye la presencia del padre en el parto, el puerperio o en la salud neonatal.

- En España, solo un hombre por cada tres mujeres acude a las clases de educación maternal.
- En la educación maternal, se enseña a los padres técnicas de apoyo a la gestante (respiraciones, relajación y ejercicio) y técnicas de masaje (perineal, de pies, lumbar, etc.); y se tratan temas de psicología, relación de pareja, relaciones familiares, organización familiar y crianza.

Componentes de un programa de educación maternal

En España, cada comunidad autónoma tiene su propia guía de educación maternal, pero todas siguen una estructura muy similar en número de sesiones, duración, información abordada, material usado, técnicas de relajación/respiración y la actividad corporal que se propone. Se forman grupos cerrados de 15 a 20 embarazadas de similar edad gestacional (incluyendo acompañantes), para favorecer la participación. El programa suele desarrollarse en ocho o nueve sesiones teórico-prácticas (Tabla 40-1), de unas 2 horas cada una y repartidas en tres etapas.

A continuación, se estudian las etapas del programa:

Primera etapa. Antes de las 18-20 semanas. Se desarrolla en una o dos sesiones: *a)* presentación del grupo y del programa; *b)* exposición de las dudas, experiencias, temores y expectativas. Los objetivos son identificar los cambios físicos y psicológicos y los signos de alarma; conocer medidas destinadas a aliviar las molestias del propio embarazo y los cuidados básicos de este; y reconocer la función, la importancia y el cuidado del suelo pélvico.

Segunda etapa. Último trimestre de gestación. Consta de seis o siete sesiones. Se trabajan el parto, el contacto piel con piel, la lactancia materna, el puerperio y los cuidados del recién nacido. Se realizan las siguientes actividades: *a)* exposición teórica apoyada en métodos audiovisuales; *b)* métodos demostrativos (la matrona realiza una actividad y luego supervisa su realización por parte de las gestantes y sus acompañantes); *c)* se dedica un tiempo a la expresión de ideas, sentimientos y dudas; y *d)* trabajo corporal (serie de ejercicios y pautas de higiene postural para realizar individualmente o en pareja), como ejercicios de fortalecimiento del suelo pélvico, posturas antiálgicas para el embarazo y el parto, estiramientos en diferentes posturas, ejercicios de movilización lumbopélvica, ejercicios de toma de consciencia de la respiración, posturas facilitadoras para el parto, respiración en el expulsivo y relajación. Se usan colchonetas, bolas gimnásticas y cintas elásticas, entre otros elementos.

Tercera etapa. 1 mes posparto. Una o dos sesiones. Se tratan las relaciones sexuales, la recuperación general y del suelo pélvico y la anticoncepción. Se realizan ejercicios de suelo pélvico y abdominales hipopresivos.

Entre las diferentes formas de conseguir que el embarazo y el parto se desarrollen como una experiencia feliz y satisfactoria, se encuentran las siguientes:

- Métodos clásicos: técnicas de relajación, técnicas de respiración, técnicas de vinculación prenatal, calistenia, visualización.
- Métodos alternativos: aromaterapia, esferodinamia, cromoterapia, mesoterapia, matronatación prenatal, musicoterapia, sofrología.

Nº de sesión	Semanas de gestación	Población diana	Contenidos
1ª	12-15	Embarazada y pareja	Cambios físicos y psíquicos durante el embarazo. Cuidados del embarazo
2ª*	20-22	Embarazada y pareja	Modelos de maternidad y paternidad. Comunicación y vinculación afectiva con el bebé intraútero
2ª P*/**	20-22	Solo para padres	Sentimientos que afloran ante la paternidad
3ª	33	Embarazada y pareja	Inicio de parto
4ª	34	Embarazada y pareja	El parto y nacimiento
5ª	35	Embarazada y pareja	Contacto piel con piel
6ª	36	Embarazada y pareja/acompañante	Lactancia materna
7ª	37	Embarazada y pareja	Cuidados del puerperio
8ª	38	Embarazada y pareja	Cuidados del bebé
9ª	30-45 días posparto	Puérpera y pareja	Recuperación posparto Relaciones sexuales y anticoncepción

Tabla 40-1. Ejemplo de cronograma de las sesiones (Consejería de Cantabria)

* En aquellas situaciones en las que no se puedan realizar en estas semanas se realizará en la semana 32.

** La realización de esta sesión esta condicionada a las características específicas de la población de cada zona de salud.

Las etapas del programa de educación maternal son las siguientes:

- Primera:
  – Antes de las 18-20 semanas.
  – Su objetivo es identificar los cambios físicos y psicológicos, así como los signos de alarma; y conocer los cuidados básicos en el embarazo.
- Segunda:
  – Último trimestre.
  – Su objetivo es el parto, el contacto piel con piel, la lactancia materna, el puerperio y los cuidados del recién nacido.
- Tercera:
  – 1 mes posparto.
  – Su objetivo es la recuperación general y del suelo pélvico, las relaciones sexuales y la anticoncepción.
  – Se realizan ejercicios del suelo pélvico y abdominales.

Objetivos de la educación maternal

A pesar de que la educación maternal ha sido entendida como una mera transmisión de conocimientos, lo verdaderamente importante en educación para la salud no es que la persona sepa mucho, sino que se comporte de manera diferente. Los cambios siempre han de ser voluntarios y el papel de los profesionales ha de ser el de facilitadores de estos cambios: tienen que conseguir que la persona aprenda a aprender.

Con todo lo anteriormente descrito, los objetivos de la educación maternal se pueden resumir en los siguientes:

- Aumentar los conocimientos de las gestantes y sus acompañantes, con el objetivo de reducir la ansiedad y sus miedos.
- Facilitar la toma de decisiones sobre su proceso.
- Influir en el comportamiento de salud (hábitos saludables).
- Aumentar la confianza de las mujeres en su capacidad de parir.
- Preparar a las mujeres y a sus parejas para el parto y la paternidad.
- Desarrollar redes de apoyo social para la gestante y su pareja.
- Estimular la seguridad de los padres.
- Contribuir a la reducción de la morbilidad perinatal y a la mortalidad.

A pesar de que la educación maternal ha sido entendida como una mera transmisión de conocimientos, lo verdaderamente importante en educación para la salud no es que la persona sepa mucho, sino que se comporte de manera diferente.

Resultados de la psicoprofilaxis obstétrica: utilidad de los programas de educación maternal

A pesar de que tanto embarazadas como sanitarios dan por supuesto y como obvias las posibles ventajas de la educación maternal para la mujer, su pareja o su recién nacido, son escasos los estudios (y de baja evidencia científica) que las demuestren. Además, existen muchos aspectos poco estudiados, y en otros hay discrepancias marcadas en cuanto a los resultados. Así, de una eficacia inicial demostrada (dilatación y expulsivos más cortos, menor demanda de analgesia-anestesia y mayor tasa de lactancia materna), la tendencia actual a un mayor uso de la anestesia epidural, con expulsivos más largos y mayor instrumentalización, hace que la utilidad de la educación maternal sea internacionalmente cuestionada. En este sentido, una revisión Cochrane de 2003, realizada por Gagnon y Sandall, concluye que «los efectos de la educación maternal sobre el parto y la crianza no son concluyentes».

Beneficios maternos

Los beneficios para la madre de la educación maternal podrían comprender aspectos relacionados con el embarazo, el parto y el suelo pélvico.

Embarazo

A continuación, se estudian los beneficios maternos de la educación maternal en lo que se refiere al embarazo.

Mejora y adquisición de conocimientos. En este apartado, parece claramente observarse un obvio efecto positivo de la educación maternal. Su valor fundamental es evitar una información inadecuada y deficiente que pueda ocasionar una ansiedad excesiva, especialmente a través de la desmitificación de los prejuicios basados en tradiciones, mitos y/o ritos. A pesar de ello, la influencia de la educación maternal en la toma de decisiones de la embarazada respecto a la utilización del *plan de parto* no ha sido estudiada.

Hábitos de vida. Los escasos estudios que los analizan no permiten concluir que asistir a educación maternal sea útil para la adquisición y mejora de estos hábitos (a pesar de tratarse de una población *a priori* susceptible de adoptar medidas beneficiosas para ellas y sus hijos). Solo un estudio describe una mayor tasa de abandono/disminución del hábito tabáquico, disminución del uso de bebidas alcohólicas y un incremento del consumo de lácteos y de realización de ejercicio físico. Aunque cabría esperar recién nacidos más sanos y con menos complicaciones de estas madres más «saludables», tampoco se ha demostrado tal punto.

Ansiedad. La educación maternal puede ofrecer herramientas para manejar la ansiedad, especialmente cuando no se encuentran disponibles otros recursos, aunque las mujeres que acuden a los cursos planean y preparan el embarazo y el parto de manera más positiva. Estas madres reducen sus temores, aunque no los miedos a las malformaciones fetales.

Funcionalidad corporal. Las mujeres perciben una mayor agilidad de movimientos y un menor dolor de espalda; también aprecian una buena imagen corporal.

- No existe evidencia de que la educación maternal mejore los hábitos de vida saludables (ejercicio, alimentación sana, abandono del tabaco y/o alcohol).
- La educación maternal no reduce el miedo a las malformaciones fetales.

Parto

En las siguientes líneas, se analizan los posibles beneficios maternos de la educación maternal en lo que se refiere al parto.

Reconocimiento del inicio del parto. Existen estudios, de baja evidencia, que relacionan el asistir a educación maternal con el reconocimiento adecuado del trabajo de parto y la disminución de las urgencias por falso trabajo de este, mientras otros no lo hacen. Una revisión Cochrane concluye que no hay suficientes pruebas para determinar que la educación maternal es un buen instrumento para el autodiagnóstico del inicio del parto y, por lo tanto, para identificar el momento oportuno de acudir al hospital. No se ha estudiado la influencia de los consejos sobre cuándo acudir al hospital cuando son los padres los que reciben la educación maternal.

Miedo y ansiedad durante el parto. La información proporcionada por la educación maternal constituye una forma eficaz para combatir el miedo, ya que la gestante sabrá con antelación a lo que va a enfrentarse. Aunque Guillén *et al.* y Artieta *et al.* encontraron mayores tasas de ansiedad en los grupos sin educación maternal (especialmente en las más jóvenes, de clase social más baja y niveles de estudio más bajos), y Hurtado encuentra una reducción de la angustia psicológica y un incremento de la satisfacción durante el parto, hay estudios, como el de Miquelutti *et al.,* que no encuentran que las clases de educación maternal influyan en el nivel de ansiedad de las mujeres; además, Gagnon y Sandall, en su revisión sistemática, no encuentran ninguna evidencia sobre los beneficios de la educación prenatal en general para el parto y la ansiedad. En 2010, Artieta *et al.,* en su revisión sobre el tema, solo encontró de manera estadísticamente significativa, como beneficio de la educación maternal, una disminución de la ansiedad entre las españolas, pero no entre las inmigrantes.

Dolor y analgesia en el parto. En el dolor de parto, se ha de tener en cuenta la influencia de la educación y la cultura. En las clases de educación maternal se trabaja la relajación, la respiración y el ejercicio, y se informa sobre la anestesia epidural y las medidas analgésicas alternativas, por lo que en principio es lógico pensar que en estas mujeres se obtendrá una mejora en la sensación dolorosa durante su parto. Los estudios de Molina *et al.,* de Artieta *et al.* y de Martínez y Delgado no pudieron establecer una asociación positiva entre la realización de educación maternal y la disminución del nivel de dolor durante el parto, ni una disminución del uso de analgesia epidural, ni la utilización de medidas analgésicas alternativas. Lauzon y Hodnet refieren el uso de una cantidad menor de analgésicos bajo demanda en las mujeres con educación maternal, mientras que Morilla *et al.* exponen que las mujeres con educación maternal optan más por la anestesia epidural que las que no acudieron a las sesiones. En este sentido, la Sociedad Española de Ginecología y Obstetricia, en el protocolo de analgesia en el parto, concluye que la educación maternal es un método analgésico no farmacológico de eficacia poco documentada, ya que en la literatura científica hay pocos trabajos que respalden su efectividad.

Duración del parto. En la revisión llevada a cabo por Artieta y Paz, los escasos estudios consultados muestran una disminución en la duración del parto (entre 33 y 90 minutos) en las gestantes que acudieron a educación maternal, aunque la disminución que muestran algunos no es significativa.

Tipo de parto. La asistencia a educación maternal podría disminuir la instrumentalización de los tipos de partos por una posible mayor colaboración por parte de la gestante durante el expulsivo. Mientras Rowley *et al.* y Hetherington encuentran una proporción menor de partos instrumentalizados, y Spinelli *et al.* y Soto hallan una disminución en la tasa de cesáreas en las mujeres que recibieron educación maternal (7,5 % frente al 27,3 %), ni Molina *et al.* ni Morilla *et al.* encuentran diferencias significativas de partos eutócicos entre ambos grupos. Por el contrario, los estudios de Enkin *et al.* observan un aumento en la utilización de fórceps y ventosas en las mujeres que acudieron a educación maternal; y Artieta *et al.,* una menor tasa de partos eutócicos en las que acudieron a educación maternal. Según una revisión Cochrane de 2011, las clases de preparación para el parto pueden reducir las tasas de cesárea en embarazos de bajo riesgo. Así, no existe una conclusión unánime respecto a la influencia de la educación maternal sobre el tipo de parto. Las clases de preparación para el parto pueden reducir las tasas de cesárea en embarazos de bajo riesgo.

Lesión del periné. Resumiendo, aunque no hay consenso en cuanto a sus efectos, según los estudios más recientes, el masaje perineal antes del parto reduce en un 15 % la incidencia de episiotomías de manera significativa para mujeres sin parto vaginal previo. Para las mujeres con parto vaginal previo, no existen diferencias estadísticas en cuanto al traumatismo perineal, pero la práctica de masaje para este grupo reduce la probabilidad de dolor perineal a los 3 meses posparto. No hubo diferencias significativas con respecto a los desgarros. Por todo ello, junto a su inocuidad y aceptación, el masaje perineal debería formar parte de todos los programas de educación maternal.

Satisfacción materna en relación con el parto. Varios trabajos encuentran que las mujeres que acuden a clases de educación maternal están más satisfechas con la experiencia del proceso de parto que las que no asisten. Así, Guillén *et al.* hallan que el 75 % de las mujeres consideran que la educación maternal es útil. Hurtado *et al.* encuentran que un 66 % están «bastante satisfechas» respecto a las habilidades de afrontamiento del malestar psicosomático del parto. Por el contrario, Artieta *et al.* y Martínez y Delgado no encontraron relación entre asistir a educación maternal y la satisfacción de las mujeres en el seguimiento del embarazo y en la atención recibida durante el parto.

Lactancia. En España, tan solo un 20-30 % de los neonatos reciben lactancia materna más allá de los 3 meses. Aunque varios autores (como García Barquín, Torres y Calvo) valoran positivamente la influencia de la educación maternal sobre la lactancia materna, Fernández *et al.* no establecieron relación significativa entre asistir a educación maternal y la elección de lactancia materna, aunque sí una relación directa entre el número de clases y la prolongación de la lactancia materna exclusiva y mixta. Las dos revisiones Cochrane publicadas en 2008 concluyeron que la educación maternal mejora las tasas del inicio de lactancia materna, y que existen pruebas de que el apoyo del profesional sanitario junto a los no profesionales aumenta la prolongación de aquella. Artieta y Paz, en su revisión del 2006, concluyen que el mayor rendimiento de la educación maternal se encuentra en lactancia materna, con una disminución importante en su abandono durante el primer mes de vida. Por todo ello, se puede concluir que las embarazadas que acuden a educación maternal presentan un mayor éxito en el proceso de amamantamiento. Aumentan las tasas de iniciación, duración y exclusividad de la lactancia materna.

- La educación maternal no es un buen instrumento para el autodiagnóstico del inicio del parto; y es un método analgésico no farmacológico de eficacia poco documentada.
- El masaje perineal antes del parto debería formar parte de todos los programas de educación maternal, pues ha demostrado reducir en un 15 % la incidencia de episiotomías de manera significativa para mujeres sin parto vaginal previo.
- Las embarazadas que acuden a educación maternal presentan un mayor éxito en el proceso de amamantamiento; aumentan las tasas de iniciación, duración y exclusividad de la lactancia materna. El mayor rendimiento de la educación maternal se encuentra en la lactancia materna.

Suelo pélvico

La incidencia de la incontinencia urinaria en las mujeres después de dar a luz es de aproximadamente un tercio, y hasta una décima parte sufre incontinencia fecal. En las clases de educación maternal, se enseña a las mujeres a realizar técnicas de fortalecimiento y flexibilidad de suelo pélvico (ejercicios de Kegel, dispositivos intravaginales de tonificación y masaje perineal, entre otros), desde el embarazo hasta después del parto y a lo largo de la vida de la mujer.

En una revisión Cochrane de 2012, los autores concluyen que el entrenamiento muscular prenatal intensivo del suelo pélvico previno de manera efectiva la incidencia de incontinencia urinaria en los últimos meses del embarazo en un 56 %, a comienzos del puerperio en un 50 % y hasta 6 meses después del parto en un 30 %, en comparación con el control prenatal o puerperal normal. Las puérperas con incontinencia urinaria previa que recibieron entrenamiento muscular intensivo del suelo pélvico fueron menos propensas a tener incontinencia urinaria a los 12 meses después del parto (20 % de reducción del riesgo) respecto a las que no lo recibieron. La incontinencia fecal también se redujo a los 12 meses después el parto en un 50 %.

Según lo expuesto, se puede establecer que la información sobre el cuidado del suelo pélvico y la enseñanza de ejercicios de fortalecimiento, que han demostrado ser eficaces en la prevención de dichas patologías, deberían incorporarse a los programas de educación maternal.

La información sobre el cuidado del suelo pélvico y la enseñanza de ejercicios de su fortalecimiento deberían incorporarse a los programas de educación maternal.

Beneficios para el recién nacido

Florido *et al.* encuentran puntuaciones mayores de Apgar y pH de arteria umbilical; Reyes afirma que las mujeres que no realizan educación maternal tienen dos veces más posibilidades de tener un recién nacido pequeño para su edad gestacional, siete veces más de complicaciones neonatales tempranas y mayor probabilidad de presentar líquido amniótico meconial; Bastani *et al.* hallan un mayor peso de los recién nacidos cuyas madres han realizado educación maternal; y Calderón *et al.* observan que los recién nacidos de madres con educación maternal han requerido menos días de hospitalización. Sin embargo, diferentes autores no encuentran diferencias en cuanto al pH de cordón, peso al nacer, puntuación de la prueba de Apgar, semana gestacional del parto ni prevalencia de líquido meconial.

Así, se puede concluir que, al ser un aspecto poco estudiado y controvertido, la mayoría de los estudios no constatan que la asistencia a clases de educación maternal suponga un beneficio para los parámetros fisiológicos del recién nacido. Sería interesante estudiar si la educación maternal influye en un mejor seguimiento neonatal, el cumplimiento vacunal y la salud infantil.

No parece que exista un mejor resultado neonatal en las embarazadas que acuden a clases de educación maternal.

Beneficios para el equipo de salud

Los defensores a ultranza de la educación maternal argumentan una serie de ventajas para el equipo de salud: *a)* trabajo en un clima de mayor armonía y entendimiento; *b)* mayor confianza, comprensión y colaboración de la pareja gestante; *c)* mejor distribución del trabajo; *d)* ahorro de recursos materiales y de tiempo; *e)* disminución de riesgos maternos y perinatales; *f)* mejor actitud y aptitud de todos; y *g)* ahorro del gasto. Ninguno de estos aspectos ha sido evaluado en estudios bien diseñados al respecto.

Rediseño de la educación maternal: adaptación a los nuevos tiempos

La diferente bibliografía consultada (una revisión de evidencia sobre educación maternal publicada en 2009, la guía del National Institute for Health and Care Excellence de 2008 de cuidados prenatales, cuatro revisiones sistemáticas y varios artículos, en su mayoría cualitativos y descriptivos) respecto a las expectativas que tienen las mujeres sobre la educación maternal se puede resumir en los siguientes puntos:

- Las mujeres manifiestan interés en que se contemplen sus necesidades de tipo emocional o social; dan por supuesto que las de tipo físico las tendrán cubiertas.

- Las pacientes desean tomar sus propias decisiones de acuerdo con sus creencias y valores.
- La cantidad de información debe ser adecuada, no excesiva.
- Los futuros padres se sienten excluidos de la educación maternal.
- Las madres adolescentes prefieren grupos de madres adolescentes.
- Las madres de mayor edad necesitan más información, sobre todo de tipo médico.

Por todo ello, y porque la educación maternal se considera una intervención compleja en cuidados de salud, se puede concluir que la psicoprofilaxis obstétrica debe ser rediseñada para atender las necesidades de la mujer de hoy, pero también para que sus resultados puedan ser evaluables y generalizables, si demuestran evidencia de su eficiencia.

- Ninguna de las posibles ventajas de la educación maternal para el equipo de trabajo ha sido evaluada en estudios bien diseñados al respecto.
- La psicoprofilaxis obstétrica (educación maternal) debe ser rediseñada para atender las necesidades de la mujer de hoy, pero también para que sus resultados puedan ser evaluables y generalizables, si demuestran evidencia de su eficiencia.

PUNTOS CLAVE

- El uso de fármacos durante el embarazo es un tema de gran importancia, debido a sus posibles efectos en el desarrollo fetal. La prescripción y el uso de medicamentos durante la gestación requiere un enfoque cuidadoso y personalizado para proteger la salud tanto de la madre como del feto.
- Es esencial evaluar cuidadosamente la relación riesgo-beneficio de cualquier medicación durante el embarazo. Algunos medicamentos pueden ser necesarios para la salud de la madre y el feto, pero es crucial sopesar los posibles efectos adversos.
- La FDA clasifica los fármacos en categorías de seguridad (A, B, C, D y X) basadas en estudios de sus efectos en el embarazo. Las categorías A y B son generalmente más seguras, mientras que las categorías D y X deben evitarse, debido a los riesgos comprobados.
- El impacto de los medicamentos puede variar según el trimestre del embarazo. El primero es especialmente crítico, ya que es cuando se produce la organogénesis. En el segundo y el tercero, el enfoque es evitar efectos en el crecimiento y el desarrollo fetal, así como las posibles repercusiones deletéreas en el neonato.
- Algunos medicamentos, como el ácido fólico y las vitaminas prenatales, son recomendados durante el embarazo para prevenir defectos de nacimiento. Otros, como los AINE y algunos antibióticos, deben usarse con precaución; y otros deben evitarse.
- Es crucial que las mujeres embarazadas consulten a sus médicos antes de iniciar o continuar cualquier medicación. Los profesionales de la salud pueden proporcionar guías basadas en la evidencia y monitorizar cualquier posible efecto adverso.
- La investigación y las comunicaciones sobre los efectos adversos y el uso seguro de los medicamentos durante el embarazo es continua, y las guías y recomendaciones deben actualizarse. Por lo tanto, mantenerse al día sobre farmacología de la gestación con fuentes fiables es importante para tomar decisiones basadas en la mejor evidencia posible y para informar de manera correcta sobre los posibles efectos maternofetales de la toma de fármacos, de modo que la embarazada decida de manera informada.
- En la actualidad, los diferentes programas de educación maternal responden a los cambios sociales (toma de decisiones, participación del padre, etc.) que se han producido en las últimas décadas.
- Los programas de educación maternal son grupales, y se basan en la discusión y participación de los asistentes, de forma teórica y práctica.
- A estos programas no suelen asistir las mujeres que probablemente lo necesiten más.
- No parece que mejoren el reconocimiento del inicio de parto, el dolor, la utilización de analgesia, el miedo, la ansiedad, el tipo de parto y su duración y el traumatismo perineal. Unos artículos encuentran que la educación maternal es de utilidad para estos aspectos, mientras que otros no encuentran una significación estadística.
- Las asistentes a las sesiones de educación maternal sí tienen más conocimientos y habilidades que las mujeres que no acuden, aspecto de especial relevancia a la hora de enfrentarse al proceso de parto.
- La evidencia disponible no constata que el asistir a clases de educación maternal suponga un beneficio para los parámetros fisiológicos del recién nacido.
- Parece que existe unanimidad en la importancia de la educación maternal para la lactancia materna y la integridad del suelo pélvico con prevención de la incontinencia urinaria y fecal, aspectos que por sí solos serían motivo de recomendación de asistencia a las sesiones.
- Las mujeres que acuden a clases de educación maternal se encuentran más satisfechas que las que no acuden, en relación con el proceso de parto, y consideran los programas de educación maternal como beneficiosos y útiles para ellas.
- Siguen sin conocerse muchos de los efectos de la educación maternal, por lo que sería importante revaluar la eficiencia de sus programas, incluyendo el efecto de la incorporación de las nuevas tecnologías de la información, y abrir nuevas líneas de investigación sobre sus posibles beneficios, para rediseñarla adaptándola a las nuevas necesidades de la mujer moderna.

BIBLIOGRAFÍA

Abalos E, Duley L, Steyn D, Henderson-Smart DJ. Antihypertensive drug therapy for mild to moderate hypertension during pregnancy. Cochrane Database Syst Rev. 2014;(2):CD002252.

American College of Obstetricians and Gynecologists, Task Force on Hypertension in Pregnancy. Hypertension in pregnancy. Report of the American College of Obstetricians and Gynecologists' Task Force on Hypertension in Pregnancy. Obstet Gynecol. 2013;122(5):1122-31.

Artieta-Pinedo I, Paz-Pascual C, Grandes G, Remiro-Fernández de Gamboa G, Odriozola-Hermosilla I, Bacigalupe A, et al. The benefits of antenatal education for the childbirth process in Spain. Nurs Res. 2010;59(3): 194-202.

Bailey JM, Crane P, Nugent CE. Childbirth education and birth plans. Obstet Gynecol Clin North Am. 2008;35(3):497-509.

Barreiro Díaz MV, Aguilera Luque JM. Guía farmacológica. Santiago de Compostela: Fundación Pública Urxencias Sanitarias de Galicia-061, Xunta de Galicia, Servizo Galego de Saúde; 2012.

Boyle R, Hay-Smith EJ, Cody JD, Morkved S. Pelvic floor muscle training for prevention and treatment of urinary and faecal incontinence in antenatal and postnatal women. Cochrane Database Syst Rev. 2012;10:CD007471.

Calderon IM, Consonni EB, Consonni M, De Conti MH, Prevedel TT, Rudge MV. A multidisciplinary program of preparation for childbirth and motherhood: maternal anxiety and perinatal outcomes. Reprod Health. 2010;29(7):28.

Cuéllar S, Núñez M, Raposo C. Uso de medicamentos en el embarazo. En: Cuéllar S, Núñez M, Raposo C (eds.). Administración de medicamentos en circunstancias especiales. Ed. Barcelona: 2000. p. 101-42.

Del Pino R, Frías A, Palomino PA, Pulido A. Variables sociodemográficas que explican la participación en educación maternal. Rev Paraninfo Digital. 2007;(2).

Fernández Idiago M. Impacto de los programas de educación maternal. REDUCA (Enfermería, Fisioterapia y Podología). 2009;1(2):383-99.

Forna F, McConnell M, Kitabire FN, Homsy J, Mermin J, Weidle PJ. Systematic review of the safety of trimethoprim-sulfamethoxazole for prophylaxis in HIV-infected pregnant women: implications for resource-limited settings. AIDS Rev. 2006;8(1):24-36.

Gagnon AJ, Sandall J. Educación prenatal grupal o individual para el parto, la maternidad/paternidad o ambos (Revisión Cochrane traducida). Biblioteca Cochrane Plus. 2008;(2).

Garijo Romero CM, Nicolás Vigueras MD, Soto Herrero V, Valcárcel Caballero C. Satisfacción materna en el parto tras la intervención educativa al padre. Evidentia. 2004;1(3).

Gee RE, Wood SF, Schubert KG. Women's health, pregnancy, and the US Food and Drug Administration. Obstet Gynecol. 2014;123(1):161-5.

Generalitat de Catalunya. Departament de Salut. Educación maternal: preparación para el nacimiento. Barcelona: Direcció General de Salut Pública; 2009.

Gobierno de Cantabria. Programa de preparación para la maternidad y paternidad. Santander: Servicio Cántabro de Salud; 2010.

Junta de Andalucía. Consejería de Salud. Proceso asistencial integrado: embarazo, parto y puerperio. 2ª edición. Sevilla: Consejería de Salud de la Junta de Andalucía; 2005.

Lockwood C, Magriples U. Prenatal care: initial assessment. UpToDate. 2024 [consultado el 20 de octubre de 2024]. Disponible en: https://www.uptodate.com

Martínez JM, Delgado M. Nivel de dolor y elección de analgesia en el parto determinada por la realización de educación maternal. Rev Chil Obstet Ginecol. 2013;78(4):293-7.

Ministerio de Sanidad y Consumo. Estrategia de atención al parto normal en el Sistema Nacional de Salud. 1ª ed. Madrid: Ministerio de Sanidad y Consumo; 2007.

Miquelutti MA, Guilherme Cecatti J, Makuch MY. Evaluation of a birth preparation program on lumbopelvic pain, urinary incontinence, anxiety and exercise: a randomized controlled trial. BMC Pregnancy Childbirth. 2013;13:154.

Niebyl J, Weber R, Briggs G. Drugs and environmental agents in pregnancy and lactation: teratology, epidemiology. En: Gabbe SG, Niebyl JR. Niebyl, Simpson JL (eds.). Obstetrics: normal and problem pregnancies. 7ª ed. Filadelfia: Elsevier; 2017. p. 136-58.

Ortiz Villanueva L, García Varela AB. Por qué acuden y cómo influye la educación maternal en un grupo de mujeres. NURE Inv. 2013;10(63).

Rossie D, Visger JM, Walker DS. Contemporary childbirth education models. J Midwifery Womens Health. 2009;54(6):469-76.

Ruiz Redondo GM, Prados S, Palomo MJ, Garrido MC. Consideraciones generales de teratogenia. Nomenclatura y clasificación. Principales agentes teratogénicos. Medicaciones y embarazo. En: Arenas JMB, Marcos JCM, Alberto LTM; Sociedad Española de Ginecología y Obstetricia (eds.). Fundamentos de obstetricia (SEGO). Madrid: Grupo ENE Publicidad; 2007.

Sandoval Paredes J, Sandoval Paz C. Uso de fármacos durante el embarazo. Horiz Med. 2018;18(2):71-9.

Servicio de Salud de Castilla-La Mancha. Gerencia de Atención Primaria de Albacete. Educación para la maternidad y la paternidad. Guía de educación para la salud. 1ª ed. Albacete: Servicio de Salud de Castilla-La Mancha; 2011.

Sociedad Española de Ginecología y Obstetricia. Protocolos SEGO. Analgesia del parto. Prog Obstet Ginecol. 2008;51(6):374-83.

Solís Linares H, Morales Alvarado S. Impacto de la psicoprofilaxis obstétrica en la reducción de la morbilidad y mortalidad materna y perinatal. Rev Horiz Med. 2012;12(2):49-52.

U. S. Department of Health and Human Services, Food and Drug Administration, Center for Drug Evaluation and Research, Center for Biologics Evaluation and Research. Reviewer guidance: evaluating the risks of drug exposure in human pregnancies. Federal Register. 2005;70(81).

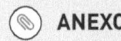

ANEXO

Índice analítico

Los números de página seguidos de una «t» o «f» hacen referencia a tablas o figuras respectivamente